急危重症"三基"理论与实践

（上册）

主　编　陈燕启　李小刚
副主编　陈祖君　龚　涛　王　晶　刘德红

人民卫生出版社

图书在版编目(CIP)数据

急危重症"三基"理论与实践:全2册/陈燕启,李小刚主编.
—北京:人民卫生出版社,2015
ISBN 978-7-117-20443-9

Ⅰ.①急… Ⅱ.①陈… ②李… Ⅲ.①急性病-诊疗 ②险症-诊疗 Ⅳ.①R459.7

中国版本图书馆CIP数据核字(2015)第046997号

| 人卫社官网 | www.pmph.com | 出版物查询,在线购书 |
| 人卫医学网 | www.ipmph.com | 医学考试辅导,医学数据库服务,医学教育资源,大众健康资讯 |

版权所有,侵权必究!

急危重症"三基"理论与实践
(上、下册)

主　　编:陈燕启　李小刚
出版发行:人民卫生出版社(中继线 010-59780011)
地　　址:北京市朝阳区潘家园南里19号
邮　　编:100021
E - mail:pmph @ pmph.com
购书热线:010-59787592　010-59787584　010-65264830
印　　刷:河北新华第一印刷有限责任公司
经　　销:新华书店
开　　本:787×1092　1/16　总印张:42　总插页:1
总 字 数:944千字
版　　次:2015年4月第1版　2015年4月第1版第1次印刷
标准书号:ISBN 978-7-117-20443-9/R·20444
定价(上、下册):96.00元

打击盗版举报电话:010-59787491　E-mail:WQ @ pmph.com
(凡属印装质量问题请与本社市场营销中心联系退换)

编委（按姓氏笔画排序）

王 雁	北京医院	何青春	中南大学湘雅医院
王 晶	首都医科大学宣武医院	佟佳宾	北京医院
王玉红	中国人民解放军北京军区总医院	邹 彤	北京医院
王龙安	河南省人民医院	张 怡	中南大学湘雅医院
王旭涛	北京医院	张 敬	首都医科大学附属北京同仁医院
王晓霞	北京医院	陈 锋	北京航天总医院
王爱民	中南大学湘雅医院	陈祖君	阜外心血管病医院
毛 懿	阜外心血管病医院	陈燕启	北京医院
邓跃林	中南大学湘雅医院	范 芸	北京医院
田英平	河北医科大学第一医院	虎晓珉	第四军医大学第一附属医院（西京医院）
丘泽武	中国人民解放军第三〇七医院	罗庆锋	北京医院
朱华栋	北京协和医院	钟 强	华中科技大学同济医学院附属同济医院
刘德红	深圳市第二人民医院	聂绍平	首都医科大学附属北京安贞医院
米玉红	首都医科大学附属北京安贞医院	钱邵昕	中南大学湘雅医院
苏 闻	北京医院	殷文朋	首都医科大学附属北京朝阳医院
李 毅	北京协和医院	龚 涛	北京医院
李小刚	中南大学湘雅医院	粟 枫	中南大学湘雅医院
李湘民	中南大学湘雅医院	樊 红	华中科技大学同济医学院附属协和医院
杨 鹤	北京医院	潘 琦	北京医院
吴春波	北京大学人民医院		

序

2013年，国家卫生计生委组织制定了《需要紧急救治的急危重伤病标准及诊疗规范》（国卫办医发〔2013〕32号）（简称"规范"）。该"规范"旨在规范急危重伤病的诊断标准及治疗规范，提高各级各类医务人员对急危重伤病的规范化诊疗水平，做到及时、准确、有效地救治急危重症伤病患者。

如何提升广大医务人员，特别是临床一线医务人员急危重症的"基本理论、基本知识、基本技能"（简称"三基"）水平是确保急危重症患者得到及时有效救治的关键，也是当前医改所强调的提升医疗服务能力的重要内容，这也是我作为一名多年从事临床工作与医院管理、卫生行政管理工作者一直在思考与极力推进解决的问题，应该说实现"规范"所要达到的目的，不仅让急危重症伤病患者能得到及时、准确、有效地救治，更需要各级医疗机构在人才培养与能力培训上下功夫。

2014年底，看到了这套《急危重症"三基"理论与实践》（上、下册），感到非常及时。此书是在"规范"确定的急危重伤病范围内，系统、全面、翔实地阐述了这些急危重伤病的"三基"内容，且深入浅出、简明实用、通俗易懂，对急危重症的病因、病理生理或发病机制、解剖特点、主要临床症状和体征及重要的辅助检查、临床思辨、病情评估、应急处理措施、治疗进展等"三基"知识进行了实用性讲解与阐释，这些知识都属于医务人员在平时医疗工作中应知应会的基本内容，是医务人员在工作中要切实掌握，做到运用自如的基础知识。

获悉此套书得益于湖南省卫生计生委的倡议，作为该省各级各类医院急危重伤病"三基"培训的参考书目，且纳入到医院评审的"三基"知识测评范畴。如此，让我深深感觉到，湖南在继承湘雅重"三基"的传统理念上，将急危重症的"三基"知识培训作为医院质量管理与急危重症救治水平提升的重要手段，不仅体现新一轮医院评审工作基本宗旨与目标，还会让老百姓受益，让医院的诊治能力得到提升。这些理念不仅值得同道们学习，也应在国家层面予以提倡。

作为一名医务工作者，我诚心希望：

广大医务人员能借助此书学习急危重症的"三基"知识，不断提高个人急危重症伤病的诊疗水平与救治能力，让医务工作者成为老百姓生命的守护神。

各级医疗机构能将此书作为医院提高急危重伤病救治能力与水平的教材，加强对医务人员急危重症"三基"知识培训，让医院成为老百姓生命护航保驾之舟。

最后，感谢所有为此书的编撰付出辛勤劳动的专家和编者们，是你们的努力让首部与"规范"相配套的急危重症"三基"知识培训教材与读者见面。

曹荣桂

2015年2月

前 言

急危重症因为其发病急、病情重、进展快而凶险性极高。如果预判不清,诊断不够及时或漏诊、误诊,极易酿成严重诊疗后果或致预后不良,将会严重威胁人们的身体健康。基于此,国家卫生计生委制定了《需要紧急救治的急危重伤病标准及诊疗规范》(以下简称"规范"),"规范"明确了急危重症范围。然而,目前我国尚无一本能系统、全面、详尽描述和阐释急危重症的基本知识、基本理论和基本技能(简称"三基"),以及"三基"知识与临床实践应用相结合的培训教材和工作用书。为了更好地提高各级医疗机构急危重症的诊疗水平,使"三基"培训与临床工作更好地结合,体现"三基"的针对性与实用性,在湖南省卫生计生委的倡议下,根据湖南省医院评审"三基"培训的实际需要,我们组织了全国部分三级甲等综合医院中一批长期工作在临床一线、"三基"理论知识丰富、临床功底扎实的急危重症方面的医学专家精心编写了此书,以期达到培养医生良好的应急临床思维能力,正确开展急危重症救治工作,提高急危重症的救治水平与服务质量。本书的出版,将有助于各级医疗机构规范化培训急危重症医学专业人才,也可供其他临床医务人员查阅和学习。

本书紧贴临床实际,根据"规范"确定的急危重症疾病,凝练出 14 章 89 节,内容涵盖心肺复苏、急诊症状、呼吸系统急危重病、心血管系统急危重病、消化系统急危重病、泌尿系统急危重病、中枢神经系统急危重病、内分泌代谢系统急危重病、五官科急危重病、妇产科急危重病、急性中毒、意外伤害、急性创伤和出凝血功能障碍,先简明阐述病因、病理生理或发病机制、解剖特点、主要临床症状和体征及重要的辅助检查,再采用图表、流程模式重点着墨临床思辨、病情评估、应急处理措施,并对有关疾病的治疗进展做了简单介绍,虽然某些章节写作风格略有不同,但内容充实完整,知识全面,实用性强。通篇文字力求简洁明了、通俗易懂、易记易学,更值得一提的是,本书与其他专业书籍不同,某些"三基"知识通过问答或知识延展方式以方框的形式在同页版面正文旁进行链接展示,好似在读一本卡通课本一样,很新颖,很有趣味性,既扩展了"三基"信息量,又有助于提高读者的阅读注意力。

在医学知识和医疗技术快速发展的时代,知识的更替和技术的创新层出不穷,也许本书出版后,其中的某些论点或医疗技术可能有值得商榷之处,谨望同道们择其优者而从之。

本书的编写耗时一年余,首先要感谢主编助理马坤坤,因为她的不懈努力和密切配合,才使得编写工作得以顺利进行;感谢 80 余位专家或编者倾注了大量的时间和精力,凝练自己丰富的理论知识和宝贵的临床实践经验,共同完成本书的编撰,他们是此书臻于成功的园丁;同时也感谢湖南省卫生计生委的领导在编写此书的过程中给予的很多指导和帮助;最后,衷心感谢人民卫生出版社为出版此书所付出的辛勤劳动。

前　言

　　我们殷切期望此书在急危重症"三基"理论和实践的培训中发挥良好作用,对临床医务人员及时规范救治急危重症患者有指导作用,同时也希望此书对我国急危重症医学事业的发展有一定的促进作用。当然,也希望广大同仁和读者能毫无保留地对本书不足或欠妥之处提出宝贵意见和建议,以便再版时修订、完善。

编　者
2015 年 2 月

目 录

上 册

第一章 心肺复苏 ... 1
  第一节 概述 ... 1
  第二节 基础生命支持 ... 2
  第三节 气道异物阻塞和处理 ... 8
  第四节 高级心血管生命支持 ... 11
  第五节 心脏骤停后的管理 ... 19

第二章 急诊症状 ... 24
  第一节 休克 ... 24
  第二节 胸痛 ... 33
  第三节 腹痛 ... 39
  第四节 呼吸困难 ... 47
  第五节 发热 ... 53
  第六节 意识障碍 ... 60
  第七节 咯血 ... 67
  第八节 呕血和(或)黑便 ... 72

第三章 呼吸系统急危重病 ... 81
  第一节 重症支气管哮喘 ... 81
  第二节 重症肺炎 ... 91
  第三节 吸入性肺炎 ... 100
  第四节 张力性气胸 ... 105
  第五节 急性呼吸窘迫综合征 ... 112
  第六节 慢性阻塞性肺疾病急性发作 ... 119
  第七节 肺栓塞 ... 128

第四章 心血管系统急危重病 ... 142
  第一节 急性心力衰竭 ... 142
  第二节 急性冠脉综合征 ... 158
  第三节 恶性心律失常 ... 168

目录

  第四节 快速性心律失常及预激综合征合并房颤 …………………………… 178
  第五节 缓慢性心律失常 …………………………………………………………… 191
  第六节 高血压急症 ………………………………………………………………… 201
  第七节 急性心脏压塞 ……………………………………………………………… 208
  第八节 主动脉夹层 ………………………………………………………………… 214

第五章 消化系统急危重病 ……………………………………………………………… 227
  第一节 上消化道大出血 …………………………………………………………… 227
  第二节 下消化道出血 ……………………………………………………………… 235
  第三节 急性重症胰腺炎 …………………………………………………………… 245
  第四节 急腹症（胃穿孔、肠穿孔） ………………………………………………… 254
  第五节 腹部损伤（脾破裂） ……………………………………………………… 261
  第六节 急性肝衰竭 ………………………………………………………………… 264
  第七节 急性肠梗阻 ………………………………………………………………… 276

第六章 泌尿系统急危重病 ……………………………………………………………… 283
  第一节 急性肾功能衰竭 …………………………………………………………… 283
  第二节 血液净化技术 ……………………………………………………………… 289

第七章 中枢神经系统急危重病 ………………………………………………………… 297
  第一节 脑梗死 ……………………………………………………………………… 297
  第二节 脑出血 ……………………………………………………………………… 303
  第三节 蛛网膜下腔出血 …………………………………………………………… 311
  第四节 癫痫大发作和癫痫持续状态 …………………………………………… 316
  第五节 吉兰-巴雷综合征 ………………………………………………………… 322
  第六节 重症肌无力 ………………………………………………………………… 327
  第七节 急性颅内感染 ……………………………………………………………… 337

第八章 内分泌代谢系统急危重病 …………………………………………………… 343
  第一节 糖尿病酮症酸中毒 ………………………………………………………… 343
  第二节 高渗性高血糖状态 ………………………………………………………… 350
  第三节 低血糖危象 ………………………………………………………………… 356
  第四节 甲状腺功能亢进危象 ……………………………………………………… 364
  第五节 肾上腺皮质功能危象 ……………………………………………………… 372
  第六节 垂体危象与垂体卒中 ……………………………………………………… 378

下 册

第九章 五官科急危重病 ………………………………………………………………… 389
  第一节 急性会厌炎 ………………………………………………………………… 389

| 第二节 | 带状疱疹 | 392 |
| 第三节 | 重症药疹 | 395 |

第十章　急性中毒　401

第一节	有机磷农药中毒	401
第二节	急性杀鼠剂中毒	409
第三节	亚硝酸盐中毒	418
第四节	百草枯中毒	421
第五节	急性酒精中毒	427
第六节	急性一氧化碳中毒	431
第七节	急性毒蕈中毒	438
第八节	急性镇静催眠药中毒	443
第九节	阿片类药物及毒品中毒	446
第十节	鱼胆中毒	454
第十一节	强酸及强碱中毒	459

第十一章　意外伤害　466

第一节	蛇毒咬伤	466
第二节	螯伤	471
第三节	中暑	475
第四节	电击伤	480
第五节	溺水	484
第六节	冻僵	487

第十二章　妇产科急危重病　491

第一节	功能失调性子宫出血	491
第二节	产后出血	501
第三节	胎膜早破	509
第四节	异位妊娠	513
第五节	羊水栓塞	521
第六节	妊娠期高血压疾病	527

第十三章　急性创伤　534

第一节	坠落伤	534
第二节	爆炸伤	538
第三节	枪伤	543
第四节	烧（烫）伤	548
第五节	颅脑损伤	554
第六节	颌面部损伤	560

第七节　颈部损伤 ………………………………………………………… 563
第八节　胸部损伤 ………………………………………………………… 572
第九节　腹部损伤 ………………………………………………………… 578
第十节　泌尿系统系损伤 ………………………………………………… 584
第十一节　脊柱/脊髓损伤 ………………………………………………… 596
第十二节　四肢损伤 ……………………………………………………… 602
第十三节　骨盆骨折 ……………………………………………………… 630

第十四章　出凝血功能障碍 …………………………………………… 636

第一章

心肺复苏

第一节 概 述

心肺复苏(cardiopulmonary resuscitation, CPR)是为提高心脏骤停患者存活率而采取的一系列救命措施。这一整套连贯、协调的操作通过生存链的各个环节得到体现。《2010年美国心脏病协会心肺复苏和心血管急救指南》提出,生存链包括以下5个相互独立又紧密相连的环节(图1-1):

1. 立即识别心脏骤停并启动急救系统。
2. 着重胸外按压的早期CPR。
3. 快速除颤。
4. 有效的高级生命支持。
5. 综合的心脏骤停后处理。

美国心脏协会心血管急救成人生存链
新的美国心脏协会心血管急救成人生存链
中的环节包括:
① 立即识别心脏骤停并启动急救系统
② 尽早进行心肺复苏,着重于胸外按压
③ 快速除颤
④ 有效的高级生命支持
⑤ 综合的心脏骤停后治疗

图1-1 生存链的5个环节

其中,前三个环节(立即识别心脏骤停并启动急救系统、着重胸外按压的早期CPR及快速除颤)组成心肺复苏的基础生命支持(BLS)部分,其与后续的高级生命支持和心脏骤停后处理共同构建成为成功复苏的核心策略。

心肺复苏的操作应遵循一定的基本流程,施救人员在此基础上最大限度提供高质量的心肺复苏,以期获得更高的存活率和更好的神经系统功能恢复。

心肺复苏是一门不断进展和完善的科学,需注重施救人员的教育质量及再培训频率,才能更有效地把复苏理论转化为实践,优化程序,提高复苏质量,改善心脏骤停患者的结局。

(王 雁)

生存链的5个环节按顺序排列,正确的是( )

A. 识别心脏骤停、启动急救系统—立即除颤—早期CPR—高级心血管生命支持—心脏骤停后处理
B. 识别心脏骤停、启动急救系统—早期CPR—立即除颤—高级心血管生命支持—心脏骤停后处理
C. 早期CPR—启动急救系统—立即除颤—高级心血管生命支持—心脏骤停后处理
D. 启动急救系统—早期CPR—高级心血管生命支持—立即除颤—心脏骤停后处理
E. 立即除颤—启动急救系统—早期CPR—高级心血管生命支持—心脏骤停后处理

答案:B

第二节 基础生命支持

基础生命支持(basic life support,BLS)是心脏骤停后成功复苏的基础,包括立即识别心脏骤停并启动急救系统、早期CPR及迅速使用自动体外除颤仪(automated external defibrillator,AED)除颤。

一、成人基础生命支持

(一) BLS步骤

包括一系列的评估和操作,其简化流程见图1-2。此流程简明合理,便于所有救援人员学习、记忆和执行。

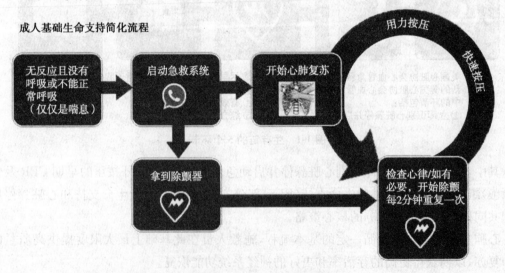

图1-2 成人BLS简化流程

(二) 医务人员BLS

1. 所有医务人员均应接受BLS培训,具体操作流程见图1-3。

第一章 心肺复苏

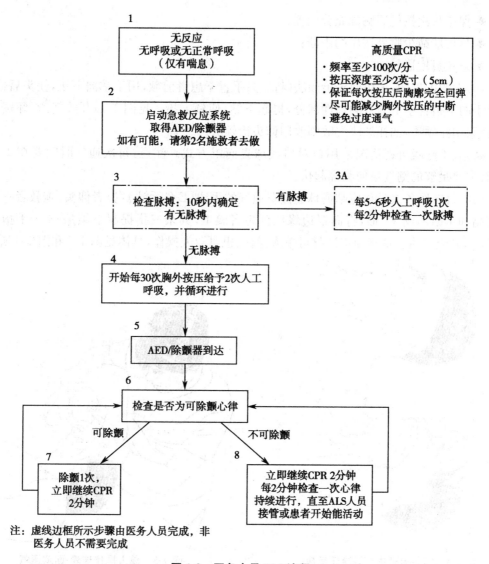

图 1-3 医务人员 BLS 流程

2. 技术要点及注意事项

(1)施救前必须迅速确定现场环境是否安全。

(2)拍打患者双肩,大声呼唤,判断患者反应,同时观察呼吸。

(3)如无反应、无呼吸(或仅有喘息),立即启动急救系统。

(4)BLS 程序为 C-A-B(胸外按压-开放气道-人工呼吸),不再是 A-B-C。

(5)10 秒钟之内判断脉搏,如没有脉搏,立即开始 30 次胸外按压(非医务人员不需判断脉搏,直接开始胸外按压)。新指南不再强调医务人员判断心脏骤停必须检查脉搏。

(6)如有可能,将患者置于坚硬地面或背部使用按压板。

(7)复苏过程中应持续提供高质量心肺复苏。

◆ 按压速率至少为 100 次/分;

◆ 成人按压幅度至少为 5cm;

3

◆ 保证每次按压后胸廓充分回弹；

◆ 尽可能减少胸外按压的中断；

◆ 避免过度通气。

(8)无颈椎损伤,采用仰头抬颏法(将一只手置于患者前额,用手掌向下压,使头后仰,另一只手的手指置于下颌骨的骨性部分,提起下颌,使颏上抬。见图1-4)开放气道;怀疑颈椎损伤,采用托颌法,如托颌法失败则改用仰头抬颏法。

(9)人工呼吸可视情况采用口对口或球囊面罩方式。注意:每次通气时间要在1秒以上,且需要足够的潮气量使胸廓起伏。

(10)每个医务人员均应掌握球囊面罩通气的手法(E-C手法):患者仰头,施救者一只手的拇指和示指形成"C"形,将面罩边缘压到患者脸上,其余三指提起下颌角(3个手指形成"E"形),开放气道。球囊面罩通气可单人操作,也可双人操作,具体见图1-5和图1-6所示。

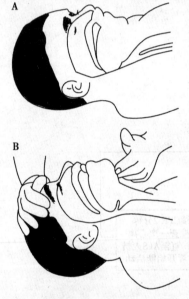

图1-4 仰头抬颏法可解除无反应
患者的气道梗阻

A. 舌头导致的梗阻。当患者没有反应时,舌头可能阻塞上呼吸道;B. 仰头抬颏法可抬起舌头,从而解除气道梗阻

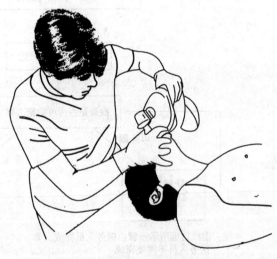

图1-5 单人操作球囊-面罩通气

(11)按压-通气比率为30∶2。

(12)取得AED后,如为可除颤心律(室颤和无脉性室速)给予早期除颤,注意只除颤1次,不是3次。

(13)除颤后立即继续CPR,每2分钟检查心律一次。

(14)如人员充足,按压者每2分钟轮换一次,每次换人要在5秒钟之内完成。

二、儿科基础生命支持

1. 儿科BLS流程　见图1-7。

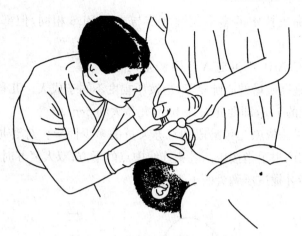

图1-6 双人操作球囊-面罩通气

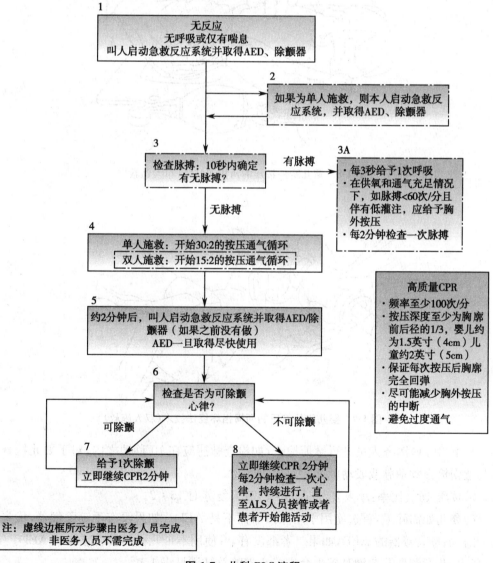

注：虚线边框所示步骤由医务人员完成，非医务人员不需完成

图1-7 儿科BLS流程

2. 儿科基础生命支持中的多个关键环节与成人 BLS 相同,但部分细节上仍有不同之处。

(1)BLS 程序为 C-A-B,不再是 A-B-C(新生儿除外)。

(2)继续强调实施高质量的心肺复苏,但按压幅度不同于成人。儿科胸外按压的按压幅度至少为胸廓前后径的 1/3,即婴儿大约 4cm,儿童大约 5cm。

(3)按压部位和手法依患儿年龄段和复苏人员的多少而异。对婴儿,单人复苏时,应用两指法(图 1-8),即用两根手指按压两乳头连线中点的下方;双人复苏时,应用两拇指环压法(图 1-9),即双手拇指并拢按压胸骨的下 1/3。

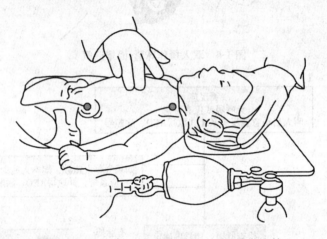

图 1-8 婴儿胸外按压的两指法技术(单人施救)

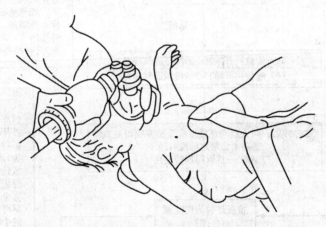

图 1-9 婴儿胸外按压的两拇指环绕法技术(双人施救)

(4)不再强调医务人员进行脉搏检查,如检查脉搏应在 10 秒钟之内,对于婴儿检查肱动脉,儿童则检查颈动脉或股动脉。

(5)按压-通气比率:单人复苏时 30∶2,双人复苏时 15∶2。

(6)婴儿如需除颤,首选使用手动除颤器而不是 AED。如果没有手动除颤器,优先使用装有儿科剂量衰减器的 AED,如果二者都没有,可使用不带儿科剂量衰减器的 AED。

成人、儿童和婴儿关键基础生命支持步骤的总结详见表 1-1。

表 1-1　成人、儿童和婴儿关键基础生命支持步骤的总结*

内容	建议		
	成人	儿童	婴儿
识别	无反应(所有年龄)		
	没有呼吸或不能正常呼吸(即仅仅是喘息)		不呼吸或仅仅是喘息
	对于所有年龄,在10秒钟内未扪及脉搏(仅限医务人员)		
心肺复苏程序	C-A-B		
按压速率	每分钟至少100次		
按压幅度	至少5cm	至少1/3前后径大约5cm	至少1/3前后径大约4cm
轮廓回弹	保证每次按压后胸廓回弹 医务人员每2分钟交换一次按压职责		
按压中断	尽可能减少胸外按压的中断 尽可能将中断控制在10秒钟以内		
气道	仰头提颏法(医务人员怀疑有外伤:推举下颌法)		
按压-通气比率(置入高级气道之前)	30:2 1或2名施救者	30:2 单人施救法 15:2 2名医务人员施救者	
通气:在施救者未经培训或经过培训但不熟练的情况下	单纯胸外按压		
使用高级气道通气(医务人员)	每6至8秒钟1次呼吸(每分钟8~10次呼吸) 与胸外按压不同步 大约每次呼吸1秒时间 明显的胸廓隆起		
除颤	尽快连接并使用AED。尽可能缩短电击前后的胸外按压中断;每次电击后立即从按压开始心肺复苏		

注:AED,自动体外除颤器;AP,前后;CPR,心肺复苏;HCP,医务人员

* 不包括新生儿,因为新生儿的心脏骤停病因几乎都是窒息

(王　雁)

练习题

1. 关于球囊-面罩通气的"E-C"手法,以下描述正确的是(　　)

    A. 施救者一只手的拇指和示指形成"C"形,将面罩边缘压到患者脸上,其余三指提起下颌角(3个手指形成"E"形),开放气道

B. 施救者一只手的拇指、示指和中指形成"C"形,将面罩边缘压到患者脸上,其余两指提起下颌角(2个手指和中指一起形成"E"形),开放气道

C. 施救者一只手的拇指和中指形成"C"形,将面罩边缘压到患者脸上,其余两指提起下颌角(2个手指和中指一起形成"E"形),开放气道

D. 施救者一只手的拇指、示指和中指形成"E"形,将面罩边缘压到患者脸上,其余两指提起下颌角(2个手指形成"C"形),开放气道

E. 施救者一只手的拇指和示指形成"E"形,将面罩边缘压到患者脸上,其余三指提起下颌角(3个手指形成"C"形),开放气道

答案:A

2. 医务人员院外发现一位老人突然倒地,呼之不应,立即拨打了急救电话,此时需对他采取的急救措施是(　　)

A. 判断患者有无呼吸　　　　B. 立即给予2次人工呼吸
C. 检查颈动脉搏动　　　　　D. 寻找附近有无AED,准备除颤
E. 把患者摆放为平卧位,立即舌下含服速效救心丸

答案:C

3. 关于胸外按压的深度和频率,说法正确的是(　　)

A. 成人按压频率为100次/分　　B. 儿童按压频率至少100次/分
C. 成人按压深度为5cm　　　　D. 婴儿按压深度为3cm
E. 儿童按压深度为4cm

答案:B

4. 心肺复苏过程中,心电监测提示室颤,立即给予电除颤一次,除颤后,应(　　)

A. 立即检查脉搏　　　　　　B. 立即观察心电监测是否除颤成功
C. 立即继续除颤,连续3次　　D. 立即给予肾上腺素1mg
E. 立即继续心外按压

答案:E

5. 一名10岁儿童发生心脏骤停,两名医务人员在场施救,建立高级气道前,按压-通气比率为(　　)

A. 30∶2　　B. 30∶1　　C. 3∶1　　D. 15∶2　　E. 15∶1

答案:D

第三节　气道异物阻塞和处理

气道异物阻塞(foreign-body airway obstruction,FBAO)在成人、儿童及婴儿均可发生,虽不常见,但一旦出现严重气道梗阻,救治不及时患者将窒息死亡。

一、FBAO的识别

气道异物阻塞的早期识别是救治成功的关键,施救人员应快速识别以下征象:突发的呼

吸困难、无声的咳嗽、发绀、喘鸣、不能说话等,尤其注意患者手握自己颈部的动作(图1-10)高度提示窒息的发生。切记,确定诊断之前应鉴别其他可导致急性呼吸衰竭但治疗策略完全不同的疾病。

二、FBAO 的救治

(一) 轻度气道梗阻

鼓励患者继续自主咳嗽并努力呼吸。切勿干扰患者自己尝试排出异物。

(二) 严重气道梗阻

立即启动急救系统。

1. 成人及1岁以上儿童　如患者有反应,推荐使用连续的腹部快速按压法(Heimlich法)。虽然胸部按压、背部拍击和腹部按压对成人及1岁以上儿童均行之有效,但为简化培训,推荐应用腹部快速按压法。如腹部按压法无效,可考虑实施胸部按压。

Heimlich 法的步骤:

(1) 救援人员站在或跪在患者身后,双手环绕在患者腰部(图1-11)。

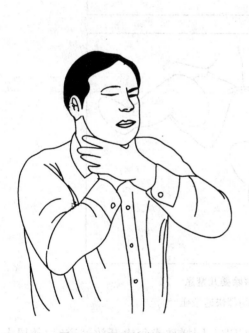

图1-10　通用的窒息信号

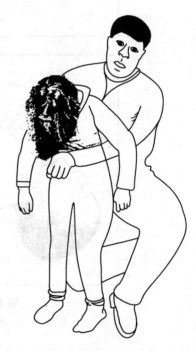

图1-11　Heimlich 法

(2) 一手握拳,拇指侧紧抵患者腹部,位于脐与剑突连线中点。

(3) 另一只手握住攥拳的手,向上快速按压患者腹部。

(4) 反复快速按压,直至异物从气道排出或患者失去反应。

如患者失去反应,则启动急救系统、开放气道、清除可见异物,并开始心肺复苏。要求心肺复苏期间每次开放气道时,救援人员都要检查患者口腔有无异物,如发现有,立即清除。

2. 婴儿　如果婴儿有反应,遵循以下步骤解除窒息。跪下或坐下,将婴儿放在您的膝盖上,将其胸部裸露。先俯卧位,头略低于胸部,头部靠在施救者的前臂上用手托住婴儿的头及下颌。用另一手掌根部在婴儿背部肩胛之间用力拍打 5 次(图 1-12A)。之后两手配合,固定好婴儿头颈部的情况下将婴儿全身翻转,仍然头低于躯干。进行 5 次胸部快速按压(图 1-12B),速率每秒钟一次。重复以上 5 次拍打和 5 次胸部快速按压,直至异物清除,婴儿恢复反应。

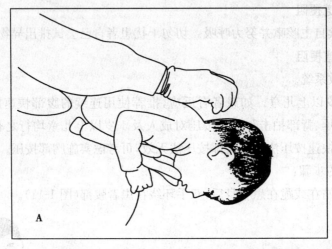

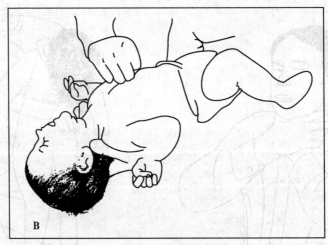

图 1-12　解除婴儿窒息

A. 拍背;B. 胸部快速按压

如果婴儿仍然没有反应,停止拍背,立即 CPR。同样要求每次开放气道时,救援人员都要检查患者口腔有无异物,如发现有,立即清除。

(王　雁)

练习题

1. 以下属于气道异物阻塞的特征性表现的是(　　)

　　A. 突发呼吸困难　　　　　　B. 无声的咳嗽　　　　　　C. 患者手握自己颈部

D. 严重发绀　　　　　　　E. 不能讲话

答案：C

2. 一位5岁幼儿进食果冻时突发呼吸困难,手握自己颈部,神志清楚,送来急诊,以下急救措施不正确的是(　　)

　　A. 患儿神志清楚,可以鼓励患儿咳嗽,努力呼吸

　　B. 将患儿头朝下扛在肩上,用力拍打其后背

　　C. 察看咽喉部有无可见异物,如有立即清除

　　D. 采用Heimlich法尝试解除窒息

　　E. 急救过程中,如发生意识丧失,立即心肺复苏

答案：B

3. 一位吞咽费力的85岁老人进食荔枝时突发发绀,没有明显的呼吸困难,送来急诊时已经意识丧失,以下判断及处理方法正确的是(　　)

　　A. 患者没有呼吸困难,可以排除气道梗阻、窒息

　　B. 突发发绀后意识丧失,需首先除外急性大面积肺栓塞

　　C. 高度怀疑窒息,立即Heimlich法急救

　　D. 立即评估患者,如无心跳呼吸,立即心肺复苏

　　E. 高度怀疑窒息,用力拍患者后背,促使异物排出

答案：D

第四节　高级心血管生命支持

高级心血管生命支持(advanced cardiovascular life support,ACLS)包括预防和治疗心脏骤停以及改善心脏骤停后自主循环恢复(return of spontaneous circulation,ROSC)患者预后的多项措施。其中,旨在预防心脏骤停的ACLS措施包括气道管理、通气支持以及缓慢型心律失常与快速型心律失常的处理。而治疗心脏骤停的ACLS措施建立在BLS基础之上,通过药物治疗、高级气道管理及生理参数的监测以进一步提高自主循环恢复的可能性。

一、成人高级心血管生命支持

(一) 气道管理和通气

1. **球囊-面罩通气**　球囊-面罩通气适合由两个受过相关培训并能熟练操作的救援人员使用,不推荐单个救援人员使用。当放置高级气道有延误或不成功时,球囊-面罩通气尤其适用。但此种通气方式可能导致胃胀气及胃内容物反流、误吸,导致吸入性肺炎。

2. **口咽通气道**　口咽通气道可防止舌体阻塞气道,有助于球囊-面罩通气时提供足够的通气。可用于那些没有咳嗽或呕吐反射的意识丧失患者,但仅能由接受过相关培训的人员操作使用。

3. **高级气道**　高级气道包括气管插管和声门上气道(喉罩、食管-气管联合导管和喉

管)。CPR过程中,无论准备建立哪种高级气道,救援人员均应在操作之前评估建立高级气道的风险与益处。目前没有足够证据确定CPR期间建立高级气道的最佳时机。

(1)声门上气道:由于插入声门上气道不需看见声门,因此与气管插管相比,声门上气道具有插入时不需中断按压以及易于早期培训和技术保持的优点。受过专门培训的救援人员在实施CPR时,可用声门上气道代替球囊-面罩通气和气管插管。

(2)气管插管

1)紧急气管插管的指征:①救援人员应用球囊-面罩通气未能为意识丧失患者提供足够的通气;②气道保护反射的丧失(昏迷或心脏骤停)。

2)气管插管与按压中断:气管插管操作之前的准备工作期间应保持持续按压,只有开始插入喉镜和气管导管时才能暂时停止按压,时间不超过10秒。气管导管通过声门后即应恢复继续按压。

3)导管位置的确认:确认导管位置有临床评估和仪器评估两种方法。临床评估包括观察两侧胸廓起伏和双侧肺野以及剑突下多个部位的听诊。仪器评估中,持续二氧化碳波形图是确认和监测气管插管位置是否正确的最可靠方法,阳性结果通常提示气管导管在气管内,插管位置正确。但具体操作中还要结合临床实际鉴别假阳性(指能检测到二氧化碳但导管插在食管中,如心脏骤停前服用了大量碳酸饮料)和假阴性(心脏骤停时肺的通气血流本身就减少,以及肺栓塞、哮喘持续状态等情况的影响)的可能。

4)导管固定保护:插入气管导管并确认位置正确后,应记录插管深度并固定导管,再拍胸片以确认导管末端在隆突上方的正确位置。

5)高级气道建立后的通气:高级气道建立后,通气者应每6~8秒钟给予一次通气(8~10次/分),此时通气不再需要暂停胸外按压。

(二)心脏骤停的处理

心脏骤停可以由4种心律引起:心室颤动(ventricular fibrillation,VF)、无脉性室性心动过速(pulseless ventricular tachycardia,VT)、无脉性电活动(pulseless electric activity,PEA)和心室停搏(asystole)。图1-13为成人心脏骤停ACLS处理流程图。

1. 室颤和无脉室速的处理 只有高质量的CPR和针对室颤、无脉室速的除颤这两项措施可以提高此类患者的出院存活率,静脉通路、给予药物和建立高级气道可以考虑推荐,但不应因此明显中断按压或延误除颤。

(1)电除颤策略:除颤能量选择依不同类型除颤器而异。

1)对于双相波除颤器,应用制造商推荐的能量(120~200J),如不清楚推荐的能量范围,选用最大能量200J,后续的除颤能量相同或更高。

2)对于单相波除颤器,首次及后续的除颤能量均为360J。

(2)药物治疗:如1次除颤和2分钟CPR后室颤/无脉室速仍然持续,可给予血管加压药肾上腺素或血管加压素,目的是增加心肌血流和恢复自主循环。胺碘酮是心脏骤停期间一线的抗心律失常药物,用于对CPR、除颤和血管加压药无反应的室颤/无脉室速,没有胺碘酮时可考虑应用利多卡因。

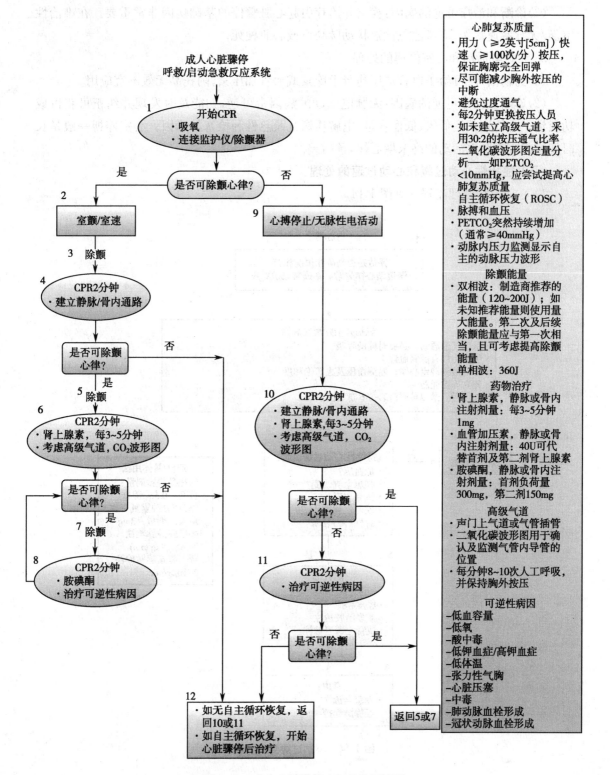

图 1-13　成人心脏骤停 ACLS 处理流程

(3)诊断和治疗可逆的病因:找出并治疗引起心脏骤停的基础病因非常重要。在难治性室颤/无脉室速病例,应考虑急性冠状动脉缺血或心肌梗死。

2. 无脉电活动和心室停搏的处理

(1)药物治疗:可给予血管加压药肾上腺素或血管加压素,阿托品无效不宜应用。

(2)诊断和治疗可逆的病因:无脉电活动的病因常可逆,如能及时发现并纠正可获得成功救治。需特别关注低氧、低血容量、电解质紊乱及急性肺栓塞等病因。心室停搏一般是长时间室颤或无脉电活动的终末期心律,预后差。

(三)症状性心动过缓和心动过速的处理

1. 心动过缓处理流程 见图1-14。

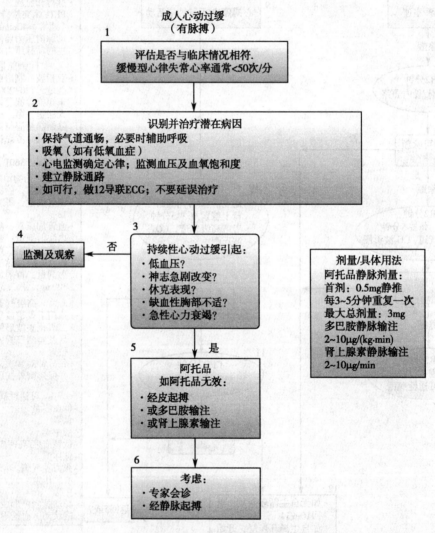

图1-14 心动过缓处理流程

2. 心动过速处理流程 见图1-15。

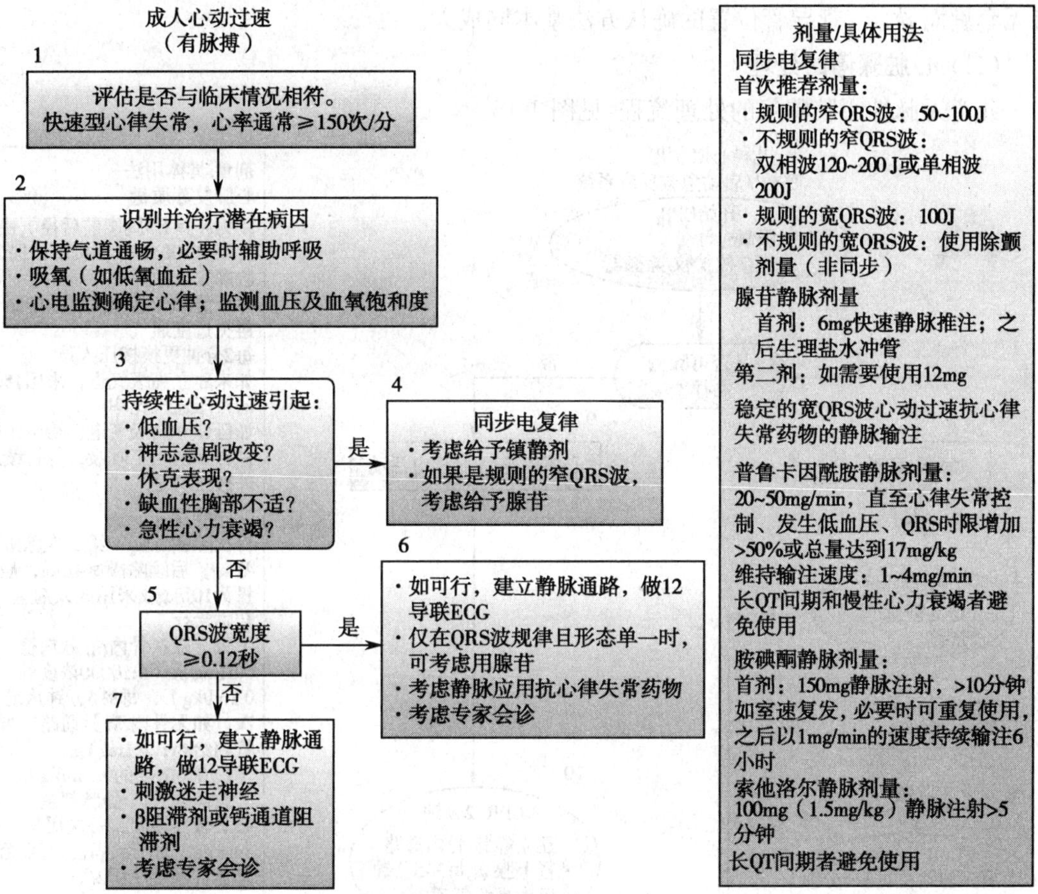

```
成人心动过速
  （有脉搏）
1 ↓
评估是否与临床情况相符。
快速型心律失常，心率通常≥150次/分
2 ↓
识别并治疗潜在病因
· 保持气道通畅，必要时辅助呼吸
· 吸氧（如低氧血症）
· 心电监测确定心律；监测血压及血氧饱和度
3 ↓
持续性心动过速引起：           4
· 低血压？                 同步电复律
· 神志急剧改变？     是    · 考虑给予镇静剂
· 休克表现？         →    · 如果是规则的窄QRS波，
· 缺血性胸部不适？         考虑给予腺苷
· 急性心力衰竭？
     ↓ 否
5                              6
QRS波宽度           是     · 如可行，建立静脉通路，做12
≥0.12秒            →      导联ECG
                           · 仅在QRS波规律且形态单一时，
     ↓ 否                    可考虑用腺苷
7                          · 考虑静脉应用抗心律失常药物
· 如可行，建立静脉通         · 考虑专家会诊
  路，做12导联ECG
· 刺激迷走神经
· β阻滞剂或钙通道阻
  滞剂
· 考虑专家会诊
```

剂量/具体用法
同步电复律
首次推荐剂量：
· 规则的窄QRS波：50~100J
· 不规则的窄QRS波：双相波120~200J或单相波200J
· 规则的宽QRS波：100J
· 不规则的宽QRS波：使用除颤剂量（非同步）
腺苷静脉剂量
首剂：6mg快速静脉推注；之后生理盐水冲管
第二剂：如需要使用12mg
稳定的宽QRS波心动过速抗心律失常药物的静脉输注
普鲁卡因酰胺静脉剂量：20~50mg/min，直至心律失常控制、发生低血压、QRS时限增加>50%或总量达到17mg/kg
维持输注速度：1~4mg/min
长QT间期和慢性心力衰竭者避免使用
胺碘酮静脉剂量：
首剂：150mg静脉注射，>10分钟
如室速复发，必要时可重复使用，之后以1mg/min的速度持续输注6小时
索他洛尔静脉剂量：
100mg（1.5mg/kg）静脉注射>5分钟
长QT间期者避免使用

图1-15 心动过速处理流程

二、儿科高级心血管生命支持

婴幼儿及儿童的心脏骤停原因主要是呼吸衰竭或休克进展所致，称为窒息性骤停。初始心律为室颤或无脉性室速只占5‰~15‰（其发生率随年龄的增加而增加）。因此，儿科的高级生命支持（pediatric advanced life support，PALS）通气极为重要，需胸外按压联合通气才可能获得复苏成功。高效协作的团队对儿科PALS同样重要。

（一）气道管理和通气

1. 口咽及鼻咽通气道 口咽通气道常用于没有咽反射的无反应患者，鼻咽通气道可用于咽反射存在的患者。

2. 喉罩 用于球囊面罩通气不成功且尚未能行气管插管时。

3. 球囊-面罩通气 院前复苏短期应用球囊-面罩通气可能比气管插管通气更为安全有效，如人员充足，尽量采用双人操作。

4. 气管插管 儿科气道解剖不同于成人，气管插管需经特殊训练才能操作。熟练的操作者可应用镇静剂或神经肌肉阻滞剂后实施快速气管插管。有套囊和无套囊的气管导管在儿童均可应用，套囊可降低误吸的风险，但在肺顺应性差、气道压力高及严重声门漏气等情况下,更适合应用有套囊的气管导管。气管导管型号的选择根据患儿年龄、身高及所用导管有无套囊而异。气管导管位置的确认方法基本同成人。

(二) 心脏骤停的处理

儿童无脉性心脏骤停的处理流程,见图1-16。

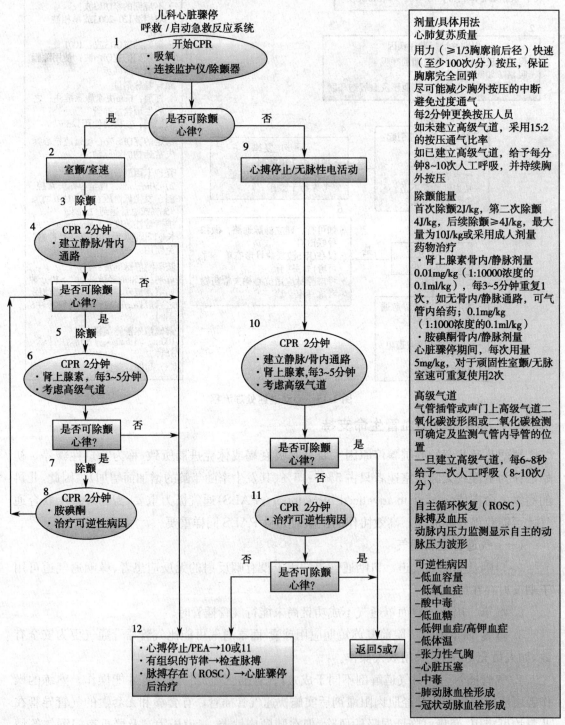

图1-16 儿科无脉性心脏骤停PALS处理流程

(三) 心动过缓及心动过速的处理

1. 心动过缓处理流程 见图1-17。

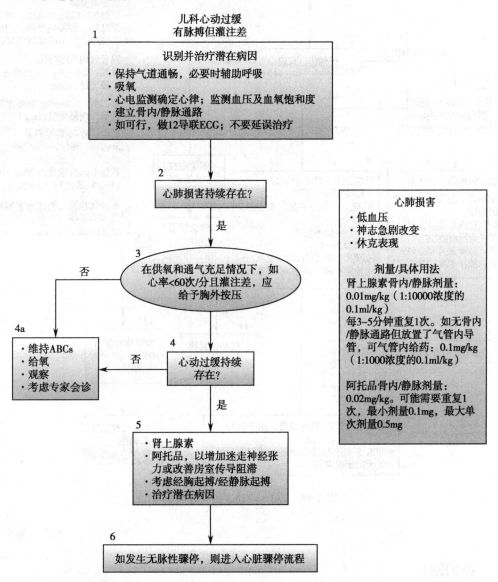

图1-17 PALS心动过缓处理流程

2. 心动过速处理流程 见图1-18。

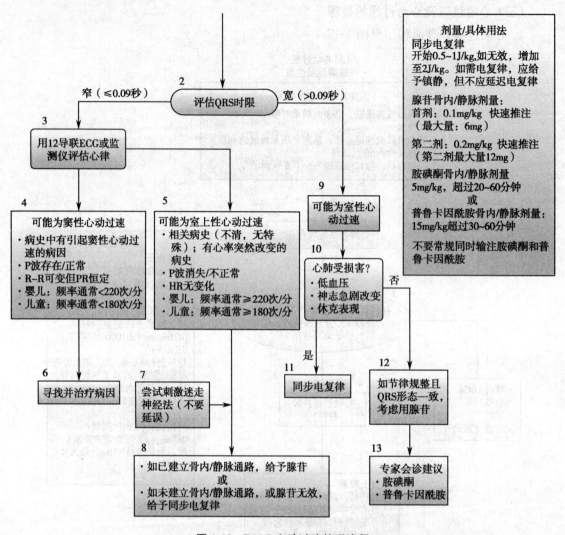

图 1-18　PALS 心动过速处理流程

（王　雁）

1. 以下不能确定提示心脏骤停的心电图表现是（　　）
   A. 心室颤动　　　　　　　　　　B. 无脉性室性心动过速
   C. 血流动力学不稳定的室性心动过速　　D. 无脉性电活动
   E. 心室停搏
   答案：C

2. 一位 68 岁心肌梗死患者在心脏监护室突发意识丧失，心电监测显示为室颤，在场医生应立即采取的措施是（　　）
   A. 立即取来除颤器准备除颤，同时其他人推抢救车到床旁

B. 立即静脉推注肾上腺素 1mg,同时开始胸外心脏按压

C. 立即打电话请其他医护人员到场抢救,准备气管插管

D. 立即摆放患者平卧位,开放气道,察看口腔有无异物

E. 立即开始胸外心脏按压,同时其他人去准备除颤器除颤

答案:E

3. 一位73岁男性患者,有陈旧性心肌梗死病史,因胸闷、头晕、黑蒙半小时来诊,神志清楚,血压90/55mmHg,心电图:三度房室传导阻滞,心室率32次/分。以下处理措施不正确的是( )

A. 立即阿托品 0.5mg 静脉推注

B. 如无效,可每 3～5 分钟重复,最大总剂量 5mg

C. 如阿托品无效,考虑经皮起搏

D. 如阿托品无效,也可考虑多巴胺静脉输注

E. 以上措施均无效,考虑请专科会诊,行经静脉起搏

答案:B

4. 心肺复苏过程中,以下有关高级气道的叙述正确的是( )

A. 高级气道特指经气管插管

B. 一旦确定患者呼吸心搏停止,如有条件,应首先考虑建立高级气道

C. 一旦建立高级气道,就以 10～12 次/分进行人工通气

D. 建立高级气道后,通气时不需暂停胸外按压

E. 高级气道建立固定良好后,基本不会移位,每天检查两次即可

答案:D

第五节 心脏骤停后的管理

对于复苏后自主循环恢复的患者,心脏骤停后的管理可显著减少早期因血流动力学不稳定导致的死亡,而且有利于降低后期多器官功能衰竭及脑损伤的发生率,进而明显提高心脏骤停患者存活率。这是一种需要以统一的方式实施的综合性、结构化、完整的多学科心脏骤停后治疗体系,包括定向体温管理、特殊脏器的评估和支持、血管活性药物的应用以及中枢神经系统治疗及评估。

成人心脏骤停后的处理流程 见图 1-19。

一、定向体温管理

亚低温疗法已证实是唯一可改善复苏后神经系统功能预后的措施,应考虑用于所有自主循环恢复但不能对医生指令做出反应的患者。国际上,亚低温是指 28～35℃的轻中度低温范围,复苏研究和临床一般采用 32～34℃的中间范围。2010 年美国心脏病协会心肺复苏

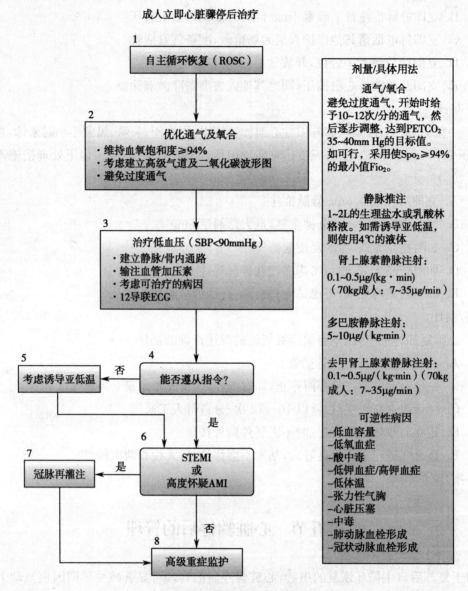

图1-19 心脏骤停后处理流程

和心血管急救指南推荐,对于昏迷的成人院外室颤性心脏骤停ROSC患者应该降温至32～34℃,并持续12～24小时。对于其他心律失常(如无脉电活动或心室停搏)所致者,也要考虑人工低温。诱导亚低温有多种方法,如冰袋、冰毯、冰帽;快速输入4℃的生理盐水或乳酸林格液;利用血管内热交换装置进行的血管内制冷等,但尚未证明哪一种方法单独应用效果最佳。

二、特殊脏器的评估与支持

1. 呼吸系统　心脏骤停后,患者可因肺水肿、感染、肺不张以及误吸等因素出现呼吸功能障碍,有发生急性肺损伤和急性呼吸窘迫综合征的危险。需监测动脉血氧饱和度,调整吸氧浓度,达到以最低的吸氧浓度维持动脉血氧饱和度≥94%,吸氧浓度过高可导致氧中毒。同时机械通气时要常规避免过度通气和低碳酸血症,以免脑血管过度收缩加重全脑缺血。

2. 心脏骤停后的镇静　镇静治疗可减轻情绪激动及谵妄状态,能防止患者自伤、改善人机对抗等。可选用短效镇静剂静脉注射或持续滴注,神经肌肉阻滞剂尽量少用或不用。

3. 心血管系统　ROSC后应立即做12导联心电图及心肌损伤标志物的检查,辅助判断急性冠脉缺血或急性心肌梗死的存在,必要时给予介入治疗。如果确认是由于急性心肌梗死导致心脏骤停,可应用亚低温疗法联合冠脉介入治疗。

三、血管活性药物的应用

1. 可根据情况选用肾上腺素、去甲肾上腺素、多巴胺、多巴酚丁胺及米力农等药物,优先选择通过中心静脉给药。成人常用血管活性药物用法、用量及适应证见表1-2。

表1-2　常见血管活性药物

药物	标准开始剂量(然后调整至有效剂量)
肾上腺素	$0.1\sim0.5\mu g/(min\cdot kg)$(70kg 成人,$7\sim35\mu g/min$) ● 用于阿托品无效且经皮起搏失败,或无条件进行起搏治疗的症状性心动过缓 ● 用于治疗严重低血压(如收缩压<70mmHg) ● 用于过敏相关的血流动力学不稳定或呼吸窘迫
去甲肾上腺素	$0.1\sim0.5\mu g/(min\cdot kg)$(70kg 成人,$7\sim35\mu g/min$) ● 用于治疗严重低血压(如收缩压<70mmHg)伴有低外周阻力 ● 低血容量患者相对禁忌。因其可增加心肌氧需,故缺血性心脏病慎用 ● 常可引起肾脏及肠系膜血管收缩,但脓毒症时,去甲肾上腺素可提高肾灌注,增加尿量
去氧肾上腺素	$0.5\sim2.0\mu g/(min\cdot kg)$(70kg 成人,$35\sim140\mu g/min$) ● 用于治疗严重低血压(如收缩压<70mmHg)伴有低外周阻力
多巴胺	$5\sim10\mu g/(min\cdot kg)$ ● 用于治疗低血压,尤其是症状性心动过缓相关性低血压 ● 虽然小剂量多巴胺输注曾多次被推荐用于维持肾灌注,改善肾功能,但更多的近期数据并未显示此种疗法有益
多巴酚丁胺	$5\sim10\mu g/(min\cdot kg)$ ● (+)同分异构体是强大的β-肾上腺素能激动剂,而(-)同分异构体是强大的α_1-激动剂 ● (+)同分异构体β_2-肾上腺素能的舒血管效应可抵消α-肾上腺素能的缩血管效应,因此全身血管阻力常出现轻微改变或降低

续表

药物	标准开始剂量(然后调整至有效剂量)
米力农	负荷量 50μg/kg,>10 分钟输入,然后以 0.375μg/(min·kg)输注 用于治疗低心输出量 引起心动过速的发生率低于多巴酚丁胺

2. 目前普遍把治疗目标定在平均动脉压≥65mmHg 及混合静脉血氧饱和度≥70%。

四、中枢神经系统治疗及评估

1. 心脏骤停后脑损伤的临床表现包括昏迷、癫痫、肌阵挛、不同级别的神经系统功能障碍以及脑死亡。

2. 目前应用的一些神经保护药物(如尼莫地平、利多氟嗪、糖皮质激素、辅酶 Q10 等)尚无证据表明可以改善神经系统功能恢复和预后。

3. 昏迷患者的神经学评估　在 ROSC 后第一个 24 小时内,目前没有哪项体征或检查方法可以预测复苏后昏迷患者的不良结局。24 小时以后,没有镇静、低血压、亚低温、低氧等因素影响的脑电图、体感诱发电位及体格检查结果可对不良结局有一定预警作用,但不能凭借独立的预测参数就妄下结论,还需结合多因素综合判断。头 CT、磁共振成像以及血液和脑脊液的生物标志物(如神经元特异性烯醇化酶 NSE,神经生化标志物 S100B,神经胶质纤维酸性蛋白 GFAP,肌酸激酶脑型同工酶 CK-BB)均有相关研究,但目前尚不推荐作为不良预后的预测手段。

(王 雁)

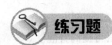

1. 心肺复苏时,为避免高浓度长时间持续给氧造成肺再损伤,应逐步调低 FiO_2 以保证 SpO_2 维持在(　)以上
   A. 90%　　　　　　B. 92%　　　　　　C. 94%
   D. 96%　　　　　　E. 98%

答案:C

2. 亚低温疗法是唯一可改善复苏后神经系统功能预后的措施,以下关于亚低温疗法的叙述正确的是(　)
   A. 此疗法应考虑用于所有自主循环恢复但不能对医生指令做出反应的患者
   B. 复苏后的亚低温治疗温度一般在 28~35℃之间
   C. 目前指南推荐,对于昏迷的成人院外室颤性心脏骤停 ROSC 患者应该降温至 32~34℃,并持续 24~48 小时
   D. 对于无脉电活动或心室停搏所致心脏骤停患者不需考虑人工低温
   E. 诱导亚低温的诸多方法中,冰袋、冰毯、冰帽等物理降温方法单独使用效果优于

其他方法

答案：A

3. 成人心脏骤停后，关于心血管活性药物的应用，正确的是（　　）

    A. 肾上腺素可用于阿托品无效且经皮起搏失败的症状性心动过缓

    B. 去甲肾上腺素尤其适用于伴有低血容量的低血压患者

    C. 多巴胺慎用于伴有症状性心动过缓的低血压患者

    D. 新近研究证实小剂量多巴胺输注对于维持肾血流、改善肾功能效果显著

    E. 应用多巴酚丁胺将显著升高全身血管阻力

答案：A

第二章

急诊症状

第一节 休 克

一、概念

"休克"是英语"shock"的译音,原意为震荡或打击,1731 年法国医生 Le Dran 首次将法语 secousseuc 译成英语 shock,并将其应用于医学领域。休克是临床上常见的危重病症,病死率高,整体预后差。迄今人们对休克的认识和研究已有 200 多年的历史,主要经历了四个阶段,即:症状描述阶段、急性循环衰竭认识阶段、微循环灌流障碍学说创立阶段及细胞分子水平研究阶段。

目前公认的休克概念是指机体在严重失血、失液、感染、创伤等强烈致病因素作用下,有效循环血量急剧减少、组织血液灌流量严重不足,以致各重要生命器官和细胞功能代谢障碍及结构损害的全身性病理过程。临床上表现为烦躁,神志淡漠或昏迷,皮肤苍白或发绀,四肢湿冷,尿量减少或无尿,脉搏细速,脉压变小和血压降低。

二、病因和分类

(一)休克的病因

各种强烈的致病因子作用于机体均可引起休克,常见的病因有:

1. **失血与失液** 大量快速失血可导致失血性休克,常见于严重创伤失血、食管静脉曲张破裂出血、胃溃疡出血、宫外孕、产后大出血、肝脾肿瘤破裂出血等;此外剧烈呕吐、中暑、严重腹泻、肠梗阻呕吐、劳累饥饿等情况下大量的体液丢失均可导致休克。

2. **烧伤** 大面积烧伤早期可引起休克称烧伤性休克,其发生主要与大量血浆、体液丢失以及剧烈疼痛有关,晚期则可因继发感染而发展为脓毒性休克。

3. **创伤** 严重创伤常因疼痛和失血而引起休克称创伤性休克。

4. **感染** 细菌、病毒、真菌、非典型病原体等病原微生物的严重感染可引起休克,称感染性休克,又称脓毒性休克。根据其血流动力学特点可分为两型:即高动力型和低动力型。前者因其心输出量增加、外周阻力降低又称高排低阻型,又称暖休克;后者因其心输出量减少、外周阻力增高又称低排高阻型,又称冷休克。

5. **心力衰竭** 大面积急性心肌梗死、急性心肌炎、心脏压塞及严重的心律紊乱(房颤、室颤)和心脏破裂等急性心力衰竭均可导致休克,称为心源性休克。

6. **过敏** 过敏体质的人注射某些药物(如青霉素)、血清制剂或疫苗后可引起休克,称为过敏性休克,本质上属Ⅰ型变态反应。

(二) 休克的分类

不同病因的休克都具有共同的发病基础,即有效循环血量的减少。机体有效循环血量的维持是由三个因素共同决定的:①足够的循环血量;②正常的血管舒缩功能;③正常心泵功能。我们把血容量减少,血管床容量增加,心泵功能障碍三个环节称为休克的始动环节,根据始动环节不同,将休克分为三类:

1. **低血容量性休克** 低血容量性休克指各种病因引起的机体血容量绝对减少所致的休克,常见于失血、失液、烧伤、创伤及感染等情况。

2. **血管源性休克** 血管源性休克指由于外周血管扩张,血管床容量增加,大量血液淤滞在扩张的小血管内,使有效循环血量减少而引起的休克,又称分布性休克。

3. **心源性休克** 心源性休克指由于心泵功能障碍,心输出量急剧减少,有效循环血量和微循环灌流量显著下降所引起的休克,其病因可分为心肌源性和非心肌源性两类。

现将休克的各病因与始动环节之间的关系小结如图 2-1 所示。

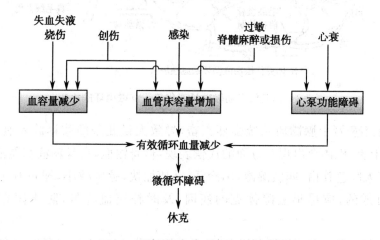

图 2-1 休克发生的病因及始动环节

三、病理生理学

(一) 微循环机制

微循环是指微动脉和微静脉之间微血管的血液循环,是血液和组织进行物质代谢交换的基本结构和功能单位,由微动脉、后微动脉、毛细血管前括约肌、微静脉、真毛细血管、直捷通路及动静脉短路构成,主要受神经及体液因素的调节。休克发生时,微循环灌流障碍,根据其变化特点,可将休克病程分为三期:代偿期、失代偿期和难治期。

1. **休克代偿期** 又叫微循环痉挛期,此期全身小血管,包括小动脉、微动脉、后微动脉、毛细血管前括约肌和微静脉、小静脉都持续收缩引起痉挛,血管口径明显变小,但各自收缩的程度不一致,其中以前阻力增加显著,毛细血管前阻力明显大于后阻力,如图2-2所示。

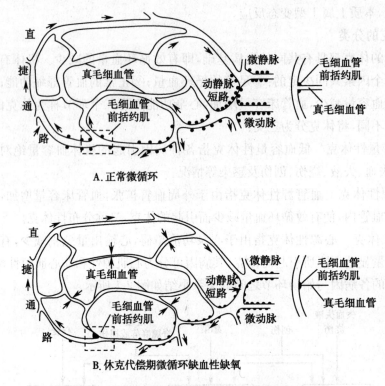

图2-2 休克代偿期微循环变化与正常微循环的比较

由于此期交感-肾上腺髓质系统强烈兴奋,导致大量儿茶酚胺释放入血,微循环灌注流出少、灌少于流,机体会出现三方面的代偿表现:自身输血,自身输液和血液重分布。休克代偿期的病人脸色苍白,四肢湿冷,出冷汗,脉搏加快,脉压减小,尿量减少,烦躁不安。此期休克是可逆的,应尽早去除休克的病因,及时补充血容量,防止休克向失代偿期发展。

2. **休克失代偿期** 又叫微循环淤滞期,小血管痉挛减轻,血管口径明显变大,毛细血管前括约肌扩张,但由于大量的白细胞黏附于微静脉,增加了微循环流出通路的血流阻力,导致毛细血管后阻力大于前阻力。

此期机体酸中毒,局部扩血管代谢产物增多,微循环有灌注但流出少、灌大于流。血液流速显著减慢,红细胞和血小板聚集,白细胞滚动、贴壁、嵌塞、血液黏滞度增加,血液"泥化"淤滞,微循环淤血,机体失代偿。病人表现为血压和脉压进行性下降,少尿甚至无尿,皮肤黏膜发绀或出现花斑,表情淡漠,甚至昏迷。若治疗不及时,患者则进入休克难治期。

3. **休克难治期** 又叫微循环衰竭期,微血管发生麻痹性扩张,毛细血管大量开放,微循环中可有微血栓形成,血流停止,出现不灌不流的淤滞状态,组织几乎完全不能进行物质交换,如图 2-3 所示。

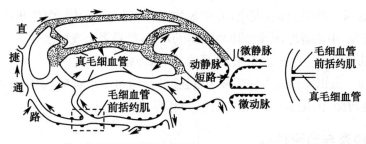

A. 休克代偿期微循环淤血性缺氧

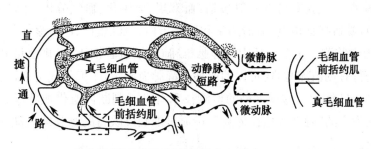

B. 休克难治期的微循环血流停滞或DIC形成

图 2-3　休克失代偿期及难治期微循环的变化

血管反应性进行性下降,弥散性血管内凝血。临床表现主要有:循环衰竭,病人出现进行性顽固性低血压,升压药难以恢复;脉搏细弱而频速;静脉塌陷,并发 DIC;心、脑、肺、肝、肾等重要器官功能衰竭,病人常因多器官功能衰竭而死亡。

(二) 细胞分子机制

休克的细胞分子机制十分复杂,涉及细胞损伤,血管内皮细胞改变,微血管通透性增加,炎症介质的泛滥,细胞内信号转导通路活化等相关内容,不再展开叙述。

四、临床表现

(一) 休克早期

在原发病症状体征为主的情况下出现轻度兴奋征象,如烦躁焦虑,精神紧张,面色、皮肤苍白,口唇甲床轻度发绀,心率加快,呼吸频率增加,出冷汗,脉搏细速,脉压缩小,尿量减少。

(二) 休克中期

患者烦躁,意识不清,呼吸表浅,四肢温度下降,心音低钝,脉细数而弱,血压进行性降低,可低于 50mmHg 或测不到,脉压小于 20mmHg,皮肤湿冷发花,尿少或无尿。

(三) 休克晚期

表现为 DIC 和多器官功能衰竭:

1. DIC　顽固性低血压,皮肤发绀或广泛出血,甲床微循环淤血,血管活性药物疗效不佳,常与器官衰竭并存。

2. 呼吸功能衰竭　难以纠正的进行性呼吸困难,进行性低氧血症,肺水肿和肺顺应性降低。

3. 心功能衰竭　呼吸急促,发绀,心率加快,如出现心律缓慢,面色灰暗,肢端发凉,也属心功能衰竭征象,中心静脉压及脉肺动脉楔压升高,严重者出现肺水肿。

4. 急性肾功能衰竭　少尿或无尿、氮质血症、高钾血症等。

5. 其他表现　意识障碍或为昏睡或为昏迷;肝衰竭可出现黄疸,胆红素增加;胃肠道功能紊乱常表现为腹痛、消化不良、呕血、黑便、肠麻痹、肠胀气等。

五、辅助检查与监测指标

1. 实验室检查　实验室检查一般包括:血常规、血生化、血气分析、尿常规及相对密度测定(比重测定),凝血指标检查,血清酶学和肌钙蛋白、肌红蛋白、D-二聚体等。

2. 血流动力学监测　主要包括中心静脉压、肺毛细血管楔压、心排出量和心脏指数等。使用漂浮导管进行有创监测时,还可以抽取混合静脉血测定,了解氧代谢指标。

3. 胃黏膜内 pH 测定　这项无创的检测技术有助于判断内脏供血状况、及时发现早期的内脏缺血表现为主的"隐性代偿性休克",可通过准确反映胃肠黏膜缺血缺氧改善情况,指导休克复苏治疗。

4. 血清乳酸浓度　正常值 $0.4\sim1.9$ mmol/L,通过检测血乳酸浓度可较好反映组织的缺氧程度,血清乳酸浓度与休克预后相关。

5. 感染和炎症因子的血清学检查　通过血清免疫学检测手段,检查血中降钙素原、C-反应蛋白、真菌特殊抗原标志物或抗体以及 LPS、TNF、PAF、IL-1 等因子,有助于快速判断休克是否存在感染因素以及感染类型。

六、临床思辨

有典型临床表现时,休克的诊断并不难,重要的是要在其早期能及时发现并处理。

1. 早期诊断　当有交感神经~肾上腺功能亢进征象时,即应考虑休克的可能。早期症状诊断包括:①血压升高而脉压减少;②心率增快;③口渴;④皮肤潮湿、黏膜发白、肢端发凉;⑤皮肤静脉萎陷;⑥尿量减少(25～30ml/L)。

2. 诊断标准　休克诊断标准是:①有诱发休克的原因。②伴意识障碍。③脉搏细速,超过100次/分或不能触及。④四肢湿冷,胸骨部位皮肤指压阳性(压迫后再充盈时间超过2秒钟),皮肤有花纹,黏膜苍白或发绀,尿量少于 30ml/h 或尿闭。⑤收缩血压低于80mmHg(10.7kPa)。⑥脉压小于20mmHg(2.7kPa)。⑦原有高血压者,收缩血压较原水平下降30%以上。凡符合上述第①项以及第②、③、④项中的两项和第⑤、⑥、⑦项中的一项者,可诊断为休克。

3. 休克的鉴别诊断　休克共同的发病基础是有效循环血量减少,但不同类型休克的原因和治疗措施差别很大,鉴别休克的病因和病理类型对休克的救治有极其重要的意义。

常见休克类型的鉴别诊断

1. 心源性休克的鉴别诊断　最常见于急性心肌梗死,根据临床表现、心电图和血清心肌酶的检查结果,可确诊急性心肌梗死。需与下列情况鉴别:①急性肺动脉栓塞;②急性心脏压塞;③主动脉夹层分离;④快速性心律失常;⑤主动脉瓣或二尖瓣关闭不全。

2. 低血容量性休克的鉴别诊断　急性血容量降低所致的休克要鉴别下列情况:①内出血,胃肠道、呼吸道、泌尿道、生殖道的出血,出血排出体外一般不难诊断;脾破裂、肝破裂、宫外孕破裂、主动脉瘤破裂、肿瘤破裂等,出血在腹腔或胸腔不易被发现;②外科创伤;③糖尿病酮症酸中毒或非酮症性高渗性昏迷;④急性出血性胰腺炎。

3. 感染性休克的鉴别诊断　各种严重的感染都有可能引起休克,常见:①中毒性细菌性痢疾;②肺炎双球菌性肺炎;③流行性出血热;④暴发型脑膜炎双球菌败血症;⑤葡萄球菌感染所致脓毒血症。

七、治疗原则

休克是临床上常见的紧急情况,应抓紧时间在休克早期进行有效的救治。

1. 一般紧急治疗　休克体位,头抬高 20°～30°,下肢抬高 15°～20°;保持呼吸道通畅,吸氧,必要时呼吸机辅助通气;维持正常的体温;及早建立静脉通路,并用药维持血压;尽量保持病人安静。

2. 病因治疗　根除或控制导致休克的原因对阻止休克的进一步发展十分重要。尤其某些外科疾病引起的休克,原发病灶大多需手术处理,应尽快恢复有效循环血量,对原发病灶作手术处理。

3. 扩充血容量　休克早期最有效的办法是补充足够的血容量,即使是心源性休克有时也不能过于严格地控制入量,可在连续监测动脉血压、尿量和 CVP 的基础上,结合病人皮肤温度、末梢循环、脉率及毛细血管充盈时间等情况,判断所需补充的液体量,动态观察十分重要。

 血容量已补足的依据

①组织灌注良好,神志清楚,口唇红润,肢端温暖,发绀消失;②收缩压＞90mmHg,脉压＞30mmHg;③脉率＜100 次/分;④尿量＞30ml/h;⑤血红蛋白回降,血液浓缩现象消失。

休克治疗的早期,输入何种液体当属次要,大量输入晶体液、血浆代用品以维持适当的血压,改善组织灌注。随着休克的逐渐控制,输入液体的种类有所讲究,原则是先晶后胶、先快后慢、纠正酸中毒与保护重要脏器功能并重。现多主张首先补充平衡盐溶液或林格液 1000～2000ml 后再补充适量的晶体、胶体溶液。

4. 血管活性药物的应用　血管活性药物主要包括两大类，即缩血管药和扩血管药。

(1)缩血管药物：主要用于部分早期休克病人，以短期维持重要脏器灌注为目的，使用时应从最小剂量和最低浓度开始，常用的药物有多巴胺、多巴酚丁胺、去甲肾上腺素等。

多巴胺的用法

用法用量：多巴胺[(3×体重 kg)mg]＋氯化钠注射液配成50ml液体，微量泵持续泵入初始速度2ml/h，随血压调节。

(2)扩血管药物：扩张毛细血管前括约肌利于组织灌流，适用于扩容后中心静脉压明显升高而临床征象无好转，临床上有交感神经活动亢进征象，心输出量明显下降，有心衰表现及有肺动脉高压者。常用的药物有酚妥拉明、山莨菪碱、硝普钠、硝酸甘油等。

5. 纠正酸中毒　代谢性酸中毒对心肌、血管平滑肌和肾功能都有抑制作用，应予纠正。机体在获得充足血容量和微循环得到改善之后，轻度酸中毒常可缓解而不需再用碱性药物，宁酸勿碱。但重度休克经扩容治疗后仍有严重的代谢性酸中毒时，需使用碱性药物，5％碳酸氢钠静脉滴注100～200ml，用药后30～60分钟复查动脉血气，评估治疗效果决定下一步治疗。

八、休克治疗新进展

1. 低血容量休克的治疗进展　低血容量休克是指各种原因引起的循环容量丢失而导致的有效循环血量减少、组织灌注不足、细胞代谢紊乱和功能受损的病理生理过程。近三十年来，低血容量休克的治疗虽已取得较大进展，然而其临床病死率仍然较高。其治疗方案目前多数学者主张：

(1)液体复苏：液体复苏可以选择晶体溶液和胶体溶液，常用的晶体液为生理盐水和乳酸林格液；常用的胶体液有羟乙基淀粉、明胶和人血白蛋白；高张盐溶液可通过使细胞内水进入循环而扩充容量，近年使用逐渐增多，包括高渗盐(HS)和高渗盐右旋糖酐(HSD)。用于液体复苏的人工胶体液主要包括羟乙基淀粉、明胶和右旋糖酐，多个荟萃分析表明创伤、烧伤和手术后的病人，使用人工胶体溶液相对于晶体溶液的复苏治疗并不能改善预后。人工胶体液对肾脏功能存在损害，有急性肾损伤风险的患者应谨慎使用，同时人工胶体溶液对凝血功能的影响不容忽视。

(2)输血治疗：失血性休克时，丧失的主要是血液，为保证组织的氧供，血红蛋白降至70g/L时应考虑输血；血小板计数<50×10^9/L，或确定血小板功能低下，可考虑输注，对大量输血后并发凝血异常的病人联合输注血小板和冷沉淀，同时应注意使用新鲜冰冻血浆。

(3)血管活性药与正性肌力药：低血容量休克的病人一般不常规使用血管活性药，临床通常仅对于足够的液体复苏后仍存在低血压或者还未开始输液的严重低血压病人，才考虑应用血管活性药与正性肌力药。近期研究显示，在外科大手术后使用多巴酚丁胺，可以减少术后并发症和缩短住院日。

知识延展

(1) 多巴胺是去甲肾上腺素的生物前体,是目前抢救各种休克的首选收缩血管药。它作用于三种受体:血管多巴胺受体(D)、心脏β1受体和血管α受体。1~2μg/(kg·min)兴奋多巴胺受体,主要作用于脑、肾和肠系膜血管,使血管扩张,增加尿量;2~10μg/(kg·min)时主要作用于β受体,通过增强心肌收缩能力而增加心输出量,同时也增加心肌氧耗;大于10μg/(kg·min)时以血管α受体为主,收缩血管,但肾血流减少。

(2) 多巴酚丁胺作为选择性的β1受体激动剂,其兴奋$\beta_1 > \beta_2$,可使心肌收缩力增强,同时产生血管扩张和减少后负荷。

2. 感染性休克(脓毒性休克)的治疗进展　脓毒性休克的定义为细菌、病毒、真菌、非典型病原体等病原微生物的严重感染可引起组织低灌注,表现为经过最初的液体复苏后仍持续低血压或组织低灌注,血乳酸浓度≥4mmol/L。此时应在第一时间入住ICU实施早期液体复苏以达到治疗目标:

 6小时复苏目标

最初6小时内的复苏目标包括:①中心静脉压(CVP)8~12mmHg;②平均动脉压(MAP)≥65mmHg;③尿量≥0.5ml/(kg·h);④中心静脉氧饱和度($S_{cv}O_2$)≥70%,混合静脉氧饱和度(S_vO_2)≥65%。

(1) 抗生素治疗:推荐在确认脓毒性休克或严重脓毒症1小时内静脉滴注抗生素,最初的经验性治疗包括对抗所有可疑病原微生物[细菌和(或)真菌]的一种或多种药物,每天评价抗生素治疗方案,防止细菌耐药产生,一旦找到病原,应选择最恰当的单一治疗。

(2) 感染源控制:对一些需紧急处理的特定感染如坏死性筋膜炎、弥漫性腹膜炎、胆管炎、肠梗死等要尽快寻找病因并确定或排除诊断,在症状出现6小时以内完成控制,手段包括引流脓肿或局部感染灶坏死组织清创等。

(3) 液体疗法:严重脓毒症及感染性休克患者早期液体复苏推荐使用晶体液,后期复苏中可使用白蛋白,不推荐使用羟乙基淀粉。初始治疗目标是中心静脉压至少达到8mmHg(机械通气患者需达到12mmHg),对疑有血容量不足的患者进行液体冲击时,在开始4~6小时内至少要用1000ml晶体液。

(4) 血管加压类药物:推荐去甲肾上腺素作为首选血管加压类药物,休克的早期小剂量、低浓度、慢速、持续静脉滴注。

 去甲肾上腺素的用法

去甲肾上腺素6mg+氯化钠注射液配成50ml液体,微量泵持续泵入初始速度2~3ml/h,随血压调节。

(5)正性肌力药物:存在心肌功能障碍或持续灌注不足的患者,滴注多巴酚丁胺或联合血管加压素,使平均动脉压≥65mmHg。

总之,休克是临床上常见的危重病症,失血失液、创伤、感染、心力衰竭、过敏等病因都可导致血容量减少,血管床容量增加或心泵功能障碍来影响休克的发生发展。休克的发病基础是有效循环血量急剧减少,组织血液灌流量严重不足,进而导致全身组织细胞的功能代谢障碍及结构损伤。在休克的防治上,应尽早消除休克动因,注重改善微循环,努力保护或恢复细胞与器官功能。

(虎晓琨)

练习题

1. 下列不是休克肺主要表现的是(　　)
   A. 进行性低氧血症　　B. 呼吸困难　　C. 严重高碳酸血症
   D. 发绀　　E. 肺部有湿性啰音
   答案:C

2. 发生难治性休克最主要的原因是(　　)
   A. 酸碱平衡紊乱　　B. 肾功能衰竭　　C. 心功能不全
   D. DIC　　E. 肺水肿
   答案:D

3. 感染性休克最常见的原因是(　　)
   A. G^+菌感染　　B. G^-菌感染　　C. 病毒感染
   D. 螺旋体感染　　E. 真菌感染
   答案:B

4. 休克时最常出现的酸碱失衡是(　　)
   A. AG增大型代谢性酸中毒　　B. AG正常型代谢性酸中毒
   C. 代谢性碱中毒　　D. 呼吸性酸中毒
   E. 呼吸性碱中毒
   答案:A

5. 下列不属于低血容量性休克的是(　　)
   A. 失血　　B. 烧伤　　C. 挤压伤
   D. 感染　　E. 脱水
   答案:D

6. 高动力性休克常见于(　　)
   A. 失血性休克　　B. 烧伤性休克　　C. 心源性休克
   D. 感染性休克　　E. 创伤性休克
   答案:D

7. 关于休克补液原则正确的是(　　)

A. 失多少,补多少　　　　　　　　B. 血压正常不必补液
C. 需多少补多少　　　　　　　　D. 根据血压确定补液量
E. 补液量宁多勿少

答案:C

8. 休克时应用扩血管药物改善微循环的主要环节是(　　)
A. 扩张小动脉　　　　　　　　　B. 扩张微动脉
C. 扩张后微动脉　　　　　　　　D. 扩张毛细血管前括约肌
E. 扩张毛细血管后阻力血管

答案:E

9. 较易发生 DIC 的休克类型是(　　)
A. 失血性休克　　　B. 过敏性休克　　　C. 心源性休克
D. 感染性休克　　　E. 神经源性休克

答案:D

10. 选择血管活性药物治疗休克时应首先(　　)
A. 充分补足血容量　　　　　　　B. 保护和改善细胞功能
C. 纠正酸中毒　　　　　　　　　D. 改善心脏功能
E. 去除原发病因

答案:A

第二节　胸　　痛

以胸痛为首发症状就诊的患者在门诊和急诊很常见,其中慢性胸痛在门诊较多,而急性胸痛多在急诊。急性胸痛是急诊科最常见的患者就诊原因之一,占急诊内科患者的5%～20%,三级医院占20%～30%。急性胸痛病因复杂、临床表现各异、确诊难度大、危险性也存在较大的差异。多数为良性经过的普通疾病,但其中有一部分则可能导致严重后果甚至危及生命。因此,急性胸痛患者的早期鉴别和危险分层对于识别高危患者并给予及时正确的处置具有重要意义。在临床急诊工作中,应首先确定就诊的急性胸痛患者是否患有急性心肌梗死、主动脉夹层、肺栓塞、张力性气胸等,因这些疾病若处理不及时,常危及生命。

 什么是胸痛?

胸痛是主观感觉的胸部刺痛、锐痛、钝痛、闷痛,或有物品压迫而综合表现为压迫感和呼吸困难,常伴有紧张、焦虑、恐惧感,是临床常见急诊症状之一。主要由胸部疾病所致,少数由其他疾病引起。胸痛的程度因个体痛阈的差异而不同,与疾病病情轻重程度不完全一致。

一、病因

1. 胸壁组织疾病急性皮炎、皮下蜂窝织炎、带状疱疹、非化脓性肋软骨炎、肌炎、肋间神

经炎、肋骨骨折、外伤等。

2. 胸腔脏器疾病

(1)心源性胸痛：心绞痛、急性心肌梗死、急性冠脉综合征、心肌病、急性心包炎、主动脉夹层、二尖瓣或主动脉瓣的病变等。

(2)非心源性胸痛：①大血管疾病：主动脉瘤、肺梗死；②呼吸系统疾病：胸膜炎、自发性气胸、肺癌等；③纵隔疾病：纵隔炎、纵隔脓肿、纵隔气肿、纵隔肿瘤、膈疝等；④食管疾病：反流性食管炎、食管破裂、食管裂孔疝等。

3. 腹部脏器疾病膈下脓肿、肝脓肿、脾梗死、肝癌破裂等。

4. 功能性疾病心脏神经症，过度通气综合征等。

二、发病机制

各种化学、物理因素如缺氧、炎症、肌张力改变刺激肋间神经感觉纤维、脊髓后根传入纤维、支配气管与支气管的迷走神经感觉纤维、膈神经的感觉纤维、支配心脏或主动脉感觉纤维等引起疼痛。另外，内脏病变与相应体表区域同受某些脊神经后根传入神经支配时，来自内脏的感觉冲动传入大脑皮质区，除产生局部疼痛外，还可以出现相应体表的感觉疼痛——放射痛(又称牵涉痛)。

三、临床表现

1. 发病年龄　青壮年胸痛，多考虑自发性气胸、急性心肌炎、心肌病、风湿性心瓣膜病；40岁以上患者应注意心绞痛、急性心肌梗死与肺癌。

2. 部位　包括疼痛部位及其放射部位。心绞痛和心肌梗死的疼痛常位于胸骨后、心前区或剑突下，可放射到左肩和左上臂内侧。夹层动脉瘤疼痛位于胸背部，向下放射至下腹、腰部与两侧腹股沟和下肢。食管疾病、膈疝、纵隔肿瘤的疼痛也位于胸骨后。胸膜炎所致的胸痛常在胸廓的下侧部和前部。带状疱疹是成簇的水疱沿一侧肋间神经分布伴剧痛，且疱疹不超过体表中线。胸壁疾病的表现为疼痛部位局限，局部有压痛。若为胸壁皮肤的炎症性病变，局部有红、肿、热、痛表现。肝胆疾病或膈下脓肿可引起右下胸痛。

3. 性质　胸痛的性质可多种多样，程度可呈剧烈、轻微或隐痛。如带状疱疹呈刀割样或烧灼样剧痛；食管炎为烧灼痛；肋间神经痛为阵发性灼痛或刺痛；心绞痛呈压榨样痛并有压迫感或窒息感，心肌梗死时疼痛更为剧烈并有恐惧、濒死感；气胸在发病初期有撕裂样疼痛；胸膜炎常呈隐痛、钝痛和刺痛；主动脉夹层动脉瘤为突然发生的胸背部撕裂样剧痛或锥痛；肺梗死亦可突然发生胸部剧痛或绞痛。

4. 持续时间　心绞痛发作时间短暂，持续数分钟，而急性心肌梗死疼痛持续时间常且不易缓解；平滑肌或血管狭窄缺血所致疼痛为阵发性，而炎症、肿瘤、栓塞或梗死所致疼痛呈持续性。

5. 伴随症状　气管、支气管疾病所致胸痛常伴有咳嗽、咳痰和(或)发热；肺梗死、支气管肺癌的胸痛常伴有咯血；急性心肌梗死、主动脉夹层、主动脉瘤破裂或大块肺梗死伴有面色苍白、大汗、血压下降或休克;食管疾病伴吞咽困难或咽下疼痛;自发性气胸、大叶性肺炎、肺栓塞等病变累及范围大常伴有呼吸困难。

6. **影响疼痛因素** 包括发生的诱因、加重与缓解因素。心绞痛可在劳累或精神紧张时诱发,休息或含服硝酸酯类药物于3~5分钟内很快缓解,而急性心肌梗死所致的胸痛则用上述方法无效。食管疾病多在进食时发作或加重,服用抗酸药和促动力药物可减轻或消失。胸膜炎或心包炎的胸痛因咳嗽和用力呼吸而加剧。

 不同疾病的胸痛特点

疾病	年龄	疼痛部位	疼痛性质	影响疼痛因素
自发性气胸	青壮年	患侧胸痛	呈撕裂样疼痛	因咳嗽或呼吸而加剧
结核性胸膜炎、心包炎	青壮年	患侧胸部、腋下	呈隐痛、钝痛、刺痛	因咳嗽或呼吸而加剧
心绞痛	40岁以上	胸骨后或心前区	呈绞榨样疼痛、窒息感	时间短暂,休息或含服硝酸酯类药物后缓解
心肌梗死	40岁以上	胸骨后或心前区	呈绞榨样疼痛、濒死感	持续时间长,休息或含服硝酸酯类药物不易缓解
肋间神经痛	不定	沿肋间神经呈带状分布	刀割样、触电样灼痛	服用止痛药可短暂缓解
支气管肺癌	40岁以上	胸膜或胸壁	持续、固定、剧烈	因咳嗽或呼吸而加剧
食管疾病	不定	食管或胸骨后	呈隐痛	进食时发作或加剧,服用抗酸剂和促动力药可减轻或消失

四、辅助检查

1. **一般检查** 血常规、凝血功能、肌钙蛋白和心肌酶学、心电图等。
2. **影像学检查** X线片、超声检查、CT扫描、磁共振显像、纤维内镜检查(纤维食管内镜、纤维支气管内镜)等。
3. **有创检查** 冠状动脉造影、肺动脉造影、心包穿刺等。

 辅助检查的顺序

心电图→CK,CK-MB,TnT/TnI,D-二聚体,血气分析,电解质,凝血功能→放射检查(包括普通X线,CT,MRI)→彩超及多普勒检查。

五、临床思辨

(一)病史

1. **疼痛特点** 疼痛发生时间、严重程度、疼痛部位、放射部位、持续时间、发生次数、病程长短与过去胸痛类似或不同、诱因和缓解因素与劳累、应激、呼吸和活动的关系、治疗反应等。

2. 伴随症状　气短、劳力性呼吸困难、夜间阵发性呼吸困难、端坐呼吸、恶心、呕吐、大汗、咳嗽、咳痰、咯血、发热、寒战、体重改变、疲劳、头晕、晕厥、心悸等。

3. 危险因素　冠心病、肺栓塞、胸主动脉瘤或主动脉夹层、心包炎或心肌炎、气胸、肺炎等。

4. 既往史　以前心脏情况、高脂血症、药物过敏、手术史、有关诊断检查、最近临床药物成瘾史、阅读过去心电图和全部过去病历。

(二) 体格检查

对于急性胸痛患者，一般不可能进行全面、系统的体格检查，要求5分钟内完成有针对性的，并有目的地根据患者的病史特征和临床思维分析的一些重点进行体格检查。

首先要注意生命征，包括血压、脉搏、呼吸、体温。发现血压<90/60mmHg,心率>100次/分,应立即启动稳定生命征治疗。胸壁疾病由视诊、触诊即可确定。而胸内脏器疾病则须详细体格详细,视诊单侧胸廓饱满应想到胸腔积液,触觉语颤增强主要见于肺炎等;叩诊呈浊音或实音应考虑到肺炎、肺梗死、肺癌、胸膜间皮瘤,叩诊鼓音则考虑气胸。心绞痛及心肌梗死者心界正常或增大、心率增快、听诊有异常发现等。腹部脏器疾病则有相应腹部体征。怀疑主动脉夹层对比双侧桡动脉、股动脉和足背动脉搏动,有怀疑应测四肢血压。怀疑肺栓塞的患者要注意检查下肢有无肿胀,是否有下肢静脉血栓形成的证据。

(三) 实验室检查

血常规和凝血功能对判断有无感染和出凝血异常必不可少。血常规是例行的检查,白细胞的变化可提供一定的依据。痰的细菌学检查可以确定肺炎及肺结核的病原菌,痰脱落细胞学检查有助于肺癌的诊断。胸腔及心包腔穿刺液的化验及细胞学检查,对诊断均有益处。血清心肌酶、肌钙蛋白是确诊是否存在心肌损害的重要手段,肌钙蛋白有助于确定是否需要早期血运重建,是ACS危险分层的重要工具;D-二聚体对急性肺栓塞的诊断有重要意义;动脉血气分析有助于了解肺功能情况。

(四) 心电图

对诊断心绞痛和心肌梗死非常重要建议在来诊10分钟内进行ECG检查。心绞痛的心电图表现为胸痛伴相应导联ST段水平或下斜型下移0.1mV以上或胸痛伴T波倒置,胸痛缓解时ST段或T波恢复正常。心肌梗死心电图表现为相应导联ST段弓背向上抬高0.1mV以上,但不是所有导联均抬高,有别于心包炎。需特别注意的是发生心绞痛或心肌梗死时,心电图可能没有明显ST-T改变,无症状的ST-T改变不能作为冠心病心绞痛的诊断依据。心电图有助于鉴别心肌梗死、心包炎和肺栓塞。肺栓塞时心电图表现为电轴右偏、Ⅰ导联有S波、Ⅲ导联有Q波和T波倒置(即所谓$S_I Q_{III} T_{III}$图形)。心包炎的特征性表现为低电压和广泛导联鞍型ST段抬高。

(五) 影像学检查

胸部X线检查在胸部疾病的诊断中占有重要地位,可显示许多胸部病变的影像,作为病变的诊断依据,如肺炎、肺结核、肺梗死、肺癌、胸膜病变、气胸等。CT检查具有很高的分辨率,诊断的准确性和敏感性很高,CT是横断面显示胸部断面图像,对纵隔旁、横膈周围及胸膜下病灶的显示效果良好,常能区别血管、脂肪、水及各种软组织密度的病变,常用于纵隔病变、肺门增大的鉴别,能发现肺内微小病灶及胸膜病变。MRI检查能在冠状面和矢状面断层成像,并对纵隔内软组织分辨率更高等优点,能直接三维,甚至任意角度斜切面成像,更有利于病变的显示和定位。但CT、MRI检查在胸部病变不宜作为首选,只能作为进一步检查的办法。放射性核素扫描对肺梗死、肺内占位病变、心肌梗死的诊断有帮助。冠状动脉造影,可明确心肌梗死的部位和严重程度,并评估施行直接经皮血管腔内冠状动脉成形术、支架植入术的可行性。超声心动图实时显示心脏结构和动态以及心包积液。彩超对膈下和肝脓肿、胆管情况以及包裹性胸水定位有意义。

注意事项

急诊医师诊断胸痛时,必须掌握全面的临床资料,细致分析。应首先区别胸痛起源于胸壁或胸内脏器病变,如已肯定病变来自胸腔内脏器官,应进一步进行病变定位(哪一个脏器)、定性与病因的诊断。

六、病情评估

1. 首先判断病情严重性,对生命体征不稳定的患者,应立即开始稳定生命征的治疗;同时开始下一步处理。危重指征:胸痛患者凡表现面色苍白、出汗、发绀、呼吸困难及生命体征异常,不论病因如何均属危急状态,均需立即吸氧、心电监护、建立静脉通道。

2. 起病急骤患者起病后迅速达到高峰,持续性胸痛,往往提示胸腔脏器破裂,如主动脉夹层动脉瘤、气胸、食管破裂等。

3. 胸痛伴有血流动力学异常低血压和(或)颈静脉怒张,提示致命性胸痛,如心脏压塞、张力性气胸、急性心肌梗死、主肺动脉栓塞、主动脉夹层动脉瘤、主动脉瘤破裂、急性心力衰竭或大量心包积液等。

4. 首次发病应考虑急性心肌梗死、主动脉夹层动脉瘤、肺栓塞、气胸、食管破裂。

七、应急处理

急性胸痛病因复杂、临床表现各异、确诊难度大、危险性也存在较大的差异。临床上可按胸痛流程表进行紧急处置,以排除高危型胸痛带来的严重临床后果,避免误治。

胸痛处理流程见图2-4。

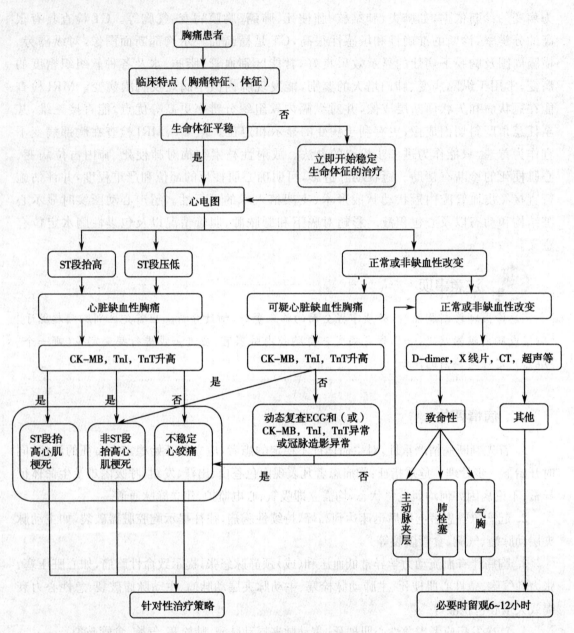

图 2-4 胸痛处置流程图

(吴春波)

 练习题

1. 下列引起胸痛的胸壁疾病是(　　)
   A. 肺癌　　　　　　B. 肋间神经炎　　　　C. 自发性气胸
   D. 胸膜肿瘤　　　　E. 胸膜炎

答案:B

2. 下列不属于疼痛性质的是( )
   A. 刺痛   B. 刀割样痛   C. 烧灼痛
   D. 绞痛   E. 牵涉痛
答案:E
3. 下列引起胸痛的原因,其中不是胸壁病的是( )
   A. 胸膜肿瘤   B. 肋间神经炎   C. 肋间骨折
   D. 非化脓性软骨炎 E. 带状疱疹
答案:A
(4~6题共用备选答案)
   A. 肺梗死   B. 肺癌   C. 干性胸膜炎
   D. 心绞痛   E. 食管炎
4. 胸骨的烧灼痛见于( )
答案:E
5. 胸部闷痛见于( )
答案:B
6. 突然胸部剧烈刺痛、绞痛伴呼吸困难与发绀见于( )
答案:A

第三节 腹 痛

一、概述

腹痛是指腹腔内或腹腔外器官病变引起的腹部疼痛。是临床常见症状,多为腹腔内器官或脏器病变引起,也可见于腹腔以外的疾病。病因复杂,表现多样。同一种疾病在不同病人身上表现出来的腹痛常常不一样;在同一个病人的不同时期也可以不一样。因此腹痛的临床诊断具有较大难度,易引起误诊。

二、病因和发病机制

(一) 分类

按照起病快慢、病情严重程度、病程长短的不同,腹痛可以分为急性腹痛和慢性腹痛。前者为急性起病,程度多较剧烈,需紧急治疗甚至手术。后者多反复发作,病程可长达几年,程度多较轻。

(二) 病因

多数腹痛为器质性病因所致,也可有功能性腹痛。可引起腹痛的病因包括:

1. 腹腔与盆腔脏器病变
(1)炎症:胃炎、肠炎、胰腺炎、胆囊炎、胆管炎症、阑尾炎、腹膜炎、肝脓肿、膈下脓肿、盆腔炎、肠结核、肠憩室炎等。

(2) 溃疡：十二指肠溃疡、胃溃疡、溃疡性结肠炎。

(3) 肿瘤：胃癌、肠癌、肝癌、胰腺癌、胆囊癌等。

(4) 阻塞和扭转：肠梗阻、胆管结石、输尿管结石、肠粘连、肠套叠、疝气嵌顿、胆管蛔虫、肠扭转、胃扭转、大网膜扭转、卵巢囊肿扭转等。

(5) 破裂：脾破裂、肝癌结节破裂、异位妊娠破裂、黄体破裂、卵巢囊肿破裂、腹主动脉夹层、腹主动脉瘤破裂、膀胱破裂等。

(6) 穿孔：胃穿孔、肠穿孔、胆囊穿孔等。

(7) 缺血：肠系膜动脉血栓形成、脾梗死、肾梗死等。

(8) 其他：肠痉挛、急性胃扩张、肠易激热综合征(IBS)等。

2. 腹腔外脏器病变与全身性疾病

(1) 胸部疾病：心肌梗死、心包炎、胸膜炎、大叶性肺炎、肺梗死等。

(2) 中毒及代谢性疾病：铅中毒、糖尿病酮症酸中毒、尿毒症、血卟啉病等。

知识延展

血卟啉病

一种可引起腹痛的罕见疾病。一种常染色体显性遗传疾病，因染色体异常致尿卟啉原合成酶缺乏，造成血红素合成障碍，卟胆原、氨基乙酰丙酸产生增多并从尿中排出。发作性腹痛为该病最主要症状，以绞痛为主，可轻可重。腹痛部位不定，可以局限，也可以波及整个腹部，或放射至背部、腰部，但腹部检查多无明显压痛。此外，还可出四肢疼痛、麻木、肌无力等神经系统症状及光照后皮肤红斑、溃烂、疤痕及色素沉着等皮肤症状。腹痛发作期的尿液在阳光下会变成红色；二甲氨基苯甲醛实验(Watson-Schwartz试验)阳性可确诊该病。

(3) 变态反应性疾病：腹型紫癜、腹型风湿热、系统性红斑狼疮等。

(4) 神经、精神系统疾病：腹型癫痫、神经症、经前紧张症等。

(三) 发病机制

腹痛的发病机制，在不同病因引起的腹痛中略有差别。由内脏病变引起的疼痛感觉通过自主神经传导，由腹壁、腹膜壁层和膈肌病变引起的疼痛感觉通过脊神经传导，自主神经和脊神经传导的感觉最后都汇集在脊髓背根。根据机制的差别，腹痛可以分为三类。

1. 内脏性腹痛 腹腔内空腔脏器平滑肌异常收缩、扩张、牵拉，实质性脏器包膜张力增高或炎症刺激的痛觉冲动经由内脏自主神经传入引起腹部疼痛感觉。这类腹痛部位弥漫，常无明确定位。空腔脏器引起的常为绞痛，实质性脏器引起的常为钝痛。

2. 躯体性疼痛 由腹壁、腹膜壁层、膈肌或肠系膜根部病变引起的痛觉冲动经由脊神经传入而引起腹部疼痛感觉。这类腹痛定位明确，多较局限。

3. 感应性腹痛 也称牵涉性腹痛。这类腹痛的特点是主观感觉痛的部位与疼痛实际来源部位不一致，但感觉疼痛的部位其脊神经痛觉传导与引起疼痛的部位同其内脏自主神经痛觉传导汇集至同一节段脊髓背根。比如胆囊病变引起右肩和背部疼痛,胰腺病变引起左腰部疼痛,小肠病变引起脐周疼痛等。腹腔以外脏器的疾病,如右下肺大叶肺炎、胸膜炎、心肌梗死等胸部疾病也可引起感应性腹痛。

 知识延展

腹部神经传导通路

腹部神经分为脊髓神经和自主神经,前者司腹壁运动和感觉,后者司内脏运动和感觉,痛觉纤维随交感神经传导至中枢。从腹壁来的感觉神经和从内脏传入的痛觉神经纤维都汇集至脊髓背根。内脏的感觉冲动随交感神经的传入纤维进入脊髓的背根,与皮肤区域传入的感觉神经在脊髓灰质的同一区域内替换神经元,再过渡至对侧脊髓白质内随脊髓丘脑束上升,在丘脑内替换神经元后传达到大脑皮质的躯体感觉区。这一存在重叠的感觉传导通路是感应性腹痛或牵涉痛产生的解剖生理基础。

三、临床表现

1. **年龄** 腹痛在儿童、青壮年及老年均可发生,不同年龄段腹痛的常见病因不一样。儿童腹痛以蛔虫症、肠系膜淋巴结炎、肠套叠多见;青壮年腹痛以胃肠炎、消化性溃疡、胰腺炎、泌尿系结石等多见;中老年腹痛以胆管疾病、胃肠道肿瘤、肝癌、心肌梗死、肠系膜血管病变等多见。

2. **性别** 异位妊娠破裂、卵巢囊肿扭转、黄体破裂引起的腹痛只发生于女性,是女性急腹症常见病因。肾绞痛则多发生于男性。

3. **诱因** 胃肠道疾病导致的腹痛常有进食相关诱因。腹腔脏器破裂常先有外伤。铅中毒引起的腹痛则多有长期铅接触史。

4. **起病方式** 消化道溃疡、肠系膜淋巴结炎、溃疡性结肠炎、肿瘤等疾病引起的腹痛常起病隐袭,而脏器破裂穿孔、异位妊娠破裂、肠套叠、肠系膜血管栓塞、胆管结石、输尿管结石、肝癌结节破裂等腹痛起病急骤。

5. **部位与放射部位** 一般情况下腹痛的部位与病变部位一致,尤其是最痛部位和疼痛开始部位;如溃疡病多以中上腹部疼痛为主,胆管结石以上腹部、剑突下疼痛为主,胆囊炎表现为右侧肋缘下胀痛,阑尾炎最痛点位于麦氏点周围。但由于有感应性腹痛存在,并非所有疼痛的部位都与病变部位一致。比如胆石症可出现右肩部或肩胛下疼痛,输尿管病变可以引起腹股沟处疼痛,子宫病变可以引起腰骶部疼痛,心肌梗死可以引起上腹痛疼痛等,临床需要注意鉴别。另外,局限性腹痛与弥漫性腹痛往往提示病变范围大小以及是否合并有弥漫性腹膜炎。

6. **性质与节律** 胀痛常为器官包膜张力增加、系膜牵拉或肠管胀气扩张所致。绞痛多为空腔脏器梗阻所致,如肠梗阻、输尿管结石伴梗阻、胆管结石伴梗阻等,且多有阵发性加重表现。实质性脏器病变引起的多为持续性隐痛或钝痛,如肝癌、胰腺癌。消化性溃疡常表现为节律性、周期性的上腹痛。阵发性钻顶样腹痛多见于胆管蛔虫症。撕裂样剧痛可见于腹主动脉夹层。另外,疼痛的程度与病情轻重有一定关系,但不绝对,比如肾绞痛的程度远比肝癌引起的腹痛剧烈。

7. 伴随症状　炎症性腹痛可伴有发热,肠系膜血栓或肠套叠可有血便,胃肠炎可有腹泻,胆管结石伴梗阻可有黄疸,泌尿系结石引起的腹痛可有血尿,空腔脏器破裂穿孔会并发急性腹膜炎、实质性脏器破裂出血会出现休克、贫血表现。

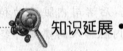 知识延展

Charcot 三联征

Charcot 三联征指腹痛、发热加黄疸,是急性梗阻性化脓性胆管炎(acute obstructive suppurative cholangitis,AOSC)的典型临床特征。AOSC 指由阻塞引起的急性化脓性胆管感染,多数继发于胆管结石和胆管蛔虫症。一般起病急骤,表现为突然发作剑突下和(或)右上腹部持续性疼痛,伴恶心及呕吐,继而出现寒战、发热,半数以上的患者有黄疸。典型者出现 Charcot 三联征,重症 AOSC 患者常出现神志淡漠、烦躁不安、意识障碍、血压下降等。AOSC 是外科急腹症中危重症之一,是胆管外科病人死亡的最重要、最直接的原因。

四、体格检查

(一) 一般检查

需观察神志、血压、脉搏、呼吸、体温、体位、痛苦程度、贫血与否以及有无皮肤巩膜黄染等。

(二) 腹部检查

腹痛病人体格检查的重点是腹部,包括视、听、触、叩,按顺序进行,听诊需在触诊、叩诊之前进行,以免干扰肠鸣音听诊。

1. 视诊　腹壁有无疱疹、静脉曲张,有无膨隆、肠型、胃型和蠕动波等。胃型提示幽门梗阻,肠型提示肠梗阻。

2. 听诊　肠鸣音变化,包括增强和减弱,有无震水音,有无血管杂音等。胃部震水音提示胃潴留。

3. 触诊　压痛部位、有无反跳痛、有无肌紧张,有无包块,有无肝脾胆囊肿大,墨菲征、麦氏征是否阳性等。

4. 叩诊　移动性浊音是否阳性,肝浊音界是否变小,肝脾有无叩痛。

(三) 直肠、阴道检查

下腹部或盆腔的急腹症,直肠检查有可能触及深部的压痛,或可以触摸到炎性包块,同时直肠检查可以明确有无直肠肿瘤或盆腔转移瘤。已婚女性病人,怀疑盆腔病变时应做阴道检查。

(四) 腹外检查

心肺疾病可以引起感应性腹痛,因此对腹痛病人的体格检查需同时注意心肺体征。

五、实验室及辅助检查

1. 血常规 所有腹痛病人均应查血常规。白细胞及中性粒细胞比例升高提示有炎症;血红蛋白及血细胞比容快速下降提示有急性失血;嗜酸性粒细胞升高提示有寄生虫感染可能或是腹型过敏性紫癜。

2. 尿液检查 尿常规见血尿提示泌尿系结石、肿瘤、损伤或感染;尿中白细胞显著增多或是脓尿提示泌尿系感染;尿糖和酮体阳性提示糖尿病酮症所致腹痛的可能;胆红素升高提示肝胆疾病。此外,尿淀粉酶是胰腺炎的常规检查,尿妊娠试验是诊断宫外孕的必选检查,尿铅阳性是诊断铅中毒的有力证据。

3. 粪便检查 粪便常规、镜检、潜血试验、脂滴检查、粪便找虫卵检查等是寻找腹痛病因的重要检查手段。

4. 血液生化检查 血糖、血酮、肝功能、肾功能、血清淀粉酶、电解质等是常规检查。怀疑心脏疾病时,需查心肌酶、肌钙蛋白。怀疑肿瘤时可查癌胚抗原、甲胎蛋白等肿瘤标志物。

5. 腹腔穿刺液检查 腹痛伴腹腔积液者应行诊断性腹腔穿刺,抽取腹腔液体行常规、生化、革兰染色涂片、细菌培养等检查,怀疑肿瘤者需抽腹腔液体找病理细胞。

6. X线检查 腹部立位X线检查是诊断腹痛病因的有效手段之一。膈下游离气体提示胃肠穿孔;肠腔积气扩张并多个液气平面提示肠梗阻。

7. 超声检查 可以发现结石、肿块、囊肿、积液、血管病变等,比如可发现肝脾肿大、胆管结石、泌尿系结石、胆囊壁增厚、肝脏胰腺占位病灶、子宫及附件病变、腹主动脉夹层及肠系膜动脉栓塞等,是腹痛病人必选检查。

8. CT、MR检查 对肿瘤、脓肿、主动脉瘤或夹层、结石都有很高敏感性。对实质性脏器的损伤有较高诊断价值。磁共振胰胆管成像(MRCP)有助于诊断胆管梗阻疾病。

9. 内镜检查 内镜是消化系统常用检查手段,包括胃镜、结肠镜、小肠镜、膀胱镜、输尿管镜、腹腔镜,以及经内镜逆行胰胆管造影(ERCP)等。胃镜肠镜可发现消化性溃疡、胃肠肿瘤、出血、炎性病变、憩室等;膀胱镜输尿管镜可发现膀胱肿瘤、结石、炎症。对诊断困难的腹痛,腹腔镜检查是可选择的诊断手段。

10. 其他检查 心电图检查可发现心肌缺血、心肌梗死,有助于排除心绞痛或心肌梗死引起的感应性腹痛。胸部X线摄片可以发现肺炎、胸膜炎,有助于排除由此引起的上腹部感应性腹痛。脑电图检查有助于诊断腹型癫痫。女性急性腹痛怀疑异位妊娠破裂或黄体破裂出血时,阴道后穹隆穿刺抽到不凝血是有力的诊断证据。肠系膜血管造影可用于诊断肠系膜动脉栓塞、肠系膜上静脉血栓形成等血管病变。另外,胃液分析、十二指肠液分析、小肠吸收功能实验等也是腹痛诊断的检查手段,但一般少用于急性腹痛。

六、临床思辨

(一)诊断

腹痛的诊断主要是明确腹痛病因,其次要判断病情程度以决定是否需要紧急处理,该点对急诊科而言尤是。病因诊断需要根据患者腹痛的发病的诱因、起病方式、腹痛部位、性质与节律性、缓解因素、伴随症状以及体格检查、实验室检查和辅助检查的发现,结合患者的性别、年龄以及既往腹痛病史,尤其是既往腹部疾病病史等因素综合分析。多数腹痛患者经过上述检查诊断过程可以明确其腹痛病因,但仍有少数腹痛病因诊断困难,需要反复检查、动态观察,尤其是急性腹痛,必要时需行腹腔镜探查或是剖腹探查。

(二) 鉴别诊断

不同病因所致腹痛临床表现各有特点,在诊断中需注意鉴别。临床常见致腹痛疾病有:

1. 急性阑尾炎 常表现为转移性腹痛,起病时先出现中上腹持续性隐痛,数小时后逐渐转移至右下腹,疼痛科逐渐加重。常伴恶心、发热。体格检查的典型阳性体征是麦氏点压痛,并可有反跳痛、局部肌紧张。血常规可见白细胞计数、中性粒细胞增高。

2. 胆囊结石并急性胆囊炎 胆囊结石常合并胆囊炎,急性发作多在进食高脂肪餐食后出现。表现为右上腹持续性剧烈疼痛,胀痛或绞痛性质,可放射至右肩部、右肩胛部,常伴恶心、呕吐、发热。体格检查可发现右上腹肋缘下压痛,伴有肌紧张,墨菲(Murphy)征阳性。胆囊肿大明显者,可在肋下触及胆囊。超声检查可确诊。

3. 急性胰腺炎 饱餐、饮酒后突然发作,表现为中上腹持续剧痛,伴恶心、呕吐,可有发热。体格检查可发现上腹部深压痛,但无明显肌卫征。血清淀粉酶、尿淀粉酶升高,CT检查发现胰腺肿大、水肿有助于诊断。

4. 肠梗阻 表现为肛门停止排气排便,脐周阵发性绞痛。体格检查可见肠型或蠕动波,腹部有压痛,肠鸣音亢进,可闻及气过水声。若腹痛持续加重,腹部出现反跳痛或腹腔积液,则预示已发生绞窄性肠梗阻。腹部立位X线检查有助于诊断。

5. 输尿管结石 表现为突然发生的腹痛,多位于一侧腹部,持续性胀痛并阵发性的绞痛,可伴会阴部、腹股沟部位放射痛。多有血尿。体格检查腹部压痛可不明显。腹部X线检查、超声、静脉肾盂造影有助于明确诊断。

6. 主动脉夹层 多发生在中老年人,多有高血压病史,起病急骤,常表现为胸腹痛,疼痛剧烈,典型者有"撕裂样"剧痛。夹层累及重要脏器血管分支时会出现相应脏器缺血症状,如累及肾动脉开口时可引起无尿,累及股动脉时可导致下肢脉搏减弱或消失。体格检查可在腹部触及搏动感包块,有压痛,有时可闻及血管杂音。超声、CT检查可确诊。

7. 胃、十二指肠溃疡 表现为中上腹隐痛,多在空腹时发作,进食或服用抑酸药和可以缓解。体格检查可发现中上腹压痛,无反跳痛。内镜检查可以确诊。并发穿孔时,表现为突发剧烈上腹痛,迅速发展至右侧腹、全腹部,严重者易出现休克。体格检查有全腹压痛、反跳痛、腹肌紧张,甚至呈"板状腹",肝区浊音界缩小;腹部立位片可发现膈肌下方游离气体。

8. 其他 其他常见急性腹痛的鉴别诊断,见表2-1。

表 2-1 其他常见急性腹痛鉴别表

疾病名称	诱因及病史	伴随症状	腹痛特点	腹部体征	实验室和器械检查
急性胃肠炎	不洁饮食史	腹痛、腹泻、可伴恶心呕吐	上腹部或左下腹疼痛	上腹部和（或）左下腹压痛、无肌紧张	大便常规异常，血白细胞计数及分类可正常或增高
胆管蛔虫症	多见儿童及青少年，有肠道蛔虫病史	恶心、呕吐、发热、黄疸	右上腹阵发性疼痛，有钻顶感	剑突下	嗜酸性粒细胞增高，大便找到蛔虫卵，B超十二指肠镜有助于诊断
腹型过敏性紫癜	过敏原刺激	皮肤紫癜、恶心、呕吐、便血	阵发性绞痛或钝痛	脐周或下腹部	嗜酸性粒细胞增高、毛细血管脆性试验阳性
心肌梗死	多为中老年，常有高血压、高血脂、缺血性心脏病史	胸闷、胸痛	突然剑下疼痛	中上腹轻压痛	心电图异常、心肌酶谱改变
肺炎、胸膜炎	多有受凉、劳累、上呼吸道感染病史	发热、胸闷、呼吸道症状	上腹部隐痛，咳嗽或深呼吸时加重	腹部无明显压痛	血白细胞增高、胸片异常
异位妊娠破裂	育龄妇女，有短期停经史	阴道出血、恶心、呕吐、心慌、晕厥，可伴休克症状	突感下腹一侧撕裂样疼痛，可迅速扩散至下腹或全腹	下腹压痛、反跳痛，以患侧为重	后穹隆穿刺抽出不凝血尿hCG和B超有助于诊断
带状疱疹	中老年居多	自觉疼痛，剧烈难忍，感觉过敏，轻触诱发疼痛	在腰部，多自脊柱的一侧斜向前下方，极少对称发病	局部皮肤出现绿豆粒大小、张力很大的丘疹、水疱，沿神经分布，集簇状排列，呈条带状	血白细胞增高，腹部检查无异常

七、应急处理

腹痛的处理关键在于原发病因的治疗。对急性腹痛（急腹症），内科急腹症一旦明确病因，即可针对病因予以治疗，具体治疗方法参见各个疾病处理指南。对外科急腹症，需要判断以下几点：①病变脏器定位；②腹膜炎范围；③脏器血运状态；④是否需急诊手术；⑤手术方式选择。

如腹痛原因不明，但合并有严重全身症状，在寻找病因的同时须对这些症状予以积极处理。包括抗休克、液体复苏、维持水盐平衡、胃肠减压、抗感染等，在病因明确之前，一般不给予镇痛镇静药。

腹痛处理流程见图 2-5。

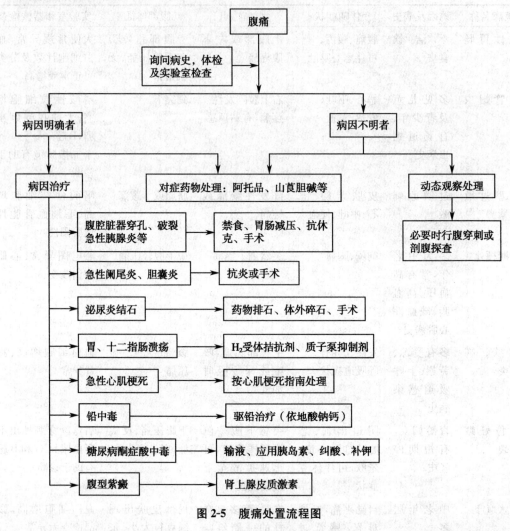

图 2-5 腹痛处置流程图

(钱邵昕)

参考文献

1. 陈灏珠.林果为.实用内科学.第 13 版.北京:人民卫生出版社,2009:1933-1936
2. 罗学宏.急诊医学.北京:高等教育出版社,2008:79-84

 练习题

1. 急性腹痛伴休克最常见的病因是(　　)
    A. 急性心肌梗死　　　　　　　　　　B. 大叶性肺炎
    C. 急性坏死性胰腺炎　　　　　　　　D. 胃十二指肠溃疡急性穿孔
    E. 急性坏死性胆囊炎

答案:D

2. 作为诊断胃肠道穿孔有力证据的检查是（　　）
   A. 上腹部压痛　　　　　　　　　　B. 腹肌强直
   C. 肝脏浊音区缩小　　　　　　　　D. 立位 X 线检查发现膈下有游离气体
   E. 超声检查发现腹腔液暗区
   答案：D

3. 急性腹痛并发热、黄疸常见于（　　）
   A. 急性胆囊炎　　　　　　　　　　B. 急性胰腺炎
   C. 胆管结石并急性化脓性胆管炎　　D. 胰头癌
   E. 肝癌
   答案：C

4. 关于急性胰腺炎腹痛特点不正确的是（　　）
   A. 常在饮酒和饱餐后发生　　　　　B. 胃肠解痉药难以缓解疼痛
   C. 少数可无腹痛　　　　　　　　　D. 可向腰背部呈带状放射
   E. 疼痛在进食后可减轻
   答案：E

5. 不是异位妊娠破裂主要特点的是（　　）
   A. 6～8 周停经史　　　　　　　　　B. 腹痛
   C. 血尿　　　　　　　　　　　　　D. 后穹隆穿刺抽到不凝血
   E. 尿 β-HCG 放免测定阳性
   答案：C

第四节　呼吸困难

一、概述

呼吸困难（dyspnea）是一种常见的临床表现，指患者的某种不同强度、不同性质的空气不足、呼吸不畅、呼吸费力及窒息等呼吸不适感的主观体验；伴或不伴呼吸费力表现，如张口呼吸、鼻翼扇动、呼吸肌辅助参与呼吸运动；也可伴有呼吸频率、深度与节律的改变。患者的精神状况、生活环境、文化水平、心理因素及疾病性质等对其呼吸困难的描述具有一定的影响。按病程分为急性呼吸困难与慢性呼吸困难；急性呼吸困难是指病程 3 周以内的呼吸困难，慢性呼吸困难是指持续 3 周以上的呼吸困难。

据统计，美国 9%～13% 社区成人有轻至中度的呼吸困难症状，≥70 岁者 25%～37% 有呼吸困难症状，每年因呼吸困难急诊就诊达 300 万～400 万人次。呼吸困难的病因涉及呼吸、循环、消化、神经、血液、精神等多个系统，进行鉴别诊断需要系统和科学的临床思维方法，在临床诊治中常发生误诊，提高呼吸困难诊断与处理水平十分重要。

二、病因和病理生理机制

呼吸困难具体的病理生理机制为:来自外周的化学/迷走神经 C 纤维感受器的传入信号经大脑边缘系统和感觉运动皮质区的感觉中枢处理,使呼吸肌肉的神经冲动增加。但这种神经冲动由于呼吸肌力减退、麻痹或机械负荷增加而变为通气异常感受信号,由肺部迷走神经受体及呼吸肌的机械感受器传入大脑感觉运动皮质,最终产生呼吸困难感受。

依据病理机制,呼吸困难的常见病因有:

1. **通气机械功能障碍** 腹部或胸部巨大肿块,支气管哮喘,肺气肿,支气管炎,气管内肿瘤;肺间质纤维化,脊柱后凸及侧弯,淋巴管性肿瘤,肥胖,中枢及外周气流受限,胸膜肥厚,胸壁及膈肌扩展受限或膈肌麻痹,肺扩张受限,胸壁烧伤后焦痂形成,气管或喉头水肿或狭窄等。
2. **呼吸泵功能减退** 重度过度充气,神经肌肉疾病,肥胖,胸腔积液,气胸,脊髓灰质炎等。
3. **呼吸驱动增加** 心输出量减少,有效血红蛋白(Hb)减少,如中毒等,低氧血症,肾脏疾病,肺内呼吸感受器兴奋增加。
4. **无效通气** 肺毛细血管毁损,肺大血管阻塞。
5. **心理异常因素** 焦虑,躯体化障碍,抑郁,诈病。

三、临床表现

呼吸困难作为一种临床表现,共性的是患者感觉呼吸不畅、呼吸费力,甚至窒息,伴或不伴张口呼吸,鼻翼扇动,呼吸频率、深度与节律的改变。

 不同病因导致的呼吸困难症状及体征各不相同

1. 心功能不全者常有劳力性、夜间突发性呼吸困难、端坐呼吸等,体检可见高血压、颈静脉怒张、心脏杂音、听诊可闻及第 3 心音或舒张期奔马律、肺部啰音、肝颈静脉回流征阳性、下肢水肿等。
2. 急性心肌梗死者常有放射性胸部压迫感、出汗和气短感,体检可发现心律失常及心力衰竭表现。肺栓塞患者常有发热、发绀、胸膜性胸痛、突发性气短和晕厥,体检听诊可闻及肺部哮鸣音或呼吸音减低、胸膜摩擦音及下肢肿胀等。
3. 慢性阻塞性肺疾病和支气管哮喘患者常伴有咳嗽、气短或喘息,应用支气管舒张剂后呼吸困难可不同程度缓解等。肺炎患者常有发热、咳嗽、咳痰和气短,体检可有体温升高、听诊可闻及肺湿性啰音等。
4. 气胸患者常有突发胸膜性胸痛、气短,吸氧不易缓解,体检可发现患侧呼吸音消失、叩诊过清音或鼓音、颈静脉怒张和气管移位等。
5. 精神性呼吸困难者主要表现为呼吸浅快、常伴叹息样呼吸、口唇及手足麻木,体检无阳性体征表现等。

四、辅助检查

1. **实验室检查** 感染时血常规有白细胞计数增高、中性粒细胞增高;过敏性疾患时嗜酸性粒细胞计数增高。支气管-肺疾病应注意痰量、性质、气味并做细菌培养、真菌培养,痰中找结核菌等都有一定诊断价值。

2. 器械检查　X线检查对因心肺疾患引起的呼吸困难均有明显的影像学征象;肺部高分辨率CT诊断支气管扩张、强化CT诊断支气管腺瘤和肺癌有一定的意义;CTA是诊断肺栓塞的金标准;心脏病患者可做心电图、超声心动图等检查;对慢性肺疾病(如慢性阻塞性肺疾病)、支气管哮喘等做肺功能测定,诊断肺功能损害的性质和程度;纤维支气管镜检查用于支气管肿瘤、狭窄、异物的诊断和治疗;肺穿刺活检对肺纤维化、肿瘤等意义重大。

五、临床思辨

呼吸困难的诊断需要医生有一定的综合判断能力和临床辩证思维能力,首先应区分急性、慢性和发作性呼吸困难,这关系到呼吸困难处理的轻重缓急。如急性呼吸困难可见于急性左心衰竭、自发性气胸、肺动脉栓塞、大咯血、急性喉炎、癫痫发作、纵隔气肿等;慢性呼吸困难可见于慢性阻塞性肺疾病,特别是慢性阻塞性肺疾病急性加重、肺癌晚期、气管肿瘤、胸膜炎、心包炎等;发作性呼吸困难可见于支气管哮喘发作、精神性呼吸困难等。其次应全面系统地了解患者病情基础,并遵循"系统、有序、快捷、准确"的原则进行呼吸困难的诊断。"系统"原则,即呼吸困难不仅涉及呼吸系统疾病,应扩大鉴别思路,包括肺外疾病,如心血管系统(心功能不全)、神经系统(神经病变)、运动系统(肌肉疾病)和血液系统疾病等。"有序"原则,即在呼吸困难鉴别诊断中应注意疾病的轻重缓急,依照一定的原则顺序进行,如先注意排除对生命威胁较大的急症和重症,如心脏疾病(急性心功能不全、心肌梗死及心脏压塞等)、气道内异物、自发性气胸、肺动脉栓塞、急性喉炎、纵隔气肿等,再进行其他慢性疾病的鉴别诊断。"快捷"原则,即应尽快判断是否为危及患者生命的急症、重症,以减少呼吸困难鉴别过程中存在的危险性。"准确"原则,即应在系统检查基础上,力求准确判断呼吸困难的性质和程度,尽早针对呼吸困难的病因进行有效治疗。

 呼吸困难的诊断与鉴别诊断

遵循"系统、有序、快捷、准确"的原则进行呼吸困难的诊断;

鉴别呼吸困难可依据呼吸困难的起病方式、诱因、伴随症状、体征,推测可能的病因,在此基础上进行有针对性的查体与检验,根据检查结果确定或除外某种疾病。

鉴别呼吸困难原因的步骤可依据呼吸困难的特征进行,包括起病方式、诱因、伴随症状、体征,推测可能的病因,在此基础上进行有针对性的检查,根据检查结果确定或除外某种疾病。如鉴别急/慢性心功能不全,应在全面了解患者病史、体征等的基础上,重点行超声心动图、B型前脑尿钠肽、D-二聚体、肌钙蛋白I等检查,着重注意排除急性心肌梗死、肺栓塞、心脏压塞、主动脉夹层破裂、严重心律失常、风湿性心脏瓣膜病等疾病。呼吸系统所致呼吸困难疾病中,首先应区分上或下气道疾病,还应注意急症情况,如自发性气胸、气道阻塞或气管破裂、肺栓塞、急性呼吸窘迫综合征等;此外还需注意除外传染性疾病,如活动性肺结核、重症肺炎及肺部恶性肿瘤如肺泡癌等。急性呼吸困难的常见病因及诊断要点见表2-2。

表2-2 急性呼吸困难常见病因的提示诊断要点

病因	提示诊断要点
气道阻塞:喉痉挛,异物吸入	有异物吸入或呛咳史;听诊可在喉部或大气道闻及吸气相哮鸣音
急性呼吸窘迫综合征	有肺部感染、误吸、脓毒症等高危因素;呼吸增快、窘迫;胸部X线:两肺浸润阴影;PaO_2/吸入氧浓度(FiO_2)≤300mmHg;除外心源性肺水肿
肺栓塞	有制动、创伤、肿瘤、长期口服避孕药等诱发因素;合并深静脉血栓形成的症状与体征;血D-二聚体测定有排除意义
肺炎	伴有咳嗽、咳痰、发热、胸痛等;肺部听诊闻及湿啰音及哮鸣音
慢性阻塞性肺疾病及其急性加重	有吸烟史、粉尘接触史;慢性咳嗽、咳痰及喘息病史;进行性呼吸困难;桶状胸、呼气相延长,肺气肿体征等
支气管哮喘及其急性加重	过敏史,支气管哮喘病史,双肺呼气相哮鸣音
气胸	有抬举重物等用力动作或咳嗽、屏气等诱发因素;合并一侧胸痛;体检发现气管向健侧移位,患侧胸部膨隆,呼吸运动减弱,叩诊呈过清音或鼓音,听诊闻及呼吸音减弱或消失
间质性肺疾病	有职业及环境暴露;进行性呼吸困难;干咳;肺部吸气相湿啰音;杵状指(趾)
心功能不全	多有高血压、冠心病、糖尿病等基础疾病;感染、劳累、过量或过快输液等诱因;体检发现双肺湿啰音,左心扩大,可闻及奔马律或心脏杂音;X线胸片:肺淤血、心脏增大等征象
精神性	有情绪异常、神经质、焦虑和抑郁病态;伴有叹气

注:1mmHg=0.133kPa

六、呼吸困难的病情评估方法

呼吸困难的病情评估包括临床感知情况评估、呼吸困难感受严重程度评估及呼吸困难症状的影响和负担三方面。对急性呼吸困难主要进行临床感受评估和严重程度评估,主要通过病史、临床表现与体征及症状问卷等方法,应首先评估其生命体征是否平稳,症状是否进行性加重,迅速判断气道、呼吸和循环情况,以便进一步临床处理;对慢性呼吸困难,应侧重于呼吸困难症状的影响和负担,以便进行长期治疗与管理,主要通过综合问卷或疾病特异性问卷等方法评估。

急性呼吸困难常用的一些评估测量方法包括:英国医学研究协会的呼吸困难量表(mMRC),WHO呼吸困难问卷,ATS呼吸困难评分等。评估呼吸困难症状的影响与负担的常用测量工具有:慢性呼吸系统疾病呼吸困难因素问卷(CRQ)和肺功能状况评分(PFSS)。不同测量工具对特定疾病的呼吸困难评估具有较好的临床意义,如目前对慢性阻塞性肺疾病的呼吸困难评估推荐用mMRC评估,mMRC与慢性阻塞性肺疾病预后有明确相关性。

临床评估呼吸困难时,详细询问病史、患者症状感受并结合诊断性检查是诊断呼吸困难的重要基础。一般而言,如果病因判断正确和处理得当,呼吸困难会有所减轻,并可提高活动耐力。需要强调的是,在处理原因暂未明确的急性呼吸困难时,应首先评估患者是否存在紧急症状及生命体征是否平稳,不同的疾病有不同的紧急症状表现,应予迅速判断评估。下述情况应视为患者症状紧急,应立即给予相应处理:心力衰竭患者静息或轻微活动时即有呼吸困难等;冠心病患者出现急性胸痛、多汗、心动过速或心动过缓、出现高血压或低血压及晕厥等;肺栓塞患者静息时即有呼吸困难、发热、低氧血症、心动过速及出现高血压等;肺炎患者出现氧饱和度降低、感觉虚弱气短、呼吸频率过快(>30次/分)、心动过速、血压降低、肺炎严重度评分的中重度等;气胸患者出现躁动不安;慢性阻塞性肺疾病和支气管哮喘患者呼气峰流量(PEF)值占预计值百分比<80%,出现三凹征、奇脉、寂静肺等。

七、治疗原则

呼吸困难的处理通常分为一般性处理、紧急处理和对症处理、病因处理或特殊处理等。由于引起呼吸困难的病因不同,很难有适用于所有呼吸困难的共同的处理模式。对任何原因引起的呼吸困难,最根本的处理措施为针对患者原发病的治疗即病因治疗,同时对症支持综合治疗。如急性哮喘发作时使用糖皮质激素、β肾上腺素能药物及抗胆碱能药物;气胸发作时,尽早行胸腔穿刺抽气闭式引流;急性肺栓塞者及时抗凝溶栓治疗,同时完善下肢静脉超声检查;重症肺炎、AECOPD、重症支气管哮喘、急性呼吸窘迫综合征时在积极系统的治疗效果不佳,应及早行机械通气治疗。具体治疗措施见单病种治疗指南,在此不再赘述。

> **特别提醒**
>
> 救治呼吸困难患者,最根本的处理措施为针对患者原发病的治疗即病因治疗,同时对症支持综合治疗。

对病因暂时未明的急性呼吸困难者,首先应迅速对其气道、呼吸和循环状况进行评估判断,同时进行相关病史收集和有重点的体检。急性呼吸困难者中,症状紧急、生命体征不平稳时,应立即监测生命体征、建立静脉输液通路并吸氧,同时针对可能病因进行初步治疗后收入院进一步诊治;对症状紧急、生命体征尚平稳者,需立即给予生命体征监测,同时针对可能病因进行初步治疗,初步治疗后如患者症状或生命体征恶化,应建立静脉输液通路并吸氧,同时收入ICU治疗;而对症状减轻者可于门诊进一步诊治;对症状缓和、生命体征平稳者,可于门诊进行诊治,详细采集病史和体检,进行药物治疗与调整,如患者症状或生命体征恶化,则应收入院诊治;处理流程见图2-6。

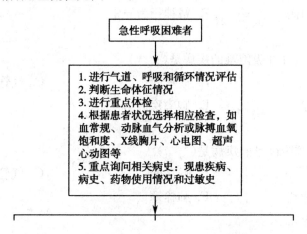

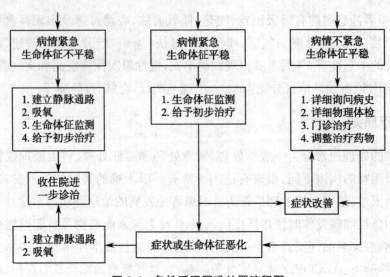

图 2-6 急性呼吸困难处置流程图

(虎晓珉)

1. 引起呼吸困难的病因最多见的是（ ）
   A. 呼吸系统疾病　　B. 心血管疾病　　C. 中毒
   D. 血液病　　　　　E. 神经精神因素
答案：A

2. 在呼吸系统疾病中,突发呼吸困难(吸气或呼气)或和哮鸣音,下列最多见的情况是（ ）
   A. 膈肌运动受限　　B. 神经肌肉疾病　　C. 胸廓疾病
   D. 肺疾病　　　　　E. 气道梗阻
答案：E

3. 严重性吸气性呼吸困难最主要的特点为（ ）
   A. 呼吸不规则　　　B. 发绀明显　　　　C. 呼吸深而慢
   D. 出现三凹征　　　E. 精神行为异常
答案：D

4. 下列引起呼气性呼吸困难的疾病是（ ）
   A. 白喉　　　　　　B. 喉水肿　　　　　C. 气管异物
   D. 支气管哮喘　　　E. 胸廓疾病
答案：D

5. 引起混合性呼吸困难的疾病是（ ）
   A. 气胸　　　　　　B. 喉痉挛　　　　　C. 气管异物
   D. 支气管哮喘　　　E. 肺栓塞
答案：A

6. 夜间阵发性呼吸困难最常见于( )
   A. 急性左心功能不全　　B. 右心功能不全　　C. 胸腔大量积液
   D. 慢阻肺　　E. 气胸

答案：A

第五节　发　热

一、概述

正常人体温受大脑皮质及下部体温中枢所调控，并通过神经、体液因素调节产热与散热过程，而使体温保持相对恒定。当机体在致热源(pyrogen)作用下或各种原因引起体温调节中枢的功能障碍时，体温高出正常范围，即为发热(fever)。一般而言，正常人体温在36～37℃左右，当腋下、口腔或直肠内温度分别超过37.0、37.3和37.6℃，一昼夜体温波动在1℃以上，称为发热，见表2-3。妇女在月经前及妊娠期体温稍高于正常。

表2-3　人体不同部位体温正常值

体温	正常值(℃)	发热标准(℃)
口腔	36.4～37.2	>37.3
腋窝	36.5～37.0	>37.0
直肠	36.5～37.5	>37.6

二、发病机制

在正常情况下，人体的产热与散热处于动态平衡。由于各种原因导致产热增加或散热减少，则出现发热。

(一) 致热源性发热

致热源可分为外源性和内源性两类：前者包括各种病原体如细菌，病毒，立克次体，衣原体，螺旋体，原虫和寄生虫等的毒素及其代谢产物，尤以内毒素为重要；后者包括白细胞介素(IL-1、IL-2)、肿瘤坏死因子和干扰素等。其中IL-1为内源性致热源的主要成分。外源性致热源一般不能直接作用于体温调节中枢引起发热，但能刺激和激活主要存在于白细胞、单核细胞和组织吞噬细胞内的内源性致热源前体，于短期内合成新的mRNA和致热源，这些具有活性的内源性致热源可能是通过某些生物活性物质作为中介，提高调节中枢调温点而引起发热。

(二) 非致热源性发热

1. 体温调节中枢直接受损　如颅脑外伤、出血、炎症等。
2. 引起产热过多的疾病　如甲状腺功能亢进等。
3. 引起散热过少的疾病　如广泛性皮肤病、心力衰竭等。

三、病因

发热的原因很多，临床上可分为感染性与非感染性两大类，而以前者多见。

(一) 感染性发热

各种病原体(如病毒、肺炎支原体、立克次体、细菌、螺旋体、原虫、寄生虫、真菌)所致的急、慢性感染均可出现发热。其原因系由于病原体的代谢产物或其毒素作用于白细胞而产生致热原。

(二) 非感染性发热

1. 无菌性坏死物质的吸收　如各种肿瘤及血液病(如癌、类癌、淋巴肉瘤、急性白血病、急性溶血等级)所引起的组织坏死及细胞破坏；因血管栓塞或血栓形成引起的心、肺、脾等内脏梗死或肢体坏死；机械性、物理性或化学性的损害，如大面积烧伤、大手术后组织损伤等。

2. 变态反应与过敏性疾病　药物热、输血输液反应、血清病、注射异种蛋白等，一般只引起短期发热。

3. 结缔组织病　系统性红斑狼疮、风湿病、变应性亚败血症、类风湿关节炎、结节性动脉周围炎、皮肌炎、硬皮病等。

4. 内分泌与代谢障碍性疾病　如甲状腺功能亢进及大量脱水，前者引起产热过多，后者引起散热减少。

5. 体温调节中枢功能紊乱　由于物理性(如中暑)、化学性(如重度安眠药中毒)或机械性(如脑出血、硬脑膜下出血、脑震荡、颅骨骨折)等因素直接损害体温调节中枢，使其功能失常而引起发热。

6. 神经症　由于自主神经系统功能紊乱而影响正常体温调节，常表现为低热。诊断时应首先排除各类疾病后才能确定。

四、临床表现

(一) 发热的分度

低热：37.3～38℃；中等度热：38.1～39℃；高热：39.1～41℃；超高热：41℃以上。

(二) 发热的临床过程及特点

1. 体温上升期　此期常有疲乏无力、肌肉酸痛、皮肤苍白、畏寒或寒战等。体温上升有两种方式：

(1)骤升型：体温在几小时内达到39～40℃或以上，常伴寒战。小儿易伴惊厥。见于疟疾、大叶性肺炎、败血症、急性肾盂肾炎、输液或某些药物反应等。

(2)缓升型：体温逐渐上升在数日内达高峰，多不伴畏寒。见于伤寒、结核病、布鲁氏杆菌病等。

2. 高热期　是指体温上升达高峰之后保持一定时间，持续时间的长短可因病因不同而有差异。如疟疾可持续数小时，大叶性肺炎、流行性感冒可持续数天，伤寒则可为数周。

3. 体温下降期　由于病因的消除，致热源的作用逐渐减弱或消失，体温中枢的体温调定点逐渐降到正常水平，产热相对减少，散热大于产热，使体温降至正常水平。表现为出汗多，皮肤潮湿。体温下降有两种方式：

(1)骤降：体温数小时内迅速下降至正常，有时可略低于正常，伴大汗淋漓。见于疟疾、急性肾盂肾炎、大叶性肺炎及输液反应。

(2)渐降:体温在数天内逐渐降至正常,如伤寒等。

(三) 热型

发热性疾病中有相当一部分疾病具有独特的热型,如:

1. 稽留热 体温恒定维持在39~40℃以上,可达数天或数周,24小时体温波动范围不超过1℃,见图2-7。见于大叶性肺炎、斑疹伤寒及伤寒高热期。

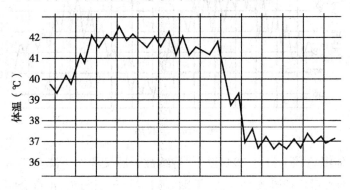

图 2-7 稽留热

2. 弛张热(败血症热型) 体温常在39℃以上,波动幅度大,24小时内波动范围超过2℃,但全天体温都在正常水平以上,见图2-8。常见于败血症、风湿热、重症肺结核及化脓性炎症等。

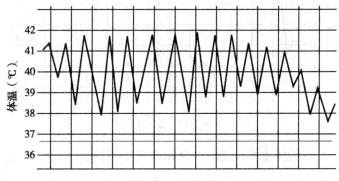

图 2-8 弛张热

3. 间歇热 体温骤升达高峰后持续数小时,但又迅速降至正常水平,无热期(间歇期)可持续1天至数天;高热期和无热期反复交替出现,见图2-9。见于疟疾、急性肾盂肾炎。

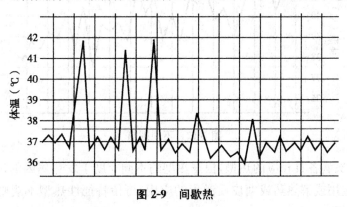

图 2-9 间歇热

4. 波状热　体温逐渐上升达39℃以上,数天后又逐渐下降至正常水平,持续数天后又逐渐升高,如此反复多次,见图2-10。见于布鲁氏杆菌病。

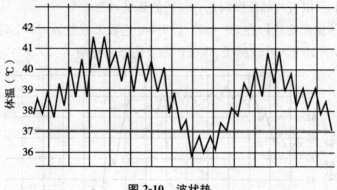

图2-10　波状热

5. 回归热　体温急骤上升至39℃以上,持续数天后又骤然下降至正常水平。高热期和无热期各持续若干天后规律性交替一次,见图2-11。见于回归热、霍奇金病、周期热等。

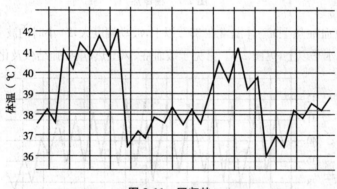

图2-11　回归热

6. 不规则热　发热的体温曲线无一定规律。见于结核病、风湿热、支气管肺炎、渗出性胸膜炎等,见图2-12。

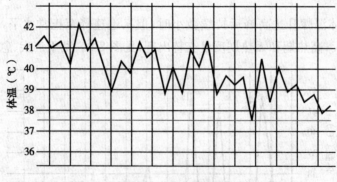

图2-12　不规则热

不同的发热疾病各具相应的热型,根据热型的不同有助于发热病因的诊断和鉴别诊断。但是:抗生素的应用或解热药或糖皮质激素的应用,可使特征性热型不规则;热型也与个体反应性差异有关,热型可不典型。

(四)伴随症状

1. 寒战　见于大叶性肺炎、败血症、急性胆囊炎、急性肾盂肾炎、流行性脑膜炎、疟疾、钩端螺旋体病、药物热、急性溶血或输血反应等。

2. 结膜充血　见于麻疹、流行性出血热、斑疹伤寒、钩端螺旋体病等。

3. 单纯疱疹　口唇单纯疱疹多出现于急性发热性疾病,常见于大叶性肺炎、流行性脑脊髓膜炎、间日疟、流行性感冒等。

4. 淋巴结肿大　见于传染性单核细胞增多症、风疹、淋巴结结核、局灶性化脓性感染、丝虫病、白血病、淋巴瘤、转移癌。

5. 肝脾肿大　常见于传染性单核细胞增多症、病毒性肝炎、肝及胆管感染、布鲁氏杆菌病、疟疾、结缔组织病、白血病、淋巴瘤及黑热病、急性血吸虫病。

6. 出血　发热伴皮肤黏膜出血,见于重症感染及某些急性传染病,如流行性出血热、病毒性肝炎、斑疹伤寒、败血症等。也可见于某些血液病,如急性白血病、严重型再生障碍性贫血、恶性组织细胞病。

7. 关节肿痛　见于败血症、猩红热、布鲁氏杆菌病、风湿热、结缔组织病、痛风等。

8. 皮疹　常见于麻疹、猩红热、风疹、水痘、斑疹伤寒、风湿热、结缔组织病、药物热等。

9. 昏迷　先发热后昏迷者常见于流行性乙型脑炎、斑疹伤寒、流脑、中毒性菌痢、中暑等;先昏迷后发热者见于脑出血、巴比妥类中毒等。

五、实验室和辅助检查

要根据具体情况有选择地进行,结合临床表现分析判断。如血常规、尿常规、病原体检查(直接涂片、培养、特异性抗原抗体检测、分子生物学检测等)X线、B型超声、CT、MRI、ECT检查,组织活检(淋巴结、肝、皮肤黏膜)、骨髓穿刺等。

六、临床思辨

(一)诊断

1. 病史与体格检查

(1)现病史:如有何诱因;起病缓急;发热期限与体温的高度和变化;发热程度,高热还是低热(常见于结核病、胆管感染等);发热持续及间歇的时间;退热情况,骤退或渐退,自动退热或用药后退热;发热伴随的各系统症状;患病以来一般情况:精神状态、食欲、大小便情况等;诊治经过药物、剂量、疗效。

(2)询问流行病学史:如发病地区、季节、年龄、职业、生活习惯、旅游史,与同样病者密切接触史、手术史、输血及血制品史、外伤史、牛羊接触史等。

(3)伴随症状:发热同时常伴有头昏、头晕、头痛、乏力、食欲减退等非特异症状,无鉴别诊断意义。但是定位的局部症状,有重要参考价值。如发热伴有神经系统症状,如剧烈头痛、呕吐、意识障碍及惊厥、脑膜刺激征等,则提示病变在中枢神经系统,应考虑脑炎、脑膜炎。老年患者有严重感染时,常有神志变化,而体温不一定很高值得注意。

(4)热型:临床上各种感染性疾病具有不同的热型,在病程进展过程中,热型也会发生变化。因此,了解热型对于诊断、判断病情、评价疗效和预后,均有一定的参考意义。

2. 实验室和辅助检查　要根据具体情况有选择地进行,结合临床表现分析判断。如血常规、尿常规、病原体检查(直接涂片、培养、特异性抗原抗体检测、分子生物学检测等)X线、B型超声、CT、MRI、ECT检查,组织活检(淋巴结、肝、皮肤黏膜)、骨髓穿刺等。

(二)鉴别诊断

1. 感染性发热

(1)起病急伴有或无寒战的发热。

(2)全身及定位症状和体征。

(3)血象:白细胞计数高于 $12×10^9/L$,或低于 $4×10^9/L$。

(4)降钙素原(PCT):病毒性感染疾病患者血清中PCT水平不升高或轻度升高,而细菌性感染患者及重度感染患者血清中PCT水平则明显升高,尤其以重度感染组患者为甚。

(5)C-反应蛋白测定(CRP):阳性提示有细菌性感染及风湿热,阴性多为病毒感染。

(6)中性粒细胞碱性磷酸酶积分增高:正常值为0~37,增高愈高愈有利于细菌性感染的诊断,当除外妊娠、癌肿、恶性淋巴瘤者更有意义。应用激素后可使之升高或呈假阳性。

2. 非感染性发热

(1)热程长超过2个月,热程越长,可能性越大。

(2)长期发热一般情况好,无明显中毒症状。

(3)贫血、无痛性多部位淋巴结肿大、肝脾肿大

不明原因发热

广义不明原因发热的概念是指所有的不明原因的发热者。但在临床上还采用发热的狭义概念,即不明原因发热。发热持续3周以上,体温在38.5℃以上,经详细询问病史、体格检查和常规实验室检查仍不能明确诊断者。

癌性发热

癌性发热是指癌症患者在排除感染、抗生素治疗无效的情况下出现的直接与癌症有关的非感染性发热和患者在肿瘤发展过程中因治疗而引起的发热。

七、治疗原则和专家建议

退热治疗可能对体温变化和其他临床征象形成干扰,掩盖基础疾病。常用的退热药物也有不良反应。一般体温低于39℃时不必退热治疗,高热惊厥的儿童及有心、肺或脑功能不全的病人例外。若不是致热原介导的发热,则非甾体类退热剂无效,应该通过物理方法来

降温。

对大多数发热患者诊断性治疗并无诊断价值。对长期发热原因不明者,除肿瘤外,可以进行诊断性治疗。但必须持慎重态度,选择特异性强、疗效确切、副作用最小的药物,如甲硝酸治疗阿米巴肝病、抗疟药治疗疟疾。

(李湘民)

练习题

1. 外源性致热原的作用部位是（　　）
   A. 下丘脑体温调节中枢　　B. 骨骼肌　　C. 产EP细胞
   D. 皮肤血管　　E. 汗腺

   答案：C

2. 引起发热的病因甚多,临床上最为常见的疾病是（　　）
   A. 感染性发热疾病　　　　　　　　B. 皮肤散热减少性疾病
   C. 体温调节中枢功能失常性疾病　　D. 心脏、肺、脾等内脏梗死或肢体坏死
   E. 组织坏死与细胞破坏性疾病

   答案：A

3. 关于发热,下列描述**错误**的是（　　）
   A. 回归热指体温急骤上升至39℃以上,持续数天后又骤然下降至正常水平。高热期和无热期各持续若干天后规律性交替一次
   B. 稽留热指体温常在39℃以上,波动幅度大,24小时内波动范围超过2℃,且都在正常水平以上
   C. 间歇热指体温升高达高峰后持续数小时,又迅速降至正常水平,无热期(间歇期)可持续1天至数天,如此高热期与无热期反复交替出现
   D. 波状热指体温逐渐上升达39℃或以上,数天后又逐渐下降至正常水平,持续数天后又逐渐升高,如此反复多次
   E. 不规则热指发热体温曲线无一定规律性

   答案：B

4. 下述**不属于**发热激活物的是（　　）
   A. 细菌　　　　B. 类固醇　　　C. cAMP
   D. 致炎物　　　E. 抗原-抗体复合物

   答案：C

5. 发热是体温调定点（　　）
   A. 上移,引起的主动性体温升高　　B. 下移,引起的主动性体温升高
   C. 上移,引起的被动性体温升高　　D. 下移,引起的被动性体温升高
   E. 不变,引起的主动性体温升高

   答案：A

第六节 意识障碍

一、概述

意识是个体对外界环境、自身状况以及它们相互联系的确认。意识活动包括觉醒和意识内容两方面。脑桥下1/3之上的背盖部直到丘脑网状核中的上行网状激活系统决定了意识的觉醒(意识的"开关"),而大脑皮质决定了意识的内容,特别需要强调的是,只有大脑皮质广泛对称性的病变才可能导致意识障碍,如脑炎、一氧化碳中毒等。

二、病因

意识障碍的病因中,2/5是由于中枢神经系统疾病所致,而3/5是由于躯体疾病导致的代谢性脑病所致,因此遇到意识障碍的疾病要全面分析,不应该只关注中枢神经系统疾病。意识障碍的常见病因如下:

(一)中枢神经系统疾病

1. 中枢神经系统感染性疾病 脑炎、脑脓肿、慢病毒感染等。
2. 脑卒中 脑出血、脑梗死、蛛网膜下腔出血等。
3. 脑外伤
4. 颅内占位性病变 脑肿瘤等导致脑水肿、脑疝等。
5. 其他 癫痫、中枢神经系统脱髓鞘疾病等。

(二)系统性疾病

1. 重度感染 如败血症、重度肺炎、中毒性痢疾等。
2. 循环系统疾病 各种疾病导致心脏排除量下降,最后导致脑灌注下降。
3. 中毒 药物和化学中毒,如农药中毒、安眠药中毒、酒精中毒等。
4. 意外伤害引起的昏迷 如溺水、触电、中暑等。
5. 脏器功能衰竭导致的代谢性脑病 肝性脑病、尿毒症、糖尿病酮症酸中毒、甲状腺危象、低血糖均可以引起程度不同的意识障碍和昏迷。

三、解剖特点

管理觉醒及意识内容的中枢神经系统结构为脑干及丘脑内的上行网状激活系统,以及双侧大脑皮质。而导致意识障碍的疾病可以是上述中枢神经系统本身的疾病以及系统系疾病导致全脑缺血、缺氧及代谢性脑病。

四、临床思辨

(一)临床表现

1. 症状

(1)嗜睡:是一种病理性思睡,是最轻的意识障碍,患者陷入持续的睡眠状态,可被唤醒,并能正确回答和做出各种反应,但当刺激去除后很快又再入睡。

(2)昏睡:是一种比嗜睡程度深的觉醒障碍,患者处于熟睡状态,不易唤醒,虽在强烈刺激下(如压迫眶上神经,摇动患者身体等)可被唤醒,醒后可简短回答提问,当刺激减弱后很快又再入睡。

(3)严重的意识障碍,表现为意识持续的中断或完全丧失。可分为三个阶段:

1)浅昏迷:睁眼反射消失或偶见半闭合状态,无自发言语和有目的活动。对疼痛刺激尚可出现痛苦的表情或肢体退缩等防御反应。脑干反射(角膜反射、瞳孔对光反射、吞咽反射等)可存在。

2)中度昏迷:对外界一般刺激无反应,强烈疼痛刺激可出现防御反射。角膜反射减弱或消失,瞳孔对光反射迟钝,呼吸节律紊乱。

3)深昏迷:对任何般刺激均无反应,全身肌肉松弛,眼球固定。脑干反射消失,深、浅反射均消失,生命体征发生明显变化,呼吸不规则。

2. 体征

(1)体温:增高提示有感染性或炎症性疾患。过高则可能为中暑、脑干损害。过低提示为休克、第Ⅲ脑室肿瘤、肾上腺皮质功能减退、冻伤或镇静药过量。

(2)脉搏:不齐可能为心脏病。微弱无力提示休克或内出血等。过速可能为休克、心力衰竭、高热或甲状腺功能亢进危象。过缓提示颅内压增高或阿-斯综合征。

(3)呼吸:深而快的规律性呼吸常见于糖尿病酸中毒,称为 Kussmual 呼吸;浅而快速的规律性呼吸见于休克、心肺疾患或安眠药中毒引起的呼吸衰竭;间脑和中脑上部损害常引起潮式呼吸(Cheyne-Stokes 呼吸);中脑下部和脑桥上部损害引起长吸气呼吸;脑桥下部和延髓上部损害引起共济失调性或点头呼吸。

(4)血压:过高提示颅内压增高、高血压脑病或脑出血。过低可能为烧伤、脱水、休克、晕厥、肾上腺皮质功能减退或深昏迷状态。

(5)气味:酒味为急性酒精中毒。肝臭味示肝性脑病。苹果味提示糖尿病酸中毒。大蒜味为敌敌畏中毒。尿臭味(氨味)提示尿毒症。

(6)皮肤黏膜:黄染可能是肝性脑病或药物中毒。发绀多为心肺疾患。多汗提示有机磷中毒、甲状腺功能亢进危象或低血糖。苍白见于休克、贫血或低血糖。潮红为阿托品类药物中毒、高热、一氧化碳中毒等。大片皮下瘀斑可能为胸腔挤压伤综合征。面部黄色瘤可能提示结节硬化病合并癫痫发作。

(7)头面部:注意头发内的皮下瘀斑或头皮血肿。鼻和耳道溢液或出血常见于颅底骨折。双瞳孔缩小提示有机磷或安眠药中毒。双瞳孔散大见于阿托品类药物中毒或深昏迷状态。双瞳孔不等大可能有脑疝形成。眼底视神经乳头水肿为颅内压增高表现。

(8)胸部:桶状胸、叩诊反响、唇发绀、肺部听诊有啰音等提示有严重的肺气肿及肺部感染,可能合并肺性脑病。心律异常见于心房纤颤、心房扑动、阿-斯综合征等。

(9)腹部:肝、脾肿大合并腹水者常为肝性脑病。腹部膨隆且有压痛可能为内出血或麻痹性肠梗阻。

(10) 四肢：肌束震颤见于有机磷中毒。双手扑翼样震颤多为中毒性或代谢性脑病。杵状指提示慢性心肺疾患。指甲内有横行白线可能为重度贫血或重金属中毒。双下肢可凹性水肿可能为心、肾或肝疾患。

(11) 神经系统：重点检查脑膜刺激征和锥体束征，包括颈强直、Kernig 和 Lasegue 征、Babinski 征等。发热有脑膜刺激征常提示中枢神经系统感染；不发热而有脑膜刺激征则见于蛛网膜下腔出血。偏瘫多见于脑血管病或颅内肿瘤。表 8-2 示从呼吸、瞳孔变化、眼球运动（玩偶头试验，doll head test）和运动反应来确定脑干不同部位的损害。

（二）辅助检查

实验室检查对意识障碍或昏迷病人的诊断帮助较大，一般应先做常规检查，必要时再做血液化学和其他特殊检查。

1. 血常规

(1) 白细胞：全部病人均应作白细胞计数，白细胞增高者，应考虑感染、炎症、脱水及其他应激情况。白细胞减少，要怀疑血液病或脾功能亢进。

(2) 血红蛋白：凡怀疑内出血、贫血者，应查血红蛋白。

(3) 血小板：有出血倾向者，要查血小板计数。血小板计数低者，应考虑血液病的可能性。

(4) 其他：怀疑为一氧化碳中毒者，应作一氧化碳定性试验。

2. 尿常规 原因不明的病人，均应查尿常规。

(1) 尿糖和酮体：酮症酸中毒、高渗性昏迷。

(2) 尿蛋白：大量并伴有红、白细胞，管型者，应考虑尿毒症的可能。

(3) 尿三胆：尿胆红质阳性，尿胆原大于 1：20 者，提示有肝损害。

3. 大便常规

(1) 镜检：腹泻或疑为中毒性痢疾者，应作大便镜检，必要时作肛查取大便标本。

(2) 潜血试验：疑为黑便或有内出血可能者，应作大便潜血试验。

4. 脑脊液检查 疑为中枢神经系统病变者，均应作脑脊液检查。

(1) 压力：增高示颅内压增高。

(2) 常规和生化（蛋白、糖、氯化物）检查：肉眼或镜下血性脑脊液，如能排除穿刺创伤所致，应考虑颅内出血。脑脊液检查正常而临床上有偏瘫，应考虑缺血性脑血管病。脑脊液压力高而常规和生化正常者，可能是中毒性或代谢性脑病。脑脊液中白细胞增多则提示感染或炎性疾患。脑脊液细胞数正常而蛋白增高则可能为颅内肿瘤、脱髓鞘疾病或感染性多发性神经根炎。

(3) 其他检查：符合化脓性脑膜炎的脑脊液表现者，应作革兰染色涂片找细菌及培养，并作药物敏感测定。符合结核性脑膜炎者，应作薄膜涂片染色找结核菌。符合真菌性脑膜炎者，应离心沉淀，用墨汁染色涂片找真菌。脑脊液尚可作多种血清免疫检查，如免疫球蛋白、梅毒反应、寡克隆区带等。也可做细胞学检查。

5. 呕吐物检查 凡疑为药物或毒物中毒，如有呕吐物，应保留作特殊检查。如无呕吐物，应插胃管取胃内容物检查。

6. **意识障碍和昏迷患者** 其他的有选择的检查：

(1)疑为糖尿病昏迷者：应检查血糖、动脉血气分析、尿素氮、二氧化碳结合力以及血钾钠、氯化物。

(2)疑为尿毒症者：应检查尿素氮，二氧化碳结合力以及血钾、钠、氯化物。

(3)疑为肝性脑病者：应检查血氨和肝功能。

(4)疑为肺性脑病或肺栓塞者：应查动脉血气分析和D-二聚体。

(5)疑为心脏疾患者：应查心肌酶、心电图或心电示波监护。

(6)疑为有机磷中毒者：应检查血胆碱酯酶活性。

7. **X线检查** 有助于寻找隐匿病因，如头颅X线可发现颅骨骨折，胸部X线可发现肺部肿瘤或炎症，腹部X线可发现肠梗阻征象等。

8. **电子计算机断层扫描（CT检查）** 对颅内、胸腔、腹腔内病变都有较高的诊断价值。在意识障碍的原因较难确定时，应考虑作CT检查，特别是头颅CT检查，对鉴别诊断帮助较大。

9. **磁共振检查** 有利于寻找导致意识障碍的中枢神经系统疾病。

(三) 诊断

诊治意识障碍或昏迷病人首先要注意稳定生命体征，保持气道通畅，进行有效通气和维持循环，再迅速做出病因诊断。注意向周围人群详细询问病史，迅速抓住病史中的特点，最大限度地了解发病的基础，结合体格检查和辅助检查进行诊断和鉴别诊断。

1. **意识障碍和昏迷的特点**

(1)发病的急缓：急骤发生的意识障碍或昏迷，多为意外原因所致，如中毒、服毒、低血糖等；但也可见于慢性疾患所引起的急性并发症，如高血压动脉硬化引起的急性脑血管病，阿-斯综合征，又如颅内肿瘤引起的脑疝等。渐进加重的意识障碍或昏迷，多见于中毒性或代谢性脑病、中枢神经系统感染等。这些患者在意识障碍前多半有原发病的症状，如慢性肺、肝、肾病、糖尿病等，且原发病随着意识障碍的加重而加重。

(2)意识障碍的过程：症状时轻时重，病情波动性大，以中毒性或代谢性脑病居多。头部外伤后陷入昏迷清醒后，再陷入昏迷者，要考虑硬膜外血肿的可能性。

(3)意识障碍前或发生意识障碍时的伴随症状：要注意有无发热、头痛、呕吐、呕血、咯血、黄疸、水肿、血压变化，尿便异常，抽搐等，以及这些症状与意识障碍的先后次序。

2. **既往健康状况** 如有无心、肝、肾、肺等脏器的慢性疾患；有无糖尿病、高血压以及类似的昏迷史等。

3. **服药史** 平时应用安眠镇静药或精神药物的习惯和剂量；糖尿病患者注射胰岛素的剂量和时间等。

4. **环境和现场的特点**

(1)季节：冬季要考虑一氧化碳中毒；夏季要想到中暑。

(2)晨起发现的昏迷患者：应想到一氧化碳中毒，服毒或低血糖昏迷。

(3)公共场所发现的昏迷患者：多数为急骤发病者，如癫痫、脑出血、阿-斯综合征等。

(4)患者周围的事物：药瓶、未服完的药片、敌敌畏或农药等应收集检验，注意呕吐物的气味。

(5) 发病前状况：注意情绪激动的可能诱因。

(6) 有否外伤：注意可能的头部外伤史以及可能发生头部外伤的现场。

（四）鉴别诊断

1. **木僵**　常见于精神分裂症患者。对外界刺激均无反应，四肢不动、不语，身体呈蜡样屈曲。常伴有自主神经功能紊乱的表现。

2. **精神抑制状态**　常见于癔症或受严重精神打击。起病突然，对外界刺激物反应，僵卧不语，呼吸急促或屏气，四肢用力伸直或乱动，双目紧闭或睁眼瞪视，双眼睑急速轻睑，翻开上睑可见眼球活动。神经系统检查正常。

3. **闭锁综合征**　只有眼睑活动，如闭眼、睁眼及眼球垂直运动。不能言语，四肢不能动。其思维表达方式为眼睑和眼球的活动。

4. **晕厥**　突然而短暂的意识丧失伴有身体姿势不能保持，并能很快恢复的一类临床综合征。多数由大脑血液灌注不足引起。包括神经反射性晕厥、直立性晕厥（直立性低血压）、心源性晕厥、神经源性晕厥等。

 知识延展

我国脑死亡判定标准：①先决条件：排除一切可逆性昏迷的原因。②临床判定：深昏迷；脑干反射消失；自主呼吸停止（必须通过自主呼吸诱发试验证实为无自主呼吸，必须依靠呼吸机维持通气）。③确认试验：脑电图呈电静息状态，不出现大于 $2\mu V$ 的脑电波活动；正中神经短潜伏期体感诱发电位 P14 及其以后的电位消失；经颅多普勒超声显示前、后脑循环血流停止。④观察时间：首次判定后观察 12 小时仍无变化，方可最后判定为脑死亡。

WHO 脑死亡判定标准：①对外界刺激无任何反应；②无反射活动；③无自主性活动；④必须依靠持续的人工机械维持呼吸；⑤脑电图长时间静息。

五、治疗

尽力维持生命体征，避免各脏器的进一步损害；尽早、尽可能确定意识障碍的病因，针对病因治疗。应急措施：

（一）对症支持治疗

1. **保持气道通畅**　保证充足的氧气，应立即检查口腔、喉部和气管有无梗阻，清除分泌物，用鼻管或面罩吸氧，呼吸兴奋剂应用，必要时气管插管，机械通气。保证充足的氧气的重要性在于避免脑和心脏因缺氧而造成的进一步损害。

2. **维持循环容量**　应立即输液以保证循环容量。如血压下降，及时给多巴胺或去甲肾上腺素等药物，平均血压应当维持在 80mmHg 或以上，必要时加强心剂。

3. **给予葡萄糖**　在给葡萄糖之前一定要先取血查血糖和其他血液化学检查。葡萄糖以高渗为主，一方面可减轻脑水肿，另一方面可纠正低血糖状态。对疑为高渗性非酮症糖尿病昏迷的病人，最好等血糖结果回报后再给葡萄糖。

4. 保持电解质、酸碱和渗透压平衡 这三种不平衡状态对脏器都会产生进一步损害，特别是对心和脑，因此必须根据化验结果予以纠正。

5. 脱水降颅压 意识障碍和昏迷病人多伴有或继发脑水肿，颅压高者可用20%甘露醇、甘油果糖等静脉滴注。合并有心功能不全，也可用呋塞米（速尿）。外伤引起的脑水肿，可酌情考虑短期静滴地塞米松或氢化可的松。

6. 控制抽搐 不少代谢性脑病或中枢神经系统疾病都会引起抽搐发作，癫痫连续状态由于呼吸暂停而缺氧，会加重脑损害，因此必须及时处理。目前首选药物是地西泮，10～20mg静注，也可静滴丙戊酸钠治疗。

7. 促进脑细胞代谢 应用能量合剂，常用药物有三磷酸腺苷、辅酶A、细胞色素C、神经节苷脂等。

8. 促醒药物应用 纳洛酮、纳美芬、醒脑静等药物应用。

9. 营养支持 除了静脉输液和葡萄糖外，评估胃肠道功能，对肠道功能良好者，尽早开展肠内营养。应予以补充维生素B、维生素C等。

10. 治疗感染和高热 应作咽拭子、血、尿、伤口培养，选择广谱抗生素。高热会影响脑功能，可采用物理降温方法。

11. 预防继发性感染 应注意翻身、抬高床头（无禁忌者）防止误吸，必要时留置尿管，预防吸入性肺炎、泌尿系感染和压疮。

（二）病因治疗

寻找病因，针对病因进行治疗。如低血糖发作导致的昏迷，主要就是静脉注入高渗性葡萄糖等。

六、病情评估

为了较准确评价意识障碍的程度，国际通用Glasgow昏迷评分（GCS）定量表（表2-4）。最高得分15分，最低得分3分，分数越低病情越重。通常8分或以上恢复机会较大，7分以下预后较差，3～5分并伴有脑干反射消失者有潜在死亡危险。但应注意Glasgow昏迷评分的局限性，量表评定结果不能代替对患者神经系统症状和体征的细致观察。

表2-4 Glasgow昏迷评分（GCS）

分值	睁眼反应	言语反应	运动反应
1	疼痛刺激无睁眼	无言语反应	肢体无反应
2	疼痛睁眼	不能理解语言	肢体直伸
3	呼唤睁眼	不适当的用语	肢体异常屈曲
4	自主睁眼	对话混乱	肢体躲避疼痛
5		有定向力	肢体对疼痛局限反应
6			肢体遵嘱活动

甘露醇应用注意事项

甘露醇脱水作用快、强,作用时间长。但静点过快,短时间内血容量剧增,循环负荷过重致肺水肿或心衰,引起一过性血压升高,肾血管收缩,肾小球滤过率下降而致急性肾功能损害,特别是儿童和老年人。每克甘露醇约排尿10ml。进行性肾衰、肺水肿、颅内活动性出血(开颅手术除外)者慎用,注意水电解质平衡。滴速较快,刺激局部产生疼痛,严重者引起静脉炎,要经常更换注射部位或留置静脉针。加强巡视,严密观察滴注速度和病情变化。

(王龙安)

 练习题

1. 意识障碍的常见原因**除外**( )

   A. 中枢神经系统局限性病变　　B. 中枢神经系统弥漫性病变

   C. 系统性疾病　　D. 代谢性/中毒性疾病

   E. 精神系统疾病

   答案:E

   解析:精神系统疾病不是意识障碍的常见原因。

2. 深昏迷**不包括**( )

   A. 脑干反射消失　　B. 病理反射消失

   C. 深浅反射消失　　D. 生命体征不稳定

   E. 强烈疼痛刺激可出现防御反射

   答案:E

   解析:强烈疼痛刺激可出现防御反射见于中度昏迷。

3. 意识障碍的标志性特征是( )

   A. 对唤醒高血压脑病无反应,不能建立睡眠-觉醒周期和脑代谢降低

   B. 呼吸不规则

   C. 瞳孔散大

   D. 非抽搐性癫痫状态

   E. 全身肌肉松弛

   答案:B

4. 下列哪种疾病所致意识障碍的可能性小( )

   A. 感染性休克　　B. 糖尿病性昏迷　　C. 镇静安眠药物中毒

   D. 成瘾性药物中毒　　E. 高血压脑病

   答案:E

5. 急性意识障碍患者早期临床处理原则和处理目标**不包括**( )

   A. 立即识别和处理威胁患者生命的紧急状况

B. 确定患者当前的意识水平及神经功能,并对病情进行初步评估
C. 确定患者疾病可能的病因及鉴别诊断
D. 迅速进行相关体检,积极寻找病因
E. 早期治疗并进行必要的检查以明确诊断

答案:C

第七节 咯 血

咯血是临床上常见的症状,是指喉及喉部以下的呼吸道任何部位的出血,经口腔排出。咯血量因咯血的病因和性质不同而异,与疾病的严重程度也不一致。少量咯血时仅表现为痰中带血,大咯血时大量血液从口鼻涌出,可阻塞呼吸道造成患者窒息死亡。

一、病因

引起咯血的病因繁多,包括:

1. 呼吸系统疾病　常见的呼吸系统疾病包括:支气管扩张、支气管肺癌、肺结核、肺炎、肺脓肿等;少见的有支气管结石、支气管腺瘤等。

2. 心血管系统疾病　较常见的有二尖瓣狭窄、各种原因引起的肺动脉高压。肺动静脉瘘和肺梗塞也会出现咯血。当出现急性肺水肿或任何原因引起的急性左心衰会出现咳粉红色泡沫样血痰。主动脉瘤破入气管或支气管可以出现咯血和猝死。

3. 全身性疾病　包括血液系统疾病,如白血病、血小板减少性紫癜、血友病、再生障碍性贫血等;传染性疾病,如流行性出血热、肺出血型钩端螺旋体病、鼠疫等;风湿性疾病,如系统性红斑狼疮病、韦格纳肉芽肿、结节性多动脉炎等;气管、支气管子宫内膜异位症也可以引起咯血。

4. 外伤　胸部的外伤可以引起咯血,如肺部冲击伤、肺挫伤、呼吸道异物等。气管镜、喉镜、纵隔镜检查及肺部活检可以造成肺部和气道损伤出现咯血。

在上述病因中,以支气管扩张、肺结核、肺部肿瘤为最常见的原因。大约有5%~10%的患者不能明确咯血的原因。

二、发病机制

肺脏有两组血管,即肺循环和支气管循环。肺循环为低压系统,提供肺脏约95%血供,负责肺内气体交换。支气管循环为高压系统,提供约5%的血供,为肺组织和呼吸道提供营养物质。90%的咯血来自支气管循环,来自肺循环的仅5%。

1. 血管壁的通透性增加　炎症或细菌毒素的作用使毛细血管充血,通透性增加,引起出血,一般为少量出血。

2. 血管壁受侵蚀而破裂　肺部的炎症、肺结核或肺癌可侵蚀肺部的血管,导致血管破裂出血。

3. 肺血管内压力增高　由于肺血管压力增高,血液外渗或小血管破裂导致出血。

4. **止血凝血功能障碍** 由于凝血因子缺乏或止血过程障碍,以及血管收缩不良等因素导致出血。

5. **机械性的损伤** 由于胸部的外伤或有创检查损伤气管或肺组织,导致出血。

三、临床表现

(一)症状

因肺结核、肺脓肿和出血性疾病所致的咯血,其颜色为鲜红色,典型的肺炎球菌性肺炎可咳铁锈色痰,二尖瓣狭窄所致的咯血多为暗红色,急性左心衰的患者可咳粉红色泡沫样痰,肺梗死引起的咯血为黏稠暗红色痰。

除了咯血之外,还可出现一些伴随症状,如:

1. **咯血伴发热** 多见于肺炎、肺脓肿、肺结核、流行性出血热、肺出血型钩端螺旋体病、支气管肺癌等。

2. **咯血伴胸痛** 多见于肺炎、肺梗死、支气管肺癌等。

3. **咯血伴浓痰** 多见于支气管扩张、肺脓肿等。

(二)体征

1. **咯血伴黄疸** 多见于钩端螺旋体病、肺栓塞等。

2. **咯血伴皮肤黏膜出血** 多见于血液病、流行性出血热、钩端螺体病等。

3. **咯血伴淋巴结肿大** 多见于肺部肿瘤。

4. **咯血合并杵状指** 多见于支气管扩张、肺癌、肺脓肿等疾病。

5. **咯血伴心脏杂音** 多见于心脏瓣膜性疾病等。

四、辅助检查

1. **血液检查** 红细胞和血红蛋白检查可以了解出血的程度。血中嗜酸性粒细胞增加提示与寄生虫感染有关。血小板减少,出、凝血时间延长考虑为出血性疾病。

2. **痰液检查** 所有咯血患者均应作痰液检查。痰液检查是一种简单易行,且极为经济的寻求咯血病因的方法。通过痰涂片和痰培养可行细菌学和脱落细胞学检查,需要反复送检。

3. **X线检查** 所有咯血患者均应做胸部X线检查。支气管扩张的典型的X线改变为沿支气管分布的蜂窝状或卷发样阴影,肺结核多表现为双上肺浸润性阴影或空洞形成,肺门附近或肺实质出现团块样或圆形阴影考虑支气管肺癌,出现液平多考虑肺脓肿。X线能发现60%~80%咯血患者肺部病变,对X线未能发现病变部位的患者需要作进一步的检查。

4. **胸部CT检查** 胸部X线未发现明显病变时需要做胸部CT检查。胸部CT在发现与心脏和肺部血管重叠的病灶及局部小病灶等方面有独特的优势。

5. **支气管镜检查** 对原因不明的咯血者经内科保守治疗效果不佳的患者可作支气管镜检查,可确定出血部位,还能通过支气管镜取支气管黏膜组织活检,支气管分泌物行细菌学及细胞学检查,还可以直接对出血部位进行局部止血。

6. **支气管造影** 支气管造影主要用于:①证实局限性支气管扩张的存在;②为排除拟

行外科手术治疗的局限性支气管扩张患者是否存在更广泛的病变。由于这一技术为创伤性检查,造影剂不易排出气道和肺部,目前已被高分辨率薄层扫描CT取代。

7. 选择性的支气管动脉造影　咯血绝大部分来自支气管动脉,选择性的支气管动脉造影不仅能明确出血的部位,同时还能发现支气管动脉的异常,如扩张、扭曲变形、动脉瘤以及体循环-肺循环交通支的存在,为支气管动脉栓塞治疗提供依据。

8. 肺动脉造影　对空洞型的肺结核、肺脓肿引起的顽固性的大咯血,以及怀疑有侵蚀性的动脉瘤、肺动脉畸形者,应在作选择性支气管动脉造影同时,加做肺动脉造影。

9. 超声心动图和超声多普勒检查　对疑为心血管疾病引起的咯血还需要做超声心动图或超声多普勒检查以明确心脏病变。

五、临床思辨

1. 因咯血是气道出血经口腔排出,容易与呕血、口腔和鼻腔出血相混淆,应予以鉴别。

(1) 与口咽部出血的鉴别:仔细检查口咽部,若发现口咽部有局部出血病灶,应为口咽部出血。

(2) 与鼻出血的鉴别:鼻出血自后鼻道流出易与咯血混淆,用鼻咽镜检查可以鉴别。

(3) 与呕血鉴别:咯血的患者在咯血前常有咽痒、咳嗽等症状,出血方式是咯出,为鲜红色,血液呈碱性,血中常带有痰液或泡沫,咯血后常有数天的血痰,一般无黑便,但若咽下的血液较多也可以出现黑便。呕血的患者在呕血前常有上腹部不适、恶心、呕吐等,出血方式是呕出,血液多为暗红色或棕色,多呈酸性,多有柏油样便,并可以持续数天,无咳痰。

2. 根据病史、临床表现及辅助检查确定咯血的病因及病变部位。

六、病情评估

咯血患者的严重程度与咯血量、咯血的速度以及导致咯血的病因有关。部分小量咯血可以自行停止,大咯血由于咯血量大或咯血速度快,易导致患者窒息而死亡。

咯血量

目前对咯血量的大小还没有统一的界定,不同的研究对咯血量的界定不同。但一般认为每日咯血量在30ml以内为小量,30~300ml为中等量,300ml以上为大量。咯血的速度较咯血量更重要,短时间出现大咯血常导致患者窒息。

(J Thorac Imaging,2014,29:W19-W22)

七、应急处理

(一) 急救原则

咯血的应急处理应着重于维持呼吸道通畅,防止窒息、止血及病因治疗。

(二) 一般处理

小-中量咯血的患者应减少活动,卧床休息,大咯血的患者应绝对卧床休息,最好侧卧位。吸氧,严密观察呼吸,血压,定期记录咯血量。

（三）镇静

对精神紧张，恐惧不安的患者可以给予镇静，如地西泮 10mg，或苯巴比妥 0.1 肌注。

（四）镇咳治疗

对于剧烈咳嗽者可给予可待因 15～30mg 抑制咳嗽，减少咯血。

（五）止血治疗

1. 药物治疗

（1）小量咯血时可以选用氨基己酸、氨甲苯酸、酚磺乙胺（止血敏）等药物治疗。

（2）大咯血时可选用垂体后叶素 5～10U 加入生理盐水或 5% 葡萄糖 40ml 缓慢静脉推注，推注时间一般为 15～20 分钟，然后按照 0.1 U/(kg·h) 的速度静脉输注。冠心病、高血压、心衰及孕妇慎用，并监测血压、心率等生命体征。

（3）酚妥拉明：为 α 肾上腺素能阻滞剂，能直接扩张血管，降低肺血管阻力，减轻出血。酚妥拉明是血管扩张药物，对于合并高血压、冠心病的咯血患者更适用。

2. 非药物止血法 经内科保守治疗效果不佳的患者可选择非药物止血法，包括：

（1）支气管镜局部止血：通过支气管镜可行冷盐水灌洗、局部给予肾上腺素、氨甲环酸、纤维蛋白原凝血酶复合物等药物、气囊导管压迫和激光冷冻等方法进行止血。支气管镜局部止血对小、中量咯血的止血效果好。

（2）支气管动脉栓塞：支气管动脉栓塞目前已广泛应用于咯血患者的治疗。首先通过选择性的支气管动脉造影，确定出血血管，然后向出血血管内注入明胶海绵等物质堵塞血管，止血效果良好。86%～99% 的患者可以立即止血，约 10%～55% 的患者会复发。

（3）手术治疗：对于主动脉夹层、肺动静脉畸形、医源性的肺动脉损伤和外伤引起的咯血应考虑手术治疗。对于其他局部病变引起的出血在内科综合治疗、动脉栓塞治疗无效或不能进行动脉栓塞治疗时也可考虑外科切除术。

（六）病因治疗

积极寻找病因，针对原发病进行治疗，可防止再发咯血。

（七）大咯血的处理

大咯血是临床上非常危急的情况，约占咯血患者的 5%。如果不能积极而有效的治疗，患者常因窒息而死亡，近期有研究发现，大咯血患者的病死率为 35%。

对于大咯血的治疗应分为三步：第一，保持呼吸道的通畅；第二，明确病变的部位和出血的原因；第三，通过各种方法进行止血治疗以及防止再发咯血。具体方法如下：

（1）大咯血的患者应入住 ICU，给予心电、血压及血氧饱和度的监护，准备好气管插管、呼吸机等抢救设施，随时做好抢救准备。

（2）体位：将患者取头高脚低 45°俯卧位，拍背，迅速排出积血；若有义齿应立即取出，用粗的吸痰管经鼻插入气管内吸出积血。已经明确了出血部位的患者应取患侧在下的侧卧位，防止血液吸入到健侧肺内。

（3）气管插管：患者若有窒息的危险或出现窒息，应立即选择 8# 以上的气管导管行气管插管，然后使用粗的吸痰管或支气管镜经气管导管将积血吸出，直至窒息缓解。若能明确是那一侧的肺出血,可以采取选择性的气管插管行单侧肺通气的方法,以保护健侧肺不被血液堵塞导致窒息。

(4)吸氧:给予高流量吸氧。

(5)失血性休克处理:对于因大咯血出现血压下降、脉搏细弱、四肢湿冷等休克表现的患者应积极给予液体复苏等抗休克措施。

(6)病情相对稳定后,通过CT、纤维支气管镜、动脉造影等检查明确病变性质及出血部位,通过药物、支气管镜局部止血或动脉栓塞等方法止血治疗。

(7)上述方法止血效果不佳,考虑手术治疗。

大咯血处理流程见图2-13。

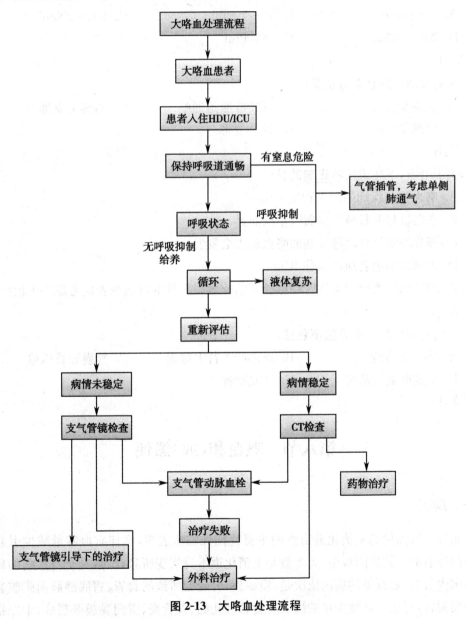

图2-13 大咯血处理流程

(樊 红)

练习题

1. 咯血最常见于( )
   A. 风湿性心脏病二尖瓣狭窄　　B. 血小板减少性紫癜
   C. 支气管扩张　　　　　　　　D. 支气管肺癌
   E. 气管异物
   答案：C

2. 大咯血时每天咯血量为( )
   A. 30～50ml　　B. 50～100ml　　C. 100～200ml
   D. 200～300ml　　E. >300ml
   答案：E

3. 大咯血治疗的首要方法是( )
   A. 止血治疗　　B. 保持呼吸道通畅　　C. 明确出血部位
   D. 抗感染治疗　　E. 液体复苏
   答案：B

4. 关于咯血，下述说法**不正确**的是( )
   A. 咯血量与疾病的严重程度一致
   B. 咯血量与引起咯血的病因不同而异
   C. 部分经支气管动脉栓塞的咯血病人会复发
   D. 大咯血的患者应该入住 ICU
   E. 内科保守治疗和支气管动脉栓塞治疗效果不佳的咯血患者应考虑手术治疗
   答案：A

5. 支气管镜局部止血方法**不包括**( )
   A. 冷盐水灌洗　　B. 局部给予肾上腺素　　C. 气囊导管压迫
   D. 单侧肺通气治疗　　E. 激光冷冻
   答案：D

第八节　呕血和(或)黑便

一、病因

呕血和(或)黑便是上消化道出血的主要特征性临床表现，常伴有血容量减少引起的急性周围循环衰竭。其病因很多，大多数是上消化道本身病变所致，少数是全身疾病的局部表现。据国内资料，最常见的病因依次是：溃疡病，肝硬变所致的食管、胃底静脉曲张破裂和急性胃黏膜损害，胃癌。其他少见的病因有食管裂孔疝、食管炎、贲门黏膜撕裂症、十二指肠球炎、胃平滑肌瘤、胃黏膜脱垂、胆管或憩室出血等。

二、解剖

上消化道出血是指以 Treitz 韧带以的上消化道出血,包括食管、胃、十二指肠或胰腺胆管病变引起的出血,胃空肠吻合术后的空肠病变出血亦属于这一范围。

三、病理生理

(一) 引起出血和影响止血的因素

1. 机械损伤　如异物对食管的损伤、药物片剂对曲张静脉的擦伤、剧烈呕吐引起食管贲门黏膜撕裂等。

2. 胃酸或其他化学因素的作用　后者如摄入的酸碱腐蚀剂、酸碱性药物等。

3. 黏膜保护和修复功能的减退　阿司匹林、非甾体抗炎药、类固醇激素、感染、应激等可使消化道黏膜的保护和修复功能受破坏。

4. 血管破坏　炎症、溃疡、恶性肿瘤等可破坏动静脉血管,引起出血。

5. 局部或全身的凝血障碍　胃液的酸性环境不利于血小板聚集和凝血块形成,抗凝药物、全身性的出血性疾病或凝血障碍疾病则易引起消化道和身体其他部位的出血。

(二) 出血后的病理生理改变

1. 循环血容量减少　老年人多有心、脑、肾等重要器官的动脉硬化,不太严重的循环血容量减少即可引起这些重要器官明显的缺血表现,甚至加重原有基础病,引起一至多个重要器官的功能异常甚至衰竭,大量出血则更易导致周围循环衰竭和多器官功能衰竭。

2. 血液蛋白分解产物吸收　含氮分解产物经肠道吸收可引起氮质血症、发热。以往认为血液分解产物吸收可引起"吸收热",现认为消化道出血后的发热与循环学血容量减少引起体温调节中枢功能障碍有关。

3. 机体的代偿与修复

(1) 循环系统:心率加快,周围循环阻力增加,以维持重要器官的血流灌注。

(2) 内分泌系统:醛固酮和垂体后叶素分泌增加,减少水分丢失以维持血容量。

(3) 造血系统:骨髓造血活跃,网织红细胞增多,红细胞和血红蛋白量逐渐恢复。

四、临床表现

呕血和与(或)黑便出血的临床表现取决于消化道出血病变的性质、部位、失血量与速度。

1. 急性大量出血多数表现为呕血;慢性小量出血则以粪便潜血阳性表现。

2. 出血部位在空肠曲氏韧带以上时,临床表现为呕血,如出血后血液在胃内潴留时间较久,因经胃酸作用变成酸性血红蛋白而呈咖啡色。如出血速度快而出血量又多。呕血的颜色是鲜红色。黑粪或柏油样粪便表示出血部位在上胃肠道,但如十二指肠部位病变的出血速度过快时,在肠道停留时间短,粪便颜色会变成紫红色。在空、回肠及右半结肠病变引起小量渗血时,也可有黑粪。

3. 上消化道大量出血导致急性周围循环衰竭。失血量大,出血不止或治疗不及时可引起机体组织血液灌注减少和细胞缺氧。临床上可出现头昏、心悸、恶心、口渴、黑蒙或晕厥；皮肤由于血管收缩和血液灌注不足而呈灰白、湿冷；按压甲床后呈现苍白，且经久不见恢复。静脉充盈差，体表静脉往往瘪陷。病人感到疲乏无力，进一步可出现精神萎靡、烦躁不安，甚至反应迟钝、意识模糊。老年人器官储备功能低下，常有脑动脉硬化、高血压病、冠心病、慢性支气管炎等基础病，虽出血量不大，可引起多器官功能衰竭，增加死亡危险。

五、辅助检查

1. 急性消化道出血时，重点化验应包括血常规、血型、出凝血时间、大便或呕吐物的匿血试验（有条件可作放射性核素或免疫学匿血测定法），肝功能及血肌酐、尿素氮等。有条件应测血细胞比容。

2. 特殊检查方法

(1) 内镜检查：在急性上消化道出血时，纤维胃镜检查安全可靠，是当前首选的诊断方法，其诊断价值比 X 线钡剂检查为高，阳性率一般达 80%～90% 以上。对一些 X 线钡剂检查不易发现的贲门黏膜撕裂症、糜烂性胃炎、浅溃疡，内镜可迅速作出诊断。X 线检查所发现的病灶（尤其存在两个病灶时），难以辨别该病灶是否为出血原因。而胃镜直接观察，即能确定，并可根据病灶情况作相应的止血治疗。

(2) 选择性动脉造影：当消化道出血经内镜和 X 线检查未能发现病变时，应做选择性动脉造影。该项检查对肠血管畸形、小肠平滑肌瘤等有很高的诊断价值，而且，尚可通过导管。

(3) X 线钡剂造影：尽管内镜检查的诊断价值比 X 线钡剂造影优越，但并不能取而代之。因为一些肠道的解剖部位不能被一般的内镜窥见，有时会遗漏病变，都可通过 X 线钡剂检查得以补救。但在活动性出血后不宜过早进行钡剂造影，否则会因按压腹部而引起再出血或加重出血。一般主张在出血停止、病情稳定 3 天后谨慎操作。

(4) 放射性核素扫描：经内镜及 X 线检查阴性的病例，可做放射性核素扫描。经验证明，若该项检查阴性，则选择性动脉造影检查亦往往阴性。

六、临床思辨

1. 消化道出血的识别　呕血者首先应与鼻出血、拔牙或扁桃体切除而咽下血液所致者加以区别，也需与肺结核、支气管扩张、支气管肺癌、二尖瓣狭窄所致咯血相区别。此外，进食动物血液、骨炭、铋剂和某些中药也可引起粪便发黑，应注意鉴别。少数上消化道大出血者在临床上常未出现呕血，黑便而首先表现为周围循环衰竭，此时立即直肠指检有助于发现尚未排出的血便。有时尚需进行上消化道内镜检查。

2. 出血是否停止的判断　有下列表现应及时处理：①反复呕血，甚至呕血呈鲜红色，黑粪次数多，粪质稀薄，粪色呈暗红色，伴有肠鸣亢进。②周围循环衰竭的表现经积极补液及输血后，未见明显改善，或虽有好转而又恶化，经快速补液输血，中心静脉压仍有波动或稍有稳定后再下降。③红细胞计数、血红蛋白测定与血细胞比容持续下降，网织红细胞计数持续增高。④补液和尿量足够的情况下，血尿素氮持续或再次增高。

3. 鉴别诊断

(1) 胃肠吻合术后的空肠溃疡和吻合口溃疡。

(2) 门静脉高压、食管胃底静脉破裂出血、门静脉高压性胃病、门静脉炎或血栓形成的门静脉阻塞、肝静脉阻塞(Budd-Chiari综合征)。

(3) 上消化道邻近器官或组织的疾病：胆管出血：胆管或胆囊结石、胆管蛔虫症、胆囊或胆管癌、肝癌、肝囊肿或肝血管破裂；胰腺疾病累及十二指肠：胰腺脓肿、胰腺炎、胰腺癌；胸主动脉瘤破入消化道；纵隔肿瘤或脓肿破入食管。

(4) 全身性疾病在胃肠道表现出血：血液病、白血病、再生障碍性贫血、血友病等；尿毒症；血管炎；各种应激：严重感染、手术、创伤、休克、肾上腺糖皮质激素治疗及某些疾病如急性脑血管疾病、肺源性心脏病、重症心力衰竭等引起应激性溃疡和急性糜烂出血性胃炎；急性感染性疾病：流行性出血热、钩端螺旋体病。

七、病情评估

1. 一般状况　失血量的估计对进一步处理极为重要。一般每日出血量在5ml以上，大便色不变，但隐血试验就可以为阳性，50~100ml以上出现黑粪。以呕血、便血量作为估计失血量的资料，往往不太精确。因为呕血与便血常分别混有胃内容与粪便，另一方面部分血液尚贮留在胃肠道内，仍未排出体外。因此可以根据血容量减少导致周围循环的改变，作出判断。失血量在400ml以下，血容量轻度减少，可由组织液及脾贮血所补偿，循环血量在1小时内即得改善，故可无自觉症状。当出现头晕、心慌、冷汗、乏力、口干等症状时，表示急性失血在400ml以上；如果有晕厥、四肢冰凉、尿少、烦躁不安，表示出血量大，失血至少在1200ml以上；若除晕厥外，尚有气短、无尿，此时急性失血已达2000ml以上。

2. 脉搏　脉搏的改变是失血程度的重要指标。急性消化道出血时血容量锐减、最初的机体代偿功能是心率加快。小血管反射性痉挛，使皮肤、肝、脾血窦内的储血进入循环，增加回心血量，调整体内有效循环量，以保证心、肾、脑等重要器官的供血。一旦由于失血量过大，机体代偿功能不足以维持有效血容量时，就可能进入休克状态。所以，当大量出血时，脉搏快而弱(或脉细弱)，脉搏每分钟增至100~120次以上，失血估计为800~1600ml；脉搏细微，甚至扪不清时，失血已达1600ml以上。有些病人出血后，在平卧时脉搏、血压都可接近正常，但让病人坐或半卧位时，脉搏会马上增快，出现头晕、冷汗，表示失血量大。如果经改变体位无上述变化，测中心静脉压又正常，则可以排除有过大出血。

3. 血压　血压的变化同脉搏一样，是估计失血量的可靠指标。当急性失血800ml以上时(占总血量的20%)，收缩压可正常或稍升高，脉压缩小。尽管此时血压尚正常，但已进入休克早期，应密切观察血压的动态改变。急性失血800~1600ml时(占总血量的20%~40%)，收缩压可降至70~80mmHg，脉压小。急性失血1600ml以上时(占总血量的40%)，收缩压可降至50~70mmHg，更严重的出血，血压可降至零。有时，一些有严重消化道出血的病人，胃肠道内的血液尚未排出体外，仅表现为休克，此时应注意排除心源性休克(急性心肌梗死)、感染性或过敏性休克，以及非消化道的内出血(宫外孕或主动脉瘤破裂)。若发现肠鸣音活跃,肛检有血便,则提示为消化道出血。

4. 血象　血红蛋白测定、红细胞计数、血细胞比容可以帮助估计失血的程度。但在急性失血的初期,由于血浓缩及血液重新分布等代偿机制,上述数值可以暂时无变化。一般需组织液渗入血管内补充血容量,即3~4小时后才会出现血红蛋白下降,平均在出血后32小时,血红蛋白可被稀释到最大程度。如果病人出血前无贫血,血红蛋白在短时间内下降至7g以下,表示出血量大,在1200ml以上。大出血后2~5小时,白细胞计数可增高,但通常不超过$15\times10^9/L$。然而在肝硬化、脾功能亢进时,白细胞计数可以不增加。

5. 尿素氮　上消化道大出血后数小时,血尿素氮增高,1~2天达高峰,3~4天内降至正常。如再次出血,尿素氮可再次增高。尿素氮增高是由于大量血液进入小肠,含氮产物被吸收。而血容量减少导致肾血流量及肾小球滤过率下降,则不仅尿素氮增高,肌酐亦可同时增高。如果肌酐在133μmol/L以下,而尿素氮>14.28mmol/L,则提示上消化道出血在1000ml以上。

6. 判断是否继续出血　临床上不能单凭血红蛋白在下降或大便柏油样来判断出血是否继续。因为一次出血后,血红蛋白的下降有一定过程,而出血1000ml,柏油样便可持续1~3天,大便隐血可达1周,出血2000ml,柏油样便可持续4~5天,大便隐血达2周。有下列表现,应认为有继续出血:①反复呕血、黑粪次数及量增多,或排出暗红以至鲜红色血便。②胃管抽出物有较多新鲜血。③在24小时内经积极输液、输血仍不能稳定血压和脉搏,一般状况未见改善;或经过迅速输液、输血后,中心静脉压仍在下降。④血红蛋白、红细胞计数与血细胞比容继续下降,网织细胞计数持续增高。

八、应急处理

应首先治疗休克,然后努力查找出血的部位和病因,以决定进一步的治疗方针和判断预后。

(一) 迅速补充血容量

大出血后,血容量不足,可处于休克状态,应首先补充血容量。在准备输血时,立即静脉输入5%~10%葡萄糖液。强调不要一开始单独输血而不输液,因为病人急性失血后血液浓缩,血较黏稠,此时输血并不能更有效地改善微循环的缺血、缺氧状态。因此主张先输液,或者紧急时输液、输血同时进行。当收缩压在50mmHg以下时,输液、输血速度要适当加快,甚至需加压输血,以尽快把收缩压升高至80~90mmHg水平,以后减慢输液速度。输入库存血较多时,每600ml血应静脉补充葡萄糖酸钙10ml。对肝硬化或急性胃黏膜损害的患者,尽可能采用新鲜血。对于有心、肺、肾疾患及老年患者,要防止因输液、输血量过多、过快引起的急性肺水肿。因此,必须密切观察病人的一般状况及生命体征变化,尤其要注意颈静脉的充盈情况。最好通过中心静脉压来监测输入量。血容量已补足的指征有:①四肢末端由湿冷、青紫转为温暖,红润;②脉搏由快、弱转为正常、有力;③收缩压接近正常,脉压>30mmHg;④肛温与皮温差从>3℃转为<1℃;⑤尿量>30ml/h;⑥中心静脉压恢复正常(5~13cmH_2O)。

(二) 止血

应针对不同的病因,采取相应的止血措施。

1. 非食管静脉曲张出血的治疗

(1)H_2受体拮抗剂和质子泵抑制剂：通过抑制胃酸分泌，提高胃内 pH，对消化性溃疡、急性胃黏膜损害、食管裂孔疝、食管炎等引起的出血起止血作用。H_2 受体拮抗剂有西咪替丁、雷尼替丁等。雷尼替丁抑酸作用比西咪替丁强 6 倍。抑酸作用最强的是质子泵抑制剂奥美拉唑、埃索美拉唑、兰索拉唑等。

(2)灌注去甲肾上腺素：去甲肾上腺素可以刺激 α-肾上腺素能受体，使血管收缩而止血。胃出血时可用去甲肾上腺素 8mg，加入冷生理盐水 100～200ml，经胃管灌注或口服，每 0.5～1 小时灌注一次，必要时可重复 3～4 次。应激性溃疡或出血性胃炎避免使用。下消化道出血时，亦可用该液反覆灌肠 3～4 次止血。

(3)内镜下止血法：①内镜下直接对出血灶喷洒止血药物：如孟氏液或去甲肾上腺素，一般可收到立即止血的效果。孟氏液是一种碱式硫酸铁，具有强烈收敛作用。②高频电凝止血：电凝止血必须确定出血的血管方能进行，决不能盲目操作。因此，要求病灶周围干净。如若胃出血，电凝止血前先用冰水洗胃。对出血凶猛的食管静脉曲张出血，电凝并不适宜。③激光止血：止血原理是由于光凝作用，使照射局部组织蛋白质凝固，小血管内血栓形成。④局部注射血管收缩药或硬化剂。该法可用于不能耐受手术的患者或年老体弱者。⑤放置缝合夹子。⑥动脉内灌注血管收缩药或人工栓子。

(4)生长抑素及其类似物：生长抑素可以减少内脏血流，抑制胃酸分泌，促进胃黏液生成，有细胞保护作用。生长抑素治疗消化性溃疡出血患者，抑制胃酸分泌作用优于泮托拉唑。与 H_2 受体阻滞剂治疗非静脉曲张出血相比，生长抑素止血时间更短，再出血率和死亡率降低。生长抑素治疗持续性严重胃肠道消化性溃疡出血，出血控制率优于西咪替丁疗效，对中度和严重出血患者疗效优于雷尼替丁。适用于不适合手术的消化性溃疡患者的出血控制。在上消化道大出血的患者治疗中使用双倍剂量(500μg/h)可明显著提高治疗效果，缩短 ICU 住院时间。

(5)其他止血：酌情使用维生素 K_1、巴曲酶、凝血酶等。

2. 食管静脉曲张出血的治疗

(1)气囊填塞：一般用三腔二囊管或四腔二囊管填塞胃底及食管中、下段止血。其中三腔二囊管专有一管腔用于吸取食管囊以上的分泌物，以减少吸入性肺炎的发生。气囊填塞对中、小量食管静脉曲张出血效果较佳，对大出血可作为临时应急措施。止血有效率在 40%～90%不等。

(2)血管加压素及类似物：该药使内脏小血管收缩，从而降低门静脉压力以达到止血的目的。对中、小量出血有效，大出血时需配合气囊填塞，可联合生长抑素类、硝酸甘油应用提高疗效。副作用有腹痛、腹泻、诱发心绞痛、血压增高等，故高血压、冠心病患者使用时要慎重。当有腹痛出现时可减慢速度。

(3)内镜硬化治疗：近年报道用硬化治疗食管静脉曲张出血，止血率在 86%～95%。有主张在急性出血时做，但多数意见主张先用其他止血措施，待止血 12 小时或 1～5 天后进行。并发症主要有食管穿孔、狭窄、出血、发热、胸骨后疼痛等。一般适于对手术不能耐受的患者。胃底静脉曲张出血治疗较难,有使用血管粘合剂止血成功。

(4)生长抑素及其类似物。

知识延展

生长抑素可以舒张肝星状细胞,降低肝内血管阻力,抑制胰高血糖素,P物质等血管活性物质生成,从而收缩内脏血管,降低门静脉压力。生长抑素控制出血效果等于或优于血管加压素和内镜下硬化治疗,并发症显著减少。有报道称,急性静脉曲张破裂出血时,使用生长抑素-14肽能持续降低肝静脉压力梯度(HVPG),生长抑素-14肽比奥曲肽降低门静脉压力更有效(药物干预后36小时内平均门静脉压力下降分别为$(9.4\pm1.0)cmH_2O$和$(5.0\pm1.0)cmH_2O$,$P<0.01$)。肝硬化患者使用生长抑素-14肽能够在30分钟内持续降低门静脉压力。与常规剂量相比,双倍剂量($500\mu g/h$)的生长抑素能更有效地降低肝硬化患者门静脉压力和奇静脉血流。加倍剂量控制出血优于常规剂量($250\mu g/h$),早期再出血率更低(15% vs. 35%,$P<0.05$),并降低死亡率。严重的进展期肝病患者和活动性出血患者可以使用加倍剂量的生长抑素治疗。

(5)抑制胃酸及其他止血药:虽然控制胃酸不能直接对食管静脉曲张出血起止血作用,但严重肝病时常合并应激性溃疡或糜烂性胃炎,故肝硬化发生上消化道出血时可给予控制胃酸的药物。雷尼替丁对肝功能无明显影响,较西咪替丁为好。一般止血药物如凝血酶、酚磺乙胺(止血敏)等酌情使用。

(三)手术治疗

在消化道大出血时做急症手术往往并发症及病死率比择期手术高,所以尽可能先采取内科止血治疗,只有当内科止血治疗无效,而出血部位明确时,才考虑手术治疗止血。

九、诊治流程

急性上消化道出血处置流程见图2-14。

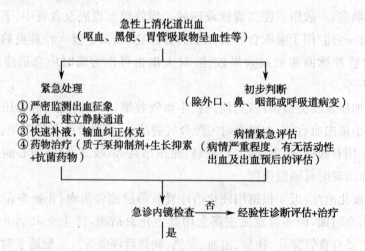

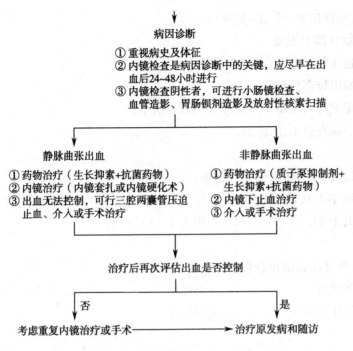

图2-14 急性上消化道出血处置流程

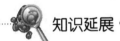

《急性上消化道出血及急诊诊治流程专家共识(修订稿)》提出了急诊科医生必须遵循的临床思维原则——降阶梯思维。"降阶梯思维"是指在急诊临床工作的症状鉴别诊断时,从严重疾病到一般疾病,从迅速致命疾病到进展较慢疾病依次鉴别的思维方式。紧急情况下,需要"先救命,后治病",对于病情危重,特别是初次发病、原因不详以及既往病史不详的患者,可以采取"经验性联合用药"。严重的急性上消化道出血的联合用药方案为:静脉应用生长抑素+质子泵抑制剂。

(王龙安)

1. 呕血和黑便常见的病因,除了( )
   A. 消化性溃疡 B. 急性胃黏膜病变 C. 消化道肿瘤
   D. 食管胃底静脉曲张 E. 肺结核
答案:E

2. 成人出现黑便,提示每日消化道出血量在( )
   A. 5~10ml B. 50~100ml C. 250~300ml
   D. 1000ml E. 2000ml
答案:B

3. 提示有活动性出血的征象,**除外**(　　)
   A. 持续数日排出黑便
   B. 红细胞计数、血红蛋白持续下降
   C. 胃管抽出较多新鲜血
   D. 补液量充足有尿情况下血尿素氮或再次增高
   E. 内镜下检查有出血、渗血

   答案:B

4. 消化道出血治疗时输血指征**不包括**(　　)
   A. 收缩压小于90mmHg　　B. 血红蛋白小于70g/L　　C. 血细胞比容小于30%
   D. 体温大于37.5℃　　E. 心率大于120次/分

   答案:D

5. 食管胃底静脉曲张出血急救措施**不包括**(　　)
   A. 内镜下治疗　　B. 气囊压迫　　C. 生长抑素应用
   D. 血管加压素应用　　E. 脾切除术

   答案:E

第三章

呼吸系统急危重病

第一节 重症支气管哮喘

一、概述

支气管哮喘简称哮喘,是气道的一种慢性变态反应性炎症疾病。气道炎症由多种炎性细胞(如嗜酸性粒细胞、肥大细胞、T淋巴细胞、中性粒细胞等)、气道结构细胞(如平滑肌细胞、气道上皮细胞等)和细胞组分参与。这种慢性炎症常因接触变应原、刺激物或呼吸道感染诱发,导致气道高反应、可逆性气流受限,并引起反复发作性喘息、气急、胸闷或咳嗽等症状,常在夜间或清晨发作、加剧,多数患者可自行缓解或经治疗缓解。此为支气管哮喘急性发作,简称哮喘急性发作。

1995年由WHO和美国国立卫生院心、肺、血液研究所组织多国专家共同制定的《哮喘防治的全球创议》(Global Initiative for Asthma,GINA)经过不断更新,将哮喘病急性发作期按病情分为轻度、中度、重度和危重型哮喘。为了简化易记,将重度和危重型哮喘都归于重症哮喘。过去有学者将重症哮喘等同于哮喘持续状态,但现在重症哮喘不再强调时间概念。将哮喘持续状态(哮喘发作持续24小时以上,常规疗法不能缓解)列入重症或危重型哮喘之列。重症哮喘如不及时进行恰当有效治疗,死亡率极高,应引起急诊科、呼吸和重症医学科医务人员高度重视。

 什么是重症哮喘?

重度哮喘是指患者静息状态下也存在呼吸困难,端坐呼吸;说话受限,只能说字,不能成句。常有烦躁、焦虑、大汗淋漓。呼吸频率常>30次/分,辅助呼吸肌参与呼吸运动及三凹征。双肺满布响亮的哮鸣音,脉率>120次/分。常有奇脉>25mmHg。使用β_2受体激动剂后PEFR或FEV_1<60%预计值,或<100L/min,或作用持续时间<2小时。吸入空气情况下,$PaCO_2$>45mmHg,PaO_2<60mmHg,SaO_2≤90%,pH降低。

危重型哮喘是指除上述表现外,患者基本不能讲话,或出现神志障碍,嗜睡或意识模糊,呼吸浅快,胸腹矛盾运动,呼吸音减弱或消失(静息肺),心率变慢或不规则,动脉血气表现为严重低氧血症和呼吸性酸中毒,提示危险征兆,患者呼吸可能很快停止,可于数分钟内死亡。

(一)病因和发病机制

1. 哮喘促发因素持续存在　引起哮喘发作的吸入性过敏原或其他致敏因子持续存在,致使机体持续发生抗原抗体反应,导致支气管平滑肌持续痉挛和气道黏膜的变态反应性炎症及水肿,致使气道阻塞,不能缓解。

2. 激素使用不当　哮喘的严重程度也与患者对药物的依赖有关,部分哮喘患者往往长期使用糖皮质激素治疗,当激素突然不适当的减量或停用,会造成患者体内激素水平突然降低,极易导致哮喘恶化,且对支气管扩张剂的反应不良。

3. 治疗处理不当　镇静剂使用过量,β_2 受体激动剂使用过量以及错误地使用 β 受体阻滞剂等均可导致病情恶化。对患者的病情估计不足,处理不力或不及时,轻中度哮喘发展为重症哮喘。

4. 呼吸道感染　呼吸道感染是导致哮喘急性发作的主要原因。病毒感染特别是呼吸道合胞病毒是诱导儿童哮喘急性发作的主要致病原因,而支原体和衣原体则在成人哮喘急性发作中发挥重要作用。

5. 精神因素　很多研究均证实精神心理因素可促成哮喘,如精神过度紧张、不安、焦虑和恐惧等因素均可导致哮喘的发作和恶化。

6. 酸中毒　哮喘急性发作时二氧化碳潴留和严重缺氧所致的呼吸性及代谢性酸中毒可加重支气管痉挛,且由于 pH 过低导致患者支气管平滑肌对支气管扩张剂的反应性降低,致使患者喘息等症状不能控制。

7. 脱水　由于摄入水量不足、呼吸道水分丢失以及多汗、感染、发热等原因,患者常常伴有不同程度的脱水,从而造成气道分泌物黏稠难以咳出,甚至形成小气道黏液栓阻塞并发肺不张,从而加重病情。

8. 其他　有研究显示某些受体如 IL-4 和 IL-4 受体相关基因突变与肺功能的丧失有关,有些与死亡相关。另外,发生气胸、纵隔气肿、肺不张等都可造成哮喘病情加重,经一般处理不能缓解。其他肺外因素如肥胖、胃食管反流疾病和过敏性鼻炎等也与哮喘的疾病严重程度有关。

(二)病理生理学

1. 病理学　大体标本可见肺组织过度膨胀,局部不张,支气管壁增厚,黏膜充血水肿形成皱襞,管腔明显狭窄,气道广泛黏液栓塞。镜下所见血浆蛋白渗出,黏膜和黏膜下层水肿,支气管平滑肌和微血管肥大增生,上皮脱落,上皮下胶原层增厚、玻璃样变,黏膜下分泌腺增生,纤毛细胞减少。大中小气道中充满炎症细胞,以嗜酸性粒细胞为主,淋巴细胞次之,其他包括嗜碱性粒细胞、中性粒细胞和浆细胞等。

2. 病理生理变化　哮喘急性发作时支气管平滑肌痉挛,支气管管壁炎症细胞浸润和气道黏液分泌显著增多,导致气道阻塞。哮喘危重发作者气道阻塞等相应病理变化更为严重,并随病情进展而愈益严重,引起一系列病理生理变化。

(1)气道动力学改变:由于上述病理变化和肺弹性回缩力降低,导致气道狭窄,表现为气道阻力增加,用力呼气一秒量(FEV_1)、用力呼气一秒率(FEV_1/VC)及最大呼气流速均降低。临床观察还发现部分患者在急性发作时,有大气道及胸外气道狭窄的存在。

(2)肺力学特性的改变:急性发作时,在潮气呼吸范围内,各肺容量(包括肺总量)的绝对值均显著增加。哮喘时,由于气道阻力的增加,呼气流速减慢,单位时间内呼出的气体亦相应减少,残留在肺泡内的气体逐渐增多,从而导致肺容量如功能残气量(FRC)的升高。哮喘时由于气道阻塞,致呼气费力,呼气过程延续,呼气活动由被动变为主动,呼气肌活动持续存在,直到下一次吸气开始后,呼气才终止,因而呼气结束后,肺内仍有气体陷闭,产生了内源性PEEP(PEEPi),肺容量进一步增大,气道直径也相应增加,呼吸动作在较高肺容量下继续进行,部分克服了气道狭窄所引起的作用。但这种代偿作用需要增加吸气肌的用力,肌肉不得不在其静息长度较小的不利条件下开始收缩。在哮喘严重发作时,肺的过度膨胀对减少气道阻力作用不大,总的呼吸功仍然增加,吸气肌负荷可造成患者的严重不适,甚至呼吸肌疲劳。应用持续气道内正压去克服内源性呼气末内压,其原理即在于此。

功能残气量 FRC

功能残气量(FRC):是平静呼气后残留于肺内的气量(正常男性3200ml,女性1600ml)。

内源性 PEEP(PEEPi)

内源性PEEP(PEEPi)产生的主要原因是动态肺过度充气,主要见于慢性阻塞性肺疾病(COPD)和重症哮喘。近些年,PEEPi越来越受到急诊科、呼吸和危重病科医生的重视和关注,其原因是PEEPi对机体产生严重的不良影响,表现为:①胸内压增高导致静脉回心血量降低,造成低血压;②肺内压增高使肺泡壁承受的张力增大而引起肺气压伤;③增加呼吸功,患者在触发机械通气时必须先克服PEEPi后才能产生吸气负压。

(3)呼吸类型的改变:哮喘重度发作时,最大呼吸流速,尤其是最大呼气流速明显受限,当残气量增加时,要使潮气呼吸过程处于最适当的呼气流速,其潮气呼吸还应处在最大吸气状态,由于VC(肺活量)的降低,呼气流速的受限,因而潮气量必然减少,患者要维持足够的通气,只能增加呼吸频率,因而形成浅快的呼吸形式。

(4)通气/血流(V/Q)失衡和气体交换障碍:哮喘时气道病理学的改变也引起了肺泡通气/血流比例失调(在某些肺泡区V/Q比值降低)以及氧的弥散距离增大,导致低氧血症,通气增加,动脉血二氧化碳分压($PaCO_2$)正常,甚至降低。重症哮喘患者常见中度低氧血症,且此种低氧血症易被高流量氧疗所纠正。重症哮喘患者低氧血症的原因并非真性分流所致,而是由于肺的大部分灌注区域V/Q比值失调。重症哮喘死亡病理显示,气道内黏液完全阻塞,但仅有极少部分区域萎陷。哮喘发作进一步加剧时,由于通气代偿性增加,肺泡内氧分压(PAO_2)也随之增高,$PACO_2$降低,增加了肺泡动脉氧分压差($A-aDO_2$),与此同时,因为心排量的增加,混合静脉血的PO_2才得以维持。这些代偿机制,使得患者仅在气道阻塞极其严重时,由于 V/Q 失衡,通气不均才出现 $PaCO_2$ 的升高。

哮喘致呼吸衰竭的临床特点

哮喘使气体交换障碍引致呼吸衰竭时,具有下列特点:
(1)哮喘通常表现为通气过度,CO_2 滞留时则意味着为疾病后期的表现;
(2)病程急,因而低氧的慢性代偿机制,如红细胞增多,并不出现;
(3)青紫少见,但低氧所致的焦虑、不安、精神紊乱则较明显;
(4)早期出现碱血症,后期阶段则为酸血症。

(5)循环功能障碍:哮喘时由于过度充气,呼吸肌做功增加,胸内压波动幅度增大,影响了循环系统。胸内负压增高使得静脉血回流增加,右心房压力增大,右心室充盈压显著升高,右心室壁张力增大,久之右心功能受损,且肺动脉压力因肺的过度充气致肺泡壁上的微血管受压血管直径减小而增高,肺动脉压的增高又可增加右心室的后负荷,引起右心每搏输出量减低,从而导致左心室心输出量降低和收缩压下降(收缩压在吸气和呼气末的变化更为明显)。为维持血压,患者自身通过代偿增加心率以提高心输出量。由于胸内压和右心室后负荷的增加,心搏功耗亦增加,心电图可表现为右心室劳损。

(6)肺水肿:胸内负压增加和左心室功能障碍引起肺水肿的发生,随着肺间质水肿的出现,气道狭窄和阻力增加愈益严重,形成恶性循环,使肺水肿逐渐加重。

什么是胸内负压?

胸膜腔内的压力简称胸内压,在整个呼吸周期中,它始终低于大气压,故亦称胸内负压。正常生理情况下,当肺开始吸气被动扩张时,肺会产生一定的弹性回缩力,使得胸内的压力始终低于肺内压,亦即胸内压=肺内压－肺弹性回缩力。而无论是吸气末或是呼气末肺内的压力均为大气压,假如大气压为零,则胸内压＝－肺弹性回缩力,由此可见,胸内负压是由肺弹性回缩力所形成。肺弹性回缩力由肺泡壁弹性纤维回缩力和肺泡表面张力来决定。

胸内负压有利于保持肺处于扩张状态,不至于因自身回缩力而缩小萎陷,由于吸气时胸内负压加大,使中心静脉压降低,促进肺静脉血和淋巴液的回流。

二、临床表现

(一)症状

主要症状为呼吸困难。临床上可以根据讲话情况进行简单判断:如果病人能够不费力地以整句方式说话,表明其呼吸困难不严重;如果说话中间时常有停顿,则为中度呼吸困难;如果只能以单音节说话为重度呼吸困难;完全不能说话则为危重状态。患者休息状态下也存在呼吸困难,端坐呼吸;说话受限,只能说字,不能成句。常有烦躁、焦虑、大汗淋漓,呼吸急促则提示重度病情;若患者不能讲话,嗜睡或意识模糊,呼吸浅快则提示病情危重。

(二) 体征

体格检查时,应该注重全身一般状态的观察,如果患者不能平卧、大汗、感觉迟钝;不能讲话和辅助呼吸肌的参与及三凹征均提示疾病处于严重状态。此外,应对呼吸和循环进行重点检查:

1. 呼吸系统

(1)哮鸣音:哮喘急性发作时的典型体征为两肺闻及广泛的哮鸣音,临床上常习惯于根据哮鸣音的多少来估计病情的轻重,分析病情的变化。但是单凭哮鸣音的强弱判断哮喘的严重程度是不可靠的;危重型哮喘由于气道平滑肌痉挛,黏膜充血、水肿,黏液堵塞造成气道明显狭窄,特别是由于呼吸肌疲劳,呼吸动力减弱时,呼吸音以及哮鸣音可明显降低甚至消失,即所谓的"静息胸"。因此,临床上凡遇到哮喘患者呼吸困难进行性加重,但哮鸣音反而减少者则应高度警惕病情的恶化。

(2)呼吸次数:重症哮喘时,患者要维持足够的通气,只能通过增加呼吸频率,因而形成浅快的呼吸形式。呼吸次数>30 次/分,提示病情严重。

(3)辅助呼吸肌的参与:正常情况下吸气是主动的,而呼气是被动的,哮喘严重发作时,呼气流速受限,呼气也转成主动,辅助呼吸肌活动增强,胸锁乳突肌过度收缩,出现三凹征。

2. 循环系统

(1)心率:一般表现为心动过速,其原因有机体对缺氧的代偿性反应、外周血管阻力增高、胸腔内压波幅增大、静脉回心血量减少及低氧本身对心肌的损害等,治疗药物如β受体激动剂、茶碱等也可使心率加快,除外发热及药物因素,如心率>120 次/分是哮喘严重发作的指标之一。但是严重的低氧血症也可损害心肌,反使心率减慢,因此严重哮喘患者如出现心率缓慢则提示预后不良。

(2)血压:哮喘严重发作时血压常升高,这与缺氧及应激状态有关,但当静脉回心血量明显减少,心肌收缩力减低时血压反会下降,因而血压降低是病情严重的指标。

(3)奇脉:在重症哮喘中,由于在呼吸周期中胸内压的巨大波动,肺过度充气等因素,使得正常的心排血量在吸气相降低现象明显放大,可以出现奇脉。因而奇脉可作为哮喘严重发作的一项指标,但需注意在重症哮喘患者严重衰竭时,不能产生显著的胸内压波动因而也可不出现奇脉。

三、实验室检查

1. 肺功能的测定 在哮喘患者中,一般可以根据 PEF 占正常预计值或本人平时最高值的百分数来对病情严重程度进行评估,大于 80% 为轻度,60%~80% 为中度,当 PEF 或 FEV1 小于 60% 时,则提示严重哮喘。PEF 测定不仅可用于判断病情轻重,还可用于观察病情演变,以评估对治疗的反应。

2. 动脉血气分析 重症哮喘患者均有不同程度的低氧血症,甚至是重度低氧血症。在危重患者早期阶段,表现为低氧血症和呼吸性碱中毒。如呼吸性碱中毒持续数小时或数天,则出现失代偿。随着气道阻塞程度加重和呼吸肌疲劳、衰竭的出现，肺通气量逐渐减少，体内二氧化碳逐步潴留，出现呼吸性和代谢性酸中毒，通常见于 FEV_1<25%预计值者。

四、临床思辨

(一) 诊断

1. 首先应警惕患者是否有高危因素

(1)曾经有过气管插管和机械通气的濒于致死性哮喘的病史；

(2)在过去1年中因为哮喘住院或看急诊；

(3)正在使用或最近刚刚停用口服激素；

(4)目前未使用吸入激素；

(5)过分依赖速效 $β_2$ 受体激动剂，特别是每月使用沙丁胺醇（或等效药物）超过1支的患者；

(6)有心理疾病或社会心理问题，包括使用镇静剂；

(7)有对哮喘治疗计划不依从的历史。

2. 当然仔细询问患者的症状，详细地体格检查，密切关注症状与体征不相符合的地方，并做床旁肺功能快速检测等对诊断都会有很大帮助。

3. 一般根据患者是否具有高危因素、发作时的症状、体征，并结合胸片和快速肺功能测定以及动脉血气等结果，诊断重症哮喘并不困难。但需注意：诊断重症哮喘之前还需要和急性左心衰竭、急性肺栓塞、呼吸道梗阻等引起呼吸困难的疾病相鉴别。

(二) 鉴别诊断

1. 急性左心衰竭

(1)患者往往有基础心血管病史如冠心病、高血压、老年退行性心脏瓣膜病、风湿性心脏病、扩张性心脏病和急性重症心肌炎等；

(2)突然出现心悸、严重的呼吸困难、端坐呼吸、不能平卧、频繁咳嗽并咳大量沫痰或粉红色泡沫样痰；

(3)查体发现心界扩大、心尖部第一心音减弱、心率快、舒张期奔马律，肺部大量或满布的湿性啰音或水泡音；

(4)X线胸片显示心影增大、肺门扩大模糊不清、两肺血管影显著增多、两肺透光度下降并散在多发斑片影或大片阴影、甚至可见胸腔积液；

(5)BNP 或 NT-proBNP 显著升高。

2. 急性肺栓塞

(1)长时间下肢肢体制动史或患有致血液高凝状况的基础疾病，突发的呼吸困难，低氧血症，晕厥，低血压，休克，胸痛等症状。

(2)急查心电图提示急性右心负荷改变（SⅠ，QⅢ，TⅢ型，心前区导联 T 波倒置）。

(3)急查动脉血气提示低氧血症。

(4)D-二聚体增高。

(5)腔静脉及下肢扫描提示血栓表现。

(6)肺动脉螺旋CT扫描提示有充盈缺损。

3. 呼吸道梗阻

(1)有明确的异物阻塞病史。

(2)部分阻塞者常能强力咳嗽,可闻及喘鸣和嘈杂的空气流动声。

(3)换气不良者,咳嗽无力,吸气末带有高调喘鸣,呼吸困难,面色发绀或苍白。

(4)呼吸道完全阻塞者,出现急性喉梗阻,突然不能说话、咳嗽或呼吸,极度呼吸困难,患者常不自主地以一手的拇指和示指呈V状贴于颈前喉部面容痛苦欲言无声,如询问"你是被卡住了吗?"可做肯定示意。

五、治疗原则和专家建议

(一)常规治疗

1. 首先应将患者迅速脱离致敏原并稳定患者情绪。

2. 氧疗与辅助通气 可经鼻导管吸入较高浓度的氧气,以及时纠正缺氧。如果缺氧严重,应经面罩或鼻罩给氧,使 $PaO_2 > 60mmHg$。只有出现 CO_2 潴留时才需限制吸氧浓度。如果患者全身状况进行性恶化,神志改变,意识模糊,$PaO_2 < 60mmHg$,$PaCO_2 > 50mmHg$,应及时进行气管插管或气管切开,行机械辅助通气。

机械通气策略

哮喘时气道中广泛的炎症和分泌物,通过呼吸机给予常规的通气量,不仅难以达到纠正低氧血症的目的,反可因加重肺部通气/血流(V/Q)比率失调,易引起容积伤等并发症,故近年来主张应用容许性高碳酸血症通气又称控制性低通气量辅助通气。

3. 糖皮质激素(简称激素,ICS) 布地奈德溶液经射流装置持续雾化吸入可用于重症患者的初始治疗,如效果不明显,可同时静脉滴注琥珀酸氢化可的松 $400 \sim 1000mg/d$,必要时剂量可增至 $1500mg/d$。甲泼尼龙静脉滴注,每天用量 $40 \sim 160mg/d$。

激素应用原则

重症哮喘应用全身激素时应注意:足量、短程(3~5天)、经静脉用药的原则。

为什么主张要静脉使用激素(ICS)?

激素是最有效的控制气道炎症的药物。研究证明ICS可以有效减轻哮喘症状、提高生活质量、改善肺功能、降低气道高反应性、控制气道炎症,减轻发作时的严重程度,降低病死率。

4. β₂受体激动剂　建议选用起效迅速的β₂肾上腺素能受体激动剂,如沙丁胺醇溶液。以氧气或压缩空气为动力持续雾化吸入,或者皮下静脉注射β₂受体激动剂。肾上腺素0.25～0.5mg前臂皮下注射,必要时30分钟后可重复注射1次。

注意事项

对于心律不齐或心动过速的老年患者应慎用。

为什么选用速效的β₂受体激动剂?

β₂受体激动剂是通过对气道平滑肌和肥大细胞等炎性细胞表面的β₂受体的作用,舒张气道平滑肌、减少肥大细胞和嗜碱性粒细胞脱颗粒和介质的释放、降低微血管的通透性、增加气道上皮的纤毛摆动等,缓解哮喘症状。速效的β₂受体激动剂可在数分钟内起效,对重症哮喘的症状和病情都有较好的缓解作用。

5. 氨茶碱　以每小时0.6～0.8mg/kg的速率静脉滴注,可以维持有效血药浓度(8～12μg/ml)。如果患者24小时内未用过茶碱,则应首先缓慢地(20～30分钟)经静脉注射负荷量(4～6mg/kg)的氨茶碱,以使氨茶碱迅速达到有效血药浓度。

注意事项

应注意,静注本品的速度过快或剂量过大,可能引起严重不良反应如手颤、心悸、心动多速、血压下降,甚至心脏骤停。同时,充血性心衰、肝功能衰竭、甲氰咪胍、喹诺酮类和大环内酯类抗生素、奎尼丁可通过肝细胞色素P450提高茶碱类药物的血药浓度。

6. 抗胆碱药物　当急性重症哮喘对标准治疗反应差时,联用溴化异丙托品溶液与β₂受体激动剂溶液同时雾化吸入3小时,可能会取得良好的效果。

抗胆碱药物的作用机制

抗胆碱药物可阻断节后迷走神经传出支,通过降低迷走神经张力而舒张支气管。虽然其舒张作用比β₂受体激动剂弱,但与β₂受体激动剂合用有协同、互补作用。

7. 补液　根据失水及心脏情况,静脉补充液体,纠正因哮喘持续发作时张口呼吸、出汗、进食少等原因引起的脱水,可避免痰液黏稠导致气道阻塞。

注意事项

每天补液量2500～3000ml,应遵循补液的一般原则,即先快后慢、先盐后糖、见尿补钾。

8. 纠正酸中毒　严重缺氧可引起代谢性酸中毒,后者可使患者的支气管对平喘药的反应性降低。临床上通常把 pH<7.2 作为补碱指标,可用 5%碳酸氢钠静脉滴注或缓慢静脉注射。常用量可用下列公式预计:所需 5%碳酸氢钠的毫升数=[正常 BE(mmol/L)－测定 BE(mmol/L)]×体重(kg)×0.4,式中正常的 BE 以－3mmol/L 计算。

注意事项

应避免形成碱血症,因为氧离曲线的左移不利于血氧在组织中的释放。

9. 抗生素　重症哮喘发作时患者气道阻塞严重,易于产生呼吸道和肺部感染,同时重症哮喘往往又与呼吸道感染密切相关,因此,应酌情选用广谱抗生素静脉滴注。

注意事项

由于部分哮喘患者属于特应性,对多种药物过敏,应防止抗生素药物变态反应的发生。

10. 纠正电解质紊乱　部分患者可因反复应用 β_2 受体激动剂和大量出汗而出现低钾、低钠等电解质紊乱,应及时予以纠正。

11. 并发症的处理　当患者出现张力性气胸、痰栓阻塞或呼吸肌衰竭时应及时诊断、及时处理,否则,患者常因此死亡。值得注意的是,当一名重症哮喘发作的患者的哮鸣音突然降低或消失,但其发绀和呼吸困难更为严重时,不能简单地误认为病情缓解,而应考虑有合并上述并发症的危险,应及时查明原因,及时治疗。并发张力性气胸的患者应及时行胸腔闭式引流术,黏液痰栓阻塞气道的患者可行支气管肺泡灌洗术(BAL),并发呼吸肌衰竭的患者应及时建立人工气道,行机械辅助通气。

12. 机械通气的方法

(1)无创呼吸机辅助通气(NIV):重症哮喘患者可以尽早开始 NIV 治疗,对有些患者有较好效果,并可以避免气管插管机械通气。

注意事项

在患者神志不清、血压明显低于正常,气道大量分泌物需要清除,心电图提示严重心肌缺血或心律失常等情况下不宜采取 NIV 治疗。

(2)有创机械通气:当重症哮喘患者经上述常规治疗后,呼吸困难无明显改善,生命体征不稳定,尤其是出现神志障碍,心电监测出现明显异常等情况,均提示病情恶化,应尽快予以有创机械通气。哮喘患者一般选取经口气管插管方式,呼吸机模式开始可以使用容量控制模式,待病情好转后再改为同步间歇强制通气(SIMV)模式或压力通气模式(PSV or PCV)。关于是否应用 PEEP,目前有争议。

PEEP 使用之争议

有学者认为为避免产生气压伤,不应常规使用 PEEP。但笔者同意有些学者的观点,即在重症哮喘患者中,由于存在内源性 PEEP(iPEEP),如果能够测定到 iPEEP 的数值,则可以选取其数值的 50%~75% 为外源性 PEEP,使肺泡由内向外形成压力梯度,以便于保持肺泡和气道开放,可以防止肺泡陷闭。这样既有利于肺泡内 CO_2 的排出,又能够改善氧合,还能避免气压伤的发生。

(二) 非常规治疗

如果常规治疗效果仍不满意,有学者提出可以考虑采取以下治疗措施,可能会对重症哮喘患者病情缓解有一定帮助。

1. 肾上腺素或异丙肾上腺素静脉滴注

(1) 使用方法:盐酸肾上腺素 1mg 加入 500~1000ml 葡萄糖溶液中静脉滴注,每日 1~2 次;异丙肾上腺素 1~2mg 加入 500ml 液体中静脉滴注,每日 1 次。

(2) 注意事项:①滴速 15~30 滴/分,密切观察心率、心律和血压;②严重缺氧、心律失常、器质性心脏病和甲亢患者忌用;③以上两药不能同时使用;④忌与碱性药物配伍。

(3) 适应证:年龄小于 50 岁,无心血管疾病的患者。

2. 硫酸镁静脉滴注

(1) 作用机制:①与钙离子竞争,使细胞内钙离子浓度下降,导致气管平滑肌松弛;②减少乙酰胆碱对终极版的去极化作用,减低肌纤维的兴奋性而使气道平滑肌松弛;③抑制肥大细胞内组胺释放的生物学效应;④镇静作用。

(2) 首先 25% 硫酸镁 5ml 加入 40ml 葡萄糖液中缓慢静脉推注,然后 25% 硫酸镁 10ml 加入 250~500ml 葡萄糖液中静脉滴注,30~40 滴/分。

(3) 注意事项:①静脉注射速度过快时,可引起心率缓慢、颜面潮红、血压降低;②可能加重病人的嗜睡。

3. 异氟烷吸入为新型的吸入麻醉剂,对心血管系统影响小,对肝、肾无损害,不易燃烧。

(1) 使用方法:以 1.5%~2% 的浓度与氧气一起吸入。

(2) 作用机制:①松弛呼吸肌和支气管平滑肌,降低胸肺弹性阻力和气道阻力;②抑制自主呼吸、克服间歇正压通气时吸气峰压过高及人机呼吸拮抗的矛盾;③降低迷走神经张力,而使气管插管和吸痰等操作更安全。

4. 吸入氦(He)-氧(O_2)混合气体

(1) 作用机制:①氦气具低密度的特性能使哮喘时气道狭窄和分泌物潴留引起的涡流减轻,使气道阻力下降、呼吸做功减少,耗氧和 CO_2 生成减少;②氦气能增加 CO_2 的弥散和排出;③氦气能改善肺泡通气,有利于气体交换。

(2) 使用方法:通过呼吸面罩吸入氦氧混合气体,流速 12L/min,根据低氧血症的严重程度,使混合气体内的氧浓度调节到25%~40%之间。

(周 浩 陈燕启)

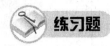

1. 有关重症哮喘临床特点的描述,**错误的**是( )
   A. 神情烦躁、焦虑或意识模糊、嗜睡
   B. 呼吸极度困难呈端坐呼吸或呼吸浅快呈胸腹矛盾运动
   C. 动脉血气显示严重低氧血症和低碳酸血症
   D. 说话不能成句或基本不能说话
   E. 使用 β_2 受体激动剂后 PEFR 或 FEV_1 <60%预计值

答案:C

2. 在诱发重症哮喘的因素中,下列**不成立**的是( )
   A. 哮喘促发因素持续存在   B. 激素使用不当
   C. 便秘   D. 呼吸道感染
   E. 对患者的病情估计不足,处理不力或不及时,轻中度哮喘发展为重症哮喘

答案:C

3. 重症哮喘诊断前,应与其进行鉴别的疾病是( )
   A. 急性左心衰竭   B. 急性心脏压塞   C. 过敏性肺炎
   D. 慢阻肺急性发作 E. 张力性气胸

答案:A

4. 针对重症哮喘的糖皮质激素治疗,下列描述正确的是( )
   A. 增加吸入次数   B. 加大超声雾化吸入剂量
   C. 口服糖皮质激素   D. 小剂量静脉注射糖皮质激素
   E. 静脉、足量、短程

答案:E

5. 关于重症哮喘机械通气的策略,下列描述正确的是( )
   A. 为改善患者通气,降低 CO_2 潴留,应常规给予通气量
   B. 当患者存在 iPEEP 的情况下,可采用低于50%iPEEP 的值作为外源性 PEEP
   C. 虽然患者痰液较多,呼吸浅慢,仍可采取无创机械通气
   D. 重症哮喘患者不论神志是否清晰,均可尽早开始无创机械通气,以避免气管插管
   E. 为避免气压伤发生,可以应用容许性高碳酸血症通气

答案:E

第二节 重症肺炎

肺炎是指肺实质炎症也包括肺间质的炎症。重症肺炎除具有肺炎常见的呼吸系统症状

外,还有呼吸衰竭和其他脏器明显受累的表现,可以引起多脏器功能障综合征(MODS),甚至死亡。重症肺炎可发生在社区获得性肺炎(community acquired pneumonia,CAP)、医院获得性肺炎(hospital acquired pneumonia,HAP)及健康护理相关性肺炎(health care-associated pneumonia,HCAP)患者。

 什么是CAP?

社区获得性肺炎(community acquired pneumonia,CAP)是指在医院外罹患的感染性肺实质炎症,包括具有明确潜伏期的病原体感染而在入院后平均潜伏期内发病的肺炎。

 什么是HAP?

医院获得性肺炎(HAP),是指患者入院时不存在、也不处感染潜伏期,而于入院48h后在医院(包括老年护理院、康复院)内发生的肺炎。HAP还包括呼吸机相关性肺炎(VAP)和健康护理相关性肺炎(HCAP)。

 什么是HCAP?

健康护理相关性肺炎HCAP是指:本次感染前90d内因急性病住院治疗,且住院时间超过2天者;住在养老院和康复机构中者;本次感染前30d内接受过静脉抗生素治疗、化疗或伤口护理者;到医院或透析门诊定期接受血液透析者。

老年人、免疫功能低下患者更易发生。重症肺炎病死率高,在危险因素、临床表现及治疗方面更具特点,及早识别重症肺炎、及早入住ICU、及早进行抗菌药物的经验性治疗,是降低病死率的关键。

 什么是重症肺炎?

我国中华医学会呼吸病学分会社区获得性肺炎诊断和治疗治指南(2013版):①意识障碍;②呼吸频率≥30次/分;③PaO_2<60mmHg,PaO_2/FiO_2<300;④动脉收缩压<90mmHg;⑤并发脓毒性休克;⑥胸部X线检查显示双侧或多肺叶受累,或入院<48h病变扩大≥50%;⑦少尿:尿量<20ml/h,或<80ml/4h,或并发急性肾功能衰竭需要透析治疗。出现以上征象中≥1项者。

美国IDSA/ATS 2007年修订的重症CAP的标准:

主要标准:①脓毒性休克需要使用血管活性药物;②急性呼吸衰竭需要气管插管机械通气。

次要标准包括:①呼吸频率>30次/min;②PaO_2/FiO_2<250;③双侧或多叶肺炎;④昏迷;⑤氮质血症(BUN≥20mmol/L);⑥白细胞减少(WBC<$4×10^9$/L);⑦深部体温<36℃;⑧低血压需要液体复苏。

具备1条主要标准或3条次要标准即可诊断为重症。

一、病因

引起肺炎的病因有多种,主要是病原微生物侵入肺脏引起的感染性肺炎,如细菌、支原体、衣原体、病毒、真菌、寄生虫等,其他如放射线、化学因素、过敏因素等亦能引起肺炎。其中以病原微生物引起的肺炎最为多见,也是我们本次讨论的重点。

常见的引起重症肺炎的病原微生物:

1. **细菌** 肺炎链球菌、金葡菌、流感嗜血杆菌、肠杆菌属、军团菌等。
2. **病毒** 流感病毒(尤其是新型流感病毒)、禽流感病毒、腺病毒、呼吸道合胞病毒感染、巨细胞病毒等。
3. **非典型病原体** 支原体。
4. **真菌** 曲霉菌、卡氏肺孢子菌等。

重症肺炎的病因既取决于致病微生物的种类、毒力、数量,又与患者的危险因素密切相关,如年龄、患者的基础疾病、免疫功能受损(如受寒、饥饿、疲劳、醉酒、营养不良、应用糖皮质激素)、机械通气等。

知识延展

不同的患者群、不同的感染环境其致病菌的种类不同。

1. 健康成年CAP患者病原菌依次为:肺炎链球菌、流感嗜血杆菌、支原体、衣原体、军团菌、病毒;

2. 重症CAP患者致病菌依次为:肺炎链球菌、流感嗜血杆菌、革兰阴性杆菌、金黄色葡萄球菌、军团菌、病毒;

3. 免疫抑制患者致病菌依次为:肺炎链球菌、流感嗜血杆菌、革兰阴性杆菌、金黄色葡萄球菌、真菌、奴卡菌、卡氏肺孢子菌、巨细胞病毒(CMV)。

4. 重症HAP的主要致病菌常为耐药菌,如泛耐药的铜绿假单胞菌、鲍曼不动杆菌、产ESBLs酶的大肠埃希菌、肺炎克雷伯菌;耐甲氧西林的金黄色葡萄球菌(MRSA)。曲霉菌、白色念珠菌等。

二、病理

1. **肺炎链球菌肺炎** 常呈大叶或肺段、亚段的肺炎。早期主要为水肿液和浆液析出;中期为红细胞渗入;后期有大量白细胞和吞噬细胞集积,肺组织突变;最后为肺炎吸收消散。整个病变过程中没有肺泡壁和其他肺结构的破坏或坏死,肺炎消散后肺组织可完全恢复正常而不遗留纤维化或肺气肿。

2. **其他细菌性肺炎** 有上述类似病理过程,但多数伴有不同程度的肺泡壁破坏。如金葡菌肺炎病变消散时可形成肺气囊。革兰阴性杆菌肺炎多为双侧小叶性肺炎,常有多发坏死性空洞或脓肿。

3. 支原体肺炎　肺部病变呈片状或融合性支气管肺炎或间质性肺炎,肺泡内可含少量渗出液,肺泡壁和间隔有中性粒细胞和大单核细胞浸润。支气管黏膜细胞可有坏死和脱落,并有中性粒细胞浸润。胸膜可有纤维蛋白渗出和少量渗液。

4. 病毒性肺炎　常呈细支气管及其周围炎和肺间质炎症,肺泡腔可有渗出、肺泡间隔有大量单核细胞浸润、肺泡水肿、透明膜形成。肺炎病灶可为局灶性或弥漫性,病变吸收后可遗留肺纤维化。

三、发病机制

1. 病原菌　对肺组织造成的直接损害。
2. HAP发病的主要机制　是口咽部的条件致病菌的误吸,患者多为老年、昏迷、气管插管、鼻胃管等高危因素。
3. 急性呼吸窘迫综合征(ARDS)的发病机制　见ARDS章节。
4. 脓毒症、严重脓毒症的发病机制　病原菌及其代谢产物作用于机体,导致体内的炎性细胞释放大量炎症因子,造成过度的炎症反应。炎症细胞迁移到肺间质和肺泡,进一步释放出大量炎症介质和细胞因子,目的在于消灭入侵的微生物,促进组织的修复,但过量的炎症因子释放,可引起全身炎症反应综合征,内环境失衡。

四、重症肺炎相关概念

1. 呼吸机相关性肺炎(VAP)　指气管插管或气管切开患者在接受机械通气48小时后发生的肺炎。撤机、拔管48小时内出现的肺炎,仍属VAPE。
2. 脓毒症性休克的诊断标准　根据美国2012年严重脓毒症和脓毒性休克诊治指南:①严重脓毒症(severe sepsis):脓毒症伴有器官功能障碍,组织血流灌注不足(血乳酸水平增加、少尿、外周循环障碍、意识状态急性改变),低血压:SBP<90mmHg,MAP<60mmHg。②脓毒性休克(septic shock):脓毒症同时伴有低血压、组织灌注不足或缺氧,经过液体复苏仍不能缓解,即使用血管活性药物或增加心肌收缩药物维持正常血压,仍存在组织低灌注表现。
3. HAP病情严重程度的评价

(1)危险因素:①宿主:老年、慢性肺部疾病或其他基础病、恶性肿瘤、免疫受损、昏迷、吸入、近期呼吸道感染等。②医源性:长期住院特别是久住ICU、人工气道和机械通气、长期经鼻留置胃管、胸腹部手术、先期抗生素治疗、糖皮质激素治疗、细胞毒和免疫抑制剂、H_2受体阻滞剂和制酸剂应用者。

(2)病情严重程度评价:同CAP,入院>5天,机械通气>4天和存在高危因素者,即使不完全符合重症肺炎的标准,也视为重症。

五、临床表现(含症状和体征)

(一) 诱因

多数起病急骤,常有受凉淋雨、劳累等诱因,约1/3患病前有上呼吸道感染。也有患者无明显诱因。

(二)脓毒症症状

以突然寒战起病,继之高热,体温可高达 39～40℃,呈稽留热型,常伴有头痛、全身肌肉酸痛,食量减少。抗生素使用后热型可不典型,年老体弱者可仅有低热或不发热。部分患者有恶心、呕吐、腹胀或腹泻等胃肠道症状,以及神志模糊、烦躁、嗜睡、昏迷等意识障碍。严重者可出现严重脓毒症、脓毒性休克、多脏器功能障碍综合征(MODS)。

(三)呼吸道症状

呼吸困难是重症肺炎最常见的临床表现,常在发病 1～2 天后逐渐加重,初期为活动后气短,随着病情的加重静息状态下也出现胸闷气短,甚至 ARDS。早期咳嗽、咳痰等呼吸道症状往往不明显,初期为刺激性干咳,继而咳出白色黏液痰或带血丝痰,经 1～2 天后,可咳出白黏痰、黏液血性痰或铁锈色痰,也可呈脓性痰,进入消散期痰量增多,痰黄而稀薄。部分患者伴有胸痛,常呈针刺样,随咳嗽或深呼吸而加剧,可放射至肩或腹部。如为下叶肺炎可刺激膈胸膜引起剧烈腹痛,易被误诊为急腹症。

 ARDS 及柏林标准

ARDS 是一种急性、弥漫性、炎症性肺损伤,肺血管通透性增加,肺质量增加,通气肺组织减少。出现低氧血症,两肺斑片状致密影,混合静脉血增加,生理性死腔增大和肺顺应性降低。急性期的形态特点是弥漫性肺泡损伤(即水肿、炎症、肺透明膜或出血)。

2011 年在柏林欧洲重症医学年会上提出 ARDS 的新标准:

起病时间:高危者 1 周以内新发的症状或症状加重(如气促、呼吸窘迫等)

胸部影像:无法用胸腔积液、肺不张或结节完全解释的双肺斑片状模糊影

水肿原因:无法完全由心衰或容量负荷过重解释的呼吸衰竭,如果无危险因素,则需通过客观检测(如超声心动图)鉴别心源性肺水肿

根据氧合将病情分度

轻度:200mmHg< PaO_2/FiO_2 ≤300mmHg,且 PEEP 或 CPAP≥5cm H_2O

中度:100mmHg< PaO_2/FiO_2 ≤200mmHg,且 PEEP≥5cm H_2O

重度:PaO_2/FiO_2 ≤100mmHg,且 PEEP≥5cm H_2O

(四)体征

患者多呈急性面容,双颊绯红,皮肤干燥,口角和鼻周可出现单纯性疱疹。呼吸急促,心率增快或心律不齐。大部分患者肺部体征不明显甚至缺如,肺炎病变范围大者,可有肺实变体征,双肺下野及背部可闻及湿性啰音。重症患者可出现低血压休克甚至多脏衰。

(五)辅助检查

1. 实验室检查 应常规检测血常规、C-反应蛋白(CRP)、降钙素原(PCT)、血气分析、生化全项、BNP、凝血功能等检查。血常规检查白细胞可升高,尤其是中性粒细胞比例升高,也可正常或降低。动脉血分气析可出现动脉血氧分压下降、二氧化碳分压下降,甚至代谢性酸

中毒,高乳酸血症(>3mmol/L),乳酸增高常反映组织灌注不足,低血压休克。合并慢性阻塞性肺疾病患者可出现二氧化碳分压升高。部分患者可出现肝、肾功能异常、低钾、低钠血症、心肌酶增高等、凝血功能异常、心功能不全等肺外表现。

2. X线胸片 可直接了解肺部的变化,是诊断肺炎的重要手段,胸部CT对肺内及胸膜病变及不典型的X线胸片更具诊断和评估价值。①典型的细菌性肺炎表现为边缘模糊的片状或斑片状阴影,可有支气管充气征,可分布大叶或段、亚段;可单侧或双肺。②革兰阴性杆菌常呈下叶支气管肺炎改变。③老年人的吸入性肺炎易出现在上叶后段或下叶背段,右肺多见。④病毒性肺炎多表现为两肺多发、多肺段的肺实质和间质病变,表现为网格样或毛玻璃样改变,严重时为两肺弥漫性毛玻璃样改变。

3. 病原学检查 ①血培养加药敏(在两个部位抽)。②血支原体、衣原体、军团菌、病毒抗体;③痰涂片检查并与痰培养相互印证。④痰培养:取深部痰,数小时内进行处理。⑤军团菌尿抗原、肺炎链球菌尿抗原等检测。⑥G实验、GM实验。

4. 感染的生物标志物 C-反应蛋白(CRP)和降钙素原(PCT)是近年来临床上常用的判断感染的生物学指标。

 G试验和GM试验的检测有何临床意义?

G试验

β1,3-D-葡聚糖是真菌细胞壁的成分,占50%以上,包括念珠菌感染、曲霉菌、镰刀菌和很多霉菌。其他微生物、动物及人的细胞不含该成分。

β-葡聚糖可特异性激活鲎(limulus)变形细胞裂解物中的G因子,引起裂解物凝固,故称G试验。

隐球菌细胞壁为alpha-葡聚糖,故为阴性。

G试验阳性结果只能代表存在侵袭性真菌感染,不能确定种类。

GM实验

半乳甘露聚糖(GM)位于曲霉细胞壁上,通过酶联免疫吸附法检测GM抗原,可以诊断侵袭性曲霉菌病以及评估治疗效果。

六、应急处理原则

重症肺炎一经诊断应及早收入ICU。

1. 首先评估呼吸功能,通过血气分析、胸部X线片最好是胸部CT了解其严重程度、肺炎的病变范围并排除其他疾病。有呼吸衰竭及早给予无创或有创呼吸支持。

2. 评估脓毒症的严重程度,及时发现严重脓毒症或脓毒性休克,及早进行液体复苏和脏器功能支持。

3. 根据重症肺炎的发病环境评估重症肺炎的临床类型,如SCAP、HAP、HCAP、VAP,等等。

4. 应用抗菌药物之前采集血、痰标本,查血培养、痰涂片染色;痰培养;支原体、衣原体、军团菌、病毒抗体;根据需要和条件查军团菌、肺炎链球菌尿抗原。

5. 抗感染治疗　重症肺炎一旦诊断尽可能在1小时内给予抗生素治疗。应根据患者的危险因素、临床表现、影像特点、发病环境判断可能的致病菌,应选择能够覆盖可能致病菌的抗菌药物。

七、治疗进展

(一) 纠正严重脓毒症、脓毒性休克

根据2012年严重脓毒症和脓毒性休克诊治指南:一旦出现组织低灌注,应立即进行液体复苏,并在6小时内达标即中心静脉压(CVP)≥8mmHg、中心静脉血氧饱和度($ScvO_2$)≥70%、血乳酸水平正常、尿量≥0.5ml/(kg·h)。具体的治疗措施应采用集束化治疗。

1. 在3小时内完成:①检测乳酸水平;②使用抗菌药物前获取血培养标本;③使用广谱抗菌药物;④低血压或乳酸≥4mmol/L时,输注晶体液30ml/kg,部分可用白蛋白。

2. 在6小时内完成:①对于早期液体复苏无反应的使用血管活性药物(去甲肾上腺素),以维持MAP≥65mmHg;②液体复苏后CVP≥8mmHg而$ScvO_2$≤70%时可输注浓缩的红细胞使Hct≥30%和(或)输注多巴酚丁胺[最大剂量20μg/(kg·min)]以达到复苏目标;③初始乳酸升高应复查。

3. 24小时内完成:①脓毒性休克者如需持续使用去甲肾上腺素升压可应用肾上腺素替代或加用血管加压素提高平均动脉压以减少去甲肾上腺素的剂量;②规范液体复苏后仍需血管活性药物维持血压者可使用小剂量氢化可的松,剂量不超过200mg/d;③血糖控制在8.3mmnol/L以内。

(二) 抗感染治疗

1. 重症CAP　β内酰胺类(头孢噻肟、头孢曲松或氨苄西林/舒巴坦)联合阿奇霉素或喹诺酮类。铜绿假单胞菌感染选用具有抗假单胞菌活性的β内酰胺类(哌拉西林/他唑巴坦、头孢吡肟、亚胺培南或美罗培南)联合以下三项之一:①环丙沙星或左氧氟沙星(750mg);②一种氨基苷类药加阿奇霉素;③一种氨基苷类药加一种抗肺炎链球菌喹诺酮类药。耐甲氧西林金黄色葡萄球菌(MRSA)感染,加万古霉素、替考拉宁或利奈唑胺。一旦病原微生物明确即应直接针对其进行治疗。

 注意事项

甲型流感病毒感染应早期抗流感治疗(起病48h以内),可使用奥司他韦或扎那米韦。

2. 重症HAP应早期、足量、恰当经验性广谱抗菌药物治疗。

(1)经验性抗感染方案应该使用与患者近期应用药物不同种类的抗菌药物。

(2)健康护理相关肺炎(HCAP)患者应当按照晚发型HAP对待。

(3)多重耐药菌治疗:铜绿假单胞菌感染应采取联合治疗,当用一种β-内酰胺类药治疗时应考虑短期(5天)联合使用氨基苷类药;MRSA所致VAP,利奈唑胺或万古霉素;耐药的

不动杆菌所致VAP,可选择头孢哌酮/舒巴坦、碳青霉烯类抗生素、多粘菌素、替加环素、米诺环素,推荐联合用药。

 注意事项

对耐药菌的经验性治疗一定要参考本地区、本医院甚至本科室的耐药菌分布及药敏情况选择抗菌药。要根据病原微生物检查结果和药敏结果及时转为针对性治疗。

(4)初始治疗48～72小时后对患者的病情和诊断进行评价,如体温下降、呼吸道症状改善,提示治疗有效。如经初始治疗3日患者病情无改善或恶化时,要考虑以下原因:①抗菌药使用不当,病原菌对初始治疗耐药,需调整抗菌药;②特殊病原体感染,如结核杆菌、真菌、卡氏肺孢子虫、病毒等,此时应重新分析病情,明确病原学诊断,重新调整治疗方案;③非感染性疾病误诊为肺炎,如恶性肿瘤、肺栓塞、肺水肿等;④出现其他并发症,如肺脓肿、脓胸、感染中毒性休克等,重症CAP比较常见的并发症是脓胸,患者一旦出现胸腔积液,应立即行胸腔穿刺,明确是漏出液还是脓胸,脓胸宜尽早引流,否则会影响治疗效果。

 注意事项

应根据病原菌种类、治疗反应、合并疾病和并发症的有无来决定疗程。

一般推荐肺炎链球菌感染病人治疗至体温正常72小时。

化脓性细菌(金黄色葡萄球菌、铜绿假单胞菌、肺炎克雷伯菌和厌氧菌)和非典型病原体感染病人治疗≥2周。

(三)机械通气治疗

1. 具有低氧血症的患者可先尝试无创通气,一旦效果不好应及早转为有创通气。

2. ARDS的通气策略

(1)保护性肺通气策略:①小潮气量(6ml/kg)通气;②限制平台压≤30cm H_2O(1cm H_2O=0.098 kPa);③允许高碳酸血症;④用适当呼气末正压(PEEP)。

(2)肺复张。

(3)高频振荡通气。

(4)俯卧位通气。

(5)神经阻滞剂应用。

(6)吸入一氧化氮(NO)。

(7)体外膜肺氧合(ECMO)等治疗手段。

(四)脏器功能支持和对症治疗

监测并支持心功能、肾功能,保证血流动力学稳定;纠正酸中毒、纠正凝血功能障碍、稳定血糖、电解质平衡等保持内环境的稳定;同时给予营养支持等综合治疗。

(王 晶)

练习题

1. 有关重症肺炎的诊断正确的是（ ）
   - A. 意识障碍＋肺炎
   - B. 呼吸频率≥30次/分
   - C. $PaO_2<60mmHg$，$PaO_2/FiO_2<300$
   - D. 动脉收缩压$<90mmHg$
   - E. 脓毒性休克

   答案：A

2. 有关重症肺炎正确的是（ ）
   - A. 重症肺炎是医院获得性肺炎
   - B. 重症肺炎的病因主要是病毒性肺炎
   - C. 重症肺炎均有呼吸衰竭
   - D. 重症肺炎是肺炎加上脓毒性休克或加上机械通气
   - E. 重症肺炎的X线表现是两肺弥漫性渗出影（白肺）

   答案：D

3. 有关重症肺炎正确的是（ ）
   - A. 重症肺炎的病因既取决于致病微生物的种类、毒力、数量，又与患者的危险因素密切相关
   - B. 脓毒性休克和ARDS均与炎症反应有关
   - C. 重症肺炎一旦诊断应立即入住ICU
   - D. 重症肺炎应用抗生素之前应先留取标本行病原微生物检测
   - E. 以上均正确

   答案：E

4. 重症肺炎的抗生素治疗正确的是（ ）
   - A. 及早应用广谱抗生素并尽可能覆盖所有的病原菌
   - B. 应及早应用糖皮质激素
   - C. 重症CAP应给予β-内酰胺类抗生素（头孢噻肟、头孢曲松或氨苄西林/舒巴坦）联合阿奇霉素或喹诺酮类
   - D. 重症HAP应给予抗真菌治疗
   - E. 重症肺炎患者应等待细菌培养和药敏结果后给予敏感的抗生素治疗

   答案：C

5. 重症肺炎合并ARDS时保护性肺通气策略是（ ）
   - A. 小潮气量（6ml/kg）通气
   - B. 限制平台压≤$30cm H_2O$（$1cm H_2O=0.098kPa$）
   - C. 允许高碳酸血症
   - D. 用适当呼气末正压（PEEP）
   - E. 以上均正确

   答案：E

第三节 吸入性肺炎

一、概述

吸入性肺炎(aspiration pneumonitis, AP),是指吸入酸性物质,如胃内容物、动物脂肪、食物以及其他刺激性液体和挥发性的碳氢化合物后,引起的化学性肺炎,严重者可发生呼吸衰竭或呼吸窘迫综合征。

50%的正常人睡眠中会有误吸,但不发生肺炎。有临床意义的误吸多见于意识障碍,呛咳反射减弱的患者。注意鼻胃管或胃造瘘并不能预防误吸的发生。

临床上吸入胃内容物多见:当吸入量 25ml(胃酸 pH≤2.5)即能引起严重的肺组织损伤。动物实验中证实,若吸入 pH<1.5 的液体 3ml/kg 体重时可致死。其他如煤油、汽油、干洗剂、家具上光剂等亦可误吸,此种情况多见于儿童。正常人由于喉具有保护性反射和吞咽的协同作用,一般食物、异物等不易进入下呼吸道。即使误吸少量液体,亦可通过咳嗽排出。在神志不清时如全身麻醉、脑血管意外、癫痫发作、酒精中毒、麻醉过量或服镇静剂后,该防御功能减弱或消失,异物即可吸入气管。

 什么是吸入性肺炎?

> 吸入性肺炎是由于吸入胃内容物为主的化学性物质所致的肺炎,多表现为这些化学性物质引起的肺部炎症过程,有别于因为各种病原微生物,如肺炎链球菌、非典型致病菌等所致的肺炎。
>
> 若吸入的胃内容物中有细菌,则可并发细菌性肺炎。
>
> 根据累及肺部的范围及基础肺功能的情况,可以有不同程度的表现,危重者可以有窒息、急性呼吸衰竭,抢救不及时,可以导致短时间内患者死亡。

二、病因

1. **食管病变** 当患有食管病变如食管失弛缓症、食管上段癌肿或 Zenker 食管憩室时,食管下咽物质时不能全部入胃,可反流入气管。各种原因引起的气管食管瘘,食物可经食管直接进入气管内。

2. **医源性因素** 如胃管刺激咽部引起呕吐;气管插管或气管切开影响喉部功能,均抑制正常咽部运动从而使呕吐物吸入气道。

3. **个体因素** 老年人反应性差易发生吸入性肺炎,其他如昏迷、吞咽困难及长期卧床病患。

三、病理生理

吸入胃内容物后,胃酸可立即引起气道和肺部化学性灼伤。刺激支气管引起管壁强烈痉挛,随后产生支气管上皮的急性炎症反应和支气管周围炎性浸润。进入肺泡的胃液迅速扩散至肺组织,引起腺泡上皮细胞破坏、变性、并累及毛细血管壁、使血管壁通透性增加,血管内液体渗出,引起水肿及出血性肺炎。同时由于肺泡毛细血管膜的破坏,形成间质性肺水肿。数日后肺泡内水肿和出血逐渐吸收,并被透明膜所代替,久之可形成肺纤维化。吸入食物或异物时若伴有咽部寄居菌,可导致以厌氧菌为主的继发性肺部细菌感染,甚至形成肺脓肿。肺水肿使肺组织弹性减弱、顺应性降低、肺容量减少,加之肺泡表面活性物质减少,使小气道闭合,肺泡萎陷导致肺不张,均可产生通气不足、通气/血流比例失调和静动脉血分流增加,最终导致低氧血症。碳氢化合物吸入的病理过程与胃酸吸入相仿,但因其表面张力低,吸入后可立即在肺部大面积扩散,并使表面活性物质失活,而易产生肺不张、肺水肿,导致严重低氧血症。

同时胃酸抑制了细菌的生长,所以细菌性感染在胃内容物吸入后的早期急性肺损伤作用不明显,中晚期则有可能并发细菌性感染,但其发病率并不清楚。当患者使用抑酸药后,胃内 pH 升高,胃内致病菌容易滋生。接受肠饲,或是胃麻痹、肠梗阻患者胃内也容易滋生革兰阴性菌。在这些情况下,AP 的炎症反应既可能是胃内特定物质(如酸)引起化学损伤的结果,也可能是细菌感染的结果。

知识延展

吸入性肺炎的严重程度主要取决于:

吸入物质的量及速度

饱餐后或进食过程中引起者,吸入量大,且合并细菌等病原体感染的可能性大。

空腹,则吸入量相对少,以化学性肺炎为主。

肺部累及范围

右肺支气管与主气管的角度较大,是吸入性肺炎的主要累及部位。

吸入量大时,可以引起双肺的病变。

基础肺疾病

患者平时的肺功能储备是决定患者是否能够代偿,还是病情迅速恶化,甚至死亡的重要因素。

四、临床表现

患者常有吸入史,迅速发病,常于吸入上述物质 1~3 小时后出现症状,其临床表现与诱发因素和机体状态有关。吸入呕吐物可突发喉反射性痉挛和支气管刺激,从而发生喘鸣、剧咳。若为食管-支气管瘘引起的吸入性肺炎,则表现为每次进食后出现的痉挛性咳嗽伴气急;神志不清者,吸入后常无明显症状,但于 1~2 小时后可突发呼吸困难、发绀,常咳出泡沫状痰,可带血。两肺可闻及湿啰音和哮鸣音,出现严重低氧血症,可发生 ARDS,并可伴二氧化碳潴留和代谢性酸中毒。

患者吸入胃内容物可有明显的症状和体征。少数情况下只有难以觉察的隐性吸入而无任何临床症状,此时X线胸片提供了唯一的鉴别诊断依据,表现为气道浸润性阴影。当患者出现严重的咳嗽、胸闷、呼吸窘迫和急促、肺水肿、低氧血症等,可能迅速发展为严重呼吸窘迫综合征(ARDS),甚至死亡。

总之,误吸的后果取决于吸入物的性质、总量和患者因素。根据后果将误吸分为三类:吸入异物、细菌性吸入性肺炎和化学性吸入性肺炎。

五、实验室检查

胸部X线显示于吸入后1~2小时,两肺散在不规则片状边缘模糊阴影,肺内病变分布与吸收时体位有关,常见于中下肺野,右肺为多见。发生肺水肿,则两肺出现的片状、云絮状阴影融合成大片状,从两肺门向外扩散,以两肺中内带为明显,与心源性急性肺水肿的X线表现相似,但心脏大小和外形正常,无肺静脉高压征象。

六、临床思辨

诊断吸入性肺炎应当特别注意容易发生胃酸吸入的患者,当他们突然发生呼吸困难,有或无刺激性咳嗽而出现呼吸衰竭,应首先高度怀疑本病。

AP最常见的危险因素为意识改变、吞咽困难(食管恶性肿瘤或狭窄,神经系统疾病)、胃食管反流、上呼吸道及消化道结构异常、气管插管、留置胃管、胸腹部手术或创伤、胃排空延迟、口腔不卫生、高龄、缺乏护理等。

根据患者的吸入史、明显呛咳、肺部阳性体征、影像学改变及上述各种检查方法,都有助于临床及科研对吸入肺炎的诊断。一些学者建立了检查吞咽及咳嗽反射的方法来判断患者是否存在吸入的可能:①简单的评估试验:包括吞咽激发试验和吞水试验。吞咽激发试验是将细导管经鼻置于喉上方,在咽部注射0.4ml(第一步)和2ml(第二步)蒸馏水后3秒内诱导出舌咽反射,注射0.4ml时发现吸入的敏感度和特异度分别为100%和83.8%,使用2ml时敏感度和特异度分别为76.4%和100%。吞水试验则是让受试者10秒钟内饮用10ml水,如果饮水过程没有中断,没有发生误吸,为正常试验结果,其敏感度和特异度分别为72%和70.3%。②P物质检测:P物质是一种神经递质,由迷走神经感觉支在颈部神经节合成后释放到咽及气管,多巴胺可促进其合成。P物质可引起气道的毛细血管通透性增加,过度分泌,则引起平滑肌收缩及咳嗽等。P物质减少即可使咳嗽及吞咽反射减弱而产生误吸。③电视透视检查:静态吸入是指食物进入真声带下方,却没有咳嗽或其他不适主诉。发生静态气管支气管吸入的患者AP危险性增高了13倍,是老年院内获得性肺炎的非常重要的危险因素。电视透视检查可以对吞咽功能障碍做出病理生理诊断,是诊断吞咽功能障碍的金标准。

AP可分为细菌吸入性肺炎和化学吸入性肺炎,后者又名胃酸吸入性肺炎。

AP常需要进行其亚型间的鉴别诊断,并需要与吸入异物相鉴别。细菌吸入性肺炎是指吸入有致病菌繁殖的口咽分泌物引发内感染过程,常见于脑卒中伴吞咽困难的老年患者。胃酸吸入性肺炎在症状和体征上与细菌吸入性肺炎存在一定的相似之处,且若治疗不当也容易并发肺内感染。

细菌吸入性肺炎是吸入含菌的口咽部分分泌物造成下呼吸道感染。治疗上,尤其是对于口腔卫生条件差、酗酒、肺脓肿的病人要覆盖厌氧菌。化学吸入性肺炎是因为吸入酸性胃内容物造成的化学性炎症,急性肺损伤由胃酸和食物颗粒导致,后期可能会合并细菌感染。吸入量少者大多于1至2天好转,不需要抗生素治疗,误吸量大者应该给予糖皮质激素治疗。

鉴别起来更困难,然而两者在发病初期的病因诊断、临床症状和治疗用药上都有很大的区别(表3-1)。

表 3-1 吸入性肺炎的鉴别诊断

鉴别点	吸入异物	细菌性吸入性肺炎	化学性吸入性肺炎
易患人群/因素	儿童或老年人	老年人、吞咽困难、胃肠梗阻	有意识障碍的年轻人
吸入物	异物	细菌污染的口咽分泌物	酸性胃内容物
病变性质	气道阻塞	下呼吸道感染	下呼吸道化学炎症
临床特点	呼吸困难、发绀、肺不张、猝死	肺炎	类似肺炎、重者可发展为ARDS
易感因素	进食时玩耍或注意力不集中	吞咽困难及胃动力紊乱	意识障碍
典型患者	发绀、三凹症	伴有吞咽困难,出现肺炎临床特征和支气管肺部浸润阴影的患者	有意识障碍史伴肺部浸润影,出现呼吸症状者
处理	控制气道	抗生素,部分患者要注意覆盖厌氧菌、阴性杆菌等	对症治疗/糖皮质激素

七、治疗原则

1. 紧急处理 在紧急情况下,应立即给予高浓度氧吸入,应用吸痰管、纤维支气管镜或气管插管将异物吸出,加用呼气末正压呼吸治疗ARDS。可用白蛋白或低分子右旋糖酐等纠正血容量不足。为避免左心室负担过重和胶体液渗漏入肺间质,可使用利尿剂。

2. 诊治新进展 对于细菌性AP,应该积极使用抗生素,对于胃酸吸入性AP则不好判断。主要是针对病原体使用抗生素。由于咳痰时检查厌氧菌无意义,所以常用的方法为留取气管内吸出物、支气管吸出物或脓胸液体进行定量培养。在医院以外发生吸入性肺炎的病人,一般有厌氧菌感染,但医院内吸入性肺炎一般涉及多种微生物,包括革兰阴性杆菌,金黄色葡萄球菌以及厌氧菌。对于厌氧菌感染,常用药物为克林霉素。也可选择甲硝唑合用克林霉素。对于医院内吸入性肺炎,革兰阴性杆菌和金黄色葡萄球菌是混合性感染中的最主要成分。这些微生物易于从咳出的痰中培养获得,体外药敏试验有助于抗生素的选择。对于危重病例的抗生素经验性使用为氨基苷类或环丙沙星联合下述药物中的一种:第3代头孢霉素、亚胺培南、加酶抑制剂的青霉素等。对青霉素过敏的病人可选用氨曲南加克林霉素。皮质激素的使用尚存在争议,目前持谨慎态度。

病情评估

吸入性肺炎发病急,许多患者因窒息而死亡。出现这种情况,应该快速开放气道,清除口腔、咽部的异物,建立人工气道,必要时进行机械通气。

预后不良的表现包括:呼吸窘迫、血氧饱和度急剧下降、血压下降等。

八、预防

主要措施为防止食物或胃内容物吸入,如手术麻醉前应充分让胃排空,对昏迷患者可采取头低及侧卧位,尽早安置胃管,必要时作气管插管或气管切口。加强护理更为重要。

具体为:

1. 饮食与口腔卫生 一般认为保持躯干与地面角度大于 45°,以及减少流质食物的摄入均可降低其发生率。及时清除口腔内食物残渣和分泌物,可降低口咽部潜在致病菌寄生,增强咳嗽反射的敏感性,恢复吞咽反射,防止食物和痰液吸入气管。

2. 留置胃管 对于重度吞咽障碍的患者,鼻胃管可以保证营养供给,同时防止自主进食时食物呛入气管。

3. 药物性预防 P 物质是喉及上呼吸道迷走神经释放的神经地质,ACEI 类药物可增加血清和气道内 P 物质浓度,降低咳嗽阈值,减少吸入性肺炎的发生。促胃动力药物可加速胃排空,减少空腹胃容积,降低吸入危险。

(李 毅)

 练习题

1. 吸入性肺炎**不包括**( )
   A. 细菌吸入性肺炎　　B. 化学吸入性肺炎　　C. 胃酸吸入性肺炎
   D. 吸入异物　　　　　E. 以上都不对
   答案:D

2. 吸入性肺炎的病因**不包括**( )
   A. 阑尾炎术后　　　　　　　　B. 食管疾病导致吞咽困难
   C. 胃潴留　　　　　　　　　　D. 急性脑卒中
   E. 机械通气患者
   答案:A

3. 化学性吸入性肺炎的特点是( )
   A. 应该第一时间使用抗生素　　B. 应该使用激素
   C. 多见于老年人　　　　　　　D. 可以不使用激素
   E. 多见于胃肠梗阻的病人
   答案:B

4. 细菌吸入性肺炎的特点有（　　）
   A. 多见于意识障碍的人　　　　B. 多见于胃肠排空功能障碍者
   C. 不必使用抗生素　　　　　　D. 激素应该尽早使用
   E. 多见于年轻人

   答案：B

5. 可以预防吸入性肺炎的方法**不包括**（　　）
   A. 胃造瘘或留置胃管
   B. 保持口腔卫生
   C. 半卧位或侧位
   D. 使用 ACEI 类药物增加气道及血液中的 P 物质
   E. 增加流质食物的摄入

第四节　张力性气胸

一、概述

胸膜腔是不含空气的封闭的潜在腔隙，一旦胸膜腔内有气体聚集，即称为气胸。因此，气胸是一种病症，它是因自发性或外力因素导致脏层或壁层胸膜破裂，引发空气进入胸膜腔内，对正常肺组织产生压迫而出现突然的胸痛和呼吸困难。按气胸与外界空气的关系，临床可分为三型：①闭合性（单纯性）气胸；②交通性（开放性）气胸；③张力性（高压性）气胸。而张力性气胸是其中最严重的一个类型。由于破口呈单向活瓣或活塞作用，吸气时胸廓扩大，胸内压变小，活瓣开放，空气进入胸腔；而在呼气时，胸廓变小，胸内压升高，压迫活瓣使之闭合。每次呼吸运动都有空气进入胸膜腔而不能排出，导致气体积聚过多，胸膜腔内的压力迅速升高呈正压，抽气至负压后不久又变为正压。因为胸腔内高压使得患侧肺组织被进行性压缩，纵隔明显移位，甚至健侧肺也受压迫，严重损害通气功能，呼吸困难严重；同时，影响心脏血液回流致心输出量下降。如果不进行及时诊断和紧急减压，可危及患者生命。

 临床三型气胸之定义

1. 闭合性（单纯性）气胸　胸膜腔内压力略有升高，抽气后压力下降且留针 2~3 分钟观察压力不再回升，表明脏层胸膜破口不再漏气。胸膜腔内残余气体可自行吸收，压力可恢复负压，肺部随之复张。

2. 交通性（开放性）气胸　胸膜腔内压力在"0cmH$_2$O"左右上下波动，抽气后留针 2~3 分钟，观察压力无变化。

3. 张力性（高压性）气胸　胸膜腔测压显示压力明显增高，呈正压，抽气后压力可轻微下降，留针观察 2~3 分钟后胸膜腔压力又迅速复升至正压但很快再度升高为正压。

二、解剖及生理

正常肺表面覆盖着两层胸膜,分为壁层和脏层。脏层胸膜与肺实质紧密相贴,除被覆于肺表面外,还伸入叶间裂内,分别覆盖于相邻两个肺叶表面。肺胸膜于肺门部沿肺根至纵隔,移行于壁层胸膜,此移行部称为肺系膜。肺根下方的肺系膜垂直向下到膈,此种由前后两层胸膜重叠形成的三角皱襞叫肺韧带。由于此韧带的存在,当发生气胸时,可将肺脏压向纵隔,而不压向上方。壁层胸膜被覆于胸膜腔各壁的内面,由于其贴附部位不同而分为肋胸膜、膈胸膜、纵隔胸膜和胸膜顶。肋胸膜衬附于胸骨、肋骨及肋间肌等结构的里面;膈胸膜则覆盖于膈的上面;纵隔胸膜则覆盖于纵隔的两侧面;胸膜顶为肋胸膜和纵隔胸膜向上延续的部分,包盖在肺尖上方。胸膜顶的最高点,在腹侧相当于第1肋软骨上方3~4cm处;背侧与第1肋骨颈下缘水平一致;右侧高于左侧。

两层胸膜之间构成了一个封闭的胸膜腔,里面有少量浆液(5~15ml)起润滑作用。密闭的胸膜腔的压力低于大气压而呈负压,这种负压帮助肺泡扩张吸进空气。在正常的呼吸过程中,胸膜腔内的压力都维持负压,系胸廓向外扩张,肺向内弹性回缩对抗产生的。平静呼气末胸腔内压为$-7\sim-4cmH_2O$,平静吸气末胸腔内压为$-13.6\sim-7cmH_2O$。胸腔内负压在生理上有两个作用:①保持肺脏膨胀状态,有利于气血交换;②吸引静脉血返回心脏,有利于心脏充盈。

三、病因及发病机制

按病因气胸可分为自发性气胸和创伤性两大类。自发性气胸又可分为原发性(特发性)自发性气胸和继发性自发性气胸。原发性自发性气胸通常是由脏层胸膜下的肺大疱或小囊肿破裂引起;继发性自发性气胸最常见的病因为慢性阻塞性肺疾病和肺结核,当然,肺囊性纤维化、支气管哮喘、间质性肺病、肺癌、尘肺、急性坏死性细菌性肺炎(金葡菌肺炎)、子宫内膜胸膜异位等亦可引起。创伤性气胸是由于外伤引起,包括医源性损伤引起的气胸也属于创伤性气胸,如经胸壁肺活检、胸穿、人工气胸和中心静脉置管等。不论是哪一种气胸,只要在胸膜破口处形成单向活瓣就可导致张力性气胸的发生。

四、病理生理

由于脏层或壁层胸膜上有裂口,气体进入胸腔。当大量气体进入胸腔时,胸内压显著增加,失去了负压对肺的牵引作用,甚至因正压对肺产生压迫,使肺失去膨胀能力。表现为:

1. 肺容量缩小、通气功能降低　当肺脏被压缩在20%以上时,由于胸腔内压变大,失去负压对肺的牵引作用而致肺功能受损,表现为肺容量缩小,肺活量、功能残气量、肺总量均减少的限制性通气功能障碍。

2. 血液气体交换发生变化　急性气胸时,压缩的肺萎缩,肺泡通气量减少。但最初时缩小的肺脏血流量并不减少,因而发生通气/血流比例变小,导致动静脉分流,表现为动脉血氧饱和度和氧分压降低。

3. **循环功能降低**　少量气胸时对循环功能影响不大或无影响。大量气胸,尤其是张力性气胸时,由于失去胸腔负压吸引静脉血回心,甚至胸腔内正压压迫血管和心脏,阻碍静脉血回心,心脏搏出量降低,可引起心率加快,血压降低,甚至发生休克。在大量或张力性气胸时,若胸腔内压力超过 $10cmH_2O$,可引起纵隔移位或摆动,静脉回流受阻,发生急性心、肺功能障碍,若不及时抢救,可迅速导致死亡。

五、临床表现

1. **诱因**　患者常有抬举重物等用力动作、咳嗽、喷嚏、屏气或高喊大笑、剧烈运动等诱发因素,但也有在睡眠中发生气胸者。另外,外伤(包括医源性)也是造成张力性气胸的一个原因。

流行病学资料

英国胸科学会 2010 自发性气胸指南认为:原发性自发性气胸在体力劳动和休息时发生气胸的概率没有统计学意义,而与吸烟有直接关系,而且吸烟可增加原发性自发性气胸复发的风险。

2. **症状**　突感患侧胸痛,呈针刺样或刀割样疼痛,时有向患侧肩部放射。可伴有不同程度胸闷、呼吸困难,其程度与患者发生气胸前后的肺基础疾病及肺储备功能状况、发生速度、肺压缩程度和气胸类型有关。此外,气胸患者还可以有干咳、咯血、端坐呼吸、全身不适等症状。张力性气胸由于胸腔内压骤然升高,肺明显压缩,纵隔移位,对循环功能影响大,可出现严重呼吸困难、大汗淋漓、心悸、血压下降甚至休克。

3. **体征**　患侧胸廓饱满,呼吸运动和触觉语颤减弱,叩诊呈鼓音,听诊呼吸音减弱或消失,可听到收缩期卡塔音、嘎碴声和哮吼声,有时可闻及胸膜摩擦音。右侧气胸可使肝肺浊音界下降或消失。张力性气胸时因为单向活瓣机制,气体只能进入胸腔而不能排出,胸腔内压力持续增加,会导致膈肌低平,纵隔向健侧移位。如在纵隔区听到一种与心脏收缩同步的噼啪音,称为 Hammans 征,常表示左侧气胸并发纵隔气肿。并发皮下气肿时可有"踏雪感"及"捻发声",严重时可出现心率增快、呼吸频率上升、血压下降和发绀,最终导致呼吸循环衰竭。

六、辅助检查

胸部 X 线检查是诊断气胸的重要方法,典型征象为肺有一"外高内低"的弧形的阴影,称为气胸线,气胸线以内为压缩的肺组织,而气胸线以外为无肺纹理的胸腔气体。张力性气胸时,纵隔、气管移位及纵隔摆动,甚至可出现纵隔疝。但是仰卧位胸片气胸线往往表现不明显,需要积气量较大才能看到,而深沟征则可能是仰卧位时的唯一气胸征象,表现为胸膜积气导致肋膈角加大加深。另外,仰卧位时,由于底版放在患者背后,会产生皮肤皱褶,在成像以后酷似气胸线而误诊为气胸,需要仔细区分。在慢性阻塞性肺疾病的老年患者中,多有肺气肿及肺大疱形成,在小量气胸时,通过胸部 X 线检查,气胸线通常不太明显,这时可行胸部 CT 检查。

 大量气胸 X 线胸片定义法

英国胸科协会对于大量气胸的定义为:发生气胸时,于肺门处测量气胸线至胸壁的距离大于 2cm。这一距离对应的气胸量大约是压缩了 50% 的肺组织。2cm 的距离是在权衡了穿刺针刺伤肺实质的风险和大量气胸自发性吸收的时间之后得出的。

胸部 CT 对于诊断气胸的特异性和敏感性均较高,可发现在胸膜腔内存在无肺纹理的低密度影,可显示少量气胸或某些因组织重叠而显示不清的气胸;对于局限性气胸可确定部位、程度、形态,并能发现有无肺大疱的存在;对气胸量的多少较胸片更准确。

七、临床思辨

张力性气胸在气胸类型中是最为严重的一种,其病情发展迅速,随时会危及患者生命,因此,临床医生在接诊此类病人时需根据患者的症状、体征、胸部 X 线快速做出诊断并及时进行处理,以挽救患者的生命。

(一) 诊断

患者在某个诱因存在的条件下,突发一侧胸痛,伴有呼吸困难并有气胸体征,即可作出初步诊断,胸部 X 线检查显示气胸线是确诊依据。如果患者迅速出现呼吸困难、低血压、心动过速、皮肤湿冷等休克表现,则支持张力性气胸的诊断。

 不应忽视气胸的某些特殊情形

有少部分气胸患者可无明显症状;大部分患者可经胸片确诊,但有时也需要 CT 诊断;根据患者是原发性还是继发性气胸选择合理的治疗方法;继发性气胸与基础肺疾病有关,其症状较重,并发症较多,易致张力性气胸。

(二) 鉴别诊断

在诊断气胸的同时还需与下列疾病相鉴别:

1. **慢性阻塞性肺疾病急性加重和支气管哮喘急性发作** 患者多以呼吸困难症状为主,很少有胸痛症状,肺部查体会发现有哮鸣音或痰鸣音,胸部 X 线检查会提供诊断线索。

2. **急性心肌梗死** 患者多以胸痛症状为主,严重时会有心源性休克,但通过病史、查体、胸部 X 线检查、心电图检查以及心肌损伤标志物的检测,可以确诊。

3. **急性肺栓塞** 患者有呼吸困难、胸痛症状,但多伴发发热、咯血,心电图可有特征性改变,常有深静脉血栓或患有其他静脉栓子来源的基础疾病,没有胸部 X 线的气胸线,查体也不会出现呼吸音消失的情况,通过肺动脉 CT 检查可确诊。

4. **肺大疱** 位于肺周边部位的肺大疱有时在 X 线下被误为气胸。不同角度作胸部透视,可见肺大疱或支气管源囊肿为圆形或卵圆形透光区,在大疱的边缘看不到发线状气胸线,疱内有细小的条纹理,为肺小叶或血管的残遗物。

(三)应急处理

1. 氧疗　可以提高气胸的吸收率3~4倍,通过提高胸腔和组织之间气体的压力梯度,在促进氧气吸收的同时,也促进了胸腔内氮气等其他气体的吸收。

2. 胸腔穿刺抽气　无条件时,可用尾部带有胶皮管的16~18G针头在患侧第二肋间隙与锁骨中线交点处,沿肋骨上缘进针,进入胸膜腔内,使用50ml的注射器先抽取1000ml气体,减轻胸腔内压力,缓解病人紧急情况后,再施行胸腔闭式引流术。

3. 胸腔闭式引流术　临床常用两种引流管:直胸管和带穿刺针胸管。

(1)体位:气胸患者可采取仰卧位,将患侧上肢放置在同侧脑后,患侧轻度抬高。在低位置管时,可取半卧位,患者上肢上举过头,患侧略垫高,也可坐在椅子上,环抱椅背或趴在桌上前倾。

(2)位置:选择患侧锁骨中线第2前肋间或患侧腋中线第4~6肋间。

(3)局部麻醉:以选定的置管部位为中心消毒皮肤,消毒范围直径应在20cm以上,抽取15~20ml利多卡因自皮肤至壁层胸膜进行分层麻醉,针头刺入组织3~5mm,回抽无血后注入少量局麻药,再继续进针,直至进入胸膜腔,并要封闭上、下肋骨边缘骨膜。

(4)引流管置入法:沿肋骨走行方向在下一肋骨上缘切开皮肤约2cm长,以血管钳尖端逐层分开皮肤、皮下组织和肌肉,分开胸壁肌肉及肋间肌进入胸腔,进胸腔时应有明显落空感。钳尖进胸后略扩大胸膜破口后再退出,以血管钳夹住直胸管头端,沿分离的胸壁孔道将胸管送入胸腔。退出血管钳并夹闭胸管尾端,根据胸壁厚度及胸管上的刻度以调整胸管深度,以最后一个侧孔进入胸腔2cm为宜。以缝线缝合皮肤切口两角并缠绕胸管打结固定,将无菌纱布剪开一边围绕胸管交错覆盖,用胶布固定,胸管接水封瓶。

知识小百科

为什么要选择下一肋骨的上缘而避开上一肋骨的下缘作为穿刺点或手术切开部位呢?

因为肋间神经和肋间血管均走行于上一肋骨的下缘,为避免损伤肋间神经丛和肋间血管束,故选择下一肋骨的上缘为胸腔穿刺点或胸腔闭式引流手术切开部位。

引流管选择有标准

美国胸科医师协会自发性气胸治疗指南中建议治疗原发性的应选择16~22F的引流管,继发性的建议选择直径为24~28F的引流管,胸部创伤患者建议选择28~36F的引流管。

引流管置入的另一种方法：Seldinger

临床中也常使用 Seldinger 导管置入法：在穿刺点局麻后，将穿刺套管针刺入胸腔，置入导丝，再沿导丝将导管送入胸腔，然后拔出导丝，缝合固定导管，导管前端可剪出 1～2 个侧孔以增强引流效果。但其置入导管直径偏小在 10～14F，对继发性气胸引流效果较差。

（5）胸管固定后，另一端置于水封瓶的水面下 1～2cm，使胸膜腔内压力保持在 1～2cmH_2O 以下，若胸腔内积气超过此正压，气体便会通过导管从水面逸出。现传统的单个水封瓶已不常用，多用 3 个水封瓶连接装置，见图 3-1。另外水封瓶要放在低于患者胸部的地方，如床下。若胸管内无气体逸出，水封瓶水柱波动较弱，体格检查及影像学检查证实肺已复张，夹闭胸管 24 小时再复查，无异常可拔除引流管。

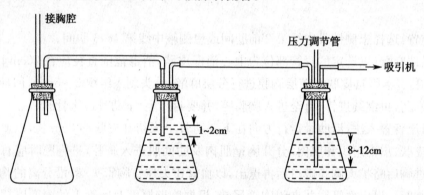

图 3-1 负压吸引水瓶装置

 治疗新进展

英国胸科协会不推荐气胸患者常规使用负压吸引，但对肺复张不佳患者可以尝试。使用高容量低压吸引，负压一般设为 －10～－20cmH_2O，可以减少漏气，同时也可避免吸入人体的气体大量进入胸管而减少有效呼吸。另外，需注意由于肺复张过快可导致复张性肺水肿，胸腔闭式引流早期应避免使用。

 争议讨论

我国内科学教材规定首次气胸抽气量不要超过 1000ml，以避免复张性肺水肿；但英国胸科协会推荐首次抽气可达到 2500ml。有专家认为，导致肺水肿的决定因素并不是抽出气体的量，而是所抽出气体的速度，即每分钟排出的气体量。

八、预后

张力性气胸死亡率达 7%，如果诊断被耽误，升高到 31%，如果是极度衰弱的病人，死亡率可达到60%。

（王旭涛　陈燕启）

参考文献

1. Bauman MH, Strange C, Heffner JE, et al. Management of spontaneous pneumothorax: an American College of Chest Physicians Delphi consensus statement. Chest, 2001, 119: 590-602.

2. Macduff A, Arnold A, Harvey J. Management of spontaneous pneumothorax: British Thoracic Society Pleural Disease Guideline 2010. Thorax, 2010, 65: ii18-31.

3. 倪布清, 张石江. 关于胸腔引流的若干问题. 中华胸心血管外科杂志, 2012, 28: 561-563.

练习题

1. 张力性气胸最严重的并发症是（　　）

　　A. 低氧血症　　　　　B. 低血压　　　　　　C. 心律失常

　　D. 休克　　　　　　　E. 纵隔气肿

答案：D

2. 张力性气胸病人因诊断时间耽搁，突然出现心跳呼吸停止，作为主治医生应该立刻采取的措施是（　　）

　　A. 使用粗针头立刻在患侧胸壁锁骨中线与第二肋间交点处穿刺排气

　　B. 使用简易呼吸器辅助呼吸

　　C. 气管内插管

　　D. 静脉使用肾上腺素

　　E. 正规的心肺复苏

答案：E

3. 下列哪项**不是**导致张力性气胸的因素（　　）

　　A. 有创或无创机械通气的患者

　　B. 胸部创伤患者

　　C. 瘦高身材年轻男性患者

　　D. 胸腔闭式引流管打折、阻塞或移位

　　E. 潜在肺部疾病的患者（哮喘、慢性阻塞性肺疾病）

答案：C

4. 60岁男性患者，既往有慢性阻塞性肺疾病，一小时前无诱因出现呼吸困难，伴有咳嗽，无咳痰、发热等症状。行X线胸片检查示右侧少量气胸，气胸线与肺边缘距离为1.5cm。针对该患者应首先采取（　　）

　　A. 持续低流量吸氧　　　B. 无创机械通气　　　C. 应用气管扩张药物

D. 胸腔闭式引流　　　　　E. 细针胸腔穿刺抽气

答案：D

5. 对超过48小时常规闭式引流，引流管仍有气泡溢出的气胸患者应采取的措施是（　　）

A. 继续常规闭式引流　　B. 胸腔镜下手术治疗　　C. 化学胸膜固定术

D. 持续负压吸引闭式引流　　E. 开胸手术

答案：D

第五节　急性呼吸窘迫综合征

急性呼吸窘迫综合征（acute respiratory distress syndrome，ARDS）是指由心源性以外的多种肺内及肺外致病因素导致的一种急性临床综合征。主要病理特征为肺泡毛细血管通透性增高，富含蛋白质的液体渗出以致肺泡、小气道水肿以及肺泡透明膜形成，肺泡表面活性物质失活，后期伴有肺间质纤维化，局部肺组织存在实变且呈重力依赖性分布。病理生理改变主要表现为肺顺应性降低，肺内分流增加，通气/血流比例失调，肺弥散功能降低。临床表现为难以缓解的急性进行性低氧型呼吸衰竭，胸部X射线可见肺部浸润征象。目前其病死率居高不下，仍保持在20%～50%左右，其中氧合难以维持、呼吸机相关肺损伤等并发症的出现在该病的死因中占有较高比例。不断提高诊断和治疗水平对改善此类患者的临床预后具有重要意义。

一、诊断

1994年，欧美联席会议提出ARDS的诊断标准，但是由于没有考虑到PEEP对氧合的影响，所以目前主要以2011年在德国柏林为准（即ARDS柏林定义），并广泛并使用。

　什么是ARDS？

（1）起病时间：已知临床发病或呼吸症状新发或加重后1周内。

（2）胸部影像学（包括胸部X线片及CT）：存在双肺斑片影，不能完全用胸腔积液、小叶/肺塌陷或结节解释。

（3）肺水肿原因：无法用心力衰竭或体液超负荷完全解释的呼吸衰竭；如果不存在危险因素，则需要进行客观评估（例如超声心动图）以排除流体静力型水肿。

（4）氧合状况方面，轻度ARDS应满足200mmHg＜ PaO_2/FiO_2 ≤300mmHg伴PEEP或CPAP≥5cmH_2O，中度ARDS应满足100mmHg＜ PaO_2/FiO_2 ≤200mmHg伴PEEP≥5cmH_2O；重度ARDS应满足 PaO_2/FiO_2 ≤100mmHg伴PEEP≥5cmH_2O。

"柏林定义"是以往诊断标准的修订和延续，以期提高ARDS临床诊断准确性及对预后的预测价值。新的诊断标准联合了起病时间、低氧血症程度、肺水肿来源和影像学检查四个方面进行综合考虑。

注意事项

与欧美联席会议 ARDS 诊断标准相比,柏林定义明确了发病时间在 1 周内急性起病;依据 PaO_2/FiO_2 对病情危重程度进行量化,并考虑 PEEP/CPAP 对氧合的影响,且据此将 ARDS 病情危重程度分为轻中重三级,同时去除 ALI 的概念;不再使用 PAWP 作为排除心功能不全的标准,而是根据危险因素和临床进行判断与排除;在胸部影像学方面的定义更加明确,更具可操作性。

二、治疗

(一)原发病治疗

积极控制原发病是治疗 ARDS 的首要原则和基础。感染、创伤、休克、烧伤、重症急性胰腺炎等是导致 ARDS 的常见病因,应积极寻找并识别。

(二)呼吸支持

1. 高浓度氧疗 在病程早期,患者氧合下降并不明显时,可以根据氧合情况给予不同的氧疗方式。高浓度吸氧与常规普通鼻导管吸氧相比,可明显提高吸氧浓度,改善脑组织、心肌等重要脏器氧供,改善呼吸肌肉的氧供,防止呼吸肌肉功能降低而致通气功能障碍。高浓度吸氧装置主要包括储氧面罩和高浓度高流量吸氧装置。如果氧合情况进行性恶化,依据患者的情况给予无创正压通气(noninvasive positive pressure ventilation,NPPV)或有创正压通气(invasive positive pressure ventilation,IPPV)治疗。

2. 无创正压通气 当患者具备以下条件时可试用 NPPV:意识清楚,病情相对稳定,痰量较少或咳痰能力较好,不存在多器官功能不全,基础疾病可逆性强且容易控制。NPPV 过程中应严密监测患者的生命体征及治疗反应。如 NPPV 治疗 1~2 小时后,低氧血症得到改善,可继续应用;若低氧血症未见明显改善或呈进行性恶化,提示 NPPV 失败,应及时改为有创机械通气。当患者具备以下条件时应避免给予 NPPV:意识不清;血流动力学不稳定;气道分泌物明显增加,且咳痰能力明显不足;因脸部畸形、创伤或手术等不能佩戴鼻面罩;上消化道出血、剧烈呕吐、肠梗阻和近期食管及上腹部手术;危及生命的低氧血症。

注意事项

对于大多数 ARDS 患者,常规选用较低支持压力、较高吸氧浓度的通气策略对患者进行 NPPV,以尽可能减少高支持压力给患者带来的气压伤、血流动力学抑制等并发症。对于年轻、自主呼吸能力较强患者,尽可能选用 CPAP 模式,以改善患者人机协调性,对于老年、自主呼吸能力较差或已经开始出现高碳酸血症的患者,应选用 S/T 模式,以改善通气功能障碍。对于外源性 ARDS 或 ARDS 早期患者,可试用性地将 CPAP/EPAP 上调,若氧合改善明显,可将其保持在适度高位水平,以改善肺泡及小气道水肿,阻断 ARDS 的病理生理进程,但对于氧合改善不明显患者,应及时下调到较低支持水平。

3. 有创正压通气

(1)应用指征:如果患者出现下述情况,可考虑给予传统的有创机械通气:呼吸或心跳骤停;严重意识障碍,如昏睡、昏迷或谵妄;气道分泌物多,且排痰障碍;大量误吸;血流动力学不稳定,对液体输注及血管活性药物反应欠佳;$FiO_2>0.5$,$PaO_2<60mmHg$,且氧合状况有进行性恶化趋势;$pH\leq7.30$,且治疗中 $PaCO_2$ 进行性上升;出现呼吸肌疲劳或呼吸功明显增加的临床征象,如胸腹矛盾运动、辅助呼吸肌参与等。

(2)肺保护性通气策略

1)基本概念:严格限制潮气量和气道压。给予合适水平的呼气末正压(PEEP)。肺剪切伤主要是在机械通气时塌陷肺泡反复开放、闭合以及不同病变肺组织间相互牵拉导致的肺组织损伤。PEEP水平较低,难以使得可复张肺泡处于开放状态,难以改善 V/Q 比例失调,使得部分肺泡在吸呼气过程中反复开放与闭合,从而产生剪切伤;PEEP水平过高,尽管避免部分肺泡在吸呼气相反复开闭,但容易导致正常肺泡过度牵张,并且低垂部位肺泡尽管应用较高PEEP也难以开放,因此容易造成正常肺组织与低垂部位肺组织之间产生相互牵拉,形成剪切伤。给予合适的PEEP水平即可使得可复张肺泡开放,并防止其再次塌陷,又可避免较高和较低PEEP水平带来的气压伤风险。

 注意事项

> 由于肺泡毛细血管通透性增加,肺泡及小气道水肿明显,肺泡塌陷呈重力依赖性分布,低垂部位出现肺实变,导致低垂部位肺区难以重新开放,其上一部分区域肺泡在较高的跨肺压作用之下能够重新开放,但是跨肺压稍有降低时又会再次塌陷,仅有非重力依赖区,即上肺区处于开放状态,因此ARDS的肺呈"婴儿肺"或"小肺",常规潮气量势必会造成正常肺组织过度扩张,所以为减少肺组织过度牵张而导致的呼吸机相关肺损伤(VALI)的发生,在对ARDS行机械通气时应严格限制潮气量和吸气压。

2)通气模式的选择:压力目标通气模式和容量目标通气模式间的选择:与容积目标通气模式相比,压力目标通气在改善气体分布和 V/Q 比值、增加人机协调和降低气道峰压方面具有一定优势,但不能保证潮气量的恒定供给,所以在通气过程在中应适时地调节压力水平。

自主呼吸模式与控制通气模式间的选择:控制通气(如 VCV,PCV)虽能明显减少患者的呼吸功耗,但容易导致呼吸肌失用性萎缩,呼吸机依赖,并且带来一系列严重的不良后果。与控制通气相比,自主呼吸模式(如PSV)因保留了患者自主呼吸会产生很多积极效应,如改善重力依赖区的肺组织的通气,避免肺不张,改善 V/Q 比例;减少正压通气对血流动力学的影响以及减少镇静剂、肌松剂的使用等。

3)通气参数的调节:呼气末正压(PEEP)和潮气量(VT)的调节在 ARDS 的机械通气中占有非常重要的地位,是实施肺保护性通气策略的最主要参数。

①PEEP的调节:PEEP水平的调节方式较多,以下简单介绍其中几种较为常用的方法:

FiO$_2$-PEEP 递增法:首先需设定机械通气的氧合目标,一般为 PaO$_2$ 维持于 55~80mmHg,SpO$_2$ 维持于 88%~95%,然后根据患者的氧合状态交替递增式调节 FiO$_2$ 和 PEEP。该法简单,在临床中应用较为广泛。但该法主要以氧合状态为目标而忽视了肺泡的复张情况,易出现肺内局部肺泡的过度扩张致 VALI 的发生。

低位拐点法:传统的 PEEP 调节方法是通过寻找呼吸系统静态压力-容积曲线(P-V 曲线)吸气支的低位拐点(LIP)来指导 PEEP 的调节,即以 LIP 对应压力之上 2~3cmH$_2$O 的压力水平作为最佳 PEEP。在临床描记和应用 P-V 曲线尚需注意以下问题:①P-V 曲线具有个体差异,并且随着病情的变化而变化,应动态监测。②部分病人找不到明显的 LIP,或范围较大,此时可经验性给予 8~12cmH$_2$O 的 PEEP。③ARDS 肺泡复张是发生在 P-V 曲线吸气支上的一个连续过程,P-V 曲线吸气支上 LIP 的出现仅表明大量肺泡和小气道开始复张,并非所有肺泡已经开放。

根据 ARDS 的病因选择 PEEP:近年来,有学者结合胸片和 CT 对 ARDS 的肺形态学进行研究,结合 P-V 曲线,对 PEEP 的调节进行了改进,即结合肺形态学、P-V 曲线和不同水平 PEEP 时的氧合变化进行调节。根据胸片,ARDS 肺形态学可分为两大类,一类是渗出性病变以双下肺为主,上肺区肺泡相对正常,其 P-V 曲线的斜率较正常下降较少(即呼吸系统顺应性降低较小),LIP 位置较低或者不明显。对于这类患者,过高的 PEEP 很容易使上肺区正常肺泡过度扩张,因而 PEEP 水平通常较低(约 10cmH$_2$O)。对这类患者,可从 5cmH$_2$O 开始,结合血气,按 2~3cmH$_2$O 的间隔逐渐上调,一般不超过 12cmH$_2$O。另一类 ARDS 肺的渗出性病变在双肺呈弥漫性、较均一分布,其 P-V 曲线的斜率较正常下降明显(即呼吸系统顺应性降低较大),LIP 和 UIP 均较明显。对于这类患者,即使给予较高水平的 PEEP 也不会使肺泡产生明显的过度扩张,因此可根据血气情况,适度上调 PEEP 水平,但同样应警惕高 PEEP 水平带来的气压伤风险。

在临床操作过程中,调节 PEEP 水平应时刻警惕气压伤的发生风险,操作时可尝试性地增高 PEEP(如 15~20cmH$_2$O),判断患者氧合水平的改善情况,若无明显反应,则降低 PEEP 至常规水平,若氧合改善明显,并且血流动力学无明显抑制,可适度保留一定水平的 PEEP(如 8~12cmH$_2$O)。值得注意的是,如果患者存在气压伤的高危因素,如肺大疱、间质性肺疾病、肺内源性 ARDS 及呛咳反射剧烈等,无论氧合改善是否明显,均应控制 PEEP 水平。

②潮气量的调节:在 ARDS 患者中应强调低潮气量通气,避免正常肺泡过度扩张,即 VT 可常规设为 6~8ml/kg,或在调节 PEEP 后再调节 VT 使平台压不超过 30~35cmH$_2$O。在对潮气量和平台压进行限制后,肺泡分钟通气量降低,此时可适度上调通气频率,以使 PaCO$_2$ 能保持在相对正常的水平,尽管如此 PaCO$_2$ 仍呈适度增高状态也可受到允许,即所谓的允许性高碳酸血症(permissive hypercapnia,PHC)。PHC 策略是为了防止气压伤而不得已为之的做法,是一种非生理状态,对脑水肿、脑血管意外和颅内高压患者应谨慎应用。一般认为 pH>7.20~7.25 可以接受,如低于此值,应适当补碱。

需注意的是,在运用自主呼吸模式(PSV,CPAP)时,即便压力支持水平相对较低,

ARDS 患者的 VT 往往会超过 6~8ml/kg,此时不应拘于所谓的"小潮气量通气"。因小潮气量通气是针对 ARDS 的"小肺"和"不均一肺"而言。如果患者具很强的自主呼吸,可使重力依赖区萎陷肺组织扩张,其具有有效通气功能肺泡数目会明显增加,"不均一"性也会下降,所谓的"小肺"区域明显扩大,因而此时在不必对 VT 进行严格限制。

(3)肺复张

1)基本概念:有研究表明,使萎陷肺泡重新开放所需的压力较通常使用的驱动压要高出许多,因而在 ARDS 采用肺保护性策略所给予的驱动压往往不能使更多的肺泡开放。肺泡复张手法(recruitment maneuver,RM)是指在机械通气过程中,间断地给予高于常规平均气道压的压力并维持一定的时间(30 秒~2 分钟),一方面可使更多的萎陷肺泡重新复张,另一方面还可以防止吸收性肺不张。大量的研究表明,这种肺泡复张的方法可以减少终末气道和肺泡在每一呼吸周期中的反复开闭所导致的肺损伤和肺泡表面活性物质的损失,并减少继发性的炎性介质的产生,改善氧合和呼吸力学状况。

2)常用方法:①控制性肺膨胀:将模式调为 CPAP,CPAP40cmH$_2$O,持续时间 30 秒至 2 分钟;②PEEP 递增法:将模式调整为 PCV,固定 PIP 至 40cmH$_2$O,逐渐递增 PEEP 水平,直至 30~35cmH$_2$O,停留 30 秒后返回原通气模式;③PCV 法:将模式调整为 PCV,PIP40cmH$_2$O,吸呼比 1:2,PEEP15~20cmH$_2$O,持续 2 分钟。

注意事项

在 ARDS 早期,肺水肿较明显,应用 RM 的效果较好。对于中晚期 ARDS,或者肺内源性 ARDS(如严重肺炎、肺挫伤等),由于肺实质严重损伤、实变或明显纤维化形成,RM 的效果很有限;胸壁顺应性较差(如肥胖、胸廓畸形、腹胀等)对肺泡复张有限制作用,使 RM 的效果降低;如果吸氧浓度过高,复张的肺泡可能会因为氧气吸收过快而在短时间内再次萎陷。因此,复张后吸氧浓度尽可能降低至可以维持基本氧合的最低水平;RM 采用的时限和压力水平,目前尚无统一意见。考虑到正常健康肺在发生不张后再复张所需的压力已达 40cmH$_2$O,因而对于 ARDS 所需的压力起码应该不低于此水平,对于胸壁顺应性较差者则应该更高,否则效果就会不明显。但 RM 持续时间过长、压力过高,会出现一过性高碳酸血症、血压降低,并可能出现气压伤。RM 常用的时间为 30~60 秒,压力为 35~45 cmH$_2$O,个别可达 60~70cmH$_2$O;在使用 RM 后,复张的肺泡维持在开放状态的时间主要与 PEEP 水平有关。适当增加 PEEP 水平可能有利于防止肺泡再萎陷,但肺泡复张后肺顺应性改善、血流动力学对 PEEP 的反应可能会更敏感。

(4)体外膜肺氧合

4. 体外膜肺氧合(extracorporeal membrane oxygenation,ECMO) 是指一种将部分静脉血从体内引流到体外,再经膜肺氧合后由驱动泵将动脉血液泵入中心静脉或主动脉的心肺辅助技术。其具有以下特点:能有效地改善致死性低氧血症以及高碳酸血症,为原发病救治争取时间;有效的循环支持;避免机械通气所致的呼吸机相关肺损伤。有研究显示,若病因可逆,早期重症ARDS患者可通过接受ECMO治疗获益。当ARDS患者在行有创通气过程中,出现以下情况可考虑应用:$PaO_2<50mmHg$,且氧合状况有进行性恶化趋势;$pH\leqslant7.30$,且治疗中$PaCO_2$进行性上升;氧合或通气功能难以维持的基础上出现严重气胸。

5. 俯卧位通气　俯卧位通气是ARDS肺保护治疗的重要补充,实际上是经典肺复张手法的补充。俯卧位时通过体位改变改善肺组织压力梯度,改善局部肺顺应性和肺均一性,改善氧合,并可能减少肺复张的压力和PEEP水平,降低应力和应变,避免或减轻呼吸机相关肺损伤。Guerin等进行的多中心随机对照临床研究显示对于严重低氧血症($PaO_2/FiO_2<150mmHg$,$FiO_2\geqslant0.6$,$PEEP\geqslant5cmH_2O$)的ARDS患者,早期长时间俯卧位治疗可显著降低病死率。俯卧位通气虽然技术简单,但操作繁复,有经验的团队采用长时间俯卧位通气可改善早期重症ARDS预后。

6. 高频振荡通气　高频振荡通气(high frequency oscillatory ventilation,HFOV)作为肺保护性通气的模式,动物实验和小样本观察性研究均显示可以改善ARDS氧合,meta分析也显示HFOV可能改善ARDS患者预后。但近期两个多中心随机对照临床研究均未能显示HFOV改善病死率,其临床应用前景受到质疑。但这两项研究实施过程中存在研究人员HFOV经验不足,不熟悉使用的HFOV设备,最佳参数设置(mPaw和振荡频率等)尚不明确。因此ARDS患者对HFOV治疗的治疗反应、适宜人群、应用时机等均需要进一步探索。

(三) 液体管理

高通透性肺水肿是ARDS的病理生理特征,肺水肿程度与ARDS的预后呈正相关,因此通过积极的液体管理改善ARDS患者肺水肿具有重要的临床意义。液体管理目标为无论给予何种液体,均应限制入量,必要时给予一定剂量的利尿剂,维持一定水平的负平衡,在最低水平的PAWP(5~8mmHg)的条件下,维持足够的心输出量及氧输送量,维持循环稳定,保持器官灌注。对于存在低蛋白血症的ARDS患者,在补充白蛋白等胶体溶液的同时联合应用呋塞米(速尿),有助于实现液体负平衡,在改善肺水肿、改善氧合的同时维持循环稳定。

(四) 肺外脏器功能支持和营养支持

近年来,呼吸支持技术的进步使得不少患者避免死于低氧血症,而主要死于MODS。因此,尽早开展肠内营养、注意循环功能、肝功能及肾功能的支持对于防止MODS的发生具有重要意义。

(五) 其他药物治疗

在中晚期ARDS中,皮质激素的应用可能防止肺纤维化有一定的作用。此外,其他药物也可尝试,如抗内毒素抗体、IL-1受体抗体、抗TNF抗体、肺泡表面活性物质、吸入NO等。

(罗祖金　米玉红)

参考文献

1. Bernard GR, Artigas A, Brigham KL, et al. Report of the American-European consensus conference on ARDS: definitions, mechanisms, relevant outcomes and clinical trial

coordination. Intensive Care Med,1994,20:225-232.

2. Ranieri VM, Rubenfeld GD, Thompson BT, et al. Acute respiratory distress syndrome: the Berlin Definition. JAMA,2012,307(23):2526-2533.

3. 刘松桥,邱海波. 急性呼吸窘迫综合征诊治进展. 中华急诊医学杂志,2014,23(3):248-251.

4. Acute Respiratory Distress Syndrome Network. Ventilation with lower tidal volumes compared with traditional tidal volumes for acute lung injury and the acute respiratory distress syndrom. N Engl J Med,2000,342:1301-1308.

5. The National Heart, Lung, and Blood Institute ARDS Clinical Trials Network. Higher versus lower positive end-expiratory pressures in patients with the acute respiratory distress syndrome. N Engl J Med,2004,351:327-336.

6. Lim SC, Adams AB, Simonson DA, et al. Intercomparison of recruitment maneuver efficacy in three models of acute lung injury. Crit Care Med,2004,32(12):2371-2377.

7. Peek GJ, MuSford M, Tiruvoipati R, et a1. Efficacy and economic assessment of conventional ventilatory support versus extmcorporealmembrane oxygenation for severe adult respiratory failure (CESAR): a multicentre randomised controlled trial. Lancet,2009,374(9698):1351-1363.

8. Guerin C, Reignier J, Richard JC, et al. Prone Positioning in Severe Acute Respiratory Distress Syndrom. N Engl J Med,2013,368(23):2159-2168.

9. Ferguson ND, Cook DJ, Guyatt GH, et al. High-frequency oscillation in early acute respiratory distress syndrom. N Engl J Med,2013,368(9):795-805.

10. Young D, lamb SE, Shah S, et al. High-frequency oscillation for acute respiratory distress syndrom. N Engl J Med,2013,368(9):806-813.

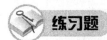

练习题

1. 急性呼吸窘迫综合征特征性改变是（ ）
   A. 肺组织实变为非重力依赖性
   B. 以气道水肿为特征
   C. 早期出现肺间质纤维化
   D. 肺泡毛细血管通透性增加
   E. 肺部均匀一致性渗出

答案：D

2. <u>不属于</u>急性呼吸窘迫综合征的临床表现的是（ ）
   A. 进行性呼吸困难
   B. 顽固性低氧血症
   C. 气道通气功能受损
   D. 二氧化碳分压大多低于正常
   E. 早期可以没有血流动力学障碍

答案：C

3. 关于急性呼吸窘迫综合征的主要特点,下列描述<u>错误</u>的是（ ）

A. 轻度 ARDS 应满足 200mmHg＜PaO_2/FiO_2≤300mmHg 伴 PEEP 或 CPAP ≥5cmH_2O

B. 胸部影像学(包括胸部 X 线片及 CT)：存在双肺斑片影，不能完全用胸腔积液、小叶/肺塌陷或结节解释

C. 无法用心力衰竭或体液超负荷完全解释的肺水肿呼吸衰竭

D. 起病时间：已知临床发病或呼吸症状新发或加重后 1 周后

E. 中度 ARDS 应满足 100mmHg＜ PaO_2/FiO_2≤200mmHg

答案：D

(4～5 题共用题干)

患者，男性，45 岁，既往体健，否认高血压及糖尿病史。2 天前交通事故中造成脾破裂出血、空肠穿孔及右股骨干骨折，并出现低血压表现。积极液体复苏后，于当日全麻下行脾切除、空肠修补及右股骨干内固定，术前输血 800ml，术中补液 5500ml，尿量共 3500ml，术后腹腔引流管通畅，引出 150ml 淡血性液体，无异味。患者全麻清醒后感腹部伤口及右下肢疼痛，咳嗽反应良好，无其他特殊不适。昨日夜间患者诉刺激性咳嗽，无痰，稍感气急。T 37.8℃，P 96 次/分，R 24 次/分，BP 100/70mmHg，SpO_2 92%（呼吸空气）。今晨患者明显感觉呼吸费力，咳嗽加剧，仍无明显痰液咳出，查体 T 37℃，P 106 次/分，R 30 次/分，BP 135/75mmHg，SpO_2 90%（5L/m 吸氧）。气管居中，双肺呼吸音对称，呼吸音粗，双肺可闻及干湿啰音。心音有力，律齐，各瓣膜听诊区未闻及杂音。腹腔引流管通畅，引出少量淡血性液体。腹壁伤口无渗出，肠鸣音 3 次/分，腹软，无压痛及反跳痛，右下肢无红肿。经胸心脏超声未发现心脏结构与功能异常；胸片可见双肺斑片状模糊影，膈顶及双肋膈角清晰。白细胞总数及中性粒细胞百分比正常范围。

4. 该患者最可能的诊断是(　　)

A. 心脏压塞　　　　B. 胸腔积液　　　　C. 双侧肺炎

D. 急性左心衰竭　　E. 急性呼吸窘综合征

答案：E

5. 目前对该患者应积极行(　　)

A. 开放的液体复苏　　B. 抗感染治疗　　　C. 开胸探查手术

D. 给予呼吸支持　　　E. 有创血流动力学监测

答案：D

第六节　慢性阻塞性肺疾病急性发作

一、概述

慢性阻塞性肺疾病（chronic obstructive pulmonary desease，COPD 简称慢阻肺） 是一种以持续气流受限为特征的可以预防和治疗的疾病，其气流受限多呈进行性发展，与气道和

肺组织对烟草烟雾等有害气体或有害颗粒的慢性炎症反应增强有关。慢阻肺急性发作（AECOPD）是指患者出现呼吸道症状急性加重为特征的临床事件，其症状变化程度超过日常变异范围并导致药物治疗方案改变。急性发作可降低患者的生命质量，使症状加重、肺功能恶化，加快患者肺功能下降速率，是慢阻肺患者死亡的重要因素之一，也是慢阻肺患者医疗费用居高不下的主要原因。

 什么是 AECOPD?

患者在短期内出现超越日常状况的持续恶化，即在短期内咳嗽、气短或喘息加重，痰量增多呈脓性或黏液脓性，可伴发热等症状明显加重的表现，并需改变 COPD 常规用药。

二、病因和发病机制

（一）呼吸道感染

1. 病毒　上呼吸道病毒感染会诱发 AECOPD，几乎 50% AECOPD 患者合并上呼吸道病毒感染，常见病毒为鼻病毒属、呼吸道合胞病毒和流感病毒。病毒感染后 COPD 患者气道内细菌负荷增加，出现继发的细菌感染。因此 AECOPD 患者常存在细菌和病毒混合感染，这类患者通常病情较重，住院时间明显延长。

2. 细菌　40%~60% 的 AECOPD 患者痰液中可分离出细菌，最常见的 3 种病原体为流感嗜血杆菌、卡他莫拉菌和肺炎链球菌，其次为铜绿假单胞菌、肠道阴性菌、金黄色葡萄球菌和副流感嗜血杆菌等。

3. 非典型致病菌　是诱发 AECOPD 不容忽视的因素，目前认为肺炎衣原体是 AECOPD 的一个重要诱因。

（二）环境因素

气道炎症也可由非感染因素引起，如吸烟、大气污染、吸入变应原等均可引起气道黏膜水肿、平滑肌痉挛和分泌物增加，从而导致细菌的过度生长。流行病学调查发现空气污染尤其是 $10\mu m$ 和 $2.5\mu m$ 左右的微粒浓度（PM_{10}，$PM_{2.5}$）与 AECOPD 发病有关，室内温度及室外温度的降低也能诱发 AECOPD。

（三）其他

外科手术、应用镇静药物、气胸、胸腔积液、充血性心力衰竭、心律不齐以及肺栓塞等均可诱发 AECOPD 发作。

三、病理生理学

（一）病理学

COPD 特征性的病理学改变存在于气道、肺实质和肺血管。

1. 气道　在中央气道炎症细胞浸润表层上皮，黏液分泌腺增大和杯状细胞增多使黏液分泌增加。在外周气道内慢性炎症反应导致气道壁损伤和修复的过程反复发生。修复过程导致气道壁结构重塑,胶原含量增加及瘢痕组织形成,这些病理改变造成气道狭窄,引起固定性气道阻塞。

2. 肺实质　COPD患者典型的肺实质破坏表现为小叶中央型肺气肿,涉及呼吸性细支气管的扩张和破坏。

3. 肺血管　肺血管改变以血管壁增厚为特征,内膜增厚是最早的结构改变,接着出现平滑肌增加和血管壁炎症细胞浸润。COPD加重时,平滑肌细胞增生肥大、蛋白多糖和胶原的增多进一步使血管壁增厚。COPD晚期继发肺心病时,部分患者可见多发性肺细小动脉原位血栓形成。

(二) 病理生理学变化

COPD特征性病理生理学改变,包括黏液高分泌、纤毛功能失调、小气道炎症、纤维化及管腔内渗出、气流受限和气体陷闭引起的肺过度充气、气体交换异常、肺动脉高压和肺心病,以及全身的不良效应。

1. 黏液高分泌和纤毛功能失调导致慢性咳嗽和多痰。

2. 随着COPD的进展,外周气道阻塞、肺实质破坏和肺血管异常等降低了肺气体交换能力产生低氧血症并可出现高碳酸血症。

3. 长期慢性缺氧可导致肺血管广泛收缩和肺动脉高压,常伴有血管内膜增生,某些血管发生纤维化和闭塞,导致肺循环的结构重组。COPD晚期出现肺动脉高压,进而产生慢性肺源性心脏病及右心衰竭。

4. COPD可以导致全身不良效应,包括全身炎症反应和骨骼肌功能不良并促进或加重合并症的发生等。全身炎症表现有全身氧化负荷异常增高、循环血液中促炎症细胞因子浓度异常增高及炎症细胞异常活化等,骨骼肌功能不良表现为骨骼肌重量逐渐减轻等。COPD的全身不良效应可使患者的活动能力受限,加剧生命质量下降,预后变差。

四、临床表现

(一) 症状

COPD的特征性症状是慢性和进行性加重的呼吸困难、咳嗽和咳痰。AECOPD是指呼吸系统症状恶化超出日间的变异。

1. 呼吸困难　这是COPD最重要的症状,也是患者体能丧失和焦虑不安的主要原因。患者常描述为气短、气喘和呼吸费力等。急性发作时气促加重,常伴有喘息、胸闷。

2. 咳嗽加剧。

3. 痰量增加、痰液颜色和(或)黏度改变。

4. 其他症状　出现发热、心动过速、呼吸急促、全身不适、失眠、嗜睡、疲乏、抑郁和意识不清等症状。

(二) 体征

1. 视诊及触诊　常见呼吸变浅、频率增快、辅助呼吸肌如斜角肌和胸锁乳突肌参加呼吸运动,重症患者可见胸腹矛盾运动,患者不时用缩唇呼吸以增加呼出气量,呼吸困难加重时常采取前倾坐位,低氧血症患者可出现黏膜和皮肤发绀,伴有右心衰竭的患者可见下肢水肿和肝脏增大。

2. 叩诊　肺过度充气可使心浊音界缩小、肺肝界降低,叩诊可呈过度清音。

3. 听诊　双肺呼吸音可减低,呼气延长,可闻及干性啰音,双肺底或其他肺野可闻及湿啰音。

五、实验室检查

1. 血气分析　动脉血气是评价加重期疾病严重度的重要指标。在海平面呼吸室内空气条件下,$PaO_2<60mmHg$ 和(或)$PaCO_2>50mmHg$,提示呼吸衰竭。如 $PaO_2<50mmHg$,$PaCO_2>70mmHg$,$pH<7.30$,提示病情危重,需严密监控。

2. 胸部影像检查　X 线检查对确定肺部并发症及与其他疾病(如肺间质纤维化、肺结核等)鉴别具有重要意义。急性加重期的患者就诊时,首先应行胸部 X 线片检查以鉴别是否合并胸腔积液、气胸与肺炎。胸部 X 线片也有助于 AECOPD 与其他具有类似症状的疾病鉴别,如肺水肿和胸腔积液等。胸部 CT 检查一般不作为常规检查,但是在鉴别诊断时 CT 检查有益。

3. 心电图和超声心动图　对诊断合并心律失常、心肌缺血和右心室肥厚有所帮助。

4. 痰培养及药敏试验　痰液性状为脓性或黏液性脓性时,则应在开始抗菌药物治疗前留取合格痰液行涂片及细菌培养,以了解可能导致 AECOPD 的病原菌,指导抗生素治疗。

5. 血常规　血红细胞计数及血细胞比容有助于了解有无红细胞增多症或贫血、出血。部分患者血白细胞计数增高及中性粒细胞核左移可为气道感染提供佐证,但通常慢阻肺急性发作患者白细胞计数并无明显改变。

6. 血液生化检查　有助于确定引起 COPD 急性发作的其他因素,如电解质紊乱(低钠、低钾和低氯血症等)、糖尿病危象或营养不良等,也可发现合并存在的代谢性酸碱失衡。血浆 D-二聚体阴性有助于排除低危患者的急性肺动脉栓塞。

7. 肺功能测定　急性发作期间不推荐进行肺功能检查,因为患者无法配合且检查结果不够准确。

六、临床思辨

(一) 诊断

1. AECOPD 的诊断完全依赖于临床表现,即患者主诉症状[气促、喘息、咳嗽和(或)咳痰情况]的突然变化超过日常变异范围,伴或不伴有发热。至今还没有一项单一的生物标志物可应用于 AECOPD 的临床诊断和评估。

2. AECOPD 的严重程度评估

(1)了解病史:本次病情加重或新症状出现的时间,气促、咳嗽的严重程度和频度,痰量和痰液颜色,日常活动的受限程度,是否曾出现过水肿及其持续时间,既往加重时的情况和有无住院治疗,以及目前治疗方案等。

(2)本次加重期实验室检查结果与既往结果对比可提供极为重要的信息。

(3)神志变化是病情恶化和危重的指标,一旦出现需及时送医院救治。

(4)是否出现辅助呼吸肌参与呼吸运动、胸腹矛盾呼吸、发绀、下肢水肿、右心衰竭、血流动力学不稳定等征象亦有助于判定 AECOPD 的严重程度。

注意事项

与急性加重前的病史、症状、体征、肺功能测定、动脉血气检测结果和其他实验室检查指标进行对比,对判断慢阻肺急性发作及其严重程度评估甚为重要。

(二)鉴别诊断

肺炎、充血性心力衰竭、心律失常、气胸、胸腔积液和肺血栓栓塞症等的症状酷似 AE-COPD,需要仔细加以鉴别。血脑钠肽水平升高结合其他临床资料,可以将由充血性心力衰竭而引起的急性呼吸困难患者与 AECOPD 患者区分开来。胸部 X 线片检查可鉴别是否合并胸腔积液、气胸与肺炎。

七、治疗原则

根据 AECOPD 严重程度的不同和(或)伴随疾病严重程度的不同,患者可以门诊治疗或住院治疗。

(一)门诊治疗

注意事项

慢阻肺急性发作早期、病情较轻的患者可以在院外治疗。但需注意病情变化及时决定送医院治疗的时机。

1. **气管舒张剂** 适当增加以往所用支气管舒张剂的剂量及频度,单一吸入短效 β_2-受体激动剂或联合应用吸入短效 β_2-受体激动剂和短效抗胆碱药物。对较严重的病例可给予较大剂量雾化治疗数日,如沙丁胺醇 $2500\mu g$、异丙托溴铵 $500\mu g$ 或沙丁胺醇 $1000\mu g$ 加用异丙托溴铵 $250\sim500\mu g$ 雾化吸入每日 $2\sim4$ 次。

2. **激素** 可考虑口服激素,泼尼松龙每日 $30\sim40mg$,疗程 $10\sim14$ 天,也可用激素联合短效 β_2-受体激动剂雾化吸入治疗。

3. **抗生素治疗** AECOPD 特别是有脓性痰液时应积极给予抗生素治疗。抗生素的选择,应依据患者急性发作的严重程度及常见的致病菌结合患者所在地区致病菌及耐药菌的流行情况,选择敏感的抗生素,疗程为 $5\sim10$ 天。

治疗新策略

AECOPD抗菌治疗新策略应该符合GOLD总体治疗原则:①早期诊断,并给予正确的抗菌药物治疗,延缓疾病进展,降低死亡率;②抗菌治疗不仅要注重近期疗效,更要考虑远期效果。

关注患者长期预后:减少AECOPD的频度,延长两次发作间期,延缓病情进展,改善患者生活质量及减轻社会、经济负担。

关注患者短期疗效:迅速改善患者症状,改善肺功能,减少细菌负荷,减轻支气管炎症反应程度,加快AECOPD恢复速度,缩短恢复时间。

(二)普通病房住院治疗的指征

1. 症状明显加重(如突然出现静息状况下呼吸困难)。
2. 重度慢阻肺。
3. 出现新的体征或原有体征加重(如发绀、意识改变和外周水肿)。
4. 有严重的伴随疾病(如心力衰竭或新近发生的心律失常)。
5. 初始治疗方案失败。
6. 高龄。
7. 诊断不明确。
8. 院外治疗无效。

(三)收入ICU的指征

1. 严重呼吸困难且对初始治疗反应不佳。
2. 意识障碍(如嗜睡、昏迷等)。
3. 经氧疗和无创机械通气低氧血症($PaO_2<40mmHg$)仍持续或呈进行性恶化,和(或)进行性加重的呼吸性酸中毒(pH<7.25)。
4. 需要有创机械通气。
5. 血流动力学不稳定,需要使用升压药。

(四)治疗原则

根据患者的临床症状、体征、血气分析和胸部影像学等指标评估病情的严重程度,采取相应的治疗措施。

1. 氧疗　氧疗是AECOPD住院患者的基础治疗,氧流量调节以改善患者的低氧血症、达到满意的氧合水平($PaO_2>60mmHg$ 或 $SaO_2>90\%$)。但吸入氧浓度不宜过高,需注意可能发生潜在的CO_2潴留及呼吸性酸中毒。给氧途径包括鼻导管或Venturi面罩,其中Venturi面罩更能精确地调节吸入氧浓度。氧疗30~60分钟后应进行动脉血气分析,以确定氧合满意而无二氧化碳潴留或酸中毒。

2. 抗生素治疗

(1)抗菌药物的应用指征:AECOPD病原体可能是病毒或细菌,但急性加重期是否应用抗菌药物仍存在争议。目前推荐抗菌药物治疗的指征：①呼吸困难加重、痰量增加和脓性痰是3个必要症状；②脓性痰在内的2个必要症状；③需要有创或无创机械通气治疗。3种临床表现出现2种加重但无痰液变脓或者只有1种临床表现加重的AECOPD一般不建议应用抗菌药物。

(2) 抗菌药物的类型：应用何种类型的抗菌药物要根据当地细菌耐药情况选择，对于反复发生急性发作、严重气流受限和（或）需要机械通气的患者应进行痰培养，因为此时可能存在革兰阴性杆菌，如假单胞菌属或其他耐药菌株感染并出现抗菌药物耐药。

(3) 抗菌药物的应用途径和时间：药物治疗的途径（口服或静脉给药）取决于患者的进食能力和抗菌药物的药代动力学，最好予以口服治疗。推荐治疗疗程为5～10天。特殊情况可以适当延长抗菌药物的应用时间。

(4) 初始抗菌治疗的建议：AECOPD患者通常可分成2组。A组：无铜绿假单胞菌感染危险因素；B组：有铜绿假单胞菌感染危险因素。以下数点提示铜绿假单胞菌感染危险因素，如出现以下2项中的1项，应考虑铜绿假单胞菌感染可能：①近期住院史；②经常（>4次/年）或近期（近3个月内）抗菌药物应用史；③病情严重（$FEV_1\%pred<30\%$）；④应用口服糖皮质激素（近2周服用泼尼松>10mg/d）。

无铜绿假单胞菌危险因素者，推荐使用阿莫西林/克拉维酸，也可选用左氧氟沙星或莫西沙星。

有铜绿假单胞菌危险因素者如能口服，则可选用环丙沙星或左氧氟沙星，需要静脉用药时可选择环丙沙星和（或）抗铜绿假单胞菌的β-内酰胺类不加或加用酶抑制剂，同时可加用氨基苷类药物。

争议论据交锋 ●

尽管病毒感染在AECOPD的发病过程中起了重要作用，尤其是鼻病毒属，临床尝试过应用多种抗病毒制剂治疗鼻病毒属感染。但是，发现除了神经氨酶抑制剂（扎那米韦）和金刚烷胺能够有效地治疗流感外，其他抗病毒药物均未证实有临床治疗效应，而且常常出现明显的不良反应和缺乏耐受性。故目前不推荐应用抗病毒药物治疗AECOPD。

不推荐对于怀疑流感感染的AECOPD患者进行经验性抗病毒治疗。抗病毒治疗仅适用于出现流感症状（发热、肌肉酸痛、全身乏力和呼吸道感染）时间小于2天，并且正处于流感爆发时期的高危患者。

3. 支气管舒张剂　单一吸入短效$β_2$受体激动剂，或短效$β_2$受体激动剂和短效抗胆碱能药物联合吸入，通常在AECOPD时为优先选择的支气管舒张剂。这些药物可以改善临床症状和肺功能，应用雾化吸入疗法吸入短效支气管舒张剂可能更适合于AECOPD患者。

(1) 吸入用硫酸沙丁胺醇溶液5mg/ml，采用呼吸机或喷雾器给药。间歇性用法每日4次。成人每次0.5～1.0ml，本品（2.5～5.0mg 硫酸沙丁胺醇）应以注射用生理盐水稀释至2.0～2.5mg/ml。

(2) 异丙托溴铵雾化吸入溶液：在有给氧设施情况下，吸入雾化液最好在以 6～8L/min 的氧流量的条件下给予雾化吸入。用量应按患者个体需要做适量调节；通常成人每次吸入 500μg/2ml。

(3) 吸入用复方异丙托溴铵溶液：2.5ml 内含有异丙托溴铵 0.5mg 和硫酸沙丁胺醇 3.0mg（相当于沙丁胺醇碱 2.5mg）。通过合适的雾化器或间歇正压呼吸机给药。每天 3～4 次，每次使用 2.5ml。

联合使用支气管扩张剂效果可能会更好争议论据交锋

由于 $β_2$-受体激动剂、抗胆碱能药物及茶碱类药物的作用机制及药代动力学特点不同，且分别作用于不同级别的气道，所以联合用药的支气管舒张作用更强。

(4) 静脉使用茶碱类药物：茶碱类药物舒张支气管的作用不如 $β_2$ 受体激动剂和抗胆碱能药物，但如果在 $β_2$ 受体激动剂、抗胆碱能药物治疗 12～24 小时后病情无改善，则可加用茶碱。由于茶碱类药物的血药浓度个体差异较大，治疗窗较窄，监测血清茶碱浓度对评估疗效和避免发生不良反应都有一定意义。

注意事项

临床开始应用茶碱 24 小时后就需要监测茶碱的血浓度，并以此调整剂量，茶碱过量时会产生严重的心血管、神经毒性，并显著增加死亡率，因此需注意避免茶碱中毒。目前临床上提倡应用低剂量茶碱治疗（茶碱血浓度≤5μg/ml）。

4. 糖皮质激素　住院的 AECOPD 患者宜在应用支气管舒张剂基础上，口服或静脉滴注激素，激素剂量要权衡疗效及安全性，建议口服泼尼松 30～40mg/d，连续用 10～14 天后停药，对个别患者视情况逐渐减量停药；也可以静脉给予甲泼尼龙 40mg 每日 1 次 3～5 天后改为口服。临床上也可单独雾化吸入布地奈德替代口服激素治疗。吸入用布地奈德混悬液每次 1～2mg，每日 2 次。

注意事项

单独应用布地奈德雾化吸入不能快速缓解气流受限，因此雾化吸入布地奈德不宜单独用于治疗 AECOPD，需联合应用短效支气管舒张剂吸入。

5. 辅助治疗　维持液体和电解质平衡，注意补充营养，对不能进食者需经胃肠补充要素饮食或给予静脉高营养；对卧床、红细胞增多症或脱水的患者，无论是否有血栓栓塞性疾病史均需考虑使用肝素或低分子肝素抗凝治疗；此外还应注意痰液引流，积极排痰治疗（如刺激咳嗽、叩击胸部、体位引流和湿化气道等）。

注意事项

AECOPD患者发生急性呼吸衰竭时不建议使用呼吸兴奋剂,只有在无条件使用或不建议使用无创通气时,可使用多沙普伦(doxapram)。

(五) 识别及治疗合并症及其并发症

1. 合并症　如冠心病、糖尿病和高血压等。
2. 并发症　如休克、弥散性血管内凝血和上消化道出血等。

(六) 机械通气

可通过无创或有创方式实施机械通气,无论何种方式都只是生命支持的一种手段,在此条件下,通过药物治疗消除AECOPD的原因,使急性呼吸衰竭得到逆转。

1. 无创通气　根据病情需要可首选此方法,慢阻肺急性加重期患者应用无创通气可降低$PaCO_2$、降低呼吸频率、呼吸困难程度,减少呼吸机相关肺炎等并发症和住院时间,更重要的是降低病死率和插管率。常用NIV通气模式包括:持续气道正压(CPAP),压力支持通气+呼气末正压(PSV+PEEP,通常所称双水平正压通气即主要为此种通气模式),参数调节采取适应性调节方式:呼气相压力(EPAP)从2~4cmH_2O,吸气相压力(IPAP)从4~8cmH_2O开始,待患者耐受后再逐渐上调,直至达到满意的通气水平。

2. 有创通气　在积极的药物和无创通气治疗后患者的呼吸衰竭仍进行性恶化,出现危及生命的酸碱失衡和(或)意识改变时,宜用有创机械通气治疗,使用最广泛的3种通气模式包括同步持续指令通气(SIMV)、压力支持通气(PSV)和SIMV与PSV联合模式。

注意事项

由于慢阻肺患者广泛存在内源性呼气末正压,导致吸气功耗增加和人机不协调,因此可常规加用适度的外源性呼气末正压(PEEP),压力约为内源性呼气末正压的70%~80%。如果无法测定内源性呼气末正压,可设置4~6cmH_2O PEEP。

AECOPD并发呼吸衰竭有创通气过程中,临床上应该评估AECOPD的药物治疗反应以及有创通气呼吸支持的效果,评估患者自主呼吸能力和排痰状况。AECOPD并发肺部感染得以控制,脓性痰液转为白色且痰量明显下降,肺部啰音减少,临床表明呼吸衰竭获得初步纠正后,如果吸氧浓度<40%,血气接近正常,pH>7.35,$PaCO_2$<50mmHg,通常可以考虑拔管,切换成为无创通气呼吸支持。有创与无创序贯性机械通气策略有助于减少呼吸机相关性肺炎的发生与早日撤机。

(张　敬)

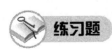

1. AECOPD最常见的诱发因素是(　　)

A. 吸烟 B. 空气污染
C. 细菌性肺炎 D. 上呼吸道病毒感染和气管-支气管感染
E. 吸入过敏原

答案:D

2. AECOPD诊断标准是( )
    A. 肺功能检测异常为金指标 B. 气促、咳嗽、咳痰较日常加重
    C. 神志变化 D. 出现呼吸急促、发绀
    E. 咳嗽、咳痰、喘伴发热

答案:B

3. AECOPD病情恶化和危重的指标是( )
    A. 胸腹矛盾呼吸 B. 合并右心衰竭
    C. 动脉血气 $PaO_2<60mmHg$ D. 神志变化
    E. 动脉血气 $PaCO_2>70mmHg$

答案:D

4. AECOPD治疗中关于激素的使用,描述正确的是( )
    A. AECOPD发作时首选静脉激素治疗
    B. 因对 $β_2$ 受体激动剂吸入不耐受,可单独雾化吸入布地奈德用于治疗 AECOPD
    C. 口服泼尼松作为优先的推荐
    D. 激素疗程3~5天
    E. 雾化吸入布地奈德可快速缓解气流受限

答案:C

5. AECOPD抗菌药物治疗策略是( )
    A. AECOPD加重住院治疗患者不一定都要接受抗菌药物治疗
    B. AECOPD出现呼吸困难加重、痰量增加需接受抗菌药物治疗
    C. AECOPD加重患者应考虑静脉应用抗菌药物
    D. 病毒感染在 AECOPD 的发病过程中起了重要作用,治疗需联合抗病毒药物
    E. AECOPD加重应用抗菌药物一定要覆盖铜绿假单胞菌

答案:A

第七节 肺 栓 塞

肺血栓栓塞症(pulmonary thromboembolism,PTE)和深静脉血栓形成(deep venous thrombosis,DVT)合称为静脉血栓栓塞症(venous thromboembolism,VTE)。PTE 和 DVT 是同一疾病在不同部位、不同阶段的两种临床表现形式。PTE 具有较高的发病率、致残率和致死率,是住院患者常见的并发症,也是院内非预期死亡的重要原因。

一、基本概念

肺栓塞（pulmonary embolism，PE）是以各种栓子阻塞肺动脉或其分支为其发病原因的一组疾病或临床综合征的总称，包括PTE、脂肪栓塞综合征、羊水栓塞、空气栓塞等。

PTE为来自静脉系统或右心的血栓阻塞肺动脉或其分支所致疾病，以肺循环和呼吸功能障碍为其主要临床和病理生理学特征。PTE为PE的最常见类型，占PE中的绝大多数，通常所称PE即指PTE。引起PTE的血栓主要来源于下肢DVT。

肺动脉发生栓塞后，若其支配区的肺组织因血流受阻或中断而发生坏死，称为肺梗死（pulmonary infarction，PI）。

慢性血栓栓塞性肺动脉高压（chronic thromboembolic pulmonary hypertension，CTEPH）是指一次或反复发生的血栓栓塞导致血栓机化、肺血管管腔狭窄甚至闭塞，长期不能缓解，导致肺血管阻力增加，肺动脉压力进行性增高，最终导致右心室肥厚和右心衰竭。

DVT是指血液在深静脉内形成血凝块，部分或完全堵塞管腔导致静脉回流障碍。DVT后期血栓机化，常遗留静脉瓣功能不全，出现浅静脉曲张、皮肤溃疡、肿胀、色素沉着等表现，称为血栓形成后综合征（post-thrombotic syndrome，PTS）。

二、流行病学和危险因素

（一）流行病学

美国VTE的年发病率为1.08‰，每年有90万例VTE发生，且随着年龄增加，其发病率增加，是第三位常见的心血管疾病，其发病率仅次于冠心病和高血压病；未经治疗的肺血栓栓塞病死率高达25%～30%，在临床死因中仅次于肿瘤、心肌梗死而居于第三位。

亚洲国家PTE并不少见。近年来国内PTE的诊断例数迅速增加。可能反映了该病发病率升高，也有可能反映了我国临床工作者对该病的认识水平提高、临床诊断水平提高、漏诊病例数减少。

（二）危险因素

任何可以导致静脉血液淤滞、静脉系统内皮损伤和血液高凝状态，是导致静脉内血栓形成的3个主要因素，包括遗传性和获得性两类（详见表3-2）。获得性因素包括患者自身因素与环境危险因素。患者相关危险因素通常是长期存在的，而环境相关的危险因素多为暂时性。获得性危险因素包括骨折、创伤、手术、恶性肿瘤、雌激素应用和口服避孕药等。获得性危险因素可以单独致病，也可同时存在，协同作用。年龄是独立的危险因素，随着年龄的增长，VTE的发病率逐渐增高。

部分VTE患者经积极地应用较完备的技术手段也不能明确危险因素，称为特发性VTE。

表 3-2　VTE 的危险因素

遗传性	获得性	
抗凝血酶缺乏	创伤/骨折	血小板异常
先天性异常纤维蛋白原血症	髋部骨折（50%～75%）	克罗恩病
血栓调节蛋白异常	脊髓损伤（50%～100%）	充血性心力衰竭（>12%）
高同型半胱氨酸血症	外科手术后	急性心肌梗死（5%～35%）
抗磷脂抗体综合征	疝修补术（5%）	恶性肿瘤
纤溶酶原激活物抑制因子过量	腹部大手术（15%～30%）	肿瘤静脉内化疗
	冠脉搭桥术（3%～9%）	肥胖
凝血酶原 20210A 基因变异	脑卒中（30%～60%）	因各种原因的制动/长期
Ⅻ因子缺乏	肾病综合征	卧床
V 因子 Leiden 突变（活性蛋白 C 抵抗）	中心静脉插管	长途航空或乘车旅行
		口服避孕药
纤溶酶原缺乏	慢性静脉功能不全	真性红细胞增多症
纤溶酶原不良血症	吸烟	巨球蛋白血症
蛋白 S 缺乏	妊娠/产褥期	植入人工假体
蛋白 C 缺乏	血液黏滞度增高	高龄
	慢性呼吸系统疾病	
	慢性阻塞性肺疾病	
	睡眠呼吸暂停综合征	

注：括号内数字为该人群中发生 VTE 的百分率

要点提示

　　肺血栓栓塞症为来自静脉系统或右心的血栓阻塞肺动脉或其分支所致的疾病。盆腔和下肢的深静脉血栓是栓子的主要来源。能导致血管内皮损伤、血流淤滞、血液高凝状态的各种因素是发生血栓的高危因素。

三、病理与病理生理

（一）深静脉血栓形成

　　静脉血栓多起源于小腿深静脉的静脉瓣，并可向上延伸到腘静脉以上的近端静脉，甚或延伸至下腔静脉。

（二）急性肺血栓栓塞症（APTE）

PTE 栓子可以来源于下腔静脉路径、上腔静脉路径或右心腔,其中大部分来源于下肢深静脉,特别是从腘静脉上端到髂静脉段的下肢近端深静脉（约占 50%～90%）,来源于盆腔静脉丛的血栓似较前有增多趋。颈内静脉、锁骨下静脉置管和静脉内化疗使来源于上腔静脉路径的血栓亦较前增多；右心腔来源的血栓所占比例较小。血栓栓塞可以是单一部位的,也可以是多部位的。

肺血栓栓塞症所致病理生理改变及其严重程度受多种因素影响,包括栓子的大小、多次栓塞的间隔时间、是否同时存在其他心肺疾病、个体反应的差异及血栓溶解的快慢等。轻者几乎可以无任何异常改变,重者肺循环阻力突然增加,肺动脉压突然升高,心脏排血量急剧下降,患者出现休克、脑血管和冠状血管供血不足,导致晕厥甚至死亡的血流动力学的改变。而呼吸功能不全主要是由血流动力学紊乱的结果。栓子阻塞肺动脉及其分支达一定程度后,通过机械阻塞作用,加之神经体液因素和低氧所引起的肺动脉收缩,导致肺血管阻力增加,肺动脉压力升高,右室后负荷增加,右室壁张力增高,右室扩大,可引起右心功能不全；右心扩大致室间隔左移,使左室功能受损,导致心输出量下降,进而可引起体循环低血压或休克；主动脉内低血压和右室压升高,使冠状动脉灌注压下降,心肌血流减少,特别是右心室内膜下心肌处于低灌注状态。右室心肌耗氧量增加和右室冠脉灌注压下降相互作用,导致右室缺血和功能障碍,并且可能产生恶性循环最终导致死亡。

栓塞部位肺血流减少,肺泡死腔量增大,肺内血流重新分布,通气血流比例失调；右房压升高可引起未闭合的卵圆孔开放,产生心内右向左分流；神经体液因素引起支气管痉挛；栓塞部位肺泡表面活性物质分泌减少；毛细血管通透性增高,间质和肺泡内液体增多或出血；肺泡萎陷,呼吸面积减小；肺顺应性下降,肺体积缩小并可出现肺不张；如累及胸膜,可出现胸腔积液；以上因素导致呼吸功能不全,出现低氧血症和代偿性过度通气（低碳酸血症）或相对性肺泡低通气。

（三）慢性血栓栓塞性肺动脉高压（CTEPH）

部分急性 PTE（约 1%～5%）经治疗后,血栓不能完全溶解,血栓机化,肺动脉内膜发生慢性炎症并增厚,发展为 CTEPH；另外,DVT 多次脱落反复栓塞肺动脉亦为 CTEPH 形成的一个主要原因。

四、临床表现

肺血栓栓塞症的临床表现均不具备特异性,对诊断的敏感性和特异性都不高。临床病情轻重差异很大,轻的基本无临床表现重的可能发生休克,甚至发生猝死。相应的临床症状和体征的差异也很大。特别要重视仅表现轻度呼吸困难的患者。

（一）PTE 症状和体征

1. **症状** PTE 的临床症状多种多样,不同病例常有不同的症状组合,但均缺乏特异性。

(1) 呼吸困难及气促（80%～90%）：是最常见的症状,尤以活动后明显；

(2) 胸痛：包括胸膜炎性胸痛（40%～70%）或心绞痛样疼痛（4%～30%）；

(3)晕厥(11%～20%):可为 PTE 的唯一或首发症状;

(4)烦躁不安、惊恐甚至濒死感(15%～55%);

(5)咯血(11%～30%):见于约 1/3 患者,是提示肺梗死的症状,多发生于肺梗死后 24 小时之内,常为小量咯血,大咯血少见;

(6)咳嗽(20%～56%):见于约 1/3 患者,多为干咳或有少量白痰;

(7)心悸(10%～32%)。

不明原因的劳力性呼吸困难为患者最常见症状。

2. 体征

(1)呼吸急促(70%):呼吸频率>20 次/分,是最常见且具有临床意义的体征;

(2)心动过速(28%～40%);

(3)血压变化,严重时可出现血压下降甚至休克;

(4)发绀(11%～35%);

(5)发热(24%～43%):多为低热,少数患者可有中度以上的发热(11%);

(6)颈静脉充盈或搏动(12%～20%);

(7)肺部可闻及哮鸣音(5%～9%)和(或)细湿啰音(18%～51%),偶可闻及血管杂音;

(8)胸腔积液的相应体征(24%～30%);

(9)肺动脉瓣区第二音亢进($P_2>A_2$)或分裂(23%～42%),三尖瓣区收缩期杂音。

(二) DVT 症状与体征

1. 下腔静脉系统 DVT 下肢 DVT 主要症状为患肢肿胀、疼痛或压痛、行走后患肢易疲劳或肿胀加重等。主要体征为肢体肿胀,双下肢同一部位周径差大于 1cm 以上有意义,浅静脉扩张、皮肤色素沉着等。

2. 上腔静脉系统 DVT 上肢 DVT 多局限于腋静脉,主要症状为患肢前臂和手部肿胀、疼痛,手指活动受限,上肢下垂时肿胀和疼痛加重。

五、实验室及其他检查

(一) 常规检查

1. 血浆 D-二聚体(D-dimer) D-二聚体是交联纤维蛋白在纤溶系统作用下产生的可溶性降解产物,D-二聚体对急性 PTE 诊断的敏感性达 92%～100%,但其特异性较低,仅为 40%～43%。高龄、手术、创伤、肿瘤、感染、妊娠组织坏死及主动脉夹层等情况均可使 D-二聚体升高。低度或中度临床可能性的 PTE 患者中,若 D-二聚体含量低于 500μg/L,可基本除外急性 PTE。

2. 血浆肌钙蛋白(troponin)和脑钠肽(brain natriuretic peptide,BNP) 肌钙蛋白(包括 TNI 及 TNT)是评价心肌损伤的指标,在急性 PTE 并发右心功能不全时可以升高,且其水平越高,提示心肌损伤程度越严重,对血流动力学的影响越大。目前认为肌钙蛋白升高提示急性 PTE 患者预后不良。

脑钠肽 BNP 及 N 末端脑钠肽前体(NT-proBNP)的利钠肽主要由心室肌细胞合成分

泌,已被用来诊断心力衰竭。急性 PTE 患者 BNP 或 NT pro-BNP 水平可反映右室功能不全及血流动力学紊乱的严重程度,已经被证实可以作为急性 PTE 患者短期不良预后的预测因子。

3. 动脉血气分析 常表现为低氧血症,低碳酸血症,肺泡-动脉血氧分压差[$P(A-a)O_2$]增大。部分患者的结果可以正常。

4. 心电图 大多数病例表现有非特异性的心电图异常。较为多见的表现包括 V_1~V_4 的 T 波改变和 ST 段异常;部分病例可出现 $S_1Q_{III}T_{III}$ 征(即 Ⅰ 导联 S 波加深,Ⅲ 导联出现 Q/q 波及 T 波倒置);其他心电图改变包括窦性心动过速,心房颤动,低电压,Ⅲ 导联和 aVF 导联 Q 波形成,V_1 导联 Qr 形,QT 间期延长,完全或不完全右束支传导阻滞;肺型 P 波;电轴右偏,顺钟向转位等。

(二) PTE 相关影像学检查

1. 胸部 X 线平片 可表现为:区域性肺血管纹理变细、稀疏或消失,肺野透亮度增加;肺野局部浸润性阴影;尖端指向肺门的楔形阴影;肺不张或膨胀不全;右下肺动脉干增宽或伴截断征;肺动脉段膨隆以及右心室扩大征;患侧横膈抬高;少至中量胸腔积液征等。

2. 超声心动图(echocardiography) 超声心动图是急性 PTE 危险程度分层及预后判断的主要依据。

超声心动图是诊断 RVD 的主要手段,超声检查符合下述两项指标时即可诊断 RVD:①右室扩张;②右室壁运动幅度减低;③吸气时下腔静脉不萎陷;④三尖瓣反流压差>30mmHg。

3. CT 肺动脉造影(CT pulmonary angiography,CTPA) CTPA 是确诊 PTE 的一线检查手段。PTE 的直接征象为肺动脉内的低密度充盈缺损,部分或完全包围在不透光的血流之间(轨道征),或者呈完全充盈缺损,远端血管不显影(敏感性为 83%~89%,特异性为 78%~100%);间接征象包括肺野楔形密度增高影,条带状的高密度区或盘状肺不张,中心肺动脉扩张及远端血管分支减少或消失等。多排 CT 肺血管造影除了诊断质量较高外,还有无创性、迅速、简便等许多优点,是临床怀疑肺血栓栓塞症患者首选的确诊检查项目,已逐步取代肺动脉造影而成为肺血栓栓塞症临床诊断的"金标准"。其局限性在于对碘造影剂过敏者不能进行该项检查。

4. 核素肺通气/灌注(V/Q)显像 检查禁忌证少、放射剂量低和很少发生过敏反应。典型征象是呈肺段分布的肺灌注缺损,并与通气显像不匹配。肺显像结果通常被分为四级:正常或接近正常;PE 低度可能性、中度可能性(非诊断)和高度可能性。

5. 磁共振成像和磁共振肺动脉造影(magnetic resonance imaging/pulmonary angiography,MRI/MRPA) MRI 检查无 X 线辐射,不使用含碘造影剂,可以任意方位成像,但对仪器和技术要求高,检查时间长。肾功能严重受损、对碘造影剂过敏或妊娠患者可考虑选择 MRI 检查。

6. 肺动脉造影(pulmonary angiography,PA) PTE 的直接征象有肺血管内造影剂充盈缺损,伴或不伴轨道征的血流阻断;间接征象有肺动脉造影剂流动缓慢,局部低灌注,静脉回流延迟或消失等。如缺乏 PTE 的直接征象,则不能诊断 PTE。

PA 是一种有创性检查,应严格掌握其适应证。

(三) DVT 相关影像学检查

1. 多普勒血管超声检查(Doppler venous ultra-sonography,DVUS) 静脉不能被压陷或静脉腔内无血流信号为急性 DVT 的特定征象和诊断依据。

2. CT 静脉造影(CT venography,CTV) CTV 可以结合 CTPA 进行 VTE 的诊断。

3. 放射性核素静脉造影(radionuclide venography) 常与肺通气/灌注显像联合进行。适用于对碘造影剂过敏的患者。

4. 磁共振静脉造影(magnetic resonance venography,MRV) MRV 在检出盆腔和上肢深静脉血栓方面有优势,但对腓静脉血栓其敏感性不如静脉造影。

5. 肢体阻抗容积图(impedance plethysmography,IPG)

6. 静脉造影(phlebography)

要点提示

肺血栓栓塞症的临床表现不具备特异性,临床医生提高对本病的警惕性是减少漏诊的关键。临床出现肺梗死三联症高度提示肺栓塞。

六、诊断策略与方案

(一) PTE 的诊断程序

1. **疑诊——根据临床情况疑诊 PTE**

(1)临床症状、体征,特别是在高危病例出现不明原因的呼吸困难、胸痛、晕厥和休克,或伴有单侧或双侧不对称性下肢肿胀、疼痛等对诊断具有重要的提示意义。

(2)应结合心电图、X 线胸片、动脉血气分析等基本检查,以及是否存在发生 PTE 的危险因素,可初步疑诊 PTE 或排除其他疾病。

(3)对于低度或中度临床可能的患者,进行血浆 D-二聚体检测,据此作出可能的排除诊断;对于高度临床可能性的患者,建议直接进行 CTPA 检查。

(4)多普勒血管超声和超声心动图检查可以迅速得到结果并可在床旁进行,宜作为诊断 PTE 时的常规检查项目。若发现下肢深静脉血栓的证据则可确诊 DVT,同时增加了 PTE 诊断的可能性。超声心动图检查对于提示 PTE 诊断和排除其他疾病、进行危险分层具有重要价值。

2. **确诊——对疑诊病例合理安排进一步检查以明确 PTE 诊断**

(1)CTPA 有助于发现血栓的直接证据,敏感性、特异性高,安全性好,可作为 PTE 的一线检查手段。高质量 CTPA 检查阴性,则不需要进一步做 PTE 的相关检查或治疗。

(2)对不能进行 CTPA 的患者(如碘造影剂过敏、肾功能不全、妊娠等)可进行核素肺通气/灌注显像,如果不能进行通气显像时可进行单纯灌注显像,结合 X 线胸片进行结果判读。

若结果呈高度可能,对 PTE 诊断的特异性为 96%,基本具有确定诊断价值;结果正常或接近正常时可基本除外 PTE;如结果为非诊断性异常,则需要做进一步检查,包括选做肺动脉造影。V/Q 显像对远端肺动脉的血栓或 CTEPH 的诊断有独到价值。

(3)PA 是 PTE 诊断的"金标准"与参比方法。随着无创检查技术的日臻成熟,多数情况下已可明确诊断,故现已很少应用于诊断 PTE。因此 PA 仅在经无创检查不能确诊或拟行急性 PTE 介入治疗或 CTEPH 手术治疗时,为获得准确的解剖定位和血流动力学数据而进行。

3. 求因——寻找 PTE 的成因和危险因素 无论 PTE 与 DVT 单独或同时存在,均应针对患者情况进行全面评估并安排相关检查以尽可能地发现其危险因素,包括获得性和遗传性危险因素,前者主要是指临床相关危险因素、生活习惯、工作性质等;后者主要是指易栓症指标。求因的目的在于为可能的预防或治疗措施提供依据。

(二) PTE 的临床分型

急性 PTE:

(1)高危(大面积)PTE:临床上以休克和低血压为主要表现,即体循环动脉收缩压<90mmHg,或较基础值下降幅度≥40mmHg,持续 15 分钟以上。须除外新发生的心律失常、低血容量或感染中毒症所致的血压下降。此型患者病情变化快,预后差,临床病死率>15%,需要积极予以治疗。

(2)中危(次大面积)PTE:血流动力学稳定,但存在右心功能不全和(或)心肌损伤。右心功能不全的诊断标准:超声心动图提示存在 RVD 和(或)临床上出现右心功能不全的表现。此型患者可能出现病情恶化,临床病死率为 3%~15%,故需密切监测病情变化。

(3)低危(非大面积)PTE:血流动力学稳定,且不存在右心功能不全和心肌损伤。临床病死率<1%。

要点提示

对于临床怀疑肺血栓栓塞症的患者,应及时进行确诊性检查,首选多排 CT 肺动脉造影。

七、治疗

(一) 急性 VTE 的治疗

1. 一般处理 对高度疑诊或确诊 PTE 的患者,应进行严密监护,监测呼吸、心率、血压、心电图及血气的变化,对于急性下肢 DVT,尽早下床活动。如果下肢水肿及疼痛严重,则需延迟下床时间,并给予下肢加压治疗。对高度怀疑或明确存在腘以上静脉血栓的患者,为防止栓子再次脱落,应该卧床,保持大便通畅,避免用力。

对于有焦虑和惊恐症状的患者应予安慰并可适当使用镇静剂;胸痛者可予止痛剂;对于发热、咳嗽等症状可给予相应的对症治疗以尽量降低耗氧量;对于重度高血压患者,应尽快控制血压。

2. 呼吸循环支持治疗　对有低氧血症的患者,采用经鼻导管或面罩吸氧,尽量避免机械通气,尤其是气管切开。当合并严重的呼吸衰竭时,可使用经鼻/面罩无创性机械通气或经气管插管行机械通气。当需要机械通气时,应注意避免其血流动力学方面的不利影响。尤其是机械通气引起的胸腔内正压可能使大面积 PTE 患者静脉回流减少及右心衰竭加重。因此,应谨慎使用呼气末正压通气。应该采用低潮气量(约 6ml/kg)使得吸气末平台压低于 30mmH$_2$O。应避免做气管切开,以免在抗凝或溶栓过程中局部大出血。

对于出现右心功能不全,心输出量下降,但血压尚正常的病例,可予具有一定肺血管扩张作用和正性肌力作用的多巴酚丁胺和多巴胺;若出现血压下降,可增大剂量或使用其他血管加压药物,如间羟胺、肾上腺素等。对于液体负荷疗法需持审慎态度,因过大的液体负荷可能会增加右室张力,并进而影响心输出量,一般给予负荷量限于 500ml 之内。

3. 抗凝治疗　为 PTE 和 DVT 的基础治疗手段,可以有效地防止血栓再形成和复发。

目前临床上应用的抗凝药物主要有普通肝素(UFH)、低分子肝素(LMWH)、磺达肝癸钠(Fondaparinux)和华法林(warfarin)等。新型抗凝药物近年来备受关注。

临床高度疑诊 PTE 时,即可使用 LMWH、磺达肝癸钠或 UFH 进行有效的抗凝治疗。应用抗凝药物前应测定活化部分凝血激酶时间(APTT)、凝血酶原时间(PT)及血常规(含血小板计数,血红蛋白);注意是否存在抗凝的禁忌证。

一旦临床确诊 PTE,即应该给予规范的抗凝治疗。高危 PTE 患者应给予静脉注射 UFH,而中、低危 PTE 患者可使用 LMWH 或磺达肝癸钠进行抗凝治疗。对没有任何血流动力学异常的低危患者,亦可考虑尽早家庭治疗。

LMWH 的推荐用法:必须根据体重给药,每日 1~2 次,皮下注射。不需监测 APTT 和调整剂量,但对过度肥胖者或孕妇宜监测血浆抗 Xa 因子活性(plasma anti-Ⅹa activity)并据以调整剂量。

各种 LMWH 的具体用法:

那曲肝素(Nadroparin)钙:86 anti-ⅩaIU/kg 皮下注射,每 12 小时 1 次,单次总量不超过 17 100IU。

依诺肝素(Enoxaparin)钠:1mg/kg 皮下注射,每 12 小时 1 次;单次总量不超过 180mg。

达肝素(Dalteparin)钠:100anti-ⅩaIU/kg 皮下注射,每 12 小时 1 次。单次剂量不超过 18 000IU。

应用 LMWH 的疗程长于 7 天时,需每隔 2~3 天检查血小板计数。

LMWH 由肾脏清除,对于肾功能不全,特别是肌酐清除率低于 30ml/min 者慎用。若应用,需减量并监测血浆抗Ⅹa因子活性。对于严重肾功能衰竭患者,建议应用静脉 UFH,对于每日需要大剂量 UFH,但 APTT 仍不能达治疗目标值者,推荐测定抗 Xa 因子水平,指导剂量调整。

磺达肝癸钠(Fondaparinux):5mg(体重<50kg)、7.5mg(体重 50~100kg)或 10mg(体重>100kg)皮下注射,每日一次。

UFH 的推荐用法：予 2000～5000IU 或按 80IU/kg 静注，继之以 18IU/(kg·h)(或 1300IU/h)持续静滴。在开始治疗后的最初 24 小时内每 4～6 小时测定 APTT，根据 APTT 调整剂量，在 24 小时之内使 APTT 达到并维持于正常值的 1.5～2.5 倍。达稳定治疗水平后，改为每天上午测定 APTT 一次。使用 UFH 抗凝务求达有效水平，若抗凝不充分，将严重影响疗效并可导致血栓复发率的显著增高。可参考表 3-3 调整 UFH 剂量。

表 3-3　根据 APTT 监测结果调整静脉 UFH 用量的方法

APTT	初始剂量及调整剂量	下次 APTT 测定的间隔时间(h)
治疗前测基础 APTT	初始剂量：80IU/kg 静推，然后按 18IU/(kg·h)静滴	4～6
APTT<35s(<1.2 倍正常值)	予 80IU/kg 静推，然后增加静滴剂量 4IU/(kg·h)	6
APTT35～45s(1.2～1.5 倍正常值)	予 40IU/kg 静推，然后增加静滴剂量 2IU/(kg·h)	6
APTT46～70s(1.5～2.3 倍正常值)	无须调整剂量	6
APTT71～90s(2.3～3.0 倍正常值)	减少静滴剂量 2IU/(kg·h)	6
APTT>90s(>3 倍正常值)	停药 1h，然后减少剂量 3IU/(kg·h)后恢复静滴	6

UFH 亦可用皮下注射方式给药。一般先予静注负荷量 2000～5000IU，然后按 17 500U(或 250IU/kg)剂量每 12 小时皮下注射一次。调节注射剂量使注射后 6～8 小时的 APTT 达到治疗水平。

UFH 治疗常用的监测指标是 APTT。

使用 UFH 可能会引起血小板减少症(heparin-induced thrombocytopenia，HIT)，如果血小板计数下降超过基础值的 50%，和(或)出现动静脉血栓的征象，应停用肝素。临床上怀疑有 HIT，应该停止使用肝素并改用替代药，如水蛭素和阿加曲班等。

华法林：在 UFH/LMWH 开始应用的同时或第 1～2 天内加用口服抗凝剂华法林，初始剂量为 3.0～5.0mg/d，与 UFH/LMWH 需至少重叠应用 5 天，当连续两天测定的国际标准化比率(INR)达到 2.5(2.0～3.0)时，或 PT 延长至 1.5～2.5 倍时，即可停止使用 UFH/LMWH，单独口服华法林治疗。应根据 INR 或 PT 调节华法林的剂量。在达到治疗水平前，应每日测定 INR，其后 2 周每周监测 2～3 次，以后根据 INR 的稳定情况每周监测 1 次或更少。若行长期治疗，约每 4～8 周测定 INR 并调整华法林剂量 1 次。

抗凝治疗疗程：一般口服华法林的疗程至少为 3～6 个月。由可逆性危险因素导致的 PTE，抗凝治疗至少 3～6 个月。

华法林的主要副作用是出血。华法林所致出血可以用维生素 K 拮抗。华法林有可能引起血管性紫癜，导致皮肤坏死，多发生于治疗的前几周。

新型抗凝药物因其应用方便、起效快、无须监测和剂量调节、不受食物及代谢机制影响、具有很好的生物利用度、耐受性良好等优点,近年来备受关注。其代表药物包括直接凝血酶抑制剂达比加群酯以及直接 Xa 因子抑制剂利伐沙班、阿哌沙班和爱多沙班等。新型抗凝药物见表 3-4。

表 3-4　新型抗凝药物(直接 Xa 因子抑制剂和凝血酶抑制剂)的特性与临床应用

特点	利伐沙班	阿哌沙班	爱多沙班	达比加群酯
给药途径	口服	口服	口服	口服
分子量	460	436		
靶点	Xa因子	Xa因子	Xa因子	IIa因子
药物达峰时间(h)	3	3	1~2	2
半衰期(h)	5~9	9~14	8~10	14~17
胆管排泄(%)	35	75	65	
肾脏排泄(%)	65	25	35	80
药物相互作用	CYP3A4 抑制剂	CYP3A4 抑制剂	P-糖蛋白抑制剂	P-糖蛋白抑制剂
解毒药物	无	无	无	无

4. 溶栓治疗　溶栓治疗可迅速溶解部分或全部血栓,恢复肺组织再灌注,减小肺动脉阻力,降低肺动脉压,改善右室功能,减少严重 PTE 患者的病死率和复发率。

溶栓治疗主要适用于高危(大面积)PTE 病例,即出现因栓塞所致休克和(或)低血压的病例;对于中危(次大面积)PTE,即血压正常但超声心动图显示 RVD 或临床上出现右心功能不全表现的病例,若无禁忌证可以进行溶栓;对于血压和右室功能均正常的病例(低危)不推荐进行溶栓。

溶栓治疗宜高度个体化。溶栓的时间窗一般定为 14 天以内,但鉴于可能存在血栓的动态形成过程,对溶栓的时间窗不作严格规定。

溶栓治疗的主要并发症为出血。用药前应充分评估出血的危险性与后果,必要时应配血,做好输血准备。溶栓前宜留置外周静脉套管针,以方便溶栓中取血监测,避免反复穿刺血管。

溶栓治疗的主要禁忌证有:活动性内出血;近期自发性颅内出血;3 个月内的缺血性脑卒中;结构性颅内疾患;近期颅脑或脊髓手术;近期头部创伤性骨折或脑损伤;出血素质等。

相对禁忌证有:近期大手术、分娩、有创检查如器官活检或不能压迫止血部位的血管穿刺(2 周内);近期出血(如 10 天内的胃肠道出血);15 天内的严重创伤;1 个月内的神经外科或眼科手术;难于控制的重度高血压(收缩压>180mmHg,舒张压>110mmHg);既往 3 个月以上的缺血性脑卒中;创伤性心肺复苏;血小板计数<$100×10^9$/L;抗凝过程中(如正在应用华法林);心包炎或心包积液;妊娠;细菌性心内膜炎;严重肝、肾功能不全;糖尿病出血性视网膜病变;高龄(年龄>75 岁)等。对于致命性大面积 PTE,上述绝对禁忌证亦应被视为相对禁忌证。

常用的溶栓药物有尿激酶(UK)、链激酶(SK)、重组组织型纤溶酶原激活剂(rt-PA)、瑞替普酶(reteplase,rPA)。

尿激酶:20 000IU/kg 持续静滴 2 小时;另可考虑 12 小时溶栓方案:负荷量 4400IU/kg,静注 10 分钟,随后以 2200IU/(kg·h)持续静滴 12 小时。

链激酶:负荷量 250 000IU,静注 30 分钟,随后以 100 000IU/h 持续静滴 24 小时。链激酶具有抗原性,故用药前需肌注苯海拉明或地塞米松,以防止过敏反应。

重组组织型纤溶酶原激活剂(rt-PA):50mg 持续静滴 2 小时。多中心研究结果提示 rt-PA 50mg 持续静脉滴注 2 小时已经取得理想的溶栓效果,而将 rt-PA 增加到 100mg 并未能提高溶栓治疗的有效率,这与欧美的研究结果不同,因此推荐 rt-PA 50mg 持续静注 2 小时为国人标准治疗方案。对于猝死性 PTE 可给予 rt-PA 0.6mg/kg,最大量 50mg,15 分钟,静脉推注。

瑞替普酶在某些国家已经开始应用,用法是 10IU 负荷量静推,30 分钟后重复 10IU。

溶栓治疗结束后,应每 2~4 小时测定一次凝血酶原时间(PT)或 APTT,当其水平低于正常值的 2 倍,即应重新开始规范的 UFH/LMWH 治疗。

溶栓后应注意对临床及相关辅助检查情况进行动态观察,评估溶栓疗效。

要点提示

大块肺血栓栓塞症是溶栓治疗的适应证,对次大块肺血栓栓塞症是否进行溶栓治疗应做个体化决定,对低危险肺血栓栓塞症不应进行溶栓治疗。

抗凝治疗是肺血栓栓塞症的基础性治疗方法,只要没有禁忌证,都应该使用。

5. 介入治疗 有导管碎解和抽吸血栓术,导管溶栓治疗,球囊血管成形术和支架等。

6. 腔静脉滤器植入术 应严格掌握适应证。对于大部分 VTE 患者,不推荐在抗凝治疗的基础上常规植入静脉滤器。若存在抗凝禁忌,为防止下肢深静脉大块血栓再次脱落阻塞肺动脉,可植入可回收下腔静脉滤器。并动态评估出血风险,当出血风险消除时,开始规范的抗凝治疗(如长期口服华法林),并取出可回收腔静脉滤器。一般不考虑永久应用下腔静脉滤器。

7. 手术治疗——血栓切除术 对大多数 PTE,不推荐常规进行肺动脉血栓切除术。

要点提示

应采取各种措施积极预防肺血栓栓塞症,例如对住院患者评估血栓形成的风险,对风险较高者预防性使用抗凝药物。

(杨　鹤)

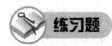

练习题

1. 女性,58 岁,突发呼吸困难伴胸痛 8 小时,既往史:高血压病、心功能不全(超声心动图提示EF:35%),慢性阻塞性肺疾病(肺功能提示FEV145%预计值)平时用药:口服赖诺普利、美托洛尔、呋塞米(速尿)、吸入布地奈德/氟替卡松和沙丁胺醇治疗。查体:精神差,体温38.0℃,BP:106/52mmHg,脉搏:110次/分,呼吸频率:22次/分,外周氧饱和度:90%(鼻导管吸氧6L/分),双肺可闻及呼气末喘鸣音,未闻及湿啰音,心音遥远,轻度双下肢水肿。实验室检查:肝、肾功能、电解质、血细胞计数正常。心电图提示:窦性心动过速。胸片提示心影增大,双肺透光度增加。于急诊室给予雾化吸入异丙托溴胺和沙丁胺醇治疗氧和情况无改善。下一步应采取的措施是( )

  A. 给予氨茶碱   B. CTPA检查
  C. 超声心动图检查   D. 给予左氧氟沙星抗感染
  E. 激素治疗
答案:B

2. 58岁女性因突发严重呼吸困难伴左侧胸膜痛8小时就诊。既往史:高血压病,CKD4期。目前用药:阿替洛尔,阿托伐他汀。体格检查:T:37.6℃,P:88次/分,R:22次/分,BP:148/90mmHg。左侧胸膜摩擦音,左肺底吸气相啰音,心尖部可闻及S4奔马律。双下肢无水肿,直肠肛诊未见指套染血。实验室检查:BUN 10.7mmol/L,Scr 248μmol/L。血常规、凝血相及心肌标志物检查均正常。鼻导管吸氧3L/min时动脉血氧饱和度为94%。心电图检查提示左心室肥厚。UCG提示左心室肥厚,功能正常。右心室大小及功能均正常。CTA:双侧叶、段水平肺动脉可见栓塞。最恰当的进一步治疗是( )

  A. 重组阿替普酶   B. 诺保思泰+华法林
  C. 依诺肝素+华法林   D. 磺达肝葵钠+华法林
  E. 普通肝素+华法林
答案:E

3. 男性,45岁,货车司机,16周前CTPA诊断急性肺栓塞,下肢深静脉彩超未见深静脉血栓,治疗初期给予低分子肝素和华法林联合抗凝治疗,一周后单独应用华法林抗凝。一个月前监测INR值达到2.5~3.0之间遂停用抗凝药物并重新开始工作。查体:体温36.8℃,BP:132/82mmHg,呼吸频率16次/分,心脏、肺部查体未见异常,双下肢无水肿。实验室检查:D-dimer:700μg/ml(700mg/L),Hb:14g/dl(140g/L),INR:1.1,血小板:160 000/μl(160×10⁹/L),下列处理比较恰当的是( )

  A. 监测BNP   B. 复查下肢深静脉彩超
  C. 一个月后复查D-二聚体   D. 重新开始抗凝
  E. 监测D-二聚体
答案:D

4. 女性,62岁,长途汽车旅行后突发呼吸困难伴右侧胸痛4小时,发病初期有一过性低血压,经过500ml生理盐水补液治疗后有好转,既往有2型糖尿病史。查体:神志清楚,神情焦虑,体温:37.8℃,BP:118/70mmHg,呼吸频率:22次/分,外周氧饱和度:82%(呼吸空气),鼻导管吸氧5L/min改善至94%,肺部查体无异常,心脏听诊心率增快108次/分,律齐,第二心音亢进,未闻及杂音和心包摩擦音。实验室检查:血清肌酐 2.5mg/dl(221μmol/L),BNP:500pg/ml,通气-灌注扫描提示:双肺多段灌注缺损,高度怀疑肺栓塞。超声心动图提示:左右心室收缩功能正常,右心室扩大,估测肺动脉压力为 20mmHg。下一步应采取的措施是( )
    A. 重组组织型纤维酶原激活物(rt-PA)   B. 低分子肝素
    C. 手术取栓   D. 普通肝素治疗
    E. 行 CTPA
  答案:D

5. 女性,56 岁,主因干咳伴气短 4 小时来急诊就诊,无胸痛、咯血。6 周前曾行全麻下经腹腔镜胆囊切除术。幼年曾患哮喘,成年后无发作,未用药。其姐姐和女儿均患哮喘。查体:体温 37.0℃,血压 140/86mmHg,脉搏 72 次/分,呼吸频率 18 次/分,咽部充血,心脏查体未见异常,肺部可闻及双侧少量哮鸣音,胸部无压痛。腹部伤口愈合好,腹肌轻度紧张,肠鸣音正常,双下肢无水肿。实验室检查:D-dimer<0.5μg/mL(0.5mg/L),白细胞计数:$4.9×10^9$/L,外周氧饱和度:93%(呼吸空气),血生化和胸片正常。下列检查对诊断最有帮助的是( )
    A. 腹部 CT   B. CTPA   C. 下肢多普勒彩超
    D. 肺功能检查   E. D二聚体
  答案:D

第四章

心血管系统急危重病

第一节 急性心力衰竭

急性心力衰竭综合征(acute heart failure syndrome,AHFS)是65岁以上老人住院的最常见原因。美国每年约有300万患者因原发或继发心力衰竭(heart failure,HF)住院。80%的AHFS是由慢性心力衰竭(chronical heart failure,CHF)恶化或加重引起;20%的AHFS是新发或原发HF。随着我国急性心肌梗死死亡率降低以及预防心源性猝死治疗的成功开展,使更多心脏急症病人存活了下来,但CHF患者人群基数迅速增加,最终导致AHFS住院人数逐年增加。

 什么是心力衰竭?

> 心力衰竭是由于心脏的收缩功能和(或)舒张功能发生障碍,不能将静脉回心血量充分排出心脏,导致静脉系统血液淤积,动脉系统血液灌注不足,从而引起心脏循环障碍综合征,此种障碍综合征集中表现为肺淤血、腔静脉淤血。心力衰竭是心脏在发生病变的情况下,失去代偿能力的一个严重阶段。

一、AHFS的定义

AHFS并不是单一的疾病,而是一系列病症的集合。过去曾采用急性心力衰竭、急性失代偿心力衰竭或慢性心力衰竭急性失代偿等术语来表述。它是指心力衰竭的症状和体征再发、逐步进展或迅速恶化、或者新出现的心力衰竭,需要紧急处理或急诊治疗的临床综合征。

二、AHFS的分类与病因

AHFS病因、临床表现多种多样,临床并发症、共患病多,很难进行综合分类。在美国心力衰竭学会的指南中,甚至不对AHFS进行分类。下面介绍的几种AHFS分类都有各自的不足,但对AHFS的病因分析和临床处理有一定的指导意义。

1. 国内临床上仍较喜欢沿用传统的急性左心衰、急性右心衰、全心衰分类。其优势是比较容易记忆和理解,但对急性心力衰竭的病史和时程特点关注不够。

2. 2009年ESC指南将AHFS分成以下几种临床情况,对AHFS的临床治疗有较大借鉴意义(表4-1)。

表4-1 ESC急性心力衰竭分型

临床表现	发病率	特点	治疗目标和方法
血压显著升高型（SBP>160mmHg）	≤25%	显著的肺淤血，伴有或不伴有体循环淤血	目标：控制血压和容量 治疗：血管扩张剂（例如：硝酸酯、奈西立肽(nesiritide)、硝普钠
血压正常或轻度升高型（90＜SBP＜160mmHg）	≤50%	经数日或数周逐步进展，胸片可能提示少量肺淤血；常出现在晚期心衰患者中	目标：容量控制 治疗：袢利尿剂±血管扩张剂
低血压型（SBP<90mmHg）	<8%	大多数与低心排有关，常并发肾功能减低	目标：心功能 治疗：有血管扩张作用的正肌力药物（例如米力农、多巴酚丁胺或左西孟旦）；考虑口服或静脉加用地高辛±血管加压药物±机械辅助装置
急性肺水肿	3%	突然发作；预先出现体循环高血压；不可纠正的呼吸衰竭；死亡接踵而来；病情较容易用利尿剂和血管扩张剂控制；在血压正常后可恢复常规药物治疗，短期内可以出院	目标：控制血压和容量 治疗：血管扩张剂、利尿剂、吗啡、有创或无创通气
心源性休克	1%	突然发生；主要在急性心肌梗死、暴发型心肌炎或急性瓣膜病时作为并发症出现	目标：改善心脏泵功能 治疗：正性肌力药物±血管活性药物±机械辅助装置（比如IABP），纠正性外科手术
ACS 和 AHFS	约25%的ACS患者有心力衰竭的症状或体征	迅速或逐渐起病；很多这样的病人可以有心衰症状和体征，在解决了心肌缺血和初步心衰治疗后可以缓解	目标：去除冠脉血栓、稳定斑块、纠正缺血 治疗：再灌注（比如PCI，溶栓，抗血小板治疗）
孤立的肺动脉高压右心衰竭或右心本身出现衰竭	无统计学数据	原发或继发肺动脉高压，逐步或迅速发生右心衰（比如右心梗死）；没有很好的特征分类和流行病学资料	目标：肺动脉压力 治疗：依前列醇、磷酸二酯抑制剂、内皮素拮抗剂

注：SBP：收缩压；ACS：急性冠脉综合征；AHFS：急性心力衰竭综合征；PCI：经皮冠脉介入治疗

改编自 Gheorghiade M, Zannad F, Sopko G, et al. Acuter heart failure syndrome: Current state and framework for future research. Circulation, 2005, 112: 3958

欧洲指南分类较注重临床时程特点和治疗,但显然各个分类间重叠部分较多。

3. 2009年ACC/AHA在指南中对其进行以下分类,虽然与欧洲指南不完全吻合,但总体概念上仍适用于欧洲指南。

(1)容量负荷过重的AHFS,可表现为肺循环或体循环淤血,常因慢性高血压病人血压快速升高诱发。

(2)心排血量显著减低的AHFS,表现为低血压,肾功能不全或休克综合征。

(3)既有容量负荷过重的症状和体征,又有体循环低血压表现的AHFS。

在对病人进行初步治疗并稳定病情后,根据病情严重程度和AHFS病因潜在的可逆性,把患者可进一步分为以下三类:

(1)可纠正或部分可纠正病因导致的AHFS(例如心肌缺血、原发的心脏瓣膜异常、心律失常或心室不同步等)。

(2)因某些可识别和纠正的诱因导致CHF病人病情加重。

(3)进展性或顽固性心衰。

该分类基本上涵盖了所有AHFS的特征,在临床思维上有一定指导意义。

HF是大部分心脏疾病的最终归宿,一些特定的心脏疾患,如心动过速性心肌病、心脏压塞、室间隔穿孔等都可以导致AHFS。根据OPTIMIZE-HF注册研究近5万例AHFS病例统计,近60%患者可识别AHFS发病诱因。其中心肌缺血占15%,心律失常14%,肺部疾病约15%。所以在很多种情况下,其治疗往往指向针对病因治疗(表4-2)而不光是HF本身。

表4-2 ESC 2008急慢性心力衰竭诊治指南病因和诱发因素

缺血性心脏病	分流性疾病(室间隔穿孔等)
急性冠脉综合征	心脏压塞
急性心肌梗死并发症	肺栓塞
右心梗死瓣膜性心脏病	慢性心力衰竭的失代偿
瓣膜狭窄	治疗药物主动
瓣膜反流	容量负荷过重
心内膜炎	再发肺栓塞
主动脉夹层	感染、尤其是肺炎
心肌疾病	脑血管损伤
围生期心肌病	外科手术打击
急性心肌炎高血压病	肾功能不全
急性心律失常	哮喘、慢性阻塞性肺疾病
循环衰竭	吸毒
败血症	酗酒
毒性甲状腺肿	
贫血	

三、病理生理

导致AHFS的诱因主要包括心脏外因素和心脏因素两个方面。血流动力学方面,经典的 Frank-starling 定律提示:心脏前负荷增加超出其适应范围后,心脏做功能力下降,排血能力降低。在心脏后负荷增加时,心脏需要增加收缩力和做功来克服后负荷以保证心排血量,若超出心衰患者承受范围,可加重心力衰竭,心排血量减低。因此在处理 AHFS 时,减轻前负荷和后负荷为处理外因第一考虑要素。在临床上可通过 Swan-Ganz 导管检查准确测量血流动力学指标(图 4-1)。

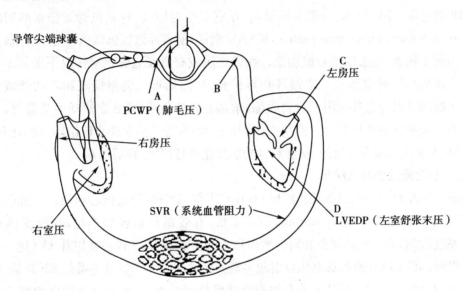

图 4-1 飘浮导管检查示意图

注意事项

> 肺动脉漂浮导管,也称 Swan-Ganz 导管,1970 年由 Swan 和 Ganz 首先研制成顶端带有气囊的导管,临床常用于各种复杂的心血管疾病诊断、指导临床治疗。近年来由于危重症医学的蓬勃发展,Swan-Ganz 导管被应用于危重症病人的血流动力学监测。

当导管尖端球囊充气后,漂到肺动脉远端堵住血流,球囊以远 A、B、C、D 四点液体相对不流动,其各点压力相同,即 A 点 PCWP=D 点 LVEDP(左室舒张末压),PCWP 即=心脏前负荷。而 SVR(系统血管阻力)代表心脏后负荷。通过热稀释法,我们还可以准确计算心排血量(cardiac output,CO)等血流动力学指标。

心脏内因指心脏本身做功能力减低。例如急性心肌炎致心功能减低;代偿期慢性心衰患者因心肌缺血、血压控制不佳、房颤、感染或非甾体类抗炎药等诱因,触发失代偿 HF。内因外因往往相辅相成,共同触发 AHFS。

(一) 充血机制与 AHFS

由左室充盈压升高,继而引起肺淤血和体循环淤血是大多数心衰住院病人标志性的临床特征。其引起的憋气症状也是导致病人住院的主要原因,常伴有肺部啰音、颈静脉充盈和肺水肿。在 CHF 病人发生 AHFS 前,往往有体重的增加。血管内容量状态(即前负荷)与

AHFS密切相关。在没有很好限钠、限水的HF病人中应用利尿剂恢复血流动力学稳定效果较好。临床上在应用侵入性血流动力学监测情况下也发现,有时体重不增加,也可以有左室充盈压明显升高。在部分HF病人中,相同水平的的水钠摄入却不一定都导致HF失代偿的发生。而且大部分CHF病人在左室舒张末压升高的情况下,没有胸片和临床症状上的淤血发生。所以两者间没有必然的因果关系。通常我们认为,血流动力学的充血状态可以促进HF的进展。随着左室舒张末压增高,左室壁张力增高,肾素血管紧张素醛固酮系统(renin-angiotensin-aldosterone system,RAAS)激活;前者导致冠脉微循环受压,冠脉灌注减低和心内膜下缺血,显著减低心肌功能。在低血压或有潜在冠脉狭窄情况下尤其不利。左室舒张末压增高同时也加重二尖瓣环相对扩张,从而加重二尖瓣反流和心功能减低。而RAAS系统激活又导致外周阻力血管收缩,增加心脏后负荷,导致血流动力学恶化,并触发RAAS进一步激活的恶性循环。而从慢性HF角度看,进一步促进心肌细胞纤维化和凋亡。因AHFS入院次数越多,患者心功能和肾功能恶化也越严重,预后越差。

(二) 心功能减低与AHFS

心脏功能障碍(收缩、舒张功能障碍)对我们理解AHFS仍处核心地位。心脏收缩功能的减低导致心排血量(cardiac output,CO)减低,有效循环血容量不足,导致交感神经和RAAS系统激活,而引起外周血管阻力增加和水钠潴留,进而导致心衰加重,CO进一步降低的恶性循环。低CO导致的低血压也引起多器官低灌注。AHFS并不都是EF减低所致,在临床观察中发现,约一半AHFS患者的心功能保持相对正常,即射血分数保留型心力衰竭(preserved EF heart failure,PEFHF)。考虑与室壁僵硬度增加及左室除极收缩和舒张失藕联有关。高血压,心动过速和心肌缺血可以进一步损害心室的舒张期充盈过程,进而导致肺静脉压、PCWP升高,并加重心力衰竭。或许单纯PEFHF本身还不足以引起AHFS,但在其他诱因下,如冠心病、房颤或高血压,可引起AHFS。另外,由于心脏被限定于坚韧的心包内相对局限空间内,一旦一侧心室舒张末压升高,另一侧心室必定受到挤压而舒张受限。临床上,因急性肺栓塞引起的右心室急性扩张,可压迫左室致其舒张受限,甚至引起动脉压降低。

(三) 心肌损害与AHFS

一些敏感的心肌损伤标记物(如肌钙蛋白TnI、TnT)的发现,及其检测手段的应用,使我们对心肌损伤在HF中病理生理意义有了进一步的认识。即使在没有冠脉显性或隐性缺血情况下,AHFS发生时心室壁张力增加、心肌灌注减低、心肌氧耗增加、内皮功能障碍、神经激素和炎症因子激活以及血小板激活都促进了心肌细胞损伤。正性肌力药物可增加心肌耗氧量,某些扩血管药可减低心肌灌注压,都可加重AHFS的心肌损伤。阻止心肌损伤最重要的就是维持足够的冠脉灌注。但目前是否把减低心肌标志物作为治疗AHFS的潜在目标还有待研究。射血分数减低型CHF病人心肌中不同程度含有存活但功能异常的心肌(viable but dysfunctional myocardium,VDM),VDM心肌细胞的线粒体和细胞膜结构仍然完整,仍有糖代谢和收缩潜能,是潜在的可以拯救的心肌细胞。除缺血心肌外,原发心肌病心肌中也有VDM存在。代谢缺陷或交感神经刺激导致这些细胞收缩功能下降但仍存活。

若进行血管重建及β阻滞剂治疗有可能恢复这些细胞的收缩性能。对改善AHFS预后有所帮助。

（四）AHFS与心肾综合征

CO减低并过量使用襻利尿剂后，可以导致有效循环血容量不足和神经激素系统激活，容易引起心肾综合征。

 什么是心肾综合征？

> 心肾综合征是指AHF患者住院期间，在利尿剂治疗后AHF临床症状改善，尽管补充足够的血容量情况下，肾功能仍进行性恶化的综合征。它有别于肾脏灌注不足，一过性肾功减低和单纯肾功能损伤。

近期研究提示，中心静脉压升高也可能与其有关。因肾脏兼顾容量调控和控制RAAS系统的作用，对AHFS的进程至关重要，与预后密切相关。AHFS病患一旦合并肾功能显著损害，死亡率增加近一倍。

（五）AHFS的血管机制

大多数AHFS病例入院时血压升高，这与左室充盈压升高、心脏努力排血，交感神经和RAAS激活有关。经利尿剂治疗，血压常可迅速恢复正常，也叫做反应性高血压，是心脏储备功能下降的一种表现，其预后较好。相反，有些患者血压升高可能是AHFS的原因，而不是结果，常发生于严重舒张功能不全或左室肥厚的患者群中。在这些患者中，系统循环阻力升高到什么程度才导致血压如此升高并发生AHF，仍不确定。

（六）其他因素与AHFS

1. 炎症在HF进展中起到致病作用　目前在动物模型中我们发现，改变循环中促炎症因子和抗炎症介质的平衡可以导致心室舒张期僵硬度增加，肺毛细血管渗漏增加，重演了AHFS的病程。而且炎症激活可以增加血管僵硬度和血管阻力。临床上，感染，尤其是肺部感染，被认定为AHFS的诱发因子和HF住院的诱因。

2. 利钠肽系统异常　A型和B型利钠肽（ANP、BNP）是人体心脏分泌，对抗心力衰竭的反调节神经内分泌因子。它们作用在心脏、血管、肾脏上，起到扩张血管、利钠、利尿、拮抗HF的作用。目前在AHFS患者血液循环中观察到无生物活性的高分子量利钠肽分子增多。这个发现提示利钠肽系统的改变可能参与了HF从代偿向失代偿的演变。

3. 血小板激活与AHFS　在交感神经系统激活、RAAS激活及炎症因子作用下，血小板激活和高凝状态可能会导致AHF患者血液循环阻塞瘀滞、急性冠脉综合征、急性肺栓塞等状况发生。

四、临床表现

（一）症状

89％的AHFS病人出现憋气症状，通常认为与肺循环体循环淤血有关；通常也是因为憋气症状,才引起患者注意并寻求治疗;也有部分患者轻微活动才出现呼吸困难,如没有仔细询问,可能会漏掉。约31%AHFS患者因乏力住院。

(二) 体征

1. 血压　是评估AHFS患者状态最重要指标。大部分AHFS发作时,SBP≥140mmHg,约10%患者SBP≥180mmHg,仅很少患者SBP≤90mmHg。SBP升高多与左室充盈压升高,诱发交感神经内分泌系统激活,反应性血压升高。在初步处理后,往往血压降到相对正常。一小部分患者对利尿剂效果欠佳,需加用血管扩张剂。DBP增高提示交感张力较高,外周血管阻力偏大;而DBP降低往往是外周血管扩张的指征,常出现在高心排血量心衰中,例如甲亢、动静脉瘘等等情况下。脉压在主动脉瓣关闭不全、贫血或其他高心排血量情况下往往增大。脉压降低时,往往意味着心排血量减低和体循环血管收缩,预后偏差,死亡率升高2.5倍以上。有时我们也用激发试验中患者的血压来评估患者状态。左室EF明显减低,且左室充盈压明显升高患者,由仰卧位改为直立位时,血压往往升高,这可能是由于回心血量减少,左室充盈压减低,心内膜供血改善,二尖瓣反流减少,心功能改善所致。但如果出现了直立性低血压(SBP下降>20mmHg,DBP下降>10mmHg),往往提示容量耗竭,要防止过量使用利尿剂。

2. 查体　患者的大体检查可以帮助发现呼吸窘迫、低氧、营养不良及一些潜在疾患的特殊表现。精神状态的改变一般是脑低灌注的表现。AHFS患者往往呼吸频数、脸色苍白、多汗且不能平卧。颈部查体要关注颈静脉充盈情况。颈静脉压=右房压,以厘米水柱(cmH_2O)计量;经静脉充盈往往反映左室充盈压升高,容量负荷重。但在单纯右心衰或肺动脉高压患者中,与左室充盈压力无关。心前区视诊,若见到心尖运动异常,可能提示有室壁瘤;若心前区触诊,心尖移位,提示可能有心脏扩大。心脏听诊,舒张晚期的S4心音常出现在窦律PEFHF患者中;舒张早期的S3心音在收缩功能减低型AHFS患者中可听到。左室扩大,EF减低患者可闻及收缩期杂音,且常与二尖瓣关闭不全有关。肺部查体可提供肺部淤血和容量状况的重要线索。继发于HF而胸腔积液时,胸背部叩诊可发现双侧或右侧下部浊音。AHFS患者大部分可闻及肺部吸气相呼吸音和啰音,但在长期HF或极严重的HF患者中,可能不出现肺部啰音。腹部查体发现腹水,常提示严重的右心衰。腹部触诊肝大提示肝淤血和中心静脉压升高。在AHFS患者中,大部分患者有外周型水肿,若同时出现颈静脉压升高表现,考虑与HF相关。住院治疗期间,患者可能体重没有减轻,但出现下肢水肿明显减轻的现象,这往往不是容量负荷减轻表现,而可能是患者长期卧床,水肿移到骶尾部,水肿重分布有关。

3. 普通实验室检查

(1) 血电解质:AHFS患者因神经激素系统不平衡及药物治疗的影响,常出现电解质异常。25%患者血Na<135mmol/L。5%患者Na<130mmol/L。尽管大量使用利尿剂,仅3%患者血钾<3.6mmol/L。由于AHFS的共患病较多,如糖尿病、慢性肾病,及应用ACEI、ARB和醛固酮拮抗剂,都可导致血钾升高,约8%患者血钾>5.5mmol/L。

(2) 肾功能:肾功是评估AHFS最重要的常规检查。在心排血量刚出现减低时,神经激素系统激活,导致近曲小管的 Na 和尿素重吸收水平增加,而肌酐水平不受影响,导致血尿素水平/肌酐水平升高。在肾灌注进一步减低时,血肌酐水平才明显上升。另外,肾功异常也常与 ACEI、ARB 及非甾体抗炎药的应用有关。

(3)贫血:50% AHFS 患者出现 Hb<12.1g/dl,其中约一半患者 5g/dl<Hb<10.7g/dl。似乎老年、女性、PEFHF 的 AHFS 患者更容易出现较严重贫血。低血红蛋白浓度也可能与血液稀释部分有关。

(4)肝功能异常:约 30% AHFS 患者有肝功异常,尽管在住院期间心功能改善迅速,肝功能往往缓慢改善。醛固酮主要在肝脏代谢,肝功能对 AHFS 有重要意义。

(5)利钠肽和其他神经激素:在心脏受到缺血或牵张力刺激后,心室肌细胞分泌 pro-BNP(B型利钠肽前体),它被裂解为 BNP 及 NT-proBNP 后,排放到血液循环中去。其中 BNP 有生物活性,有利钠、利尿、扩张血管、拮抗神经内分泌系统激活,即对抗 AHF 的作用;NT-proBNP 无生物活性。心力衰竭越严重,BNP 和 NT-proBNP 水平也越高。在利钠肽水平很低时,有助于排除 AHFS。当 NT-proBNP 水平<300pg/ml 时,诊断 HF 的阴性预测值达到 98%。如果在住院期间,经治疗,NT-proBNP 水平下降水平超过 30%,其临床预后明显改善。但是考虑到在 AHFS 极早期,急性二尖瓣反流和肥胖患者中,NT-proBNP 水平偏低,在肾功能不全患者中又假性偏高,所以不建议把 BNP 或 NT-proBNP 作为独立的诊断指标,而应该与其他检查结果结合考虑。其他一些内分泌激素如醛固酮、肽素在 AHFS 时也会明显升高,但其诊断价值仍未确定。

(6)动脉血气分析:AHFS 肺淤血明显者可影响肺泡氧气交换,常伴低氧血症。应检测动脉氧分压、二氧化碳分压和氧饱和度,以评价氧含量(氧合)和肺通气功能。还应检测酸碱平衡状况;患者常有酸中毒,与组织灌注不足、二氧化碳潴留有关,且可能与预后相关,及时纠正很重要。无创血氧饱和度监测可长时间、持续和动态监测血氧。一定程度上可以代替动脉血气分析而得到广泛应用,但它不能提供 $PaCO_2$ 和酸碱平衡状态信息。

(7)心肌坏死标志物:心肌肌钙蛋白 T 或 I(cTnT 或 cTnI)是应用最多的心肌坏死标记物,其检测心肌受损的特异性和敏感性均较高。急性心肌梗死时可升高 3~5 倍以上,不稳定型心绞痛和急性心肌炎也会显著升高;慢性心衰可出现低水平升高;重症有症状心衰存在心肌细胞坏死、肌原纤维不断崩解,血清中 cTn 水平可持续升高,对临床上判断 AHFS 病因和严重程度有重要意义。

3. 其他检查

(1)X线胸片:X线胸片检查是急诊室评估呼吸困难的必要检查,约 80% AHFS 患者有肺淤血表现。胸片检查还可提示肺淤血和肺水肿的程度,如出现肺门血管影模糊、蝶形肺门,甚至弥漫性肺内大片阴影等。但是胸片无肺淤血,并不能排除 PCWP 升高。

(2)心电图:大部分 AHFS 患者有窦速,约 30%患者心电图为房颤,心电图还能提供许多重要信息,包括传导、心肌肥厚、心房或心室扩大、ST 段抬高或非 ST 段抬高心肌梗死、陈旧性心肌梗死的病理性 Q 波、室速、QT 间期延长等信息。

(3)超声心动图:超声心动图是评估 AHFS 最重要的无创检查。可用以了解心脏结构和功能、心瓣膜状况、是否存在心包病变、急性心肌梗死的机械并发症以及室壁运动失调;可测定左室射血分数(LVEF),检测急性心衰时心脏收缩/舒张功能相关数据。超声多普勒成像还可间接测量肺动脉压、左右心室充盈压等。

(4)有创血流动力学检查:床边漂浮导管检查可用来持续监测主要的血流动力学指标,例如肺动脉压力(PAP)、PCWP、CO、SVR等。根据上述各种指标的动态变化,酌情选择适当的药物,评估治疗的效果。但是鉴于ESCAPE研究结果,充血性心力衰竭患者常规进行漂浮导管血流动力学监测治疗后,不能减少住院时间,再住院比例及死亡率,仅建议对急性心肌梗死并发AHFS、低血压HF(尤其是肾脏低灌注的情况下)及顽固心力衰竭患者中使用该有创血流动力学监测。

五、AHFS 的鉴别诊断与治疗

1. AHFS的诊断、鉴别诊断和治疗经常是同步进行,无法分割的。第一阶段主要是紧急处理和稳定病情,主要在急诊室进行(图4-2～图4-5)。

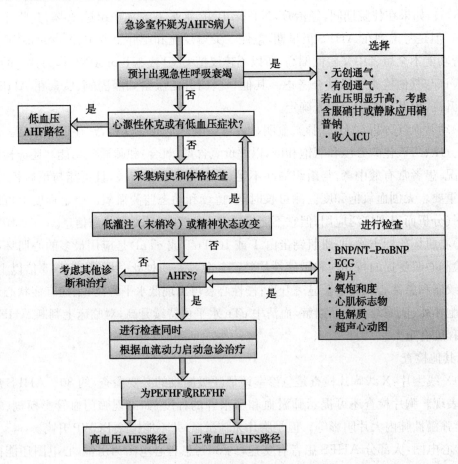

图 4-2　AHFS 初步鉴别诊断与处理流程

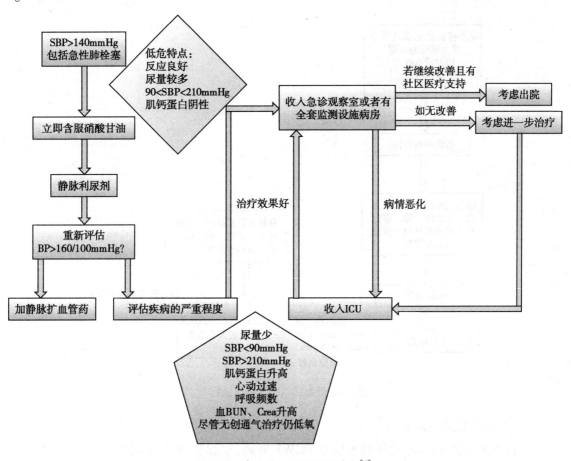

图 4-3 高血压 AHFS 处理流程[6]

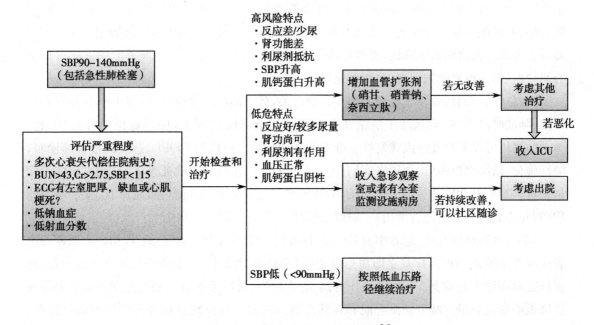

图 4-4 正常血压 AHFS 处理流程[6]

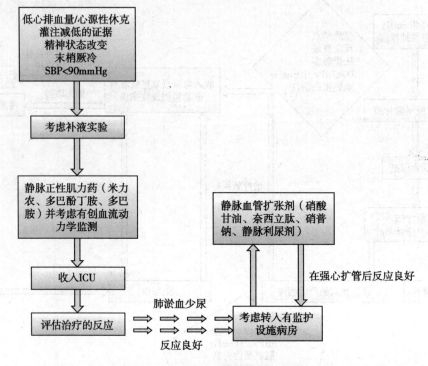

图 4-5 低血压 AHFS 处理流程[6]

2. 特殊临床情况的处理

(1)心源性肺水肿:心源性肺水肿是 PCWP 升高,引起肺间质和肺泡内渗出的结果,常伴有严重的呼吸窘迫,低氧血症,需要立即处理,否则可迅速死亡。一般情况下,要把病人置于坐立位,以减少回心血量。这种病人血压多数升高为主,予舌下含服硝酸甘油或静脉应用硝酸酯、利尿剂、吗啡,并吸氧。当血气提示 pH 降低,二氧化碳潴留时,机械通气加 PEEP 要马上考虑。若出现血压降低,要考虑静脉应用正性肌力药,多巴酚丁胺等。快室率房颤及心肌缺血,作为重要诱发因素,要积极处理。

(2)急性右心衰:急性右心衰多与左心衰有关,孤立的右心衰较少见,多由于右心室心肌梗死、肺动脉高压(肺动脉高压是指在 PCWP<15mmHg 情况下,肺动脉压力升高)引起。肺动脉高压可以是原发性或继发性。继发性肺动脉高压可以与 COPD、急性或慢性肺栓塞、肺纤维化、结缔组织病(比如硬皮病)有关。对于右心室急性心肌梗死患者,早期再灌注治疗最关键。对原发性肺动脉高压引起的 AHFS,要考虑应用依前列醇、西地那非、波生坦等药物(对左心衰致右心衰患者禁用)。对继发性肺动脉高压要针对病因治疗。

(3)急性冠脉综合征:患者中有 20%左右出现 AHFS 症状。对于 ST 段抬高心肌梗死患者应立即予抗血小板治疗并立即血运重建(首选急诊 PCI 术)。维持平均压>70mmHg,对保证冠脉灌注十分重要。若出现血压升高、心率增快,可以考虑应用硝酸酯和短效 β 阻滞剂以降低心肌耗氧量并减少缺血心肌和存活心肌的死亡。在出现机械并发症如室间隔穿孔、二尖瓣反流、乳头肌断裂时,要考虑植入 IABP 等机械辅助装置以维持血流动力学稳定,并提示可能需要外科紧急手术治疗。心源性休克是指左室充盈压>18mmHg,且出现显著低血压(SBP<80mmHg)、低心排[CI<1.8L/(min·m^2)],器官低灌注表现的综合征。尽管在过去的30年里,心脏重症监护水平不断提高,大面积急性心肌梗死合并心源性休克时死亡率仍达到50%~60%。明确心源性休克的病因对优化治疗十分重要。若条件允许,急性心肌梗死合并休克病人应尽快行冠脉造影和血运重建治疗。传统药物治疗无法维持血流动力学稳定的,可借助循环辅助器械帮助稳定循环,以过渡到有创治疗或心脏移植治疗。

(4) 快室率心律失常:无论是房颤或室速,恢复和维持窦性心律是急性心衰治疗的基本措施。无论心律失常诱发急性心衰或急性心衰引起心律失常都以恢复窦性心律为治疗目标;如患者已为慢性房颤,应以洋地黄类药物或胺碘酮控制心室率为主。急性心衰中快速有效地重建窦性心律的方法首推电复律,药物治疗目的在于维持窦性心律、减少复发或减慢心室率。伴缓慢性心律失常的患者,如血流动力学状态不受影响,无须特殊处理。若造成血流动力学障碍加重或恶化的严重缓慢心律失常,如三度AVB、二度2型AVB以及心室率<50次/min的窦性心动过缓且药物治疗无效时,建议植入临时性心脏起搏器。

六、AHFS的药物治疗

(一) 镇静、吸氧与机械通气

处理AHFS时,推荐吗啡用法为2.5~5.0mg静脉缓慢注射,必要时每15分钟重复1次,共2~3次,或5~10mg皮下注射。对缓解呼吸困难,尤其在肺水肿及血压升高时效果显著。但静脉推注吗啡增加机械通气可能。对二氧化碳潴留、神志差患者、低血压、心动过缓、进展性房室传导阻滞慎用。对于出现严重低氧血症,血SaO_2<90%,合并肺水肿患者,尽早开始无创通气和增加PEEP(positive end-expiratory pressure)模式纠正低氧较好。尽管3CPO(The Three Interventions in Cardiogenic Pulmonary Oedma)研究提示,普通吸氧、持续正压通气(CPAP)与无创正压通气(NIPPV)3组治疗心源性肺水肿患者,NIPPV并不能减少7天时气管插管的比例和死亡率,但它有助于缓解憋气症状。ESC指南中推荐应用CPAP从5cm H_2O压力开始,并向上滴定到10cm H_2O,以维持血氧的稳定。对于二氧化碳严重潴留、神志不清、有幽闭恐惧症或极严重低氧患者不适合应用。

(二) 利尿剂

利尿剂是改善AHFS容量负荷最重要的药物。作用于肾小管亨利氏袢的利尿剂如呋塞米、托塞米、布美他尼,可以在短时间里迅速降低容量负荷,有效排钠,迅速缓解AHFS症状,列为首选治疗手段。噻嗪类利尿剂、保钾利尿剂(阿米洛利、螺内酯)等仅作为袢利尿剂的辅助或替代药物,或在需要时联合用药。临床上静脉利尿制剂首选呋塞米(furosemide),先静脉注射20~40mg,继以静脉滴注5~40mg/h,起初6小时其总剂量在不超过80mg,起初24小时不超过200mg。亦可应用托塞米10~20mg静脉注射。对利尿剂疗效不佳、加大剂量仍未见良好反应的容量负荷过重AHFS患者,应加用噻嗪类和(或)醛固酮受体拮抗剂:氢氯噻嗪25~50mg,每天2次,或螺内酯20~40mg,每天3次。临床研究表明,利尿剂低剂量联合应用,其疗效优于大剂量单一利尿剂利尿效果,且不良反应也更少。

(三) 血管扩张药物

血管扩张剂从作用位点上分为降低前负荷、降低后负荷和均衡型扩张剂。硝酸甘油可以经舌下、经皮或静脉给药；较低剂量时扩张静脉血管，导致肺静脉压和左室舒张末压迅速降低，改善胸闷症状；较大剂量时扩张小动脉和冠状动脉血管，可明显改善冠脉血流；大剂量时可引起血压降低。对于依赖前负荷的右心梗死、主动脉瓣重度狭窄或严重的肥厚梗阻型心肌病禁用。另外与 5 型磷酸二酯酶抑制剂(西地那非等药物)联用时，可引起严重的低血反应，为配伍禁忌。

硝普钠是一种均衡型血管扩张剂，既降低前负荷又降低后负荷，对降低 PCWP、SVR，效果显著。因其对血压影响较大，需密集监测血压变化，SBP＜100mmHg 时慎用。硝普钠扩张血管没有选择性，可显著扩张微循环交通血管；血流大部分由交通血管分流，周围组织灌注减低，即窃血现象。在一项急性心肌梗死合并左心衰的回顾性研究中，心肌梗死后 9 小时内应用硝普钠组在 3 个月时死亡率增加。ESC 急性心力衰竭指南中将其列为Ⅱb类适应证。

奈西立肽(nesiritide)是利用生物技术生产的重组 BNP(rhBNP)，与人体内产生的 BNP 完全相同。国内制剂商品名为新活素，其主要药理作用是扩张静脉和动脉(包括冠状动脉)，从而降低前、后负荷，在无直接正性肌力作用情况下增加 CO。该药并非单纯的血管扩张剂，还有促进钠的排泄，利尿的作用；还可抑制 RAAS 和交感神经系统，阻滞急性心衰演变中的恶性循环。VMAC 和 PROACTION 研究表明，该药应用可以带来临床和血流动力学的改善，推荐应用于急性失代偿性心衰。前瞻性 ASCEND-HF 研究提示：rhBNP 较安慰剂不增加 ADHFS 患者的死亡率和肾脏负担。用法：先给予负荷剂量 $1.50\mu g/kg$，静脉缓慢推注，继以 $0.0075\sim0.0150\mu g/(kg\cdot min)$ 静脉滴注；也可不用负荷剂量而直接静脉滴注。疗程一般 3 天，不超过 7 天。

(四) 正性肌力药物

AHFS 在患者出现低血压症状(SBP＜90mmHg)和 CO 降低，器官低灌注时，考虑应用。以下正性肌力药还同时有血管扩张效果，可显著降低 PCWP，所以又叫做有扩血管性的正性肌力药。然而，从已完成回顾性研究及注册研究看来，短期静脉应用这类药物(数小时到数天)与后续出现的低血压、房性和室性心律失常及远期死亡率增加有关(地高辛除外)，尤其是冠心病病人。考虑可能与正性肌力药物增加心肌耗氧量，加重冬眠心肌和缺血心肌坏死和凋亡有关。所以在器官灌注恢复，瘀血减轻后，要尽早停用正性肌力药物。在 AHFS 出现心源性休克时，正性肌力药物是用来阻止循环崩溃并帮助过渡到机械辅助装置、左室辅助和心脏移植的一个桥梁。

1. 多巴酚丁胺 低剂量时激活 β_1、β_2 受体，有心脏有正性肌力和正时性效果(收缩力加强，心率增快)，同时外周血管舒张，可明显增加心输出量，减低后负荷。高剂量时激活 $\alpha 1$ 受体，外周血管收缩，后负荷加重。应用时 建议 $2\sim3\mu g/(kg\cdot min)$(低剂量)起步，逐步加量，一般不超过 $15\mu g/(kg\cdot min)$。但如果患者若已经接受 β 阻滞剂治疗，有可能达到 $20\mu g/(kg\cdot min)$。减量时不要突然停用，应该以 $2\mu g/(kg\cdot min)$，逐步减量。

2. **多巴胺** 是剂量依赖型受体激动剂。在低剂量时[≤2μg/(kg·min)]，主要结合于 D1 受体(分布于冠脉,肾动脉,肠系膜血管床)，有血管扩张和利尿效果；中等剂量[2~5μg/(kg·min)]时,激活心肌 $β_1$ 受体,有正性肌力作用,增加 SBP 和心率,但对舒张压和外周血管阻力影响小；高剂量时[5~15μg/(kg·min)]，多巴胺也与 $α_1$ 受体结合,诱发血管收缩。在房颤和快心室率患者中慎用,可能导致心率相关的心排血量减少。

3. **米力农** 为 3 型磷酸二酯酶抑制,可用于进展型心衰患者短期循环支持。在一项静脉应用米力农治疗 CHF 恶化病例的前瞻性研究-OPTIME-HF 研究中,对 EF 减低的但并不是必须使用正性肌力药物的 HF 患者,在不负荷给药情况下,静脉应用米力农后,不能改善住院死亡率,60 天死亡率,再住院率和复合死亡终点。而且发现米力农组出现更多的低血压,房颤和室性心律失常。对于有冠心病基础疾病的患者,与安慰剂比较,其出院后死亡率有所升高(36% vs 42%)。所以有冠心病病史患者慎用米力农。仅对 CO,且对其他正性肌力药物治疗无效时,才考虑使用。鉴于其低血压效应,一般不首先负荷用药。

4. **左西孟旦** 是一种钙增敏剂和 ATP 依赖的 K 通道开放剂,有正性肌力作用和血管扩张效果。REVIVE Ⅱ 研究是一项随机、多中心,评估短期静脉应用左西孟旦治疗 EF 下降的失代偿 CHF 的研究。虽然用药后患者在状态自我评估、BNP 水平有所改善,住院时间缩短,但是与安慰剂比较,低血压(50% vs. 34%)、室性心动过速(25% vs. 17%)、房颤(9% vs. 2%)发生有所增加,同时观察到短期死亡率有所增加。另一项随机,双盲,对照左西孟旦与多巴酚丁胺治疗需要正性肌力药物治疗 AHFS 的 SURVIVE 研究($n=1327$)中,6 个月随访死亡率左西孟旦组略低于多巴酚丁胺组(26% vs. 28%),在一个月时全因死亡率,生存时间,病人 24 小时对憋气症状的自我评估无显著差异。左西孟旦组发生房颤、低钾血症较多,而心衰反复的次数较少。用法首剂负荷 6~12μg/kg 静脉注射(大于 10 分钟),继以 0.1μg/(kg·min)静脉滴注,可酌情减半或加倍。对于收缩压<100mmHg 的患者,不需要负荷剂量,可直接用维持剂量,以防止发生低血压。

注意事项：急性心衰患者应用此类药物需全面权衡：①血压降低伴低 CO 或低灌注时应尽早使用,而当器官灌注恢复和(或)循环淤血减轻时则应尽快停用；②药物的剂量和静脉滴注速度应根据患者的临床反应作调整,强调个体化的治疗；③此类药可即刻改善急性心衰患者的血流动力学和临床状态,但也有可能促进和诱发一些不良的病理生理反应,甚至导致心肌损伤和靶器官损害,必须警惕。

(五) 其他药物

1. **去甲肾上腺素** 是一种与 $α_1$ 受体有高亲和力的儿茶酚胺,常用来提高系统血管阻力。在严重低血压时应用可改善冠脉灌注。另外也常用做抢救用药,维持患者血压,直到提高心脏功能的其他治疗手段可以应用并维持血压。

2. **洋地黄毒苷** 能轻度增加 CO 和降低左心室充盈压,而且不增加心室率,1997 年始美国 FDA 批准用于房颤和 CHF 治疗。其药理作用也非常适合 EF 减低的 AHFS 治疗,尽管目前还没有大规模研究证实其远期疗效,但获临床医生普遍认可。静脉应用时一般应用毛花苷丙(西地兰)0.2~0.4mg 缓慢静脉注射,2~4 小时后可以再用 0.2mg,伴快速心室率的房颤患者可酌情适当增加剂量。低血钾、低血镁、肾功能不全易发生洋地黄中毒可能。在严重肾功能不全、进行性心肌缺血或高度房室传导阻滞慎用。

精氨酸加压素拮抗剂托伐普坦（Tovoptan），是一种选择性 V_2 受体拮抗剂，与肾脏集合管上 V_2 受体结合，可有效减少水的重吸收，从尔减轻容量负荷。在一项口服托伐普坦治疗 EF 减低 AHFS 的 EVERST 研究中（$n=4133$），9.9 个月时，托伐普坦组死亡率较安慰剂未见明显增加，但患者症状、体征和体重明显改善，心率、血压未受到明显影响，且血钠有明显正常化趋势。

（六）医疗设备治疗

对 AHFS 患者药物治疗效果差，持续肺水肿患者可以考虑超滤治疗，以排除多于水分和钠；对于有肾功能恶化，高钾血症患者，可以考虑 CRRT。急性心肌梗死合并心源性休克，常规药物治疗无效的心衰患者，可植入 IABP 进行心脏辅助；若仍不能奏效，需要安装左室辅助泵，ECMO 等装置以稳定病情，等待有创治疗或心脏移植的机会。但到目前为止，这些装置的益处尚未在临床试验中得到充分证实。

第二阶段主要是住院治疗。AHFS 患者在经过初步治疗、稳定，转入住院治疗后，需进行进一步危险分层，进行针对性治疗。对于无基础疾病的 AHFS，在消除诱因后，不需要继续心衰的相关治疗，积极控制各种诱发因素即可出院。对伴基础疾病的急性心衰：应针对原发疾病进行积极有效的治疗、康复和预防。对 CHF 加重为 AHFS 患者，①收缩功能不全心衰：处理方案与慢性心衰相同，可根据我国的心衰指南，积极采用可改善预后的四类药物（ACEI 或 ARB，β 受体阻滞剂和醛固酮受体拮抗剂）。伴慢性体液潴留的患者需要终身服用利尿剂，以维持"干重"状态，有利于其他药物的应用和减少不良反应；对于仍有症状的患者，可加用地高辛，以缓解症状、控制心室率、缩短住院天数及增加运动耐量；醛固酮受体拮抗剂如螺内酯，较适合于心功能 NYHA Ⅲ级或Ⅳ级患者；对于有适应证的患者，可考虑应用药物治疗基础上，进行心脏再同步化治疗或埋藏式自动复律除颤器治疗。②舒张性心衰：目前尚无临床证据表明，常用的各种抗心衰药物能够改善此类患者的预后。近 80% 的患者有高血压史或因为高血压诱发 AHFS，故积极控制高血压极其重要。原则上，各种降压药均可应用，宜优先选择阻滞 RAAS 的药物（主要为 ACEI 或 ARB）和阻断交感神经系统的药物（β 受体阻滞剂）。此类患者常有不同程度的液体潴留，应考虑长期应用利尿剂。此外，由于心肌缺血可以损害舒张功能，冠心病患者应积极血运重建治疗，以防止心衰的进展和恶化

第三阶段指出院后早期密切观察阶段。患者出院后 1 周～1 个月，是患者病情变化较多的时间段，应尽早复诊。一些容量负荷加重、神经激素激活的早期症状，可导致再住院率升高。早期随访内容包括了解患者的基本状况，药物应用的情况（依从性和不良反应）；体检：肺部啰音、水肿程度、心率和节律等。必要时做心电图、生化检查、BNP、NT-proBNP 检测，胸部 X 线和超声心动图检查，以便及时调整用药方案。

（毛 懿）

参考文献

1. Gheorghiade M,Pang PS. Acute heart failure J Am Cariol,2009 53：557

2. Fonarow GC, Abraham WT, Albert NM, et al: Factors identified as precipitating hospital admissions for heart failure and clinical outcomes: Findings from OPTIMIZE-HF. Arch Intern Med,2008,168:847

3. Janssen SPM,Gayan-Ramirez G,Van Den Bergh A,et al. interleukin-6 causes myocardial failure and skeletal musle atrophy in rats. Circulation,2005,111:996

4. Waldo SW,Beede J,Isakson S,et al. Pro-B-type natriuretic peptide levels in acute decompensated heart failur E. J Am Coll Cardiol,2008,51:1874

5. Cohn JN,Erdogan AK,Lee DC,et al. Effect of short-term infusion of sodium nitroprusside on mortality rate in acute myocardia infarction complicated by left ventricular failure: Results of Veterans Administration cooperative study. N Engl J Med,1982,306:1129

6. Robert O. Bonow,Douglas L. Mann. Braunwald's Heart Diseas E. 9th edition. 2013, 517-543

练习题

1. 急性前壁心肌梗死后出现急性左心衰,不能平卧,BP 180/90mmHg,HR 120 次/分,双肺慢肺湿啰音。血 SO_2 92%。应首选(　　)

　　A. 硝酸甘油　　　　　　B. 硝普钠　　　　　　C. 地尔硫䓬
　　D. 奈西立肽　　　　　　E. 卡托普利(开博通)

答案:A

2. 如果血压突然下降,大汗,神志模糊,血压测不出,应选择的急救药物是(　　)

　　A. 多巴胺　　　　　　　B. 左西孟旦　　　　　　C. 米力农
　　D. 去甲肾上腺素　　　　E. 地高辛

答案:A

3. 如果患者突然出现大汗,烦躁,BP:80/50mmHg,HR:160 次/分,心电监测提示快速房颤,首选(　　)

　　A. 电转复　　　　　　　　　　　　B. 毛花苷丙 0.2mg 静脉滴注
　　C. 胺碘酮 75mg 静脉滴注　　　　　D. 地尔硫䓬 10mg 静脉滴注
　　E. 利多卡因

答案:A

4. 若患者出现烦躁,BP:80/50mmHg,HR:160 次/分,窦性心动过速,血 SO_2:80%,应选择(　　)

　　A. 面罩大流量吸氧　　　　　　　　B. 麻醉机吸氧
　　C. NIPPV　　　　　　　　　　　　D. 气管插管、呼吸机辅助呼吸
　　E. 吗啡静脉滴注

答案:D

5. 不可以引起 NT-pro-BNP 升高的情况是(　　)

A. 肥胖　　　　　　　B. 心肌梗死　　　　　　C. 肾功能不全
D. 肥厚型心肌病　　　E. 肺动脉高压

答案：A

第二节　急性冠脉综合征

急性冠脉综合征（acute coronary syndromes, ACS）是一组以冠状动脉粥样硬化斑块破裂、血栓形成并导致血管部分或完全阻塞为特征的临床综合征。主要包括不稳定型心绞痛（unstable angina, UA）、非 ST 段抬高心肌梗死（non-ST-elevation myocardial infarction, NSTEMI）和 ST 段抬高心肌梗死（ST-elevation myocardial infarction, STEMI）。临床将 UA 和 NSTEMI 统称为非 ST 段抬高急性冠脉综合征（non-ST-elevation acute coronary syndromes, NSTE-ACS）。

心肌梗死最新分型

2012 年 7 月，欧洲心脏病学会（ESC）、美国心脏病学会基金会（ACCF）、美国心脏协会（AHA）和世界心脏联盟（WHF）联合颁布了全球心肌梗死最新临床分型：1 型：由于原发的冠状动脉事件（如斑块破裂、夹层）而引起的心肌缺血相关的自发性心肌梗死；2 型：继发于心肌的供氧和耗氧不平衡所导致的心肌梗死，如冠状动脉痉挛或栓塞、贫血、心律失常或低血压，即继发性心肌梗死；3 型：突发心源性死亡，包括心脏停搏等在内的心脏性猝死；4 型：4a 型是与经皮冠状动脉介入治疗（PCI）相关的心肌梗死，4b 型是经冠脉造影或尸解证实与支架血栓相关的心肌梗死；5 型：与冠状动脉旁路移植术（CABG）相关的心肌梗死。

一、病因

ACS 是在冠状动脉粥样硬化的基础上，由于斑块溃疡、破裂、脱落及血栓形成等冠脉自身因素以及夹层、经皮冠状动脉介入治疗（percutaneous coronary intervention, PCI）等非冠状动脉粥样硬化因素，导致冠状动脉血流量不能满足心肌代谢的需要，从而引起心肌急剧性缺血缺氧。

冠状动脉粥样硬化临床分期

冠状动脉粥样硬化发展过程可分为四期：①无症状期：从较早的病理变化开始到动脉粥样硬化形成，但尚无器官或组织受累的临床表现。②缺血期：因血管狭窄、器官缺血而产生相应症状。③坏死期：因血管内血栓形成或管腔闭塞而产生器官组织坏死相应症状。④硬化期：长期缺血，器官组织硬化（纤维化）和萎缩而引起相应症状。

二、病理生理

ACS 具有共同的病理生理基础,即由动脉粥样硬化斑块(主要是不稳定斑块)破裂导致血栓形成,进而引起冠状动脉部分或完全阻塞,病变血管供应的心肌受损情况取决于冠状动脉阻塞的时间与程度及侧支循环情况。阻塞时间短,未发生心肌坏死,心电图呈一过性缺血改变,临床诊断为 UA;阻塞时间长,发生心肌坏死并伴有心肌标志物升高,心电图呈持续性缺血改变,临床诊断为 NSTEMI,若伴有 ST 段抬高则临床诊断为 STEMI。患者在发作前,常常有心率增快、血压升高,心肌处于相对缺血缺氧状态。发作时则伴有心肌收缩力和收缩速度下降、整体收缩不协调、局部心室壁收缩减弱,心搏量减少,射血分数减低。ACS 严重程度与梗死部位、范围和程度密切相关。大面积心肌梗死可发生急性肺水肿或心源性休克。在心肌梗死发生后数周,会出现舒张末期容积的增加、梗死扩展及心室扩大等。

不稳定斑块与稳定斑块

不稳定斑块(unstable plaque,rupture-prone plaque)特点:①细胞外脂质核体积大;②纤维帽薄而不均匀,胶原含量和平滑肌细胞数量减少,局部有慢性炎性细胞浸润;③斑块内膜表面可有不同程度的糜烂、剥脱、裂缝和溃疡。

稳定斑块特点:①细胞外脂质核体积相对小;②纤维帽厚而均匀,局部有较多的胶原成分和平滑肌细胞,而巨噬细胞较少。

不稳定斑块容易引起严重的不良心血管事件,其发生概率远高于稳定斑块。

三、临床表现

1. **诱因** ACS 多发于冬春季节,大部分患者发病前存在剧烈运动、情绪激动、饱食等明确的诱因,但也有部分患者无明确诱因,于静息状态下或夜间发生。

2. **局部症状** ACS 患者通常表现为胸痛、胸闷,伴或不伴心悸、烦躁、出汗、濒死感等;不典型表现包括牙痛、咽部不适、呼吸困难等。重症者可出现急性心力衰竭和休克等。老年人、心功能不全和糖尿病患者的临床表现常不典型。

3. **部位** ACS 患者的胸部不适主要位于胸骨后及左前胸,可发射至背部、左上肢、颈部、肩部;也有部分出现在上腹部、下颌等不典型部位。

4. **性质** 患者通常将胸部不适描述为压榨样、烧灼样、窒息样、紧缩感等。

5. **持续时间** 一般 ACS 的发作呈间断性或持续性,UA 持续时间一般在 15 分钟以内,NSTEMI 和 STEMI 未及时诊治的患者症状通常持续 30 分钟以上。

6. **缓解方式** 患者在发病后自行停止活动、休息或者含服硝酸甘油、速效救心丸等可缓解。急性心肌梗死患者症状偏重,口服药物缓解不明显。

7. **全身症状** 病情重的 ACS 患者除了局部症状外,还伴有发热(多为低热)、心动过速、恶心呕吐、上腹胀痛、低血压、休克等全身症状,急性心肌梗死患者的全身症状相对多见且程度较重。

8. 体征 大多数 ACS 患者无特异性体征,部分患者可出现面色苍白、皮肤湿冷、颈静脉怒张、心脏杂音等非特异性体征。

9. 并发症 大面积心肌梗死及老年患者在发生心肌梗死的同时或之后,常并发室性期前收缩、心室颤动、休克、心力衰竭、心脏破裂、室壁瘤、心肌梗死后综合征等一种或多种并发症。

室壁瘤

大面积心肌梗死后,梗死区域出现室壁扩张、变薄、心肌全层坏死等病理改变,坏死的心肌逐渐被纤维疤痕组织所代替,病变区心室壁向外膨出,心脏收缩时丧失活动能力或呈现反常运动,形成室壁瘤。室壁瘤常见于左心室及心尖部。室壁瘤的形成严重影响心脏的正常功能,局部血液容易形成血栓,威胁患者生存。

心肌梗死后综合征

心肌梗死后综合征(又名 Dressler 综合征)多发生于急性心肌梗死后数日至数周,以发热、心包炎、胸膜炎、肺炎等非特异性炎症为特征,并有反复发生的倾向。诊断标准:①确诊的急性或陈旧性心肌梗死;②急性心肌梗死后 1~2 周出现发热、胸痛、呼吸困难、咳嗽等症状,具有胸膜炎、心包炎、肺炎等可靠证据;③抗感染治疗无效,激素治疗有效。

四、辅助检查

(一)心电图

发病时的心电图与正常状态下对比,可提高诊断的准确率。

1. UA 和 NSTEMI 多表现为 2 个及以上相邻导联 ST 段下移≥0.1mV,伴 ST-T 动态改变。

2. STEMI ST 段抬高呈弓背向上型,T 波倒置,可伴病理性 Q 波形成。

(二)心肌标志物

1. 肌钙蛋白 I 或 T 肌钙蛋白因其高度的敏感性和特异性成为首选的心肌标志物。肌钙蛋白 I 于心肌梗死后 4~6 小时开始升高,11~24 小时达高峰,约 1 周后降至正常;肌钙蛋白 T 于心肌梗死后 3~4 小时开始升高,24~48 小时达高峰,约 10~14 天降至正常。胸痛发作 6 小时以内检测结果阴性的患者,需在 6~12 小时后再次检测。需要注意的是,肌钙蛋白升高并非均由心肌梗死引起,心肌炎、急性主动脉夹层及肺栓塞等也会伴有肌钙蛋白的升高。诊断心肌梗死需要有肌钙蛋白的动态变化,而非缺血性心肌损伤通常表现为肌钙蛋白的慢性升高,不存在急性变化的特点。

2. 肌酸激酶同工酶 CK-MB 心肌梗死后 4~6 小时内开始升高,16~24 小时达高峰,

3~4天恢复正常。

肌钙蛋白

肌钙蛋白由T、C、I三亚基构成,和原肌球蛋白一起,调节钙离子对横纹肌动蛋白ATP酶的活性,进而调节肌动蛋白和肌球蛋白相互作用。当心肌损伤后,心肌肌钙蛋白复合物释放到血液中,4~6小时后,开始在血液中升高,升高的肌钙蛋白I能在血液中保持很长时间(6~10天)。肌钙蛋白I具有高度心肌特异性和灵敏度,所以肌钙蛋白I已成为目前最理想的心肌坏死标志物之一。

3. 超声心动图

作为常规使用的检查手段,超声心电图可提示室壁节段性运动异常、射血分数减低等,有利于了解心肌缺血区域、发现机械性并发症、评估心脏整体功能、选择治疗策略及判断预后。

（三）冠状动脉造影

冠状动脉造影是在解剖学水平评价冠状动脉病变的影像学"金标准",对于NSTE-ACS高危患者及STEMI的早期患者,建议尽早行介入治疗。冠状动脉造影能有效评估冠状动脉病变的有无、严重程度和病变范围,并在此基础上进行介入治疗,也能评价PCI和冠状动脉旁路移植术(coronary artery bypass graft, CABG)的术后效果。对于存在碘或造影剂过敏,严重心、肺、肝、肾功能不全及电解质紊乱的患者应谨慎或禁忌使用。另外,要注意针对假性动脉瘤、动静脉瘘、前臂血肿及血管迷走反应等常见造影剂并发症的预防和处理。

PCI

经皮冠状动脉介入治疗(percutaneous coronary intervention, PCI),是指经心导管技术,疏通狭窄或闭塞的冠状动脉管腔,以改善心肌血流灌注的治疗方法。包括经皮冠状动脉球囊血管成形术、冠状动脉支架植入术、冠状动脉旋磨术、冠脉内血栓抽吸术、切割球囊成形术等技术。

CABG

冠状动脉旁路移植术(coronary artery bypass grafting, CABG),是指使用自身血管(乳内动脉、桡动脉、大隐静脉等)在主动脉和病变的冠状动脉间建立旁路,使主动脉内的血液跨过血管狭窄或闭塞部位,直接灌注到其远端,从而恢复目标区域的心肌血供。

（四）冠状动脉CT血管显像(CTA)

作为一项无创性检查,冠状动脉CTA相对于冠状动脉造影具有操作要求低、费用相对较低,且能在短期内重复检查等优点。另外,冠状动脉 CTA 能显示常规造影不能显示的管壁病变、纤维钙化斑块及密度低的斑块,并能清晰显示起源和解剖异常、造影不成功的冠状动脉。主要适用于症状不典型的胸痛患者,PCI 和 CABG 术后复查患者。碘过敏者为绝对禁忌,严重心、肾功能不全、心律不齐及冠状动脉重度钙化的患者为相对禁忌。2010 年美国心脏病学基金会/美国心脏协会(ACCF/AHA)等推荐应用验前概率(根据患者的年龄、性别和症状估算),评估冠脉 CTA 的使用评分,进而判断冠状动脉 CTA 的使用是否合理。评分 7~9 分为合理使用指征,4~6 分为不确定使用指征,1~3 分为不合理使用指征。

五、临床思辨

对于临床出现胸痛、左侧上肢痛的冠心病患者,心电图存在 ST 段移位或 T 波倒置,或心肌标志物异常升高的患者,均应高度怀疑 ACS。典型的 ACS 患者临床上诊断难度不大,但对于部分非心因性疾病的患者,需要进行严格的鉴别诊断,避免漏诊和误诊。

(一) 诊断

根据典型的胸痛症状、特征性的心电图改变和心肌标志物动态改变可确诊。对于老年人和糖尿病患者,出现不明原因的心律失常、心衰、恶心和呕吐,无论胸痛程度轻重,均需要结合冠心病危险因素,进行严密排除。

(二) 鉴别诊断

1. **心血管系统疾病** 主要包括:①稳定型心绞痛:发病常常有明确的诱因,包括快速步行、上下楼、饱食等;症状发生后及时消除诱因,舌下含用硝酸甘油或速效救心丸,一般可在 3~5 分钟内消失。②急性心包炎:尤其是急性非特异性心包炎,疼痛症状较剧烈,呈持续性,在深呼吸和咳嗽时加重,常常与发热同时出现;可闻及心包摩擦音,全身症状相对较轻;心电图可见 ST 段弓背向下的抬高,T 波倒置,无异常 Q 波出现。③急性肺动脉栓塞:起病急,可发生胸痛、咯血、呼吸困难、低氧血症;常伴有发绀、颈静脉充盈、肝大、下肢水肿等体征;心电图可出现右胸导联 T 波倒置,肺动脉 CTA 以及 D-二聚体检查正常可排除诊断。④急性主动脉夹层:胸痛开始即达高峰,程度剧烈,常放射到背、肋、腹、腰及下肢等;无血清心肌坏死标记物升高;超声心动图检查和磁共振成像等有助于诊断。

病理性 Q 波 ●

病理性 Q 波即心肌梗死后导致的异常 Q 波。主要特点是:①Q 波宽度≥0.04s;②Q 波振幅大于同导联 R 波的 1/4;③不该出现 Q 波的导联上出现了 Q 波。

心脏转位、室间隔增厚、心脏激动传导途径异常等原因也可以导致 Q 波的形成,临床上需加以鉴别。

2. **呼吸系统疾病** 主要包括:①慢性支气管炎:伴有感染的慢支患者,常常有胸骨中部的不适感,剧烈活动后,会因为气流冲击,出现局部烧灼感、疼痛等症状。由于此类患者常合并冠心病,因此需要通过既往病史及现病史,来判断患者当前发病情况。②自发性气胸:多见于男性青壮年或患有慢支、肺气肿、肺结核患者,表现为突发的尖锐性刺痛和刀割痛,疼痛程度剧烈,一般局限于单侧,中重度患者伴有明显的呼吸困难。

3. 消化系统疾病　主要包括:①消化性溃疡:疼痛部位多位于中上腹部以及剑突下,呈反复周期性发作,与饥饿和进食关系明显,使用抑酸剂后症状有不同程度的缓解。②急性胰腺炎:该病起病急骤,表现为剧烈而持久的上腹部和胸骨下疼痛,多于暴饮暴食后发生,患者既往常有胆管系统疾病,可通过血尿淀粉酶检测确诊。③胃食管反流病:多表现为胸骨后和剑突下烧灼感,多在餐后1小时出现,平卧或弯腰易发生,常伴有反酸、咽部不适和不同程度的吞咽困难。

4. 肌肉骨骼系统　主要包括:①肋软骨炎:多为非特异性、非化脓性炎症,表现为局限性疼痛伴或不伴肿胀的自限性疾病,局部压痛明显,重者可向后背、肩胛部放射,一般只需进行对症治疗。②颈椎病:患者临床表现多样,会因为压迫或刺激邻近的神经或血管,引起患侧肢体的疼痛发麻、肩周酸胀以及心动过速和一过性的心前区疼痛;发病常由颈部活动及不良睡眠体位、工作姿势等诱发,影像学检查可确诊。

六、病情评估

1. NSTE-ACS　Braunwald 分级将 UA 根据严重程度分为 Ⅰ 级(严重的初发型或恶化性心绞痛,无静息发作)、Ⅱ 级(1 个月以内发生的静息心绞痛,近 48 小时无发作)、Ⅲ 级(48 小时内发作的静息心绞痛);上述分级 1 年内死亡或心肌梗死发生率分别为 7.3%、10.3%、10.8%。美国 ACCF/AHA 的危险性分层将具备以下任何一项者归类为高危患者:缺血症状在 48 小时内加重;持续性进行性静息心绞痛(>20 分钟);肺水肿、低血压、新出现或变化的心脏杂音、心衰、心动过缓或过速、年龄>75 岁;静息心绞痛伴一过性 ST 段改变(0.05mV),新出现的束支传导阻滞,持续性室速;心肌标志物(TnI、TnT)显著升高(>0.1ng/ml)。近年来,在大型临床研究的基础上,开发出多个风险预测模型,用于评估 ACS 患者死亡和缺血事件风险,指导临床治疗决策。目前适用于 NSTE-ACS 的主要有 TIMI、GRACE 和 PURSUIT 风险评分,其中 GRACE 评分被欧美指南推荐用于 NSTE-ACS 危险分层。

 GRACE、TIMI、PURSUIT 危险评分

ACS 患者发生不良事件的危险性较高,同时,不同基线特征患者的危险性存在显著差异,目前针对 ACS 患者临床预后的评分系统有很多,常见的包括:全球急性冠状动脉事件注册危险评分(global registry of acute coronary events, GRACE)、心肌梗死溶栓治疗危险评分(the thromblysis in myocardial infarction, TIMI)、血小板糖蛋白 Ⅱb/Ⅲa 受体拮抗剂依替巴肽治疗急性冠脉综合征危险评分(the platelet glycoprotein Ⅱb/Ⅲa in unstable angina: receptor suppression using integrilin therapy trial, PURSUIT),其中,GRACE 危险评分被认为是最有效的评分工具。其评分指标包括年龄、心率、收缩压、心肌酶等,均较易获取。评分的危险级别根据分值不同分为低、中、高 3 个级别。对院内死亡风险和出院后死亡风险进行相应的预测。

2. STEMI　STEMI 患者通常较 NSTE-ACS 起病急骤、病情危重,具备以下任何一项即为高危患者:年龄>70 岁;既往心肌梗死病史;合并糖尿病及未控制的高血压;前壁或多部位心肌梗死;血流动力学不稳定、恶性心律失常、肺水肿等;新发的左、右束支传导阻滞。另外,也可以采用 GRACE 评分、Killip 分级等对患者的病情及预后进行评估。

Killip 分级

Killip 分级是急性心肌梗死导致心力衰竭的临床分级方法。Ⅰ级:无心力衰竭征象,但肺毛细血管楔压可升高,病死率 0~5%;Ⅱ级:轻至中度心力衰竭,肺啰音范围小于两肺野的 50%,静脉压升高,有肺淤血的 X 线表现,病死率 10%~20%;Ⅲ级:重度心力衰竭,肺啰音出现范围大于两肺的 50%,出现急性肺水肿,病死率 35%~40%;Ⅳ级:心源性休克,收缩压小于 90mmHg,尿少于每小时 20ml,临床表现为皮肤湿冷、发绀、呼吸加速、脉率大于 100 次/分,病死率 85%~95%。

七、应急处理

(一) NSTE-ACS

1. 一般治疗　疾病发生初期,患者应卧床休息,心电监护,必要时吸氧,稳定后适量运动,注意饮食及排便。

2. 抗栓治疗　通过抗血小板治疗[(阿司匹林、P2Y12 受体拮抗剂、GPⅡb/Ⅲa 受体拮抗剂(GPI)]和抗凝治疗(普通肝素、低分子量肝素、Ⅹa 因子抑制剂、直接凝血酶抑制剂),预防冠脉内新的血栓形成,减少不良心血管事件发生。

目前欧美指南建议,NSTE-ACS 入院后在阿司匹林基础上尽快加用负荷量+维持量的 P2Y12 受体拮抗剂(包括氯吡格雷、普拉格雷和替格瑞洛)并维持使用 12 个月。2011 年 ESCNSTE-ACS 指南中替格瑞洛和普拉格雷的地位已经超越氯吡格雷。无论采取何种治疗策略,所有发生缺血事件的中-高危(如 cTn 升高)患者,推荐使用替格瑞洛(负荷剂量 180mg,每日两次 90mg),包括之前使用氯吡格雷预治疗的患者;除非存在危及生命的出血或其他禁忌证,普拉格雷(60mg 负荷剂量,每日 10mg 维持剂量)推荐用于冠状动脉解剖情况已明确并准备进行 PCI,且之前未接受过 P2Y12 受体拮抗剂预治疗的患者(尤其是糖尿病患者);推荐不能接受替格瑞洛或普拉格雷治疗的患者可使用氯吡格雷(负荷剂量 300mg,每日 75mg)。

在 2013 年 ACCF/AHA UA/NSTEMI 指南中,替格瑞洛与氯吡格雷的地位相当。建议选择早期侵入策略的中高危患者立即双联抗血小板治疗,除立即阿司匹林外,可选择以下一种:PCI 前选择氯吡格雷/替格瑞洛/静脉 GPI;PCI 术中选择氯吡格雷/普拉格雷/替格瑞洛/静脉 GPI。而选择早期保守策略的患者建议在阿司匹林基础上入院后尽快加用负荷量+维持量的氯吡格雷或替格瑞洛并使用 12 个月。

无论是保守治疗还是侵入治疗策略,2012 年 ACCF/AHA 指南均推荐磺达肝癸钠为

NSTE-ACS 的 I 类适应证（B 级证据），且出血风险高的保守治疗患者可首选磺达肝癸钠；而 ESC 更推荐磺达肝癸钠在抗凝方面具有最佳的疗效-安全性，将其作为抗凝治疗的首选用药（A 级证据），只有当没有磺达肝癸钠时才选用依诺肝素或普通肝素。

3. 抗缺血治疗　硝酸酯类药物扩张冠状动脉，改善局部血供。然而，对于 NSTEMI，长期服用此类药物并无临床获益，应逐渐减量至停用；β 受体阻滞剂降低心率，减少心肌耗氧，应用于所有无禁忌证的患者。

4. 其他药物治疗　早期应用他汀类药物可以稳定斑块，同时调节血脂、改善内皮功能；ACEI 类药物可以减少远期再发缺血事件和死亡。

5. 早期侵入策略　近年来，多项研究确立了早期侵入治疗的临床得益，其中高危患者的获益更大。目前，欧美指南均建议，NSTE-ACS 患者应采取早期侵入治疗，尤其是高危患者。2014 年 ESC/EACTS 心肌血运重建指南强调，根据 GRACE 评分和高危标准（表 4-3）进行早期评估，指导 NSTE-ACS 患者侵入时机的选择（表 4-4）。

表 4-3　2014 年 ESC/EACTS 指南有关侵入治疗的高危标准

主要标准：
肌钙蛋白相对升高或下降
动态 ST-T 改变（有或无症状）
GRACE 评分＞140
次要标准：
糖尿病
肾功能不全[肾小球滤过率＜60ml/(min·1.73m^2)]
左心室功能不全（射血分数＜40%）
早期梗死后心绞痛
近期 PCI
既往 CABG
GRACE 评分中高危

表 4-4　2014 年 ESC/EACTS 指南有关 NSTE-ACS 患者侵入时机的建议

内容	建议级别	证据等级
● 缺血风险极高（顽固性心绞痛、心力衰竭、心源性休克、致命性心律失常、血流动力学不稳定）患者建议行急诊（＜2 小时）冠脉造影	I	C
● 早期侵入策略（＜24 小时）适用于至少 1 项主要高危指标的患者	I	A
● 侵入策略（＜72 小时）适用于至少 1 项高危指标或症状反复发作的患者	I	A
● 低危患者（无反复发作症状）在侵入评估决定前建议行非侵入检查评估可诱发性缺血	I	A

(二) STEMI

1. **一般治疗** 参见"非 ST 段抬高急性冠脉综合征"。

2. **基本药物治疗** 应用硝酸甘油扩张冠脉,降低心室前负荷;β受体阻滞剂可以减少心肌耗氧,降低室颤发生率,限制梗死面积;ACEI类药物能够改善恢复期心室重构、减少病死率,前壁心肌梗死及左心室功能不全患者获益更大;他汀类药物可以有效抗炎及稳定斑块。

3. **抗栓治疗** 对于接受直接 PCI 的患者,2012 ESC 指南建议优选普拉格雷或替格瑞洛,仅当两者无法获得或存在禁忌时选用氯吡格雷;而 2013 ACCF/AHA 指南平行推荐普拉格雷、替格瑞洛和氯吡格雷;抗凝治疗优选比伐卢定,未应用比伐卢定者,给予普通肝素。2014 年 ESC/EACTS 心肌血运重建指南将接受直接 PCI 的 STEMI 患者应用比伐卢定的推荐等级由Ⅰ级降至了Ⅱa级,原因是比伐卢定存在较高的急性支架内血栓形成风险。对于接受溶栓治疗的患者,2013 ACCF/AHA 指南建议,年龄≤75 岁者给予 300mg 负荷剂量的氯吡格雷,75mg 维持至少 14 天;年龄>75 岁者无须负荷剂量,仅需 75mg 维持至少 14 天。

4. **再灌注治疗** ①溶栓治疗:入院至开始溶栓时间少于 30 分钟。优先选择溶栓的情况包括就诊早(发病<3 小时)、不具备 PCI 条件以及无溶栓禁忌证等。②PCI:直接 PCI 要求入院至球囊扩张时间少于 90 分钟,被公认为是首选的再灌注治疗策略,尤其对于发病时间超过 3 小时或有溶栓禁忌证的患者。溶栓失败的患者,可行补救 PCI。优先选择 PCI 的情况包括就诊晚(发病>3 小时)、具备经验丰富的导管室、高危患者(心源性休克、心衰)、溶栓禁忌证患者、未确诊患者等。2012 ESC STEMI 指南首次医疗接触(FMC)24 小时以内处理流程见图 4-6。③CABG:优先选择急诊 CABG 的情况包括溶栓治疗或 PCI 术后症状持续不缓解、冠脉造影结果提示需要行 CABG(左主干病变等)、发生严重并发症(室间隔穿孔、重度二尖瓣反流)等。

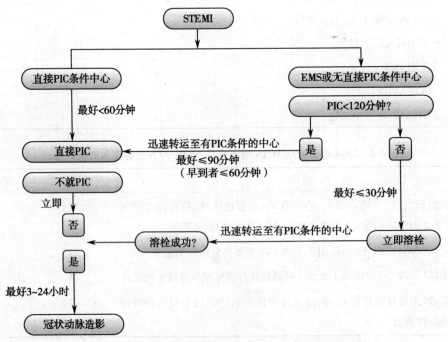

图 4-6　2012 ESC STEMI 指南 FMC 24 小时以内处理流程

(三) 其他对症治疗

对于存在并发症的患者,需要有针对性地进行抗心律失常、抗休克以及抗心衰等对症治疗。

(王 晓 聂绍平)

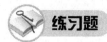

练习题

1. 不同部位的心肌梗死中,最易引起房室传导阻滞的是( )
   A. 前壁心肌梗死   B. 后壁心肌梗死   C. 侧壁心肌梗死
   D. 下壁心肌梗死   E. 室间隔心肌梗死

   答案:B

2. 下列临床表现中**最不支持**心绞痛诊断的是( )
   A. 疼痛可在休息时发生
   B. 疼痛可在运动时发生
   C. 含服硝酸甘油,疼痛在3~5分钟内缓解
   D. 疼痛发生后立即休息,疼痛数分钟后自行缓解
   E. 疼痛位于心前区,每次持续仅数秒钟

   答案:E

3. 心电图检查中,**最不可能**出现 ST 段抬高的是( )
   A. 早复极综合征   B. 不稳定型心绞痛   C. 心包积液
   D. 心脏室壁瘤   E. 心肌炎

   答案:C

4. 急性心肌梗死发生后的24小时内,最常出现的并发症是( )
   A. 室性心律失常   B. 心脏破裂   C. 乳头肌断裂
   D. 室间隔穿孔   E. 心肌梗死后综合征

   答案:A

5. 出现心源性休克的急性心肌梗死,梗死面积一般在( )
   A. 10%以上   B. 20%以上   C. 25%以上
   D. 30%以上   E. 40%以上

   答案:E

6. 急性非 ST 段抬高心肌梗死,处理**不正确**的是( )
   A. 阿司匹林抗血小板   B. 氯吡格雷抗血小板
   C. 低分子肝素抗凝   D. 尿激酶溶栓
   E. 心源性休克时给予升压药维持血压

   答案:D

7. 下列**不是**溶栓禁忌证的是( )
   A. 主动脉夹层   B. 2周内的消化道出血
   C. 3周内的胃大部切除 D. 1年内的缺血性卒中

E. 1年前的头部外伤史

答案：E

第三节 恶性心律失常

一、室性心动过速

(一) 概念

室性心动过速(ventricular tachycardia, VT)简称室速，是指起源于希氏束分叉以下的束支、心肌传导纤维、心室肌的快速性心律失常，其定义为：频率超过100次/分(多为100~250次/分)，连续3个或3个以上的自发性室性电除极活动，包括单形非持续性和持续性室性心动过速以及多形室性心动过速。室性心动过速可以起源于左心室及右心室，持续性发作时的频率常常超过150次/分，并可发生血流动力学状态的恶化，可能蜕变为室扑，室颤，导致心脏性猝死，需要积极治疗。自然发作后30秒内自行终止者称为短阵室速，超过30秒或需药物、电复律终止者称为持续室速。

(二) 病因

室速的病因类同于室性期前收缩，冠心病急性冠脉综合征、陈旧性心肌梗死、原发性心肌病和致心律失常的右室心肌病等是最常见原因。根据持续时间，室性心动过速分为：持续性室性心动过速(发作时间大于30秒或伴有急性血流动力学障碍)及非持续性室性心动过速(发作时间小于30秒且没有急性血流动力学障碍)。另外还可根据有无器质心脏病、室速的心电图形态、室速的起源部位及预后分类。

1. 器质性心脏病引起的室速

(1)冠心病：各种类型的冠心病如急性冠脉综合征、急性心肌梗死、陈旧性心肌梗死、心绞痛或无痛性心肌缺血等均可发生室性心动过速。急性心肌缺血可造成缺血区心肌激动延迟所诱发的折返活动。陈旧性心肌梗死则常为梗死边缘瘢痕区心肌构成的折返。心肌梗死患者发生室性心动过速的病理基础，主要为显著的室壁运动异常、左心室室壁瘤形成和显著的左心室功能减退。

(2)原发性心肌病：扩张型心肌病、肥厚型心肌病和限制性心肌病均可发生室性心动过速。原发性心肌病患者的心肌内心肌细胞坏死、纤维化、病变。心肌失去正常结构及形态，使传导发生障碍形成折返，引起室性心动过速发作。

(3)二尖瓣脱垂：室速起源于乳肌及瓣环，常由折返引起，多为单形性室速。多形性室速多由自律性增高或触发活动所致，被认为是引起心脏性猝死的机制。

(4)心肌炎：常常是室性心动过速的常见原因。

另外，高血压性心脏病、心脏瓣膜病、先天性心脏病等也可以引起不同程度的室性心动过速。

2. 无器质性心脏病性室性心动过速

（1）电解质紊乱和酸碱平衡失调：如低钾血症、高钾血症、低镁血症及酸中毒等常引起室性心动过速，若合并有器质性心脏病则更易发生室速。

（2）药物和毒物作用：洋地黄类药物、抗心律药物奎尼丁、拟交感胺药物、青霉素过敏等。

（3）特发性室速：是指无明显器质性心脏病患者的室性心动过速。以青壮年居多，病人可能存在心脏病，特发是相对而言。多起源于右室流出道（右室特发性室速）、左心室间隔部（左室特发性室速）和主动脉窦部。

（三）室性心律失常的分类

新的指南把室性心律失常按临床特点、心电图表现和疾病单元进行分类，见表4-5，更能反映患者室性心律失常的危险程度。

表4-5　室性心律失常的分类

按临床特点	按心电图表现	按疾病单元分类
血流动力学稳定	非持续性室速	慢性冠心病
无症状	持续性室速	心衰
轻微症状	束支折返性室速	先天性心脏病
血流动力学不稳定	尖端扭转性室速	神经紊乱
昏厥前期	室扑	心脏结构正常
晕厥	室颤	婴儿猝死综合征
心脏骤停		心肌疾病
SCD（心脏性猝死）		扩张型心肌病
		肥厚型心肌病
		心律失常性右心室心肌病

1. 根据临床特点分为二大类

（1）血流动力学稳定：无症状；轻微症状。

（2）血流动力学不稳定：晕厥前兆（头昏、头晕、乏力或虚脱、黑蒙）、晕厥、心脏骤停、SCD。其中"血流动力学不稳定"虽在广泛使用但尚没有严格定义，其含义是：心律失常伴有低血压和组织灌注不足，如不及时治疗很可能导致休克或心脏骤停。

2. 根据电生理分类　有非持续性室性心动过速（VT）包括单型和多型性VT、持续性VT包括单型和多型VT、束支折返性VT、双向性VT、尖端扭转性VT（Tdp）、室扑、室颤（VF）。

3. 根据病因的分类　慢性冠心病、心力衰竭、先天性心脏病、心脏结构正常、心肌病（扩张型心肌病、肥厚型心肌病、致心律失常性右室心肌病）等。

应该注意，室性心律失常的临床表现与器质性心脏病的类型和严重程度之间有很多的重叠，如血流动力学稳定的、耐受良好的VT可见于有心肌梗死（MI）史和心功能受损的患者。

(四) 临床表现

1. **症状** 室性心动过速发作时的临床表现并不一致。轻者可无自觉症状或仅有心悸、胸闷、乏力、头晕、出汗,重者发绀、气促、晕厥、低血压、休克、急性心衰、心绞痛,甚至衍变为心室颤动/心室扑动而猝死。非持续性室性心动过速的人通常无症状,仅在体检或 24 小时动态心电图中发现。

2. **体征** 听诊心率轻度不规则,心率多在 120～200 次/分,第一、二心音分裂,收缩期血压可随心搏变化,如发生完全性房室分离,第一心音强度经常发生变化,颈静脉间歇出现巨大 a 波,当心室搏动逆传并持续夺获心房,心房与心室几乎同时发生收缩,颈静脉呈现规律而巨大的 a 波。器质性心脏病合并室速的患者同时伴有基础心脏病的体征。

3. **辅助检查** 可记录到连续 3 次以上快速的宽大畸形 QRS 波,与 P 波无关,有时可见到心室夺获和室性融合波。发作不频繁或发作较短暂者,24 小时动态心电图(Holter)检查有助于诊断。心脏超声能明确心脏基础疾病。

知识概括

室性心律失常的临床表现见表 4-6。

表 4-6 室性心律失常的临床表现

- 无症状(有或无心电图异常)
- 可能由室性心律失常引起的症状
  - 心悸
  - 呼吸困难
  - 胸痛
  - 晕厥和晕厥前期
- 血流动力学稳定性室性心动过速
- 血流动力学不稳定性室性心动过速
- 心脏骤停
  - 心搏停止
  - 室性心动过速
  - 室颤
  - 无脉性电活动

心电图典型特征:室速频率多为 100～250 次/分,节律规则或不齐。QRS 波群宽大畸形,时限≥0.12 秒,ST 段和 T 波常融为一体不易分辨,T 波多与 QRS 波群主波相反。QRS 波群可为单一形态(单形性室速)或多种形态(多形性室速),P 波重叠在 QRS 波群和 ST-T 波之中,如能分辨 P 波,则多与 QRS 波群无关而呈现房室分离,此时 P 波偶可传导至心室而引起正常的 QRS 波群,称为心室夺获,或夺获心室波与室速波共同形成一个介于两者之间的 QRS 波群,称为心室融合。

(五)临床思辨

1. 室性心动过速的诊断　室性心动过速的诊断主要根据症状、体征、心电图、24小时动态心电图等,其中,心电图作为最常用的诊疗手段,具有重要的诊断价值。因其种类多,从不同病因是否有相关症状与血流动力学障碍,是否需要治疗及预后的角度,目前主张将其分类,一是特发性室速,此类无器质性心脏病,预后良好;二是伴有明显器质性心脏病基础之上的室速,此类治疗目标除改善相关症状,还要考虑针对预后改善的治疗;三是恶性室性心律失常,病情凶险,预后差,可以恶化为室扑或室颤,导致心脏性猝死,需安装体内埋藏式转复除颤器(ICD)。

2. 室性心动过速的心电图　有以下特点(图4-7):

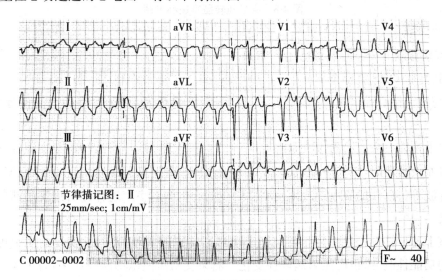

图4-7　室性心动过速心电图

(1)心室率常在150~250次/分之间,QRS波宽大畸形,时限增宽。
(2)T波方向与QRS主波方向相反,P波与QRS波之间无固定关系。
(3)Q-T间期多正常,可伴有Q-T间期延长,多见于多形室速。
(4)心房率常较心室率缓慢,有时可见到室性融合波或心室夺获。

 知识延展

特殊类型的室性心动过速

尖端扭转型室速(torsades de pointes,TDP):是一种可有多种病理性因素导致的室性心律失常,具有较高的潜在致命性,最常发生于各种原因(先天性或获得性)所导致的QT间期延长,QT间期通常超过0.5秒。尖端扭转是多形性室性心动过速的一个特殊类型,因发作时QRS波群的振幅与波峰呈周期性改变,宛如围绕等电位线连续扭转得名。频率常为200~250次/分(图4-8)。当室性期前收缩发生在舒张晚期、落在前面T波的终末部可诱发室速。此外,在长-短周期序列之后亦易引发尖端扭转型室速。尖端扭转型室速起病凶险,如不及时治疗,可进展为心室颤动和猝死。

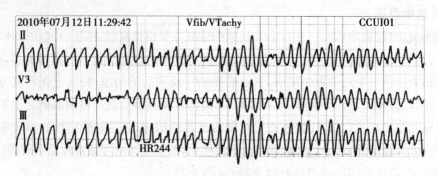

图 4-8　尖端扭转型室速心电图

3. 鉴别诊断　支持室速的心电图特征有：室房分离、心室夺获或室性融合波、胸导联同向性（即胸导联 QRS 波群全部向下呈 QS 形态，或全部向上呈 R 波形态）。

(1) 与室上性心动过速（简称室上速）伴 QRS 波群增宽（原来存在的束支传导阻滞）相鉴别：

1) 室上速伴左束支或右束支阻滞时，宽大的 QRS 波形应呈现典型的束支阻滞图形。如室上束伴左束阻滞时，电轴应左偏，V_1、V_2 导联为 rS 型，r 波间期应<30ms，V_5、V_6 导联不应出现 q 波等。以往的心电图或恢复窦性心律的心电图对室上速伴原有束支阻滞的诊断有重要意义。

2) 室上速伴持续差异性传导与室性心动过速鉴别较困难，差异性传导的发生可以是室内束支的功能性改变，也可能为病理性变化。右束支阻滞型以功能性居多，右束支分支阻滞或左束支阻滞型则常见于心脏器质性病变者。

(2) 与逆向型房室折返性心动过速鉴别：逆向型房室折返性心动过速，即经房室旁道前传的房室折返性心动过速。心房激动经房室旁道下传心室，心室激动再从房室结逆传心房，心室系由旁路下传的激动兴奋，故 QRS 波宽大、畸形。其频率在 220 次/分以上，而室性心动过速的频率多在 100～220 次/分，超过 220 次/分者比较少见。

(3) 与预激综合征（预激）合并房颤的鉴别

1) 预激综合征发生房颤时，出现宽大畸形的 QRS 波心动过速，但也有窄 QRS 波群出现或心室融合波，使心电图前、后部 QRS 波形态发生变化。

2) 房颤合并预激时，由于基础心律为房颤 P 波消失，R-R 间距绝对不等，恢复窦性心律后，心电图可见预激波。

3) 房颤合并 W-P-W 综合征，房颤常由室房折返引起，消融旁路治疗后，多数病人不再发生房颤。

(4) 病史及临床表现鉴别室性心动过速与其他宽 QRS 波心动过速

1) 一般来讲，有器质性心脏病史，特别是在急性心梗患者中出现的宽 QRS 波心动过速，应首先考虑室速。在无器质性心脏病患者中，反复发作的心动过速多为室上速。

2) 刺激迷走神经，包括颈动脉窦按摩、咽部刺激、按压眼球等，可以终止宽 QRS 波心动过速,则考虑为室上速。

3) 宽 QRS 波心动过速发作时,如伴有较明显的血流动力学障碍,如严重胸闷、血压下降、心绞痛、甚至发生阿-斯综合征者,多为室速,少数频率过快的室上速也可有血流动力学改变,但很少引起阿-斯综合征。

(六) 病情评估

室性心动过速的轻重缓急取决于患者是否有器质性心脏病室性心动过速发作时的频率和心动过速持续的时间。总体来说,有器质性心脏病的患者预后差,发作时心动过速的频率和持续时间长的患者病情更凶险。其治疗原则:①室性心动过速一旦发生,应立即终止发作。②消除诱因,注意低血钾,洋地黄药物的使用。③积极治疗原发病,如纠正心衰,心肌梗死后室壁瘤的治疗等。④预防室性心动过速的复发,在室性心动过速终止后,应使用药物或非药物措施预防室性心动过速的复发。⑤预防心脏性猝死。

(七) 治疗措施

包括:抗心律失常药物治疗、直流电复律治疗、射频导管消融、体内埋藏式转复除颤器(ICD)、外科手术治疗等。其目的为:终止急性发作;预防复发;减慢心室率以改善血流动力学;改善预后。终止室速并转复窦性心律、预防室速复发和防治心脏性猝死是室速治疗的重要原则。

1. 室性心律失常的药物治疗

注意事项

药物治疗原则:药物选择依据包括基础心脏病变、心功能状态、药物副作用与总体死亡率。合并心功能不全时的药物选择,胺碘酮是较为理想的药物;索他洛尔不适用于心衰合并室速,β-受体阻滞剂可减低心梗后心衰合并室速猝死率;心衰和心梗后Ⅰ类药物因其较强的负性肌力作用和致心律失常作用应避免使用。

(1) 有器质性心脏病基础的室速

1) 非持续性室速:发生于器质性心脏病患者的非持续室速很可能是恶性室性心律失常的先兆,应该认真评价预后并积极寻找可能存在的诱因。

治疗主要针对病因和诱因,即治疗器质性心脏病和纠正如心衰、电解质紊乱、洋地黄中毒等诱因,在此基础上,应用β受体阻滞剂有助于改善症状和预后。对于上述治疗措施效果不佳且室速发作频繁、症状明显者可以按持续性室速用抗心律失常药预防或减少发作。对于电生理检查能诱发持续性室速者,应按持续室速处理。如果患者左心功能不全或诱发出有血流动力学障碍的持续性室速或室颤,应该首选埋藏式心脏复律除颤器(ICD)。无条件植入 ICD 者按持续性室速进行药物治疗。

2) 持续性室速:发生于器质性心脏病患者的持续性室速多预后不良,容易引起心脏性猝死。除了治疗基础心脏病、认真寻找可能存在的诱发因素外,必须及时治疗室速本身。

对室速的治疗包括终止发作和预防复发。①终止室速:有血流动力学障碍者立即同步电复律,100~200J 同步电复律的即刻成功率超过 95%。复律成功后可静脉应用胺碘酮、利多卡因等抗心律失常药,以防止室速短时间内再复发。情况紧急(如发生晕厥、多形性室速或恶化为室颤)也可非同步转复。药物复律需静脉给药。利多卡因常用,但效果欠佳,剂量大时易出现消化道和神经系统不良反应,也会加重心功能不全;其优点是半衰期短,数分钟药物作用即可消失,便于继续使用其他药物。胺碘酮静脉用药安全有效。心功能正常者也可以使用普鲁卡因胺或普罗帕酮。多形室速而 QT 正常者,先静脉给予 β 受体阻滞剂,常用美托洛尔 5~10mg 稀释后在心电监护下缓慢静注,室速终止立即停止给药。β 受体阻滞剂无效者,再使用利多卡因或胺碘酮。药物治疗无效应予电复律。心率在 200 次/分以下的血流动力学稳定的单形室速可以置右心室临时起搏电极,抗心动过速起搏终止。②预防复发:可以排除急性心肌梗死、电解质紊乱或药物等可逆性或一过性因素所致的持续性室速是 ICD 的明确适应证。无条件安置 ICD 的患者可给予胺碘酮治疗,单用胺碘酮无效或疗效不满意者可以合用 β 受体阻滞剂,β 受体阻滞剂从小剂量开始,注意避免心动过缓。心功能正常的患者也可选用索他洛尔或普罗帕酮。注意索他洛尔有引起扭转型室速的可能,应在住院条件下开始用药,如用药前使用过胺碘酮,需待 QT 间期恢复正常后再使用。索他洛尔的 β 受体阻滞剂作用明显,需时刻警惕其减慢心率和负性肌力作用。普罗帕酮也可引起心功能不全,用药过程中要注意。

(2)无器质性心脏病基础的室速:此类室速亦称特发性室速,一般不合并有器质性心脏病,发作时有特征性心电图图形,据此可分为:起源于右室流出道(偶可起源于左室流出道)的特发性室速和左室特发性室速。持续发作时间过长且有血流动力学改变者宜电转复。

药物治疗可分为:①发作时的治疗:对起源于右室流出道的特发性室速可选用维拉帕米、普罗帕酮、β 受体阻滞剂、腺苷或利多卡因;对左室特发性室速,首选维拉帕米静注。②预防复发的治疗:对右室流出道室速,β 受体阻滞剂的有效率为 25%~50%,维拉帕米和地尔硫草的有效率为 20%~30%,如果无效,可换用 Ic 类(如普罗帕酮、氟卡尼)或 Ia 类(如普鲁卡因胺、奎尼丁)药物,其有效率为 25%~59%,胺碘酮和索他洛尔的有效率为 50%左右。对左室特发性室速,可选用维拉帕米 160~320mg/d。特发性室速可用射频消融根治,成功率很高。

(3)某些特殊类型的室速

1)尖端扭转型室速(见图 4-8):其发作常反复,也可能恶化为室颤。多见于 QT 延长者。QT 延长综合征可以是先天的,也可以是后天获得性的。先天性长 QT 综合征是控制离子通道的基因异常所致,获得性 QT 延长综合征可由电解质紊乱如低血钾、低血镁引起,也可由药物引起,如抗心律失常药、非竞争性抗组织胺药(如阿司咪唑)、三环抗抑郁药等。因此防治扭转型室速与及时识别和处理 QT 延长关系密切。

对于先天性长 QT 综合征:①避免使用延长 QT 间期的药物,包括非心血管药物;②不论是否有症状或猝死的家族史,均应使用 β 受体阻滞剂,应使用患者所能耐受的最大剂量。针对基因异常的钾通道开放剂(针对Ⅰ、Ⅱ型)或钠通道阻滞剂(针对Ⅲ型)可以使 QT 缩短,但预防心律失常的疗效还不清楚;③心脏起搏对预防长间歇依赖性扭转型室速(见于Ⅱ、Ⅲ

型先天性长QT综合征)有效,也可预防大剂量β受体阻滞剂所造成的严重心动过缓;④对于发生过心脏骤停的幸存者宜安置ICD。对已使用足量β受体阻滞剂仍有晕厥发作者,可考虑左侧第4~5交感神经结切除术。

尖端扭转型室速发作期的紧急治疗措施如下(包括获得性QT延长综合征):①首先寻找并处理QT延长的原因,如血钾、镁浓度降低或药物等,停用一切可能引起或加重QT延长的药物;②继发性长QT综合征并发的尖端扭转性室速,在病因治疗的同时提高基础心率、静脉注射硫酸镁采用药物终止心动过速时,首选硫酸镁,首剂2~5g静注(3~5分钟),然后以2~20mg/min速度静滴。无效时,可试用利多卡因、美西律或苯妥英静注;③上述治疗效果不佳者行心脏起搏,可以缩短QT,消除心动过缓,预防心律失常进一步加重;④异丙肾上腺素能增快心率,缩短心室复极时间,有助于控制扭转型室速,但可能使部分室速恶化为室颤,使用时应小心,适用于获得性QT延长综合征、心动过缓所致扭转型室速而没有条件立即行心脏起搏者。

2)Brugada综合征:患者心电图表现为右束支阻滞并V_1~V_3 ST段抬高,或仅有V_1~V_3 ST段抬高,出现类似终末R′波,并有室颤发作史。ICD能有效地预防心脏性猝死,在安置ICD后,可试用胺碘酮或(和)β受体阻滞剂。

3)加速性室性自主心律:为一种异位室性心律,其频率一般为60~110次/分。在急性心肌梗死,特别是再灌注治疗时,其发生率可达80%以上。这是一种良性异位心律,多为一过性。由于频率不快,通常可耐受。除治疗基础疾病外,对心律失常本身一般不需处理。由于丧失了心房同步收缩功能,原有心功能不全的患者,症状可能加重。阿托品通过提高窦性心律、夺获心室可终止这种异位室性心律。

注意事项

抗心律失常药物的联合应用原则:非同类药物的联合、作用机制不同的联合、低剂量的联合、注意联合应用时的副作用、注意针对不同的基础病变进行联合。

注意事项

抗心律失常药物治疗中注意的问题:某些药物的负性肌力作用如β受体阻滞剂、钙拮抗剂等;致心律失常作用即原有的心律失常加重,出现新的心律失常(扭转性室速),严重心动过缓(窦房结和房室结功能抑制)等。其他副作用如胺碘酮对甲状腺功能、肝功能、肺和眼角膜的影响。

2. **直流电复律** 室性心动过速伴有急性血流动力学障碍如低血压、休克、急性心力衰竭或严重心绞痛发作时直流电复律应该作为首选措施。在室性心动过速发作时,给予直流电复律(120~200J,双向波),大多数情况下可使室性心动过速立即终止。

3. **经导管射频消融术** 经导管射频消融可成功治疗室性心动过速,是目前比较理想的治疗手段。消融治疗对无器质性心脏病的室性心动过速,如特发性左心室或右心室室性心动过速有非常好的效果,成功率在80%以上。

4. 体内埋藏式转复除颤器(ICD)治疗 ICD是埋藏在体内可以自动识别室性心动过速和室颤,而用电除颤等方法终止室性心动过速及室颤的装置,对持续性室性心动过速,特别是有猝死高危险的室性心律失常者有良好疗效,可改善病人的预后,尤其对于器质性心脏病合并明显心功能不全的病人,ICD治疗的病人获益更大。

二、心室扑动与心室颤动

(一) 概念

心室扑动(ventricular flutter)与心室颤动(ventricular fibrillation)简称室扑和室颤,是指心室发生快速无序的激动,致使心室规律有序的激动和舒缩功能消失,均为功能性的心脏停搏,是致死性心律失常。是严重的异位心律,心室丧失有效的整体收缩能力,而是被各部心肌快而不协调的颤动所代替。其结果是心脏无排血,心音和脉搏消失,心、脑等器官和周围组织血液灌注停止,阿-斯综合征发作和猝死。两者的血流动力学的影响均相当于心室停搏。心室扑动常为心室颤动的前奏,是导致心源性猝死的严重心律失常,也是临终前循环衰竭的心律改变。临终前室颤一般难以逆转,突然意外地发生于无循环衰竭基础的原发性室颤,可呈短阵或持久发作,给药及时且治疗恰当的,有长期存活的可能。

(二) 病因

1. 冠心病,尤其是急性心肌梗死或急性冠状动脉缺血。
2. 心肌病伴完全房室传导阻滞者。
3. 严重电解质紊乱,如严重低钾或高钾。
4. 药物毒性作用,如奎尼丁、洋地黄、氯喹、锑剂等药物中毒。
5. 触电、雷击或溺水。
6. 各种室性心动过速进一步恶化。
7. 预激综合征合并房颤,误用洋地黄类药物。
8. 先天性离子通道疾病如长QT综合征、Brugada综合征、短QT综合征等,常发生室扑和室颤。

(三) 临床表现

1. 意识丧失、抽搐、呼吸停顿,即阿-斯综合征。
2. 面色苍白或青紫,脉搏消失,心音听不到,血压为零。
3. 如不及时抢救,随之呼吸、心跳停止。

(四) 辅助检查

1. 血液电解质紊乱如血钾、钠、氯等异常。
2. 心电监护。
3. 心电图检查

(1)心室扑动和心室颤动力的心电图特征:室扑和室颤是短时间内可致死性心律失常,

临床上难以记录全导联心电图。心电监护导联表现为 P 波、QRS 波群、ST 段和 T 波无法分辨,仅见相对规则、振幅相等的正弦样波,称为室扑波,频率 200~250 次/分;持续时间较短,多于数秒内蜕变成形态、振幅和间隔绝对不规则的震颤波,称为室颤波,频率在 250~500 次/分;持续时间较短,如不及时抢救,一般心电活动在数分钟内迅速消失。

动态心电图和连续心电监测发现室扑和室颤多为室速蜕变或室性期前收缩诱发,诱发室扑和室颤的室性期前收缩被称为触发子(triggeers),有效治疗这种室速和室性期前收缩,可减少室扑和室颤的发作。

快速而规则的室性异位心律,但不能辨认 QRS 波及 ST 段和 T 波。频率为 150~250 次/分。

(2)心室颤动心电图特征:QRS 波群与 T 波完全消失,代之以形态大小不等、频率不规则的颤动波频率 150~500 次/分。

(五)应急处理

对于院外患者,目击者应立即实施徒手心肺复苏;对于住院患者,应立即体外非同步电击除颤和心肺复苏治疗。

1. 直流电复律和除颤为治疗室扑和室颤的首选措施,应争取在最短的时间内给予非同步直流电除颤,一般用 120~200J(双向波)电击,若无效可静脉或气管注入、心内注射肾上腺素或托西溴苄铵(溴苄胺)或利多卡因,再行电击,可提高成功率。若在发病后 4 分钟内除颤,成功率 50% 以上,4 分钟以后仅有 4% 存活率。如抢救现场无除颤设备,应立即进行胸外心脏按压,100~120 次/分,胸骨下移垂直距离应达到 3~5cm。

2. 药物除颤,利多卡因静脉注射或普鲁卡因胺。若是洋地黄中毒引起室颤,应用苯妥英钠静脉注射。

3. 经上述治疗恢复自主心律者,可持续静脉滴注利多卡因或普鲁卡因胺维持。此外,托西溴苄铵、索他洛尔、胺碘酮静脉滴注,也有预防室颤良好疗效。洋地黄中毒者可给苯妥英钠。

4. 在坚持上述治疗的同时要注意保持气道通畅,坚持人工呼吸,提供充分氧气。

5. 在抢救治疗的同时,还应注意纠正酸碱平衡失调和电解质紊乱。因为室扑、室颤持续时间稍长,体内即出现酸中毒,不利于除颤。此时可给 11.2% 乳酸钠或 4%~5% 碳酸氢钠静脉滴注。

6. 若条件允许亦可插入临时起搏导管进行右室起搏。

(邹 彤)

练习题

1. 室速伴严重血流动力学障碍时,终止发作首选措施是( )
   A. 利多卡因 B. 普鲁卡因胺 C. 美西律
   D. 电复律   E. 胺碘酮

答案:D

2. 男,48岁。胸骨后痛2小时,来院检查:血压90/60mmHg,双肺湿啰音,心电图提示胸前导联ST段普遍抬高、偶发室早,在送入病房途中突然抽搐,经抢救无效死亡。死亡原因最可能为( )
  A. 心源性休克   B. 急性左心衰竭   C. 心脏破裂
  D. 室颤   E. 脑栓塞
答案:D

3. 室性心动过速、心室颤动发作前往往有先兆发生,一般伴随( )
  A. QRS波群方向时上时下   B. 发作持续半小时
  C. 伴休克   D. 伴心功能不全
  E. 伴心绞痛
答案:A

4. 急性心肌梗死发生心律失常的处理,<u>不正确</u>的是( )
  A. 室性期前收缩(早搏)——利多卡因
  B. 室颤——非同步直流电除颤
  C. 室速——洋地黄
  D. 窦性心动过缓——阿托品
  E. 三度房室传导阻滞——安装心脏起搏器
答案:C

5. 室性心动过速的临床特点,下列描述<u>不符合</u>的是( )
  A. 症状突发突止   B. 心率162~200次/分,心律轻度不齐
  C. 心尖区第一心音强弱不等   D. 诱发呕吐后发作突然终止或无变化
  E. 大多有器质性心脏病
答案:D

第四节　快速性心律失常及预激综合征合并房颤

  快速性心律失常是急诊工作中最常面临的临床综合征之一,多发于各种心血管疾病,也见于心脏结构正常的患者。起病通常紧急,病情可轻可重。重则骤然起病,引起严重血流动力学障碍,甚至猝死;轻则起病隐匿,不引起症状或轻度不适。根据心动过速起源的不同,通常分为室性心动过速和室上性心动过速,从发病率来讲,室上性心动过速最常见,引起参与心动过速的机制不同,治疗上存在较大差异,亦是临床上鉴别和治疗的难点。因此,本章针对比较特殊的三种室上性快速性心律失常进行讨论和分析。

一、阵发性室上性心动过速

(一)概述
  室上性心动过速可分为狭义和广义两类,广义室上性心动过速指的是His束以上起源

的各种类型的心动过速,其中包括窦性心动过速,房性心动过速,房室结折返性心动过速,房室折返性心动过速和房室交界区性心动过速。而狭义的室上性心动过速特指房室结折返性心动过速(atrial ventricular node reentrant tachycardia, AVNRT)和旁路参与的房室折返性心动过速(atrioventricular reentrant tachycardia, AVRT),因为这两类心动过速的机制均与折返相关,并临床上表现为突发突止的阵发性特点,故通常统称为阵发性室上性心动过速(paroxysmal supraventricular tachycardia, PSVT)。本节讨论的就是此类快速性心律失常。

(二)临床特点

阵发性室上性心动过速(PSVT)多见于无器质性心脏病的中青年,突发突止,易反复发作,无明显诱因。发作期间,心室率可达150~250次/分之间,节律整齐,伴心慌、气短,老年或有严重器质性心脏病患者易出现血流动力学变化,出现低血压、心绞痛、心力衰竭、晕厥。刺激迷走神经方法如Valsava动作可以终止心动过速。

1. **房室结折返性心动过速(AVNRT)** 因为房室结存在两条功能不同的传导径路,即快径和慢径,成为心动过速发生基础。快径传导速度快,不应期长,慢径传导速度慢,不应期短,分别构成折返环路的前传支和逆传支。AVNRT一般分为两种临床类型:慢-快型,最常见,即慢径前传,快径逆传;快-慢型,较少见,及快径前传,慢径逆传。少数患者还可以为房室结多路径,表现为慢-慢型折返。

在未发作期,AVNRT患者心电图无异常,典型慢-快型AVNRT发作期心电图特征是:房性或交界性期前收缩诱发,诱发心动过速的期前收缩的PR间期显著延长,心动过速时RR间期绝对匀齐,QRS波群形态正常,合并心室差异性传导时QRS波群可增宽。心动过速时心房和心室几乎同时激动,逆传P波多隐藏于QRS波群中,RP间期常<70ms。

2. **房室折返性心动过速(AVRT)** 发病机制因房室之间存在房室旁路,多为房室间沟内连接心房肌和心室肌的附加肌束。AVRT的折返环由心房、正常房室传导系统、心室和旁路组成,根据折返方向分为两种类型:顺向型AVRT,即激动经房室结前传,旁路逆传;逆向型AVRT,即激动经旁路前传,房室结逆传,其中顺向型AVRT临床多见。

正常窦性心律情况下,激动经心房从两条路径前传心室,共同形成QRS波。若旁路传导速度快,提前激动一部分心肌,心电图上则表现为PR间期缩短,伴预激波(Delta波),若旁路传导速度慢,未提前激动心肌,心电图则无异常。典型的顺向型AVRT心电图特征是:心动过速RR间期绝对匀齐,QSR波群形态正常,预激波消失,合并心室差异性传导时QRS波群可增宽。心动过速时心房和心室是先后激动,故逆传P波多位于QRS波群后,RP间期常>70ms,RP间期<PR间期,若旁路传导速度快,亦可隐藏于QRS波群中。

(三)临床思辨

阵发性室上性心动过速诊断难度不大,根据病史及临床特点,即无心脏器质性疾病,节律匀齐的窄QSR波心动过速,以突发突止为特点,刺激迷走神经的动作可以终止,可以初步诊断。

但室上性心动过速易与其他快速性心律失常相混淆,容易误诊,如心房扑动伴2∶1房室传导,房性心动过速,房室交界区性心动过速(图4-9)。

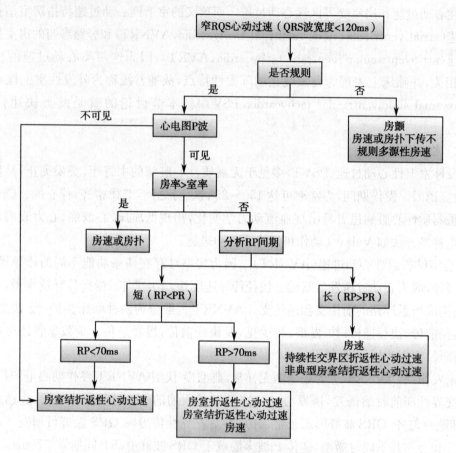

图4-9 窄QRS心动过速的鉴别诊断流程图

1. 与心房扑动2:1鉴别要点 在Ⅱ、V₁导联可见锯齿样扑动波(F波)有助于诊断心房扑动,但往往不易辨别,可采取以下措施判断P波形态:①刺激迷走神经,如Valsava动作或颈动脉窦按摩等;②静脉使用短效延迟房室结传导的药物,如腺苷、维拉帕米等;③通过食管电图记录房扑波。

2. 与房速鉴别要点 房速多为心房局灶自律性增加并超过窦房结,而引发的心动过速。发作及终止过程表现为"温醒现象",即逐渐加速,逐渐减速。与阵发性室上速的突发突止,存在显著差异。另外房速多表现为无休止性,药物治疗效果不佳。心电图特征表现为异位的P波,根据心房不同起源,P波形态各异。

3. 与房室交界区性心动过速鉴别要点 因房室交界区自律性增高或触发活动相关,故心房与心室几乎同时激动,心动过速心电图与阵发性室上速,尤其房室结性折返性心动过速相似,故难以鉴别。但临床上此类心动过速多表现为非阵发性,发作和终止,心率呈逐渐变化,且频率一般在70~130次/分之间,往往存在明确病因,如洋地黄中毒,心肌梗死,心肌炎,内源性或外源性儿茶酚胺增多,急性风湿热或心脏瓣膜手术后,偶见于正常人。

(四)应急处理

1. 首先可采用刺激迷走神经方法:深吸气后憋住,再用力做呼气动作(Valsalva法),或刺激咽喉部产生恶心感,可以终止发作。不推荐压迫眼球或按摩颈动脉窦。发作时间较长或血流动力学不稳定者,不作为首选。

2. 药物治疗 ①维拉帕米和普罗帕酮终止室上性心动过速疗效好,推荐首选。心动过速终止后即刻停止注射,使用期间注意低血压和心动过缓。②腺苷或三磷酸腺苷(ATP)起效快、半衰期短,并可反复使用。对窦房结和房室结传导有很强的抑制作用,心动过速终止后易出现窦性停搏、房室阻滞,但通常仅持续数十秒钟,一般不做特殊处理。有冠心病、严重支气管哮喘、预激综合征患者不宜使用。③地尔硫䓬、β受体阻滞剂也有效。④胺碘酮、洋地黄类药物不作为首选,在上述方法无效或伴有器质性心脏病,尤其存在心力衰竭时,可以使用。具体药物剂量和应用方法见表4-7。

表4-7 室上性心动过速紧急处理药物一览表

分类	药物	用法及剂量	注意事项	不良反应
Ⅰc类	普罗帕酮	1~2mg/kg(通常70mg),10分钟内缓慢静注。单次最大量140mg。无效者10~15分钟后可重复1次,总量不超过210mg。心动过速终止后即刻停药	中重度器质性心脏病、心功能不全、心肌缺血、低血压、缓慢性心律失常、室内传导障碍、肝肾功能不全者相对禁忌	1. 室内传导障碍加重,QRS波增宽 2. 诱发或致心力衰竭加重 3. 口干,舌唇麻木,头痛头晕,恶心
Ⅱ类	美托洛尔	首剂5mg,5分钟缓慢推注,间隔5~15分钟,可重复给药,直至取得满意效果,总剂量不超过10~15mg(0.2mg/kg)	避免用于支气管哮喘、阻塞性肺病、失代偿性心力衰竭、低血压、预激综合征伴房颤/房扑	1. 低血压 2. 心动过缓 3. 诱发或加重心力衰竭
	艾司洛尔	首剂0.5mg/kg,1分钟静注,继以50μg/(kg·min)静脉维持,疗效不满意,间隔4分钟可再给0.5mg/kg,1分钟静注,继以50~100μg/(kg·min)静脉维持,最大维持量至300μg/(kg·min)	(同上)	(同上)
Ⅲ类	胺碘酮	首剂150mg,稀释后20分钟缓慢推注,继以0.5~1mg/min静脉维持,若需要,间隔10~15分钟可重复150mg给药,维持量酌情调整,24小时最大给药总量不超过2.2g	QT间期延长者禁用低血钾、严重心动过缓时易致心律失常肝功能不全者慎用甲状腺功能异常、碘过敏者禁用	1. 低血压 2. 心动过缓 3. 静脉炎 4. 肝功能损害

续表

分类	药物	用法及剂量	注意事项	不良反应
Ⅳ类	维拉帕米	2.5~5.0mg 稀释后>2 分钟缓慢静注。无效者每隔 15~30 分钟可重复注射 5~10mg,累积剂量 20~30mg	不能用于预激综合征伴房颤/房扑、收缩功能不全性心力衰竭	1. 低血压 2. 心动过缓 3. 诱发或加重心力衰竭
	地尔硫䓬	15~20mg(0.25mg/kg)稀释后>2 分钟缓慢静注。无效者 10~15 分钟后再次 20~25mg(0.35mg/kg)缓慢静注。继以酌情 1~5μg/(kg·min)静脉维持	(同上)	(同上)
	腺苷	3~6mg,2 秒内快速静注,如无效,间隔 2 分钟,可重复快速静注 6~12mg	支气管哮喘、预激综合征、冠心病、严重窦房结/房室结功能障碍者禁用	1. 颜面潮红、头痛、恶心、呕吐、咳嗽、胸闷,但数分钟消失 2. 窦性停搏、房室传导阻滞、气管痉挛
	三磷酸腺苷(ATP)	5mg,2 秒内快速静注,如无效,间隔 2 分钟,可重复快速静注 5~10mg,单剂不超过 20mg	(同上)	(同上)
	毛花苷丙	首剂 0.2~0.4mg,稀释后缓慢静注,无效者 20~30 分钟后重复给药	起效较慢	心动过缓,过量者出现洋地黄中毒

3. 食管心房调搏可终止阵发性室上性心动过速发作,尤其存在各种原因无法用药者,如有心动过缓病史。

4. 特殊情况下室上性心动过速的治疗 ①伴明显低血压和严重心功能不全者,应首先电复律终止发作。不接受电复律者可使用食管调搏或洋地黄类药物。②伴窦房结功能障碍的室上性心动过速,首选食管调搏,亦可食管调搏与药物联合,终止前做好食管起搏准备。③伴慢性阻塞性肺疾病或支气管哮喘患者,应避免使用影响呼吸功能的药物,非二氢吡啶类钙拮抗剂(维拉帕米或地尔硫䓬)为首选。④孕妇合并室上性心动过速,首选刺激迷走神经或食管心房调搏,血流动力学不稳定时可电复律。上述措施无效或不能应用是,可选择腺苷、美托洛尔、维拉帕米。

二、快速性心房颤动

(一) 概述

心房颤动(atrial fibrillation,AF)是最常见的心律失常之一,是一种心房电活动极度紊乱而损及机械功能为特点的室上性快速型心律失常,心电图上表现为心律绝对不齐,固有 P

波消失,而代之以大小形态不等及频率均多变的快速颤动波,可发生于器质性心脏病或无器质性心脏病的患者。根据发作特点和对治疗的反应,可将心房颤动分为四种类型:阵发性心房颤动,持续性心房颤动,长期持续性心房颤动,永久性心房颤动。心房颤动造成心房功能丧失,合并快速的心室节律时,导致心脏舒张期缩短,左室舒张期充盈不足,心脏排血量下降,导致或加重心力衰竭及血流动力学恶化。因此,当发作快速型心房颤动时,应积极识别并处理。

（二）临床特点

心房颤动的临床表现无特异性的诊断价值,症状取决于发作时的心室率、心功能、伴随疾病、房颤持续时间以及患者感知症状的敏感性等多种因素。大多数患者有心悸、呼吸困难、胸痛、疲乏、头晕和黑蒙等症状。部分患者无任何症状,常以其他疾病就诊行心电图检查,或出现严重并发症,如卒中、栓塞或心力衰竭时才被发现。查体听诊第一心音强弱不等,心律绝对不齐整,同时合并脉搏短绌,但当合并快速心室率时(超过150次/分),听诊或心电图节律趋向整齐,易被误诊为室上性心动过速,延长心电图监测时间可发现明显心律不齐,有助诊断。

（三）临床思辨

根据临床表现结合心电图,典型的心房颤动容易确诊。但当合并室内差异性传导或预激前传时,应与室性心动过速相鉴别。若宽 QRS 波形态一致,符合室性心动过速的特点。若 QRS 波宽窄形态不一,期前有相对较长的 RR 间期,有利于差异性传导的诊断。而房颤伴预激综合征时,将在下一节进行讨论。

（四）应急处理

快速性心房颤动的处理,同样,首先要积极纠正伴随或诱发因素,如甲状腺功能亢进、电解质紊乱、高血压、二尖瓣疾病等。其次识别潜在的基础疾病,如近期外科手术,肺部感染、慢性肺疾病或支气管哮喘加重、急性心肌缺血,酗酒等,以决定房颤的治疗策略,是节律控制或室率控制;另外需进行预防血栓栓塞治疗的评估。治疗的重点是维持血流动力学稳定,减轻心房颤动所致的症状。

1. 急性期的抗凝治疗　预防血栓栓塞是心房颤动急性发作期治疗的首要措施。患者抗凝指征:准备进行药物或电复律;可能自行转律(如新发心房颤动或阵发心房颤动);瓣膜病伴房颤;具有血栓栓塞危险因素的非瓣膜病患者;有其他抗凝指征的心房颤动患者,如合并体循环栓塞、肺栓塞、机械瓣置换术后等。

对非瓣膜病心房颤动患者,应根据血栓栓塞危险因素评估(CHA_2DS_2-VASc 评分)决定抗凝治疗。评分≥1 分者均接受抗凝治疗。另外,出血风险也应当考虑,推荐 HAS-BLED 评分用于评估出血风险(表 4-8 和表 4-9)。

表 4-8　非瓣膜病房颤卒中风险 CHA_2DS_2-VASc 评分

项目	分值
充血性心力衰竭(congestive HF)	1
高血压(hypertension)	1
年龄≥75 岁(age)	2

续表

项目	分值
糖尿病(diabetes mellitus)	1
既往卒中或TIA或血栓栓塞(stroke)	2
血管疾病(vascular disease)	1
年龄65~74岁(age)	1
女性(sex category)	1

表4-9 HAS-BLED出血危险评分

项目	分值
高血压(hypertension)	1
肾或肝功能异常(abnormal renal or liver function)	1或2
卒中(stroke)	1
活动性出血(bleeding)	1
INR异常(labile INRs)	1
年龄>65岁(elderly)	1
药物或酒精(age)	1或2

注：≥3分，出血风险显著增加

(1)抗凝药物选择策略：若患者已口服华法林，且国际标准化比值(INR)2~3，可继续华法林治疗。若患者未使用口服抗凝药，应在急性期用普通肝素或低分子肝素抗凝。普通肝素用法：70U/kg静注，继以15U/(kg·h)开始输注，根据活化部分凝血活酶时间(aPTT)调整肝素用量，将aPTT延长至用药前的1.5~2.0倍。或应用固定剂量的方法，即普通肝素5000U静注，继以1000U/h静脉滴注。低分子肝素用法：依诺肝素1mg/kg，每12小时1次或1.5mg/(kg·d)，达肝素钠100IU/kg，每12小时1次或200IU/(kg·d)。

(2)抗凝药物使用时间：心房颤动发作持续时间<48小时，若有急性复律指征，在应用肝素或低分子肝素前提下，可立即行电复律或药物复律。复律后，有栓塞风险者，需长期使用口服抗凝药，无危险因素者，复律后不需长期抗凝。心房颤动持续时间>48小时或持续时间不明者，若有急性复律指征，在应用肝素或低分子肝素前提下复律，然后衔接口服抗凝药至少4周，以及根据CHA2DS2-VASc危险分层确定是否长期抗凝。心房颤动持续时间>48小时或持续时间不明者，若无急性复律指征，应在抗凝治疗3周后考虑择期复律。也可行经食管超声心动图检查，明确无左房血栓后在使用肝素或低分子肝素抗凝的前提下提前复律。转复窦性心律后，应继续抗凝治疗4周，以后根据危险分层确定是否长期抗凝。无复律指征的高危心房颤动患者，根据病情用肝素或低分子肝素抗凝后加用口服抗凝药，也可直接使用口服抗凝药。具体抗凝策略可参见流程图4-10。

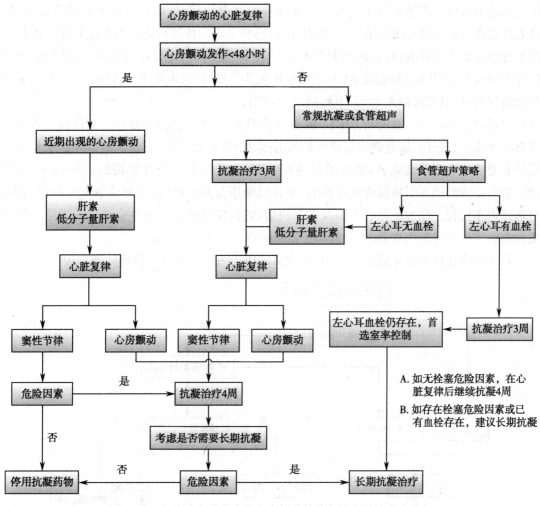

图 4-10 血流动力学稳定的心房颤动转律急性期抗凝治疗流程

2. 心室率的控制 快速性心房颤动的患者,快速的心室节律造成心脏舒张期缩短,左室舒张期充盈不足,心脏排血量下降,从而进一步加重临床症状,因此,有效的控制心室率,是缓解症状,改善预后的关键。心房颤动心室率控制的目标为80~100次/分。不伴心力衰竭、低血压或预激综合征的患者,可选择静脉β受体阻滞剂美托洛尔或艾司洛尔,亦可选择非二氢吡啶类钙离子拮抗剂地尔硫䓬或维拉帕米控制心室率,对于合并心动能不全、低血压者应选择胺碘酮或洋地黄类药物,注意检查血清电解质及QT间期。合并急性冠状动脉综合征的心房颤动患者,控制心室率首选静脉胺碘酮或β受体阻滞剂,不伴心力衰竭也可考虑非二氢吡啶类钙拮抗剂。以上药物具体用法用量及注意事项同室上性心动过速,见表1。另外在静脉用药控制心室率同时,可根据病情开始口服控制心室率的药物,一旦判断口服药物起效,可停用静脉用药。

3. 节律的转复及控制 急性复律的指征为伴有血流动力学障碍的心房颤动;血流动力学稳定但症状不能耐受的初发或阵发心房颤动(持续时间<48小时),无复律禁忌证。复律的方法为电复律和药物复律,无论使用哪种方法,复律前均应根据相应的情况选择抗凝治疗。

(1)电复律:用于血流动力学不稳定的心房颤动或血流动力学稳定的心房颤动在药物复

律无效或不适用时或患者要求电复律。复律前检测电解质,但紧急情况下无须等待结果。神志清楚者应给予静脉注射镇静剂(地西泮、咪达唑仑等),待浅昏迷后进行电复律。电复律前推荐静脉给予胺碘酮,若血流动力学不稳定,应即刻复律。电复律应采用同步模式,初始能量双相波100~200J,单相波200J,一次复律无效,应进行再次复律,不超过3次,再次复律是应增加能量,双相波最大200J,单相波最大300J。

(2)药物复律:对于血流动力学稳定,且症状明显者,可选择药物复律。复律前应评价患者有无器质性心脏病,据此确定复律药物的选择,用药安全性居于首位。新发无器质性心脏病的非老龄的心房颤动患者,推荐静脉普罗帕酮,亦可单次口服普罗帕酮450~600mg给药。新发心房颤动无明显器质性心脏病,不伴低血压及左室肥厚,电解质及QT间期正常,可选择伊布利特。注意监测心电图及QT间期,防治尖端扭转性室性心动过速发生。伴器质性心脏病的心房颤动患者,推荐静脉注射胺碘酮。

转律策略选择可参见流程图4-11,药物具体用法剂量及注意事项参见表4-10。

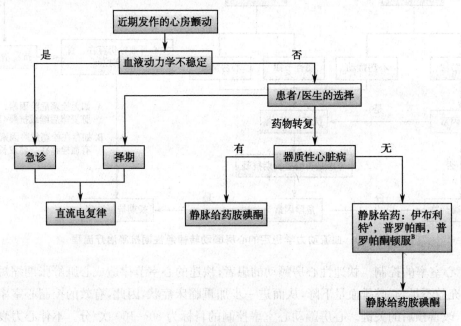

图4-11 心房颤动患者转律策略流程图

A.存在明显的左室肥厚(≥1.4cm)时,不应使用伊布利特;B.在不同临床情况下,评估患者用药的安全性

表4-10 心房颤动或心房扑动紧急转律药物一览表

分类	药物	用法及剂量	注意事项	不良反应
Ic类	普罗帕酮	2mg/kg稀释后静脉推注≥10分钟,无效者15分钟后可重复,最大剂量280mg	中重度器质性心脏病、心功能不全、心肌缺血、低血压、缓慢性心律失常、室内传导障碍、肝肾功能不全者相对禁忌	1.室内传导障碍加重,QRS波增宽 2.诱发或致心力衰竭加重 3.口干,舌唇麻木,头痛头晕,恶心

续表

分类	药物	用法及剂量	注意事项	不良反应
Ⅲ类	胺碘酮	首剂150mg,稀释后20分钟缓慢推注,继以0.5～1mg/min静脉维持,若需要,间隔10～15分钟可重复150mg给药,维持量酌情调整,24小时最大给药总量不超过2.2g	QT间期延长者禁用 低血钾、严重心动过缓时易致心律失常 肝功能不全者慎用 甲状腺功能异常、碘过敏者禁用	1. 低血压 2. 心动过缓 3. 静脉炎 4. 肝功能损害
	伊布利特	体重≥60kg,1mg稀释后静脉慢推≥10分钟,无效者10分钟后重复上述剂量,最大累积剂量2mg 体重<60kg,0.01mg/kg,用法同上。心房颤动终止后即刻停用	肝肾功能不全无须调整剂量 用药前QT间期延长者(QTc>0.44s)不宜使用 监测心电图,至给药后至少4小时QTc间期回到基线 注意避免低血钾	室性心律失常,尤其是致QT间期延长的尖端扭转性室性心动过速

三、快速性心房扑动

(一) 概述

心房扑动(atrial flutter,AFL)是指快速而规则的心房节律,心电图表现为P波消失,代之以快速而规则的扑动波(F波),扑动波(F波)频率在250～350次/分之间,以等比例或不等比例下传激动心室。可发生于无器质性心脏病的患者,但最常见于伴有器质性心脏病者。

(二) 临床特点

心房扑动的临床表现与心房颤动相似。症状主要取决于心室率快慢以及是否伴有器质性心脏病。

(三) 临床思辨

心房扑动伴2∶1房室传导,易于阵发性室上速相混淆,容易误诊。当节律整齐的心动过速,频率在150次/分左右时,应仔细辨别是否存在扑动波(F波),详见第一节相关章节。心房扑动伴不等比房室下传时,节律不齐整,应注意与心房颤动鉴别,典型锯齿样扑动波(F波)有助于鉴别。心房扑动在4∶1下传时,心室率在70～80次/分之间且整齐,单纯听诊易误诊为窦性心律。

(四) 应急处理

处理方法参见心房颤动。

四、预激综合征合并心房颤动

(一) 概述

预激波是因为房室之间存在房室旁路,多为房室间沟内连接心房肌和心室肌的附加肌束。通常情况下,旁路的前传能力有限,不应期通常长于房室结不应期,也就是说,当心房率增快时,旁路失去前传能力,冲动经房室结前传,因此不会导致过快的心室率。少数情况下,旁路前传不应期短,当出现较快心房率,通常是心房颤动情况下,仍能够以极快的频率下传激动心室,造成严重症状,甚至诱发室速室颤(图4-12)。

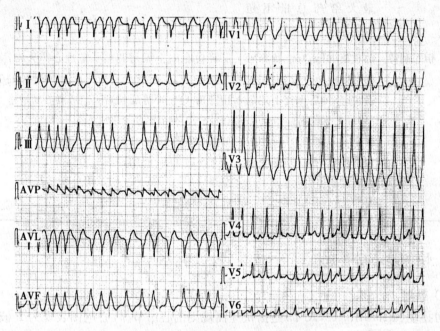

图4-12 快速性心房颤动伴预激前传致宽QRS波心动过速

(二) 临床特点

患者在正常心律下有显性预激波,一旦合并心房颤动,心电图表现为快速的宽QRS波心动过速,伴不整齐心室节律,P波消失。患者往往有心悸、呼吸困难、头晕和黑蒙等症状,严重者会出现晕厥。

(三) 临床思辨

节律不齐整的宽QRS心动过速时,应考虑到预激合并心房颤动的可能,尤其是患者既往存在显性预激波的情况下。此外还应与以下两种心动过速相鉴别。

1. 室性心动过速 结合患者未发作时心电图,在宽QRS波群中鉴别是否存在预激波(Delta波),若存在预激波则明确,另外,在心电图中存在少量经房室结下传的窄QRS波亦有助于鉴别。

2. 经旁路前传的逆向型房室折返性心动过速 该心动过速亦是以宽QRS波群为特点的室上性心动过速,冲动经旁路前传激动心室,造成宽QRS波形态,经房室结逆传。是预激综合征中少见类型。因为折返机制的心动过速,因此具有较鲜明的特点,突发突止发作,刺激迷走或药物等抑制房室结功能能够终止,节律绝对齐整,均有助于与预激伴心房颤动相鉴别。

(四)应急处理

预激合并心房颤动时血流动力学常不稳定,治疗上首选同步电复律,药物治疗效果通常不理想,可选择胺碘酮或普罗帕酮(方法同心房颤动)。复律后建议患者接受射频消融治疗。

(刘俊鹏　佟佳宾)

练习题

1. 阵发性室上性心动过速急性发作期以下治疗方法首选（　　）
   - A. 腺苷快速静注
   - B. 毛花苷 C 静推
   - C. 直流电复律
   - D. 射频导管消融
   - E. 刺激迷走神经

   答案:A

2. **不属于**阵发性室上性心动过速临床特点的是（　　）
   - A. 突发突止
   - B. 心率>150 次/分
   - C. 心率绝对规则
   - D. 第一心音强弱不等
   - E. 大部分有折返机制引起

   答案:D

3. 合并急性左心衰竭的阵发性室上性心动过速最佳的治疗是（　　）
   - A. 静脉注射维拉帕米
   - B. Valsava 动作
   - C. 植入心脏起搏器
   - D. 直流电复律
   - E. 射频导管消融

   答案:D

4. 有病窦综合征的阵发性室上性心动过速最佳的治疗是（　　）
   - A. 腺苷快速静注
   - B. Valsava 动作
   - C. 直流电复律
   - D. 食管心房调搏超速抑制
   - E. 射频导管消融

   答案:D

5. 35 岁男性患者,反复发作心慌 6 个月入院,每次发作数分钟不等,突发突止,憋气后可自行缓解。该患者最有可能的诊断是（　　）
   - A. 房颤
   - B. 阵发性室上速
   - C. 室速
   - D. 窦性心动过速
   - E. 房扑

   答案:B

6. 以下**不属于**洋地黄中毒的表现是（　　）
   - A. 房颤
   - B. 室性期前收缩
   - C. 非阵发性交界区心动过速
   - D. 房室传导阻滞
   - E. 心电图鱼钩样改变

   答案:E

7. 房颤最常见于(　　)

　　A. 心肌病　　　　　　　　　　B. 高血压

　　C. 心包炎　　　　　　　　　　D. 风湿性心脏病二尖瓣狭窄

　　E. 急性心肌梗死

答案:D

8. 慢性低射血分数心功能不全合并快速性房颤,宜选择(　　)

　　A. 维拉帕米　　　　B. 胺碘酮　　　　C. 洋地黄

　　D. 利多卡因　　　　E. 阿托品

答案:C

9. 心房颤动患者服用华法林,凝血酶原时间的国际标准化比值(INR)应控制在(　　)

　　A. 3.6～4.0　　　　B. 2.0～3.0　　　　C. 1.0～1.9

　　D. >4.0　　　　　　E. 3.1～3.5

答案:B

10. 下列心电图表现**不是**心房颤动特征的是(　　)

　　A. P波消失　　　　　　　　　　B. f波频率在350～600次/分之间

　　C. RR间期规则　　　　　　　　D. 心率通常在100～160次/分

　　E. QRS波形通常正常

答案:C

11. 终止房扑最有效的方法是(　　)

　　A. 直流电复律　　　　　　　　B. 药物治疗

　　C. 射频导管消融　　　　　　　D. 食管心房调搏超速抑制

　　E. 刺激颈动脉窦

答案:A

12. 下列关于房扑的描述,**不正确**的是(　　)

　　A. 房扑的F波频率在250～350次/分之间

　　B. 房扑的RR间期可以规则

　　C. 持续性房扑患者无须抗凝

　　D. 房扑可发生于无器质性心脏病患者

　　E. 4∶1下传的房扑,单纯听诊易误诊为窦性心律

答案:C

13. 快速性房扑控制心室率,应首选(　　)

　　A. 洋地黄　　　　　B. 利多卡因　　　　C. 苯妥英纳

　　D. 普鲁卡因胺　　　E. 奎尼丁

答案:A

14. 心律规律,心率正常可见于(　　)

　　A. 室上性心动过速　　B. 心房扑动4∶1传导　　C. 窦性心动过速

D. 心房颤动 E. 短阵室性心动过速

答案：B

15. 下列**不是**心房扑动心电图特征的是（ ）
    A. P 波消失　　　　　　　B. F 波频率在 250～350 次/分之间
    C. RR 间期绝对不齐　　　　D. 心室率可<100 次/分
    E. QRS 波形态通常正常

答案：C

16. 预激合并房颤可使用（ ）
    A. 洋地黄　　　　B. 维拉帕米　　　　C. 利多卡因
    D. 胺碘酮　　　　E. 以上均不是

答案：D

17. 治疗预激综合征合并房颤最**不宜**用（ ）
    A. 洋地黄　　　　B. 普鲁卡因胺　　　C. 胺碘酮
    D. 普罗帕酮　　　E. 奎尼丁

答案：A

18. 预激综合征合并快速心房颤动，伴血压下降时，首选治疗是（ ）
    A. 胺碘酮静注　　　　　　B. Valsava 动作
    C. 直流电复律　　　　　　D. 食管心房调搏超速抑制
    E. 射频导管消融

答案：C

19. 下列**不是**预激综合征伴心房颤动心电图特征的是（ ）
    A. P 波消失　　　　　　　B. F 波频率在 250～350 次/分之间
    C. RR 间期绝对不齐　　　　D. 心室率可>100 次/分
    E. QRS 波形态通常正常

答案：E

20. 关于预激综合征伴心房颤动的描述，**不正确**的是（ ）
    A. 根治性治疗首选导管射频消融　　B. 注意与室性心动过速鉴别
    C. 心室率规律整齐　　　　　　　　D. 避免使用洋地黄类药物控制心室率
    E. 终止发作可选择普罗帕酮

答案：C

第五节　缓慢性心律失常

一、有症状的窦性心动过缓

（一）窦性心动过缓的定义
正常人窦性心律一般为 60～100 次/分，当窦性心律低于 60 次/分时成为窦性心动过缓。

 窦房结的解剖及生理

窦房结是心脏的正常起搏点,位于上腔静脉和右心房交界处的界沟上 1/3 的心外膜下,穿过心肌终止于心内膜。窦房结由起搏细胞(P 细胞)和移行细胞(T 细胞)组成,P 细胞是一种慢反应自律细胞,不具有收缩功能,仅能产生自发冲动,是维持窦性节律的关键细胞;T 细胞室 P 细胞和心房肌之间的过渡,负责传导冲动,如受损则表现为窦房传导阻滞。窦房结的血供主要来自窦房结动脉,窦房结动脉约 55%～60% 起源于右冠状动脉,40%～45% 起源于左冠状动脉的回旋支,10% 接受双重血供。窦房结动脉病变理论上可导致窦房结功能障碍,但近年来冠脉造影结果证实二者关系不大,窦房结功能障碍主要由其本身退行性病变引起。窦房结内含丰富的交感神经及副交感神经纤维网,二者共同调节窦房结的兴奋性,其中迷走神经张力通常较大,因此更容易引起缓慢性心律失常。

(二)病因及诱因

1. 生理性窦性心动过缓　由迷走神经张力增高引起,多见于运动员及睡眠状态。健康人在睡眠状态下心率常低于 60 次/分,有时可达 40 次/分,并伴有窦性心律不齐,属生理状态。

2. 器质性心脏病　最常见的原因为病态窦房结综合征,窦性心动过缓为病态窦房结综合征的表现形式之一,由窦房结退行性病变引起。急性下壁心肌梗死常伴一过性窦性心动过缓。

3. 其他疾病　如高颅内压、甲状腺功能减低、重度黄疸、血管神经性晕厥及低体温状态等。

4. 医源性因素　许多药物可引起窦性心动过缓,如 β 受体阻滞剂、二氢吡啶类钙拮抗剂、洋地黄、胺碘酮、普罗帕酮等抗心律失常药,另外利血平及胆碱能受体激动剂等非抗心律失常药也可引起窦性心动过缓。

 注意

勿将生理性窦性心动过缓误认为病理情况。

(三)临床表现

患者有无症状取决于心排血量能否满足特定情况下的生理需要。生理性窦性心动过缓一般无症状,平卧状态下心室率如不低于 40 次/分一般无显著不适。严重的窦性心动过缓或心率不能随生理需要而代偿性增加时(变时功能障碍)可导致脏器灌注不足,引起头晕、乏力、心悸、胸闷等症状,甚至会出现低血压状态、心力衰竭、黑蒙及晕厥。

(四) 心电图表现

1. 窦性心律(P波形态在Ⅰ、Ⅱ、aVF、$V_4 \sim V_6$导联直立,aVR导联倒置)。
2. P波频率小于60次/分。
3. PR间期一般正常,如PR间期超过0.20秒提示双结病变。

(五) 治疗决策

1. 生理性及无症状者无须治疗,以病因治疗和祛除诱因为主。
2. 严重的窦性心动过缓如伴有症状则需要干预。临时应用β受体激动剂(异丙肾上腺素等)、M受体阻滞剂(阿托品等)可提高心室率,但作用不持久且不良反应较多、显著,如尿潴留、快速性心律失常等,老年人尤其常见,故不宜作为首选。
3. 有症状的窦性心动过缓如能明确为病理性且不可逆需尽早行心脏起搏治疗。

 临床决策程序

1. 首先分清是动过缓是否为病理性(生理性不需治疗)。
2. 病理性心动过缓且伴有症状的应予治疗。

二、病态窦房结综合征

(一) 定义

病态窦房结综合征(sick sinus syndrome,SSS)简称病窦综合征,是一种因窦房结冲动形成异常或传导障碍而引起的严重窦性心动过缓、窦性停搏和(或)窦房阻滞,致使重要器官供血不足的临床综合征。

(二) 病因

1. **最常见原因为窦房结退行性变** 随年龄增加,窦房结内P细胞数量逐渐减少,纤维组织增多,因而功能减退。本病老年人多见,尸检可见患者窦房结有萎缩、纤维化为其证据。
2. **病毒性心肌炎、心肌病** 病毒性心肌炎可累及窦房结从而导致其功能障碍,结节病、淀粉样变性、肿瘤转移等疾病同样可引起窦房结浸润,通常由心肌炎引起者多数可逆,而由心肌病引起者多不可逆。
3. **心肌缺血** 冠心病、心肌病、心肌炎和心包炎引起窦房结急、慢性缺血,炎症浸润等损害是病态窦房结综合征的重要原因。窦房结血供主要来自窦房结动脉,该动脉约55%～60%起源于右冠状动脉,40%～45%起源于左冠状动脉回旋支,约10%为上述二者双重血供。理论上上述血管病变可引起窦房结功能障碍,但冠脉造影结果显示二者关系并不强。
4. **其他** 外科手术损伤、电解质紊乱、药物等因素也可引起窦房结功能障碍。

(三) 心电图表现及分类

1. **显著而持续的窦性心动过缓** 心率多<50次/分,具体参见"有症状的窦性心动过缓"一节。
2. **窦性停搏** 窦房结窦房结在一定时间内停止发放冲动,又称窦性静止。心电图表现为长间期内无 P 波发生,长的 PP 间期与基本的窦性 PP 间期无倍数关系,窦性停搏后常出现逸搏或逸搏心律。

3. 窦房传导阻滞　指窦房结发出的冲动在传导至心房的过程中发生了延缓或阻滞,简称窦房阻滞。体表心电图不能显示一度和三度窦房阻滞。二度窦房阻滞:①莫氏Ⅰ型:PP 间期渐短,直至出现一长 PP 间期,长 PP 间期短于 2 个基本 PP 间期;②莫氏Ⅱ型:长 PP 间期为基本 PP 间期的整数倍,PR 间期固定。

4. 慢快综合征　快速性心律失常(通常为房性心动过速、心房扑动或心房颤动)终止后出现窦性心动过缓或窦性停搏,或在缓慢性心律失常(窦性心动过缓、窦性停搏等)的基础上出现房性期前收缩(早搏)、房扑或房颤。

5. 双结病变　除窦房结病变外,尚合并房室交界区病变,表现为房室交界区逸搏频率过低,或者根本无房室交界区逸搏而仅有室性逸搏。

6. 变时功能障碍　心率不能随生理需要的变化而变化,比如运动时心率不能相应增加。标准的 12 导联心电图是最方便快捷的检查手段,可了解患者的基础心律及有无合并其他心电图异常,为临床提供第一手诊断资料,应作为常规。当患者间歇发作时,常规心电图可能漏诊,需要借助动态心电图明确诊断,动态心电图尚可用来评估病情严重程度、分析症状与心动过缓之间的关系,从而有助于治疗上的决策。有时需要多次或更长时间的动态心电图(超过 72 小时)检查才能捕捉到心律失常事件。动态心电图可表现 24 小时总心跳次数低于 8 万次(严重者低于 5 万次),反复出现大于 2 秒的长间歇,快速房性心律失常终止时长时间的窦性停搏或严重窦性心动过缓。

7. 食管心电图　经鼻孔插入导管电极至食管中下段邻近左心房部位可记录到食管心电图,经导管电极刺激左心房可评价窦房结的起搏功能和传导功能。病态窦房结综合征患者其反映窦房结起搏功能的窦房结恢复时间(sinus node recovery time,SNRT)≥1400 毫秒,校正的 SNRT≥550ms;反映窦房结传导功能的窦房传导时间(sinoatrial conduction time,SACT)≥120 毫秒。

 关于慢快综合征

快速性心律失常(通常为房性心动过速、心房扑动或心房颤动)终止后出现窦性心动过缓或窦性停搏称为"慢快综合征",在缓慢性心律失常(窦性心动过缓、窦性停搏等)的基础上出现房性早搏、房扑或房颤称为"快慢综合征",但二者常交替出现在同一患者,因此具体区分上常有困难。病窦综合征常合并心房颤动,目前二者之间的因果关系尚不清楚。研究显示心动过缓可造成心房不应期的不均一性延长,增加心房易损性,为心房内微折返创造条件;在此基础上继发于心动过缓的心房/肺静脉异位激动则可能诱发房颤,射频消融电隔离肺静脉可有效预防房颤发生。另外经常发作的房性快速性心律失常本身可抑制窦房结功能,在这些心律失常得到控制后一部分患者的窦房结功能能得到恢复。

(四)临床表现

本病多见于老年人,一般起病隐匿,进展缓慢,可长期无症状。但由病毒性心肌炎、手术损伤引起者起病急骤。有无临床症状及严重程度取决于患者的基础心率、窦性停搏持续时间及逸搏心率快慢、患者的体位、是否合并贫血、低血容量等临床因素。常见症状为心悸、头晕、乏力,重者可有黑蒙、晕厥、心功能不全,肾脏供血不足可有尿量减少及肾功能不全,消化系统可表现为食欲不振、消化不良等,需要引起重视,防止漏诊。

提示●

1. 有无症状与患者的生理状态及心动过缓的程度有关。
2. 症状种类包括心脏本身症状及全身各器官灌注不足的症状。

(五)电生理检查

1. 窦房结恢复时间(sinus node recovery time,SNRT)　对心房进行超速起搏可暂时抑制窦房结自身起搏功能,停止心房刺激后窦房结起搏功能恢复正常所需要的时间即为窦房结恢复时间。参考值 SNRT≤1400ms,SNRT≥2000ms 提示窦房结功能不良。

2. 校正的窦房结恢复时间(corrected sinus node recovery time,CSNRT)　指从窦房结恢复时间中减去窦房结自身节律的 PP 间期,参考值为 CSNRT≤550ms。

3. 窦房传导时间(sinoatrial conduction time,SACT)　指窦房结的兴奋传到至心房所需的时间。正常值小<120ms,超过 160ms 提示病态窦房结综合征。

4. 运动或静滴异丙肾上腺素后心率达不到 90 次/分,提示窦房结功能不良,可与生理性窦性心动过缓相鉴别。

(六)治疗

1. 病因治疗　对于原因可以去除的患者应积极治疗原发病,如病毒性心肌炎给予糖皮质激素、药物引起者停用相关药物、纠正电解质紊乱等。

2. 药物治疗　由于效果不持久且副作用较大,一般仅用于应急处置,作为起搏治疗的过渡。常用药物有:①阿托品:能够抑制迷走神经,增加心率,常用量 0.5~2mg 静脉注射,副作用有眼干口干、尿潴留、视力模糊等,闭角型青光眼及前列腺增生患者禁用;②沙丁胺醇:$β_2$ 受体激动剂,作用较阿托品强,副作用较阿托品少,用法 2.4~4.8mg 口服,每日 3~4 次;③氨茶碱:磷酸二酯酶抑制剂,可通过提高心肌细胞内 cAMP 水平增加窦房结自律性,同时抑制迷走神经,用法 100mg 口服,每日 2~3 次;④异丙肾上腺素:$β_1$、$β_2$ 肾上腺素能受体激动剂,对窦房结本身自律性无影响,可加快交界区或心室逸搏的心室率,可用于心率严重减低、存在血流动力学紊乱的患者,作为起搏治疗前的急救,用法为 0.5~2mg 加入 5%葡萄糖液或生理盐水中每次 250~500mg 静脉注射,本药易引起快速性室性心律失常,有心肌缺血或心力衰竭的患者应慎用或尽量不用。

3. 起搏治疗　如前所述,本病多由窦房结退行性改变引起,因此病变多不可逆,最终需要心脏起搏治疗。心脏起搏分为临时心脏起搏和永久性起搏器植入。

(1)临时心脏起搏指征:①急性心肌炎、心肌梗死、药物过量、电解质紊乱等一过性原因引起的严重窦性心动过缓,合并有晕厥或先兆晕厥、甚至阿-斯综合征,而药物效果不满意或效果不够可靠时;②患者具有永久起搏器植入指征,但由于其他原因暂不能立即行起搏器植入,此时可行临时心脏起搏作为过渡。

(2)当考虑患者是否需要行永久起搏器植入时,其中最重要的考虑在于症状是否与心动过缓相关,2012年ACCF/AHA/HRS心律失常器械植入指南中窦房结功能障碍患者行心脏永久起搏的指征如下:

Ⅰ类推荐:①症状与窦房结功能障碍有关且原因不可逆(证据级别C);②有症状的窦房结病变伴功能障碍(证据级别C);③药物导致的症状性窦性心动过缓,而患者由于病情需要必须使用这些药物(证据级别C)。

Ⅱa类推荐:①自发或药物诱发的窦房结功能障碍,心率<40次/分,症状可能与心动过缓相关但未经证实(证据级别C);②出现原因不明的晕厥,临床或电生理检查证实有窦房结功能障碍(证据级别C)。

Ⅱb类推荐:清醒时心率持续<40次/分但症状轻微(证据级别C)

Ⅲ类推荐:①对于无症状的窦房结功能障碍患者不应植入永久起搏器(证据级别C);②已经明确症状与心动过缓无关的患者不应植入永久起搏器(证据级别C);③症状性心动过缓由药物引起,而这些药物并非必须使用(证据级别C)

(3)起搏模式选择

1)心室抑制按需起搏(VVI):能够保证稳定的心室率,避免发生竞争心律,且构造简单、可靠性高、价格低廉,因而得到广泛应用。但其起搏部位为右室心尖部(RVA),可造成心房心室之间、心室内部之间收缩不同步,使房颤、脑血管血栓栓塞的概率明显增加,10%左右的患者可出现起搏器综合征,部分患者长期RVA起搏后出现心力衰竭。

2)心房抑制按需起搏(AAI):可保证正常房室起搏顺序,为生理性起搏,与VVI起搏相比房颤、心衰、栓塞事件的发生率及心血管事件的死亡率、总死亡率明显降低。AAI起搏的患者每年进展为房室传导阻滞的概率为1%左右。

3)双腔起搏(DDD或DDDR):它模拟了房室收缩的正常顺序,保证了房室传导功能,是一种较为理想的起搏模式,但对永久性房颤患者不适用,此时应选择VVI起搏。对于合并变时功能障碍的患者,可选择具有频率应答功能的起搏器(DDDR)。

4. 慢快综合征的治疗 对于慢快综合征的患者,使用抗心律失常药物抑制快速性心律失常的同时可能进一步抑制窦房结功能,导致严重的心动过缓,因此风险甚大。传统的做法是植入永久起搏器后使用抗心律失常药物,但有时仍不能满意控制房颤等心律失常发作,甚至少数情况下需要行房室结消融造成人为的房室传导阻滞以控制房颤发作时的心室率。近年来有研究发现,如果严重的窦性心动过缓或窦性停搏只出现在快速性心律失常终止后,导管射频消融肺静脉电隔离治疗心房颤动可使一大部分患者的窦房结功能恢复而免于起搏治疗。因此对于这部分患者来说,首先行导管射频消融治愈快速性心律失常,然后在密切随访中进一步评价心脏起搏治疗的必要性可能更为合理。

临床决策程序

(1)接诊后首先判断患者心动过缓的严重程度及是否有可能逆转,有血流动力学紊乱的应及时处理。

(2)血流动力学不稳定且无可逆性因素:暂予临时起搏,随后安装永久起搏器。

(3)血流动力学不稳定,有可逆性因素:临时起搏并积极纠正可逆因素,监测并等待心脏节律恢复。如纠正可逆因素后仍不能恢复则安装永久起搏器。

(4)血流动力学稳定,无可逆性因素:如满足适应证择期安装永久起搏器。

(5)血流动力学稳定,有可逆性因素:纠正可逆因素。如纠正可逆因素后仍不能恢复且具有起搏器植入指征则安装永久起搏器。

(6)有临时起搏指征但无条件实施的情况下可根据具体情况临时给予药物治疗。

三、房室传导阻滞

(一)定义

房室传导阻滞(atrioventricular block)是指冲动从心房传导至心室的过程中出现异常延迟或不能抵达心室。其阻滞程度可分为一度(时间延迟)、二度(部分冲动传导中断)和三度(全部冲动传导中断);一度和二度为不完全房室传导阻滞,三度为完全性房室传导阻滞。房室传导阻滞的部位可以是房室结、希氏束或左、右束支。房室传导阻滞可以是一过性、间歇性或永久性的,可以是功能性或病理性的。

 注意

必须把真正的房室传导阻滞与功能性房室传导阻滞区分开。真正的房室传导阻滞其原因为房室传导系统的传导能力下降,而传导系统的传导能力可通过心脏电生理方法准确测定;功能性房室传导阻滞患者的传导系统不应期等参数并无异常,乃因为心房下传激动时相过早,落入房室交界的生理性不应期内导致下传减慢或中断(心房扑动 2∶1 传导),此时房室交界实际上起保护作用,避免心室率过快诱发严重心律失常及血流动力学紊乱。

(二)房室传导阻滞的分类

根据体表心电图表现出的阻滞程度可将房室传导阻滞分为一、二、三度。

1. 一度房室传导阻滞　房室传导时间延长,但每个来自心房的冲动都能下传至心室,心电图表现为:①窦性 P 波规律出现;②P-R 间期＞0.20 秒;③每个窦性 P 波后均有 ORS 波。

2. 二度房室传导阻滞　一部分来自心房的冲动不能下传到心室,分为:

(1)二度Ⅰ型房室传导阻滞:又称为莫氏Ⅰ型或文氏型(Wenchebach block)房室传导阻

滞。心电图表现：①窦性 P 波规律出现；②P-R 间期渐长，直至一个 P 波后 QRS 波脱漏；③R-R 间期渐短；④长 R-R 间期一般小于正常窦性 P-P 间期的两倍。

(2) 二度 Ⅱ 型房室传导阻滞：又称为莫氏 Ⅱ 型房室传导阻滞。心电图表现为：①窦性 P 波规律出现；②间歇性 P 波后 QRS 波脱漏；③P-R 间期保持固定（可以正常或延长）。

(3) 高度房室传导阻滞：阻滞程度较重的二度房室传导阻滞（3∶1 传导或更重）也成为高度房室传导阻滞

3. 三度房室传导阻滞 又称为完全性房室传导阻滞，心房冲动全部受阻而不能传导心室。心电图表现为：①波与 QRS 波各自有自身的节律，互不相关；②P 波频率快于 QRS 波频率，心室率缓慢；③起搏点在阻滞部位下方，QRS 可正常或畸形。当心房律为心房颤动时，根据缓慢而整齐的心室率可作出完全性房室传导阻滞的诊断。

注意·

应该认识到单纯按照体表心电图对房室传导阻滞进行分类是有缺陷的，因为这种分类方法不能很好地提示预后并指导临床决策。房室传导阻滞的预后不仅与阻滞程度相关，更重要的是阻滞的发生部位，而这一点恰恰是患者是否需要行起搏治疗的重要考量。

（三）病因

一度和二度 Ⅰ 型房室传导阻滞偶尔见于正常人，尤其是夜间睡眠时，此时多与迷走神经张力增高有关，运动后房室传导阻滞可减轻或消失，基于此点可与病理性房室传导阻滞鉴别。引起病理性房室传导阻滞的常见疾病是风湿性心脏炎、病毒性心肌炎、急性或慢性心肌缺血（尤其是急性下壁心肌梗死）、先天性心脏病（如房间隔缺损、Ebstein 畸形）、药物因素、电解质紊乱（高钾血症）、心脏手术后，以及原发性传导束退化等。由急性下壁心肌梗死、风湿热、电解质紊乱、药物中毒等引起的房室传导阻滞待诱因去除后心脏传导功能多数能够恢复。

（四）临床意义

1. 一度房室传导阻滞 阻滞部位一般在房室结，一般不产生症状及血流动力学改变，本身不需特别治疗。但一小部分患者其阻滞部位位于希-浦系统，此时必须密切随访，因为患者可能突然进展为二度 Ⅱ 型或完全性房室传导阻滞。对于有晕厥发作史同时合并一度房室传导阻滞而无其他原因可以解释者应注意这种可能性，当电生理检查证实阻滞部位位于希-浦系统时应当行起搏器植入。

2. 二度 Ⅰ 型房室传导阻滞 阻滞部位一般在房室结，此时很少进展为高度或完全性房室传导阻滞，如无症状一般不需要治疗。少部分情况下阻滞部位在希-浦系统，此时心脏节律常不稳定，可突然出现完全性房室传导阻滞或心脏停搏，尽管没有症状，应考虑心脏起搏治疗。儿童时期出现的二度 Ⅰ 型房室传导阻滞约有一半将来会进展至完全性房室传导阻滞，不应被认为是良性表现，应加强随访。

3. 二度 Ⅱ 型房室传导阻滞 虽然同为二度房室传导阻滞，但预后却与二度 Ⅰ 型房室传导阻滞大为不同。其阻滞部位几乎全部位于希氏束或双侧束支,极有可能进展为完全性房室传导阻滞,无论有无症状均需要行永久起搏器植入。

4. 完全性房室传导阻滞　药物过量、急性心肌梗死或电解质紊乱引起者多数可逆,尤其是急性下壁心肌梗死,阻滞区多数在房室结内,持续时间仅为数天,不需要行永久起搏器植入,如心室率过慢、血流动力学不稳定可行临时起搏度过心肌梗死急性期。不可逆的房室传导阻滞一般由器质性心脏病引起,阻滞部位多在希氏束下,此时逸搏点部位较低,节律不稳定,容易发生心脏骤停,应行永久起搏器植入。但少数情况下阻滞部位在房室结内或希氏束内而患者无症状,如果逸搏点具有足够的频率且功能稳定(通过电生理检查测定),也可以避免永久起搏器植入。

(五) 治疗

1. 解除诱因　如改善心肌缺血、纠正电解质紊乱、停用相关药物是首先要采取的措施。

2. 药物治疗　可起到暂时加快心室率的作用,对于血流动力学不稳定的患者用于起搏治疗前的过渡。

(1)阿托品(0.5~2.0mg,静脉注射):通过减低迷走神经张力对阻滞区在房室结内的房室传导阻滞有一定改善作用,但对希氏束内阻滞以及希氏束以下部位的阻滞几乎无任何作用。

(2)异丙肾上腺素(1~4μg/min 静脉滴注):可增强逸搏点的自律性,在完全或高度房室传导阻滞时可用来增加心室率,可用 0.1mg 加入 100ml 液体中,每分钟 1~3ml 静脉滴注。

注意●

这些药物可能诱发快速性心率失常,阿托品尚有多种心脏外不良反应。

3. 植入起搏器　是房室传导阻滞最重要的治疗手段,2012 年 ACCF/AHA/HRS 心律失常器械植入指南中成人获得性房室传导阻滞的永久起搏器植入指征如下:

(1) Ⅰ 类推荐

1)任何阻滞部位的三度 AVB 或高度 AVB,如果合并症状性心动过缓或引起室性心律失常,应该植入永久起搏器。(证据级别 C)

2)任何阻滞部位的三度 AVB 或高度 AVB,由必须使用的药物引起且出现心动过缓相关症状时应植入永久起搏器。(证据级别 C)

3)任何阻滞部位的三度 AVB 或高度 AVB,虽然没有症状,但清醒状态下记录到 3 秒或更长时间的心脏停搏,或逸搏心律低于 40 次/分,或逸搏心律的起搏点在房室结以下者。(证据级别 C)

4)任何阻滞部位的三度 AVB 或高度 AVB,虽然没有症状,但合并房颤并且清醒状态下记录到至少 1 次超过 5 秒的长间歇。(证据级别 C)

5)房室结区消融后出现的任何阻滞部位的三度 AVB 或高度 AVB。(证据级别 C)

6)心脏外科手术后出现的任何阻滞部位的三度 AVB 或高度 AVB 且没有可能恢复。

（证据级别 C）

7）神经肌肉疾病导致的任何阻滞部位的三度 AVB 或高度 AVB,无论有无症状。（证据级别 B）

8）伴有心动过缓症状的二度 AVB,无论类型及阻滞部位。（证据级别 B）

9）任何阻滞部位的三度 AVB 或高度 AVB,虽然没有症状并且心室率≥40 次/分,但如果合并心脏扩大、心力衰竭或阻滞部位在房室结水平以下,也应该植入永久起搏器。（证据级别 B）

10）当无心肌缺血时,运动状态下出现二度或三度 AVB。（证据级别 C）

（2）Ⅱa 类推荐

1）成人无症状的持续性三度 AVB,逸搏心律≥40 次/分,不伴有心脏增大。（证据级别 C）

2）电生理检查发现的希氏束内或希氏束以下水平的无症状的二度 AVB。（证据级别 B）

3）一度或二度 AVB 伴有类似起搏器综合征的血流动力学表现。（证据级别 B）

4）无症状的二度Ⅱ型房室传导阻滞伴窄 QRS 波,当伴宽 QRS 波时则升级为Ⅰ类推荐。（证据级别 B）

（3）Ⅱb 类推荐

1）神经肌肉病变导致的任何程度的 AVB（包括一度 AVB）,无论有无症状,因为房室传导阻滞可能出现无法预料的进展。（证据级别 B）

2）用药或中毒导致的 AVB,预计停药后 AVB 仍有可能再次出现时。（证据级别 B）

（4）Ⅲ类推荐

1）对于无症状的一度 AVB 不应植入永久起搏器。（证据级别 B）

2）阻滞部位在希氏束以上,或未确定阻滞部位在希氏束内或希氏束以下的二度Ⅰ型 AVB 不应植入永久起搏器。（证据级别 C）

3）可以恢复且预计不会再出现的 AVB（如药物中毒、莱姆病、一过性迷走神经张力增高或在无症状的睡眠呼吸暂停综合征中出现的低氧血症）。（证据级别 B）

 临床决策程序

(1)接诊后首先判断患者心动过缓的严重程度及是否有可能逆转,可参照"病态窦房结综合征"一节的临床决策程序给予相应紧急处理。

(2)判断患者是否具有永久起搏的适应证,应结合患者的症状（尤其注意晕厥史）、心电图（阻滞类型及心动过缓程度）以及电生理检查确定的具体阻滞部位综合考虑,具体可参考指南推荐。

(佟佳宾)

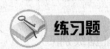 练习题

1. 窦性心动过缓很少见于( )

A. 运动员 B. 睡眠状态 C. 急性下壁心肌梗死

D. 贫血 E. 甲状腺功能减低

答案:D

2. 女性,65 岁,听诊心率 75 次/分,律齐,心电图检查**不可能**出现( )

A. 正常心电图 B. 心房扑动 4∶1 传导

C. 心房颤动伴完全性房室传导阻滞 D. 阵发房速 2∶1 传导

E. 完全性左束支传导阻滞

答案:C

3. 男性,80 岁,体重 50kg,因头晕、乏力、胸闷就诊,既往高血压病史 20 年,慢性肾功能不全 5 年,持续性房颤 4 年,长期口服美托洛尔(倍他乐克)及地高辛。听诊心音规则,心率 40 次/分,最可能是( )

A. 窦性心动过缓 B. 房性心动过速

C. 心房扑动伴固定比例传导 D. 心房颤动伴完全性房室传导阻滞

E. 室性心动过速

答案:D

4. 女性,76 岁,因间断头晕、心悸、乏力 2 月就诊,既往体健。测血压 140/70mmHg,听诊心率 100 次/分,律不齐。心电图:心房颤动,心率 92 次/分,非特异 ST-T 改变。动态心电图:24 小时总心搏数 80 312 次,阵发房颤,可见显著窦性心动过缓,最慢心室率 35 次/分,窦性停搏伴交界区逸搏心律,最长 RR 间期 5.5 秒。以下处置正确的是( )

A. 普罗帕酮(心律平)静脉注射 B. 美托洛尔口服

C. 胺碘酮口服 D. 植入临时起搏器

E. 植入永久起搏器

答案:E

5. 男性,49 岁,因胸闷、出汗、恶心 2 小时来诊,既往体健,有吸烟史。测血压 110/70mmHg,心肺听诊无异常,心率 76 次/分。心电图:窦性心律,Ⅱ、Ⅲ、aVF 导联 ST 段弓背向上抬高 0.2~0.3mV。随后监护仪显示血压 70/40mmHg,心率 35 次/分,心室率规则,心房率快于心室率,二者无相关性。此时最恰当的处理为( )

A. 多巴胺静脉持续泵入 B. 急诊 PCI 手术

C. 临时心脏起搏 D. 植入心脏永久起搏器

E. 临时心脏起搏+急诊 PCI 手术

答案:E

第六节 高血压急症

一、定义

高血压急症(hypertensive emergencies)是指原发性或继发性高血压患者,在某些诱因作用下,血压突然和显著升高(一般超过180/120mmHg),同时伴有进行性心、脑、肾等重要靶器官功能不全的表现。

二、分类

1984年国际高血压联合委员会根据治疗需要将高血压急症分为应立即治疗和允许在短期内降至目标水平两种。1997年美国国家高血压预防、检测、评价和治疗委员会发布的第6次报告(JNC6)将上述两种分类统称为高血压危象(hypertensive crisis),并分别命名为高血压急症(hypertensive emergencies)及高血压亚急症(hypertensive urgencies)。2003年的JNC7、2010年《中国高血压防治指南》以及2013年《ESH/ESC高血压治疗指南》均沿用了以上概念。高血压急症包括高血压脑病、颅内出血(脑出血和蛛网膜下腔出血)、脑梗死、急性心力衰竭、肺水肿、急性冠状动脉综合征(不稳定型心绞痛、急性非ST段抬高和ST段抬高心肌梗死)、主动脉夹层动脉瘤、子痫等。应注意血压水平的高低与急性靶器官损害的程度并非成正比。一部分高血压急症并不伴有特别高的血压值,如并发于妊娠期或某些急性肾小球肾炎的患者,但如血压不及时控制在合理范围内会对脏器功能产生严重影响,甚至危及生命,处理过程中需要高度重视。并发急性肺水肿、主动脉夹层动脉瘤、心肌梗死者,即使血压仅为中度升高,也应视为高血压急症。高血压亚急症是指血压显著升高但不伴靶器官损害。患者可以有血压明显升高造成的症状,如头痛,胸闷,鼻出血和烦躁不安等。相当多数的患者有服药顺从性不好或治疗不足。通常不需要住院,但应立即进行口服降压药联合治疗。

 注意

血压升高的程度不是区别高血压急症与高血压亚急症的标准,区别两者的唯一标准是有无新近发生的急性进行性的严重靶器官损害。

三、发病机制

本病发病与血管肌内膜增生有关。血压明显升高时,血管反应性增强,循环系统中血管收缩活性物质如肾素、血管紧张素Ⅱ、去甲肾上腺素与血管加压素等增多,导致肾出球小动脉收缩,而入球小动脉相对扩张,使肾小球毛细血管压力升高,致肾小球利尿作用增强,血管内血容量降低,容量不足的负反馈作用使血管紧张素Ⅱ与其他血管收缩活性物质浓度升高,成为恶性循环。初始阶段,肾出球小动脉收缩与入球小动脉扩张交替成香肠串状,引起血管内皮损伤、血小板聚集,释放血小板因子与血栓素等血管毒性物质,发生微血管病性溶血及血管内凝血,继而血小板与纤维蛋白沉着,血管平滑肌内膜细胞增生,管腔狭窄,以致血管紧张素Ⅱ、去甲肾上腺素与血管加压素更易增多,血压仍不断升高;同时可有小动脉发炎、坏死、纤维蛋白沉着,引起心脑肾等靶器官严重受损。见图4-13。

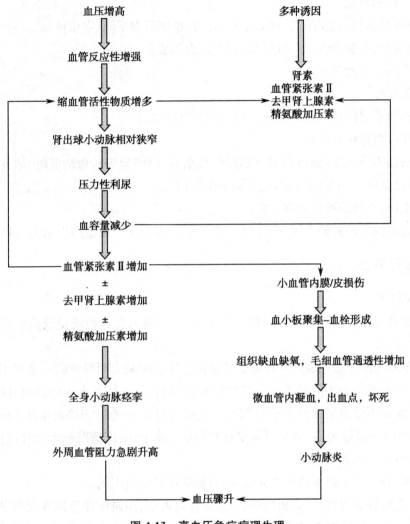

图 4-13 高血压急症病理生理

四、诊断标准

1. 临床表现 复杂多样,主要表现为发作时累及的靶器官损伤。

(1)诱因:过度劳累,精神紧张或情绪激动;自行停服降压药物。

(2)既往史:①高血压病史:长期缓进型高血压Ⅰ级或Ⅱ级,急进性高血压;②肾炎、肾血管病史;③睡眠呼吸暂停综合征;④继发性高血压。

(3)症状

1)自主神经功能紊乱,易激动或烦躁不安;手足发抖,大汗淋漓,面色苍白,心跳气促。

2)可有胸闷、心绞痛、排尿困难、尿少等肾衰竭表现;亦可伴脑出血、高血压脑病等征象。

3)眼球震颤,视力障碍,视乳头水肿或充血。

(4)体格检查:重点是判断有无靶器官损害。

1)原有高血压基础上,血压突然显著升高>180/120mmHg,每次发作历时持续几分钟几小时或几日,易复发。

2)中枢神经系统:意识障碍、视力下降、复视、单侧肌力下降、定位体征。

3)循环系统:心脏杂音、奔马律、肺部啰音、腹部杂音。

4)泌尿系统:水肿等。

2. 辅助检查

(1)血清肾素、肾上腺素和(或)去甲肾上腺素可增高;

(2)发作时血糖可升高;

(3)肾功能不全改变,如蛋白尿、成分尿(红细胞、白细胞等),血清肌酐、尿素氮升高,肾小球滤过率减低(<60ml/min),水电解质平衡失调等;

(4)心电图、心肌酶谱可出现异常。

(5)靶器官损害的其他表现:胸片提示肺水肿、主动脉CT或超声提示夹层等。

五、治疗方法

1. 治疗原则

(1)迅速降压:选择适应药物,静脉滴注给药,同时进入急诊抢救室或监护室,密切观察病情及血压变化。

适度降压:为防止血压骤降使重要脏器血液灌注急剧减少而导致的一系列不良后果,应采取逐步降压策略。一般情况下,初始阶段(数分钟到1小时内)血压控制的目标为平均动脉压的降低幅度不超过治疗前水平的25%。在随后的2~6小时内将血压降至较安全水平,一般为160/100mmHg左右,如果可耐受这样的血压水平,临床情况稳定,在以后24~48小时逐步降低血压达到正常水平。

(2)降压目标:对于以下几种不同情况,首期降压目标值不同。

1)对于急性脑血管意外、高血压脑病、急进性高血压、高血压伴急性肾衰竭患者,发生高血压急症时通常血压突升至Ⅲ级以上,此时应将血压降至安全水平,而非正常水平。一般认为:收缩压下降50~80mmHg,舒张压相应下降30~50mmHg;平均血压降低20%~30%;血压降至160/100mmHg。

2)对于高血压伴急性左心衰、高血压伴急性冠脉综合征、嗜铬细胞瘤危象、妊娠高血压综合征患者,将血压降至正常水平(140~130/90~95mmHg)。

3)对于高血压伴主动脉夹层患者,在可以耐受的情况下,降压的目标应该低至收缩压100~110mmHg,一般需要联合使用降压药,并要重视足量β-受体阻滞剂的使用。

2. 降压药物选择

(1)基本原则:高血压急症的药物选择要求:起效迅速,短时间内达最大作用;作用持续时间短,停药后作用消失快;不良反应较小。避免使用利血平,因其有难以预测的蓄积效应,同时引起嗜睡,干扰对神志状态的判断;治疗开始时也不宜选择强效利尿剂,除非伴有心力衰竭或明显的容量负荷过度。

(2)常用药物

1)硝普钠:同时直接扩张动静脉,降低心脏前、后负荷。静脉给药后立即起效,高峰时间1~2分钟,停药后仅维持3~5分钟,常用剂量0.25~10μg/(kg·min),用时根据血压水平仔细调节滴注速度。

注意

硝普钠禁用于子痫,因该药能通过胎盘;慎用于肝肾功能不全患者,因该药在体内红细胞中代谢产生氰化物,长期大量使用可能发生硫氰酸中毒。

2)硝酸甘油:扩张静脉和选择性扩张冠状动脉与大动脉,降低前、后负荷。静脉给药后1~2分钟起效,高峰时间1~2分钟,停药后仅维持5~10分钟左右,常用剂量5~100μg/min,自5~10μg/min起始,根据血压监测情况,可逐步增加剂量。滴注速度过快可引起头痛、心动过速或呕吐;持续滴注12小时可产生耐药作用,此时须增加剂量或换用其他药物。

3)尼卡地平:二氢吡啶类短小钙通道阻滞剂,降压同时改善脑血流量。静脉给药后5分钟起效,高峰时间30~60分钟,停药后维持时间1~4小时,常用剂量0.5~10μg/(kg·min)。不良反应有心动过速、面部潮红等,禁用于颅内出血或脑水肿患者。

4)地尔硫䓬:非二氢吡啶类钙通道阻滞剂,降压同时改善冠脉血流量,控制快速性室上性心律失常。静脉给药后5分钟起效,停药后维持时间30分钟,起始可予10mg静推,常用维持剂量5~15μg/(kg·min),根据血压变化调整速率。主要适用于高血压急症伴急性冠脉综合征。

5)拉贝洛尔:兼有α受体阻滞作用的β受体阻滞剂,降压作用强而平稳。起效5~10分钟,持续3~6小时,起始缓慢静脉注射20~100mg,必要时15分钟后重复一次,也可0.5~2.0mg/min静脉滴注,24小时总剂量不超过300mg。主要用于妊娠期或肾衰竭时高血压急症,也作为使用硝普钠疗效欠佳者的次选药。

注意

该药物不良反应有直立性低血压、头晕、心脏传导阻滞等,偶可诱发支气管哮喘,慎用于心功能不全患者。

6)乌拉地尔:α₁受体阻滞剂,轻度阻滞β₁受体和突触前膜α₂受体,激动中枢5-羟色胺,因而有良好的扩张周围血管及降低交感神经张力作用,降压效果平稳显著,并且具有减轻心脏负荷,降低心肌耗氧量,增加心搏出量,降低肺动脉高压及增加肾血流量,而不引起反射性心动过速的优点。起效5分钟,持续2~8小时,常用剂量10~50mg静脉注射,降压效果不满意时可5~10分钟重复一次,或6~24mg/h静脉泵入或滴注。不良反应较少,可见嗜睡、恶心、头痛、乏力等,常在用药早期出现,多能耐受。

3. 几种常见高血压急症的处理原则

(1)高血压脑病

1)定义:指在高血压病程中发生脑细小动脉持久性痉挛,在此基础上可发生坏死性小动脉炎、斑点状出血或多发性小栓塞,导致脑循环急性障碍,引起脑水肿和颅内压升高,从而产生一系列临床表现。好发于急进性或严重缓进型高血压伴明显脑动脉硬化患者。

2)治疗:快速平稳地降低血压,恢复脑血流的自动调节,但应避免血压骤降而引起脑缺血造成损害,建议最初 1 小时降压幅度不超过 20%~25%,首选硝普钠,亦可用拉贝洛尔。近来多推荐静脉滴注硝酸甘油以代替硝普钠用于各种危象,该药作用十分迅速,且血流动力学监测简便,不良反应少。亦可应用利血平肌注。同时可脱水降颅压,解痉止抽搐。可静脉滴注硝普钠、硝酸甘油、乌拉地尔,尼卡地平和拉贝洛尔也可降低血压但不是合适的选择。血压降至安全水平后可考虑仅以口服给药。

(2)合并急性脑卒中

 什么是脑卒中

脑卒中(stroke)俗称脑中风,是一种突然起病的脑血液循环障碍性疾病。又叫脑血管意外。是指在脑血管疾病的病人,因各种诱发因素引起脑内动脉狭窄,闭塞或破裂,而造成急性脑血液循环障碍,临床上表现为一次性或永久性脑功能障碍的症状和体征。脑卒中分为缺血性脑卒中和出血性脑卒中。

1)降压治疗:缺血性脑卒中血压>220/120mmHg,或<220/120mmHg 而合并急性肺水肿、急性心肌梗死、主动脉夹层、急性肾衰竭、妊娠高血压时才考虑降压治疗,使血压降至安全水平(160~180/100~110mmHg),否则在急性期 5~7 天内无须积极降压。因为 80% 以上缺血性脑卒中患者伴有血压急性升高,且在卒中后 4 天内血压自行下降至卒中前水平,过度降低血压会使缺血区周边进展为梗死。出血性脑卒中与高血压脑病相似,须将血压尽早降至安全水平。

2)抗凝治疗:缺血性脑卒中血压降至 160/100mmHg 时方能进行,否则有出血风险。

3)自由基清除剂及神经细胞保护剂:如尼莫地平等。

(3)高血压合并急性左心衰:如血压≥230/120~130mmHg,宜应用硝普钠使之降至接近正常水平,亦可静脉滴注硝酸甘油。降低血压、降低左室前后负荷为主,强心、利尿、吸氧、镇静为辅;降压目标值<140/90mmHg。首先用硝普钠、袢利尿剂,也可选用硝酸甘油、乌拉地尔、尼卡地平等。降压过程中应严密监测血压,防降压过快或过度波动,并及时纠正水、钠、电解质紊乱。

(4)高血压合并急性冠脉综合征:合并高血压急症的急性冠脉综合征出血风险高,故而其治疗方案与常规 ACS 治疗方案不同,且血压>180/100mmHg 时禁忌溶栓治疗,此时可行急诊 PCI。快速平稳降低血压,应静脉给予硝酸甘油,改善冠脉灌注和降低前负荷,使之降至舒张压 100mmHg 左右或直至症状改善。如血压极高或硝酸甘油无效,应改用硝普钠;此外可合用 β 受体阻滞剂降低心率和血压。在血压得到一定控制的基础上,可进行抗凝及调脂治疗。还有一种较为常见的情况是,高血压合并急性胸痛但无心肌梗死或缺血证据,可给予硝酸甘油和β受体阻滞剂。

(5)急性主动脉夹层

1)定义:循环血液进入主动脉壁内形成血肿,可引起管壁剥离而产生一系列症状,多见于原有高血压病的中老年男性患者,起病急,患者发病48小时内病死率以每小时增加1%的速度增长,1周时病死率可达70%,3个月可高达90%。

2)治疗:迅速降压、减小主动脉内压力变化率以及减慢心率。收缩压应在15～30分钟内降至100～120mmHg,平均动脉压降至≤80mmHg。以防止夹层延展,通常静脉应用硝普钠联合β阻剂如艾司洛尔、美托洛尔,同时可予以吗啡(5～10mg静注)镇静止痛;静脉用药的同时加用口服药物,将血压降至维持重要脏器灌注的最低水平(100～110/60～70mmHg),心率控制在约60次/分。禁用溶栓或抗凝治疗。

(6)嗜铬细胞瘤:嗜铬细胞瘤出现高血压危象首选酚妥拉明,应立即静推2.5～5mg,使血压降至160/100mmHg以下,继之以0.5～1mg/min静脉滴注或泵入,余应镇静及对症处理。血压平稳后可用酚苄明10～20mg/次,每日2次口服。

(7)合并急性肾衰竭:迅速降低血压,使血压<130/80mmHg,若蛋白尿>1g/d时,血压应<125/75mmHg。药物可选择硝普钠或硝酸甘油、尼卡地平、乌拉地尔、艾司洛尔等;血压稳定后,联用血管紧张素转化酶抑制剂/血管紧张素受体拮抗剂,钙通道阻滞剂,小剂量利尿剂,β受体阻滞剂。血肌酐>176.8μmol/L时,使用袢利尿剂,伴严重肾功能不全患者需采用透析疗法。

(8)合并急性肺水肿:治疗目标是降低左室前后负荷;缓解心肌缺血;清除肺泡液体,保证充足的通气量。静脉应用硝普钠或硝酸甘油,既能减轻心脏前负荷,又能扩张冠脉以缓解心肌缺血;同时可给予吗啡,镇静以缓解缺氧,同时减轻心脏前负荷。

(9)子痫:迅速降压,选用不影响胎儿的降压药物,可静脉给予硝酸甘油、钙通道阻滞剂、β受体阻滞剂,或10%硫酸镁溶液10ml加至5%葡萄糖溶液20ml缓慢静注,若非十分紧急,慎用硝普钠,因其能透过胎盘,长期应用可导致胎儿氰化物中毒。另外条件允许时考虑尽快终止妊娠。

(徐 峥 王 东)

练习题

1. 85岁男性患者,突发头痛,左侧肢体偏瘫来诊。查BP:180/100mmHg,HR:50次/分,双肺低可闻及少量湿啰音。下面治疗首选(　　)

  A. 溶栓治疗　　　　　　　　　　B. 呋塞米20mg静脉小壶
  C. 乌拉地尔静脉泵入控制血压　　D. 硝普钠静脉泵入控制血压
  E. 硝酸甘油静脉泵入

答案:B

2. 若患者血压继续升高,2小时后达到230/140mmHg,下面治疗首选(　　)

A. 甘露醇　　　　　　　　　　　B. 呋塞米 20mg 静脉小壶
C. 乌拉地尔静脉泵入控制血压　　 D. 硝普钠静脉泵入控制血压
E. 硝酸甘油静脉泵入

答案：C

3. 住院一天后，患者出现剧烈胸痛，经主动脉增强 CT 检查，提示降主动脉夹层。血压最好控制在（　　）

A. 160～180/100～110mmHg　　　B. <140/80mmHg
C. <160/100mmHg　　　　　　　　D. 100～110mmHg
E. <100mmHg

答案：D

4. 高血压脑病时，最适合选用的降压药物是（　　）

A. 硝普钠　　　　　B. 乌拉地尔　　　　　C. 硝酸甘油
D. 美托洛尔　　　　E. 卡托普利（开博通）

答案 B

5. 高血压病合并急性前壁心肌梗死时，治疗药物首选（　　）

A. 硝普钠　　　　　　　　　　B. 乌拉地尔　　　　　　　　C. 硝酸甘油
D. 美托洛尔（倍他乐克）　　　E. 卡托普利（开博通）

答案 D

第七节　急性心脏压塞

一、概述

心脏是维持人体血液循环的动力器官，它保障供给全身各个脏器和组织的血液供应。心包为一包裹心脏及出入心脏大血管根部的囊样结构。心包腔是指壁层心包与心脏表面的脏层心包之间的空隙。正常心包腔内有少量淡黄色液体润滑着心脏表面。外伤性心脏破裂或心包内血管损伤造成心包腔内血液积存称为血心包或心脏压塞，是心脏创伤的急速致死原因。由于心包的弹力有限，急性心包积血达 150ml 即可限制血液回心和心脏跳动，引起急性循环衰竭，进而导致心搏骤停。

 什么是急性心脏压塞？

急性心脏压塞是指心包腔内发生急性液体积聚，使心包内压力迅速升高，从而挤压心脏及引起一系列心脏血流动力学障碍的综合征。临床上以血压下降、静脉压升高及心音遥远、奇脉为主要表现，属于临床危重急症之一，与心包腔积液缓慢发生之心包积液有所区别。

二、病因和发病机制

(一) 病因

急性心脏压塞可由恶性病变(32%)、特发性心包炎(14%)、尿毒症(9%)急性心肌梗死(应用肝素)(9%)、介入检查所致心脏穿孔(7.5%)、细菌性(7.5%)、结核性(5%)、照射性(4%)、黏液水肿(4%)、夹层动脉瘤(4%)、心脏手术后综合征(2%)、系统性红斑狼疮(2%)、心肌病应用(抗凝剂)(2%)、心包或心脏大血管的外伤破裂出血、主动脉夹层或冠状动脉瘤破裂、急性全身感染或邻近器官感染穿破至心包腔、过量抗凝剂的应用,医源性损伤如:心脏手术后出血、心肺复苏并发症、心脏起搏电极穿破心脏、心导管检查致心脏穿孔、PTCA造成冠脉破裂出血等原因引起,其中心脏外伤是导致急性心脏压塞的主要原因之一,特别是近年来,随着工业及交通运输的迅速发展,胸部外伤发生率日益增高。心脏内、外科术后出现急性心脏压塞大多是心包引流不畅或纵隔引流不畅出现心包外血凝块压迫心脏所致,亦有因心脏外科术后心功能差,自限性心脏压塞加上心包、纵隔引流管压迫所致。

知识延展

解剖:心脏是维持人体血液循环的动力器官,它保障供给全身各个脏器和组织的血液供应。心包为一包裹心脏及出入心脏大血管根部的囊样结构。心包腔是指壁层心包与心脏表面的脏层心包之间的空隙。正常心包腔内有少量淡黄色液体润滑着心脏表面。外伤性心脏破裂或心包内血管损伤造成心包腔内血液积存称为血心包或心脏压塞,是心脏创伤的急速致死原因。由于心包的弹力有限,急性心包积血达150ml即可限制血液回心和心脏跳动,引起急性循环衰竭,进而导致心脏骤停。

三、病理生理学

(一) 病理学

急性心脏压塞因心包腔压力迅速升高而发生。如果心包腔积液发生缓慢,使心包壁层有机会逐渐相应扩张伸展的话,即使积液达1000ml甚至2000ml也可不出现心脏受压现象。然而心包腔内仅能容纳迅速增加的心包积液80~150ml,在此范围内心包压力曲线仍能维持平坦状态。如果心包积液迅速增加超过此界限时则可导致严重的心脏压塞。此外,心脏压塞也可受心包纤维化等情况的影响。所以,心包积液对心脏血流动力学的影响首先取决于液体积聚的速度,其次是液体量及心包的物理性质。

(二) 病理生理变化

急性心脏压塞时心包由正常的负压变成程度不等的正压,由于心包内压急剧上升,限制了心脏的舒张期的充分扩展,尤其是右房及右室壁较薄,其舒张受压力影响更大,致使静脉血液不能正常回流至右房右室,从而使血液积聚在静脉容量系统内。左室虽然受外来压力影响较轻,但由于右室搏出量减少,同样使左室舒张期容量不足,心排血量因此减少,血压下降,此时通过反射机制引起心率加快及周围血管收缩以代偿心排血量下降。但当心包内压继续升高时,心排血量及血压进一步下降,最终导致休克发生,甚至导致死亡。

心脏压塞时可见到奇脉,即在吸气过程中尽管心脏持续搏动,但脉搏明显变小或消失,呼气时复原,其发生机制主要是吸气时右室充盈增加,从而一方面使心包内压升高,限制并减少了左室充盈,另一方面由于右室充盈增加使室间隔向后移位,也限制了左室充盈,再加上吸气时右室搏出的血量更多的存留在扩张的肺循环里,从而左室的舒张期容量反较呼气时少,结果主动脉血流及压力降低而使脉搏减弱,严重者脉搏可完全消失,从而出现奇脉。

 知识延展 •

心包积液是否发生心脏压塞主要取决于:

心包腔内积液量及积聚速度

　　缓慢,可达 1~2L,亚急性、慢性心脏压塞。

　　快速,仅 150~200ml,急性心脏压塞。

心包顺应性或伸展性

　　心包增厚、钙化、纤维化或肿瘤浸润致心包僵硬。

　　小量积液即可迅速心包内压升高,引起心脏压塞。

血容量

　　低血容量——心室充盈压下降,小量积液可减少心室充盈,引起心脏压塞。

四、临床表现

(一) 急性心脏压塞常见症状

1. 原发病的临床症状,如急性心肌梗死、尿毒症、血液病、胸部外伤等临床症状。
2. 气促,呼吸表浅而快,端坐呼吸,身躯前倾。呼吸困难为急性心包渗液时最突出的症状。
3. 胸闷、胸痛。
4. 意识异常,包括焦虑、烦躁、神志淡漠,甚至意识不清。

(二) 急性心脏压塞常见体征

1. 血压下降,脉压减小,早期出现心室率增快,但中心静脉压高。
2. 颈静脉怒张,可有 Kussmaul 征(吸气时颈静脉明显怒张)。
3. 心尖搏动减弱,心音遥远,奇脉。
4. 肝脏肿大压痛,腹水,下肢水肿。
5. 严重者可有休克表现:面色苍白,皮肤湿冷、青紫,大汗淋漓。

其中第 1、2、3 项称为 Beck 三联征,为急性心脏压塞的特有体征。

五、实验室检查

(一) 一般检查

常有血中白细胞计数及中性粒细胞增多,在急性化脓性心包炎所致心脏压塞者更加明显。

(二) 特殊检查

1. X线检查 心包积液量不多时,X线胸片可见心脏外形正常。当心包液超过250ml以上时,心影呈烧瓶状,心脏搏动微弱,上腔静脉影突出,心膈角呈锐角。

2. 心电图 窦性心动过速或过缓,低电压,QRS波振幅突然降低,如果心脏破裂,心包内急剧积血,在心前导联可显示特征性高尖T波。另外,可出现电交替,即大量心包积液使心脏悬浮摆动于液体中时所出现的P、QRS、T波交替改变的特征性心电图表现。

3. 超声心动图 为一准确、安全而方便的检查,能发现心包积液的征象及心包内压增高的间接证据,如心包腔液性暗区,心脏呈摆动样运动,右心系统舒张期塌陷现象等。

4. 血流动力学检查 可发现中心静脉压升高,心包腔压力明显升高,心包压大于右房压。

5. 心包穿刺 可以诊断、鉴别积液的性质,有助于确定病因。

6. 磁共振成像 能清晰显示心包积液的容量和分布情况,并可大致分辨积液的性质。

六、临床思辨

(一) 诊断

1. 有导致急性心包内出血、积液的病史(近期心肌梗死、心包炎、尿毒症、近期心脏手术或器械检查等)。

2. 有Beck三联征:①血压下降,可出现休克现象。②中心静脉压升高,颈静脉怒张。③心尖搏动减弱,心音遥远,奇脉。

3. 超声心动图检查发现相应表现。

(二) 鉴别诊断

1. 急性充血性右心衰竭 也可出现血压下降,心脏急剧增大,但心尖搏动位置与心浊音界相一致,无心音遥远。无奇脉,超声波检查无心包积液现象。

2. 扩张型心肌病 心界扩大,心脏搏动减弱,但起病缓慢,心音清晰,无奇脉,超声波检查无液平。

3. 缩窄性心包炎 有心脏搏动减弱及颈静脉怒张、肝肿大、下肢水肿等心脏受压及静脉压升高的相同表现,但多有结核性心包炎病史,起病发展隐袭缓慢,没有明显急性血压下降及休克,超声波及磁共振成像可资鉴别,X线检查可见心包钙化。

(三) 急性心脏压塞的危重指标

1. 原发病严重,如心肌梗死破裂,心脏严重创伤或大血管破裂等。

2. 动脉压进行性急剧下降,迅速出现休克征象。

3. 出现神志障碍。
4. 呼吸困难明显，出现发绀。

病情评估

急性心脏压塞的死亡率极高，许多病人未送至医院即已死亡。院内术后患者如果发现不及时，出现急性心脏压塞后病程进展迅速，很快出现多器官功能不全甚至死亡。

七、治疗原则和专家建议

（一）处理原则

迅速降低心包腔内压，维持心室充盈压。因此心包一旦出现必须争分夺秒地进行抢救治疗。当锐器伤的胸壁伤口在心前区或胸部挤压伤病人，有进行性血压下降、面色苍面、心率增快、心音遥远、颈静脉怒张、神志烦躁不安时，应首先考虑到血心包的存在，应紧急做心包穿刺，排血减压、缓解填塞，暂时改善血流动力学，争取抢救时间，心包穿刺引流是缓解心脏压塞的首选方法，是成功抢救心脏压塞患者的最关键技术。穿刺部位有两处：①胸骨剑突与左肋弓缘相交夹角处。②左侧第五肋间心浊音界内侧 1~2cm。在穿刺过程中嘱患者勿咳嗽及深呼吸，以免损伤心肌，并给予氧气吸入。严密观察患者的生命体征。并输盐水及血液纠正失血性休克同时准备紧急开胸手术探查，严格麻醉管理，严防心脏骤停，补充足够的血液，治疗中禁用利尿剂或其他降低前负荷药物，术中清除心包腔积血，恢复心脏正常收缩和舒张功能，精细准确地修补心脏破损处。术后严密监测心功能并合理应用心血管活性药物。心脏术后患者出现急性心脏压塞，立即进行心包穿刺或再次进入手术室行开胸探查，特别是外科术后出现急性心脏压塞，立即行床边开胸探查。

（二）专家建议

急性心脏压塞的早期诊断有一定困难，由于大多数的症状没有特异性，所以心脏压塞在许多情况下要怀疑。Glinz 报道在外伤性急性心脏压塞者，典型的 Beck 三联征只见于 35%~40% 的患者，所以容易被医务人员忽略或被其他体征掩盖，而本病的诊断一旦被延误，则会导致严重后果，故应对其提高警惕。对不明原因的休克、烦躁、冷汗、恶心、气促等症状的患者，必须考虑到有心脏压塞的可能。

一旦确诊为急性心脏压塞，须及时给心包腔减压，心包穿刺引流是治疗心脏压塞最快速、有效的手段，对抢救患者的生命起着重要的作用。超声引导下心包穿刺置管引流，更加迅速、安全、可靠，是目前引流中等量以上心包积液的有效方法。心脏超声不仅能直接地发现心包积液的空间分布状态，估计液体量的多少，预测病情的转归，而且可对病理变化做出初步的判断，为临床提供较准确的诊断依据。置管成功后应密切监测每小时引流量，若连续 3 小时大于 150ml/h，应考虑心包腔活动性出血，须积极行剖胸止血手术。郭继鸿研究表明，右心、静脉系统等低压区域的损伤和穿孔造成的心脏压塞，几乎都能通过心包穿刺和引流的内科治疗而缓解，而左心、动脉系统等高压区域损伤、穿孔造成的心脏压塞，有时需要外科手术才能从根本上解决问题。特别需要注意的是,开胸手术前应尽可能保证持续、有效的引流以维持血流动力学稳定,直至心包切开。

 心包穿刺术注意事项

1. 穿刺术前用镇静剂,必要时可用阿托品以预防穿刺心包时发生血管迷走反射(心动过缓、心脏停博、低血压)。
2. 心包穿刺术的监测,采用腔内心电图、2DE 监测,以提高穿刺安全性和成功率。
3. 心包穿刺液如为血性,应鉴别穿刺针是否在心包腔内。
4. 心包穿刺术同时需及时补液、输血、必要时升压以维持重要脏器血液灌注。洋地黄类药物对心脏压塞病人有增加后负荷而不能增加心博量的作用,故不宜用。

(陈祖君)

参考文献

1. 齐海梅,江鸿,张维强. 现代心血管疾病急诊. 北京:中国医药科技出版社,1999:254-261.
2. Sait0 Y,Donohue A,Attai S,et al. The syndrome of cardiac tamponade with"small"pericardial effusion. Echocardiography,2008,25:321-327.
3. David H,Spodick D. SC. Acute cardiac tamponade. N England J Med,2003,349:684-690.
4. Glinz W. Chest trauma diagnosis and management. Springerverlag,New York:Heidelberg Berlin,1981:180-180.
5. 王树松,李其海. 超声引导下心包置管在创伤性心包压塞中的应用. 中国微创外科杂志,2004,4(3):233-234.
6. 王审,陈玲玲. 心包积液不同穿刺部位留置引流的疗效比较和安全性观察. 临床急诊杂志,2006,7(3):121-123.
7. 杨东辉,刘少稳,杨延宗. 导管射频消融术致急性心包填塞原因分析及处理方法. 中华心律失常学杂志,2004,4(1):10.
8. 郭继鸿. 重视急性心脏压塞的及时诊断及有效治疗. 中华心律失常学杂志,2003,7(5):263-264.
9. 张秀荣,翟新梅,满秀荣. 冠状动脉内复杂病变支架植入并发心包填塞的观察与护理. 中国医学创新,2009,6(31):94.

 练习题

1. MRI 诊断心包积液的优点,**除了**(　　)
   A. 发现少量心包积液敏感　　B. 定位准确　　　　　　C. 价格便宜

D. 可作半定量分析　　　　E. 对包裹性积液定位较佳

答案：C

2. 心包积液与右心功能不全的区别是(　　)
   A. 颈静脉怒张　　　　B. 肝肿大　　　　C. 水肿
   D. 肝颈静脉回流征阳性　E. 心音低而遥远

答案：E

3. 渗出性心包炎最突出的症状是(　　)
   A. 发绀　　　　　　　B. 干咳　　　　　C. 呼吸困难
   D. 声嘶　　　　　　　E. 吞咽困难

答案：C

4. 对于急性心脏压塞的处理关键在于(　　)
   A. 病因治疗　　　　　B. 对症治疗　　　C. 心包穿刺
   D. 外科手术　　　　　E. 以上都不对

答案：C

5. 心包摩擦音听诊最明显的部位是(　　)
   A. 心尖部　　　　　　B. 心底部　　　　C. 剑突下
   D. 胸骨下端　　　　　E. 胸骨左缘第3、4肋间

答案：E

第八节　主动脉夹层

一、概述

正常的人体动脉血管由3层结构组成，内膜、中膜和外膜，三层结构紧密贴合，共同承载血流的通过。而动脉夹层是指由于内膜局部撕裂，受到强有力的血液冲击，内膜逐步剥离、扩展，在动脉内形成真、假两腔。从而导致一些包括撕裂样疼痛的表现。根据破口部位、所在的动脉的部位、夹层可累及全身各个部分，最为常见的和最为凶险的是主动脉夹层，其他的还有肠系膜上动脉夹层、颈动脉夹层等等，由于供血部位的不同，表现形式也不尽相同。本文主要论述的是主动脉夹层。主动脉是身体的主干血管，承受直接来自心脏跳动的压力，血流量巨大，出现内膜层撕裂，如果不进行恰当和及时的治疗，破裂的机会非常大，死亡率也非常高。

 什么是主动脉夹层？

主动脉夹层(aortic dissection)又称主动脉夹层动脉瘤，是由于血液通过动脉内膜破口进入主动脉壁中层形成夹层血肿，并延伸剥离而引起的严重心血管急诊。

本病少见，但预后差，死亡率高。年发病率约2.6/10万~3.5/10万，患者约2/3为男性，好发年龄50~70岁，平均63岁。

二、病因和发病机制

(一) 病因

1. 高血压病　高血压是发生主动脉夹层最常见的病因,约50%以上的患者由高血压引起。在急进型和恶性高血压以及药物控制不佳的顽固性高血压患者中,本病的发生率明显增加。

2. 结缔组织病　遗传性血管病变如Marfan综合征、Ehler-Danlos综合征、主动脉瓣二瓣畸形、先天性主动脉缩窄和家族性主动脉夹层等。此外,血管炎如巨细胞动脉炎、白塞病及梅毒等。

3. 动脉粥样硬化　动脉粥样硬化斑块内膜的破溃可以形成夹层。常见于合并高血压、血脂异常及糖尿病者。

4. 其他　外伤如车祸或坠落伤等;医源性因素,如介入治疗引起的大动脉损伤、心脏瓣膜及大动脉手术损伤、主动脉球囊反搏引起的损伤等。

(二) 发病机制

正常人的主动脉可以承受很大的压力。长期高血压作用于主动脉可引起内膜增厚、纤维化,并导致平滑肌细胞肥大缺血、血管中层变性坏死,最终导致内膜的撕裂,血液进入到血管中层形成夹层血肿。

三、病理生理学

和所有其他动脉相同,主动脉也是由外膜层,中间层和内膜层三层构成。内膜位于血管最里面,和流动的血液直接接触,主要由内皮细胞构成。中间一层是中间层,由平滑肌细胞和弹力纤维的混合组成,又被称为肌层。最外面是外膜层,由结缔组织组成。

如果血液穿过内膜层进入中间层,即形成主动脉夹层。内膜可以沿着血管壁向近端或向远端撕裂。向髂总动脉分叉处方向(和血流方向相同)的撕裂称为顺行性夹层,向主动脉根部方向(和血流方向相反)的撕裂称为逆行性夹层。主动脉夹层最初的撕裂位置通常是在距离主动脉瓣100mm内的主动脉壁上,因此逆行性夹层容易引起出血进入心包腔内。顺行性夹层可以沿着血管壁进展一直到达髂总动脉分叉处,使血管壁撕裂,或者重建一个新的血管管腔,出现双桶状的主动脉。双桶状的主动脉降低血流量的压力,降低血管破裂的危险。破裂会导致出血进入体腔,而预后则取决于破裂的面积。腹膜和心包破裂都是可能的。

主动脉夹层的起始事件是主动脉内膜的撕裂。由于主动脉内的高压力,血液进入撕裂处血管壁的中间层。血液进入血管壁中间层的力量导致撕裂延伸。它可以向近端(靠近心脏)延伸或向远端(远离心脏)延伸,也可以向两端延伸。血液在中间层流动,创造出一个假腔(真腔是血液在主动脉流动的正常渠道)。假腔和真腔的分隔是内膜,这个组织被称为内膜瓣。绝大多数主动脉夹层起源于升主动脉(65%)。其他起源包括主动脉弓(10%),或者胸降主动脉动脉韧带远侧(20%)等。沿着假腔流动的血液,可能会使内膜二度撕裂,通过这些二次撕裂口,血液可以重新进入真腔。虽然目前对内膜撕裂的发生机制暂时不确定,但往往涉及组成中间层的胶原蛋白和弹性纤维变性,这被称为囊性中层坏死。囊性中层坏死和马方综合征有密切的关联,也和Ehlers-Danlos综合征密切相关。

约13%的主动脉夹层患者没有内膜撕裂的直接证据。据认为，这些情况下是由中间层出血导致血管壁内血肿引起的。这些病例真腔和假腔没有直接联系，如果病因是壁内血肿，很难通过主动脉造影来对主动脉夹层进行诊断。血管壁内血肿导致主动脉夹层应该和内膜撕裂导致主动脉夹层同等对待。

 知识延展

当血液进入中层后，将内膜与中层分隔开，如果血压继续增高或夹层内的压力不断增大，血肿不断向近心端或远心端蔓延扩展。升主动脉夹层向近心端蔓延，可引起低灌注综合征、心脏压塞、主动脉瓣关闭不全及急性心肌缺血等严重并发症；向远心端蔓延，可波及头臂干动脉、左颈总动脉及左锁骨下动脉等血管，并引起相应血管供血不足或缺血。降主动脉夹层扩展可引起肾脏、消化系统及下肢缺血。

四、临床分型

根据主动脉夹层内膜裂口的位置和夹层累及的范围，目前医学上有两种主要的分类方法。最广泛应用的是1965年DeBakey教授等，提出的3型分类法。Ⅰ型：主动脉夹层累及范围自升主动脉到降主动脉甚至到腹主动脉。Ⅱ型：主动脉夹层累及范围仅限于升主动脉。Ⅲ型：主动脉夹层累及降主动脉，如向下未累及腹主动脉者为ⅢA型；向下累及腹主动脉者为ⅢB型。1970年，斯坦福大学Daily教授等，提出了另一种主要依据近端内膜裂口位置的分类方法：Stanford A型：相当于DeBakeyⅠ型和Ⅱ型，Stanford B型：相当于DeBakeyⅢ型。

解剖：见图4-14。

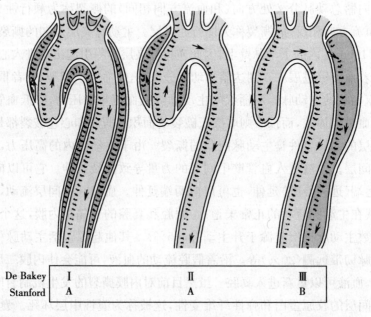

图4-14 主动脉夹层分类

五、临床表现

本病分为急性期、亚急性期及慢性期。急性期指发病3天之内,症状重,死亡率高;亚急性期指发病3天到2个月;慢性期则为2个月以上的患者。本病临床表现多变,病情复杂。

1. 突发剧烈疼痛 高达96%的患者以剧烈疼痛为主诉。疼痛的特点:①性质:多为刀割样、撕裂样或针刺样;②程度:剧烈、难以忍受,可出现烦躁、大汗、恶心、呕吐等症状伴濒死感;③部位:多位于胸骨区,可向肩胛部及后背部扩展,疼痛的部位往往与夹层病变的起源部位密切相关,以前胸痛为主要表现提示夹层病变累及近端升主动脉;而肩胛间区疼痛则提示降主动脉夹层;颈、咽及下颌疼痛往往提示夹层侵及升主动脉或主动脉弓;而后背、腹部及下肢痛则强烈提示腹主动脉夹层形成;④持续时间长。

2. 晕厥 大约16%的主动脉夹层患者发生晕厥,部分患者可以是以晕厥为首发表现。晕厥通常由一些严重并发症如心脏压塞、急性左心衰、脑动脉梗阻等引起。当然,剧痛本身也可诱发晕厥。

3. 休克 部分患者表现为面色苍白、出汗、四肢皮肤湿冷等类休克的临床表现,但真正发生休克者不多,可见于合并急性左心衰恶化、急性心脏压塞,夹层破裂大出血等。

4. 夹层血肿延展、压迫引起的相关系统表现

(1)心血管系统:Stanford A型病变可合并严重主动脉瓣关闭不全,导致急性左心衰;波及冠状动脉可以引起急性心肌梗死;夹层血肿破入心包引起急性心脏压塞。

(2)神经系统:夹层波及无名动脉及颈总动脉患者,可以有头晕、嗜睡、失语、定向力障碍及对侧偏瘫等表现。

(3)消化系统:反复发作的腹痛、恶心、呕吐及黑便等症状,通常提示夹层病变延展至腹主动脉主干肠系膜动脉。

(4)泌尿系统:病变累及肾动脉时,则常引起腰痛、血尿、少尿、无尿甚至急性肾衰竭。

知识延展

主动脉夹层可以表现为不同的情况,也称之为临床症状,主要包括:

1. 典型的急性主动脉夹层病人往往表现为突发的、剧烈的、胸背部、撕裂样疼痛。严重的可以出现心衰、晕厥、甚至突然死亡;多数患者同时伴有难以控制的高血压。

2. 主动脉分支动脉闭塞可导致相应的脑、肢体、肾脏、腹腔脏器缺血症状:如脑梗死、少尿、腹部疼痛、双腿苍白、无力、花斑,甚至截瘫等。

3. 除以上主要症状和体征外,因主动脉供血区域广泛,根据夹层的累积范围不同,表现也不尽相同,其他的情况还有:周围动脉搏动消失,左侧喉返神经受压时可出现声带麻痹,在夹层穿透气管和食管时可出现咯血和呕血,夹层压迫上腔静脉出现上腔静脉综合征,压迫气管表现为呼吸困难,压迫颈胸神经节出现Horner综合征,压迫肺动脉出现肺栓塞体征,夹层累及肠系膜和肾动脉可引起肠麻痹乃至坏死和肾梗死等体征。胸腔积液也是主动脉夹层的一种常见体征,多出现于左侧。

六、实验室及辅助检查

1. 实验室检查　急性期患者多可出现血白细胞增多伴中性粒细胞比例升高,血沉增快;病变累及冠状动脉可引起血清心肌标志物(CK、CK-MB、LDH、AST、cTnI 和 cTnT 等)水平升高;病变累及肾动脉,常引起镜下血尿、蛋白尿及管型伴血 Cr 和 BUN 水平升高。

2. 心电图　患者心电图检查多表现为非特异性 ST-T 改变,近 1/3 患者的心电图完全正常。但当病变累及冠状动脉时,可出现心肌缺血甚至心肌梗死图形。

3. X 线片　可出现主动脉增宽,主动脉外轮廓不规则、增宽甚至扭曲,主动脉内膜钙化影移位等(图 4-15)。但有少数患者其 X 线检查完全正常。普通 X 线胸片就可以提供诊断的线索,对于急性胸背部撕裂样疼痛,伴有高血压的患者,如果发现 X 线胸片中上纵隔影增宽,或主动脉影增宽,一定要进行进一步 CTA 等检查,明确诊断。

胸部 X 线片见上纵隔影扩大,对诊断主动脉夹层具有中等程度的敏感性(67%),但特异性较低,很多其他情况都可以在胸部 X 线检查看到纵隔扩大的征象。在胸部 X 线片看到钙化影是判断主动脉夹层的一个指征。钙化是内膜和主动脉外软组织的分离的征象,增到 10mm 时提示夹层分离的可能,若超过 10mm 则可肯定为主动脉夹层。胸部 X 线片上还可能会看到胸腔积液。他们在降主动脉夹层中更常见,通常出现左胸廓。其他的发现包括主动脉结闭塞,左主支气管压迫,气管条纹减少或消失以及气管偏位。

大约 12%~20% 的主动脉夹层患者胸部 X 线检查正常,因此正常的胸部 X 线片并不能排除主动脉夹层的可能。如果临床特征高度怀疑是主动脉夹层,当务之急是使用其他影像学检查(CT 血管造影、MRA、主动脉造影,或经食管心脏超声检查)予以排除。

4. 超声心动图　超声心动图检查可见主动脉概况扩张,夹层处主动脉壁由正常的单条回声变为两条分离的回声带,其间形成假腔。并能发现相关并发症,如主动脉瓣关闭不全、心脏压塞等。经食管超声心动图检查的敏感性和特异性更高(>95%),可以有效地发现位于升主动脉末端、主动脉弓及降主动脉夹层病变,并显示内膜破口位置和真假腔血液,见图 4-16。

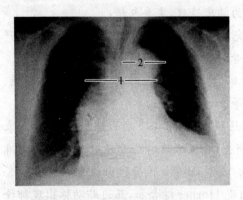

图 4-15　主动脉夹层的胸部 X 线片

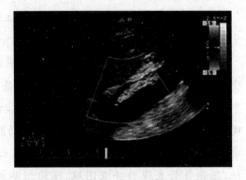

图 4-16　超声心动图显示血管真腔和主动脉夹层的假腔

其优点是无创,无须造影剂,可定位内膜裂口,显示真、假腔的状态及血流情况,还可显示并发的主动脉瓣关闭不全、心包积液及主动脉弓分支动脉的阻塞等情况。但同时也受患者的肥胖等情况限定,经胸超声虽简单易行,其敏感性和特异性均不如经食管超声,但经食管超声可能引起恶心、呕吐、心动过速、高血压等,反而可能加重病情,因此往往需要在麻醉下进行。血管腔内超声是近年发展起来的诊断项目,可清楚显示主动脉腔内的三维结构,诊断正确性无疑高于传统超声,但因其为血管内操作,主要应用于微创介入治疗时对夹层破口和残留内漏的判断上。

经食管超声心动图(TEE)是一个比较好的诊断主动脉夹层的检查,具有98%的敏感性和97%的特异性。这是一个相对的非侵入性检查,因为检查中要求患者经食管吞入超声心动图探头。这种检查对升主动脉夹层具有非常好的效果,并可以确定冠状动脉的开口是否被主动脉夹层累及。许多医疗机构为增加患者的舒适度,在经食管超声心动图检查时会提供镇静剂,不过如果患者配合检查,也可以不用使用镇静剂。

经食管超声心动图的缺点包括无法获得远端主动脉(主动脉弓开始)和位于胃下方的腹主动脉的影像。食管狭窄或食管静脉曲张的患者在技术上难以使用经食管超声心动图进行检查。

5. CT 和 MRI

(1)主动脉、CTA:是目前最常用的术前影像学评估方法,其敏感性达90%以上,其特异性接近100%。CTA断层扫描可观察到夹层隔膜将主动脉分割为真假两腔,重建图像可提供主动脉全程的二维和三维图像,其主要缺点是要注射造影剂,可能会出现相应的并发症,而主动脉搏动产生的伪影也会干扰图像和诊断,见图4-17。

(2)主动脉MRI:磁共振成像(MRI)是目前主动脉夹层检查和评估的金标准,有高达98%的敏感性和高达98%的特异性。主动脉的MRI检查将会提供一个三维重建的主动脉,让医生来判断内膜撕裂的位置,分支血管的累及,并找到继发性撕裂的位置。它是一种非侵入性的检查,而且不需要使用碘造影剂材料,同时还可以检测并定量分析主动脉瓣关闭不全的程度。其缺点是扫描时间较长,不适用于循环状态不稳定的急诊患者,而且也不适用于体内有磁性金属植入物的病人,详见图4-18。

6. 主动脉造影 是诊断主动脉夹层的重要手段,包括选择性动脉造影和数字减影血管造影术,诊断准确率≥95%,可显示内膜撕裂的部位、范围、出口、入口以及主动脉瓣受累情况。数字减影血管造影(DSA),目前,尽管主动脉血管造影仍然保留着诊断主动脉夹层"黄金标准"的地位,但已基本上为CTA和MRI所取代,因为是有创检查且需使用含碘造影剂,目前多只在腔内修复术中应用而不作为术前诊断手段。

7. D-二聚体 血液D-二聚体水平低于500ng/mL时可能有利于排除主动脉夹层的诊断,减少进一步影像学检查的需要。

七、临床思辨

急性主动脉夹层病情进展迅速,早期死亡率高,因此快速诊断意义重大。对于合并剧烈胸痛、后背痛、腹痛、晕厥等患者,均应考虑发生主动脉夹层的可能,但确诊仍有赖于超声心动、

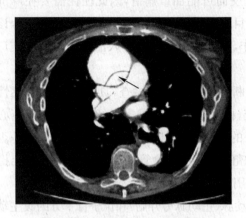
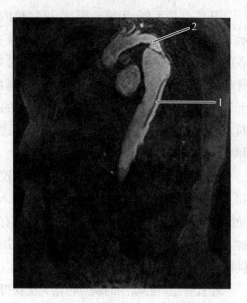

图 4-17 注入造影剂的 CT 检查显示升主动脉瘤样扩张和主动脉夹层形成

图 4-18 主动脉夹层的 MRI 检查
1. 降主动脉夹层；2. 主动脉峡

多排螺旋 CT、MRI 和主动脉造影等检查。本病需与下列疾病相鉴别。

1. 急性心肌梗死　主要的鉴别要点：①疼痛的表现：心肌梗死的疼痛通常逐渐加重，多位于胸骨后或心前区，可向左上肢及左侧肩背部放射，而主动脉夹层的疼痛常突发剧烈，常呈撕裂样、部位较广泛，阿片类药物治疗效果不佳；②心电图及心肌标志物：急性心肌梗死通常有典型的心电图及心肌标志物改变，而主动脉夹层的心电图无特征性改变，除非少数情况累及到冠状动脉；③部分主动脉夹层及急性心肌梗死患者均出现面色苍白、出汗、四肢皮肤湿冷等类似休克的症状，但前者合并上述症状时血压一般不低，而后者通常有低血压。

超声心动图和多排螺旋 CT 等影像学检查有助于主动脉夹层的确诊。

2. 急腹症　主动脉夹层累及腹主动脉及其大分支引起各种急腹症样临床表现，易被误诊为急性胰腺炎、急性胆囊炎、缺血性肠病、肾绞痛、消化性溃疡穿孔和肠梗阻等。如注意本病临床特点，尤其是疼痛特点，结合超声心动图等影像检查可鉴别。

3. 其他原因引起的急性主动脉关闭不全　如感染性心内膜炎引起的瓣膜穿孔、主动脉窦瘤破裂，均可引起突发主动脉瓣关闭不全伴急性左心功能不全。但上述疾病无剧烈胸痛，亦无夹层累及其他分支血管的征象，结合影像学相关检查可鉴别。

此外，主动脉夹层亦需与急性心包炎、急性肺栓塞、气胸和脑卒中等疾患相鉴别。

 知识延展

由于主动脉夹层的症状和体征取决于主动脉夹层内膜撕裂和剥离的程度，有时难以作出正确的诊断。虽然详细的病史可以强烈支持主动脉夹层的存在，但诊断往往并不能单靠病史和体征。诊断通常是靠内膜瓣上可视化的影像学检查来判断。主动脉夹层常见的影像学检查包括应用含碘造影剂对胸部进行CT检查,以及经食管超声心动图检查。其他可用的检查包括:主动脉造影片、主动脉的磁共振血管造影(MRI)。这些检查都有其特有的优点和缺点,在主动脉夹层诊断中各自的敏感性和特异性都不同。在一般情况下,所采用的成像技术主要基于成像检查前的诊断,测试方式的可行性,患者的稳定性以及检查的敏感性和特异性来选择的。

1. 确定是否有主动脉夹层
2. 确定主动脉夹层的病因、分型、分类和分期。主动脉夹层的病因、分型、分类和分期是决定其治疗策略的重要依据,在获得完整的病史和CTA或MRA等影像学资料后应尽快作出综合判断。其中确定主动脉夹层裂口的位置和数量是其手术治疗的主要基础。传统开放手术旨在以人工血管置换病变动脉段;腔内隔绝术的原则是通过腔内移植物隔绝封闭破裂口以彻底消除主动脉夹层破裂的后患。
3. 鉴别夹层的真假腔

夹层真假腔的鉴别是腔内隔绝术治疗成功的关键,但有时鉴别比较困难,应根据多种影像学检查的发现综合判断。

4. 确定有无主动脉夹层外渗和破裂预兆

夹层外渗导致的心包腔积液是急性主动脉夹层死亡的主要原因之一。MRA和CTA检查中经常能发现纵隔和胸膜腔积液。夹层进行性外渗常常是其破裂的预兆,也是急诊行手术或腔内隔绝术的主要指征。

5. 确定有无主动脉瓣反流及心肌缺血

脉压差增大和心脏舒张期杂音常提示主动脉瓣反流,彩超可确定诊断。如彩超发现主动脉反流应同时测量反流量和主动脉瓣环直径,以作为判断有无手术指征的依据。主动脉夹层累及冠状动脉开口时可导致心肌缺血,但需要排除并存的冠脉疾病,TEE可发现冠状动脉的开口是否被夹层遮蔽,DSA冠脉造影仍然是金标准。

6. 确定有无主动脉分支动脉受累及

主动脉分支动脉受累可导致受累靶器官缺血的各种临床症状,同时主动脉的重要分支动脉受累导致的脏器急性缺血也是主动脉夹层急诊手术的指征之一。无名干或颈总动脉受累可导致脑梗死,肾动脉受累可导致肾梗死或肾缺血性高血压,髂动脉受累可导致急性下肢缺血,肋间动脉受累可导致截瘫。

 疾病危害

主动脉夹层的最大危害是死亡。主动脉是身体的主干血管,承受直接来自心脏跳动的压力,血流量巨大,出现内膜层撕裂,如果不进行恰当和及时的治疗,破裂的机会非常大,死亡率也非常高。以往的文献报告,1周内的死亡率高达50%,1个月内的死亡率在60%~70%之间。除此之外,即使患者得以存活,因假腔的扩大和压力的增加,真腔血管的血流量降低,则会导致主动脉所供血区域的脏器缺血。

八、治疗原则和专家建议

(一) 一般处理

明确诊断或高度怀疑主动脉夹层者,应当迅速将患者送入心脏监护病房,绝对卧床休息,避免用力,保持大便通畅。严密监测生命体征,给予吸氧。

(二) 药物治疗

1. 止痛药物　应给予足量的止痛剂(如吗啡、哌替啶等)缓解疼痛,并解除患者的焦虑情绪。

2. 降压及降低心肌收缩力的药物　血压高可加重夹层血肿的蔓延,因此维持适当的血压非常重要。收缩压控制目标为110～120mmHg,心率宜<60次/分。降压治疗首选β受体阻滞剂,如美托洛尔 5mg,静脉缓注;艾司洛尔 50～300μg/(kg·min);拉贝洛尔 0.5～2mg/(kg·min)。β受体阻滞剂不仅有降压的作用,而且可以降低心肌收缩力及心率。血管扩张剂如硝普钠 0.25～10μg/(kg·min),也是常用而降压效果非常好的药物,硝普钠可以单独使用,也可以联合β受体阻滞剂。当患者存在β受体阻滞剂禁忌证时,可以静滴非二氢吡啶类 CCB,如地尔硫䓬 2.5～15mg/h,作为替代。

血流动力学参数不稳定的患者需做好气管插管和呼吸机辅助通气准备。

(三) 外科手术治疗

A型(Ⅰ型和Ⅱ型)主动脉夹层的患者往往需要手术治疗,手术目的是预防主动脉破裂、心脏压塞并矫治主动脉瓣关闭不全,以减少患者死亡。常用的术式包括:Bentall 术(适用于 Marfan 综合征并 A 型主动脉夹层者)、Wheat 术(适用于非 Marfan 综合征合并 A 型主动脉夹层伴主动脉瓣关闭不全者)、升主动脉移植术(适用于主动脉瓣正常的 A 型夹层患者)和次全主动脉弓移植术(适用于Ⅰ型主动脉夹层伴主动脉弓部分支狭窄患者)等。

B型(Ⅲ型)主动脉夹层的患者通常以内科治疗为主。手术适应证包括:剧烈疼痛不能缓解、急性胸(腹)主动脉扩张以及胸(腹)主动脉旁或纵隔内血肿形成等。

(四) 介入治疗

血管内支架植入术可以有效治疗慢性 B 型(Ⅲ型)主动脉病变。目前支架植入术也可用于 A 型和 B 型主动脉夹层并发的低灌注综合征的治疗。

专家意见●

主动脉夹层的治疗手段主要包括保守治疗、介入治疗和外科手术治疗。其中腔内介入修复技术丰富了主动脉夹层的治疗手段,并且使手术的创伤性减小,安全性增加。

专家意见●

保守治疗对于急性夹层的患者,无论我们进一步要采取何种治疗手段,首先应进行相应的保守治疗:控制血压,控制疼痛。通常需要应用强有力的药物,如降压的硝普钠,镇痛的吗啡等。而对于情况危急的患者,往往需要急诊气管插管、呼吸机辅助呼吸,进行急诊抢救手术,但也意味的极高的风险和死亡率。手术及介入治疗在患者情况适当稳定后,治疗方式的选择主要根据夹层的类型而定。就目前的治疗现状而言,对于 Stanford B 型主动脉夹层,以微创腔内治疗为主。治疗的依据包括以下情况,或者说手术适应症:夹层持续扩大,表现为主动脉夹层直径快速增大、范围迅速增加、胸腔出血、疼痛无法控制;或是主动脉的主要分支,如肠系膜上动脉、肾动脉缺血。

传统的主动脉夹层微创腔内修复术在技术上要求主动脉上至少有 1.5cm 的锚定区,以防止近端封堵不完全,出现内漏。但是,随着腔内修复器材的改进和腔内修复技术的进步,这一指征已扩大,可以通过杂交手术或各种腔内修复术(烟囱、开窗、模块分支支架)来治疗主裂口距左锁骨下动脉开口 1.5cm 以内的 Stanford B 型主动脉夹层。对于裂口位于升主动脉的 Stanford A 型主动脉夹层腔内修复术有学者在升主动脉放置覆膜支架来隔绝近端夹层裂口,但这一术式需要特定的解剖条件限定。急性期行升主动脉置换术,孙氏手术仍是当前 A 型主动脉夹层的主要治疗方法。

阜外医院专家意见

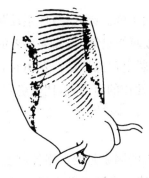
1. 窦管交界及近端正常型

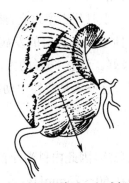
2. 累及冠脉开口和/或轻中度主动脉瓣关闭不全

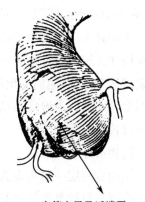
3. 窦管交界及近端严重受累型

图 4-19　阜外医院主动脉夹层的细化分型及治疗策略

对于 Stanford A 型主动脉夹层:根据主动脉根部病变情况:

A1:主动脉窦部正常,窦管交界和其近端正常,或仅有一个主动脉瓣交界撕脱,无明显主动脉瓣关闭不全。保留主动脉窦部的升主动脉替换。

A2:主动脉窦部轻度受累,窦部直径小于 3.5cm,主动脉瓣轻中度返流。

David 手术。

A3:主动脉窦部重度受累,窦部直径大于 5cm 或有严重的主动脉瓣关闭不全。

Bentall 手术。

根据主动脉弓部病变情况:C 型:复杂型,累及弓部或者病因为马方综合征。行主动脉弓部替换+象鼻支架

S 型:单纯型　行部分弓部替换。

对于 Stanford B 型主动脉夹层 B1:降主动脉无扩张或仅有近端扩张。支架手术。

B2：全部胸降主动脉扩张　　　胸降主动脉替换

B3：全部胸降主动脉及腹主动脉扩张。　　　胸腹主动脉替换

根据左锁骨下动脉和远端主动脉弓是否受累及分为2型：

C型：累及左锁骨下动脉或远端主动脉弓　　　深低温停循环手术

S型：支架手术。

疾病随访：再次需要提醒注意的是，无论是手术治疗，还是腔内介入修复，定期的随访和血压、心率控制至关重要。通过降低血压，降低左心室收缩速率，以减轻血流波动波对主动脉壁的冲击，可以有效地预防主动脉夹层发生、破裂，以及其他并发症的发生。

诊治新进展

急性主动脉夹层的治疗方案取决于撕裂的位置。Stanford A 型主动脉夹层（升主动脉撕裂），手术治疗要优于药物治疗。而对没有并发症的 Stanford B 型主动脉夹层（远端主动脉，腹主动脉夹层撕裂），药物治疗要先于手术治疗。

主动脉夹层在发生后的最初几个小时死亡率最高，然后开始下降。因此，急性主动脉夹层和慢性夹层的治疗策略不同。急性主动脉夹层的发病时间在两个星期内，如果患者能成功渡过这个时期，他们的预后将比较好。约有66%的主动脉夹层出现急性期。发病时间超过两个星期的称为慢性主动脉夹层。这些人是急性主动脉夹层发作的存活者，比较稳定，可以进行长期的药物治疗。

药物治疗

主动脉夹层一般表现为高血压急症，因此内科治疗首要考虑的因素是要严格控制血压。血压控制的目标是平均动脉压控制在60~75mmHg，或是病人能耐受的最低血压。另一个因素是减少左心室 dp/dt 的剪切力（左心室向升主动脉射血的力量）。

β受体阻滞剂是治疗急性和慢性主动脉夹层的一线药物。急性主动脉夹层的病人，迅速给予静脉药物（如艾司洛尔，普萘洛尔，拉贝洛尔等）是首选。血管扩张剂，如硝普钠，可以用于持续的高血压患者，但这类药物不应该单独使用，因为它们通常会导致反射性心动过速。

钙通道阻滞剂也可用于治疗主动脉夹层，特别是如果存在β受体阻滞剂的禁忌证。最常用的钙通道阻滞剂是维拉帕米和地尔硫䓬，因为他们有血管扩张及减弱肌肉的联合作用。

如果个别顽固性高血压（使用三种不同类别最大剂量的降压药进行治疗后依然存在持续性高血压），必须考虑主动脉夹层累及肾动脉导致肾性高血压的问题。

手术治疗

主动脉夹层手术治疗的适应证急性近端主动脉夹层、急性远端主动脉夹层合并一个或多个并发症。并发症包括累及重要器官、主动脉破裂或即将破裂、夹层逆行剥离至升主动脉以及有马方综合征或 Ehlers-Danlos 综合征的病史等。

主动脉夹层手术治疗的目的是切除破坏最严重的主动脉段，阻止血液进入假腔（包括主动脉的原始撕裂口以及后续的撕裂段）。虽然也可以进行撕裂内膜的切除术，但这并不会显

著改变死亡率。

主动脉夹层的修复方法有：
- 当主动脉瓣没有损害时可以将植入导管（通常由涤纶制成），替代受损的主动脉段。
- Bentall手术：更换受损的主动脉和主动脉瓣替换术。
- David手术：更换受损的主动脉和主动脉瓣再植术。
- 在受损主动脉段插入一个覆膜支架，如：在胸主动脉腔内修复（thoracic endovascular aortic repair，TEVAR）使用。它通常是和正在进行的药物治疗一起使用。
- 和一个和血管环吻合的涤纶移植物更换损坏的主动脉段。

（陈祖君）

参考文献

1. 郭加强，吴清玉．心脏外科护理学．北京：人民卫生出版社，2003：819-831．
2. Feezor RJ，Martin TD，Hess PJ Jr，et al. Early outcomes after endovascular management of acute，complicated type B aortic dissection. J Vasc Surg，2009，49(3)：561-566．
3. 詹必成，刘建，杜少鸣，等．胸主动脉夹层26例的手术治疗．中华临床医师杂志，2013，7(9)：3764-3768．
4. 刘皇军，金立军．主动脉夹层的临床特征及死亡危险因素分析．天津医药，2012，40(1)：74-75．
5. Khan LA，Nalr CK. Clinical，diagnostic，and management perspectives of aortic dissection. Chest，2002，122(1)：311-328．
6. 杨跃进，华伟．阜外心血管内科手册．北京：人民卫生出版社，2006：533．
7. 杨剑，易定华，俞世强，等．"杂交"手术治疗弓部主动脉夹层的疗效评价．心脏杂志，2013，25(3)：366-370．
8. 王家平，杨达宽，闫东，等．带膜支架治疗Stanford B型胸主动脉夹层动脉瘤．中华胸心血管外科杂志，2007，23(1)：58．
9. 胡铁辉．主动脉夹层动脉瘤的研究进展．中国医师杂志，2004，5(5)：577-579．

练习题

1. 下列**不是**主动脉夹层可能原因的是（ ）
   A. 主动脉中层肌肉退行性变　　B. 弹性纤维缺少
   C. 马方综合征　　D. 主动脉瓣二叶瓣畸形及主动脉狭窄
   E. 低血压
   答案：E

2. 关于胸主动脉夹层动脉瘤的描述，**错误的**是（ ）
   A. Debakey将主动脉夹层分为三型
   B. 主要症状是胸背痛、气短、咳嗽、声音嘶哑等

C. 特征性 CT 征象是内膜钙化外移,并显示真假腔及内膜瓣片

D. CT 增强扫描可显示附壁血栓

E. CT 三维重建可从不同解剖学角度观察其主要征象和病变范围

答案:C

3. 确诊主动脉夹层最可靠、安全的首选方法是( )

  A. 心电图   B. DSA   C. 选择性动脉造影

  D. 经胸超声心动图   E. MRI 或 CT

答案:E

4. 主动脉夹层最常见的临床表现是( )

  A. 突发剧烈胸痛   B. 休克   C. 头痛

  D. 昏迷   E. 无脉症

答案:A

5. 主动脉夹层紧急处理中的降压治疗首选( )

  A. ACEI   B. 肼屈嗪   C. 硝普钠+β受体阻滞剂

  D. 呋塞米(速尿)   E. 硝苯地平

答案:C

第五章

消化系统急危重病

第一节 上消化道大出血

一、概述

急性上消化道出血系指屈氏韧带以上的消化道,包括食管、胃、十二指肠、胆管和胰管等病变引起的出血。根据出血的病因分为非静脉曲张性出血和静脉曲张性出血两类。常见原因为消化性溃疡(十二指肠溃疡及胃溃疡)、急性胃黏膜病变、食管胃底静脉曲张破裂、贲门撕裂综合征、胃癌等。

二、临床表现

典型的临床表现为呕血、黑便或血便,常伴失血性周围循环衰竭及失血性贫血相关表现。

1. 呕血 是上消化道出血的特征性症状,通常幽门以上大量出血表现为呕血,呕吐物的颜色主要取决于与胃酸作用的情况。出血量小,在胃内停留时间较长,呕吐物多棕褐色呈咖啡渣样;出血量大、出血速度快、在胃内停留时间短,呕吐物呈鲜红或有血凝块。

2. 黑便或便血 呕血者一般都伴有黑便或便血,上、下消化道出血均可表现为黑便。黑便色泽受血液在肠道内停留时间长短的影响,通常黑便或柏油样便是血红蛋白的铁经肠内硫化物作用形成硫化铁所致;出血位置低、出血量大、速度快、肠蠕动亢进时,粪便可呈暗红色甚至鲜红色,类似下消化道出血。

呕血与黑便

有黑便者不一定伴有呕血。通常幽门以下出血表现为黑便,如果幽门以下出血量大、出血速度快,血液反流至胃,可兼有呕血;反之,如果幽门以上出血量小、出血速度慢,可不出现呕血仅见黑便。

3. 急性失血后表现　出血量大、出血速度快时，可出现不同程度的头晕、乏力、心悸、出汗、口渴、黑蒙、晕厥、尿少以及意识改变。少数患者就诊时仅有低血容量性周围循环衰竭症状，而无显性呕血或黑便，需注意避免漏诊。

4. 其他表现　上消化道大量出血后，患者可出现低热，持续数日。发热的原因可能由于血容量减少、贫血、周围循环衰竭、血分解蛋白的吸收等因素导致体温调节中枢的功能障碍。急性大量出血后均有失血性贫血，血红蛋白浓度的急剧降低可诱发心肌缺血性损伤甚至急性心肌梗死，特别是有冠心病基础的患者。

三、辅助检查

1. 失血相关检查　贫血和血常规变化，但在出血早期，血红蛋白浓度、红细胞计数与血细胞比容可无明显变化。上消化道大量出血后白细胞计数可升高，止血后2～3天可恢复正常。但肝硬化患者如同时有脾功能亢进，则白细胞计数可不增高。

2. 氮质血症　上消化道大量出血后，由于大量血液分解产物被肠道吸收，引起血尿素氮浓度增高，称为肠源性氮质血症。常于出血后数小时血尿素氮开始上升，24～48小时可达高峰，3～4天后降至正常。若活动性出血已停止，且血容量已基本纠正而尿量仍少，则应考虑由于休克时间过长或原有肾脏病变基础而发生肾功能衰竭。

3. 急诊内镜检查　内镜检查为上消化道出血病因诊断的关键检查，应尽量在出血后24～48小时内进行，并备好止血药物和器械。

急诊内镜的时机

有循环衰竭征象者，如心率>120次/分，收缩压<90mmHg(1mmHg=0.133kPa)或基础收缩压降低>30mm Hg，血红蛋白<50g/L等，应先迅速纠正循环衰竭、血红蛋白上升至70g/L后再行内镜检查；遇到危重患者，出血难以控制，上述指标不稳定，急需确诊并治疗者，应在相关科室配合下在手术室或ICU监护室进行。

四、临床思辨

（一）诊断及鉴别诊断

患者出现呕血、黑便症状及头晕、面色苍白、心率增快、血压降低等周围循环衰竭征象，急性上消化道出血的初步诊断可基本成立。需要注意的是，应当除外某些口、鼻、咽部或呼吸道病变出血被吞入食管引起的呕血，以及服用某些药物（如铁剂、铋剂等）和食物（如动物血）引起的粪便发黑。对可疑患者可作胃液、呕吐物或粪便隐血试验。

（二）病因的诊断及鉴别诊断

1. 通过病史及体征，初步判断出血是急性还是慢性、上消化道还是下消化道、静脉曲张性还是非静脉曲张性以及出血量的多少。

2. 内镜检查是病因诊断中的关键，应尽早在出血后24～48小时内进行。消化性溃疡出血常用 Forrest 分级来说明出血的严重程度及再出血可能性,见表 5-1。

表 5-1　出血性消化性溃疡的 Forrest 分级

Forrest 分级	溃疡病变	再出血概率(%)
Ⅰa	喷射样出血	55
Ⅰb	活动性渗血	55
Ⅱa	血管显露	43
Ⅱb	附着血凝块	22
Ⅱc	黑色基底	10
Ⅲ	基底洁净	5

3. 内镜检查阴性者,可行胶囊内镜、小肠镜检查、血管造影或放射性核素扫描。

4. 影像学检查包括腹部超声、CT、MRI 等,对肝硬化、消化道癌症、胃肠间质瘤等诊断有帮助。

 如何初步判断出血原因？

(1)有慢性、周期性、节律性上腹痛发作史,疼痛在出血前加剧,而出血后减轻,多提示消化性溃疡的出血;

(2)有慢性肝炎或长期酗酒史,查体见肝病面容、蜘蛛痣、腹水和脾大者,出血原因可能是肝硬化合并食管静脉曲张破裂出血;

(3)出血前有服药物史,如非甾体类抗炎、肾上腺皮质激素等,注意药物性消化道损伤。

(4)中老年患者近期出现上腹疼痛,伴有厌食、消瘦者,有利于胃癌的诊断;

(5)剧烈呕吐后出现新鲜血,多提示贲门撕裂综合征。

五、病情评估

1. 病情严重程度的评估　病情严重度与失血量及速度呈正相关,因呕吐与黑便混有胃内容物与粪便,且部分血液潴留在胃肠道内未排出,故难以根据呕血或黑便量准确判断出血量。根据血容量减少导致周围循环的改变来判断失血量,休克指数(心率/收缩压)是判断失血量的重要指标,见表 5-2。

表 5-2　上消化道出血病情严重程度分级

分级	失血量(ml)	血压(mmHg)	心率(次/min)	血红蛋白(g/L)	症状	休克指数*
轻度	<500	基本正常	正常	无变化	头昏	0.5
中度	500~1000	下降	>100	70~100	晕厥、口渴、少尿	1.0
重度	>1500	收缩压<80	>120	<70	肢冷、少尿、意识模糊	>1.5

*休克指数=心率/收缩压

2. 是否存在活动性出血的评估 临床上出现下列情况考虑有活动性出血：

(1) 呕血或黑便次数增多,呕吐物呈鲜红色或排出暗红血便,或伴有肠鸣音活跃。

(2) 经快速输液输血,周围循环衰竭的表现未见明显改善,或虽暂时好转而又再恶化,中心静脉压仍有波动,稍稳定又再下降。

(3) 红细胞计数、血红蛋白测定与血细胞比容继续下降,网织红细胞计数持续增高。

(4) 补液与尿量足够的情况下,血尿素氮持续或再次增高。

(5) 胃管抽出物有较多新鲜血。

3. 出血预后的评估 临床上多采用 Rockall 评分系统来进行急性上消化道出血患者再出血和死亡危险性的评估。该评分系统将患者分为高危、中危或低危人群,积分≥5分为高危,3~4分为中危,0~2分为低危,见表5-3。

表5-3 急性上消化道出血患者的 Rockall 再出血和死亡危险性评分系统

变量	评分			
	0	1	2	3
年龄(岁)	<60	60~79	≥80	—
休克状况	无休克,收缩压>100mmHg,心率<100次/分	心动过速,收缩压>100mmHg,心率>100次/分	低血压,收缩压<100mmHg,心率100>次/分	—
伴发病	无	—	心力衰竭、缺血性心脏病和其他重要伴发病	肝衰竭、肾衰竭和癌肿播散
内镜诊断	无病变,Mallory-Weiss综合征	溃疡等其他病变	上消化道恶性疾病	—
内镜下出血征象	无或有黑斑	—	上消化道血液潴留,黏附血凝块,血管显露或喷血	

4. 无法行内镜检查明确诊断的患者,医生可进行经验性诊断评估及治疗。目前推荐的经验性治疗为质子泵抑制剂(PPI)+生长抑素+抗菌药物+血管活性药物联合用药。

六、紧急处理

(一) 严密监测生命体征及出血表现

1. 记录呕血、黑便和便血的频度、颜色、性质、次数和总量。

2. 定期复查血细胞比容、血红蛋白、红细胞计数、血尿素氮等。

3. 观察意识状态、血压、脉搏、肢体温度、皮肤和甲床色泽、周围静脉充盈情况、尿量等,意识障碍和排尿困难者需留置尿管。危重大出血者必要时进行中心静脉压、血清乳酸测定,老年患者常需心电、血氧饱和度和呼吸监护。

(二) 建立静脉通道、积极补充血容量

危重大出血和老年患者应建立中心静脉通道,便于快速补液输血。

1. 通常主张先输液,存在以下情况考虑输血:收缩压低于90mmHg,或较基础收缩压下降超过30mmHg;血红蛋白低于70g/L,血细胞比容低于25%;心率增快,超过120次/分。

2. 病情危重、紧急时,输液、输血同时进行。不宜单独输血而不输液,因患者急性失血后血液浓缩,此时输血并不能有效地改善微循环的缺血、缺氧状态。

3. 对高龄、伴心肺肾疾病患者,应防止输液量过多,以免引起急性肺水肿。对于急性大量出血者,应尽可能施行中心静脉压监测,以指导液体的输入量。

4. 血容量充足的指征:收缩压90～120mmHg;脉搏＜100次/分;尿量＞40ml/h、血Na^+＜140mmol/L;神智清楚或好转,无明显脱水貌。

(三) 积极止血措施

非静脉曲张性出血:药物与内镜联合治疗是目前首选的治疗方式。

1. **抑酸药物** 抑酸药能提高胃内pH,既可促进血小板聚集和纤维蛋白凝块的形成,避免血凝块过早溶解,有利于止血和预防再出血,又可治疗消化性溃疡。临床常用的抑酸剂包括质子泵抑制剂(PPIs)和H_2受体拮抗剂(H_2RA),常用的PPIs针剂有:埃索美拉唑、奥美拉唑、泮妥拉唑、兰索拉唑等,常用的H_2RA针剂包括雷尼替丁、法莫替丁等。临床资料表明:①PPIs的止血效果显著优于H_2RA,它起效快并可显著降低再出血的发生率。②尽可能早期应用PPIs,内镜检查前应用PPIs可以改善出血病灶的内镜下表现,从而减少内镜下止血的需要。③内镜止血治疗后,应用大剂量PPIs可以降低患者再出血的发生率,并降低病死率。④静脉注射PPIs剂量的选择:推荐大剂量PPIs治疗,如奥美拉唑/埃索美拉唑80mg静脉推注后,以8mg/h速度持续输注72小时,适用于大量出血患者;常规剂量PPIs治疗,如奥美拉唑/埃索美拉唑40mg静脉输注,每12小时一次。

2. **内镜下止血** 起效迅速、疗效确切,应作为治疗的首选。推荐对Forrest分级Ⅰa～Ⅱb的出血病变行内镜下止血治疗。常用的内镜止血方法包括药物局部注射、热凝止血和机械止血3种。药物注射可选用1∶10 000肾上腺素盐水,其优点为简便易行;热凝止血包括高频电凝、氩离子凝固术(APC)、热探头、微波等方法,止血效果可靠,但需要一定的设备与技术经验;机械止血主要采用各种止血夹,尤其适用于活动性血管性出血,但对某些部位的病灶难以操作。

注意事项

在药物注射治疗的基础上,联合一种热凝或机械止血方法,可以进一步提高局部病灶的止血效果。

3. **静脉止血药物** 止血药物对非静脉曲张性出血的疗效尚未证实,不推荐作为一线药物使用,对没有凝血功能障碍的患者,应避免滥用此类药物。

4. **选择性血管造影** 有助于明确出血的部位与病因,选择性胃左动脉、胃十二指肠动

脉、脾动脉或胰十二指肠动脉血管造影,针对造影剂外溢或病变部位经血管导管滴注血管加压素或去甲肾上腺素,导致小动脉和毛细血管收缩,使出血停止,无效者可用明胶海绵栓塞。

5. 手术治疗　药物、内镜和放射介入治疗失败或病情特别凶险者,可考虑手术治疗,术前多需急诊胃镜明确出血部位。

食管胃底静脉曲张破裂出血:安全的血管活性药物联合内镜治疗是静脉曲张出血治疗的金标准。

记忆小窍门

止血措施的四个3:
(1)3种药物:生长抑素、垂体后叶素、扩血管药物
(2)3种内镜下止血方式:EVL、EVS、组织胶
(3)3腔2两囊管
(4)3种外科常用术式:胃左静脉贲门周围血管离断术、脾切除术、门-体分流术

(1)药物治疗:药物治疗包括内脏血管收缩药(血管加压素、生长激素抑素及其类似物、非选择性β受体阻滞剂)和静脉舒张药(硝酸盐类)。血管收缩药物通过产生内脏血管收缩和减少门静脉血流起作用。静脉舒张药物理论上是通过减少肝内和(或)门静脉侧支阻力起作用,一般不单独使用来止血,多与血管加压素合用。

1)血管加压素:是从垂体后叶素中提取,它和血管平滑肌上的受体(V1)结合,激活磷酸酯酶C,其产物释出钙离子收缩内脏血流,导致门静脉及其侧支血流减少从而降低门静脉压。临床应用因其多种不良反应而受到限制,这和其强效的血管收缩特性有关,包括心脏和外周缺血、心律不齐、高血压和肠缺血。通过加用硝酸盐类可以改善其有效性和安全性。国内仍采用血管加压素的母体垂体后叶素,剂量为 0.2~0.4U/min 持续静脉输入,最大剂量 0.8U/min。一般可伴随硝酸甘油以 20μg/min 起始剂量静脉输入,最大可增至 400μg/min,根据维持收缩压≥90mmHg 来调整。另有报道垂体后叶素合并酚妥拉明 0.2~0.3mg/min 使用,两者合用可抵消各自对全身血流动力学的不良反应。

注意事项

垂体后叶素使用后部分患者出现腹痛、肠鸣音活跃、肠蠕动加快,使肠道内的存血排出加快,注意与活动性出血加重的鉴别。

2)生长抑素及其类似物:生长抑素是由 14 个氨基酸组成的环状活性多肽,能够减少内脏血流、降低门静脉阻力、抑制胃酸和胃蛋白酶分泌、抑制胃肠道及胰腺肽类激素分泌等。临床常作为急性静脉曲张出血的首选药物。生长抑素半衰期一般为 3 分钟左右,静脉注射后 1 分钟内起效,15 分钟内即可达峰浓度,有利于早期迅速控制急性上消化道出血。使用方法:首剂量 250μg 快速静脉滴注(或缓慢推注)后,持续进行 250μg/h 静脉滴注(或泵入),疗

程5天。对于高危患者高剂量输注(500μg/h)生长抑素,在改善患者内脏血流动力学、出血控制率和存活率方面均优于常规剂量。奥曲肽是人工合成的8肽生长抑素类似物。皮下注射后吸收迅速而完全,30分钟血浆浓度可达到高峰,其消除半衰期为100分钟。静脉注射后其消除呈双相性,半衰期分别为10分钟和90分钟。使用方法:急性出血期应静脉给药,起始快速静脉滴注100μg,继以25~50μg/h持续静脉滴注,疗程5天。

3)血管活性药物:在补足液体的前提下,如血压仍不稳定,可以适当地选用血管活性药物(如多巴胺)以改善重要脏器的血液灌注。

抗菌药物:活动性出血时常存在胃黏膜和食管黏膜炎性水肿,预防性使用抗菌药物有助于止血,并可减少早期再出血及感染,提高存活率。

(2)内镜治疗:目的是控制急性食管静脉曲张出血,并尽可能使静脉曲张消失或减轻以防止其再出血。内镜治疗包括常用3种方法:内镜下曲张静脉多环套扎术(EVL)、硬化剂注射术(EVS)及组织粘合剂注射治疗。组织粘合剂是一种快速固化水样物质,与血液接触后几乎即时聚合和硬化,从而闭塞血管,尤其适用于胃底静脉曲张出血及预示再出血的食管粗大曲张静脉;EVL的目的是使结扎的曲张静脉纤维化,闭塞曲张静脉腔,主要用于食管曲张静脉出血后择期治疗及一级预防治疗;相对于内镜下硬化剂注射术(EVS),EVL在疗效及安全性等方面均较高,故是目前内镜下治疗食管曲张静脉的首选方法。硬化剂注射治疗食管胃底曲张静脉急性出血疗效确切,择期硬化治疗也可有效消除曲张静脉,防止再出血。

 内镜治疗方法选择

> 硬化剂注射(EVS)治疗食管胃底曲张静脉急性出血疗效确切,择期硬化治疗也可有效消除曲张静脉,防止再出血;EVL的目的是使结扎的曲张静脉纤维化,闭塞曲张静脉腔,主要用于食管曲张静脉出血后择期治疗及一级预防治疗,相对于EVS,EVL在疗效及安全性等方面均较高,故是目前内镜下治疗食管曲张静脉的首选方法。组织粘合剂是一种快速固化水样物质,与血液接触后几乎即时聚合和硬化,从而闭塞血管,尤其适用于胃底静脉曲张出血及预示再出血的食管粗大曲张静脉。

(3)三腔两囊管压迫止血:可使出血得到有效控制,其他措施缺乏或无效时的重要手段,注意吸入性肺炎、气管阻塞等并发症,但出血复发率高,多作为过渡性疗法,以获得内镜、介入或手术止血的时机。

(4)介入治疗:临床常用经颈静脉肝内门-体分流术(TIPS),主要适用于出血保守治疗(药物、内镜下治疗等)效果不佳者;外科手术后再发静脉曲张破裂出血;终末期肝病等待肝移植期间静脉曲张破裂出血等。其特点为:能在短期内明显降低门静脉压,与外科门-体分流术相比,TIPS具有创伤小、成功率高、降低门静脉压力效果可靠、可控制分流道直径、并发症少等优点。TIPS对急诊静脉曲张破裂出血的即刻止血成功率达90%~99%,但其中远期(≥1年)疗效尚不满意,影响疗效主要因素是术后分流道狭窄或闭塞。

(5)外科手术治疗:尽管有以上多种治疗措施,仍有约20%的患者出血不能控制或出一度停止后24小时内复发。目前多采用胃左静脉贲门周围血管离断术、脾切除术及各种门-体分流术。需注意的是,外科分流手术在降低再出血率方面非常有效,但可增加肝性脑病风险,且与内镜及药物治疗相比并未改善生存率。肝移植是可考虑的理想选择。

(四)治疗原发病或随访

消化性溃疡出血的患者如幽门螺杆菌阳性,应予抗幽门螺杆菌治疗及抗溃疡治疗;肝硬化静脉曲张出血的患者应针对其病因如病毒性肝炎、酒精性、胆汁淤积性、自身免疫性、遗传代谢及药物性肝病等进行相应处理。

急性非静脉曲张性上消化道出血诊治流程见图 5-1。

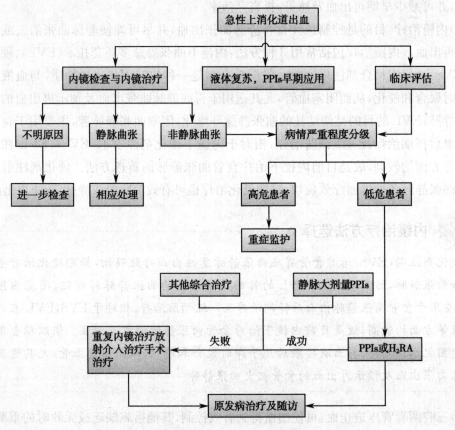

图 5-1　急性非静脉曲张性上消化道出血诊治流程
PPIs. 质子泵抑制剂;H_2RA. H_2受体拮抗剂

(罗庆锋)

参考文献

1. International Consensus Upper Gastrointestinal Bleeding Conference Group. International consensus recomendation On the management of patients with nonvariceal upper gastrointestinal bleeding. Ann Intern Med,2010,152(2):101-113.
2. 中国医师协会急诊医师分会. 急性上消化道出血急诊诊治专家共识. 中国急救医学,

2010,30(4):289-293.

3. 中华内科杂志编委会.急性非静脉曲张性上消化道出血诊治指南.中华内科杂志,2009,48(10):891-894.

4. 中华医学会消化病学分会.肝硬化门静脉高压食管胃静脉曲张出血的防治共识.内科理论与实践,2009,4(2):152-158.

练习题

1. 上消化道出血,可表现为呕血及黑便,主要取决于( )
   A. 病变的性质　　B. 出血的速度和量　　C. 出血部位的高低
   D. 胃酸的多少　　E. 胃肠蠕动情况
   答案:B

2. 上消化道大出血,发病急,出血凶猛,易致休克,出血常是( )
   A. 胃小弯溃疡出血　　B. 胃体癌出血　　C. 十二指肠溃疡出血
   D. 门静脉高压症出血　　E. 胃黏膜病变出血
   答案:D

3. 男性,30岁,长期饮酒,突然呕大量咖啡色胃内容物。查体,脉细数,收缩压80mmHg,面色苍白,四肢湿冷。急救中应首先( )
   A. 插入三腔两囊管　　B. 静脉滴注止血药物　　C. 输血
   D. 内镜止血　　E. 胃肠减压
   答案:C

4. 上消化道出血的病人,伴有发热及右上腹痛,应考虑( )
   A. 胃十二指肠溃疡病　　B. 门静脉高压症　　C. 出血性胃炎
   D. 胃癌　　E. 胆管出血
   答案:E

5. 男性,41岁,1周来反复呕血3次,每日黑便2～3次,能判断上消化道出血已基本停止的是( )
   A. 由鲜红色血便变成黑便　　B. 红细胞计数、血红蛋白继续下降
   C. 血压、脉搏输血后恢复正常又恶化　　D. 血尿素氮持续升高
   E. 中心静脉压不稳定
   答案:A

第二节　下消化道出血

一、概述

下消化道出血(lower gastrointestinal bleeding,LGIB)是指屈氏(Treitz)韧带远端的消

化道出血,包括小肠、结肠、直肠和肛门的出血。临床表现为黑便和便血。LGIB 约占全部消化道出血的 20%～25%,发病率在发达国家为每年 21/10 万～27/10 万,死亡率为 2%～4%。根据出血的严重程度,通常将下消化道出血分为 3 类:隐匿性下消化道出血表现为小细胞低色素性贫血,大便潜血试验阳性;中等度下消化道出血常表现为黑便或便血,尽管明显出血,但血流动力学稳定;严重下消化道出血病人表现为显著出血,血流动力学不稳定,血压<90mmHg,心率>100 次/分,尿量减少和血红蛋白水平下降,多发生在年龄大于 65 岁的老年人,是急诊就诊的常见类型。虽然下消化道出血不及上消化道出血常见,但也是一个常见的住院原因。

二、病因

引起下消化道出血的病因甚多,有关下消化道出血发病率和病因的多项研究发现,憩室病最常见(30%),随后依次是肛门直肠病(14%～20%),缺血(12%),炎症性肠病(IBD)(9%),肿瘤(6%)和动静脉畸形(3%)。大约 10%患者尽管进行所有诊断检查仍不能确诊。也有研究发现近 75%的患者使用了诱发出血的药物,包括抗血小板阿司匹林和维生素 K 拮抗药物华法林,非甾体抗炎药和肝素。常见病因列举如下:

(一) 肠道原发疾病

1. 结肠-直肠病变

(1)憩室病:占 LGIB 的 20%～50%。

(2)血管发育不良:占 LGIB 的 3%～10%。

(3)缺血性结肠炎:占 LGIB 的 3%～9%。

(4)炎症性结肠炎:包括慢性炎症性肠病(IBD),占 LGIB 的 6%～30%;感染性结肠炎和非特异性炎症性结肠炎。

(5)其他结肠性原因:包括息肉和结肠直肠癌,医源性原因(息肉切除术后),放射性直肠炎和结肠炎,结肠子宫内膜异位,结肠-直肠静脉曲张等。

2. 小肠病变 来自小肠的出血占 LGIB 的 2%～9%,但 45%～75%的隐匿性 LGIB 源自小肠。

(1)血管发育异常:占小肠出血的 50%～60%,尤其在老年人。

(2)Meckel 憩室:最常见的先天性消化道畸形,发生率 2%～4%,出血并发症在儿童常见,但随年龄增加而逐渐下降。

(3)其他小肠性病因:小肠肿瘤(主要是间质肿瘤),肠系膜动脉或静脉梗死,炎症性肠病(Crohn 病),感染性肠炎和放射性肠炎。

50 岁以下小肠源性 LGIB 最常见的原因是 Crohn 病、Meckel 憩室和小肠肿瘤。

3. 肛门直肠病变 占 LGIB 的 4%～10%,以内痔出血最常见;其他原因包括肛门癌、肛裂、Crohn 病的会阴表现和外伤性溃疡。

综上所述,结肠憩室是下消化道出血最常见的原因,但在 40 岁以下人群很少见,发生率随年龄增长而增加。排第二位的常见原因是结肠血管发育不良,再次是小肠疾病。此外,对于表现便血的患者必须考虑上消化道来源。

知识点

年龄与常见病因的关系

年龄组	下消化道出血来源
青少年与青壮年	Meckel 憩室、炎症性肠病、息肉
≤60 岁成人	憩室、炎症性肠病、肿瘤
≥60 岁成人	动静脉畸形、憩室、肿瘤

（二）全身疾病累及肠道

1. 白血病和出血性疾病。
2. 风湿性疾病如系统性红斑狼疮、结节性多动脉炎、Behcet 病等。
3. 淋巴瘤。
4. 尿毒症性肠炎。
5. 腹腔邻近脏器恶性肿瘤浸润或脓肿破裂侵入肠腔可引起出血。

三、病理生理学

LGIB 每种病因尤其自身的发病率，这与其病理生理学改变有关。

1. **憩室病** 随年龄增长，结肠壁变薄弱并产生憩室，这些囊状突出物通常发生在血管穿经肠壁的环肌纤维处，导致黏膜分隔来自肠腔的血管。据估计，大约 50% 超过 60 岁成人有放射学憩室的证据，常见于降结肠和乙状结肠，有 20% 的病人将发生出血。尽管大多数憩室存在于左半结肠，但 50%～90% 憩室出血来自右半结肠。近几年发现出血性憩室也常见于乙状结肠和降结肠。大多数病人出血自发的停止，但大约 5% 的病人可能出现大出血并威胁生命。

2. **痔疮** 痔疮是正常肛垫的血管充盈，当发生肿胀时，该组织非常脆弱，易于创伤而导致无痛性出血（鲜血）。尽管大量便血罕见，但抗凝病人可能成为出血的来源。

3. **肛裂** 始于肛门黏膜撕裂，撕裂可以是急性的，或持续或变为慢性肛裂。随着大便通过肛门，黏膜继续撕裂导致出血（鲜血）。肛裂一般发生在中间线，任何远离中间线的肛裂应该迅速诊断检查潜在的原因。

4. **肠系膜缺血** 是由于在小肠水平氧供与氧需不匹配所致，最常见的原因是肠循环障碍，可以是栓塞或血栓形成或非阻塞性（NOMI）。2 支或 2 支以上血管（腹腔干、SMI 或 IMA）受到影响才出现症状。心脏疾病和已知动脉粥样硬化是继发于栓塞或血栓形成的急性肠系膜缺血的重要危险因素。NOMI 影响依赖血管加压药物的危重病人，由这些药物引起的血管收缩（特别是血管加压素），导致小肠低灌流状态。内脏血管静脉血栓形成也可能促进急性缺血事件。静脉回流受阻可导致肠壁间质水肿，随后动脉血流受阻和最终坏死。

5. **缺血性结肠炎** 缺血性结肠炎由结肠灌注不良导致结肠灌注不能满足该区域结肠的代谢需求,缺血性结肠炎可以发生或不发生坏疽,可以是急性的、短暂的或慢性的。左半结肠显著受影响,尤其是结肠脾曲。当黏膜坏死、脱落和出血时产生肠管内出血。组织损伤则由缺血损伤和再灌注损伤引起。结肠从黏膜外受影响,只有在结肠全层受累后晚期并发穿孔。

6. **Crohn病** T细胞激活刺激 IL-12 和肿瘤坏死因子(TNF-a)引起慢性炎症和组织损伤。最初炎症局限在隐窝周围,随后黏膜表面溃疡,接着深黏膜层以不连续方式被入侵形成肉芽肿,侵及全肠壁厚度、肠系膜及其周围结构。肉芽肿是 Crohn 病特征性病理改变,但缺乏此征象不能排除该诊断。

7. **溃疡性结肠炎** T细胞对结肠上皮细胞的细胞毒性集聚在固有层,伴随 B 细胞分泌免疫球蛋白 G(IgG)和 IgE,导致利氏肠腺隐窝的炎症,伴脓肿或假性息肉。溃疡一般以直肠开始,仅仅限于结肠,是一个连续过程。

8. **肿瘤** 结肠癌明显遵循从息肉到癌症的发展,多基因突变对于癌症的形成是必须的,包括 APC 基因、Krass、DCC 和 P53。某些遗传综合征也通过 DNA 错配修复基因缺陷和微卫星不稳定性进行分类。这些肿瘤倾向于缓慢出血,病人表现为大便潜血阳性和小细胞性贫血。虽然小肠癌比结肠癌少见得多,但如果发生下消化道出血而没有证实其他来源出血时应排除小肠癌。

9. **动静脉畸形** 动脉和静脉之间直接连接可能发生在结肠黏膜下层或消化道的任何其他部位,缺乏毛细血管缓冲区致高压力血流直接进入静脉系统,使这些血管处于破裂至肠腔的高风险。

10. **血管发育不良** 随着时间的推移,原本健康的盲肠和升结肠血管退化变得容易出血。尽管 75% 血管发育不良病例涉及右半肠,血管发育不良是老年人小肠出血最常见的原因,也是不明原因出血的重要原因。

知识延展

结肠血供:

中肠包括远端十二指肠、空肠、回肠和阑尾、盲肠、升结肠、结肠肝曲和近端横结肠,由肠系膜上动脉(SMA)及其分支供血,静脉回流是通过门静脉系统。

后肠包括横结肠的远端三分之一、结肠脾曲、降结肠、乙状结肠和直肠,通过下肠系膜动脉(IMA)血供。直肠通过上、中、下直肠动脉供血。静脉回流是通过门静脉系统,但直肠下段静脉回流到体循环。

四、临床表现

下消化道出血临床表现因出血的严重程度和基本病因的不同而不同,以便血和贫血为主要表现(表5-4)。

表 5-4 下消化道出血的临床表现

疾病	病史	体格检查	实验室发现
憩室病	常常有症状,腹胀、腹痛,无发热	便血(出血量大/左半结肠)或黑便(缓慢出血/右半结肠)	Hb 下降,可能小细胞低色素性贫血(慢性隐匿性出血)
Crohn 病	痉挛性腹痛,腹泻,肾结石,脂肪痢,疲劳,体重减轻,关节炎,眼病,皮肤病	大便潜血阳性,腹部压痛,右下象限包块,肠皮肤瘘,肛裂/瘘	小细胞低色素性贫血,维生素 B_{12} 缺乏,CRP 升高,ESR 增快,白细胞升高
溃疡性结肠炎	绞痛性腹痛,紧迫感,里急后重,大便失禁,腹泻或便秘(远端病变)	直肠检查肉眼出血,腹部压痛,周围性水肿,肌肉萎缩	贫血,ESR 增快,低蛋白,C-反应蛋白升高,碱性磷酸酶升高
肠系膜缺血	脐周疼痛(与体检不成比例),恶心/呕吐,血性腹泻,体重减轻,食物禁忌	很少发现,没有腹膜炎,大便潜血阳性	WBC 升高,血乳酸升高,代谢性酸中毒,淀粉酶升高
缺血性结肠炎	轻至中度腹痛(侧腹),血性腹泻	腹部压痛(左侧轻、右侧明显),直肠指检示肉眼出血	WBC 升高,血乳酸、淀粉酶升高,肌酸、CK 和 LDH 均增高,代谢性酸中毒和贫血
痔疮	无痛性出血,痒,轻度大便失禁,肝硬化病史	内痔脱垂,直肠指检肉眼出血,肝脏疾病特征	缺铁性贫血(如果为慢性),肝功能异常,凝血病
肛裂	排便时撕裂样疼痛,肛周瘙痒	直肠检查剧痛,有鲜血	常正常
肿瘤	腹痛,腹胀,大便变细,里急后重,直肠疼痛,体重减轻	明显包块,腹部压痛,大便潜血,阳性、直接直肠检查(DRE)触及直肠肿块,皮肤苍白	小细胞低色素性贫
AV 畸形/血管发育异常	无痛性直肠出血,无症状	便血或黑便	贫血

五、实验室检查

(一)内镜检查

1. 食管-胃-十二指肠内镜 排除上消化道出血
2. 结肠镜 具有诊断和治疗作用。

(1)诊断性结肠镜检查:活动性出血征象包括可视的活动性出血,血凝块覆盖所见血管,血凝块附着到憩室溃疡或憩室颈部。检查的最佳时机仍有争议,但早期结肠镜检查似乎增加诊断和治疗的效率。有研究表明头 12 小时内结肠镜检查发现活动性出血为 42%,72 小时检查仅为 22%。急诊结肠镜的主要并发症是结肠穿孔,与择期结肠镜检查比较,其发生率为0.6% vs.0.3%。肠道准备可增加能见度和减少肠穿孔风险。

(2)治疗性结肠镜检查:内镜止血主要用于结肠息肉切除术后出血,内镜黏膜切除,出血性憩室,血管发育异常,和放疗后毛细血管扩张。出血性憩室的止血方法包括单极或双极电凝法,亚等离子凝固术(APC),黏膜下注射肾上腺素溶液(SIES)和可视血管夹闭,或这些技术组合使用。SIES仅起到临时止血效果,必须与夹闭或电凝止血结合使用。

3. 视频胶囊内镜(VCE)　通过吞服胶囊化内镜,胶囊内镜在胃肠道拍摄图像并通过无线电发射器发送至体外图像接收器,再通过计算机进行图像分析。近年来VCE的使用大幅增加,已成为通过初始上、下消化道内镜检查没有发现出血来源的LGIB病人的检查选择。有研究显示VCE诊断敏感性为88%～100%,阴性预测值为86%～100%,特异性为48%～97%。

4. 推进式小肠镜检查法　推进式小肠镜插入深度仅达Treitz韧带以远50～60cm,插入范围仅至上部空肠,患者痛苦,主要用于探查小肠出血,随着VCE和辅助肠镜的到来遭到废弃。

5. 辅助内镜　包括双气囊小肠镜检查(DBE)和单气囊内镜及螺旋内镜,允许探查整个小肠和(或)组织检查及止血治疗。该技术是安全的,并发症发生率小于1%,主要有胃肠穿孔(0.4%)、胰腺炎(0.3%)和肠梗阻。

(二)影像学检查

1. CT血管造影(CTA)　对于活动性出血,CTA是内镜检查之后的选择。因为其高诊断率,可在结束内镜之后快速进行,因此可指导介入结肠镜检查、栓塞或手术。其优点还能够显示肠壁异常增强,肠系膜脂肪,以及解剖异常(如肿瘤和憩室)。CTA对慢性、不明原因或隐性出血治疗无作用,对活动性出血检测敏感性为91%～92%,对隐性出血仅45%～47%。

2. 动脉造影　随着多排CT血管成像(CTA)的广泛应用,动脉造影不再起诊断作用,现保留其治疗适应证。通过选择性侧支插管探查腹腔干、肠系膜动脉和髂内动脉。主要诊断标准是碘造影剂溢出进入胃肠道内。对出血部位的诊断敏感性40%～86%,特异性100%。为治疗性栓塞提供路径。

3. 放射标记血细胞闪烁扫描术　该方法较结肠镜检查或血管造影更敏感(检出出血速率低至0.1ml/min)但特异性差。注射后可在12～24小时内多次扫描,可以更好地定位间歇性出血病人。其缺点是不能区别肠襻重叠区域的出血定位。目前主要使用Tc-RBC扫描作为血管造影或结肠镜检查之前的筛选。仍保留其作为便血的年轻人检测Meckel憩室的适应证,这可能是有价值的证实实验。

4. CT和MRI肠道显像　是不明原因LGI出血的指针。这两项研究的目的是获得最佳和持续小肠充盈,以有效分析整个图像采集时间的肠壁,避免辐射是磁共振成像的特点。这两项检查的主要限制是探查表面黏膜能力差,不像VCE或DBE,血管发育异常和溃疡很难检测。当存在肠腔梗阻或狭窄的危险因素(如Crohn病,长期使用NSAID)时,CT和MRI肠腔显影优于VCE(避免胶囊通过时梗阻)。

六、临床思辨

(一) 诊断

1. 除外上消化道出血　鼻胃管(NGT)洗胃应该在所有下消化道出血病人中进行,以排除上消化道出血。为了完全排除上消化道出血,NGT洗胃必须回抽到没有血的胆汁液,仅仅获得清亮的液体只是支持下消化道出血,不能完全排除幽门远端近Treitz韧带的十二指肠出血(典型的十二指肠溃疡)。

大量的上消化道出血可能表现为直肠出血(11%患者),需要完成上消化道内镜以排除上消化道出血。因此推荐上消化道内镜为消化道出血首项检查。

2. 评估下消化道出血的严重程度　LGIB出血的严重程度没有一致的定义,按照血流动力学监测结果、实验室发现和病人潜在情况评估出血的严重程度。严重LGIB出血的主要指标包括:

(1) 收缩压<100mmHg;

(2) 脉搏>100次/分;

(3) 血红蛋白<10g/dl;

(4) 需要输注6U以上浓缩红细胞才稳定血流动力学;

(5) 有合并病和抗凝剂相关性出血。

3. 下消化道出血的定位及病因诊断

(1) 详细的病史和体格检查:特别要注意患者的用药史(NSAIDs、抗凝剂)和既往史(憩室病、炎症性肠病、以前出血发作史等),多数下消化道出血有明显的便血和贫血。

(2) 注意不常见原因:包括缺血性结肠炎、息肉切除术后出血、非甾体抗炎药溃疡、改道性结肠炎、放射性结肠炎、感染性结肠炎、孤立性结肠溃疡、粪性溃疡和小肠肿瘤。超剂量华法林引起的凝血障碍和遗传性出血素质的识别也非常重要。

(3) 辅助检查:所有LGIB患者应该进行上消化道内镜和急诊结肠镜检查,包括直肠检查,大多数上消化道出血及结肠出血能够确诊。核素出血扫描可作为血管造影或结肠镜检查之前的筛选,如果有持续活动性出血存在应行血管造影。CTA因能快速完成、诊断率高有助于指导治疗性结肠镜检查和栓塞治疗。LGIB诊断的主要目标和最大困难是确定出血的来源定位以提供恰当的特定的治疗。诊断流程见图5-2。

4. 不明原因消化道出血(obscure gastrointestinal bleeding,OGIB)

(1) 定义:OGIB是指常规消化道内镜检查(包括食管、胃、十二指肠内镜检查和全结肠结肠镜检查)不能确定出血来源的持续或反复消化道出血,多为小肠出血(如小肠肿瘤、Mechel憩室和血管病变),这部分肠道历来难以评估。

(2) 诊断:除了必不可少的食管-胃-十二指肠内镜和结肠镜检查,对于活动性出血血管造影是重要的诊断与治疗方法。胶囊内镜最广泛应用于小肠出血的诊断,其他小肠源性出血的诊断方法有推进式内镜和双气囊内镜。尽管小肠镜有潜在的治疗优势,但有创操作和只能评估空肠近端60cm,不及选择内镜胶囊具吸引力。CT、MRI肠造影术有助于不明原因

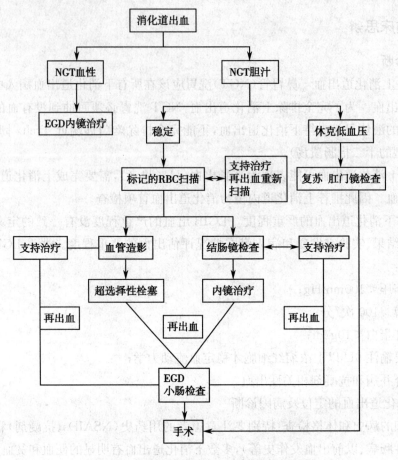

图 5-2 急性下消化道出血诊断治疗流程图

LGI 出血诊断。

不明原因下消化道出血诊断中还可能包括手术中内镜使用,手术中内镜(IOE)指针:①小肠病变手术前以确定;②病变不可能通过血管栓塞和(或)内镜方法处理或手术完整处理(即小肠肿瘤);③手术操作不能确定出血部位。IOE 证明出血病变的能力以表明等同视频胶囊内镜诊断率,较推进式小肠镜敏感性高。

七、治疗原则

(一) 急性下消化道出血的处理原则

1. 下消化道出血主要是针对出血病因和出血部位治疗,大出血时应积极抢救。

2. 严重出血病人一旦出血部位确定,应进行介入性内镜或血管造影栓塞治疗,如果内镜治疗和栓塞失败应考虑行择期手术。

(二) 一般急救措施

1. 稳定患者血流动力学,晶体液复苏,血型、血交叉检查,必要时输血治疗。

2. 纠正凝血功能障碍使之能够安全地进行必要的诊断检查。

(三) 止血治疗

1. 治疗性结肠镜检查　详见内镜检查。

2. 治疗性血管造影　血管加压素注射使动脉血管收缩和减少区域血流,有59%～90%病人出血停止,但停止使用后再出血发生率高达50%,因此仅仅在超选择性血管栓塞不可行时,推荐血管加压素作为二线治疗;血管栓塞过去由于结肠梗死率接近20%,一直回避。近年来经导管超选择性栓塞方法的临床应用证明有很好的安全性且非常有效。最近研究表明初始成功率在80%～100%,有14%～29%的复发率。不良后果包括黏膜缺血(内镜检查诊断)或狭窄的确存在,有23%病人发生,但所有病人均无症状。由于其安全有效,超选择性血管栓塞已作为下消化道出血的一线止血治疗。

3. 手术探查　死亡率高,没有确定出血部位应尽可能避免。其指征:

(1) 出血部位确定,但内镜或放射学治疗失败。

(2) 出血部位不确定,讨论有手术治疗的可能性。

(3) 面临急诊急性大出血。

探查原则:憩室出血原则上部分结肠切除;如果出血证实在右侧,行右半部分结肠切除;如果出血证实在左侧行左半部分结肠切除。

注意事项

术前肛门镜检查或硬性直肠镜检查怎么强调都不过分。据报道,一组(6例)假定憩室出血经历结肠次全切除的病人,有2例被发现(后继续出血)有肛门直肠源性出血,一例为出血性痔疮,一例为孤立的直肠溃疡。

(四) 病因治疗

针对不同病因选择药物治疗、内镜治疗、则其手术治疗。

小结

多年来诊断设备主要涉及内窥镜、放射性核素显像和肠系膜血管造影。在过去十余年中,增加了胶囊内窥镜、双气囊小肠镜和计算机断层扫描血管造影(CTA),以及CT和MRI肠道显像来定位出血部位。治疗的选择很大程度上保持不变,包括内镜技术、血管内栓塞和外科手术。幸运的是75%～85%的下消化道出血仅仅通过支持治疗得到解决。尽管下消化道出血可能发生在任何年龄,不同的年龄有独特的具体疾病过程,熟悉这些过程可以帮助定制诊断检查。

(钟　强)

参考文献

1. Marion Y,Lebreton G,Le Pennec V,et al. The management of lower gastrointesti-

nal bleeding. J Visc Surg,2014,151(3):191-201.

2. Raphaeli T,Menon R. Current treatment of lower gastrointestinal hemorrhage. Clin Colon Rectal Surg,2012,25(4):219-227.

3. Venkatesh PG,Njei B,Sanaka MR,et al. Risk of comorbidities and outcomes in patients with lower gastrointestinal bleeding-anationwide study. Int J Colorectal Dis,2014,29(8):953-960.

4. Feinman M,Haut ER. Lower gastrointestinal bleeding. Surg Clin North Am,2014,94(1):55-63

练习题

1. 下消化道出血病人的治疗选择，**不包括**（   ）
   A. 治疗性血管造影　　B. 治疗性结肠镜　　C. 手术
   D. 无线内镜胶囊　　　E. 药物及输血治疗

答案：D

2. 关于下消化道出血的诊断方法，正确的是（   ）
   A. 胃-十二指肠镜检查　　B. 结肠镜检查　　C. 核素显像
   D. 血管造影　　　　　　E. 以上都是

答案：E

3. 青少年下消化道出血的常见原因，**错误的**是（   ）
   A. Meckel 憩室　　B. Crohn 病　　C. 动静脉畸形
   D. 息肉　　　　　E. 溃疡性结肠炎

答案：C

4. 不明原因消化道出血是指（   ）
   A. 食管、胃、十二指肠内镜检查不能确定出血来源的持续或反复消化道出血
   B. 全结肠结肠镜检查不能确定出血来源的持续或反复消化道出血
   C. 多为小肠出血，如小肠肿瘤、Mechel 憩室和血管病变
   D. 视频胶囊内镜有助于诊断
   E. 以上均正确

答案：E

5. 下消化道大出血一般概念**不包括**（   ）
   A. 明显出血，但血流动力学稳定患者
   B. 血流动力学不稳定（HR>100 次/分，BP<90mmHg）
   C. 显著便血，尿量减少
   D. 血红蛋白下降
   E. 多见于 65 岁以上老人

答案：A

第三节 急性重症胰腺炎

一、概述

急性胰腺炎(acute pancreatitis,AP)是指多种病因引起的胰酶激活,继以胰腺局部炎症反应为主要特征,伴或不伴有其他器官功能改变的疾病。临床上,大多数患者的病程呈自限性;20%~30%患者临床经过凶险。总体死亡率为5%~10%。

AP的发病率逐年升高,病死率仍居高不下,中华医学会消化病学分会曾于2003年制定了《中国急性胰腺炎诊治指南(草案)》,对提高我国AP的救治水平起到了重要作用。近年来,随着对AP诊断和分类标准的更新。以及国内外对该病临床诊治研究的不断深入,为进一步规范我国该疾病的临床诊治,中华医学会于2013年修订了新的AP指南。在新指南中将AP按病情分为轻度(MAP)、中度(MSAP)、重度(SAP)。新版指南中MSAP是由2003年版《中国急性胰腺炎诊治指南(草案)》"中定义的SAP中划分出来,符合原"SAP"的条件,但不伴有持续的器官功能衰竭。同时新指南不建议使用"暴发性胰腺炎(Fulminant acute pancreatitis,FAP)",因该术语提及的"起病时间72小时之内"不能反映预后。并且其诊断标准之一的全身炎性反应综合征(systermic inflammatory response syndrome,SIRS)只是部分AP的临床表现。不能反映病情的严重度。

 什么是重症胰腺炎?

重症AP(severe acute pancreatitis,SAP)是指符合AP诊断标准,伴有持续性(>48小时)器官功能障碍(单器官或多器官),改良Marshall评分≥2分(表5-5)。

表 5-5 改良 Marshall 评分标准

项目	评分				
	0	1	2	3	4
呼吸(PaO_2/FiO_2)	>400	301~400	201~300	101~200	<101
循环(收缩压,mmHg)	>90,补液后可纠正	<90,补液不能纠正	<90	<90 pH<7.3	<90,pH<7.2
肾脏(肌酐,$\mu mol/L$)	<134	134~169	170~310	311~439	>439

注:PaO_2为动脉血氧分压;FiO_2:为吸入氧浓度,按照空气(21%),纯氧2L/min(25%),纯氧4L/min(30%),纯氧6~8L/min(40%),纯氧9~10L/min(50%);换算:1mmHg=0.133kPa。

二、病因

1. 常见病因 胆石症(包括胆管微结石),高甘油三酯血症,乙醇。胆源性胰腺炎仍是我国AP的主要病因。高甘油三酯血症性胰腺炎的发病率呈上升态势。当甘油三酯≥

11.30mmol/L,临床极易发生 AP；而当甘油三酯<5.65mmol/L 时,发生 AP 的危险性减少。

2. **其他病因** 壶腹乳头括约肌功能不良(sphincter of Oddi dysfunction,SOD),药物和毒物,外伤性,高钙血症,血管炎,先天性(胰腺分裂、环形胰腺、十二指肠乳头旁憩室等),肿瘤性(壶腹周围癌、胰腺癌),感染性(柯萨奇病毒、腮腺炎病毒、获得性免疫缺陷病毒、蛔虫症),自身免疫性(系统性红斑狼疮、干燥综合征),1-抗胰蛋白酶缺乏症)等,近年来,内镜逆行胰胆管造影(endoscopic retrograde cholangiopancreatography,ERCP)后、腹部手术后等医源性因素诱发的 AP 的发病率也呈上升趋势。

3. 经临床与影像、生物化学等检查,不能确定病因者称为特发性。

三、发病机制与病理生理学

急性胰腺炎的发病机制比较复杂,至今尚未被完全阐述清楚。在正常情况下,胰液中的酶原在十二指肠内被激活方有消化功能。在上述致病因素存在时,各种胰酶将通过不同途径相继提前在胰管或腺泡内被激活,将对机体产生局部和全身损害。在局部对胰腺及其周围组织产生"自身消化",造成组织细胞坏死,特别是磷脂酶 A 可产生有细胞毒性的溶血卵磷脂,后者可溶解破坏细胞膜和线粒体膜的脂蛋白结构,致细胞死亡。弹力蛋白酶可破坏血管壁和胰腺导管,使胰腺出血和坏死。胰血管舒缓素可使血管扩张,通透性增加。脂肪酶将脂肪分解成脂肪酸后,与钙离子结合形成脂肪酸钙,可使血钙降低。此外,细胞内胰蛋白酶造成细胞内的自身消化也与胰腺炎发生有关,人胰腺炎标本的电镜观察发现细胞内酶原颗粒增大和较大的自家吞噬体形成。胰液中的各种酶被激活后发挥作用的共同结果是胰腺和胰周组织广泛充血、水肿甚至出血、坏死,并在腹腔和腹膜后渗出大量的液体。病人在早期可出现休克。到了疾病后期所产生的坏死组织又将因为细菌移位而继发感染,在腹膜后、网膜囊或游离腹腔形成脓肿。

大量胰酶及有毒物质被腹膜吸收入血可导致心、脑、肺、肝、肾等器官的损害,引起多器官功能障碍综合征。细菌内毒素入血后还可触发体内的单核巨噬细胞、中性粒细胞和淋巴细胞产生并释放大量内源性介质,这将加重全身损害和多器官功能障碍。

急性胰腺炎时血流动力学发生改变,如血液黏度增高、红细胞聚集增加和红细胞变形能力下降,这些变化将加重胰腺血液循环障碍,使病情恶化,可使水肿性胰腺炎向出血坏死性胰腺炎转化。

病理基本病理改变是胰腺呈不同程度的水肿、充血、出血和坏死。

1. **急性水肿性胰腺炎** 病变轻,多局限在体尾部。胰腺肿胀变硬,充血,被膜紧张,其下可有积液。腹腔内的脂肪组织,特别是大网膜可见散在粟粒状或斑块状的黄白色皂化斑(脂肪酸钙)。腹水为淡黄色,镜下见间质充血、水肿并有炎性细胞浸润。有时可发生局限性脂肪坏死。

2. **急性出血坏死性胰腺炎** 病变以胰腺实质出血、坏死为特征。胰腺肿胀,呈暗紫色,分叶结构模糊,坏死灶呈灰黑色,严重者整个胰腺变黑。腹腔内可见皂化斑和脂肪坏死灶,腹膜后可出现广泛组织坏死。腹腔内或腹膜后有咖啡或暗红色血性液体或血性混浊渗液。镜下可见脂肪坏死和腺泡破坏,腺泡小叶结构模糊不清。间质小血管壁也有坏死,呈现片状出血,炎细胞浸润。晚期坏死组织合并感染形成胰腺或胰周脓肿。

四、临床表现

(一) 症状

腹痛是 AP 的主要症状，位于上腹部，常向背部放射，多为急性发作，呈持续性。少数无腹痛，可伴有恶心、呕吐。发热常源于 SIRS(systemic inflammatory response syndrome)、坏死胰腺组织继发细菌或真菌感染。发热、黄疸者多见于胆源性胰腺炎。

(二) 体征

临床体征方面，轻症者仅表现为轻压痛。重症者可出现腹膜刺激征、腹水、Grey Turner 征、cullen 征。少数患者因脾静脉栓塞出现门静脉高压，脾脏肿大。罕见横结肠坏死。腹部因液体积聚或假性囊肿形成可触及肿块。其他可有相应并发症所具有的体征。

知识延展

少数严重病人可因外溢的胰液经腹膜后途径渗入皮下造成出血。在腰部、季肋部和下腹部皮肤出现大片青紫色瘀斑，称 Grey-Turner 征；若出现在脐周，称 Cullen 征。

局部并发症包括：急性液体积聚、急性坏死物积聚、胰腺假性囊肿、包裹性坏死和胰腺脓肿。其他局部并发症还包括胸腔积液、胃流出道梗阻、消化道瘘、腹腔出血、假性囊肿出血、脾静脉或门静脉血栓形成、坏死性结肠炎等。局部并发症并非判断 AP 严重程度的依据。

知识延展

急性液体积聚：发生于胰腺炎病程的早期，位于胰腺内或胰周，无囊壁包裹的液体积聚。通常靠影像学检查发现。影像学上为无明显囊壁包裹的液体积聚。急性液体积聚多会自行吸收，少数可发展为急性假性囊肿或胰腺脓肿。

胰腺及胰周组织坏死：指胰腺实质的弥漫性或局灶性坏死，伴有胰周脂肪坏死。根据感染与否，又分为感染性胰腺坏死和无菌性胰腺坏死。增强 CT 是目前诊断胰腺坏死的最佳方法。在静脉注射增强剂后，坏死区的增强度不超过 50HU (正常区的增强为 50~150HU)。坏死感染的特点是临床出现脓毒综合征，增强 CT 证实坏死病灶存在，有时可见气泡征。包裹性坏死感染，临床表现为不同程度的发热、虚弱、胃肠功能障碍、分解代谢和脏器功能受累，多无腹膜刺激征，有时可以触及上腹部或腰胁部包块，CT 扫描主要表现为胰腺或胰周包裹性低密度病灶。

急性胰腺假性囊肿：指急性胰腺炎后形成的由纤维组织或肉芽囊壁包裹的胰液积聚。急性胰腺炎患者的假性囊肿少数可通过触诊发现，多数通过影像学检查确定诊断。常呈圆形或椭圆形，囊壁清晰。

胰腺脓肿：发生于急性胰腺炎胰腺周围的包裹性积脓，含少量或不含胰腺坏死组织。脓毒综合征是其最见的临床表现。它发生于重症胰腺炎的后期，常在发病后 4 周或 4 周以后。有脓液存在，细菌或真菌培养阳性，含极少或不含胰腺坏死组织，这是区别于感染性坏死的特点。胰腺脓肿多数情况下是由局灶性坏死液化继发感染而形成的。

（三）全身并发症

主要包括器官功能衰竭、SIRS、全身感染、腹腔内高压（intra-abdominal hypertension, IAH）或腹腔间隔室综合征（abdominal compartment syndrome, ACS）、胰性脑病（pancreatic encephalopathy, PE）。

1. 器官功能衰竭　AP的严重程度要取决于器官功能衰竭的出现及持续时间（是否超过48小时），出现2个以上器官功能衰竭称为多器官功能衰竭（multipe organ failure, MOF）。呼吸衰竭主要包括急性呼吸窘迫综合征（acute respiratory distress syndrome, ARDS），循环衰竭主要包括心动过速、低血压或休克，肾功能衰竭主要包括少尿、无尿和血清肌酐升高。

2. SIRS　符合以下临床表现中的2项及以上，可以诊断为SIRS。心率>90次/分；体温<36℃或>38℃；WBC计数<4×10^9/L或>12×10^9/L；呼吸频率>20次/分或PCO_2<32mmHg（1mmHg=0.133kPa），SIRS持续存在将会增加器官功能衰竭发生的风险。

3. 全身感染　SAP患者若合并脓毒症，病死率升高，为50%～80%。主要以革兰阴性杆菌感染为主，也可有真菌感染。

4. IAH和ACS　SAP时IAH和ACS的发生率分别约为40%和10%，IAH已作为判定SAP预后的重要指标之一，容易导致多器官功能不全综合征（multiple organ dysfunction syndrome, MODS）。膀胱压（urinary bladder pressure, UBP）测定是诊断ACS的重要指标，膀胱压≥20mmHg，伴有少尿、无尿、呼吸困难、吸气压增高、血压降低时应考虑出现ACS。

5. 胰性脑病　是AP的严重并发症之一，可表现为耳鸣、复视、谵妄、语言障碍及肢体僵硬、昏迷等，多发生于AP早期，但具体机制不明。

五、实验室检查

1. 血清酶学检查　强调血清淀粉酶测定的临床意义，尿淀粉酶变化仅作参考。血清淀粉酶活性高低与病情严重程度不呈相关性。患者是否开放饮食或病情程度的判断不能单纯依赖于血清淀粉酶是否降至正常，应综合判断。血清淀粉酶持续增高要注意病情反复、并发假性囊肿或脓肿、疑有结石或肿瘤、肾功能不全、高淀粉酶血症等。要注意鉴别其他急腹症引起的血清淀粉酶增高。血清脂肪酶活性测定具有重要临床意义，尤其当血清淀粉酶活性已经下降至正常，或其他原因引起血清淀粉酶活性增高时，血清脂肪酶活性测定有互补作用。同样，血清脂肪酶活性与疾病严重程度不呈正相关。

2. 血清标志物　推荐使用CRP，发病72小时后CRP>150mg/L提示胰腺组织坏死。动态测定血清IL-6水平增高提示预后不良。血清淀粉样蛋白升高对AP诊断也有一定价值。

3. 影像学诊断　在发病初期24～48小时行超声检查，可以初步判断胰腺组织形态学变化，同时有助于判断有无胆管疾病，但受AP时胃肠道积气的影响，对AP不能做出准确判断。推荐CT扫描作为诊断AP的标准影像学方法，且发病1周左右的增强CT诊断价值更高，可有效区分液体积聚和坏死的范围。在SAP的病程中，应强调密切随访CT检查。建议按病情需要,平均每周1次。按照改良CT严重指数(modified CT severity index,MCSI),胰腺炎性反应分级为:正常胰腺(0分),胰腺和(或)胰周炎性改变(2分),单发或多个积液区或胰周脂肪坏死(4分);胰腺坏死分级为:无胰腺坏死(0分),坏死范围≤30%(2分),坏死范围>30%(4分);胰腺外并发症:包括胸腔积液、腹水、血管或胃肠道等(2分)。评分≥4分可诊断为MSAP或SAP。此外,MRI也可以辅助诊断AP。

六、临床思辨

(一) AP 的诊断标准

临床上符合以下3项特征中的2项,即可诊断为AP。①与AP符合的腹痛(急性、突发、持续、剧烈的上腹部疼痛,常向背部放射);②血清淀粉酶和(或)脂肪酶活性至少>3倍正常上限值;③增强CT/MRI或腹部超声呈AP影像学改变。

(二) AP 的分级诊断

(1) MAP 为符合AP诊断标准,满足以下情况之一:无脏器衰竭、无局部或全身并发症,Ranson评分<3分,急性生理功能和慢性健康状况评分系统(acute physiology and chronic health evaluation,APACHE) Ⅱ 评分<8分,AP严重程度床边指数(bedside index for severity in AP,BISAP)评分<3分,修正CT严重指数(modified CT severity index,MCTSI)评分<4分。

(2) MSAP 为符合AP诊断标准,急性期满足下列情况之一:Ranson评分≥3分,APACHEⅡ评分≥8分,BISAP评分≥3分,MCTSI评分≥4分,可有一过性(<48小时)的器官功能障碍。恢复期出现需要干预的假性囊肿、胰瘘或胰周脓肿等。

(3) SAP 为符合AP诊断标准,伴有持续性(>48小时)器官功能障碍(单器官或多器官),改良Marshall评分≥2分(见表5-5)。

(三) 急性重症胰腺炎病程分期

全病程大体可以分为三期,但不是所有患者都有三期病程,有的只有第一期,有的有两期,有的有三期。

1. 急性反应期　自发病至2周,可有休克、呼吸功能障碍、肾功能障碍和脑病等并发症。

2. 全身感染期　发病2周~2个月,以全身细菌感染、深部真菌感染或双重感染为其主要临床表现。

3. 残余感染期　时间为发病2~3个月以后,主要临床表现为全身营养不良,存在后腹膜或腹腔内残腔,常常引流不畅,窦道经久不愈,伴有消化道瘘。

(四) 鉴别诊断

急性胰腺炎的正确诊断率近年来有显著提高,但在非典型的病例中,往往易与其他急性腹部疾患相混淆,故应随时提高警惕,现将鉴别要点略述如下。

1. 急性胆囊炎、胆石症　急性胆囊炎的腹痛较急性胰腺炎轻,其疼痛部位为右上腹部胆囊区,并向右胸及右肩部放射,血尿淀粉酶正常或稍高;如伴有胆管结石,其腹痛程度较为剧烈,且往往伴有寒战、高热及黄疸。

2. **胃及十二指肠溃疡穿孔** 溃疡病穿孔为突然发生的上腹部剧烈疼痛,很快扩散至全腹部,腹壁呈板状强直,肠音消失,肝浊音缩小或消失。腹平片有气腹存在,更可能帮助明确诊断。

3. **胆管蛔虫病** 胆管蛔虫病发病突然,多数为儿童及青年,开始在上腹部剑突下偏右方,呈剧烈的阵发性绞痛,患者往往自述有向上"钻顶感"。疼痛发作时,辗转不安、大汗、手足冷,痛后如常人。其特点为"症状严重,体征轻微"(症状与体征相矛盾)。血尿淀粉酶正常,但在胆管蛔虫合并胰腺炎时,淀粉酶可升高。

4. **急性肾绞痛** 有时应与左侧肾结石或左输尿管结石相鉴别。肾绞痛为阵发性绞痛,间歇期可有胀痛,以腰部为重,并向腹股沟部与睾丸部放射,如有血尿、尿频、尿急,则更有助于鉴别。

5. **冠心病或心肌梗死** 在急性胰腺炎时,腹痛可反射性放射至心前区或产生各种各样的心电图改变,往往相混淆。然而,冠心病患者可有冠心病史,胸前区有压迫感,腹部体征不明显等,须仔细鉴别。

七、治疗原则和专家建议

(一) 根据病程分期选择治疗方案

1. 急性反应期的处理

(1) 针对病因的治疗

1) 胆源性急性胰腺炎:首先要鉴别有无胆管梗阻病变。凡伴有胆管梗阻者,一定要及时解除梗阻。首选作经纤维十二指肠镜下行 Oddi 括约肌切开取石及鼻胆管引流,或联合腹腔镜胆囊切除,或作开腹手术,包括胆囊切除,胆总管探查,明确胆总管下端有无阻塞。胰腺受累明显者需要可加做小网膜囊胰腺区引流。若无胆管梗阻者先行非手术治疗,待病情缓解尽早进行进一步诊断和治疗。胆源性的病因有时很隐蔽,如胆泥阻塞,需要通过密切的临床观察、肝功能化验和影像检查加以识别,对于非手术治疗不能奏效而又怀疑有胆管梗阻者可以做 ERCP 以明确胆管病因,同时置管引流。

2) 高血脂性急性胰腺炎:近年来明显增多,因此入院时一定要询问高血脂、脂肪肝和家族性高血脂病史,以及是否应用可能升高血脂的药物,静脉抽血时注意血浆是否已成乳糜状,需要早期监测血脂。甘油三酯>11.3mmol/L 易发生急性胰腺炎,需要在短时间内降至 5.65mmol/L 以下。这类患者要限用脂肪乳剂,避免应用可能升高血脂的药物。药物治疗可以采用小剂量低分子肝素和胰岛素,主要是增加脂蛋白酶的活性,加速乳糜微粒的降解;快速降脂技术有血脂吸附和血浆置换。

3) 酒精性急性胰腺炎:针对酒精性急性胰腺炎的可能致病机制,强调减少胰液分泌、胃酸分泌、改善十二指肠酸化状态;强调缓解 Oddi 括约肌痉挛,改善胰液的引流状态。

4) 其他病因:对于其他能发现的病因,也要及时针对病因治疗,如,高钙性急性胰腺炎大多与甲状旁腺功能亢进有关,需要作降钙治疗和相应的甲状旁腺手术。对于病因不明者,在按病程分期选择相应治疗的同时,仔细观察有无隐匿病因出现。

(2)非手术治疗

1)液体复苏、维持水电解质平衡和加强监护治疗。由于胰周及腹膜后大量渗出,造成血容量丢失和血液浓缩,又由于毛细血管渗漏存在,需要以动态监测 CVP 或 PWCP 及 HCT 作为指导,进行扩容,并要注意晶体胶体比例,减少组织间隙液体潴留。应注意观察尿量和腹内压的变化,同时注意维护机体的氧供和内脏功能监测。

2)胰腺休息疗法,如禁食、胃肠减压、抑酸和抑酶治疗。

3)预防性抗生素应用:主要针对肠源性革兰阴性杆菌易位,应采用能通过血胰屏障的抗生素,如喹诺酮类、头孢他定、碳氢酶烯类及甲硝唑等。

4)镇静、解痉、止痛处理。

5)中药生大黄 15g,胃管内灌注或直肠内滴注,每日 2 次。中药皮硝全腹外敷,500g,每日 2 次。

6)预防真菌感染:可采用氟康唑。

7)营养支持:在内环境紊乱纠正后,在肠功能恢复前,可酌情选用肠外营养;一旦肠功能恢复,就要早期进行肠内营养,一定要采用鼻空肠管输注法,根据肠道功能状况,选用合适的配方、浓度和速度,一定要逐步加量,同时严密观察耐受反应。

(3)早期识别腹腔间隔室综合征:腹腔内压(intra-abdominal pressure,IAP)增加到一定程度,一般来讲,当 IAP$\geqslant$25cmH_2O(1cmH_2O=0.098kPa)时,就会引发脏器功能障碍,出现腹腔间隔室综合征(abdominal compartment syndrome,ACS)。本综合征常是重症急性胰腺炎的重要合并症及死亡原因之一。腹腔内压测定的简便、实用方法是经导尿管膀胱测压法,患者平卧,以耻骨联合作为 0 点,排空膀胱后,通过导尿管向膀胱内滴入 100ml 生理盐水,测得平衡时水柱的高度即为 IAP。ACS 的治疗原则是及时采用有效的措施缓解腹内压,方法包括腹腔内引流、腹膜后引流以及肠道内减压,需要酌情选用。

(4)治疗中出现坏死感染者应中转手术治疗:在正规的非手术治疗过程中,若怀疑有感染时,则要作 CT 扫描,判断有困难时可以在 CT 导引下作细针穿刺抽吸术(FNA),以判别胰腺坏死及胰外侵犯是否已有感染。对临床上出现明显脓毒综合征或腹膜刺激征者,或 CT 上出现气泡征者,可细针穿刺抽吸物涂片找到细菌或真菌者,均可判为坏死感染,应立即转手术治疗。手术方法为胰腺感染坏死组织清除术及小网膜腔引流加灌洗,有胰外后腹膜腔侵犯者,应作相应腹膜后坏死组织清除及引流。对于有胆管感染者,加作胆总管引流。需作空肠营养性造瘘。必要时切口部分敞开。

2. 全身感染期的治疗

(1)根据细菌培养及药敏试验,选择敏感的抗生素。

(2)结合临床征象作动态 CT 监测,明确感染灶所在部位。在急性炎症反应期过后,体温再度上升,或者高热不降,要怀疑坏死感染或胰腺脓肿的出现,要作 CT 扫描。患者出现明显脓毒综合征,排除导管感染等因素,CT 扫描见胰腺或胰周有坏死病灶或包裹性液性病灶存在,可以不依赖 CT 气泡征,或细针穿刺抽吸物涂片找到细菌或真菌,而做出坏死感染或胰腺脓肿的临床判断。对感染病灶,进行积极的手术处理是控制感染的关键之一。对坏死感染,包括包裹性坏死感染,需要作坏死组织清除引流术,术后持续灌洗,有时需要再次清创;对胰腺脓肿可以采用手术引流或经皮穿刺引流,但要密切注意引流情况,若引流不满意,应及时作手术引流;对有胰外后腹膜腔侵犯者,应作相应腹膜后坏死组织清除及引流,或经腰侧作腹膜后引流。需作空肠营养性造瘘。

(3) 警惕深部真菌感染,根据菌种选用抗真菌药物,如氟康唑或两性霉素 B。

(4) 注意有无导管相关性感染。

(5) 继续加强全身支持治疗,维护脏器功能和内环境稳定。

(6) 在病情尚未缓解时,继续采用空肠营养支持;饮食恢复一定要在病情缓解后逐步进行。

(7) 如果出现消化道瘘,则需要根据瘘的类型采用相应的处理措施。十二指肠瘘可采用三腔管低负压持续灌洗引流,有自愈的可能;结肠瘘宜行近端失功性造瘘以减轻胰周病灶的感染,后期行结肠造瘘还纳。

(8) 如果术后出现创口出血,要区分是血管性出血,坏死感染出血,还是肉芽出血。对血管性出血需要通过手术止血,由于组织和血管往往较脆,可以用 1/2 弧度的小圆针或者 4~6 个"0"的损伤血管缝线扎止血;对坏死感染出血需要一边清除坏死组织,一边止血;肉芽出血无须手术处理。同时做好凝血机制的监测和纠正。

3. 残余感染期的治疗

(1) 通过造影明确感染残腔的部位、范围及毗邻关系,注意有无胰瘘、胆瘘及消化道瘘存在。

(2) 继续强化全身支持疗法,加强营养支持,改善营养状况。如果存在上消化道功能不全或十二指肠瘘,则需要采用空肠营养。

(3) 及时作残腔扩创引流,对不同消化道瘘作相应的处理。

(二) 局部并发症的治疗原则

1. **急性液体积聚** 多会自行吸收,无须手术,也不必穿刺,使用中药皮硝外敷可加速吸收,500g 皮硝装在棉布袋内作腹部大面积外敷,每天更换两次。

2. **胰腺及胰周组织坏死** 坏死感染,需作坏死组织清除术加局部灌洗引流;对无菌坏死原则上不做手术治疗,但是症状明显,加强治疗无效者应做手术处理;对于包裹性坏死感染,需要做坏死组织清除术加局部灌洗引流。

3. **急性胰腺假性囊肿** 囊肿长径<6cm,无症状,不作处理,随访观察;若出现症状、或体积增大或继发感染则需要手术引流或经皮穿刺引流,如果穿刺引流不畅,则改行手术引流;囊肿>6cm,经过 3 个月仍不吸收者,作内引流术,术前可行 ERCP 检查,明确假性囊肿与主胰管的关系。对于因症状出现或体积增大,不能观察到 3 个月的患者,在做手术治疗的时候,可以根据术中情况决定是否作内引流,如果囊肿壁成熟、囊内无感染、无坏死组织,则可以行内引流术,否则作外引流。

4. **胰腺脓肿** 胰腺及胰外侵犯区临床及 CT 证实确有脓肿形成者,或立即作手术引流,或先作经皮穿刺引流,但引流效果不明显者,应立即做手术引流。

(李小刚)

1. 出血坏死型胰腺炎产生休克主要相关因素是( )

   A. 弹力纤维酶　　　　B. 胰血管舒缓素　　　　C. 磷脂酶 A

   D. 胰蛋白酶　　　　　E. 以上都是

   答案:E

2. 急性出血坏死型胰腺炎的严重临床表现有( )

   A. 上腹剧痛,高热持续1周以上

   B. 常伴有休克

   C. 腹胀显著,腹壁紧张与上腹肿块,可并发胰腺脓肿

   D. 血尿淀粉酶不增高

   E. 以上各点都是

   答案:E

3. 女性,48岁,腹痛伴呕吐10小时,吐后痛不减轻,查体:体温38℃,上腹部压痛,白细胞$15×10^9/l$,血淀粉酶560,尿淀粉酶256,诊断为( )

   A. 急性胃炎　　　　B. 急性胆囊炎　　　　C. 急性胰腺炎

   D. 溃疡病穿孔　　　E. 克罗恩病

   答案:C

4. 关于假性胰腺囊肿,<u>不正确</u>的是( )

   A. 可形成脓肿　　　　　　　　　B. 继发于胰腺或上腹部外伤后

   C. 可形成胰源性腹水　　　　　　D. 多位于胰头部

   E. 无上皮细胞

   答案:D

5. 急性胰腺炎时,血清淀粉酶升高的规律是( )

   A. 发病后3~12小时升高,24~48小时达高峰

   B. 发病后2小时升高,12~24小时达高峰

   C. 发病后24小时升高,48小时达高峰

   D. 发病后48小时升高,72小时达高峰

   E. 以上都不对

   答案:A

第四节 急腹症(胃穿孔、肠穿孔)

一、概述

胃肠穿孔是在原有疾病基础上,病变侵蚀、穿透胃肠壁浆膜层,消化道内容物外溢进入腹腔,进而导致以急性腹膜炎为主要临床表现的一类疾病,是普外科常见急、重症疾病之一。最常见的原因是消化性溃疡,其次为癌肿。由于病变不断加深,穿透肌层,浆膜层,最后穿透胃或肠壁而发生穿孔。穿孔后可发生几种不同后果。如穿孔前病变底已与胰腺、肝脏等邻近脏器发生粘连,形成穿透性溃疡,此为慢性穿孔,少数病例病变底与横结肠粘连,穿孔后形成胃结肠瘘。以上两种情况大多发生在胃、十二指肠后壁溃疡穿孔。如病变穿孔后迅速与大网膜或附近脏器发生粘连,则可穿孔周围形成脓肿。急性的游离穿孔是溃疡病最严重的并发症,穿孔部位大多在十二指肠第一段的前壁及幽门前区,因穿孔发生很快,局部未发生粘连,胃肠道内容物直接漏入腹腔,形成弥漫性腹膜炎,此时须急救处理。

二、病因和发病机制

(一)溃疡穿孔的病因及发病机制

1. Hp 感染 早期认为,溃疡病的发生主要原因是胃酸分泌过多,随着 Warren 和 Marshall 于 1983 年发现 Hp,对溃疡病的认识及外科干预程度发生了根本性改变。Hp 凭借其毒性因子作用,定植于胃黏膜或胃上皮化生的十二指肠黏膜中,诱发局部炎症和免疫反应,损害局部黏膜的防御修复机制,还可增加胃泌素及胃酸的分泌,最终导致溃疡病的形成。Hp 感染还与胃十二指肠溃疡穿孔密切相关,建议溃疡穿孔患者术后需常规实行 Hp 根除治疗。

2. 非甾体抗炎药物(NSAIDs) NSAIDs 损伤胃十二指肠黏膜的机制包括直接的局部作用和系统作用两方面。NSAIDs 在胃液中呈非离子状态,容易透过黏膜上皮细胞膜进入细胞,从而在细胞内聚集而对细胞产生损伤;NSAIDs 的系统作用主要通过抑制环氧合酶(COX)而产生,使胃肠道中经过 COX 途径产生的具有细胞保护作用的内源性前列腺素(PGs)合成减少,从而削弱胃肠道黏膜的保护作用机制。

3. 与胃十二指肠溃疡穿孔有关的其他因素 精神紧张、过度劳累、暴饮暴食、吸烟、酗酒及洗胃等均可为溃疡穿孔的诱因,这些因素可直接或间接造成胃十二指肠黏膜损伤,降低黏膜御酸能力,其他重大创伤、休克等应激状态可使溃疡恶化而导致穿孔或直接产生应激性溃疡穿孔。

(二)癌肿穿孔的病因和发病机制

癌肿穿孔是肿瘤生长过程的一个并发症,一般认为主要发生于晚期癌症患者中,但有报道指出,早期癌症患者也可发生穿孔。肿瘤的增生、浸润、穿透胃肠壁,及随之而来的肿瘤组织血管闭塞或萎缩,导致局部缺血坏死,若坏死组织体积较大,或穿透性坏死未能及时瘢痕化,即可形成穿孔。此外行消化道钡餐检查、纤维胃镜、结肠镜检查及食用易发酵产气的食物等诱因,可使胃肠道内压增高,促使穿孔形成;此外,一些药物如肾上腺皮质激素及NSAIDs等可降低消化道黏膜防御机制,与穿孔关系也较为密切;在行介入化疗或血管栓塞或全身化疗亦可诱发癌肿穿孔形成。

三、病理生理学

(一)病理学

溃疡病穿孔的特点:胃十二指肠溃疡穿孔多位于前壁,十二指肠溃疡发生穿孔的概率高于胃穿孔;胃溃疡穿孔多位于胃窦小弯侧,而十二指肠穿孔位于球部前壁近幽门处。胃十二指肠穿孔的直径多小于0.5cm,约占75%~80%;穿孔大部分情况下只有一处。在处理十二指肠穿孔时,基本不需考虑溃疡癌变的可能;而在处理胃溃疡穿孔时,则需注意溃疡癌变或胃癌本身的穿孔,因此术中需取活检或术后定期行胃镜检查。胃十二指肠溃疡穿孔的病理改变是一个动态过程,是胃肠黏膜的防御机制与破坏因子之间相互作用的结果。溃疡的发生、发展和缓解修复交替进行,这种长期作用改变了胃十二指肠的正常组织结构,正常腺体、肌层被纤维坏死组织代替,局部坏死或纤维化,随着病变的加重,最终形成溃疡穿孔。

胃癌穿孔多发于进展期胃癌,突破浆膜的比例约为55%~82%,淋巴转移率约为57%~67%,病理类型多为溃疡性,即Borrman Ⅱ型及Borrman Ⅲ型。穿孔的位置多位于胃的中远端及前壁穿孔。

 知识延展

Borrmann分型:是由Borrmann(1926)提出的胃癌大部分型法,主要根据肿瘤在黏膜面的形态和胃壁内浸润方式进行分型。

(1)Borrmann Ⅰ型(结节蕈型):肿瘤呈结节、息肉状,表面可有溃疡,溃疡较浅,主要向腔内生长,切面界限较清楚。

(2)Borrmann Ⅱ型(局部溃疡型):溃疡较深,边缘隆起,肿瘤较局限,周围浸润不明显,切面界限较清楚。

(3)Borrmann Ⅲ型(浸润溃疡型):溃疡底盘较大,边缘不清楚,周围及深部浸润明显,切面界限不清。

(4)Borrmann Ⅳ型(弥漫浸润型):癌组织在胃壁内弥漫浸润性生长,浸润部胃壁增厚变硬,皱襞消失,黏膜变平,有时伴浅溃疡,若累及全胃,则形成所谓革袋样胃。

乙状结肠、直肠是结肠肿瘤发生穿孔的主要位置(约占50%),其中乙状结肠占42.3%;穿孔位于肿瘤处约占73.1%,其余的穿孔位置一般为肿瘤的近端,大多合并梗阻(约占60%)。位于肿瘤部位的穿孔与肿瘤本身的发展有关,肿瘤组织局部的缺血、坏死均可导致穿孔,而位于肿瘤近端的穿孔可能与炎症反应、缺血有关。

（二）胃肠穿孔的病理生理改变

胃肠穿孔形成后，胃肠内容物进入腹腔，其主要成分为食物、酸性胃液、碱性十二指肠液、胆汁、胰液、胰酶及多种肠道细菌，这些内容物具有强烈的化学腐蚀性，可迅速引起急性弥漫性腹膜炎，早期主要表现为化学性腹膜炎，产生剧烈疼痛及大量液体渗出，可导致血容量下降，严重者可导致低血容量休克。数小时后，胃肠的消化液分泌受到抑制，漏出至腹腔的消化液也随之减少，由化学刺激导致的腹痛减轻，但此时细菌开始生长，逐渐向细菌性腹膜炎改变。致病菌为多种细菌混合感染，包括厌氧菌和需氧菌，以大肠杆菌最为常见，其次有拟杆菌、梭状芽胞杆菌及克雷伯菌等。随着感染加重，细菌产生的毒素吸收，患者可出现中毒性休克，严重者可导致多器官功能不全。

四、临床表现

（一）胃十二指肠溃疡穿孔的临床表现

1. 症状

（1）腹痛：穿孔发生时，患者顿感上腹（多为剑突下）剧烈疼痛，呈撕裂样或刀割样疼痛，难以忍受，以致被迫卧床，即使轻微活动或者略深呼吸亦可加剧腹痛。早期腹痛与漏出液刺激有关，随着大量腹腔渗出液的稀释，腹痛可能减轻，但随着继发细菌性腹膜炎，腹痛可再次加剧。少数病人胃肠液漏出较少，可沿结肠旁沟往下流至右下腹和盆腔，表现为与急性阑尾炎类似的右下腹疼痛。如出现胃十二指肠的后壁穿孔，患者疼痛部位定位模糊，可出现上腹、腰背部疼痛，甚至肩背部疼痛。

（2）胃肠道症状：穿孔发生时，多数患者可以恶心、呕吐，早期为反射性呕吐，程度较轻；呕吐物为胃内容物，随着腹膜炎的加重，导致肠麻痹的出现，呕吐物可为肠内容物，量多，而且有粪臭味。合并出现时，呕吐物可为血性或出血黑便。

（3）休克表现：早期化学性腹膜炎可导致患者剧烈腹痛，腹膜受到应激后可引起神经源性休克，或由于化学刺激导致大量腹腔渗出，进而出现低血容量休克，患者主要表现为面色苍白、出冷汗、口干、心慌、脉搏细速及血压下降等。随着病情进展，继发细菌性腹膜炎后，患者可出现中毒性休克，表现为高热或体温不高，神志改变。

（4）老年患者因机体反应差，可不具备上述典型临床表现；小儿溃疡穿孔则难以获得准确描述，但溃疡的发生常与病毒感染有关，常有腹泻、发热、上呼吸道感染等前驱症状。空腹、穿孔小、漏出物不多时，周围组织、网膜可迅速粘连封堵，使病灶局限化，表现为局限性腹膜炎，腹痛较为局限。

胃癌穿孔的平均年龄较溃疡病穿孔高，为 62.3～65.8 岁。胃癌穿孔患者在发病前多具有胃癌的一般临床表现，而且病程长达 1 年以上，这些临床表现主要包括：上腹隐痛、食欲减退、消瘦、乏力、贫血、黑便及恶心呕吐等症状。对于年龄大于 50 岁，具有胃痛史，近期出现消瘦、反复黑便等，突发上腹部剧烈疼痛合并急性弥漫性腹膜炎者应高度怀疑胃癌穿孔；对于具有长期溃疡病史，近期疼痛加重或疼痛周期及性质改变，突发上腹疼痛时也需怀疑胃癌穿孔。胃癌穿孔患者年龄较高，大多合并基础疾病，如高血压、缺血性心肌病、慢性阻塞性肺疾病及糖尿病等,这些基础疾病的存在都可增加患者术中术后的死亡率。

2. 体征

(1)一般情况:溃疡病穿孔患者多呈重病容,面色苍白,表情痛苦,脱水貌,出冷汗,强迫仰卧位,呼吸浅速,病情严重者可出现四肢湿冷,脉搏细速,血压波动等早期休克表现。随着细菌性腹膜炎的出现,体温可逐渐升高。

(2)腹部体征:患者一般都表现为明显的腹膜炎体征,主要为因腹肌强烈收缩而腹式呼吸渐弱或消失,全腹压痛、反跳痛明显,上腹部更重;晚期因为肠麻痹可出现腹胀,随着消化道气体逸入腹腔,叩诊时肝浊音界可消失,腹腔积液超过 500ml 时,即可叩出移动性浊音,听诊肠鸣音减弱或消失。

(3)胃癌穿孔的体征与溃疡病穿孔类似,主要表现为腹肌强直,全腹压痛、反跳痛明显,以上腹部较为突出,如肿瘤体积较大,在麻醉后腹肌处在松弛状态时可扪及包块;当腹腔渗出液较多时,可叩出移动性浊音,肠鸣音早期可减弱或消失;晚期肿瘤患者一般体型消瘦、贫血貌,锁骨上淋巴结可触及肿大。

(二)结肠癌穿孔的临床表现

结肠内容物含细菌数量巨大,而且种类繁多,结肠癌穿孔后,结肠内容物进入腹腔,均可导致腹腔感染,根据腹腔感染的程度及转归,结肠癌穿孔可有如下四种临床表现:

(1)化脓性腹膜炎:由于结肠内容物大量进入腹腔所致。患者表现为突发全腹剧痛,压痛、反跳痛明显,腹肌强直,由于气腹关系,可有明显腹胀。腹部 X 线检查可发现游离气体。

(2)粪性腹膜炎:此类穿孔预后较差,患者常可迅速发展至急性弥漫性腹膜炎。主要临床表现为:突发剧烈腹痛及腹胀,患者呈急性中毒性病容,伴发热、血压脉搏不稳定。腹部查体可见腹胀、压痛、腹肌紧张及板状腹;白细胞可增高或降低,腹部 X 线检查可显游离气体。

(3)局限性脓肿:结肠内容物漏出量较少或局限时,可导致局限性脓肿,脓肿主要位于结肠周围或结肠系膜内。脓肿部位可有不同程度的持续性腹痛,局部压痛、腹肌紧张,偶可扪及肿块,伴有恶心、呕吐、便秘、便频等消化道症状,此外还可伴有心率升高,发热、白细胞数量增高的炎症表现。

(4)盆腔脓肿:盆腔位置较低,结肠穿孔后肠内容物可积聚在此。少量盆腔脓肿可无特殊症状,但脓液增多时可有体温升高、白细胞数量增高等炎症反应,常伴有腹胀、里急后重、便秘等消化道症状或尿痛、尿频、尿急等局部刺激症状。直肠指诊时可扪及触痛性包块。B超或盆腔 CT 检查多可发现盆腔脓肿。

五、实验室检查

1. X 线检查　可为诊断穿孔提供可靠的依据,80%以上穿孔患者腹部 X 线检查存在膈下游离气体。因游离气体量的不同,在立位腹部平片中可有不同的征象,如膈下小气泡状、条带状或新月形透亮影,边缘清楚。当存在大量游离气体时,则表现为膈胃、肝膈间距增宽。后壁穿孔时,气体进入网膜囊内,卧位腹平片可见脊柱旁透亮影,而立位腹平片可见气液平面。此外,X 线腹部平片还可看出麻痹性肠梗阻、肠管扩张等急性弥漫性腹膜炎征象。在穿孔较小时或者慢性穿孔的情况下,腹部 X 线检查有时未能发现膈下游离气体,此时应注意动态检查或结合临床做出穿孔的诊断。对于无明确病史者,胃癌穿孔与溃疡病穿孔鉴别难度较大,而且大部分被误诊为胃溃疡穿孔而行剖腹探查术。

2. **实验室检查** 白细胞计数在穿孔发生后数小时明显增高,以中性粒细胞增高为主,继发细菌性腹膜炎后,白细胞数量可进一步增高,达到 $20.0\times10^9/L$ 以上,可出现核左移;由于存在脱水,血红蛋白含量及红细胞计数有不同程度的升高,同时可能存在水电解质紊乱及酸碱失衡。

3. **诊断性腹腔穿刺** 胃十二指肠穿孔穿刺液为黄色、混浊、含胆汁、无粪臭味,镜检时可见满视野白细胞或者脓球;测定氨含量较高时则说明存在胃穿孔。腹腔穿刺结果为阳性时,需鉴别有无急性胰腺炎、急性胆囊炎及其他原因引起的腹膜炎,因此腹腔穿刺不应作为常规检查。

六、临床思辨

(一) 诊断

典型的胃十二指肠穿孔患者大多既往有溃疡症状、溃疡或消化道癌肿病史,近期有溃疡病活动或加重症状。穿孔后剧烈腹痛和明显的腹膜刺激征。结合病史、临床表现及腹部 X 线检查发现膈下游离气体即能确定诊断。但 X 线检查未发现气腹时,亦不能排除穿孔,必要时重复 X 线检查或直接手术探查。

(二) 鉴别诊断

胃十二指肠穿孔主要鉴别诊断包括:

1. **急性胰腺炎** 两者都是由化学刺激而引起上腹剧烈疼痛,但急性胰腺炎以上腹或左上方持续性疼痛为主,呈阵发性加剧,可放射至左肩、左侧腰背部,腹肌紧张程度也较轻。X 线检查发现膈下游离气体为两者鉴别诊断提供重要的依据。行 B 超、CT 检查时可见胰腺肿大,边界模糊或存在胰腺假性囊肿,这些对急性胰腺炎的诊断具有较高的价值。血清淀粉酶、穿刺液淀粉酶活性在溃疡穿孔后也可升高,但没有急性胰腺炎时升高明显。

2. **急性阑尾炎** 溃疡穿孔后漏出液沿结肠旁沟流至右下腹,可表现为与阑尾炎类似的右下腹疼痛。但溃疡病穿孔的腹痛以上腹部、剑突下为主,其临床症状及体征重于急性阑尾炎,X 线检查提示存在膈下游离气体时可为鉴别诊断提供帮助;消化道穿孔腹腔穿刺液多为黄色混浊,不臭,而急性阑尾炎则表现为脓性,有粪臭味。

3. **胆石症、急性胆囊炎** 表现为上腹部剧烈绞痛,可向右肩背部放射,伴畏寒、发热,合并胆管梗阻时可出现黄疸;腹部体征主要表现为上腹部压痛及反跳痛,较为局限,腹肌紧张程度不如溃疡穿孔;有时可触及肿大的胆囊,莫菲征阳性。如血清胆红素显著增高,则可明确诊断。

七、治疗原则和专家建议

根据患者病情及一般状况,治疗方案主要包括非手术治疗及手术治疗。

(一) 非手术治疗

适用于一般状况较好,就诊时间早,穿孔小,腹腔渗出量少,腹膜炎局限或呈局限化趋势,腹痛有缓解的趋势,全身状况良好,无严重感染或休克,X线检查未发现膈下游离气体,诊断未明确者;有严重心肺等重要器官并存疾病,无法耐受手术时也可采用保守治疗。在非手术治疗期间,早期一般处理必不可少,这些处理主要包括:有效的胃肠减压;根据有效循环血容量的高低,补充足够的液体,注意及时纠正电解质和酸碱平衡紊乱;根据感染的程度,合理选用抗生素,抗菌谱应包括抗消化道厌氧菌和需氧致病菌,一般采用头孢二代加甲硝唑,感染较重者可采用头孢三代。

(二) 手术治疗

1. 单纯穿孔修补缝合术　单纯穿孔修补缝合术手术时间短,操作简单,创伤较轻,患者负担较小,手术风险较低,至今仍是治疗溃疡穿孔的主要手段。缝合方法为利用不可吸收线沿胃或十二指肠纵轴缝合浆肌层2~4针,然后覆盖大网膜打结,冲洗腹腔后即结束手术。此方法对腹膜炎和由腹腔感染引起的一系列并发症疗效显著,术后需服用组胺受体阻滞剂或质子泵抑制剂等制酸剂和进行Hp的根除性治疗,约1/3患者穿孔缝合后,经上述内科治疗一段时间,溃疡可自行愈合,但仍有2/3患者溃疡症状反复发作,部分患者需二次手术行胃大部分切除术。

2. 胃大部分切除术　随着手术操作技术的提高,施行急诊胃大部分切除术治疗溃疡穿孔的死亡率较平诊二次手术无显著性差异,在具有适应证的患者中,行急诊胃大部分切除术较单纯穿孔修补缝合术的死亡率也无显著性差异,此术式具有通过一次手术同时解决穿孔和溃疡两个问题的优点,减少患者因二次手术带来的痛苦与负担。但手术创伤大、时间长,术后可能出现较多的并发症,因此目前认为只在下列情况下可选择胃大部分切除术:溃疡病史长,症状重;既往有穿孔出血史;穿孔并发出血;存在幽门梗阻;怀疑有恶性病变的可能等。

3. 迷走神经切断术　迷走神经切断术一般联合穿孔修补、胃窦切除等治疗溃疡穿孔,具有降酸作用,较为符合胃肠道解剖生理,术后并发症少,死亡率低的优点。但存在胃小弯瘢痕挛缩或炎症粘连严重时,迷走神经辨别困难,使手术难以进行;如果存在幽门梗阻时,则不适合采用迷走神经切断术;此外,迷走神经切断术还存在溃疡复发率高的缺点。

4. 经皮穿刺引流术　经皮穿刺引流主要适用于一般状况较差,不能耐受手术打击的患者。这些患者一般具有如下情况:年龄较大,一般大于60岁;穿孔后就诊时间长,大于72小时;存在感染性休克或合并严重基础疾病,如心肌梗死、冠心病及阻塞性气道疾病等。手术在局麻下进行,一般在右侧肋弓下取1cm皮肤切口,然后植入硅胶管,见到胃十二指肠液引出时则可固定,保持引流通畅。

(三) 对于胃癌穿孔患者,应采取积极的手段进行治疗

早期及时进行胃肠减压、禁食,抗感染、抗休克等治疗,纠正电解质及酸碱失衡。在积极进行一般处理时,及时的手术干预必不可少,在确定手术方式之前,应对病变及腹腔进行认真探查,在探查中应注意如下情况:①穿孔的位置:如穿孔位于胃底、胃体及贲门部则应高度怀疑恶性。②病灶的形态:穿孔直径较大,大约2.5cm,边缘不规则时,需怀疑为恶性穿孔;如穿孔周围有粟粒样结节,则可能为肿瘤生长已突破浆膜面。③有无转移:注意观察胃周淋巴结有无肿大,周围脏器有无转移灶;如发现淋巴结肿大时,应注意炎性反应增生与肿瘤转移的区别,前者较为柔软,而后者小而硬,呈灰白色。在术中鉴别良性或恶性穿孔存在困难

时,应取活检进行快速冰冻病理检查,但在取材时应注意无瘤原则,防止肿瘤细胞播散。

术中确定为胃癌穿孔时,手术方式的选择尚存在较大的争议。不管采用何种手术方式,首先处理的是穿孔导致的腹腔感染,在此前提下再考虑肿瘤的根治问题。一般认为患者一般状况较差,不能耐受长时间麻醉、手术打击时,应考虑单纯穿孔修补。因为,如果存在严重腹膜炎,胃及其周围解剖层次不清,淋巴结清除显得十分困难,而术后吻合口瘘的可能性也大大增高。但是,胃癌穿孔行单纯修补术后,患者的死亡率仍然较高,除了患者本身基础疾病可导致患者死亡外,癌组织硬而脆,缺乏柔韧性及组织水肿,使缝合较为困难,穿孔缝合拉拢后,容易存在组织愈合不良,继发胃瘘的可能性很大,从而加重腹腔感染。许多胃穿孔患者术前一般状况较差,术中良恶性穿孔存在一定的鉴别困难,因此外科医生喜欢采用单纯修补术,待病理结果证实为胃癌穿孔时,行二期胃癌根治术。然而,二期手术需面对严重的腹腔粘连,手术过程较为困难,而且许多患者特别是已证实为进展期胃癌的患者,不愿意行二次手术,因此分期手术适用于一般状况较差,但肿瘤有可能切除的患者。

一般认为,胃癌穿孔是晚期肿瘤的表现之一,但也可发生于早期患者中,随着穿孔的发生,肿瘤细胞也将在腹腔中播散,术后易复发。因此,在二十年前外科医生一般不愿意在急诊行胃癌根治术。然而,最近一系列研究表明,胃癌穿孔患者急诊行胃癌根治术或姑息性切除术,手术效果并不比择期手术差。随着麻醉及手术操作技术的提高,肿瘤的切除率逐渐增高,而术中术后死亡率已逐渐下降,而且5年存活率有所上升。在一般状况尚可的患者中,胃癌穿孔首先的手术方式为D2或D3根治术。

总之,胃癌穿孔时肿瘤浸润程度、淋巴结转移的范围及手术的根治程度是影响患者预后的主要因素;而患者的年龄、性别、肿瘤的位置及组织学特性与预后无显著相关性。在治疗胃癌穿孔时应综合考虑各种因素,如果以腹膜炎为主要手术目的,则只要求对穿孔进行单纯修补以减少手术时间;如果以治疗胃癌为手术目的,则要求行胃癌根治术,如果术中无法明确穿孔的性质或患者一般状况较差,则可行分期手术。

结肠癌穿孔的部位不同,其处理方式也有所不同。位于右半结肠的穿孔,病人全身情况好,腹腔污染程度较轻时,可行右半结肠切除一期吻合,腹腔引流。如果患者病情重,腹腔污染较重,可修补穿孔,末端回肠造口,腹腔引流。当肿瘤位于降结肠、乙状结肠时,可行肿瘤切除,近、远端结肠造口,二期吻合,或横结肠双腔造瘘,穿孔修补,在修补处放置引流。术中应注意行腹腔冲洗,将腹腔尽力清理干净后,于腹腔最低位放置腹腔引流。

(李小刚)

练习题

1. 胃、十二指肠溃疡急性穿孔最常见的是(　　)
   A. 十二指肠球部前壁　　B. 十二指肠球部后壁　　C. 胃幽门的前壁
   D. 胃窦部　　　　　　　E. 以上者不正确
   答案:A

2. 男性,52岁,5小时前右上腹部挤压伤。查体:中上腹及背部压痛。尿检查正常。X线检

查脊柱正常,膈下未见游离气体,腹膜后有少量气体,腹膜后有少量积气。可能的诊断为(　　)

  A. 胃挫伤　　　　　　　B. 十二指肠穿孔　　　　C. 小肠损伤、穿孔
  D. 胆管损伤　　　　　　E. 横结肠损伤、穿孔

答案:B

3. 关于溃疡病急性穿孔,对诊断最有意义的是(　　)

  A. 均有溃疡病史　　　　　　　　　　B. 腹痛剧烈
  C. 突起脐周剧痛,转移至右下腹　　　D. 腹部剧痛数小时后缓解,提示病情好转
  E. 约80%的病例有膈下游离气体

答案:E

4. 不是胃十二指肠溃疡穿孔手术指征的是(　　)

  A. 病人一般情况差　　　B. 穿孔大于12小时　　　C. 腹腔污染严重
  D. 出现休克表现　　　　E. 年龄大

答案:E

5. 不是胃癌穿孔特点的是(　　)

  A. 年龄大于50岁　　　　B. 有胃痛病史　　　　　C. 近期人体重下降明显
  D. 长期反酸,嗳气　　　E. 突发上腹部疼痛并急性腹膜炎表现

答案:D

第五节　腹部损伤(脾破裂)

一、概述

  外伤性脾破裂是指脾脏由于受外力因素所导致的脾脏完整性的破坏。脾是腹部内脏最容易受损的器官之一,在腹部闭合性损伤中,脾破裂(splenic rupture)占20%～40%,在腹部开放性损伤中,脾破裂约占10%左右。有慢性病理改变(如血吸虫病、疟疾、淋巴瘤等)的脾更易破裂。脾破裂的主要危险在于大出血所致的失血性休克。

二、病因和发病机制

  脾破裂分为外伤性破裂和自发性破裂。外伤性破裂,由外界暴力的作用引起。自发性破裂是病理性肿大的脾脏因剧烈咳嗽、打喷嚏或突然体位改变等原因引起。

三、病理生理学

  按病理解剖脾破裂可分为中央型破裂(破在脾实质深部)、被膜下破裂(破在脾实质周边部分)和真性破裂(破损累及被膜)三种。前两种因被膜完整,出血量受到限制,故临床上并无明显内出血征象而不易被发现,可形成血肿而最终被吸收。但血肿(特别是被膜下血肿)在某些微弱外力的影响下,可以突然转为真性破裂,导致诊治中措手不及的局面。

临床所见脾破裂,约85%是真性破裂。破裂部位较多见于脾上极及隔面,有时在裂口对应部位有下位肋骨骨折存在。破裂如发生在脏面,尤其是邻近脾门者,有撕裂脾蒂的可能。若出现此种情况,出血量往往很大,病人可迅速发生休克,甚至未及抢救已致死亡。

四、临床表现

脾破裂的临床表现以内出血及血液对腹膜引起的刺激为主,病情与出血量和出血速度密切相关。出血量大而速度快的很快就出现低血容量性休克,伤情危急;出血量少而慢者症状轻微,除左上腹轻度疼痛外,无其他明显体征,不易诊断。随时间的推移,出血量越来越多,出现休克前期表现,继而发生休克。血液对腹膜的刺激出现腹痛,始于左上腹,慢慢涉及全腹,仍以左上腹明显,同时腹部有压痛、反跳痛和腹肌紧张,并可出现 Kehr 征或 Balance 征。实验室检查发现红细胞、血红蛋白和血细胞比容进行性降低,提示有内出血。

注意事项

脾破裂出血时因血液刺激左侧膈肌,可引起左肩部(第 4 颈神经的分布区域)的牵涉性痛,且常于深呼吸时加重,称为 Kehr 征。

脾破裂出血时脾周围常有凝血块存在,故患者左侧卧时右腰部可呈实音,右侧卧时左腰部却常呈固定之浊音,称 Ballance 征。

脾损伤分型和分级迄今尚未达成统一标准。我国(第六届全国脾脏外科学术研讨会,天津,2000 年)制订的Ⅳ级分级法为:Ⅰ级:脾被膜下破裂或被膜及实质轻度损伤,手术所见脾裂伤长度≤5.0cm,深度≤1.0cm;Ⅱ级:脾裂伤总长度>5.0cm,深度>1.0cm,但脾门未累及,或脾段血管受累;Ⅲ级:脾破裂伤及脾门部或脾部分离断,或脾叶血管受损;Ⅳ级:脾广泛破裂,或脾蒂、脾动静脉主干受损。20 世纪 80 年代以来,由于注意到脾切除术后的病人,主要是婴幼儿,对感染的抵抗力减弱,甚至可发生以肺炎球菌为主要病原菌的脾切除后凶险性感染(overwhelming postsplenectomy infection,OPSI)而致死。随着对脾功能认识的深化,在坚持"抢救生命第一,保留脾第二"的原则下,尽量保留脾的原则(特别是儿童)已被多数外科医生接受。

五、实验室检查

1. **血常规化验** 红细胞和血红蛋白常有进行性下降,而白细胞则可增至 $12×10^9/L$ 左右,系急性出血的反应。

2. **B 型超声检查** 这是一种常用的无创检查,能显示破碎的脾脏,较大的脾包膜下血肿及腹腔内积血。

3. **CT 检查** 能清楚地显示脾脏的形态,对诊断脾脏实质裂伤或包膜下血肿的准确性很高。同时可发现腹腔内多脏器伤。

4. **核素扫描** 可采用 ^{99m}锝胶态硫扫描或 γ 照相等技术诊断脾损伤,方法安全,因扫描所需药物限制,不常用。

5. 选择性腹腔动脉造影　这是一种侵入性检查,操作复杂,有一定危险性。但诊断脾破裂的准确性高,能显示脾脏受损动脉和实质的部位。仅用于伤情稳定而其他方法未能明确诊断的闭合性损伤。

六、临床思辨

根据外伤史和内出血的临床表现,诊断并不困难。腹腔穿刺和灌洗常在诊断中起决定作用。床旁 B 型超声能对损伤部位、程度和腹腔积血的多少提供极有价值的信息。有时急诊床边 B 超不能完全了解脾脏有无损伤及损伤程度,急诊上腹部 CT 扫描除了可以明确脾外伤外,还可以了解合并肝脏以及胰腺等脏器损伤依据。

七、治疗原则和专家建议

1. 无休克或容易纠正的一过性休克,影像学检查(B 超、CT)证实脾裂伤比较局限、表浅,无其他腹腔脏器合并伤者,可在严密观察血压、脉搏、腹部体征、血细胞比容及影像学变化的条件下行非手术治疗。若病例选择得当,且小儿的成功率高于成人。主要措施绝对卧床休息至少 1 周,禁食、水、胃肠减压、输血补液,用止血药和抗生素等等。

2. 观察中如发现继续出血或发现有其他脏器损伤,应立即中转手术。不符合非手术治疗条件的伤员,应尽快剖腹探查,以防延误。

3. 彻底查明伤情后明确可能保留脾者(主要是Ⅰ、Ⅱ级损伤),可根据伤情,采用生物胶粘合止血、物理凝固止血、单纯缝合修补、脾破裂捆扎、脾动脉结扎及部分脾切除等。脾部分切除术难度大,利用显微外科血管吻合术将带血管的自体部分脾移植或半脾移植,效果确切可靠,但手术难度更大,两者难以普及。单纯脾修补术和动脉结扎加脾修补术,手术简单,能有效地保护脾脏的免疫和滤血功能,因除脾蒂供血外,脾脏有丰富的侧支循环,脾动脉结扎后不会引起脾梗死,但要求术中在保留胃短动脉及胃网膜左动脉的前提下良好暴露胰腺及脾脏,从而准确判断脾损伤情况及出血部位,确定行脾修补或脾动脉结扎的安全性。若无肠道空腔脏器破裂,手术中可收集腹腔积血进行回输。

4. 脾中心部碎裂,脾门撕裂或有大量失活组织,高龄及多发伤情况严重者需迅速施行全脾切除术。可将 1/3 脾组织切成薄片或小块埋入大网膜囊内进行自体移植,亦可防止日后发生 OPSI。

5. 在野战条件下或原先已呈病理性肿大的脾发生破裂,应行脾切除术。

6. 脾被膜下破裂形成的血肿和少数脾真性破裂后被网膜等周围组织包裹形成的局限性血肿,可因轻微外力影响或胀破被膜或血凝块而发展为延迟性脾破裂。一般发生在伤后两周,也有迟至数月以后的。此种情况下应切除脾。

(李小刚)

练习题

1. 腹部闭合性外伤 2 小时,腹痛(向左肩放射),血压 60/40mmHg(8.0/5.3kPa),心率 140 次/分。全腹轻压痛,肠鸣音减弱,应考虑为(　　)

A. 肝破裂   B. 脾破裂   C. 胰腺损伤

D. 胆囊破裂   E. 胃破裂

答案：B

2. 腹部外伤合并出血性休克，主要的处理原则为（　　）

A. 输血以补充血容量   B. 镇静，吸氧

C. 抗休克同时手术探查止血   D. 应用抗生素

E. 快速补充液体

答案：C

3. 腹部闭合性损伤，实质脏器破裂和空腔脏器穿孔最好的鉴别方法是（　　）

A. 超声波检查   B. 休克出现的早晚   C. 暴力作用的部位

D. 腹膜刺激征的轻重   E. 腹腔诊断性穿刺

答案：E

4. 脾切除的年龄限制在（　　）

A. 大于2岁   B. 大于4岁   C. 大于6岁

D. 青春期以后   E. 没有限制

答案：B

5. 诊断脾破裂最有意义的检查结果是（　　）

A. 白细胞计数增高   B. 立位X线腹平片可见气液平面

C. 腹腔穿刺抽出不凝血液   D. X线检查有膈下游离气体

E. 移动性浊音阳性

答案：C

第六节　急性肝衰竭

一、概述

2012年我国修订的《肝衰竭诊疗指南》将肝衰竭分为四种类型：急性肝衰竭（acute liver failure，ALF）、亚急性肝衰竭（subacute liver failure，SALF）、慢加急性肝衰竭（acute-on-chronic liver failure，ACLF）和慢性肝衰竭（chronic liver failure，CLF）。其中急性肝衰竭的特征是："急性起病，无基础肝病史，2周内出现以Ⅱ级以上肝性脑病（hepatic encephalopathy，HE）为特征临床表现"。

"急性肝衰竭"一词在医学文献中的使用并不一致，有多种定义。搜索关于ALF病人预后的所有研究（MEDLINE和ENBASE，1950-2012年），总共103项研究，其中87项使用41个不同的ALF定义，另有16项没有报告任何明确的ALF定义。结果认定ALF相关的4个要素为：①HE的存在和（或）分级；②疾病发作到发生HE之间的间隔；③凝血障碍的存在；④预先存在的肝脏疾病。

2011年9月,美国肝病研究学会(AASLD)出版的《急性肝衰竭诊治指南》中ALF的定义为:"目前最被广泛接受的ALF定义包括凝血异常的证据,通常INR≥1.5,和任何程度的意识改变(HE),既往没有肝硬化,疾病时间≤26周"。Wilson病(肝豆状核变性)患者、垂直获得性乙型肝炎病毒(HBV)感染者或自身免疫性肝炎的患者尽管存在肝硬化的可能,但如果被诊断的时间小于26周也可包括在ALF中。其他一直使用的术语包括"暴发性肝衰竭、暴发性肝炎或肝坏死",其定义为严重肝损伤,在预先没有肝脏疾病情况下,症状发生8周内出现肝性脑病。按出现黄疸至发生HE的间隔时间进一步将ALF分为:超急性型(<7天);急性型(7~21天)和亚急性型(>21天,<26周)。该分类有人认为没有预后意义,但可能为疾病病因提供线索。如超急性型常见病因为对乙酰氨基酚中毒,HAV和HBV;急性型为HAV、HBV、HEV和药物特异质反应;亚急性型为药物特异质反应和血清反应阴性(未确定的)肝炎。

关于ACLF,都认为是独特的肝衰竭类型,但亚太肝病学会(APASL)定义与欧洲肝病学会(EASL)定义有所不同,APASL的定义是指"在已知或尚未发现的慢性肝病基础上患者出现黄疸和(或)凝血功能障碍为最初临床表现的急性肝损害,发现4周内合并腹水和(或)肝性脑病"。EASL定义为"发生在急性失代偿性肝硬化病人的独特综合征,最常继发于自发性细菌性腹膜炎、食管静脉曲张破裂出血和其他感染"。由于我国慢加急性肝衰竭常见,鉴于目前所述的"急性、亚急性和慢加急性肝衰竭"都是在短时间内发生的严重急性肝功能失代偿,且具有类似的病理基础和病理生理过程,国内有学者主张将其统一命名为"急性肝衰竭",并根据是否存在慢性肝病基础和病情进展速度进一步分为暴发性、亚暴发性和慢加急性肝衰竭3种亚型。

ALF最常见于以前健康的30~40岁的成年人,临床表现通常包括肝功能失代偿,肝脏生化指标异常和凝血障碍。可能进展为肝性脑病,伴多器官衰竭。在发达国家年发病率不到10/100万(1/100万~6/100万)。ALF罕见性连同其严重性和异质性导致了非常有限的证据基础来指导支持治疗。然而,最近几年成活率在大幅度改善。据报道1973—1978年,住院成活率低至17%,2004—2008年升至62%,这种现象不仅限于经历急诊肝移植患者,非移植存活率也从17%提高到48%,这主要得益于通过先进的重症监护治疗和急诊肝移植。

 什么是急性肝衰竭(ALF)?

AASLD急性肝衰竭(ALF)的定义为:"在没有肝硬化的情况下,26周以内出现凝血异常(国际标准化率INR≥1.5)和不同程度的意识障碍(肝性脑病)"。Wilson病(肝豆状核变性)患者、垂直获得性乙型肝炎病毒(HBV)感染者或自身免疫性肝炎的患者尽管存在肝硬化的可能,但如果被诊断时间小于26周,也可包括在ALF中。按出现症状至发生肝性脑病的间隔时间进一步将ALF分为:超急性型(<7天);急性型(7~21天)和亚急性型(>21天,<26周)。

二、病因和发病机制

ALF 在发达国家较发展中国家少见得多。在发展中国家,病毒感染(肝炎病毒甲,乙,戊)是 ALF 的主要原因。在发达国家,如美国和大多数西欧国家,药物诱导的肝损伤是 ALF 最常见的原因。

在我国,关于 ALF 没有代表性的数据可供使用。在包括 177 例 ALF 病人的研究中,最终死亡 112 例(63.28%)。ALF 的常见原因是药物中毒(43.50%),不确定病因(29.38%),急性病毒性肝炎(11.30%)。另外,传统中草药在药物诱导的 ALF(30/77)的原因中占优势。

(一) 病毒感染

1. **病毒性肝炎** 包括甲、乙、丙、丁、戊型肝炎和血清反应阴性肝炎。病毒性肝炎发展为 ALF 的风险<1%,其中乙肝和丙肝占 90%以上,甲肝占 5%。丙肝是慢性肝炎和肝硬化的主要原因,诊断丙肝要检测 HIV,反之亦然。甲肝和戊肝不常与 ALF 和慢性感染相关,但妊娠妇女受戊肝影响更严重。发病机制主要通过致细胞病变效应和免疫调节机制,包括直接针对病毒的免疫反应导致严重肝损害。

以前没有慢性肝病的稳定的亚临床乙型肝炎重激活的病人;癌症治疗期间或治疗后,因治疗诱导免疫抑制的病人预后不良。

2. **其他病毒感染** 包括单纯疱疹病毒,巨细胞病毒,E-B 病毒和细小病毒,是非常少见的原因。

(二) 药物诱导的肝损伤

1. 常见药物

(1)对乙酰氨基酚(APAP):主要通过产生 N-乙酰对苯醌亚胺耗竭肝细胞还原型谷胱甘肽,降低肝细胞的抗氧化能力,继而使肝细胞产生氧化应激损伤。

(2)抗结核药物。

(3)娱乐性药物(摇头丸和可卡因、毒品)。

(4)特异质性反应:如抗惊厥药,抗生素和非甾体类抗炎药(NSAIDs)。

(5)阿司匹林在儿童可引起瑞氏综合征(Reye syndrome)。

2. 增加药物诱导的 ALF 风险因素

(1)营养不良和酗酒。

(2)对乙酰氨基酚也是一个潜在的肝损伤辅助因子。

(3)特异质性药物诱导肝损伤:是罕见的,即使暴露于可能的肝毒性药物病人中,很少药物诱导肝损伤病人进展为肝性脑病和 ALF。

(4)某些因素如老年、血氨基转移酶升高和凝血障碍与增加死亡风险相关。

(三) 其他原因

1. 急性缺血性肝细胞损伤或缺血性肝炎可能发生在危重病人中,在原发性心脏病、循环或呼吸衰竭可以由严重脓毒症伴心衰竭引起,血转氨酶水平显著短暂升高。

2. 肿瘤浸润。

3. 急性 Budd-Chiari 综合征。
4. 热休克。
5. 中毒　包括毒蕈（鬼笔鹅膏）、鱼胆、四氯化碳中毒。
6. 代谢性疾病　如 Wilson 病。
7. 妊娠　包括妊娠急性脂肪肝；溶血-肝酶升高-低血小板综合征和肝脏破裂。
8. 其他　Wilson 病，自身免疫性疾病，淋巴瘤，癌，噬血细胞综合征和创伤。

许多病例 ALF 的原因仍然不清楚，尽管彻底检查，可能的原因包括一个新的病毒感染或暴露于毒物，这些病毒感染常常呈亚急性表现，不移植存活率极低。

三、病理生理学

随着肝细胞损伤和死亡（坏死和凋亡），通过先天性免疫反应促发大量炎症反应，导致血管麻痹性休克。当单核细胞进入肝脏分化成巨噬细胞，释放促炎和抗炎细胞因子，产生全身性炎症反应（SIRS）和代偿性抗炎反应（CARS）。单核细胞失活，促炎和抗炎系统不平衡引起的反复发生脓毒症和多器官功能障碍。

1. 肝性脑病和脑水肿　肝性脑病（HE）主要通过增加抑制性神经递质如 γ 氨基丁酸（GABA）所介导。氨、感染/炎症和低钠血症促使脑水肿的发生，使肝性脑病恶化。低钠血症和低肿胀压状态导致颅内（ICP）压显著增加，氨对脑水肿的影响因低钠血症而加强。

2. 感染　ALF 病人感染发生率高达 80%，是死亡的主要原因之一。ALF 病人有多重感染和脓毒症倾向，主要与免疫功能受损（如相关补体和调理素缺乏，中性粒细胞功能受损）及 ICU 有创操作与监测相关。病原菌有细菌和真菌，感染最常见的部位依次是肺、尿道和血。导管相关性感染分离的微生物包括葡萄球菌、链球菌属和革兰阴性杆菌，有三分之一的病人发生真菌感染，特别是念珠菌属。导管相关性感染是可避免的感染的主要来源。

3. 肾功能不全　ALF 病人肾功能不全（肌酐>2mg/dl）发生率在 30%～84%，可能由肝肾综合征、急性肾小管坏死和血管内容量不足引起。急性肾小管坏死可由一些参与 ALF 的毒性物质（如对乙酰氨基酚）或医源性因素（低血压、肾毒性药物、或造影剂等）引起。

知识延展

肝肾综合征（HRS）：是肝硬化或暴发性肝衰竭病人肾功能快速恶化导致威胁生命的情况。以血肌酐增加和少尿为特征，其机制认为是肾素-醛固酮增加，前列腺素减少等导致强烈的肾动脉收缩所致。

典型 HRS 尿钠<10mmol/L，尿沉渣无异常。相反在急性肾小管坏死尿检查示细胞管型的存在，尿钠>10mmol/L。

HRS 诊断棘手，因为许多 HRS 病人经历了潜在肾损伤，包括肾毒性药物、血管内容量耗竭治疗不足的 GI 出血、过度穿刺和过度利尿。

保守治疗目标：①CVP 8～10mmHg（CVP 超过目标值，给予祥利尿剂；低于目标值使用白蛋白增加充盈压）；②维持 MAP 在 65mmHg。

4. 循环障碍　ALF 血流动力学改变与脓毒症相似,为高心输出量性休克。以全身性血管扩张、高心输出量和低血压、组织氧摄取减少为特征。值得注意的是 ALF 病人通常并发感染和出血,产生低血压时临床情况更复杂。有人提出全身性血管扩张的状态是由中枢介导的或通过循环内毒素介导,炎性介质增加(肿瘤坏死因子,IL-6)和 NO 产生不受调节所致。

5. 呼吸衰竭　ALF 病人低氧血症非常常见,非心源性肺水肿(肺动脉嵌压<18mmHg)几乎占三分之一,伴有低钠血症。低氧血症的原因还包括肝性脑病病人误吸胃内容物、医院获得性肺炎、肺内出血和肺血管扩张,大多数 ALF 病人低氧血症是多因素的。除了低氧血症,可有呼吸性碱中毒。晚期脑水肿可导致呼吸抑制。

6. 凝血障碍　ALF 病人有凝血障碍伴低纤维蛋白原血症和血小板功能障碍,包括质和量。因肝脏合成大量凝血因子(除了因子Ⅷ)和一些纤维蛋白溶解抑制物,凝血酶原时间异常是肝脏损伤严重程度(合成功能丧失)的标志物。轻度 DIC 部分由于增加外周消耗和纤维蛋白原溶解可以与肝脏合成功能受损共存,将加大胃肠道大出血风险。

7. 代谢紊乱　肝脏是糖原存储、糖原异生和乳酸代谢场所,严重肝坏死时,尽管 ALF 病人处于分解代谢状态,但肝脏不能释放葡萄糖。这类病人有高葡萄糖需求,需要连续静脉内 10% 葡萄糖输注,而且严重乳酸酸中毒可使与肾衰相关性代谢性酸中毒更复杂化。

四、临床表现

ALF 的临床表现通常包括肝功能障碍,凝血障碍和肝性脑病的表现,高达半数病人出现多器官衰竭和死亡。特征性标志是发生肝性脑病,即可逆性神经精神异常。

(一) ALF 的临床特征

见表 5-6。

表 5-6　急性肝衰竭的临床特征

脑:肝性脑病、脑水肿、颅内高压
肺:急性肺损伤/急性呼吸窘迫综合征
肝:代谢功能丧失,减少:
　糖原异生-低血糖
　乳酸清除-乳酸酸中毒
　氨清除-高氨血症
　合成能力-凝血障碍
骨髓:频繁抑制,特别是病毒和血清反应阴性疾病
循环白细胞:功能受损,免疫不全受抑产生脓毒症高风险
心脏:高心输出量,亚临床心肌损伤
胰腺:胰腺炎,特别是 APAP 相关性疾病
肾上腺:糖皮质激素产生不足导致低血压
肾:肾功能不全或衰竭
门静脉高压:在亚急性疾病较突出,易与慢性肝脏疾病混淆
全身性炎症反应:高代谢或高能量消耗

(二)体征

1. 精神状态改变,见肝性脑病。

2. 皮肤红斑、黄疸。黄疸常常在入院时不一定看到,在中毒病例早期没有黄疸;右上腹触痛变化不定,无法触及肝脏,肝浊音界缩小。在病毒性肝炎早期可看到肝脏肿大,但特别值得注意恶性肿瘤浸润、充血性心力衰竭和急性 Budd-Chiari 综合征。

(三)肝性脑病

患者有肝臭,心慌气促,低血压、低氧血症表现。根据患者的精神状态,将 HE 分 5 期(表 5-7)。

表 5-7 肝性脑病临床分级

分级	精神状态
0	行为改变伴意识水平微小变化
Ⅰ	定向障碍、嗜睡、扑翼样震颤、不得体行为
Ⅱ	明显混乱、语无伦次、大部分时间睡觉
Ⅲ	声音刺激能唤醒
Ⅳ	昏迷,对疼痛无反应,去大脑皮质状态

(四)脑水肿

以系统性高血压为特征,可表现为通气过度、肌张力增加、去皮质或去大脑强直,瞳孔反射异常,如果发生小脑沟回疝最终发生脑干反射改变。体格检查常常缺乏显著的发现。

五、实验室检查

(一)临床检验

包括病因及严重程度两方面指标。

1. 血液学 全细胞计数,凝血酶原时间/INR。

2. 生物化学 肝功能试验:天冬氨酸转氨酶(AST)/丙氨酸转氨酶(ALT),碱性磷酸酶,γ-谷氨酰基转肽酶,胆红素和白蛋白,肌酐和血尿素氮;血电解质(Na^+,K^+,Cl^-,HCO_3^-,Ca^{2+},Mg^{2+},PO_4^{3+});血糖和淀粉酶/脂肪酶。

3. 动脉血气,乳酸。

4. 血型鉴定和抗体筛选。

5. 对乙酰氨基酚水平和毒物筛选。

6. 肝炎血清学 抗-HAV IgM,HBsAg,抗-HBc IgM 和抗-HEV,抗-HCV。

7. 自身免疫标志物 抗核抗体,抗平滑肌抗体,肝/肾微粒体抗体和免疫球蛋白水平。

8. 血浆铜蓝蛋白(Wilson病)。

9. 妊娠试验(女性)。

10. 血氨(最好是动脉)。

11. 巨细胞病毒,Epstein-Barr病毒,疱疹病毒。

12. HIV。

(二) 其他辅助检查

1. 肝活组织检查　因凝血障碍,最常经颈静脉路径进行。非特异性汇合区坏死是最常见的组织学发现,对诊断并无帮助,其主要应用于怀疑以下疾病的诊断:自身免疫型性炎,转移性肝癌,淋巴瘤或单纯疱疹性肝炎。

2. 影像学检查　多普勒超声,轴向计算机断层扫描成像,超声心动图等可提供有用信息。

知识延展

> TnI水平在ALF可持续升高,该现象的意义不确定,研究中得出相互矛盾的结果。在其作为预后标志物。TnI升高是多因素的,应考虑为代谢应激标志物而不是准确的冠心病标志物。

六、临床思辨

(一) 诊断与鉴别诊断

1. 获取详细病史:包括毒物摄取或暴露时间;详细的服药史,包括处方药和非处方药,中草药,保健食品;黄疸发生时间或肝性脑病发生的时间。

2. 熟悉急性肝衰竭的临床特征(见表5-6)及肝性脑病分级(见表5-7)。

3. 实验室检查　包括病因学检查和反映严重程度的检查(见实验室检查)。

4. 综合分析　根据:①药物或毒物摄入史或肝炎病毒感染证据;②临床症状和体征,如精神状态改变、皮肤红斑、黄疸,右上腹疼痛或压痛(易变),肝浊音界缩小;③有中至重度急性肝炎的临床及实验室证据;④PT延长4~6秒,INR≥1.5,ALF诊断并不困难。

5. 鉴别诊断　对肝衰竭的类型进行鉴别,如慢性肝衰竭急性加重,慢加急性肝衰竭;ALF严重并发症与相应疾病的的鉴别,如心肺功能障碍,神经功能障碍,肾功能障碍,脓毒症等。

6. 对患者进行病因学诊断同时需要对预后进行评估。

(二) ALF的预后评估

早期和准确的预后评估对指导临床决策,合理利用肝移植资源,提高肝移植病人生存率十分重要。ALF预后与病因及其严重程度相关,其中病因可能是最重要的预后因素。据报道,存活率最高的是 APAP 中毒和甲肝(HAV)感染。APAP 中毒、HAV、妊娠和缺血性肝炎(休克肝)预后较好,不行原位肝移植(OLT)存活率为 60%～70%,其他药物诱导肝损伤性、不确定病因性 ALF、HBV 和 wilson's 病预后不良,不行 OLT 存活率为 20%～30%。与轻度 HE 患者比较,严重 HE 经历急诊 OLT 病人有较高的死亡率。

HE 出现的时间对预后有重大影响,通常稳定性 ALF 伴快速 HE 发生(小于 1 周)病人较慢发生的 HE 预后较好,如即 APAP 中毒和 HAV。另外,HE 持续恶化和凝血障碍(尽管积极支持治疗)也提示预后不良。

APAP 中毒所致的 ALF,低血糖提示肝脏没有能力进行糖原异生和糖原动员,是预后不良的征象。同样持续 PT 延长(发病后 3～4 天)死亡率高达 93%。大约 70% 的 APAP 中毒性 ALF 病人 PT 延长 4～14 天恢复。

没有一个好的标准化方法确定预后,许多移植中心使用 King's 大学医院预后标准(表5-8)。

表 5-8　King's college hospital 原位肝移植标准

APAP 中毒:	非 APAP 中毒:
动脉 pH<7.3 或有以下所有情况:	PT>100s(INR>6.5)或以下任何 2 项:
肝性脑病 3～4 级	非 A 非 B 型肝炎/药物原因
PT>100s(INR>6.5)	黄疸至脑病>7 天
肌酐>3.4mg/ml	PT>50s(INR>3.5)
	胆红素>17.5mg/dl
	年龄<10 或>40 岁

七、治疗原则

(一) 病因治疗(如果可能)

1. APAP 中毒　推荐给予 NAC,即使不确定 APAP 中毒时间、摄入的剂量、血浆浓度,也应该在摄入后 8～10 小时内给予 NAC。第一次给药时间不应超过 48～72 小时,或口服或静脉注射。口服负荷剂量 140mg/kg,以后 70mg/kg,每 4 小时一次,连续 17 次。NAC 应连续治疗直至肝功能改善,即转氨酶下降、HE 缓解、INR 下降,而不是血浆 APAP 水平下降。

2. 对妊娠急性脂肪肝妇女(AFLP)　和 HELLP 综合征迅速分娩胎儿是唯一的非 OLT 治疗的能快速逆转的 ALF。

3. 其他原因 ALF 目标治疗　鬼笔鹅膏推荐青霉素 G 和水飞蓟宾治疗,单纯性疱疹病毒应给予阿昔洛韦(5～10mg/kg,iv,q8h)治疗,自身免疫性肝炎考虑激素(泼尼松40～60mg/d)治疗,乙型肝炎病毒相关的 ALF 应考虑核苷(酸)类似物如拉米夫定治疗。

(二) 并发症处理

1. 循环功能障碍　治疗的关键是维持血流动力学稳定和可能为肝细胞再生提供最好

的环境。在高血流动力学血管麻痹性休克和中心容量不足中,有效的液体治疗价值不可低估。

(1)创血流动力学监测(包括血乳酸),对低心排和右心衰竭者进行超声心动图检查。

(2)纠正血容量不足。

(3)血管加压药物应用:液体复苏后,收缩压<90mmHg,平均动脉压<65mmHg,使用血管收缩药物。首选去甲肾上腺素,维持脑灌注压(CPP)在50~80mmHg;不推荐低剂量多巴胺预防肾衰;肾上腺素因可能减少肝血流不被推荐;血管加压素可能直接引起脑血管扩张导致 ICP 增加不被推荐。

ALF 病人常有相对的肾上腺功能不全,氢化可的松被证明能改善去甲肾对低血压的反应,考虑用于尽管静脉内容量冲击和去甲肾上腺素仍持续性低血压病人。

 知识延展

> TnI 水平在 ALF 可持续升高,该现象的意义不确定,研究中得出相互矛盾的结果。在其作为预后标志物。TnI 升高是多因素的,应考虑为代谢应激标志物而不是准确的冠心病标志物。

2. 呼吸衰竭　通气支持通常被要求,早期 ALF 是因为意识水平下降而不是缺氧,保护病人避免误吸。急性肺损伤和 ARDS 可能与 ALF 相关,全身性炎症反应或败血症所引发。在 200 例 ALF 病人的研究中按照柏林定义 21% 有 ARDS,通气策略取决于传统重症监护中的最佳方法。然而高碳酸血症对颅内高压危险病人可能不是明智的,因为 PCO_2 与脑血流密切耦合。

气管插管和机械通气时为防止 ICP 增高应诱导麻醉和持续镇静。过度通气可以减少 ICP,但预防性过度通气并不表明影响脑水肿,甚至可能减少脑血氧利用(因为血管收缩),应予注意。急性过度通气被用于紧急救助治疗(脑疝)。应维持稳定的 PCO_2(30~40mmHg)以避免高碳酸血症(增加 ICP),高呼气末正压可能增加 ICP 且减少肝血流。

3. 脑水肿和颅内高压　早期识别和前瞻性管理处于脑水肿和颅内高压危险病人,以减少神经病学死亡和快速发展的多器官衰竭。

ALF 脑水肿病人应保持环境安静,减少刺激与干预,如气管切开和胸部理疗应。病人头弯曲、头部扭曲和突然改变仰卧位可能增加颅内压,应避免。床头应抬高 30°以减少 ICP 和避免误吸。积极处理发热,使用冰毯或风扇降温,不能使用非甾体类抗炎药或 APAP,以避免肾毒性和增加肝毒性风险。

渗透性利尿剂静脉注射可有效降低 ICP,根据需要给予甘露醇(0.25~0.5g/kg),7.5%高渗盐水 2.0ml/kg 或 30%高渗盐水 5~20ml/h(维持血钠 145~155mmol/L),

血浆渗透压浓度保持<320mOsm/L。监测血钠,避免低钠血症过快纠正发生渗透性髓鞘脱失风险。

诱导低温和(或)巴比妥酸盐昏迷可以减少ICP,在甘露醇无效时考虑中等度低温(32～33℃)以减少ICP。寒战增加ICP,应增加镇静。静脉注射吲哚美辛25mg(注射时间应在1分钟以上)通过诱导脑血管收缩可用于急性ICP下降和CPP增加的挽救治疗。如果必要,连续性血液透析滤过减少血容量,减少ICP。脑血流动力学检测(ICP、CPP、脑血流和脑氧耗)指导ICP治疗是有风险的,因伴有凝血障碍仍有争议。

4. 凝血障碍　自发出血率<10%,不推荐预防性纠正凝血障碍。显著低纤维蛋白血症时(<100mg/L)给予冷沉淀。当新鲜冰冻血浆不能纠正INR至安全水平(≤1.5),推荐重组因子Ⅶa(rFⅦa)。如果rFⅦa有禁忌,如血栓、妊娠、脑卒中、心肌梗死,应考虑血浆交换以纠正凝血障碍。维生素K缺乏可以导致凝血障碍,推荐静脉使用维生素K。上消化道出血应给与质子泵抑制剂。当有血小板减少(<50×10^9/L)临床上有显著出血或有创操作之前推荐输注血小板。

5. 肾功能障碍　发生率接近50%,常继发于急性肾小管坏死性肾衰竭和肾前性肾衰竭,尤其是对乙酰氨基酚中毒,对肾小管有毒性作用。对已确诊的急性肾衰竭,由于血流动力学不稳定和颅内高压的高发生率,要求用碳酸氢盐连续肾替代治疗。

6. 高血氨症　没有足够的证据推荐乳果糖或不能被吸收的抗生素治疗ALF。新霉素因肾毒性和耳毒性风险不被推荐;乳果糖引起血管内液体丢失,误吸和腹部胀气可能导致巨结肠应予以监测。CRRT治疗可以帮助降低血氨,治疗尿毒症和改善症状。

7. 感染　预防性抗生素并不减少ALF病人死亡率,不再在早期HE病人中推荐。推荐每日监测培养和胸部X线,监测早期感染。经验性广谱抗生素治疗推荐为ALF培养阳性的病人。HE恶化、难治性低血压,推荐抗菌和抗真菌经验性治疗。

 血管内导管相关性感染的预防

中心静脉导管干预策略:
(1)洗手。
(2)中心静脉置管时最大程度消毒隔离。
(3)使用0.5%的洗必泰作皮肤准备。
(4)在成人避免经股静脉置管。
(5)需要每日评估,拔除没有必要的中心静脉导管。
(6)导管入口无菌技术和换药。

8. 镇静与镇痛　HE早期(1～2级)应避免镇静以便更精确评估精神状态的改变。然而,疼痛和精神运动性躁动,特别是在进展期HE(3～4级)可能增加ICP。苯二氮䓬类药物和丙泊酚是两种最常用的镇静药物,虽然这两种药物可能通过增加GABA神经传递更使

HE恶化。应该小心使用镇痛、镇静,特别是在进行有创操作之前,如气管插管、中心静脉置管、ICP置管监测。丙泊酚作用时间短,通过减少脑血流而减少ICP,似乎更有益。短半衰期的阿片类如芬太尼也推荐用于预防和治疗病人不适。

9. 营养　推荐高热量肠内营养,由于病人处于高分解代谢状态,避免低渗压(可能加重脑水肿),全肠外营养仅在肠内营养有禁忌时给予。静脉内给予葡萄糖,严格控制血糖,避免低血糖和高血糖(增加ICP)

10. 癫痫预防和监测　虽然寂静的癫痫活动在大部分3~4级肝性脑病患者中看到,但不推荐预防性使用抗癫痫药物。3~4级HE病人推荐使用EEGs监测。神经系统检查突发恶化、肌阵挛,采用滴定巴比妥酸盐昏迷疗法。

(三) 早期评估原位肝移植(OLT)

诊治新进展

(1)逆转已存在的肝损伤药理学方法:静脉内使用NAC 72小时与安慰剂比较,在173例ALF非APAP患者,除了来自妊娠、恶性肿瘤和休克之外,有显著的自然存活获益(非OLT生存),对轻度HE(1~3期)由于其好的安全特性,静脉NAC可以推荐到所有ALF患者,但将需要进一步研究以证明其有效性。

(2)非药理学方法-肝脏替代治疗:生物人工肝支持,包括干细胞移植、器官移植和生物反应器;人工肝支持包括吸附剂透析,大容量血浆交换和白蛋白透析。

(钟　强)

参考文献

1. Lee WM, Squires RH, Nyberg SL, et al. Acute liver failure:summary of a workshop. Hepatology,2008,47(4),1401-1415.

2. Bernal Q, Auzinger G, Sizer E, et al. Intensive care management of acute liver failure. Semin Liver Dis,2008,28:188-200.

3. William Bernal, Julia Wendom. Acute Liver Failure. N Engl J Med 2013,369(26),2525-2534.

4. Pan Zhao, Chunya Wang, Weiwei Liu, et al. Causes and Outcomes of Acute Liver Failure in China. PLOS ONE,2013,8(11):e80991.

5. Jennifer A. Frontera, MD, FNCS. Management of Heptic Encephalopathy. Curr Treat Options Neurology,2014,16:297.

6. 张绪清,毛青. 急性肝衰竭早期预警及预后评估. 实用肝脏病杂志,2013,16(1):14-16.

7. Polson J, Lee WM. American Association for the Study of Liver Disease. AASLD position paper:the management of acute liver failure. Hepatology,2005,41(5):1179-1197.

8. Willars C. Update in intensive care medicine: acute liver failure. Initial management, supportive treatment and who to transplant. Curr Opin Crit Care,2014,20(2):202-209.

练习题

1. 关于急性肝衰竭描述,正确的是( )
   A. 病情进展缓慢预后更好
   B. 药物中毒导致的肝衰竭预后最差
   C. 最常见的病毒病原学是乙肝病毒
   D. 肝活组织检查对 ALF 患的诊断是必需的
   E. 因为 ALF 的高死亡率,病人总是需要肝移植治疗

   答案:C

2. 脑水肿的征象包括( )
   A. 低血压、过度通气,精神状态恶化
   B. 治疗之前应迅速进行 ICP 监测
   C. 气管吸引可刺激病人使病情加重
   D. 最常发生在肝性脑病Ⅱ期
   E. 室性心律失常

   答案:C

3. 肝衰竭病人精神状态改变非 HE 的可治疗原因包括( )
   A. 低血糖   B. 脓毒症   C. 颅内压升高
   D. 药物中毒   E. 以上均是

   答案:E

4. 关于难治性 ICP 升高病人的处理,**不正确**的是( )
   A. 过度通气、低温和戊巴比妥钠
   B. 抬高床头,适当镇痛镇静
   C. 纠正低血糖、低血钠、尿毒症和颅内出血
   D. 头部 CT 扫描结果正常不需要治疗
   E. 肝性脑病Ⅲ/Ⅳ期病人接受渗透治疗(高渗盐水、甘露醇)

   答案:D

5. 患者,32 岁女性。以前健康。服过量对乙酰氨基酚(自杀)由某二甲医院转入。入院时轻度嗜睡。实验室检查:ALT 4800U,AST 4200U,INR 4.2,TB 4.2mg/dl,pH 7.30,PO_2 100mmHg,Cr 3.2mg/dl。基于病史及临床表现,急诊处理应( )
   A. 连续 NAC 和输注新鲜冰冻血浆
   B. 入住 ICU 支持治疗,联系移植中心
   C. 进行肝活检
   D. 获血培养后开始抗生素治疗

E. CRRT 治疗

答案：B

第七节　急性肠梗阻

一、概述

肠内容物不能正常运行、顺利通过肠道，称为肠梗阻（intestinal obstruction），是外科常见的急腹症。肠梗阻不但可引起肠管本身解剖与功能上的改变，并可导致全身性生理上的紊乱，临床病象复杂多变。临床诊断较为困难，病情进展快，如诊治不及时，病情严重的绞窄性肠梗阻的死亡率可高达10%左右。

二、病因和发病机制

按肠梗阻发生的基本原因可以分为三类：

1. 机械性肠梗阻（mechanical intestinal obstruction）　最常见。是由于各种原因引起肠腔变狭小，使肠内容通过发生障碍。可因：①肠腔堵塞，如粪块、大胆石、异物等；②肠管受压，如粘连带压迫、肠管扭转、嵌顿疝或受肿瘤压迫等；③肠壁病变，如肿瘤、先天性肠道闭锁、炎症性狭窄等。

2. 动力性肠梗阻　是由于神经反射或毒素刺激引起肠壁肌功能紊乱，使肠蠕动丧失或肠管痉挛，以致肠内容物不能正常运行，但无器质性的肠腔狭窄。常见的如急性弥漫性腹膜炎、腹部大手术、腹膜后血肿或感染引起的麻痹性肠梗阻（paralyticileus），痉挛性肠梗阻甚少见，可见于如肠道功能紊乱和慢性铅中毒引起的肠痉挛。

3. 血运性肠梗阻　是由于肠系膜血管栓塞或血栓形成，使肠管血运障碍，肠失去蠕动能力，肠腔虽无阻塞，但肠内容物停止运行，故亦可归纳入动力性肠梗阻之中。但是它可迅速继发肠坏死，在处理上与肠麻痹截然不同。

而对于临床急诊外科而言，最重要的分类方法是按肠壁有无血运障碍将肠梗阻分为单纯性和绞窄性两类：

(1)单纯性肠梗阻：只是肠内容物通过受阻，而无肠管血运障碍。

(2)绞窄性肠梗阻（strangulated intestinal obstruction）：系指梗阻并伴有肠壁血运障碍者，可因肠系膜血管受压、血栓形成或栓塞等引起。

肠梗阻在不断变化的病理过程中，上述所有的类型在一定条件下是可以互相转化的。

三、病理和病理生理

肠梗阻的病理变化过程是一个持续变化的过程。梗阻导致肠内容物无法顺利通过梗阻部位，吞咽下的气体、持续分泌的消化液等因素相互作用、彼此促进，导致肠管扩张并逐渐加重。随着梗阻时间的延长,肠管扩张程度的加重,肠腔内的压力会逐渐增高,发展到一定程度会影响到肠壁的血液循环,导致肠壁缺血,甚至坏死。肠梗阻的情况下会出现肠道细菌移位,甚至可见于单纯性肠梗阻的情况,细菌移位会导致肠系膜淋巴结的炎性肿大。而随着病情的进展,一旦肠管过度扩张发生绞窄性肠梗阻,肠壁的损伤情况会更加严重。由于肠管扩张是引起一切继发损害的重要因素之一,因此,胃肠减压是早期重要的治疗措施之一。

梗阻发生后,会逐渐出现水和电解质的丢失,重者可导致水电解质失衡。梗阻的部位和持续时间决定了液体和电解质丢失的程度和类型。如幽门梗阻主要表现为酸的丢失,继而出现相应症状。其中积聚在肠腔内的非第三间隙的组成部分,不会被肠道重新吸收,治疗时往往忽视这部分液体的丢失,应注意补充这部分体液。

单纯性肠梗阻即可出现肠腔内细菌的移位,出现肠系膜淋巴结的炎性肿大,但对预后影响不大,可不予抗生素治疗。而在绞窄性肠梗阻,细菌感染则是决定预后的重要因素之一,必须应用抗生素。由于大多数肠梗阻患者难以在术前鉴别单纯性还是绞窄性,因此建议术前均应常规应用抗生素,根据探查结果再决定是否继续应用。

特别注意,绞窄性肠梗阻不同于单纯性肠梗阻,梗阻肠段出现血供障碍,可由多种原因引起,病情进展快、患者死亡率高。较单纯性肠梗阻而言,其不仅存在肠腔压力的增高,体液、电解质的丢失问题,还存在失血和肠道细菌大量繁殖的问题。肠管发生绞窄后,随着病程进展,会逐渐出现肠壁缺血坏死,丢失血液进入肠腔或腹腔,当绞窄肠段过长,出血量大时,甚至会出现失血性休克。发生绞窄时,肠腔内的细菌,尤其是厌氧菌会大量、快速繁殖,进一步加重肠黏膜的损伤,一旦肠壁出现坏死、穿孔,肠腔内容物进入腹腔,则患者极易出现细菌性腹膜炎、甚至发展到感染中毒性休克导致死亡。

四、临床表现

尽管由于肠梗阻的原因、部位、病变程度不同,可有不同的临床表现,但肠内容物不能顺利通过肠腔则是一致具有的,其共同表现是腹痛、呕吐、腹胀及停止自肛门排气排便。

(一)症状

1. 腹痛　是肠梗阻最常见的症状,绝大多数患者因腹痛就诊。性质多为阵发性绞痛。持续性疼痛则多提示已经出现肠绞窄。就疼痛部位而言,上腹部和脐周的疼痛多提示小肠梗阻,下腹部疼痛多提示结肠梗阻。

2. 呕吐　在肠梗阻患者中也较为多见。梗阻部位的高低决定了呕吐出现时间的早晚和呕吐物的性质。梗阻部位越高,呕吐出现越早。幽门梗阻时呕吐物为胃内容物;小肠高位梗阻时,呕吐物多含大量胆汁;小肠低位梗阻时,呕吐物可有粪臭味;结肠梗阻多无呕吐或出现很晚。

3. 腹胀　肠梗阻患者多出现腹胀,由于梗阻导致肠内容物无法顺利通过梗阻部位,如吞咽下的气体、持续分泌的消化液等,导致肠管扩张、肠腔内压力逐渐增高,出现腹胀症状,重者可出现肠型。

4. 停止自肛门排气排便 见于发生完全性肠梗阻的患者,不全性肠梗阻患者仍可有排气、排便。发生完全性肠梗阻的患者,也并非都会出现停止排气、排便,部分高位梗阻患者可有排气或持续少量排便,为梗阻远端肠蠕动所致。

(二) 体征

检查单纯性肠梗阻早期,患者全身情况多无明显改变。梗阻晚期或绞窄性肠梗阻患者,可表现唇干舌燥、眼窝内陷、皮肤弹性消失,尿少或无尿等明显缺水征。或脉搏细速、血压下降、面色苍白、四肢发凉等中毒和休克征象。

腹部视诊:机械性肠梗阻常可见肠型和蠕动波。肠扭转时腹胀多不对称。麻痹性肠梗阻则腹胀均匀。

触诊:单纯性肠梗阻因肠管膨胀,可有轻度压痛,但无腹膜刺激征。绞窄性肠梗阻时,可有固定压痛和腹膜刺激征。压痛的包块,常为受绞窄的肠袢。肿瘤或蛔虫肠梗阻时、有时可在腹部触及包块或条索状团块。

叩诊:绞窄性肠梗阻时,腹腔有渗液,移动性浊音可呈阳性。听诊:肠鸣音亢进,有气过水声或金属音,为机械性肠梗阻表现。麻痹性肠梗阻时,则肠鸣音减弱或消失。直肠指检如触及肿块,可能为直肠肿瘤、极度发展的肠套叠的套头、或低位肠腔外肿瘤

五、实验室检查

1. **化验检查** 单纯性肠梗阻的早期,变化不明显。随着病情发展,血红蛋白值及血细胞比容可因缺水、血液浓缩而升高。尿相对密度(尿比重)也增高。白细胞计数和中性粒细胞明显增加,多见于绞窄性肠梗阻。查血气分析和血清 Na^+、K^+、Cl^-、尿素氮、肌酐的变化,可了解酸碱失衡、电解质紊乱和肾功能的状况。呕吐物和粪便检查,有大量红细胞或隐血阳性,应考虑肠管血运障碍。

2. **X 线检查** 一般在肠梗阻发生 4~6 小时,X 线检查即显示出肠腔内气体;立位或侧卧位透视或拍片,可见多数液平面及气胀肠袢。但无上述征象,也不能排除肠梗阻的可能。由于肠梗阻的部位不同,X 线表现也各有其特点:如空肠黏膜环状皱襞可显示"鱼肋骨刺"状;回肠黏膜则无此表现;结肠胀气位于腹部周边,显示结肠袋形。当怀疑肠套叠、乙状结肠扭转或结肠肿瘤时,可作钡剂灌肠或 CT 检查以助诊断。

3. **B 超** 可用于诊断肠梗阻,其意义在于梗阻早期,肠管尚无明显扩展,X 线无阳性发现时,但此时超声检查已经可以发现小肠积液、扩张和肠蠕动的改变。当病情进展,肠蠕动减弱时,腹痛症状可减轻,造成临床好转的假象,但超声可明确提示病情恶化。对于妊娠期的妇女,可考虑优先选择 B 超检查。

4. **CT 检查** 可有助于肠梗阻原发病变的诊断,也有助于绞榨性肠梗阻的判断,但价格昂贵,不宜作为首选。

5. **诊断性腹腔穿刺** 发现血性腹水或腹水中查到细菌提示绞窄性肠梗阻。但因多数肠梗阻患者发肠管扩张,穿刺过程中极易穿刺入肠管。因此不主张穿刺检查。

六、临床思辨

诊断在肠梗阻诊断过程中，必须辨明下列问题：

1. 是否肠梗阻　根据腹痛、呕吐、腹胀、停止自肛门排气排便四大症状和腹部可见肠型或蠕动波，肠鸣音亢进等，一般可作出诊断。X线检查对确定有否肠梗阻帮助较大。但需注意，有时可不完全具备这些典型表现，特别是某些绞窄性肠梗阻的早期，可能与输尿管结石、卵巢囊肿蒂扭转、急性坏死性胰腺炎等混淆，甚至误诊为一般肠痉挛，尤应警惕。

2. 是机械性还是动力性　机械性肠梗阻具有上述典型临床表现，早期腹胀可不显著。麻痹性肠梗阻无阵发性绞痛等肠蠕动亢进的表现，相反为肠蠕动减弱或消失，腹胀显著。X线检查可显示大、小肠全部充气扩张；而机械性肠梗阻胀气限于梗阻以上的部分肠管，即使晚期并发肠绞窄和麻痹，结肠也不会全部胀气。

3. 是单纯性还是绞窄性梗阻　这点极为重要，因为绞窄性肠梗阻预后严重，并必须及早进行手术治疗。有下列表现者，应考虑绞窄性肠梗阻的可能：①腹痛发作急骤，起始即为持续性剧烈疼痛，或在阵发性加重之间仍有持续性疼痛。肠鸣音可不亢进。有时出现腰背部痛，呕吐出现早、剧烈而频繁。②病情发展迅速，早期出现休克，抗休克治疗后改善不显著。③有明显腹膜刺激征，体温上升、脉率增快、白细胞计数增高。④腹胀不对称，腹部有局部隆起或触及有压痛的肿块（胀大的肠襻）。⑤呕吐物、胃肠减压抽出液、肛门排出物为血性，或腹腔穿刺抽出血性液体。⑥经积极非手术治疗而症状体征无明显改善。⑦腹部X线检查见孤立、突出胀大的肠襻、不因时间而改变位置，或有假肿瘤状阴影；或肠间隙增宽，提示有腹腔积液。

4. 是高位还是低位梗阻　高位小肠梗阻的特点是呕吐发生早而频繁，腹胀不明显。低位小肠梗阻的特点是腹胀明显，呕吐出现晚而次数少，并可吐粪样物。结肠梗阻与低位小肠梗阻的临床表现很相似，鉴别较困难，X线检查有很大帮助。低位小肠梗阻，扩张的肠襻在腹中部，呈"阶梯状"排列，而结肠内无积气。结肠梗阻时扩大的肠襻分布在腹部周围，可见结肠袋，胀气的结肠阴影在梗阻部位突然中断，盲肠胀气最显著，小肠内胀气可不明显。

5. 是完全性还是不完全性梗阻　完全性梗阻呕吐频繁，如为低位梗阻腹胀明显，完全停止排便排气。X线腹部检查见梗阻以上肠襻明显充气和扩张，梗阻以下结肠内无气体。不完全梗阻呕吐与腹胀都较轻或无呕吐，X线所见肠襻充气扩张都较不明显，而结肠内仍有气体存在。

6. 是什么原因引起梗阻　应根据年龄、病史、体征、X线、CT等影像学检查等几方面分析。在临床上粘连性肠梗阻最为常见，多发生在以往有过腹部手术、损伤或炎症史的病人。嵌顿性或绞窄性腹外疝是常见的肠梗阻原因，所以机械性肠梗阻的病人应仔细检查各可能发生外疝的部位。结肠梗阻多系肿瘤所致，需特别提高警惕。新生婴儿以肠道先天性畸形为多见。2岁以内小儿，则肠套叠多见。蛔虫团所致的肠梗阻常发生于儿童。老年人则以肿瘤及粪块堵塞为常见。

七、治疗原则和专家建议

治疗肠梗阻的治疗原则是矫正因肠梗阻所引起的全身生理紊乱和解除梗阻。具体治疗方法要根据肠梗阻的类型、部位和病人的全身情况而定。

(一) 基础疗法

即不论采用非手术或手术治疗，均需应用的基本处理。

1. 胃肠减压　是治疗肠梗阻的重要方法之一。通过胃肠减压，吸出胃肠道内的气体和液体，可以减轻腹胀，降低肠腔内压力，减少肠腔内的细菌和毒素，改善肠壁血液循环，有利于改善局部病变和全身情况。

2. 矫正水、电解质紊乱和酸碱失衡　不论采用手术和非手术治疗，纠正水、电解质紊乱和酸碱失衡是极重要的措施。输液所需容量和种类须根据呕吐情况、缺水体征、血液浓缩程度、尿排出量和相对密度（比重），并结合血清钾、钠、氯和血气分析监测结果而定。单纯性肠梗阻，特别是早期，上述生理紊乱较易纠正。而在单纯性肠梗阻晚期和绞窄性肠梗阻，尚须输给血浆、全血或血浆代用品，以补偿丧失至肠腔或腹腔内的血浆和血液。

3. 防治感染和中毒　应用抗肠道细菌，包括抗厌氧菌的抗生素。一般单纯性肠梗阻可不应用，但对单纯性肠梗阻晚期，特别是绞窄性肠梗阻以及手术治疗的病人，应该使用。此外，还可应用镇静剂、解痉剂等一般对症治疗，止痛剂的应用则应遵循急腹症治疗的原则。

(二) 解除梗阻

可分为手术治疗和非手术治疗两大类。

1. 手术治疗　各种类型的绞窄性肠梗阻、肿瘤及先天性肠道畸形引起的肠梗阻，以及非手术治疗无效的病人，适应手术治疗。由于急性肠梗阻病人的全身情况常较严重，所以手术的原则和目的是：在最短手术时间内，以最简单的方法解除梗阻或恢复肠腔的通畅。具体手术方法要根据梗阻的病因、性质、部位及病人全身情况而定。

手术大体可归纳为下述四种：

(1) 解决引起梗阻的原因：如粘连松解术、肠切开取除异物、肠套叠或肠扭转复位术等。

(2) 肠切除肠吻合术：如肠管因肿瘤、炎症性狭窄等，或局部肠襻已经失活坏死，则应作肠切除肠吻合术。

对于绞窄性肠梗阻，应争取在肠坏死以前解除梗阻，恢复肠管血液循环，正确判断肠管的生机十分重要。如在解除梗阻原因后有下列表现，则说明肠管已无生机：①肠壁已呈黑色并塌陷；②肠壁已失去张力和蠕动能力，对刺激无收缩反应；③相应的肠系膜终末小动脉无搏动。如有可疑，可用等渗盐水纱布热敷，或用0.5%普鲁卡因溶液作肠系膜根部封闭等。倘若观察15~30分钟，仍无好转，说明肠已坏死，应做肠切除术。若肠管生机一时实难肯定，特别当病变肠管过长，切除后会导致短肠综合征的危险，则可将其回纳入腹腔，缝合腹壁,于24小时内再次行剖腹探查术("second look"laparotomy)。但在此期间内必须严密观察,一旦病情恶化,即应随时行再次剖腹探查,加以处理。

(3)短路手术:当引起梗阻的原因既不能简单解除,又不能切除时,如晚期肿瘤已浸润固定,或肠粘连成团与周围组织愈着,则可作梗阻近端与远端肠袢的短路吻合术。

(4)肠造口或肠外置术:肠梗阻部位的病变复杂或病人情况很差,不允许行复杂的手术,可用这类术式解除梗阻,即在梗阻近端肠管作肠造口术以减压,解除因肠管高度膨胀而带来的生理紊乱。主要适用于低位肠梗阻,如急性结肠梗阻,如已有肠坏死或肠肿瘤,可切除坏死或肿瘤肠段,将两断端外置作造口术,以后再行二期手术重建肠道的连续性。

2. 非手术治疗 主要适用于单纯性粘连性(特别是不完全性)肠梗阻,麻痹性或痉挛性肠梗阻,蛔虫或粪块堵塞引起的肠梗阻,肠结核等炎症引起的不完全性肠梗阻,肠套叠早期等。

在治疗期间,必须严密观察,如症状、体征不见好转或反有加重,即应手术治疗。非手术治疗除前述基础疗法外,还包括:中医中药治疗、口服或胃肠道灌注生植物油、针刺疗法,以及根据不同病因采用低压空气或钡灌肠,经乙状结肠镜插管,腹部按摩等各种复位法。

(李小刚 陈 锋)

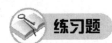

练习题

1. 最常见的肠梗阻是(　　)
   A. 血运性肠梗阻   B. 机械性肠梗阻   C. 中毒性肠梗阻
   D. 动力性肠梗阻   E. 肠系膜缺血性疾病

答案:B

2. 男性,65岁,腹痛、停止排气排便5天,3年前曾行阑尾切除术,立位腹平片示右下腹可见两个小肠气液平面,应诊断为(　　)
   A. 溃疡性结肠炎   B. 粘连性肠梗阻   C. 克罗恩病
   D. 胆囊炎   E. 阑尾残株炎

答案:B

3. 绞窄性肠梗阻的体征<u>不包括</u>(　　)
   A. 全腹膨胀   B. 有腹膜刺激征或固定压痛
   C. 腹部有孤立胀大的肠袢   D. 呕吐物为血性液
   E. 疼痛为持续性,阵发加重

答案:A

4. 女性,28岁,持续性脐周痛,阵发性加剧,伴肛门停止排便排气5天,病后呕吐食物。查体:一般情况良好,体温:37.5℃,脉搏60次/分,血压120/84mmHg,腹部轻度膨隆,无明显压痛,未扪及肿块,肠鸣音亢进,偶闻及气过水声。该患者最可能的诊断是(　　)

A. 小肠扭转　　　　　B. 肠套叠　　　　　C. 乙状结肠扭转
D. 粘连性肠梗阻　　　E. 蛔虫性肠梗阻

答案：D

5. 术后假性肠梗阻区别于粘连性肠梗阻的表现（　　）

A. 无急性腹部绞痛　　　　　B. 无呕吐

C. 无明显腹胀　　　　　　　D. X线片无小肠充气表现

E. 以上都是

答案：D

第六章

泌尿系统急危重病

第一节 急性肾功能衰竭

急性肾功能衰竭(acute renal failure,ARF)是由多种病因引起的临床综合征,表现为短时间内肾功能急剧下降,水、电解质和酸碱平衡失调,体内毒性代谢产物蓄积。

一、病因

急性肾功能衰竭按照病因可分肾前性、肾性、肾后性。狭义急性肾功能衰竭指的就是急性肾小管坏死。

1. **肾前性急性肾功能衰竭** 指因各种原因导致有效循环血量不足导致肾脏供血不足,从而导致肾实质有效灌注减少,肾小球不能维持足够的滤过率而引起的 ARF,而短时间内肾组织尚不至于发生器质性损害。主要原因包括:

(1)心脏疾病:泵功能衰竭导致循环障碍,此时由于生理调节机制,肾脏灌注首先开始减少,导致肾功能降低,如心肌梗死、心律失常、心力衰竭等。

(2)大面积创伤与烧伤:体液从创面渗出过多。

(3)胃肠道疾病:如严重呕吐、腹泻导致体液丢失过多。

(4)感染性休克:如脓毒血症等,分布性休克导致有效循环血量骤减。

2. **肾后性急性肾功能衰竭** 指尿路梗阻引起的 ARF,梗阻部位包括肾盂、输尿管、膀胱、尿道,主要病因包括:

(1)尿路结石。

(2)尿路及腹腔、盆腔肿物阻塞或压迫。

(3)前列腺肥大导致尿路梗阻。

(4)神经源性膀胱。

3. **肾性急性肾功能衰竭** 指各种肾脏组织病变导致的 ARF,按主要病变部位又可分:

(1)肾小管性 ARF:如急性肾小管坏死。

(2)肾间质性 ARF:如急性间质性肾炎。

(3) 肾小球性 ARF：如急进性肾炎或重症急性肾炎。

(4) 肾血管性 ARF：包括肾脏小血管炎如显微镜下多血管炎及韦格内肉芽肿，及肾脏微血管病，如溶血性尿毒症综合征等。

注意事项

肾前性和肾后性急性肾功能衰竭如果没有及时得到治疗，持续发展也会转化为肾性肾功能衰竭。

二、病理生理

急性肾小管坏死确切发病机制尚不完全清楚，目前认为肾缺血、肾微循环障碍和弥散性血管内凝血是发病过程的三个中心环节。

1. 肾脏微循环障碍主要是肾血流量下降，肾脏血液重新分布，肾皮质血流量减少，肾髓质充血。其原因包括：

(1) 肾素-血管紧张素醛固酮（R-A-A）系统的兴奋。

(2) 交感神经过度兴奋。

(3) 肾脏内舒张血管性前列腺素（PGI_2、PGE_2）合成减少，缩血管前列腺素（血栓素 A2）产生过多。

(4) 血管内皮损伤，缩血管因子（内皮素）增多，舒血管因子（一氧化氮）减少。

2. 弥散性血管内凝血（DIC） 肾动脉系的栓塞多见于肾小球毛细血管丛，或肾小管间毛细血管，如果前者栓塞缺血，则肾小球滤过率（GFR）降低，肾小球滋养动脉缺血将导致肾小管坏死。如果栓塞多集中于肾小管周围的小动脉则缺血坏死多累及肾皮质。

3. 肾小管的坏死与管型的阻塞细胞碎片（坏死的肾小管细胞）、管型（色素管型、肾小管退行性变坏死而形成的各种管型）、脱落的刷毛缘阻塞肾小管，管内压上升，GFR 下降。另外，肾小管上皮细胞的坏死，使肾小球滤过液可以通过坏死的上皮细胞渗漏到间质、肾小管间隙，加重肾间质水肿，使 GFR 进一步下降，加重肾缺血状态。

4. 肾小管上皮细胞代谢障碍缺血、缺氧导致细胞各种酶和离子泵功能下降，甚至细胞死亡。

三、临床表现

急性肾功能衰竭的临床过程分为四期，即起始期、少尿期、多尿期和恢复期。

（一）起始期

当机体发生上述病因之后，有效血容量不足、肾血管收缩，肾血流量减少，肾小球滤过率亦减少，使尿量减少，而有效循环血量减少引起抗利尿激素、醛固酮和促肾上腺皮质激素的分泌增多，使尿量进一步减少，尿相对密度（尿比重）升高，尿钠减低。临床上只有原发病的病征和少尿表现。本期对预防急性肾功能衰竭的进展很重要,如能及时进行妥善处理,即能避免发展至器质性肾功能衰竭阶段。

(二)少尿期

致病因素持续存在即可引起肾实质的损害,主要是肾小管上皮细胞的变性与坏死,从而出现少尿或无尿。主要表现包括:

1. 少尿 凡24小时尿量少于400ml者称为少尿,少于100ml者称为无尿,少尿期一般持续7～14天。

2. 电解质紊乱 包括:

(1)高钾血症:高钾血症的主要表现为循环系统的抑制,如心跳缓慢、心律不齐、血压下降、严重时可致心搏骤停。其次表现为精神状态改变,如烦躁、神态恍惚、反应迟钝、手足感觉异常、肌肉酸痛、肢体麻木等。心电图出现T波高耸、P波消失、QRS增宽、甚至心室纤颤,心脏停搏等。

(2)低钠血症:一般中度低钠血症常无症状,或仅表现为倦怠,眼窝下陷,头晕、神志淡漠等。严重时可发生脑水肿,导致低渗性昏迷。

(3)高磷血症:当肾功能衰竭时磷酸盐的排泄受到影响,形成高磷血症。高磷可影响血中钙离子的浓度,使血钙下降。

(4)低钙血症:由于磷从肾脏排泄发生障碍而改肠道排泄,在肠道内与钙结合,影响钙吸收,易发生低钙血症。

(5)高镁血症:正常血镁为1.5～2.5mmol/L,一旦血镁高于6mmol/L时就会出现症状,如深部肌腱反射消失、心动过速、各种心脏传导阻滞、血压降低、肌肉瘫软等,重者嗜睡并可出现昏迷。

3. 代谢性酸中毒 临床上表现为软弱、嗜睡、甚至昏迷、心缩无力、血压下降、并可加重高钾血症。

4. 氮质血症 轻度者无显著临床症状。中度者恶心呕吐,进而出现腹胀、腹泻等消化道症状。重者嗜睡、昏迷乃至死亡。

5. 高血压 主要与肾脏缺血而产生过多的升压物质以及水钠潴留有关。

6. 心力衰竭 心力衰竭是少尿期的主要并发症之一,常发生于肺水肿和高血压之后。

7. 出血倾向 急性肾功能衰竭时由于血小板的缺陷、毛细血管脆性增加,凝血酶源的生成受到抑制,可有明显的出血倾向,主要表现为鼻出血、皮下瘀斑、口腔齿龈及消化道出血。

8. 贫血 几乎所有病例都有不同程度的贫血。产生贫血的原因,一方面是由于创伤、出血、溶血等造成红细胞的过多损失和破坏;另一方面是由于尿毒症的毒物质抑制了骨髓红细胞的生成。

(三)多尿期

已变性坏死的肾小管上皮细胞逐渐再生修复,未被损害的肾单位逐渐恢复其功能,肾小

球 GFR 逐渐恢复正常或接近正常。其主要表现为:

1. 多尿 其原因是再生的肾小管缺乏浓缩尿液的能力,加上潴留于血中的尿素的渗透性利尿作用,以及体内潴留的水分,电解质和代谢产物的利尿作用。尿量增加的速度和程度与患者肾功能恢复情况和体内的含水量有关。

2. 水、电解质紊乱 若大量排尿不注意补充,病人可发生脱水、低钾血症和低钠血症。

3. 氮质血症 早期由于肾小管上皮细胞功能尚未完全恢复,血肌酐、尿素氮还会继续升高,但随着肾小管功能的继续恢复,血中非蛋白氮、尿素氮、肌酐等才能很快下降。

(四) 恢复期

多尿期后尿量减至正常,血尿素氮、肌酐及电解质均恢复正常水平,但肾小管功能及结构恢复正常尚需 3~6 个月,故尿密度偏低将数月。未能恢复者转为慢性肾功能衰竭。

四、辅助检查

1. 血常规 少尿期血红蛋白轻度降低,红细胞总数减少,白细胞总数轻度增高,中毒、败血症时明显升高,血小板减少。

2. 尿液检查 外观多混浊,尿色深,尿沉渣见肾小管上皮细胞,上皮细胞管型和颗粒管型,少许红、白细胞等,有时可见色素管型或白细胞管型。尿相对密度(尿比重)降低,固定在 1.015 以下。尿钠含量增高,多在 40~60mmol/L。

3. 血生化 血尿素氮、血肌酐升高,高血钾,低血钠、低血钙,血 pH<7.35,有不同程度的代谢性酸中毒。

4. 影像学检查 B超或CT等检查,可除外肾后梗阻因素。

5. 肾活检 对不明原因的急性肾功能衰竭可以通过肾穿刺活检明确诊断。

五、诊断与鉴别诊断

在创伤、休克等病因的基础上出现典型的少尿症状,伴血肌酐升高或进行性增高,需要考虑急性肾功能衰竭的存在。当积极抗休克治疗后仍少尿,可以认为已经出现急性肾功能衰竭。急性肾功能衰竭的诊断思路为:

 是肾前性、肾性还是肾后性 ARF?

肾前性 ARF 多伴有明确的体液丧失或摄入不足病史,尿沉渣中多见透明管型,尿渗透压增高(>500mmol/L),尿钠减低(<20mmol/L),肾衰指数<1,通过充分补液后可以出现尿量增加;而肾性 ARF 多有创伤、感染或手术史,尿渗透压减低,尿钠无明显降低,补充液体后尿量无明显增加;肾后性 ARF 可通过病史、简单辅助检查明确梗阻因素及部位,必要时可以行 CT 检查明确诊断。

如果排除肾前性、肾后性因素,肾性 ARF 的病变部位在哪里？是肾小管性,肾间质性,肾小球性还是肾血管性 ARF？

常见的肾性 ARF 据病变部位可分为四种,即肾小管性、肾间质性、肾小球性及肾血管性 ARF。在临床表现上,肾小管性及肾间质性 ARF 难以区分,而肾小球性及肾血管性 ARF 也十分相似,需要进行鉴别。肾小管性或肾间质性 ARF 常有明确病因,起病及进展较快,常在数小时至数天及发生 ARF,并出现肾小管功能损害症状如尿糖增加,尿蛋白无明显增加；而肾小球性或肾血管性 ARF 则反之,起病相对缓慢,更多的是肾小球受损的表现,如出现急性肾炎综合征,尿糖则较少升高。

六、病情评估

急性肾功能损伤一旦确诊,需要积极进行病情评估及处理,包括：

1. 明确患者基础病情况,各脏器功能评价。
2. 根据患者尿量及血生化检查,计算肌酐清除率以指导下一步用药。
3. 根据临床表现及检查结果评估有无肾脏替代治疗指征。
4. 如出现电解质及酸碱平衡紊乱,需及时纠正,以免出现严重并发症；如出现危及生命的情况如心动过缓、心搏骤停,需马上给予药物或心肺复苏抢救。

七、治疗及应急处理

1. 积极治疗原发病、去除病因,预防进一步损伤。
2. 维持体液平衡 一般采用"量出为入"的原则,每日进水量为一天液体总排出量加 500ml,体温每升高 1℃,成人酌加入水量 60～80ml/d。
3. 维持电解质平衡 尤其注意高钾血症的发现及处理,如已出现高钾血症应及时处理。

 高钾血症处理措施

（1）10％葡萄糖酸钙 10ml,缓慢静注；
（2）25％葡萄糖液 300ml 加普通胰岛素 15IU,静滴,促进钾转移至细胞内；
（3）钠型离子交换树脂 20～30g 加入 25％山梨醇 100～200ml 作高位保留灌肠,1g 钠型树脂约可交换钾 0.85mmol；
（4）纠正酸中毒,促使细胞外钾向细胞内转移；
（5）重症高钾血症应及时透析。

4. 纠正酸中毒根据血气、酸碱测定结果,适当给予碱性药物。
5. 积极控制感染；急性肾衰患者易并发肺部、尿路或其他感染,应选用肾脏毒性较小的抗生素针对性治疗感染。

6. 肾脏替代治疗。

 肾脏替代治疗的指征

(1) 急性肺水肿；

(2) 高钾血症，血钾 6.5mmol/L 以上，经内科保守治疗无效；

(3) 无尿 2 天或少尿达 4 天以上；

(4) 二氧化碳结合力在 15mmol/L 以下；

(5) 血尿素 28.56mmol/L(80mg/dl)，或每日上升 10.7mmol/L(30mg/dl)无尿或少尿 2 日以上，而伴有下列情况之一者：持续呕吐，体液过多，出现奔马律或中心静脉压持续高于正常；

(6) 烦躁或嗜睡，出现精神症状；

(7) 血肌酐＞707.2μmol(8mg/dl)。

治疗方法包括血液透析(IHD)、腹膜透析(PD)、血液滤过或持续肾脏替代治疗(CRRT)。目前临床上需根据 ARF 特点选择透析方式。间断透析治疗(IHD)的优点是代谢废物的清除率高，治疗时间短，但单位时间内清除液体多，一般需要抗凝，对于血流动力学不稳定或有出血倾向者，增加治疗风险。血流动力学不稳定的患者可选用持续肾脏替代治疗(CRRT)，CRRT 每日可清除 10～14L 水分，保证静脉高营养和酸碱电解质平衡，但技术要求高，费用大。腹膜透析(PD)也可用于血流动力学不稳定或有出血倾向的患者，但其透析效率低，易发生腹腔感染。

7. 多尿期及恢复期的治疗　多尿期开始时，由于肾功能还没有恢复，仍应按少尿期的治疗原则处理。尿量明显增多后，要特别注意水及电解质的监测，尤其是钾的平衡。尿量过多，可适当补给葡萄糖、林格液、用量为尿量的 1/3～2/3，并给予足够的热量及维生素，适当增加蛋白质，以促进康复。

（郑亮亮　朱华栋）

 练习题

1. 急性肾功能衰竭按照病因分类，<u>不正确</u>的是(　　)
   A. 肾前性　　　　　B. 肾性　　　　　C. 肾血管性
   D. 肾后性　　　　　E. 急性肾小管坏死

答案：C

2. 以下不属于肾性急性肾功能衰竭的是(　　)
   A. 肾小管性　B. 肾间质性　C. 肾小球性　D. 肾小体性　E. 肾血管性

答案：D

3. 少尿是指每日 24 小时尿量为(　　)

A. <800ml　　B. <600ml　　C. <400ml　　D. <200ml　　E. <100ml

答案：C

4. 最常见于急性肾衰竭多尿期的电解质紊乱是（　　）

A. 高钾血症　　B. 高钠血症　　C. 高钙血症　　D. 低钾血症　　E. 低磷血症

答案：D

5. 急性肾衰竭少尿期高钾血症的处理措施包括（　　）

A. 10%碳酸氢钠 10ml,缓慢静注

B. 25%葡萄糖液 300ml 加胰岛素 15IU,静脉滴注,促进钾转移至细胞内

C. 生理盐水 500ml 快速静脉滴注

D. 林格液 500ml 快速静脉滴注

E. 血液灌流

答案：B

第二节　血液净化技术

血液净化技术（blood purification or hemo-purification）是采用人工手段代替全部或部分肾脏功能,将原本需要肾脏排出的物质、药物或毒物进行清除的一系列治疗手段的总称,包括血液灌流、血液滤过、血液透析和血浆置换,至今已有近50年历史。

一、概述

早在1913年,Abel等即用火棉胶制成透析器,成功地进行了活体动物透析试验,并将透析器取名为"人工肾"；但直至1943年Kolff将醋酸纤维膜"人工肾"用于临床抢救急性肾衰获得成功,才迎来透析疗法的新纪元,"人工肾"亦成为透析疗法的同义语。就理论而言,凡可经肾脏滤出的药物或毒物皆可采用血液净化疗法将之清除；但在临床应用上,应考虑若药物或毒物的毒性作用过于迅速,即便血液净化疗法十分彻底,仍无法改善病人症状或挽救其生命。

二、血液净化的影响因素及分类

（一）影响血液净化清除毒物的因素

1. 血流速度。

2. 蛋白质结合比例。

3. 脂溶性或水溶性。

4. 分子量大小。

5. 体积分布,体积分布大的毒药物,如洋地黄及三环类抗抑郁药中毒,则无法以血液净化法有效地去除毒性。

6. 透析膜的物理特性,如孔及面积的大小。

7. 超过滤量（脱水）的大小。

8. 透析液及血液中的浓度差异及时间。

9. 吸附剂的材质及数量。

10. 交换的新鲜血浆或全血的数量。

(二) 血液净化的原理及分类

根据所利用原理、装置和技术的不同,目前临床上常用的血液净化技术包括血液透析、血液滤过、血液灌流、血浆置换等。

1. **血液透析(hemodialysis)** 血液透析的原理为利用血泵将"动脉"端血管的血流送至人工肾脏,而人工肾脏的透析膜为半透析膜,半透析膜的另一侧为透析液,即由血液及透析液中物质的浓度差,利用扩散的原理达到清除的目的。

2. **血液滤过(hemofiltration)** 血液滤过的装置与血液透析类似,于半透膜的血液端加压,在跨膜压的作用下使溶剂(水分)由血液端进入透析液端达到微过滤(ultrafiltmtion)的效果,微过滤的过程可利用溶剂拉力(convection)将药物带出。使用情况基本同上。

3. **血液灌流(hemoperfusion)** 血液灌流的滤器内含大量由半透膜包着的吸附物质,血液流经滤器时与吸附物质直接接触,使得有毒物质被吸收。半透膜需要大表面积及多孔结构。毒素一旦被吸附,半透膜即可阻止毒素释出。半透膜也可预防血小板及其他血液元素被吸附。血液灌流清除效果决定于有毒物质经由聚合体半透膜的扩散速度。血液灌流吸附物质有活性炭、离子及非离子交换树脂等,因此较血液透析能更有效地清除脂溶性有毒物质。适用于清除高分子量;脂溶性;相对高蛋白质结合率的物质。

4. **血浆置换** 经由特殊人工肾脏及薄膜将血浆与血细胞分离,以新鲜的血浆置换。约4小时交换3~4L的新鲜血浆。可用于其他血液净化治疗效果不佳的高蛋白质结合率的毒药物严重中毒,如铬酸及重铬酸盐急性中毒。

三、血液净化技术的临床应用概述

(一) 血液透析

急性肾功能衰竭与慢性肾功能衰竭血液透析的临床指征不尽相同,分列如下:

 急性肾功能衰竭的血透指征

1. 2日以上少尿(400ml/d)或2日无尿(100ml/d)以下。
2. 水潴留、肺水肿、心力衰竭、胸腔积液、尿毒症性脑病如恶心、呕吐、烦躁、嗜睡。
3. 血肌酐(血 Cr)>5.0mg/dl(442μmol/L)。
4. 血尿素氮(血 BUN)>50mg/dl(22.2mmol/L)。
5. 血清钾>5.5~6.0mmol/L 或心电图疑有高钾血症。
6. 高代谢状态下如:血 cr 每日增高 176.8μmol/L 以上(2mg/dl),血 BUN 每日增高 6mmol/L 以上(20mg/dl),血 K^+ 每日增高 1mmol/L 以上,血 CO_2CP 每日降低 2mmol/L 以上。

慢性肾功能衰竭的血透指征

1. 具有尿毒症的临床表现(水潴留、心力衰竭)。
2. Ccr<5~10ml/min(糖尿病为15ml/min),Ccr(男)=(140-年龄)×体重(kg)/[72×Scr(mg/dl)],Ccr(女)=0.85×(140-年龄)×体重(kg)/[72×Scr(mg/dl)]。
3. 下列情况可以早期透析:
(1)肾衰进展迅速,全身状态明显恶化,严重消化道症状,不能进食,营养不良;
(2)并发周围神经病变;
(3)血细胞比容<15%;
(4)糖尿病肾病,结缔组织肾病;
(5)高龄患者。
4. 下列情况要紧急透析:
(1)药物不能控制的高血K^+(>6.5mmol/L);
(2)药物不能控制的水潴留、少尿、无尿、高度浮水伴有心衰、肺水肿和脑水肿;
(3)药物不能控制的高血压;
(4)药物不能纠正的代谢性酸中毒(pH<7.2);
(5)并发尿毒症性心包炎,消化道出血,中枢神经系统症状。

(二) 血液滤过

血液滤过的临床适应证基本上与血液透析相同,适用于急、慢性肾功能衰竭,但在下列情况血滤优于血透。

1. **高血容量所致心力衰竭** 在血透时往往会加重心衰,心衰?被列为血透禁忌证,而血滤则可以治疗心衰。因为:①血滤能迅速清除过多水分,减轻了心脏的前负荷;②不需使用醋酸盐透析液,因而避免了由此而引起的血管扩张和抑制心肌收缩力;③血滤脱水过程中,虽然血容量减少,但外周血管阻力却升高,因此心搏出量下降,减轻了心脏负荷;④血滤时血浆中溶质浓度变动小,血浆渗透压基本不变,清除大量水分后,血浆蛋白浓度相对升高,有利于周围组织水分进入血管内,从而减轻水肿。

2. **顽固性高血压** 血透治疗的病人发生顽固性高血压可达50%(高肾素型),而血滤治疗时,可降至1%,有的可停用降压药。血压下降原因除有效清除过量水、钠外,可能还有其他原因。有人曾反复测定血浆和滤液中血管紧张素Ⅱ,发现两者的浓度相近,表明血滤能清除血浆中的某些加压物质。另一方面血滤时,心血管系统及细胞外液容量均比较稳定,明显减少了对肾素-血管紧张素系统的刺激。

3. **低血压和严重水、钠潴留** 接受血滤治疗的病人,其心血管稳定性明显优于血透,血透治疗期间低血压发生率达25%~50%,但在血滤治疗时低血压发生率可降至5%。其原因为:①血滤时能较好地保留钠,在细胞外液中能保持较高水平的钠以维持细胞外液高渗状态,使细胞内液向细胞外转移,即使在总体水明显减少的情况下,仍能保持细胞外液容量稳定;②血滤时血容量减少,血浆中去甲基肾上腺素(NA)浓度升高,使周围血管阻力增加,保持了血压稳定,而血透时 NA 则不升高;③血滤时低氧血症不如血透时严重;④避免了醋酸盐的副作用;⑤血滤时溶质浓度变动小,血浆渗透压较血透稳定;⑥血滤时滤过膜的生物相容性比常用透析膜好,故血滤能在短时间内去除体内大量水分,很少发生低血压,尤其对年老心血管功能不稳定的严重病人,血滤治疗较为完全;⑦血滤时返回体内血液温度为35℃,由于冷刺激自主神经,使 NA 分泌增加,而血液透析温度38℃,使周围血管扩张,阻力降低。

4. 尿毒症患者虽不间断进行血液透析,但其心包炎发病率仍达 20%～25%,原因未明,改作血滤后,发现心包炎治疗时间较血透短,可能是血滤脱水性能好,清除"中分子"毒性物质较好之故。

5. 急性肾功能衰竭　持续或间歇的血滤是急性肾衰的有效措施。CAVH 对心血管功能不稳定、多脏器功能衰竭、病情危重的老年患者有独特的优点。

6. 肝性脑病　许多学者认为血滤对肝性脑病治疗效果比血透好,但比血浆置换血液灌流差。

 临床策略 ●

对于休克或血压不稳定的患者,可以选用连续性动静脉血液透析过滤(CAVHDF)。CAVHDF 利用动静脉的压力差推动血流。维持每分钟的 100～150ml 血流量,整天透析过滤治疗。可避免血中浓度反弹的现象,适用于中度体积分布的毒药物中毒的治疗。须要利用血液及透析液帮助,加以控制进出之透析液量及输入液的量。

(三) 血液灌流

1. 急性药物或毒物中毒　临床急诊工作中经常遇到急性药物或毒物中毒,对于一般患者可以通过保守的治疗方法得以康复。但重症患者常需要进行血液净化措施方能有效治疗。如果药物或毒物的分子量较小、水溶性强而蛋白结合率较低,则可以通过常规血液透析有效清除;反之,如果分子量较大,与蛋白结合率较高,则需要进行血液灌流进行治疗以清除体内的药物或毒物。如果中毒导致急性肾衰或慢性肾衰基础上出现了药物或毒物中毒,则经常需要进行透析与灌流相结合的方法进行治疗,这样可以兼而治之。

急性中毒进行血液灌流的指征:①药物或毒物分子结构中有亲脂性基团或带有多芳香环或有较长的烷基碳链者;②毒物水平达到或超过致死水平或剂量;中毒导致重要脏器功能不全、休克、低血压、低体温,经过抢救无效或继续加重者;③具有严重肝肾功能不全导致毒物排泄不完全者;④能够产生代谢障碍或延迟效应的毒物如甲醇、乙二醇、百枯草等。

血液灌流的相对禁忌证:作用迅速的毒物如氯化物;毒物代谢清除率超过灌流清除率;可被常规透析清除而且又可诱导酸中毒者如阿司匹林、非那西丁、咖啡因等;毒物作用不可逆如百草枯;毒物分布容积较大者如三环类抗抑郁药;没有严重毒性的药物如对乙酰氨基酚、巯乙胺(半胱胺)等。

另外,非脂溶性、伴酸中毒的毒物中毒如醇类(甲醇、乙二醇)、水杨酸、含锂化合物、溴化合物,灌流不如常规血透效果好,如有必要时可联合血透进行治疗。

 注意事项

灌流治疗本身只能清除毒物,不能直接消除毒物导致的病理生理变化,所以应同时应用其他相应的药物治疗,以改善病理生理过程,从而增高治疗的有效性。如有机磷中毒时,灌流只能清除血浆中的药物,而不能恢复乙酰胆碱酯酶的活性,复能剂与阿托品的应用十分重要。

2. 肝性脑病 由于灌流可以有效地清除血氨、假性神经递质(如羟乙苯乙醇胺)、游离脂肪酸、酚、硫醇、芳香族氨基酸,提高支链与芳香族氨基酸比例,增加脑脊液中 cAMP 水平,达到治疗肝性脑病的作用。

肝性脑病时常有凝血异常如血小板聚集性增加、血小板释放因子与肝素消耗增加。而灌流本身又可以引起血小板减少与凝血因子缺失。因此,在进行灌流时常需要同时输注血小板与冰冻鲜血浆。

3. 感染性疾病 脓毒症时血液中内毒素水平明显升高,同时内毒素所诱发的炎症性细胞因子水平也明显升高,这些物质很难用常规透析方法有效清除,但灌流技术则可比较有效地清除这些物质,不过要注意不同灌流器对于不同因子的选择性,如活性炭非选择性吸附、多黏菌素 B 选择性吸附(带正电荷的固定于聚苯乙烯衍生纤维素的多黏菌素 B 灌流器)、抗内毒素抗体吸附(固定于微球上的抗内毒素抗体吸附器)。

4. 尿毒症 尿毒症时体内的毒素种类高达 200 种以上,常规透析只能清除部分毒素。研究证明活性炭可以吸附肌酐、尿酸、胍类、酚类、吲哚类、中分子物质,但不能清除尿素氮、水、电解质等。

灌流技术对于尿毒症性心包炎、尿毒症神经损害、瘙痒、嗜睡、胃肠道反应、铁-去铁胺复合物、铁-铝复合物等方面具有明显的效果。

5. 急进性肾炎 主要指抗 GBM 抗体型、Wegerner 肉芽肿、冷球蛋白血症相关的坏死性血管炎,以免疫吸附为主。如应用抗 Ig-抗体吸附柱治疗血管炎、色氨酸吸附柱治疗丙肝并发的冷球蛋白血症所致坏死性血管炎,有一定疗效,但例数不多。

6. 狼疮性肾炎 最初应用火棉胶活性炭吸附柱治疗获得成功,后试用了多种吸附柱如苯丙氨酸、色氨酸、硫酸葡聚糖纤维素、葡萄球菌蛋白 A、多克隆羊抗人免疫球蛋白 C1q,均有一定的疗效。

7. β_2-微球蛋白相关淀粉样变 采用含有烷基的有机化合物,以共价键方式交联在纤维素珠上如 BM01 吸附柱,能够以疏水方式结合 β_2 微球蛋白,在高通量透析过程中串联使用时,250mg 吸附剂一次可清除 158~258mg 的 β_2 微球蛋白,其他中分子物质也会同时下降如溶菌酶、视黄醇结合蛋白。

采用鼠抗人 β_2-微球蛋白单克隆抗体,交联在琼脂糖制成的免疫吸附柱如 VFPR,具有直接分离与吸附血浆中 β_2 微球蛋白的能力,350ml 吸附剂一次可吸附清除 315mg 的 β_2 微球蛋白,全血吸附20分钟清除率即可达到90%以上。

8. 其他方面的应用　精神分裂症、铝中毒、银屑病、系统性红斑狼疮、高脂血症、甲状腺危象等,均有一定的效果。

(四) 血浆置换

血浆置换可用于治疗许多种疾病,随着临床应用的普及,其应用的范围越来越广。常见的疾病包括肾小球基底膜抗体肾炎、免疫复合物肾炎、坏死性血管炎肾损害、狼疮性肾炎、血液黏滞性过高综合征、重症肌无力、急性吉兰-巴雷综合征、肾移植排异反应等。

 血浆置换主要适应证分为3类疾病:(见表6-1)●

Ⅰ类疾病:指某些疾病诊断一旦明确,应立即(或必须)进行血浆置换治疗。

Ⅱ类疾病:即某些疾病常规治疗无效时,则应尽快考虑血浆置换治疗。

Ⅲ类疾病:临床上有散在的病例报告,需要进一步进行临床验证。

表6-1　血浆置换术适应证

疾病类别	疾病名称
Ⅰ类	1. 血栓性血小板减少性紫癜
	2. 重症肌无力
	3. 无肾功能不全的肺出血肾炎综合征
	4. 肾功能不全的新月体性肾小球肾炎
	5. 高黏滞综合征
	(1)原发性(快速进展)
	(2)Wegener 肉芽肿
	(3)多结节动脉炎
	6. 输血后紫癜
	7. 甲状腺危象
	8. 中毒(结合蛋白的毒素)
	9. 多神经炎型遗传性运动失调症(Refsum disease)
	10. 家族性高胆固醇血症
Ⅱ类	1. 多发性神经根炎(吉兰-巴雷综合征)
	2. 伴有免疫复合物的进行性血管炎
	3. 难治性进行性红斑狼疮
	4. 伴有抑制物的血友病
	5. 同种肾移植排斥反应
	6. 无肾功能不全的新月体性肾小球肾炎

续表

疾病类别	疾病名称
Ⅲ类	1. 类风湿关节炎
	2. 多发性硬化症
	3. 肌萎缩性侧索硬化症
	4. 皮肌炎
	5. 幼年型银屑病关节炎
	6. 伴有肾功能不全的肺出血肾炎综合征
	7. 免疫性血小板减少性紫癜
	8. 母婴血型不合
	9. 弥漫性体血管角质瘤
	10. 自身免疫性溶血性贫血
	11. 纯红细胞再生障碍性贫血
	12. 转移性癌症
	13. 白塞病
	14. 炎症性结肠炎
	15. 预防心脏移植后的免疫排斥反应

(郑亮亮　朱华栋)

练习题

1. 影响血液净化清除毒物的因素<u>不包括</u>(　　)

   A. 患者肝功能情况

   B. 血流速度

   C. 透析液及血液中的浓度差异及时间

   D. 分子量大小

   E. 吸附剂的材质及数量

   答案:A

2. 输血后紫癜首选的血液净化治疗为(　　)

   A. 血液滤过　　　B. 血液透析滤过　　　C. 血液灌流

   D. 血浆置换　　　E. 血液透析

   答案:D

3. 分子结构中有亲脂性基团的毒物中毒首选的血液净化治疗为(　　)

   A. 血液滤过　　　B. 血液透析滤过　　　C. 血液灌流

   D. 血浆置换　　　E. 血液透析

答案:C

4. 急性肾功能衰竭血液透析的临床指征中**不正确**的是(　　)

    A. 2日以上少尿(400ml/d)或2日无尿(100ml/d)以下

    B. 水潴留、肺水肿、心力衰竭、胸腔积液、尿毒症性脑病如恶心、呕吐、烦躁、嗜睡

    C. 血肌酐(血 Cr)>5.0mg/dl(442μmol/L)

    D. 血清钾>4.5～5.5mmol/L

    E. 血尿素氮(血 BUN)>50mg/dl(22.2mmol/L)

答案:D

5. 接受血滤治疗的患者,其心血管稳定性明显优于血透其原因描述中,**不正确**的是(　　)

    A. 血滤时能较好地保留钠,在细胞外液中能保持较高水平的钠以维持细胞外液高渗状态,使细胞内液向细胞外转移,即使在总体水明显减少的情况下,仍能保持细胞外液容量稳定

    B. 血滤时溶质浓度变动较大,有利于血容量维持

    C. 血滤时滤过膜的生物相容性比常用透析膜好,故血滤能在短时间内去除体内大量水分,很少发生低血压,尤其对年老心血管功能不稳定的严重病人,血滤治疗较为完全

    D. 血滤时返回体内血液温度为35℃,由于冷刺激自主神经,使 NA 分泌增加,而血液透析温度38℃,使周围血管扩张,阻力降低

    E. 血滤时低氧血症不如血透时严重

答案:B

第七章

中枢神经系统急危重病

第一节 脑梗死

一、概述

脑梗死(cerebral infarction,CI)是指突然发生的,缺血性的神经功能缺损。特定血管支配区脑组织因缺血缺氧坏死,头部CT和(或)MRI显示在神经功能缺损对应区域有脑组织坏死的梗死病灶,又称为缺血性脑卒中(ischemic stroke,IS)。

脑卒中(包括脑梗死及脑出血)占中国人死亡原因的第一位,而脑梗死约占全部脑卒中的80%左右。因此,防治脑梗死意义重大。

目前脑梗死急性期有效的治疗手段不多,包括卒中单元(即综合治疗,如生命体征维护、并发症的防治、护理、营养保障等)及抗栓治疗(包括溶栓、抗血小板聚集、抗凝及机械取栓等)。

二、病因

1. **危险因素** 高龄、高血压、非瓣膜性心房颤动及其他心脏病、糖尿病、血脂代谢异常、脑动脉粥样硬化所致脑血管严重狭窄或梗阻、吸烟等是脑梗死最常见的危险因素。

2. **病因与分类** 可以导致脑梗死发生的病理生理过程(病因)有很多种类型,最常见类型可以分为5型:大动脉粥样硬化性血栓栓塞、心源性栓塞、小动脉闭塞、其他病因(如血管炎、动脉夹层等)和不明病因。

3. **发病机制** 导致脑梗死的方式(机制)可因病因不同而不同。主要包括微栓子(如心源性、动脉源性及反常栓子),血流动力学障碍(脑灌注低下)。其他方式较少见,包括机械压迫(颈椎病骨赘压迫)、血管痉挛、高凝状态等。

4. **脑梗死后的病理生理** 脑神经元的能量储备能力极低,对缺血极为敏感。脑血流阻断30秒,脑代谢即可发生改变,1分钟后神经元停止功能活动。脑动脉闭塞引起完全性缺血超过5分钟可导致供血区神经元死亡。脑缺血引起神经元死亡是脑梗死发生的首要因素,缺血导致无氧酵解产生乳酸,耗竭神经元内的ATP和磷酸肌酸能量,此后通过钙内流入细胞内引起钙超载,损害正常神经元的酶活动、基因表达,加速神经元死亡。脑缺血会释放兴奋性氨基酸,如谷氨酸大量释放。释放的兴奋性氨基酸过度激活受体,导致神经元受损。细胞因子可通过影响血管内皮细胞活性、血小板聚集、增加血脑屏障通透性作用促进梗死区血管渗出增加,组织水肿坏死。脑缺血后,脑细胞变化常以一种相对固定化的顺序发展。脑梗死最初的1～2天内,多形性中心粒细胞由微血管进入或靠近梗死区;之后巨噬细胞进入梗死区内,这些细胞既有从循环的单核细胞转化而来,也有从脑内小胶质细胞转化而来,这个过程常发生于坏死后约5～6天;但单核细胞向脑梗死的移行可持续4～5周。脑梗死后的5～10天内,新的毛细血管形成。最后梗死病灶演变为囊状空腔,空腔为大量活跃的星形细胞。

三、脑血管解剖

脑梗死按其受累部位可分为前循环梗死和后循环梗死。前循环指颈内动脉系统,供应双侧眼部、大脑半球的额叶、顶叶、颞叶上外侧部、岛叶的皮质及皮质下区域,约占脑前部的3/5。后循环指椎动脉及基底动脉系统,供应延髓、脑桥、中脑、小脑、双侧丘脑后4/5、双侧枕叶及颞叶下内侧部,占脑后部的2/5。不同供血区支配的脑组织梗死导致不同的神经功能缺损表现。

四、临床思辨

(一) 临床表现

总的来说,脑梗死的临床表现分为无特殊定位特点的症状,如头晕、头痛等;另一临床表现为有神经系统定位特点的症状,包括高级功能障碍,如言语障碍、糊涂等;运动障碍,如复视、嘴歪、肢体无力或瘫痪等;感觉异常,如视物模糊、口角麻木、肢体麻木等。

脑梗死多发于中老年,动脉粥样硬化脑梗死患者多有高血压、糖尿病、血脂异常、冠心病等危险因素;心源性栓塞患者多有心房颤动、心脏瓣膜病变等疾病;年轻患者则可能存在动脉炎、血液系统疾病。

脑梗死多发生于安静状态下或睡眠时,但动脉源性栓塞或心源性栓塞常发生于活动时。部分患者在梗死前有一过性肢体麻木、无力、言语不清等短暂性缺血发作(TIA)表现。脑梗死持续时间常≥24小时,表现为局灶的神经功能缺损症状及体征,临床表现与受累的血管支配区相关,可表现为意识清楚伴轻度神经功能缺损,也可有昏迷、脑疝等严重神经功能障碍。

根据受累及的脑血管导致的脑梗死区域不同,临床表现也不同:

1. 颈内动脉系统

(1)颈内动脉梗阻可出现对侧偏瘫、偏身感觉障碍、偏盲,优势半球会出现失语,非优势半球可有体象障碍。累及眼动脉时会出现同侧单眼视力下降,严重时可导致单眼盲。

(2)大脑中动脉为颈内动脉的终末段,梗阻时可出现典型的"三偏征",即病灶对侧偏瘫、偏身感觉障碍、偏盲;优势半球(多为左半球)可出现失语,非优势半球出现体象障碍。若梗死面积较大,患者可出现意识障碍,甚至可形成脑疝而死亡。

(3)大脑前动脉梗阻可出现对侧下肢为主的偏瘫。累及旁中央小叶出现尿潴留或尿失禁。额极及胼胝体受累可出现精神障碍,如淡漠、反应迟钝、缄默、欣快等。额叶受累可出现原始反射,如吸吮反射及强握反射等。累及优势大脑半球可有Broca失语及上肢失用。

2. 椎-基底动脉系统

(1)椎动脉供血区梗死:可表现为Jackson综合征(病灶同侧舌下神经周围瘫痪,对侧肢体偏瘫)或延髓背外侧综合征(Wallenberg综合征),表现为前庭神经核受累的眩晕、恶心、呕吐和眼震;舌咽、迷走神经及疑核受累的声音嘶哑、饮水呛咳及吞咽困难;绳状体或小脑受累的同侧小脑共济失调,三叉神经脊束核和对侧交叉的脊髓丘脑束受累的交叉性感觉障碍及累及交感神经下行纤维的同侧Horner征。

(2)基底动脉供血区梗死:表现为深昏迷、针尖样瞳孔、四肢瘫、双侧锥体束征、延髓性麻痹等。基底动脉分支病变可引起脑干或小脑梗死,在不同梗死部位临床表现不尽相同。常见的临床综合征有:①脑桥腹外侧综合征(Millard-Gublar syndrome):基底动脉短旋支闭塞,表现为同侧面神经和动眼神经麻痹,对侧偏瘫。②Foville综合征:基底动脉脑桥旁正中动脉闭塞,表现为病灶同侧周围性面瘫,向病灶同侧凝视麻痹,对侧偏瘫。③闭锁综合征(Locked-in syndrome):脑桥基底部双侧梗死,表现为双侧面瘫、球麻痹、四肢瘫,不能讲话,面无表情,但意识清楚,能通过眼球上下活动或睁闭眼表达意愿。需要与昏迷鉴别。④基底动脉尖综合征(top of the basilar syndrome):基底动脉尖分出大脑后动脉及小脑上动脉两对动脉,供血区域包括中脑、丘脑后4/5、小脑上部、颞叶内侧和枕叶。临床表现为眼球活动障碍,不通过程度的肢体瘫痪,瞳孔异常,觉醒及行为障碍,可伴记忆力丧失,对侧偏盲或皮质盲等。

(3)大脑后动脉供血区梗死:表现为对侧偏盲、对侧偏身感觉障碍及对侧轻瘫;优势半球可有失读;皮质支梗阻可出现对侧同向性偏盲或象限盲,双侧病变可出现皮质盲,颞叶受损可出现记忆减退。大脑后动脉深穿支病变较多见,丘脑穿通动脉受累可出现同侧小脑性共济失调、意向性震颤、舞蹈样不自主运动,对侧感觉障碍。丘脑膝状体动脉受累可出现丘脑综合征,即对侧感觉障碍,以深感觉为主,自发性疼痛,感觉过度,一过性轻偏瘫,共济失调和不自主运动及丘脑痛。中脑支受累可出现Weber综合征(同侧动眼神经麻痹,对侧偏瘫),Benedikt综合征(同侧动眼神经麻痹,对侧不自主运动)。

(二) 辅助检查

1. CT检查 具有快速、方便、易获得的优点,同时可迅速与脑出血鉴别,指导溶栓治疗的选择。但24小时内的脑梗死常无明显异常改变,半数患者仅有脑沟变浅或消失,灰白质分界不清等轻度异常。早期脑梗死的诊断在头部CT阴性时主要借助于临床表现判断。

2. MRI检查 可早期识别脑梗死,具有分辨率高、敏感度高、准确率高等优点,更易发现小病灶及后颅窝病灶。但MRI对金属植入患者、幽闭综合征、病情危重者不适宜;另外,MRI检查耗时长,对合适溶栓的患者可能影响溶栓治疗的效果(超"时间窗")。脑梗死发生数小时内可在MRI上显示梗死灶,T_1像上为低信号,T_2像上为高信号,弥散加权成像(DWI)为高信号。DWI对识别早期脑梗死更有优势,可在症状出现数分钟内发现缺血梗死病灶。

3. 其他检查　常规行心电图、胸部X线、腹部B超、心动图检查,化验检查血常规、肝肾功能和电解质、血脂、血糖、凝血功能、心肌酶等。完善脑血管相关检查,如颈动脉超声、经颅多普勒(TCD)、CT或MRI血管造影、DSA检查等明确颅内外动脉病变。通过上述检查明确脑梗死相关病因,同时也可以为脑梗死的鉴别诊断提供依据。

(三) 诊断

1. 诊断标准　依据《中国急性缺血性脑卒中诊治指南2010》,急性脑梗死的诊断可根据:急性起病;局灶性神经功能缺损,少数为全面性神经功能缺损,如意识障碍;症状和体征持续24小时以上;脑CT或MRI排除脑出血和其他病变;脑CT或MRI有责任梗死病灶。

2. 诊断流程

第一步:突发神经功能缺损,如果有脑血管病的危险因素,应考虑脑卒中的诊断。

第二步:病史询问与体格检查,头部CT等辅助检查,明确是否为脑梗死。

第三步:是否能做溶栓治疗。

第四步:进行脑梗死的病因检查。

第五步:针对病因做进一步治疗。

第六步:康复治疗,同时启动二级预防。

(四) 鉴别诊断

1. 脑出血　小量脑出血与脑梗死临床表现可相似,而大面积脑梗死可出现类似脑出血的症状及体征。脑出血多发生于高血压患者,常有情绪激动或过度用力等诱因,临床表现为头痛、恶心、呕吐,头CT可见高密度影可确诊。

2. 颅内占位病变　脑肿瘤、硬膜下血肿可呈卒中样发病,出现局灶性神经功能缺损症状及体征。但脑肿瘤常伴明显脑水肿和占位效应,病变区域与脑供血动脉不符。硬膜下血肿通过外伤史、CT显示硬膜下新月样低、等、高密度病变,常有脑组织受压移位表现,若CT分辨困难,可行MRI检查。

3. 其他　脑梗死还需要与颅内脱髓鞘疾病、中毒、高血压脑病、颅内感染、代谢性脑病鉴别。

五、治疗

(一) 应急处理

卒中单元　急性脑梗死是神经科急症,首先采取的是综合治疗,同时判断是否合适溶栓治疗。卒中单元的内容一是组织化的脑梗死处置流程;二是综合性的医疗照顾。主要涉及如下几点:

(1)生命体征的维护及对症处理:如保持呼吸道通畅、血压管理、血容量的维持等;大面积脑梗死患者极易发生脑水肿,甚至脑疝,当颅内压增高时可采用甘露醇、甘油果糖等药物脱水降颅压,对内科治疗效果不佳易形成脑疝的患者,及时施行去骨瓣减压手术。神经功能缺损症状加重时应考虑到脑梗死会出现梗死灶内出血,需复查CT。当出血量不多时,可在观察病情基础上继续脑梗死治疗。但若出血量较大时,需要停用抗栓等治疗,按脑出血处置。

(2) 加强护理,防治并发症:①不推荐对脑梗死患者采用预防性抗癫痫治疗,对急性期仅发作1次的痫性发作可暂不予长期抗癫痫药物,对脑梗死后2～3个月出现的癫痫推荐长期服用抗癫痫药物;②吸入性肺炎:观察患者是否有吞咽困难,若存在上述障碍时及时予放置胃管,减少误吸所致的吸入性肺炎;③泌尿系感染:防止出现尿潴留(必要时留置导尿),查尿常规,避免泌尿道感染;④深静脉血栓:脑梗死患者因肢体活动障碍,较易形成下肢深静脉血栓。对脑梗死患者应尽早活动,若活动障碍时可通过被动活动,或予肝素或低分子肝素抗凝以预防深静脉血栓;⑤血压管理:脑梗死急性期高血压应先处理引起血压升高的因素,如焦虑、疼痛、恶心呕吐及颅内压增高等。若血压持续较高,收缩压≥180mmHg或舒张压≥110mmHg,或伴有严重心功能不全、主动脉夹层、高血压脑病时可予谨慎降压,推荐使用短效药物,如拉贝洛尔、乌拉地尔、尼卡地平等,避免血压降得太低。⑥高血糖:脑梗死急性期的高血糖部分是因应激引起,因此不推荐将血糖降得过低。但若血糖≥11.1mmol/L,建议使用胰岛素治疗,治疗过程中监测血糖,避免低血糖。⑦其他:其他脑梗死急性期的辅助治疗还包括营养支持、液体管理、体温控制。

(二) 抗栓治疗

1. 溶栓治疗　目前公认的脑梗死急性期最有效的治疗手段为溶栓,是最重要的恢复血流治疗措施,只是适合进行溶栓的病人比例比较低,仅为4%左右。重组组织型纤溶酶原激活物(rt-PA)和尿激酶(UK)是目前最主要的溶栓药物。目前rt-PA静脉溶栓的时间窗在4.5h内,UK静脉溶栓的时间窗在6小时内,动脉溶栓的时间窗在6小时内。禁忌证包括颅内出血、头外伤、胃肠道或泌尿道出血,严重心肾功能不全或严重糖尿病患者,严重高血压、低血糖或凝血功能障碍者。

静脉溶栓是首选治疗,rt-PA剂量为0.9mg/kg(最大剂量为90mg),10%剂量在1分钟内静脉推注,余90%剂量在1小时内加入100ml生理盐水中静脉滴注。尿激酶100万～150万单位,溶于100～200ml生理盐水持续静脉滴注0.5小时。当静脉溶栓效果不佳或有明确静脉溶栓禁忌时可予动脉溶栓或血管内治疗,如机械取栓、血管内支架植入等方法。溶栓过程中应监测患者生命体征及神经功能的变化,观察有无颅内出血倾向。

2. 其他抗栓治疗

(1) 抗血小板治疗:抗血小板治疗可抑制血栓形成,减少脑梗死的致死率及致残率。因此,对不适合溶栓的脑梗死患者应在发病后尽早予抗血小板聚集治疗,予阿司匹林75～300mg口服。溶栓患者应在溶栓24小时后复查头CT明确无颅内出血后服用。对不能耐受阿司匹林者,可选用氯吡格雷等其他抗血小板药物。对TIA和轻型脑梗死患者急性期可联合阿司匹林及氯吡格雷治疗3个月。

(2) 抗凝治疗:脑梗死急性期抗凝治疗一直存在争议。目前研究发现抗凝治疗不能降低脑梗死的致死率及致残率。因此,不推荐对急性期脑梗死患者无选择的予以抗凝治疗。但对心房颤动引起的脑栓塞患者,推荐在起病14天后(急性期过后)启动口服抗凝治疗,可服用华法林或新型抗凝药物,如阿哌沙班、达比加群、利伐沙班等。

(3) 机械取栓:为急性期、重症脑梗死治疗的一种新的选择,需在有条件的医院进行。

(三) 其他治疗

扩容、降低纤维蛋白原、神经保护、中医中药等在脑梗死急性期治疗中的证据尚不十分充分,对个体化患者可根据病情采用。

(四) 治疗新进展

目前脑梗死的治疗进展主要集中在梗死血管血运重建(血管再通),包括静脉溶栓、动脉溶栓、机械取栓;研究和推出了一些新型的溶栓(如替奈普酶等)、抗血小板聚集(如普拉格雷等)及抗凝药物(如利伐沙班、达比加群等)。另外,进一步强调了脑梗死的一级预防及二级预防的重要性。因为,适合急性期进行急性溶栓等特殊处置的病人比例很小,所以脑梗死仍然强调预防为主。急性期脑梗死患者应尽早启动缺血性卒中二级预防,同时尽早开始康复锻炼的干预,改善预后。

六、病情评估

急性脑梗死的病死率为5%～15%,存活的患者致残率为50%。神经功能的缺损程度是影响预后的主要因素。急性期评估病情严重程度的量表有美国国立卫生院脑卒中量表(NIHSS)、Glasgow昏迷量表等,评估残疾程度的量表有日常生活能力量表(ADL)及改良Rankin量表(mRS)。急性期病情越重,残疾程度越高,患者的预后越差。目前脑卒中仍然是我国人群致死率及致残率最高的疾病。脑卒中,特别是脑梗死的综合防治仍然任务繁重。

(陈玉辉　龚　涛)

练习题

1. 脑梗死最常见病因(　　)
   A. 动脉粥样硬化　　　B. 心源性栓塞　　　C. 动脉夹层
   D. 动脉炎　　　　　　E. 小动脉玻璃样变
   答案:A

2. 前循环供血区**不包括**(　　)
   A. 额叶　　B. 顶叶　　C. 颞叶　　D. 岛叶　　E. 枕叶
   答案:E

3. 下列对Wallenberg综合征描述**错误的**是(　　)
   A. 由椎动脉供血　　　　　　B. 又称延髓背外侧综合征
   C. 伴锥体束受累　　　　　　D. 有交叉性感觉障碍
   E. 眩晕及共济失调症状常较明显
   答案:C

4. 对发现脑梗死早期病变意义最大的辅助检查是(　　)
   A. CT　　　　　　　B. MRI T_2 成像　　　C. MRI SWI 成像
   D. MRI DWI 成像　　E. DSA
   答案:D

5. 早期治疗脑血栓形成最有效的药物是（　　）
   A. 静脉溶栓　　　　B. 阿司匹林　　　　C. 肝素
   D. 降纤酶　　　　　E. 右旋糖酐

答案：A

6. 对脑梗死并发症处置**错误的**是（　　）
   A. 积极降压，越低越好
   B. 控制高血糖，预防低血糖
   C. 小量脑梗死转化出血可继续抗聚治疗
   D. 脑疝内科治疗不佳时需外科干预
   E. 吞咽困难患者早期放置胃管可预防吸入性肺炎

答案：A

第二节　脑　出　血

一、概述

脑出血，又称脑溢血，是指原发性（非外伤性）脑实质内血管破裂所致出血，多见于高血压及动脉硬化的患者，老年人多见，男性多于女性，以大脑半球占大多数，是病死率最高的疾病之一。主要临床表现为：①大多有高血压及头痛病史，常在活动时突然发病，精神紧张、情绪激动及过劳等为诱发因素。②全身症状：由出血、脑水肿所致急性颅内压增高，出现剧烈头痛、呕吐及意识障碍。③局灶症状：中枢性偏瘫、中枢性面神经麻痹、失语等。④血肿部位不同有不同的表现：内囊和基底节附近出血：最多见，表现为三偏症状及意识障碍或瞳孔不等大；小脑出血：发生率低，严重眩晕、频繁呕吐及枕部头痛，共济失调，严重者迅速昏迷，四肢瘫痪，枕大孔疝死亡；脑桥出血：突然意识丧失，呼吸节律不整，双侧瞳孔针尖样缩小。⑤头颅CT扫描为高密度占位。预后及预防：轻型脑出血治疗后，偏瘫可明显恢复，重型脑出血死亡率达47%～75%。预防高血压及动脉硬化是预防出血的关键。

二、病因和发病机制

引起脑出血的病因很多，最常见的病因是高血压动脉粥样硬化，其次为先天性脑血管畸形或动脉瘤、血液病、脑外伤、抗凝或溶血栓治疗、淀粉样血管病等引起的脑出血。此外，有些因素与脑血管病的发生有一定的关系。可能是导致脑血管病的诱因：①血压波动：如高血压患者近期没有服用降压药物或生气着急等引起血压增高，以收缩压升高尤为重要；②脾气急躁或情绪紧张：常见于生气、与人争吵后；③不良嗜好：如吸烟、酗酒、食盐过多、体重过重；④过分疲劳：如体力和脑力劳动过度、排便用力、运动。

在发生机制上，实际上每一例脑出血并不是单一因素引起，而可能是几种综合因素所致。高血压形成脑出血的机制有许多说法，比较公认的是微动脉瘤学说。一般认为单纯的血压升高不足以引起脑出血,脑出血常在合并脑血管病变的基础上发生。

1. 微动脉瘤破裂　因脑内小动脉壁长期受高血压引起的张力影响,使血管壁薄弱部位形成动脉瘤,其直径一般 500μm。高血压患者的脑内穿通动脉上形成许多微动脉瘤,多分布在基底核的纹状动脉、脑桥、大脑白质和小脑中,直径在 100～300μm 的动脉上。这种动脉瘤是在血管壁薄弱部位形成囊状,当血压突然升高时,这种囊性血管容易破裂造成脑出血。

2. 脂肪玻璃样变或纤维坏死　长期高血压对脑实质内直径 100～300μm 小穿通动脉管壁内膜起到损害作用,血浆内的脂质经损害的内膜进入内膜下,使管壁增厚和血浆细胞浸润形成脂肪玻璃样变,最后导致管壁坏死,当血压或血流急剧变化时容易破裂出血。

3. 脑动脉粥样硬化　多数高血压患者的动脉内膜同时存在多样病变:包括局部脂肪和复合糖类积聚、出血或血栓形成、纤维组织增长和钙沉着,脑动脉粥样硬化患者易发生脑梗死,在大块脑缺血软化区内的动脉易破裂出血,形成出血性坏死病灶。

4. 脑动脉的外膜和中层在结构上薄弱　大脑中动脉与其所发生的深穿支-豆纹动脉呈直角,这种解剖结构在用力、激动等因素使血压骤然升高的情况下,该血管容易破裂出血。

三、病理生理学

(一) 病理学

约 70% 的高血压性脑出血发生在基底核区。脑叶、脑干及小脑齿状核各占约 10%。脑深穿支动脉常可见小粟粒状动脉瘤,高血压性脑出血好发部位包括大脑中动脉深穿支豆纹动脉(42%)、基底动脉脑桥支(16%)、大脑后动脉丘脑支(15%)、供应小脑齿状核及深部白质的小脑上动脉支(12%)、顶枕叶及颞叶白质分支(10%)等。壳核出血常侵犯内囊和破入侧脑室,血液充满脑室系统和蛛网膜下隙;丘脑出血常破入第三脑室或侧脑室,向外损伤内囊;脑桥或小脑出血直接破入蛛网膜下隙或第四脑室,非高血压性脑出血多位于皮质下,常见于脑淀粉样血管病动静脉畸形、Moyamoya 病等所致。

出血侧半球肿胀、充血,血液流入蛛网膜下隙或破入脑室;出血灶形成不规则空腔,中心充满血液或紫色葡萄浆状血块,周围是坏死脑组织,淤点状出血性软化带和明显的炎细胞浸润,血肿周围脑组织受压,水肿明显。较大血肿可引起脑组织和脑室移位、变形和脑疝形成。幕上半球出血,血肿向下挤压丘脑下部和脑干,使之移位、变形和继发出血,常出现小脑幕疝;丘脑下部和幕上脑干等中线结构下移形成中心疝;如颅内压极高或幕下脑干和小脑大量出血可发生枕大孔疝;脑疝是脑出血最常见的直接致死原因。急性期后血块溶解,吞噬细胞清除含铁血黄素和坏死脑组织,胶质增生,小出血灶形成胶质瘢痕,大出血灶形成卒中囊。

(二) 病理生理变化

1. 主要病理生理变化　血管破裂形成血肿,其周围组织在血肿形成 30 分钟后出现海绵样变性;6 小时后邻近的脑实质内随时间变化由近及远有坏死层、出血层、海绵样变性及水肿等。血肿周围脑组织的这些变化除了机械压迫外,主要是血浆、血细胞成分如血红蛋白及其他血管活性物质等起着重要作用。出血后颅内容积增大破坏了颅内环境的稳定,所致的脑水肿导致颅内压进一步增高,同时也影响局部脑血流量和凝血纤溶系统功能。脑出血除血肿本身的占位性损害外,还有周围脑组织血液循环障碍、代谢紊乱(如酸中毒)、血管运动麻痹、血-脑脊液屏障受损及血液分解产物释放多种生物活性物质对脑组织的损害。

 知识延展

脑出血时释放的多种对脑组织有损害的物质:
(1)细胞膜性成分裂解及细胞内释放的大分子物质可参与脑水肿形成。
(2)血肿中的血管活性物质可向脑组织弥散,引起血管痉挛、扩张或血管通透性改变。
(3)血肿外的一些血管活性物质:如组胺、5-羟色胺、缓激肽、花生四烯酸及其代谢产物增多,可加重脑组织损害。
(4)红细胞外渗破坏,血红蛋白分解释放出铁离子和血红素,可诱导产生大量的自由基,加重脑损害。
(5)神经细胞内含大量溶酶体,各种水解酶释放至胞浆中,使神经细胞进一步损伤。
(6)由血管内皮细胞损伤产生的内皮素可导致细胞内钙超载,使血管收缩加重脑缺血。
(7)损伤区兴奋性氨基酸增加可促使神经细胞坏死。
(8)各种趋化因子促使中性白细胞向病灶转移,并产生活性物质、酶类及自由基等,对局部脑组织造成直接而严重的损伤。

2. 脑水肿形成　水肿在出血灶周围最严重,同侧大脑皮质、对侧皮质和基底核区也有水肿,血肿周围脑水肿既有血管源性,也有细胞毒性,远离病灶的脑水肿是血管源性脑水肿扩散的结果。实验显示:自体血注入小鼠尾状核研究发现同侧基底核区水肿在24小时内进行性加重达高峰。以后保持恒定,直到第5天开始消退。

 知识延展

脑水肿:脑水肿是不同的因素,如物理的、化学的、生物性的,影响于脑组织,引起脑组织内水分异常增多的一种病理状态,使脑的体积增大,重量也增加。脑水质是继发的病理改变,但脑水肿又反过来影响或加重原发病的症状或过程。脑水肿加重颅高压,颅高压反过来又加重脑水肿。

脑水肿的分类:①血管源性脑水肿,主要是因为血脑屏障受损或破坏,致使毛细血管通透性增加,水分渗出增多,积存于血管周围及细胞间隙。血管源性脑水肿多见于脑挫裂伤、脑瘤压迫和炎症性疾病等;②细胞性脑水肿,由于脑缺血、缺氧,ATP生成减少,能量耗竭,钠钾等离子泵功能衰竭,细胞内钙、钠、氯化物与水潴留,而导致细胞肿胀,细胞内水肿;③渗透性脑水肿,当低血钠和水中毒等原因使血浆稀释时,血浆内水分由于渗透压的改变而大量进入细胞内。④间质性脑积水,又叫脑积水性脑水肿,常见于梗阻性脑积水。不同病因引起的脑积水使脑室内压力显著高于脑组织压力,使脑室内压力可以透过脑室室管膜到脑室周围的脑组织中,形成脑室周围脑白质水肿。

3. **脑出血对凝血、抗凝和纤溶状态的影响** 一般认为急性期脑组织损伤后释放组织凝血活酶使血中凝血活性升高,抗凝血酶消耗性降低,纤溶活性代偿性升高。对凝血过程的研究发现:出血后头24小时内凝血块形成过程中凝血酶的释放,会引起邻近脑水肿、血-脑脊液屏障破坏和细胞毒作用。

另外,红细胞溶解在最初出血后3天左右达高峰,是脑水肿形成的另一个机制。这可能与释放游离血红蛋白及其降解产物有关。最近研究表明,自由基、兴奋性氨基酸和膜对钙的通透性,是缺血性脑损伤的重要因素。氧自由基可能来源于花生四烯酸释放、儿茶酚胺代谢、白细胞活化、一氧化氮合成和其他病理生理过程。三价铁释放促使过氧化物和过氧化氢转化成毒性更大的羟自由基,这是缺血性脑水肿的一种更重要的递质。血液和脑实质能产生超氧负离子,这大概与血液分解产物包括三价铁有关。

四、临床表现

高血压性脑出血以50岁左右高血压患者发病最常见。由于高血压发病有年轻化趋势,因此在年轻的高血压病人中,甚至在30岁左右者也可发生脑出血。高血压脑出血发生前常无预感,少数有头晕、头痛、肢体麻木和口齿不清等前驱症状。多在白天情绪激动,过分兴奋、劳累、用力排便或脑力紧张活动时发病。起病突然,往往在数分钟至数小时内病情发展到高峰。急性期常见的主要表现为:头痛、呕吐、意识障碍、肢体瘫痪、失语等。呼吸深沉带有鼾声,重则呈潮式呼吸或不规则呼吸。病人在深昏迷时四肢呈迟缓状态,局灶性神经体征不易确定,此时需与其他原因引起的昏迷相鉴别;若昏迷不深,体查时可能发现轻度脑膜刺激症状以及局灶性神经受损体征。现按不同部位的脑出血的临床表现分述如下:

(一) 内囊出血

按其出血与内囊的关系可分为:①外侧型:出血位于外囊、壳核和带状核附近;②内侧型:出血位于内囊外侧和丘脑附近,血液常破入第三脑室和侧脑室,可直接破坏丘脑下部和中脑;③混合型:常为内侧型或外侧型扩延的结果,出血范围较大。

内囊出血的临床表现可分为轻症和重症,部分轻症可发展为重症。除脑出血一般症状外,内囊出血的病人常有头和眼转向出血病灶侧,呈"凝视病灶"状和"三偏"症状,偏瘫、偏身感觉障碍和偏盲。

轻症多属于外侧型出血,除少数有前驱症状外,多突然头痛、呕吐,意识清楚或轻度障碍,病灶对侧出现中枢性偏瘫或不全偏瘫,患肢多可引出病理反射,亦可出现感觉减退,优势半球出血可伴有失语。

重症多属于内侧型或混合型,其临床特点为发病急,昏迷快而深,呼吸有鼾声,反复呕吐。如呕吐咖啡残渣样液体,多系丘脑下部障碍产生的胃黏膜急性应激性溃疡出血。或两侧瞳孔不等大,或先缩小后散大,都是天幕疝的表现。

(二) 脑桥出血

常突然起病,剧烈头痛、头晕、眼花、复视、呕吐,一侧面部发麻等症状。出血往往先从一侧脑桥开始,表现为交叉性瘫痪,头和眼转向非出血侧,呈"凝视瘫肢"状。局限于比较小范围者约占1/5,脑桥出血常迅速波及两侧,出现双侧面部和肢体均瘫痪。双侧病理反射阳性,头和双眼位置回到正中,两侧瞳孔极度缩小。这种"针尖样"瞳孔为脑桥出血特征性体征,系由脑桥内交感神经纤维受损所致。脑桥出血常阻断丘脑下部对体温的正常调节而使体温极度上升,呈持续性高热状态。由于呼吸中枢受影响,早期就出现不规则呼吸。病情常迅速恶化,多数在24～48小时内死亡。

(三) 小脑出血

多数小脑出血发生在一侧小脑半球,常始为一侧后枕部头痛,眩晕、呕吐,病侧肢体共济失调,可有脑神经麻痹,眼球震颤,两眼向病变对侧同向凝视,可无肢体瘫痪。由于临床表现并不具备明确特征,诊断存在一定困难。凡高血压病人突起一侧后枕部剧痛,频繁呕吐,无明显瘫痪者须考虑小脑出血的可能。

(四) 脑室出血

原发性脑室出血是脑室侧壁脉络丛或室管膜血管破裂出血流入脑室,并不涉及邻近的脑组织,这种情况十分罕见。继发性脑室出血多由于大脑基底核处出血后破入到侧脑室,以致血液充满整个脑室和蛛网膜下腔。小脑出血和脑桥出血也可破入到第四脑室,这种情况非常严重。

原发性脑室出血发病急骤,头痛,立即昏迷,无明显偏瘫体征,迅速出现丘脑下部及脑干症状,如去大脑强直症状、呕吐咖啡色残渣样液体、高热、多汗和瞳孔极度缩小,脑脊液为血性,常早期出现偏瘫,而下丘脑和脑干症状则比原发性脑室出血为晚。

(五) 多灶性脑出血和脑出血合并脑梗死

幕上和(或)幕下同时有两个以上病灶,或为多灶出血,或为出血合并梗死。临床上可表现为一个病灶受损的症状和体征,而其他病灶不表现为一个病灶受损的症状和体征,即可能其病灶在非功能区;也可表现为不能用一处病灶损害来解释的临床症状和体征,后者可考虑为多灶出血或出血合并梗死,前者临床诊断困难。均需影像学检查(CT 或 MRI)确诊。脑出血合并脑梗死虽有报告为"混合性卒中",但目前在脑血管病的分类中尚未得到公认。

五、辅助检查

脑出血病人血常规检查常可见白细胞增高,超过$10\times10^9/L$以上者占60%～80%,重症脑出血急性期白细胞可增加到$(15\sim20)\times10^9/L$,并可出现蛋白尿、尿糖、血液尿素氮和血糖增加,但均为一时性,可随病情缓解而消退。脑脊液压力一般均增高,多为均匀血性。重症脑出血根据临床表现可以确定诊断者,不宜腰穿,以免诱发脑疝和加重病情。脑超声波检查应在发病后24小时以内进行,如发现中线波移位,脑出血的可能性远多于脑梗死。CT、MRI脑成像术可早期发现脑出血的部位、范围和数量,对多灶出血以及脑出血合并脑梗死诊断明确,可鉴别脑梗死和脑肿瘤,并可检出同时存在的脑水肿、脑移位和脑室出血。

六、临床思辨

(一) 诊断

50岁以上,有高血压病史,活动中发病、头痛、呕吐、意识障碍并有偏瘫等脑局灶症状者可诊断为脑出血,如 24 小时内脑超声波检查有中线波移位或血性脑脊液可进一步证实,CT 和 MRI 检查可早期确诊。急性期以 CT 检查为好,快速、无振动且高密度影易于辨认。

(二) 鉴别诊断

以昏迷为主者应与尿毒症、肝性脑病、糖尿病、低血糖、一氧化碳中毒、药物中毒、颅脑外伤和脑炎等相鉴别。以局灶症状为主者应与脑血栓形成、脑栓塞、慢性硬膜下血肿、脑脓肿、脑转移癌和脑瘤卒中相鉴别。仔细询问现病史、既往史,认真细致体检和必要的辅助检查,多可以明确诊断。

七、治疗原则和专家建议

(一) 急性期治疗原则

若出血量不大,应内科保守治疗;中等量出血,无脑疝、梗阻性脑积水者宜 6 小时后进行颅内血肿微创清除术;出血量大,形成脑疝、梗阻性脑积水者,应实施紧急手术治疗。出血破入脑室应进行侧脑室脑脊液引流术(具体适应证见后所述)。同时防治并发症,如感染、中枢性发热、脑内脏综合征、下丘脑损伤、卒中后焦虑或抑郁症、抗利尿激素分泌异常综合征和多器官衰竭、睡眠呼吸暂停综合征等。整体化治疗,采取支持疗法、对症治疗和早期康复治疗。对卒中危险因素如高血压、糖尿病和心脏病等及时采取干预措施,有条件的单位应组建卒中单元,提高本病的诊疗水平。

(二) 内科保守治疗

1. 脱水降颅压,实行颅内压监测,防治脑疝　发病后 2~5 天为脑水肿高峰期,可根据临床观察或颅内压监测用甘露醇、甘油果糖、呋塞米(速尿)、白蛋白针。脱水药应用要根据病情,如血肿大小、压迫部位、中线移位情况,单独或联合应用。若颅内血肿不大、血肿清除较快,经 TCD 监测颅压不高者,可不用脱水药。梗阻性脑积水或不完全性脑积水时,应及时进行侧脑室脑脊液引流术、小脑延髓池穿刺术或颈椎侧方穿刺术以降低颅内压,改善脑脊液循环。使用甘露醇采用小剂量重复给药法,还可加用复方甘油注射液。若仍不能控制病情的进展,说明脱水药已不能有效地解除脑组织的压迫症状,应果断采取脑室穿刺引流术或血肿清除术等。此外,阿片肽及其受体拮抗剂纳洛酮、凝血酶抑制剂水蛭素、酶屏障抑制剂等,可针对高血压性脑出血后引起颅内高压的不同病理机制,选择应用。

2. 脑出血的病因治疗　①高血压性脑出血:控制过高的血压,防止再出血。②出血性疾病:针对不同凝血障碍原因予以治疗,如凝血功能异常,需延长用药时间。华法林引起者用冻干人血浆和维生素 K;肝素引起者用鱼精蛋白;溶栓药物引起的用鱼精蛋白和 6-氨基己酸;血小板功能障碍引起的输入血小板;血友病引起的输入凝血因子Ⅷ。③血管畸形:毛细血管扩张症、动-静脉畸形、静脉血管瘤、海绵状血管瘤等引起的采用显微神经外科、介入血管内技术、放射外科、手术栓塞治疗。

3. 改善脑组织缺血　尼莫地平选择性扩张小动脉,改善脑供血,防治脑血管痉挛,还可防止再次脑出血的发生。无颈动脉狭窄且血压>140/90mmHg 者,于发病后 48 小时内应用尼莫地平,2~5mg/d 静脉缓慢滴注,据血压调整滴速,3~5 天为宜,之后改为口服。有颅内高压,不可以此作为脑出血后血压高的常规疗法。

4. 其他　纳洛酮可阻断阿片受体,扩张脑血管,预防脑水肿,有促醒作用。用冰帽、冰毯或头颅局部制冷仪或加用冬眠肌松合剂,进行亚低温治疗,可降低脑耗氧量,减少脑损害,保护脑细胞。

(三) 对症治疗和整体化治疗

1. 一般治疗、对症处理　昏迷患者取卧位或头部侧转,有义齿者须取出,同时松解衣领。有意识障碍的患者应予气道支持及辅助通气,尽量减轻脑缺氧,定期监测 PaO_2 和 $PaCO_2$,凡 $PaO_2<60mmHg$,$PaCO_2>50mmHg$,或明显呼吸困难,不论有无动脉血氧不足,均应行气管插管。合并睡眠呼吸暂停综合征患者,应给予正压通气机治疗。意识障碍或消化道出血者宜禁食 24~48 小时,之后留置胃管,以保证营养,防误吸胃内容物。预防和治疗呼吸道感染,保持呼吸道通畅,必要时吸氧,以减轻脑水肿和预防血肿周围半暗带损伤。长期卧床者,须预防压疮形成及下肢深静脉血栓形成。大便秘结者用通便灵,或番泻叶开水泡服,或中药大承气汤低位灌肠。维持水、电解质和酸碱平衡。预防尿路感染。重症须严密观察生命体征,注意瞳孔和意识变化,进行多参数监护、颅内压监护,直至生命体征稳定。预防致死性心律失常和猝死,必要时可给予钙离子拮抗剂或 β-受体阻滞剂治疗。保持肢体功能位。

2. 管理好血压,维持脑灌注压,并防止再出血　血压维持在 150/105mmHg 上下,平均动脉压(MAP)<130mmHg。血压过高者,最好每天降低收缩压的 10%,直至 200mmHg 以下或出血前控制水平。维持脑灌注,防止半暗带进一步缺血与梗死。临床视病情酌选硫酸镁,或静滴尼莫地平,或拉贝洛尔或硝普钠等。若出血破入脑室或蛛网膜下腔,可常规应用尼莫地平,用量稍增大。若脑出血后血压偏低,或出血后脑水肿较重,颅压过高者慎用或不用。难以控制的高血压或停用静滴降压药后,可用转换酶抑制剂、血管紧张素Ⅱ受体拮抗剂。

3. 中枢性发热　患者体温不高或循环欠佳者,以降脑温用冰帽为主;中枢性高热无循环衰竭者,宜实施亚低温疗法。使用电子冰帽、冰毯,一般持续 3~7 天,必要时延长至 2~3 周。降脑温时需监测肛温,最好保持在 30~34℃。若达不到要求,配合体表降温(在颈部、腋下、腹股沟等体表大血管放置冰袋)或体内降温(将 4℃生理盐水 250ml 注入胃内,5~10 分钟后,将其全部抽出反复多次)。如患者发热由其他原因引起应给予病因治疗并用退热药物。

4. 降低高血糖,预防高渗性昏迷　若空腹血糖≥7.0mmol/L,或餐后血糖≥11.2mmol/L 者,均使用胰岛素控制血糖。为预防高血糖及高渗性昏迷,凡空腹血糖≥6.1mmol/L 者,使用 10%葡萄糖液时,需要加入胰岛素 8~12U,用 5%葡萄糖液时需加 4~6U。每天查血糖以调整之,尽量不单输葡萄糖溶液。无法鼻饲的患者输入 706 代血浆、生理盐水、氨基酸、脂肪乳、白蛋白等。未发生脑疝又见血糖过高者,可停用甘露醇、利尿剂,尤其是噻嗪类利尿剂,改用复方甘油注射液 500ml,1~2 次/日。

5. 防治应激性溃疡　对年老及病情危重者,入院后及早置入胃管,脑出血后常规应用

H2受体阻滞剂,如西咪替丁,每次0.4g,3次/日,口服,疗程10~15天;或0.4g加葡萄糖液静滴,3~4次/日。另可应用质子泵抑制剂,如奥美拉唑(洛赛克)40mg,3次/日,口服;或40mg静脉注射,2次/日。还要同时鼻饲或口服硫糖铝或鼻饲去甲肾上腺素冰盐水或巴曲酶(立止血);应激性溃疡出血后,予生长抑素(善得定针)0.1mg,皮下注射,3次/日。以不超过1周为宜。

6. 控制癫痫　脑出血发病时,或最初24小时内发生癫痫,首选丙戊酸钠,血药浓度宜维持在14~24μg/ml。如1个月内无再次发作,逐渐停用。若出血2周后癫痫发作,应长期应用抗癫痫药物。

(四) 手术治疗

1. 颅内血肿微创清除技术

(1)适应证:①Ⅱ级、Ⅲ级、Ⅳ级患者。②Ⅰ级患者与Ⅱ级患者,如血肿扩大,病情恶化,应予微创手术。③发病后72小时内入院,出血部位在基底节区或脑叶,出血量≥30ml。④脑叶血肿≥30ml,或中线明显移位者。⑤丘脑血肿≥10ml,或已破脑室者。⑥小脑血肿≥10ml,或直径>3cm,第Ⅳ脑室闭合、移位、变形。⑦脑室内出血,或形成梗阻性脑积水者。⑧生命体征较稳定者。⑨如出现相应的神经功能障碍加重,以及进行性意识障碍者可考虑手术。⑩已有脑疝形成的颅内血肿,可作为开颅手术前的抢救措施。

(2)相对禁忌证:①病情为Ⅴ级者,慎重采用微创手术。②年龄>75岁,多脏器功能衰竭,脑干功能衰竭,或已处于脑死亡者。③家属或患者不愿意接受手术者。④动脉瘤、脑动静脉畸形患者。⑤凝血机制障碍,血小板<10万/mm³者。⑥舌后坠者可能在手术过程中出现呼吸、心搏停止者,必要时先做气管切开。⑦穿刺部位有感染或瘢痕者。

2. 脑脊液引流、冲洗置换术　包括侧脑室液化引流、小脑延髓池穿刺引流、颈椎侧方蛛网膜下腔穿刺引流、腰大池单针双针或持续引流,作为立体定向颅内血肿微创清除技术的辅助治疗,具体适应证:原发或继发性脑室出血,血肿≥20ml,或以第Ⅲ脑室为中心形成脑室内外大血肿,或形成梗阻性脑积水者;脑桥血肿≥5ml,伴或不伴导水管闭塞;小脑出血≥10ml,压迫或破入四脑室者。

3. 神经外科手术治疗　除以上适宜内科保守治疗及微创手术治疗者外,可采用外科手术治疗。①开瓣颅内血肿清除术,创伤较大,致残率较高。②小骨窗颅内血肿清除术,创伤较小,损伤仍较大。其适应证:去骨瓣开颅减压手术仅适用于后颅窝大量出血与皮质广泛大量出血。开颅手术(包括小骨窗清除术)适用于外伤性脑出血合并重度脑挫裂伤及高血压性脑出血(≥80ml)的治疗。③单纯锥颅血肿抽吸术,创伤较小,易引起继发出血,不易引流。④锥颅血肿碎吸术,创伤较小,易引起出血。⑤立体定向下的神经内镜技术,可直视操作彻底清除血肿,因价格昂贵,难以推广。

4. 脑出血治疗方法选择　内科治疗主要适用于轻型脑出血及出血量少,意识清楚或轻意识障碍,肢体瘫痪较轻的患者,以及作为各种手术与微创的基础治疗。幕上深部血肿原则上保守治疗。近年采用微创清除术,Ⅱ级以下瘫痪,只要血肿≥10ml者,均为立体定向微创适应证。小脑出血引起脑积水而压迫脑干,微创手术优于内科治疗。8ml以下的脑干出血则以内科保守治疗为佳。为防止出血后脑水肿引起梗阻性脑积水,或损伤下丘脑,必要时,先进行侧脑室穿刺脑脊液引流术。动静脉畸形、血管瘤引起的脑出血,给予相应的手术治疗。脑淀粉样血管病禁止手术治疗。

(粟 枫)

1. 诊断脑出血最迅速最可靠的诊断依据是( )
   A. 头颅 CT 平扫　　　　B. 头颅 MRI 平扫+增强+DWI　　　　C. DSA
   D. 脑电图检查　　　　　E. 脑脊液检查
   答案:A

2. 脑出血患者使用白蛋白的最主要目的是( )
   A. 预防感染　　　　　　B. 增强机体的免疫力　　　　　　C. 补充营养
   D. 促进脑细胞能量代谢　E. 降低颅内压
   答案:E

3. 既往高血压,突发昏迷,呕吐咖啡样胃内容物。检查:一侧肢体瘫痪。最可能的诊断是( )
   A. 多发性脑栓塞　　　　B. 脑血栓形成　　　　　　　　　　C. 脑出血
   D. 短暂性脑缺血发作　　E. 癫痫持续状态
   答案:C

4. 颅脑动静脉畸形出血好发年龄( )
   A. 10～20 岁　　　　　 B. 20～30 岁　　　　　　　　　　 C. 30～40 岁
   D. 40～50 岁　　　　　 E. 40～60 岁
   答案:B

5. 脑出血患者深昏迷区别于浅昏迷的最有价值的特点是( )
   A. 无任何自主运动　　　B. 全身反射消失　　　　　　　　 C. 不能被唤醒
   D. 大小便失禁　　　　　E. 肌肉松弛
   答案:B

第三节　蛛网膜下腔出血

一、概述

蛛网膜下腔出血系颅内出血的一种类型。原发性蛛网膜下腔出血是由于先天性动脉瘤、动静脉畸形或脑基底异常血管网等破裂,血液直接流入蛛网膜下腔所致。继发性蛛网膜下腔出血是由于外伤或脑内出血、脑肿瘤出血破入脑室系统或蛛网膜下腔引起者,所以严格来说,蛛网膜下腔出血不能认为是一独立疾病,而是多种病因引起的临床综合征。

二、病因和发病机制

1. **先天性脑动脉瘤**　为原发性蛛网膜下腔出血最常见的原因,好发于脑底动脉环,尤多见于动脉环的前部包括颈内动脉、前交通动脉、大脑中动脉、后交通动脉的起始部位,约占80％。动脉环后部椎-基底动脉系统的动脉瘤较少见。多发性脑动脉瘤约占20％。

2. **脑动静脉畸形**　是仅次于脑动脉瘤的原因,较大的脑动脉畸形多分布于幕上,其中以大脑中动脉和大脑前动脉供应区最多见。但较小的脑动静脉畸形幕上与幕下分布的机会几乎相等。由于脑动静脉畸形多位于脑的表面,故一旦破裂出血,很容易流入蛛网膜下腔。

3. **脑基底异常血管网**　近年来发现脑基底异常血管网是蛛网膜下腔出血的一个常见原因。

4. **脑动脉粥样硬化性动脉瘤**　是由于脑动脉粥样硬化,纤维组织替代了肌层、弹力纤维变性断裂和胆固醇沉积于内膜,再加上血流的冲力作用,动脉的薄弱部分逐渐扩张而形成动脉瘤,这种动脉瘤的形态和先天性动脉瘤不完全相同,多呈梭形,常见于较大动脉的主干,而不是分叉部位。一般较易引起血栓形成,但偶尔也可破裂出血到蛛网膜下腔。

5. **菌性动脉瘤**　多由于感染性栓子或脑动脉炎造成动脉壁坏死所致。多见于大脑中动脉及其分支。近年来由于感染早期即得到控制,菌性动脉瘤的发病率已大大降低。

6. **其他原因**　较少见,如脑肿瘤出血包括胶质瘤、血管母细胞瘤、脑膜瘤、绒癌、脑转移瘤、垂体瘤等,常称为瘤卒中。此外,血液病、抗凝疗法的合并症等亦可引起。

三、病理生理学

1. **病理学**　蛛网膜下腔出血可见脑底部、脑沟内蛛网膜下腔中堆积血块,整个蛛网膜下腔中含血。动脉破裂口正向着脑组织时,可见局部脑实质破坏,可发生脑肿胀。亦可引起脑膜的轻度炎症性反应及脑水肿,以后可发生粘连,甚至形成脑积水。另外,由于流入蛛网膜下腔的血液的直接刺激或血细胞破坏后释放出5-羟色胺等促血管痉挛物质,部分患者局部脑动脉可发生痉挛,亦可导致脑梗死。

2. **病理生理变化**　由于蛛网膜下腔出血的病因不同,其发病机制也不一样。一般说,动脉瘤好发于脑底动脉环交叉处,由于该处动脉内弹力层和肌层的先天性缺陷,在血液涡流的冲击下渐向外突出形成动脉瘤;脑血管畸形的血管壁常为先天性发育不全、变性、厚薄不一;脑动脉硬化症时,脑动脉中纤维组织替代了肌层,内弹力层变性断裂和胆固醇沉积于内膜,加上血流的冲击,渐扩张形成动脉瘤。因此,在脑血管发生了上述病变的基础上,当重体力劳动时,情绪发生改变时,血压突然升高时,以及饮酒、特别是酗酒时,脑表明及脑底部血管发生破裂,血液流入蛛网膜下腔。

四、临床表现

1. 粟粒样动脉瘤破裂多发生于40～60岁,动静脉畸形常在10～40岁发病,动脉瘤性SAH最典型表现是突发异常剧烈全头痛,头痛可持续数日不变,2周后缓慢减轻。

2. 发病多有激动、用力排便等诱因。出血常引起血压急剧上升,最初2周内脑膜刺激可引起体温升高达39℃,短暂意识丧失较常见,可伴喷射性呕吐、畏光等,严重者突然昏迷并短时间内死亡;动静脉畸形患者常见癫痫发作;大多数病人可出现脑膜刺激征;20%患者眼底可见玻璃体下片块状出血,发病1小时内即可出现,是急性颅内压增高和眼静脉回流受阻所致。

3. 60岁以上老年SAH患者临床表现常不典型,起病慢,头痛、脑膜刺激征不明显,意识障碍及脑实质损害症状较严重;常伴心脏损害及心电图改变,常见肺部感染、消化道出血、泌尿道和胆管感染等并发症。

五、实验室检查

1. **CT检查** 疑诊SAH首选CT检查,安全、敏感,并可早期诊断。
2. **腰穿** 可见均匀一致血性脑脊液,压力明显增高(400～600mmH$_2$O)。
3. **数字减影血管造影(DSA)** 明确SAH诊断后需行DSA,以明确病因。
4. **经颅多普勒(TCD)** 可监测SAH后脑血管痉挛。

六、临床思辨

1. **诊断** 本病诊断首先应确定有否蛛网膜下腔出血。发病急骤,伴有剧烈头痛、呕吐、意识丧失及脑膜刺激征是提示本病的有力根据。如眼底检查发现玻璃膜下出血,腰穿检查发现脑脊液压力增加,均匀血性脑脊液则可确诊。

注意事项

腰椎穿刺作为诊断蛛网膜下腔出血是需要的,作为治疗手段目前看法尚不一致。腰椎穿刺少量放液(5～10ml),减少脑脊液含血,缓解头痛,减少出血引起的脑膜刺激症状有一定效果;近年来有人主张腰穿行脑脊液置换治疗有效。也有人认为腰椎穿刺放液可防止出血后大脑导水管粘连所致梗阻性脑积水。但须谨记:腰穿有引起脑脊液动力学改变,诱发脑疝的危险,故腰穿时应小心谨慎操作。一旦发现颅内压有显著升高,应立即快速静滴甘露醇降低颅内压并及时终止腰穿操作。切忌颅高压时仍放出大量脑脊液。

2. **鉴别诊断** 本病需与高血压性脑出血、脑肿瘤出血,血液病等引起的继发性蛛网膜下腔出血鉴别。

3. **预后** 蛛网膜下腔出血的预后取决于其病因,病情轻重和神经系统体征。一般由脑动脉瘤引起的蛛网膜下腔出血24～48小时内死亡率约为30%,再次复发的病死率则可高达50%。由脑动静脉畸形引起的蛛网膜下腔出血预后较好。经脑血管造影仍查不出肯定病因的蛛网膜下腔出血,复发机会较小,预后较佳。但蛛网膜下腔出血如合并脑血管痉挛、脑缺血或脑内血肿伴有偏瘫、失语等局限神经系统体征,预后较差。晚期蛛网膜下腔出血还可引起蛛网膜粘连,正常颅压脑积水和癫痫发作。

七、治疗原则和专家建议

1. 常规治疗　蛛网膜下腔出血的治疗原则是：去除引起蛛网膜下腔出血的病因，防治继发性血管痉挛，制止继续出血和预防复发。起病初期在尚未查明病因以前，一般应按出血性脑血管病常规治疗，病人必须严格卧床休息4～6周。一切可能使病人的血压和颅内压增高的因素均应尽量避免，包括用力排便、情绪激动等。2周以内，复发机会最大。对于头痛和躁动不安者应用足量的镇痛和镇静剂，以保持病人安静休息。血压应控制在平时水平，最好不超过150/90mmHg，必要时需用降压药，但注意不应使血压降低太快，以免引起脑供血不足。为减轻脑水肿可应用静脉滴注20%甘露醇250ml，每6～8小时一次，和（或）应用地塞米松每日10～20mg。为制止继续出血和预防再出血，一般都主张在急性期使用大剂量止血药。蛛网膜下腔出血后形成的血凝块，由于酶的作用可分解自溶而可能导致再出血。有人发现在出血后的第3天至第3周脑脊液中纤维蛋白裂解产物增加，表示纤维蛋白溶酶活力增加，因此应用抗纤维蛋白溶解剂以防止凝血块溶解，对避免早期再出血确有帮助。常用的药物有6-氨基己酸（EACA）、抗血纤溶芳酸（PAMBA）、止血环酸和酚磺乙胺（止血敏）等。关于继发性血管痉挛的防治目前已受到高度重视。多数学者认为蛛网膜下腔出血后立即面临两个重大威胁，即再次出血和脑血管痉挛。脑血管痉挛是蛛网膜下腔出血患者致残和死亡的主要原因。为防治脑血管痉挛，首先必须正确判定脑血管痉挛的发生。一般认为：蛛网膜下腔出血在经适当治疗后，再次出现头痛、呕吐，意识障碍加重，局灶体征的出现或加重。以上症状不能用再出血解释（如腰穿检查，不能证实有再出血）就应考虑为脑血管痉挛存在。普遍认为一切降低细胞内Ca^{2+}水平的途径均能扩血管，解除蛛网膜下腔出血引起的血管痉挛，如在出血后口服尼莫地平60mg，每4小时1次，持续21天。降温疗法对急性期蛛网膜下腔出血有一定帮助，但不宜降温过低，年龄较大的病人应慎用，以避免药物副作用和并发症。发病第1～2天应禁食，用静滴维持营养，但每日液体入量不宜超过2500～3000ml。清醒病人两天后可改为流食或半流食，应小心喂饲，亦可配合应用中医治疗。腰穿作为诊断本病是需要的，作为治疗手段目前看法不一致。腰穿少量放液，减少脑脊液含血，缓解头痛，减少出血引起的脑膜刺激征有一定效果；也有学者主张腰穿行脑脊液置换治疗有效。也有学者认为腰穿放液可防止出血后大脑导水管粘连所致梗阻性脑积水。但腰穿有引起脑脊液动力学改变，诱发脑疝和加重出血的危险。故腰穿时应小心操作。谨防脑疝发生。

镇静治疗注意事项

镇静治疗的相关原则：
- 镇静的前提是镇痛
- 病情决定镇静的深度
- 镇静的目标：不深、不浅、不记得

2. **手术治疗** 一旦肯定其病因诊断为脑动脉瘤,宜尽早进行手术,以避免再出血引起死亡或失去手术时机。近年来由于显微外科手术的应用,手术成功率较前有了明显提高。脑动静脉畸形的外科治疗,则需视病变部位,病变范围以及手术条件来决定。一般已经影响脑部重要功能部位者,手术效果欠佳,或不宜手术。结扎供血动脉的方法已经被证实疗效不肯定,因为手术后时间不长又会出现新的侧支循环途径,病变也常不因手术而缩小。人工栓塞治疗,近期效果尚较满意,但远期疗效尚不肯定,仍有待进一步研究。

(粟 枫)

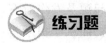

1. 蛛网膜下腔出血最可靠的诊断依据是( )
   A. 一侧瞳孔散大
   B. 双侧瞳孔散大并双眼外展不能
   C. 腰穿发现均匀一致的血性脑脊液流出
   D. 剧烈头痛,呕吐并肢体抽搐
   E. 脑膜刺激征阳性

   答案:C

2. 颅内动脉瘤破裂出血后再出血常发生在前次出血的( )
   A. 第3天　　B. 1周　　C. 2周　　D. 3周　　E. 4周

   答案:C

3. 颅内动脉瘤破裂出血多发生在( )
   A. 瘤颈　　　　　　B. 瘤蒂　　　　　　C. 载瘤动脉
   D. 瘤顶　　　　　　E. 瘤体

   答案:D

4. 对于怀疑动脉瘤所致的蛛网膜下腔出血患者,最有价值的辅助检查是( )
   A. 头颅 CT　　　　B. 头颅 CTA　　　　C. 头颅 MRI
   D. 头颅 DSA　　　 E. 颅骨 X 线平片

   答案:D

5. 女性,54岁,突发头痛,逐渐加重,伴有呕吐,经对症治疗,发病后第3天头痛有所缓解,之后未予注意,继续工作,于发病2周出现左眼上睑下垂,左瞳孔散大,视物重影,最可能的诊断为( )
   A. 左颈内动脉分叉部动脉瘤伴破裂出血
   B. 左颈内动脉 A5 段动脉瘤伴破裂出血
   C. 左颈内动脉后交通动脉瘤伴破裂出血
   D. 左侧眼动脉瘤伴破裂出血
   E. 前交通支动脉瘤伴破裂出血

   答案:C

第四节 癫痫大发作和癫痫持续状态

一、概述

癫痫(epilepsy)是脑部神经元高度同步化异常放电所致,其临床表现与异常放电的起源(大脑的病灶部位)及传播途径有关,可表现为高级功能,如意识、认知或行为,感觉,运动,自主神经功能异常。具有发作性、短暂性及刻板性的特点。根据异常放电的起源及发作时有无意识丧失,癫痫发作分为部分性发作和全身性发作。脑电图和发作的最初症状学提示发作起源于一侧脑部、不伴意识丧失者为部分性发作;异常放电起源于双侧脑部、伴有意识丧失者则称为全身性发作。强直-阵挛发作属于全身性发作,临床上较常见,简称癫痫大发作。

癫痫持续状态是神经科最为重要的急危重症,其传统定义为:癫痫发作频繁发生且在两次发作之间意识未完全恢复,或单次癫痫发作持续 30 分钟以上。鉴于癫痫持续状态的高致死率、致残率,以及药物控制癫痫发作的难度随发作持续时间延长而明显增加,目前倾向于认为癫痫连续发作超过 5 分钟即为癫痫持续状态。任何类型的癫痫发作均可出现癫痫持续状态,如部分性发作持续状态,由于临床上以大发作持续状态较常见,病情最危重,故下文中癫痫持续状态主要指癫痫大发作持续状态。

癫痫是一种常见病,流行病学调查显示其患病率为 3.6‰~7.0‰,其中发生过癫痫持续状态者占 10%~20%。癫痫持续状态的病死率较高,成年人为 14%,老年人为 38%。孤立性癫痫发作的年发生率为 20/10 万。

知识要点

癫痫连续发作超过 5 分钟即为癫痫持续状态。

二、病因

(一)危险因素(诱因)

有些癫痫发作与某些因素有关,如女性月经期、妊娠期;睡眠剥夺、疲劳、饮酒、情绪波动、过度换气、声音或强光刺激、高热等。上述诱因诱发癫痫的机制不清楚,可能与癫痫阈值的一过性降低有关。在癫痫的诊断中,可以利用上述诱因增加异常脑电图的检出率。另外,不规范的抗癫痫药物治疗也可引起癫痫发作,甚至发生癫痫持续状态,如抗癫痫药的突然减量或停服等。

(二)病因

癫痫发作可根据病因分为 3 种类型。
1. **特发性癫痫** 指病因不明的癫痫发作(常在青少年时期发病)。
2. **继发性癫痫** 指病因明确的癫痫发作,亦称为症状性癫痫,如脑外伤后癫痫。

3. 隐源性癫痫 临床表现提示为继发性癫痫,但尚未能明确病因者(如老年期首次发生的癫痫,原因又没有查清楚)。

癫痫发作的病因多种多样,与患者年龄关系密切,见表 7-1。

表 7-1 各年龄组癫痫的常见病因

发病年龄	可能病因
新生儿	先天发育异常,产伤,缺氧,代谢性疾病
1~6 个月	婴儿痉挛症,其他常见病因同新生儿
6 个月~3 岁	婴儿痉挛症,热性惊厥,产伤及缺氧,感染,外伤,代谢性疾病,脑皮质发育不全,药物中毒等
3~10 岁	围生期损伤,感染,脑卒中,代谢性疾病,先天畸形,特发性癫痫
10~18 岁	特发性癫痫,外伤,药物中毒
18~35 岁	特发性癫痫,外伤,肿瘤,戒断综合征
35~60 岁	外伤,肿瘤,脑血管病,戒断综合征
60 岁以上	脑血管病,肿瘤,感染,神经系统变性病,外伤

(三) 发病机制

癫痫的发病机制非常复杂,目前尚未能完全了解其全部机制。临床及实验研究从电生理、离子及离子通道、生化、免疫等多方面进行了癫痫发病机制的探索。

1. 离子通道异常 神经元高度同步化异常放电是产生癫痫的病变基础,而异常放电的原因是离子异常跨膜运动所致,后者的发生则与离子通道结构和功能异常有关。目前已证实少数家族性癫痫即由编码离子通道蛋白的基因缺陷引起,如钠、钾、钙离子通道等。实验证明,引起神经元异常放电的电流主要是 Ca^{2+} 内流,当 Ca^{2+} 通道通透性增加时,Ca^{2+} 大量内流,引起神经元持续较长的去极化反应及阵发性去极化漂移。

2. 中枢神经系统递质异常 神经递质有调控离子通道的功能,其功能障碍可以引起离子通道功能异常,减弱膜电位的稳定性。中枢神经系统主要的兴奋性递质有谷氨酸、天门冬氨酸等;抑制性递质主要是 γ-氨基丁酸。兴奋性递质活性增加及抑制性递质活性减低均可导致膜不稳定性增加。

3. 神经组织结构异常 病理学研究发现,癫痫患者受损神经元的棘突减少,而棘突为接受抑制性突触的部位,棘突的减少可使神经元突触后抑制性电位减弱,有利于异常放电的产生及传导。

三、解剖特点

理论上讲,大脑内病灶都可以出现癫痫。另外,全身性疾病导致代谢性脑病时,虽然大脑没有永久的器质性病灶,但在代谢异常期间也是可以引起癫痫的(如低血糖发作引起的癫痫发作等)。而特发性癫痫,通过目前的检查手段是不能发现颅内病灶的。因此,任何癫痫发作,均应该检查颅脑 MRI,甚至反映脑细胞代谢功能的正电子发射计算机断层扫描

(PET),脑电图(甚至 24 小时脑电监测),全身脏器功能及营养代谢等检查。

四、临床思辨

(一) 临床表现

癫痫大发作可以为特发性,或者由部分性发作继发而来。少数患者发作前数小时可有先兆,其表现多种多样,如情感淡漠、易激惹,甚至梦境感、腹痛等。大部分患者没有先兆,表现为突发意识丧失、跌倒,随后出现特征性的强直-阵挛发作,通常将其分为以下三期:

1. 强直期　首先出现短暂的躯干屈曲,张口、睁眼、眼球上翻,上肢外展抬高、肘部半屈曲、手部旋前。很快全身肌肉出现持续性收缩,颈部及躯干由屈曲转为角弓反张。呼吸肌强直收缩使肺部空气从紧闭的声门急速排出,导致患者出现尖叫,随后出现呼吸暂停,口唇及皮肤发绀。膀胱压力的急剧升高常常引起尿失禁。强直期持续 10~20 秒,随后进入阵挛期。

2. 阵挛期　肌肉交替性收缩与松弛,表现为一张一弛的抽搐,其频率逐渐变慢,幅度逐渐变大。本期持续约 30 秒,在最后一次剧烈阵挛后,全身肌肉进入松弛状态。由于患者一直处于窒息状态,阵挛期终止时患者往往会深吸一口气。上述两期均可发生舌咬伤,有心率加快、血压升高、瞳孔散大和光反射消失等自主神经系统症状。

3. 发作后期　阵挛期结束时,患者处于深昏迷状态,呼吸、瞳孔光反射等最先开始恢复。数分钟后,患者意识开始恢复,并有短暂的意识模糊状态。醒后患者常感头痛、肌肉酸痛、困倦等不适,对发作的经过没有记忆。

癫痫持续状态的危险性

癫痫持续状态除了强直-阵挛持续发作不能自行终止外,还可以出现体温升高、代谢性酸中毒、血压急剧波动、肌红蛋白尿、肾功能衰竭等症状,存活者可以出现严重的神经系统后遗症。

(二) 辅助检查

1. 脑电图　是癫痫诊断中最为重要的辅助检查。癫痫大发作各期有其特征性脑电图表现。在强直期,首先出现反复棘波或棘-慢波发放,数秒后出现 10Hz 棘波发放,持续约 10 秒。进入阵挛期后,脑电图表现为多棘-慢波发放。发作后期的脑电图则呈现为低平的抑制状态。

2. 神经影像学检查　可选择头部 CT 或 MRI,用于寻找有无引起癫痫发作的颅内结构性病变,如脑出血、脑梗死或肿瘤等。原发性癫痫患者头部影像学检查多无异常。值得注意的是,癫痫发作本身也能引起影像学改变,尤其是癫痫持续状态。

3. 其他　为了明确癫痫发作的病因及评估病情,应有选择性的进一步完善血常规、电解质、肝肾功能、甲状腺功能、动脉血气、心电图、胸片以及脑脊液等检查。

(三) 诊断

癫痫诊断需遵循三步原则：①明确是否是癫痫发作；②明确癫痫发作类型及是否是某种综合征；③确定癫痫的病因。由于患者就诊时癫痫发作多数已停止，详细的病史是诊断的主要依据，尤其是目击者对发作过程的描述。癫痫大发作临床表现具有一定特征性，诊断一般不困难，脑电图上癫痫样放电是诊断癫痫的重要客观依据。没有先兆突然发病、舌咬伤和发作后意识模糊是癫痫发作的强有力证据。

(四) 鉴别诊断

癫痫发作临床表现丰富多样，需要与多种疾病进行鉴别，如部分性癫痫需与偏头痛、短暂性脑缺血发作等鉴别。癫痫大发作的鉴别诊断主要考虑以下两种情况：

1. **晕厥** 由短暂性、全面性脑血流灌注不足所致。表现为突发短暂意识丧失、跌倒，少数患者亦可出现尿失禁、肢体强直或阵挛，与全脑缺血时间较长有关。晕厥发作常有诱因：如久站、剧痛、情绪激动、见血、排尿、环境闷热等。晕厥一般发生于直立位或坐位，发作前有头晕、恶心、眼前发黑和乏力等不适。晕厥的意识丧失时间明显少于癫痫大发作，一般不超过1分钟，意识恢复以后患者常完全清醒，没有意识模糊。晕厥患者脑电图上没有癫痫样放电。

2. **假性癫痫发作** 与心因性因素有关，常在精神刺激后发生。发作形式多样，有一定表演性，肢体运动不具有刻板性的特点，眼球乱动而不是向一个方向凝视，瞳孔大小及对光反射正常。没有舌咬伤和尿失禁。脑电图没有癫痫样放电。以癫痫样发病的癔症就是假性癫痫的一种类型。

五、治疗

(一) 癫痫大发作(处理流程见图7-1)

单次癫痫大发作急性期主要是避免外伤，将患者转移至安全场所，使用压舌板防止舌咬伤，使患者呈仰卧位、头颈半伸、头偏向一侧避免误吸。在强直-阵挛发作时，注意不要强行约束患者肢体，以免造成骨关节、肌肉损伤。对于癫痫反复发作、单次发作但合并有脑电图或头部影像学异常者，建议尽早开始规律抗癫痫药物治疗，可以选用丙戊酸钠、卡马西平或苯妥英钠等药物；也可以选择新型抗癫痫药物托吡酯等。

(二) 癫痫持续状态

癫痫持续状态可导致不可逆性脑损伤，严重者可危及生命。癫痫持续状态急性期处理的重点是尽快控制癫痫发作。

1. **一般治疗** 吸氧，保持呼吸道通畅，必要时气管插管或切开。尽快建立静脉通道。心电监护，密切监测生命体征变化，对合并血压急剧升高者需及时静脉使用降压药物控制血压。积极处理酸碱失衡及电解质紊乱。癫痫持续状态常伴发脑组织水肿，可选用脱水药防治脑水肿。

2. **终止发作** 癫痫持续状态时控制癫痫发作主要通过静脉使用抗癫痫药或麻醉药(表7-2)。治疗过程中，应注意监测脑电图，因为随着癫痫发作时间的延长，或者临床使用肌松

第七章 中枢神经系统急危重病

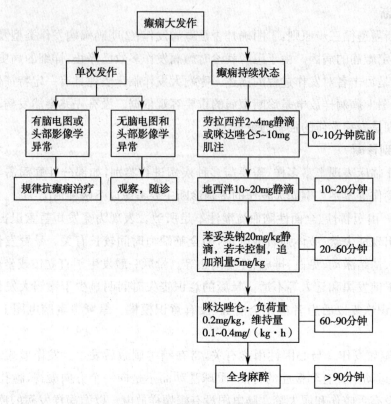

图 7-1 癫痫大发作处理流程

药物,患者肢体可以没有强直、阵挛,但脑部仍有持续癫痫样放电,这种情况称为非惊厥性癫痫持续状态。此时,只能以脑电图为依据来判断癫痫发作是否得到了控制。癫痫持续状态治疗中常用的药物介绍如下:

表 7-2 癫痫持续状态的药物治疗

时间	药物及参考剂量
0~10分钟(院前)	劳拉西泮 2~4mg 静脉注射或咪达唑仑 5~10mg 肌内注射
10~20分钟	地西泮 10mg 静脉注射(速度<2mg/min),可用至 20mg;或劳拉西泮 0.1mg/kg 静脉注射(速度<2mg/min)
20~60分钟	苯妥英钠 20mg/kg 静脉注射(速度<50mg/min),若未控制,追加剂量 5mg/kg
60~90分钟	咪达唑仑:负荷量 0.2mg/kg,维持量 0.1~0.4mg/(kg·h);
>90分钟	全身麻醉,可选用戊巴比妥或丙泊酚

(1)地西泮:起效快,是控制癫痫发作的首选用药。成人剂量 10mg,静脉注射,注射速度不超过 2mg/min,若未能控制癫痫发作可再次给药,给药总量一般累加不超过 20mg。使用地西泮时应避免注射速度过快,以免发生呼吸抑制。劳拉西泮因其药物作用维持时间比较长,抗癫痫作用优于地西泮,亦可选用,其用量为 0.1mg/kg 体重,静脉注射速度小于 2mg/min。

(2) 苯妥英钠:起效较慢,负荷剂量 20mg/kg 体重,注射速度不超过 50mg/min,速度过快时可以出现低血压和心脏传导阻滞,所以在用药过程中应监测血压及心电图。如果癫痫仍未能控制,可追加剂量 5mg/kg。该药具有不抑制呼吸和不降低意识水平的优点。

(3) 咪达唑仑:负荷剂量 0.2mg/kg,维持剂量 0.1~0.4mg/(kg·h)。主要不良反应是引起低血压,可给予扩容、多巴胺等对症处理。

(4) 丙戊酸钠(德巴金)等抗癫痫药物。

(5) 麻醉药物:如戊巴比妥、丙泊酚等,需请麻醉科医师协助治疗。

癫痫持续状态时间越长,癫痫越难控制,所以目前越来越强调院前治疗的重要性。已有的研究表明,院前静脉注射劳拉西泮或肌内注射咪达唑仑有助于癫痫持续状态的控制。

六、病情评估

癫痫大发作具有自限性,多数会自行终止,一般不会引起严重的后果,应注意癫痫发作时有无外伤,如舌咬伤、头颅外伤等。另外,应结合患者的年龄、病史、合并症等情况进行全面评估,以指导下一步诊治。癫痫持续状态属于危急症,应立即抢救,尽快终止癫痫发作,同时应完善心、肺、肝、肾等脏器功能的评估。

癫痫的预后与患者年龄、癫痫的病因等多种因素有关。经过抗癫痫药物治疗,大多数患者能够完全控制癫痫发作,其中部分患者最终能够停药而不复发。20%~30%的患者抗癫痫药物治疗无效,亦称为难治性癫痫,手术治疗可能有效。

(李 伟 龚 涛)

练习题

1. 诊断癫痫主要辅助检查是(　　)
   A. 头部 MRI　　　　B. 头部 CT　　　　C. 血生化
   D. 脑脊液检查　　　E. 脑电图
   答案:E

2. 癫痫大发作的特征是(　　)
   A. 发作性头痛　　　B. 发作性多动　　　C. 发作性抽搐及意识障碍
   D. 发作性偏瘫　　　E. 晕厥
   答案:C

3. 关于癫痫大发作说法**错误**的是(　　)
   A. 强直期所有骨骼肌呈持续性收缩
   B. 阵挛期肌收缩之间有短暂肌肉松弛
   C. 可伴有大、小便失禁
   D. 强直和阵挛期均可有心率加快、血压升高,但瞳孔大小及光反射正常
   E. 少数发作后有自动症及情感变化

答案：D

4. 癫痫大发作持续状态是（　　）

　　A. 反复多次发作，发作间期意识恢复

　　B. 一次发作后持续意识障碍

　　C. 反复发作抽搐，发作间隙意识障碍不恢复

　　D. 频繁的发作伴颅内压升高

　　E. 发作后精神异常

答案：C

5. 治疗癫痫持续状态的首选用药（　　）

　　A. 静脉注射氯丙嗪　　　　B. 静脉注射地西泮

　　C. 肌内注射地西泮　　　　D. 肌内注射苯巴比妥

　　E. 静脉注射苯妥英钠

答案：B

第五节　吉兰-巴雷综合征

一、概述

吉兰-巴雷综合征（Guillain-Barre syndrome，GBS）是一类自身免疫介导的急性炎性周围神经病。该病分多种亚型，其中急性炎症性脱髓鞘性多发神经根神经病（AIDP）是 GBS 中最常见的类型，也称经典型 GBS。

GBS 亚型

AIDP（acute inflammatory demyelinating polyneuropathies）急性炎症性脱髓鞘性多发神经根神经病

AMAN（acute motor axonal neuropathy）急性运动轴索性神经病

AMSAN（acute motor-sensory axonal neuropathy）急性运动感觉轴索型神经病

MFS（Miller Fisher syndrome）Miller Fisher 综合征

acute panautonomic neuropathy 急性泛自主神经病

ASN（acute sensory neuropathy）急性感觉神经病

二、病因

（一）危险因素

GBS 常常与免疫功能异常因素相关，如病前接种疫苗；病毒感染，如巨细胞病毒、EB 病毒感、乙型肝炎病毒、HIV 感染等；空肠弯曲菌感染导致的腹泻；肺炎支原体感染；肿瘤，如

白血病、淋巴瘤；器官移植后使用免疫抑制剂或患者有系统性红斑狼疮、桥本甲状腺炎等自身免疫病；外伤或手术后；药物的不良反应等。

(二) 病因

GBS 确切病因未明，推测与自身免疫功能异常相关。

(三) 发病机制

分子模拟是目前认为可能导致 GBS 发病的最主要的机制之一。此学说认为由于病原体某些组分与周围神经某些成分的结构相同，使机体免疫系统发生错误识别对正常的周围神经组分进行免疫攻击，导致周围神经脱髓鞘。不同类型 GBS 可识别不同部位的神经组织靶位，临床表现也不尽相同。

三、解剖特点

GBS 主要累及周围神经，神经根炎性脱髓鞘病变是导致脑脊液蛋白增高的原因；周围神经的运动、感觉及自主神经成分都可以受到累及；而髓鞘和轴索可以同时受累，也可以分别受累。由于受累及的部位有侧重不同，临床表现也有不同特点（见 GBS 的分型）。

四、临床思辨

(一) 临床表现

1. 任何年龄、任何季节均可发病。
2. 前驱事件　常见有腹泻和上呼吸道感染，或有免疫接种史等病史。
3. 急性起病，病情多在 2 周左右达到高峰。
4. 弛缓性肢体肌肉无力是 AIDP 的核心症状。多数患者肌无力从双下肢向上肢发展，数日内逐渐加重。少数患者病初呈非对称性，肌张力可正常或降低，腱反射减低或消失，而且经常在肌力仍保留较好的情况下，腱反射已明显减低或消失，无病理反射。部分患者可有不同程度的脑神经运动功能障碍，以面部或延髓部肌肉无力常见，且可能作为首发症状就诊；极少数患者有张口困难，伸舌不充分、力弱以及眼外肌麻痹。严重者可出现颈肌和呼吸肌无力，导致呼吸困难。部分患者有四肢远端感觉障碍，下肢疼痛或酸痛，神经干压痛和牵拉痛。部分患者有自主神经功能障碍。

(二) 辅助检查

1. 脑脊液检查　特征性表现为蛋白-细胞分离现象，即蛋白含量增高而细胞数正常，糖及氯化物均正常。
2. 神经电生理　主要包括运动神经传导，感觉神经传导及针电极肌电图检查。根据运动神经传导测定，提示周围神经存在脱髓鞘性病变（运动神经传导速度减慢），在非嵌压部位出现传导阻滞或异常波形离散对诊断脱髓鞘病变更有价值。也可只有轴索受累的表现，主要特征为运动神经传导的波幅降低。

知识延展

GBS临床电生理诊断标准

(1) 运动神经传导:至少有2根运动神经存在下述参数中的至少1项异常:

1) 远端潜伏期较正常值延长25%以上;

2) 运动神经传导速度较正常值减慢20%以上;

3) F波潜伏期较正常值延长20%以上和(或)出现率下降等;

4) 运动神经部分传导阻滞:周围神经近端与远端比较,复合肌肉动作电位(CMAP)负相波波幅下降20%以上,时限增宽<15%;

5) 异常波形离散:周围神经近端与远端比较,CMAP负相波时限增宽15%以上,当CMAP负相波波幅不足正常值下限的20%时,检测传导阻滞的可靠性下降,远端刺激无法引出CMAP波形时,难以鉴别脱髓鞘和轴索损害。

(2) 感觉神经传导:一般正常,但异常时不能排除诊断。

(3) 针电极肌电图:单纯脱髓鞘病变肌电图通常正常,如果继发轴索损害,在发病10天至2周后肌电图可出现异常自发电位,随着神经再生则出现运动单位电位时限增宽、高波幅、多相波增多及运动单位丢失。

(三) 诊断

1. 常有前驱感染史,呈急性起病,进行性加重,多在2周左右达高峰。

2. 对称性肢体和延髓支配肌肉、面部肌肉无力,重症者可有呼吸肌无力,四肢腱反射减低或消失;

3. 可伴轻度感觉异常和自主神经功能障碍。

4. 脑脊液出现蛋白-细胞分离现象。

5. 电生理检查提示远端运动神经传导潜伏期延长、传导速度减慢、F波异常、传导阻滞、异常波形离散等。

6. 病程有自限性,但如果累及到呼吸肌也可因导致呼吸衰竭而危及生命。

(四) 鉴别诊断

如果出现以下表现,则一般不支持GBS的诊断:显著、持久的不对称性肢体肌无力;以膀胱或直肠功能障碍为首发症状或持久的膀胱和直肠功能障碍;脑脊液单核细胞数超过$50×10^6/L$;脑脊液出现分叶核白细胞;存在明确的感觉平面。需要鉴别的疾病包括:

1. **急性横贯性脊髓炎** 发病前1~2周有发热病史,起病急,1~2日出现截瘫,受损平面以下运动障碍伴传导束性感觉障碍,脊髓休克期后出现上运动神经元瘫痪,脑神经不受累,早期括约肌功能障碍突出,脊髓MRI可显示病灶。

2. **低钾性周期性瘫痪** 反复发作史,可伴甲状腺功能异常,多在饱餐后或夜间睡眠中起病,迅速出现的四肢弛缓性瘫痪,无感觉障碍,脑神经一般不受累,个别患者可累及呼吸肌,发作时血清钾低,心电图可呈低钾改变,补钾治疗有效。

3. 脊髓灰质炎　起病时多伴发热，肢体瘫痪为节段性下运动神经元瘫痪，可不对称，无感觉障碍，脑脊液细胞数升高，急性期大便病毒学检查阳性。

五、治疗

(一) 一般治疗

1. 气道管理　有呼吸困难和延髓支配肌肉麻痹的患者应注意保持呼吸道通畅，尤其注意加强吸痰及防止误吸，病情严重者必要时应给予气管插管，机械辅助通气。

2. 营养支持　延髓肌麻痹者应给予鼻饲营养，合并消化道出血者应予静脉营养支持。

3. 其他　明显自主神经功能障碍者应给予心电监护；尿潴留者应留置尿管；同时注意肺部感染、泌尿系感染、下肢深静脉血栓形成等相关并发症的防治。

(二) 免疫治疗

1. 免疫球蛋白静脉滴注(IVIg)　0.4g/(kg·d)，静脉滴注，连续3～5天。

2. 血浆置换(PE)　可直接去除血浆中致病因子如抗体等。每次血浆交换量为30～50ml/kg，在1～2周内进行3～5次。

3. 糖皮质激素　国外多项临床试验证实单独应用糖皮质激素治疗GBS无明确疗效。

注意事项

IVIg和PE为GBS一线治疗方法，但联合治疗并不增加疗效，故推荐单一使用。少数患者在1个疗程的IVIg或PE治疗后病情仍然无好转或仍在进展，或恢复过程中再次加重，可以延长治疗时间或增加1个疗程。

六、病情评估

多数GBS具有一定自限性，即两周左右达到高峰后逐渐恢复，但病死率仍约3%，主要死于呼吸衰竭、感染、低血压、严重心律失常等并发症，因此急性期应密切评估患者呼吸肌功能，对于伴有呼吸肌受累者，应严密观察病情变化，若有明显呼吸困难，肺活量明显降低，血氧分压明显下降且二氧化碳分压增高时，应尽早进行气管插管或气管切开，机械辅助通气，同时对于发病年龄大、基础病较多的患者应注意积极防治各种并发症。

(苏　闻)

1. 关于吉兰-巴雷综合征的描述**不正确**的是(　　)
   A. 首发症状通常为四肢对称性肌无力
   B. 脑神经损害以双侧面瘫常见
   C. 主要危险是呼吸肌麻痹

D. 大多数病例出现脑脊液-细胞分离

E. 多数病例出现括约肌功能障碍

答案：E

2. 吉兰-巴雷综合征最严重的危险是（　　）

　　A. 吞咽困难　　　　B. 呼吸肌麻痹　　　　C. 肺部感染

　　D. 心力衰竭　　　　E. 心肌炎

答案：B

3. 关于吉兰-巴雷综合征描述**不正确**的是（　　）

　　A. 运动障碍终于感觉障碍

　　B. 可伴脑神经麻痹

　　C. 瘫痪由下肢开始向上肢发展，但不波及躯干肌

　　D. 尿便障碍少见

　　E. 多数病例课件脑脊液蛋白细胞分离

答案：C

4. 关于吉兰-巴雷综合征诊断要点中**不正确**的是（　　）

　　A. 病前1~4周常有感染史　　　　B. 迅速出现四肢对称性弛缓性瘫痪

　　C. 出现神经症状时常伴发热　　　D. 常伴脑神经损害

　　E. 常可见脑脊液蛋白-细胞分离

答案：C

5. 吉兰-巴雷综合征与周期性瘫痪最主要的鉴别点是（　　）

　　A. 瘫痪的特点　　　　B. 是否伴有双侧面神经麻痹

　　C. 血钾和血钠降低　　D. 血钾降低

　　E. 脑脊液改变

答案：D

6. 吉兰-巴雷综合征患者出现痰液黏稠、咳不出、胸闷、气短伴颜面何口唇发绀，应立即采取的抢救措施是（　　）

　　A. 皮质类固醇　　　　B. 抗生素和气管扩张剂雾化吸入

　　C. 吸痰和吸氧　　　　D. 口对口人工呼吸

　　E. 气管切开、吸痰及机械辅助通气

答案：E

7. 女性患者，27岁，以"四肢无力10天"来诊，查体：四肢肌力2级，肌张力减低，各腱反射减弱，伴肌压痛，大小便能自控，感觉无障碍，腰穿脑脊液检查：白细胞数$6×10^6/L$，蛋白0.9g/L，糖2.9mmol/L，氯化物125mmol/L，诊断考虑为（　　）

　　A. 吉兰-巴雷综合征　　B. 重症肌无力　　C. 急性硬脊膜外脓肿

　　D. 脊髓灰质炎　　　　E. 周期性瘫痪

答案：A

(8～10题共用题干)

男性患者,32岁,以"四肢无力1周,加重伴声音嘶哑、胸闷3日"来诊,二便正常,病前2周有腹泻史。查体:四肢肌力1级,肌张力减低,各腱反射小时,双足痛觉减退,双侧Babinski征阴性。

8. 诊断考虑( )
   A. 重症肌无力　　　　B. 急性脊髓炎　　　　C. 吉兰-巴雷综合征
   D. 周期性瘫痪　　　　E. 脊髓灰质炎
答案:C

9. 最重要的辅助检查( )
   A. CT　　　　　　　　B. 腰椎穿刺　　　　　C. 腓肠神经活检
   D. 血清酶学　　　　　E. MRI
答案:B

10. 治疗上最有效的方法是( )
   A. 皮质类固醇　　　　B. 抗生素　　　　　　C. B族维生素
   D. 补钾　　　　　　　E. 免疫球蛋白
答案:E

第六节　重症肌无力

一、概述

重症肌无力(myasthenia gravis,MG)是乙酰胆碱受体(acetylcholine receptor,AchR)抗体介导、细胞免疫依赖、补体参与,主要累及神经-肌肉接头突触后膜AChR的获得性自身免疫性疾病。临床主要表现为部分或全身骨骼肌无力和极易疲劳,活动后症状加重,经休息和胆碱酯酶抑制剂(cholinesterase inhibitors,ChEI)治疗后症状减轻,"有晨轻暮重现象"。平均年发病率为7.4/100万,患病率为1/5000。

二、病因与发病机制

MG是一种主要累及神经-肌肉接头突触后膜AChR的自身免疫性疾病,主要由AChR抗体介导,在细胞免疫和补体参与下突触后膜的AChR被大量破坏,不能产生足够的终板电位,导致突触后膜传递功能障碍而发生肌无力。引起MG免疫应答的始动环节仍不清楚,一种可能是神经-肌肉接头处AChR的免疫原性改变,另一种可能是"分子模拟"发病机制。几乎所有的重症肌无力患者都有胸腺异常,并且增生的胸腺中的B细胞可产生AChR抗体,T细胞可与AChR反应,故推断胸腺可能是诱发免疫反应的起始部位。

三、解剖特点

MG的病变部位在骨骼肌突触后膜的AChR位置,属于神经肌肉突触间隙部位的病变,因此，无论临床表现还是电生理的表现都有其特征性。病变最终只累及到部分或全身骨骼肌，如果影响到呼吸肌则可导致呼吸衰竭。

四、临床思辨

（一）临床表现

1. 发病年龄　青壮年多见，有两个发病年龄高峰：一是 20～30 岁，女性多见，二是 40～50 岁，男性或合并胸腺瘤者多见。

2. 常见诱因　感染、手术、精神创伤、全身性疾病、过度疲劳、妊娠、分娩等。

3. 病程特点　多数起病隐匿，整个病程有波动，缓解与复发交替。少数以肌无力危象急症就诊。

4. 临床特征

(1) 受累骨骼肌表现：疲劳试验阳性及"晨轻暮重"。

(2) 受累肌的分布：首发症状常为一侧或双侧眼外肌麻痹。全身骨骼肌均可受累，以近端无力为重腱反射通常不受影响，感觉正常。口咽肌受累时出现饮水呛咳、吞咽困难。

(3) 重症肌无力危象：指呼吸肌受累时出现咳嗽无力甚至呼吸困难，需用呼吸肌辅助通气，是致死的主要原因。

(4) 胆碱酯酶抑制剂治疗有效。

5. 临床分型（Osserman 分型）

Ⅰ型：眼肌型。病变仅局限于眼外肌，无其他肌群受累和电生理检查的证据。

Ⅱ型：全身型。有一组以上肌群受累。包括ⅡA 型和ⅡB 型两种。

ⅡA 型：轻度全身型。四肢肌群轻度受累，伴或不伴眼外肌受累，通常无咀嚼、吞咽和构音障碍，生活能自理。

ⅡB 型：中度全身型。四肢肌群中度受累，伴或不伴眼外肌受累，通常有咀嚼、吞咽和构音困难，自理生活困难。

Ⅲ型：重度激进型。起病急、进展快。发病数周或数个月内累及咽喉肌，半年内累及呼吸肌，伴或不伴眼外肌受累，生活不能自理。

Ⅳ型：迟发重度型。隐袭起病，缓慢进展．两年内逐渐由Ⅰ、ⅡA、ⅡB 型累及呼吸肌。

Ⅴ型：肌萎缩型。起病半年内可出现骨骼肌萎缩。

（二）辅助检查

1. 疲劳试验（Jolly 试验）

2. 药理学试验　进行新斯的明试验时，成人肌内注射新斯的明 1～1.5mg，可同时肌内注射阿托品 0.5mg，以消除其 M 型胆碱样不良反应。注射前可参照 MG 临床绝对评分标准记录 1 次单项肌力情况，注射后每 10 分钟记录 1 次，持续记录 60 分钟。以改善最显著时的单项绝对分数，依照公式计算相对评分作为试验结果判定值。相对评分＝（试验前该项记录评分－注射后每次记录评分）/试验前该项记录评分×100%。其中＜25% 为阴性，25%～60% 为可疑阳性，≥60% 为阳性。

2012 重症肌无力诊断和治疗中国专家共识 MG 临床绝对评分标准

检测项目	绝对评分标准				
	0分	1分	2分	3分	4分
上睑无力评分（左、右眼分别计分）	平视正前方时上睑遮挡角膜水平为"11-1点"	平视正前方时上睑遮挡角膜水平为"10-2点"	平视正前方时上睑遮挡角膜水平为"9-3点"	平视正前方时上睑遮挡角膜水平为"8-4点"	平视正前方时上睑遮挡角膜水平为"7-5点"
上睑疲劳试验评分（左、右眼分别计分）	持续睁眼向上方注视，出现眼睑下垂的时间>60s（以上睑遮挡角膜9-3点为标准，后同）	持续睁眼向上方注视，出现眼睑下垂的时间为31～60s	持续睁眼向上方注视，出现眼睑下垂的时间为16～30s	持续睁眼向上方注视，出现眼睑下垂的时间为6～15s	持续睁眼向上方注视，出现眼睑下垂的时间≤5s
眼球水平活动评分（左、右眼分别计分）	同侧眼外展加内收露白毫米数之和≤2	同侧眼外展加内收露白毫米数之和为3～4	同侧眼外展加内收露白毫米数之和为5～8	同侧眼外展加内收露白毫米数之和为9～12	同侧眼外展加内收露白毫米数之和>12
上肢疲劳试验评分（左、右侧分别计分）	双臂侧平举出现上肢疲劳时间大于120s	双臂侧平举出现上肢疲劳时间为61～120s	双臂侧平举出现上肢疲劳时间为31～60s	双臂侧平举出现上肢疲劳时间为11～30s	双臂侧平举出现上肢疲劳时间为0～10s
下肢疲劳试验评分（左、右侧分别计分）	仰卧位双下肢同时屈髋屈膝90次后出现下肢疲劳时间大于120s	仰卧位双下肢同时屈髋屈膝90次后出现下肢疲劳时间为61～120s	仰卧位双下肢同时屈髋屈膝90次后出现下肢疲劳时间为31～60s	仰卧位双下肢同时屈髋屈膝90次后出现下肢疲劳时间为11～30s	仰卧位双下肢同时屈髋屈膝90次后出现下肢疲劳时间为0～10s
面肌无力评分	正常	闭目力稍差，埋睫征不全	闭目力差，埋睫征消失	闭目不能，鼓腮漏气	撅嘴不能，面具样面容鼻饲管进食
咀嚼、吞咽功能评分	正常进食	进普食后疲劳，时间延长，不影响每次进食量	进普食后疲劳，时间延长，影响每次进食量	不能进普食，只能进半流食	鼻饲管进食
呼吸肌功能评分	正常	轻微活动即出现气短	平地行走时即出现气短	静坐时即现气短	需人工辅助呼吸

3. 神经电生理检查

(1)重复神经电刺激。

(2)单纤维肌电图。

4. 免疫学检查

(1)AChR抗体。

(2)抗骨骼肌特异性受体酪氨酸激酶(抗-MuSK)抗体。

(3)抗横纹肌抗体。

5. 影像学检查 纵隔CT。

6. 其他检查 由于MG患者常合并其他自身免疫性疾病,应筛查甲状腺功能、自身抗体、血沉、类风湿因子等指标。

(三) 诊断

1. 临床特征 某些特定的横纹肌群肌力表现出波动性和易疲劳性。通常以眼外肌最常受累,肌无力症状"晨轻暮重",持续活动后加重,休息后缓解。

2. 药理学特征 新斯的明试验阳性。

3. 电生理学特征 低频RNS检查示波幅递减10%或15%以上;SFEMG检测的"颤抖"增宽伴有或不伴有阻滞。

4. 血清学特征 检测到AChR抗体。

5. 免疫病理学特征 神经肌肉接头处突触后膜褶皱减少,变平坦,其上有功能的AChR减少。

(四) 鉴别诊断

1. 眼肌型MG的鉴别诊断 见表7-3。

表7-3 眼肌型MG的鉴别诊断

病名	临床症状	实验室检查			
		新斯的明试验	AChR抗体检测	电生理检查	其他
Miller-Fisher综合征	属于Guillain-Barré综合征变异型,表现为急性眼外肌麻痹,共济失调和腱反射消失	阴性	阴性	周围神经传导速度减慢	脑脊液蛋白-细胞分离现象
慢性进行性眼外肌麻痹(CPEO)	属于线粒体脑肌病,表现为双侧无波动性眼睑下垂,伴近端肢体无力	阴性	阴性	肌源性损害,部分可伴周围神经传导速度减慢	血乳酸轻度增高,肌肉活检和基因检测有助于诊断
眼咽型肌营养不良(OPMD)	属于进行性肌营养不良症,表现为无波动性的睑下垂,斜视明显但无复视	阴性	阴性	肌源性损害	肌酶轻度增高,肌肉活检和基因检测有助于诊断

病名	临床症状	实验室检查			
		新斯的明试验	AChR抗体检测	电生理检查	其他
眶内占位病变	眶内肿瘤、脓肿或炎性假瘤等所致,表现为眼外肌麻痹并伴结膜充血、眼球突出、眼睑水肿	阴性	阴性	正常	眼眶MRI、CT或超声检查有助于诊断
脑干病变	眼外肌麻痹可伴有相应的中枢神经系统症状和体征	阴性	阴性	脑干诱发电位可有异常	头颅MRI检查有助于诊断
Graves眼病	属于自身免疫性甲状腺病,表现为限制性眼外肌无力、眼睑退缩不伴眼睑下垂	阴性	阴性	正常	眼眶CT显示眼外肌肿胀,甲状腺功能亢进或减退
Meige综合征	属于锥体外系疾病,表现为单侧或双侧眼睑痉挛、眼裂缩小,伴有面、下颌和舌肌非节律性强直性痉挛	阴性	阴性	正常	服用多巴胺受体拮抗剂和局部注射A型肉毒毒素治疗有效

2. 全身型MG的鉴别 见表7-4。

表7-4 全身型MG的鉴别诊断

病名	临床症状	实验室检查			
		新斯的明试验	AChR抗体检测	电生理检查	其他
Guillain-Barré综合征	免疫介导的急性炎性周围神经病,表现为弛缓性肢体肌无力,腱反射减低或消失	阴性	阴性	运动神经传导潜伏期延长、速度减慢、传导阻滞、导常波形离散等	脑脊液蛋白-细胞分离现象
慢性炎性脱髓鞘性多发性神经病(CIDP)	免疫介导的慢性感觉运动周围神经病,表现为弛缓性肢体肌无力,套式感觉减退,腱反射减低或消失	阴性	阴性	周围神经传导速度减慢、波幅降低和传导阻滞	脑脊液蛋白-细胞分离现象、周围神经活检有助于诊断

续表

病名	临床症状	实验室检查			
		新斯的明试验	AChR抗体检测	电生理检查	其他
Lambert-Eaton综合征	免疫介导的累及神经肌肉接头突触前膜电压依赖性钙通道的疾病,表现为肢体近端无力、易疲劳,短暂用力后肌力增强,持续收缩后病态疲劳	部分有阳性反应	阴性	低频重复电刺激可见波幅递减,高频重复电刺激可见波幅递增	多继发于小细胞肺癌,也可并发于其他恶性肿瘤
进行性脊肌萎缩(PSMA)	属于运动神经元病的亚型,表现为弛缓性肢体肌无力和萎缩、肌束震颤、腱反射减低或消失	阴性	阴性	神经源性损害,可有明显的纤颤电位、运动单位减少和巨大电位	可有肌酶轻度增高,肌活检为神经源性损害
进行性肌营养不良症(PMD)	原发于肌肉组织的遗传病,表现为进行性加重的弛缓性肢体肌无力和萎缩,腱反射减低或消失	阴性	阴性	肌源性损害	肌酶升高,肌肉活检和基因检测有助于诊断
多发性肌炎	多种原因导致的骨骼肌间质性炎性病变,表现为进行性加重的弛缓性肢体肌无力和疼痛	阴性	阴性	肌源性损害	肌酶显著升高,肌肉活检有助于诊断
代谢性肌病	肌肉代谢酶、脂质代谢和线粒体受损所致肌肉疾病,表现为弛缓性肢体肌无力,不能耐受疲劳,腱反射减低或消失,伴有其他器官受损	阴性	阴性	肌源性损害	肌酶升高,肌肉活检和基因检测有助于诊断
肉毒中毒	肉毒杆菌毒素累及神经肌肉接头突触前膜所致,表现为眼外肌麻痹、瞳孔扩大和对光反射迟钝,吞咽、构音、咀嚼无力,肢体对称性弛缓性瘫痪,可累及呼吸肌	部分有阳性反应	阴性	低频重复电刺激无明显递减,高频重复电刺激可使波幅增高或无反应,取决于中毒程度	对食物进行肉毒杆菌分离及毒素鉴定

续表

病名	临床症状	实验室检查			
		新斯的明试验	AChR抗体检测	电生理检查	其他
有机磷中毒（中间期肌无力综合征）	有机磷类化合物抑制乙酰胆碱酯酶所致，表现为胆碱能危象，吞咽、构音、咀嚼无力，肢体弛缓性瘫痪，可累及呼吸肌	部分有阳性反应	阴性	高频重复电刺激可出现类重症肌无力样波幅递减现象	多于有机磷类化合物急性中毒后1～7天出现

五、治疗

（一）对症治疗

胆碱酯酶抑制剂：溴吡斯的明口服每次60～180mg，每日2～4次，一般给药时间为6～8小时，可适当加用消旋山莨菪碱以对抗M-胆碱系副作用。肌内注射胆碱酯酶抑制剂甲基硫酸新斯的明1.0～1.5mg，可同时肌内注射阿托品消除其M-胆碱样不良反应。

（二）免疫抑制药物治疗

1. 糖皮质激素　口服糖皮质激素治疗MG，可使70%～80%患者的症状得到缓解或显著改善。病情危重者可使用糖皮质激素冲击治疗。

激素冲击中的注意事项

因糖皮质激素治疗的4～10天内可导致肌无力症状一过性加重并有可能促发肌无力危象，期间须严密观察病情变化。

使用方法：甲泼尼松1000mg/d静脉注射3天，然后改为500mg/d静脉注射2天；或地塞米松10～20mg/d静脉注射1周；冲击治疗后改为醋酸泼尼松1mg/（kg·d）晨顿服。症状缓解后，维持4～16周后逐渐减量。

2. 其他　多于使用后1～3个月左右起效，如硫唑嘌呤、环磷酰胺、环孢素、他克莫司等。在使用上述免疫抑制剂时需定期检查肝、肾功能以及血常规和尿常规。

（三）静脉注射用丙种球蛋白

主要用于病情急性进展的MG患者、胸腺切除术前准备以及作为辅助用药。按体质量400mg/（kg·d）静脉注射5天，作用可持续约2个月左右。

（四）血浆置换

使用适应证与静脉注射用丙种球蛋白相同。长期重复使用并不能增加远期疗效。血浆置换第1周隔日1次，共3次，其后每周1次。

（五）胸腺摘除手术治疗

择期手术，可改善长期预后。

(六)放射治疗

胸腺瘤切除术中发现对周围组织有明显浸润,可考虑加用。

药物治疗中的注意事项

尽量避免使用可能加重症状的药物,如甲状腺素、氨基糖苷类抗生素、利多卡因、奎尼丁、β-受体阻滞剂、维拉帕米、苯妥英钠、乙琥胺、氯丙嗪、碳酸锂、地西泮、氯硝西泮、吗啡、哌替啶、青霉胺、氯喹等。

六、病情评估

(一)危象

1. 危象分型

(1)肌无力危象:最常见的危象,胆碱能递质相对不足所致,常在病情加重时出现,或在病情平稳时由感染、手术、应激反应等诱发。注射新斯的明后症状减轻可以诊断。

(2)胆碱能危象:非常少见,由于胆碱能递质相对过剩使突触后膜持续性去极化所致,多由病情加重时大量应用胆碱酯酶抑制剂或病情好转时未及时减量所致。多伴有胆碱能递质过剩的症状,如肌束颤动、唾液和汗液分泌增加、心率减慢和瞳孔缩小,甚至支气管痉挛。注射新斯的明可导致危象加重,应立即停用抗胆碱酯酶药物。

(3)反拗危象:由于对抗胆碱酯酶药物不敏感而出现严重的呼吸困难,腾喜龙试验无反应,此时应停止抗胆碱酯酶药物,待运动终板功能恢复后再重新调整胆碱酯酶抑制剂药物剂量。

注意事项

病情加重或治疗不当引起呼吸肌无力所致呼吸困难的状态称为危象,危象是重症肌无力最危急的状态,病死率高达15%~50%。

2. 危象治疗

注意事项

无论何种危象,首要抢救措施永远都是确保呼吸道通畅!

(1)肌无力危象可肌注或在心电监护下缓慢静推新斯的明1mg尝试改善呼吸困难。

(2)当经早期处理病情无好转时,应立即进行气管插管、辅助通气。

(3)停用抗胆碱酯酶药物以减少气管内分泌物。

(4)寻找并去除导致危象发生的诱因,如选用有效、足量、对神经-肌肉接头无阻滞作用的抗生素积极控制肺部感染。

（5）给予静脉药物治疗如皮质类固醇激素或大剂量丙种球蛋白，必要时采用血浆置换（治疗方法见前文）。

（6）插管超过21天应进行气管切开，高龄或合并肺部感染、心血管意外者脱机困难。

 气管插管指征

外周血氧饱和度进行性下降或动脉血气分析证实存在Ⅰ型或Ⅱ型呼吸衰竭。重症肌无力患者由于呼吸肌疲劳，出现限制性通气困难，通常出现CO_2潴留，但早期经吸氧后外周血氧饱和度可以正常或仅轻度下降，因此切忌单凭外周血氧饱和度评价插管上机指征。

肺活量<15ml/kg。

 脱机指征及步骤

1. 患者生命体征平稳，没有肺部感染和缺氧时可开始脱机试验。
2. 颈部肌肉无力改善提示呼吸肌力量增强，可指导脱机。
3. 合用压力支持时可首先将同步间歇指令通气（SIMV）模式的设定呼吸频率减少，直至6次/分，患者耐受较好时再逐渐降低压力支持（每天1~2cmH_2O）。
4. 重新给予胆碱酯酶抑制剂有助于脱机。

（二）其他类型 MG 预后

眼肌型 MG 患者中10%~20%可以自愈，20%~30%始终局限于眼外肌，而在其余的50%~70%中绝大多数（>85%）可能在起病3年内逐渐发展成为全身型 MG。约三分之二的患者在发病1年内疾病严重程度达到高峰，20%左右的患者在发病1年内出现 MG 危象。

治疗之前，MG 的死亡率高达30%，随着机械通气、重症监护技术以及免疫治疗的发展，目前死亡率已降至5%以下。

（苏　闻）

 练习题

1. 重症肌无力造成无力的原因是（　　）

   A. 产生 AChR 抗体使 AChR 受损或减少

   B. 使胆碱酯酶活性受到抑制导致 ACh 作用过度延长

   C. 使 ACh 合成和释放减少

   D. 阻碍钙离子进入神经末梢

   E. 阻碍 ACh 与 AChR 结合

   答案：A

2. 重症肌无力最常见的受累肌肉是（　　）
   A. 眼外肌 　　　　B. 咽喉肌 　　　　C. 面肌
   D. 四肢近端肌肉 　E. 四肢远端肌肉

答案：A

3. 重症肌无力危象与其他危象不易区别时，可采取的最佳方法是（　　）
   A. 肌内注射新斯的明 　　　B. 肌内注射苯丙酸诺龙
   C. 静脉注射依酚氯铵 　　　D. 口服溴吡斯的明
   E. 疲劳试验

答案：C

4. 重症肌无力患者合并肺部感染时，**不宜**使用的抗生素是（　　）
   A. 青霉素 　　　B. 氯霉素 　　　C. 庆大霉素
   D. 头孢氨苄 　　E. 甲硝唑

答案：C

5. 重症肌无力患者眼部症状中**不包括**（　　）
   A. 眼睑下垂 　　B. 复视 　　C. 瞳孔散大、对光反应消失
   D. 眼球固定 　　E. 外展麻痹

答案：C

6. Lambert-Eaton 综合征造成肌无力的原因是（　　）
   A. 产生 AChR 抗体使 AChR 受损或减少
   B. 使胆碱酯酶活性受到抑制导致 Ach 作用过度延长
   C. 使 ACh 合成和释放减少
   D. 阻碍钙离子进入神经末梢
   E. 阻碍 ACh 与 AChRe 结合

答案：D

7. 重症肌无力患者服用胆碱酯酶抑制剂出现不良反应时可给予（　　）
   A. 新斯的明 　　B. 依酚氯铵 　　C. 阿托品
   D. 毛果芸香碱 　E. 地西泮

答案：C

8. 重症肌无力患者最常伴有（　　）
   A. 胸腺瘤 　　　　B. 肺癌 　　　　C. 甲状腺功能亢进
   D. 系统性红斑狼疮 E. 胸腺增生

答案：E

9. 重症肌无力患者可出现下列哪些临床表现（　　）
   A. 眼皮下垂肌 　　B. 讲话大舌头、构音困难常伴有鼻音 　C. 吞咽困难
   D. 抬头、抬臂、梳头困难 　E. 以上都有

答案：E

10. 重症肌无力**禁用**的药物是（　　）
   A. 氢氯噻嗪　　　B. 糖皮质激素　　　C. 麻黄碱
   D. 环磷酰胺　　　E. 氨基苷类抗生素

答案：E

第七节　急性颅内感染

一、概述

(一) 概念

病原微生物侵犯中枢神经系统（脑与脊髓）的实质、被膜（脑膜与脊膜）及血管等引起的急性或慢性炎症性（或非炎症性）疾病即为中枢神经系统感染性疾病。广义地讲中枢神经系统感染性疾病包括有明确病原菌感染的炎症，无病原菌的炎症病变（如炎性肉芽肿等）以及非炎症性的免疫介导性疾病三大类，本章重点介绍第一类。

注意事项

中枢神经系统（CNS）感染可以危及生命，快速诊断和治疗对减少死亡或永久性神经功能缺损很重要。对伴有发热、头痛、神经系统症状和体征的疾病必须先按照 CNS 感染治疗直到排除此病。

(二) 分类

1. 病原学

(1) 病毒感染：包括单纯疱疹病毒、脊髓灰质炎病毒、柯萨奇病毒 A 和 B、埃可病毒、流行性腮腺炎病毒、腺病毒及 HIV 病毒等。

(2) 细菌感染：最常见的致病菌为肺炎球菌、脑膜炎双球菌及流感嗜血杆菌 B 型，其次为金黄色葡萄球菌、链球菌、大肠杆菌等。以及结核杆菌引起的脑膜和脊膜的非化脓性炎症性疾病。

(3) 立克次体、衣原体。

(4) 螺旋体：苍白密螺旋体等。

(5) 真菌感染：有致病性真菌和条件致病菌。前者有新型隐球菌、坏孢子菌、皮炎芽生菌等；后者有念珠菌、曲霉菌、毛孢子菌属等。

(6) 寄生虫。

(7) 其他：如朊蛋白感染，虽然不是病原体，但朊蛋白感染具有传染性，因此也列入感染性疾病。

2. 累及部位　①脑膜；②脑；③脊髓；④脊膜。上述感染部位可以单独受累，也可以合并受累，根据受累的部位命名最后的中枢神经系统感染名称。如脑膜脑炎，甚至可以为脑

(脑膜)脊髓(脊膜)炎。

二、病因

(一) 危险因素

1. 免疫力低下　糖尿病、酒精中毒、恶性肿瘤、类固醇类药物、化疗、HIV 感染。
2. 脑外伤。
3. 耳部或神经外科手术。
4. 意外接触　出国旅游、在森林地区、与病人接触、动物或昆虫。

 CNS 感染易感因素

(1) 免疫力低下：糖尿病、酒精中毒、恶性肿瘤、类固醇类药物、化疗、HIV 感染。
(2) 脑外伤。
(3) 耳部或神经外科手术。
(4) 意外接触：出国旅游、在森林地区、与病人接触、动物或昆虫。

(二) 病因

接触和感染了相应的病原菌是中枢神经系统感染的直接病因。

(三) 机制

病原菌本身诱导的免疫炎症反应以及释放的各种毒素与致病因子导致的各种病理生理过程是导致不同中枢神经系统感染损害的致病机制。

三、解剖特点

中枢神经系统感染累及的部位包括脑、脊髓、脑膜、脊膜。可以单独受累，也可以合并受累，根据受累的部位不同，临床表现及预后也不同。

四、临床思辨

(一) 临床表现

由于感染的病原体不同，临床症状不尽相同，但大多有发热、头痛或颈痛、脑膜刺激征阳性，部分有颅内高压的表现如恶心、呕吐、视盘水肿等。累及脑实质的不同部位可伴有意识和人格改变、精神状态异常、记忆丧失、轻偏瘫、偏盲、失语、共济失调等，亦可有脑神经受累及脑膜刺激征。部分患者可以出现全身性或部分性癫痫发作。重症患者可因广泛脑实质坏死和脑水肿引起颅内压增高，甚至脑疝形成而死亡。

 查找机体其他部位感染证据

鼻窦炎、心内膜炎、肺部感染、消化道感染、骨髓炎、尿道感染、皮疹等。

(二) 辅助检查

1. 血常规检查。

2. 脑电图 如单纯疱疹病毒性脑炎常出现弥漫性高波幅慢波，以单侧或双侧颞、额区异常更明显，甚至可出现颞区的尖波与棘波。

3. 影像学检查 头颅 CT 检查可能是正常的，头颅 MRI 对早期诊断和显示病变区域帮助更大。

4. 脑脊液检查：鉴别不同病原菌感染的主要依据。

(1) 常规及生化：其中有核细胞的数量、种类、脑脊液蛋白质、糖与氯化物含量均是重要的指标。

(2) 脑脊液病原学检查：包括涂片、培养以及相关特异性抗体检查。

5. 病理 部分疑难病例需要脑组织活检。

 注意事项

腰穿时确诊 CNS 感染和明确病因的最重要的检查，如怀疑 CNS 感染，决定是否做腰穿时，以下临床规律可以有所帮助：

(1) 发热
(2) 头痛 ⎬ 具备三项中任意两项都必须进行腰穿
(3) 精神状态改变

由于脑疝是腰穿最严重的并发症，因此建议腰穿前进行眼底检查及头颅 CT 扫描。

(三) 诊断

1. 定位诊断 根据临床症状及检查体征确定病变累及部位。脑膜炎多有头痛，脑膜刺激征，部分有脑神经受累。脑炎则有脑实质功能受损的表现，部分伴有癫痫。

2. 定性诊断 依据临床特征及相关的辅助检查确定病原菌。

3. 寻找感染途径。

(四) 鉴别诊断

1. 常见急性颅内感染的临床表现

(1) 单纯疱疹病毒性脑炎：多急性起病，约 1/4 患者有口唇疱疹史，病后体温可高达 38.4～40.0℃。约 1/3 的患者出现全身性或部分性癫痫发作。部分患者以精神行为异常为首发或唯一症状。病情常在数日内快速进展，多数有意识障碍，重症患者可因颅内压增高，脑疝形成而死亡。

(2) 化脓性脑膜脑炎：发热、寒战或上呼吸道感染表现；剧烈头痛、呕吐、意识障碍等颅内压增高表现明显，同时伴有脑膜刺激征。部分患者可出现局灶性神经功能损害的症状，如偏瘫、失语等。

(3) 结核性脑膜炎：部分急性起病，前期有结核中毒症状：低热、盗汗、食欲减退、全身倦怠无力、精神萎靡不振;颅底炎性渗出物的刺激、粘连、压迫,可致脑神经损害,颅内压多明显增高,表现头痛、呕吐和视乳头水肿。严重时出现去脑强直发作或去皮质状态。

2. 脑脊液检查

(1)病毒性脑膜炎:脑脊液白细胞计数通常低于 $1000 \times 10^6/L$,以淋巴细胞为主,糖及氯化物一般正常或稍低,细菌涂片或细菌培养结果阴性。

(2)细菌性脑膜炎:压力常升高,外观混浊或呈脓性,细胞数明显升高,以中性粒细胞为主,通常为 $(1000 \sim 10\,000) \times 10^6/L$,蛋白升高,糖含量下降,通常低于 2.2mmol/L,氯化物降低。脑脊液涂片革兰染色阳性率在 60% 以上,细菌培养阳性率在 80% 以上。

(3)结核性脑膜炎:压力增高可达 400mmH$_2$O 或以上,外观无色透明或微黄,静置后可有薄膜形成,淋巴细胞显著增多,常为 $(50 \sim 500) \times 10^6/L$,蛋白增高,通常为 1~2g/L,糖及氯化物下降。CSF 抗酸染色仅少数为阳性,病原学检查有助于进一步鉴别。

(4)隐球菌性脑膜炎:脑脊液白细胞通常低于 $500 \times 10^6/L$,以淋巴细胞为主,墨汁染色可见新型隐球菌,乳胶凝集试验可检测出隐球菌抗原。

五、治疗

早期诊断和治疗是降低本病死亡率的关键。

(一) 对症支持治疗

包括脱水降颅压、抗癫痫、保持呼吸道通畅、加强护理、预防压疮及呼吸道感染等并发症等。

(二) 针对病原体的治疗

1. **单纯疱疹病毒性脑炎** 阿昔洛韦能抑制病毒 DNA 的合成,是临床上最常用的治疗单纯疱疹性脑炎的药物,常用剂量 15~30mg/(kg·d),分 3 次静脉滴注,连用 14~21 天。

2. **化脓性脑膜脑炎** 应及早使用抗生素,在未确定病原菌时使用广谱抗生素,如三代头孢的头孢曲松或头孢噻肟常作为化脓性脑膜炎首选用药,对脑膜炎双球菌、肺炎球菌、流感嗜血杆菌及 B 型链球菌引起的化脓性脑膜炎疗效比较肯定。在确定病原菌后,应根据病原菌选择敏感的抗生素,如肺炎球菌应用大剂量青霉素或头孢曲松,必要时连用万古霉素;脑膜炎球菌首选青霉素,耐药者选用头孢噻肟或头孢曲松,可与氨苄西林或氯霉素联用;对铜绿假单胞菌引起的脑膜炎可使用头孢他定,其他革兰阴性杆菌脑膜炎可用头孢曲松、头孢噻肟或头孢他定。

3. **结核性脑膜炎** 异烟肼 300mg/d、利福平 600mg/d、吡嗪酰胺 15~30mg/(kg·d)或乙胺丁醇 15~20mg/(kg·d)、链霉素是治疗结核性脑膜炎最有效的联合用药方案,应至少选择三种药物联合治疗,利福平不耐药菌株,总疗程 9 个月已足够,利福平耐药菌株需连续治疗 18~24 个月。儿童因乙胺丁醇的视神经毒性作用、孕妇因链霉素对听神经的影响而尽量不选用。

4. **真菌性脑膜炎** 真菌性脑膜炎轻症病例可予氟康唑 400~800mg/d 口服,重症病例应用两性霉素 B 0.5~1.5mg/kg 静脉滴注,对于非 HIV 的新型隐球菌脑膜炎治疗可用两性霉素 B 联合氟胞嘧啶 37.5mg 口服,每 6 小时 1 次。对于最严重的病例,可通过鞘内注射两性霉素 B(每日 0.1~0.3mg)

(三) 肾上腺皮质激素

肾上腺皮质激素能控制炎症反应和减轻水肿,对病情危重,脑水肿引起颅内压增高患者,能够抑制炎症反应及减轻脑水肿,可酌情应用。治疗上课选用地塞米松 6mg 静脉注射,每 6 小时 1 次。

六、病情评估

急性颅内感染的预后取决于发病时间与治疗开始的实际时间,若治疗不及时或不充分,病情严重,则预后不良,死亡率高。

(苏　闻)

练习题

1. 临床最常见的病毒性脑炎是(　　)
   A. 带状疱疹病毒性脑炎　　　　B. 单纯疱疹病毒性脑炎
   C. 肠道病毒性脑炎　　　　　　D. 腺病毒性脑炎
   E. 巨细胞病毒性脑炎
   答案:B

2. 单纯疱疹病毒性脑炎最常累及的部位是(　　)
   A. 枕叶、顶叶　　　B. 基底节区　　　C. 颞叶、额叶级边缘系统
   D. 脑干　　　　　　E. 小脑
   答案:C

3. 85%~95%的病毒性脑膜炎是由下列哪种病毒引起的(　　)
   A. 单纯疱疹病毒　　B. 巨细胞病毒　　C. 带状疱疹病毒
   D. 肠道病毒　　　　E. 腺病毒
   答案:D

4. 对化脓性脑膜炎脑脊液改变描述**错误的**是(　　)
   A. 蛋白升高　　B. 外观混浊或呈脓性　　C. 糖含量下降
   D. 氯化物降低　　E. 淋巴细胞显著增多,常为(100~500)×10^6/L
   答案:E

5. 流行性脑脊髓膜炎的病原体是(　　)
   A. 流感嗜血杆菌 B 型　　B. 金黄色葡萄球菌　　C. 乙型脑炎病毒
   D. 铜绿假单胞菌　　　　E. 脑膜炎双球菌
   答案:E

6. 下列**不属于**单纯疱疹病毒性脑炎特点的是(　　)
   A. 脑脊液红、白细胞数增多,糖和氯化物正常

B. 脑电图以颞、额区损害为主的脑弥漫性异常

C. 头颅 CT 或 MRI 发现颞叶局灶性出血性脑软化灶

D. 口唇或生殖道疱疹史,或本次发病有皮肤、黏膜疱疹

E. 炎急性或慢性起步,常以人格改变和智能减退起病

答案:E

7. 结核性脑膜炎脑神经最易受累的是(　　)

  A. 滑车神经、视神经　　　　　　B. 动眼、外展、面、视神经

  C. 三叉神经、面神经　　　　　　D. 舌咽、迷走神经

  E. 面神经、舌下神经

答案:B

8. 下列对结核性脑膜炎脑脊液改变描述正确的是(　　)

  A. 外观无色透明或微黄　　　　　　B. 糖及氯化物正常

  C. 白细胞数通常为$(1000\sim10\,000)\times10^6$/L　　D. 中性粒细胞显著增高

  E. 蛋白正常或仅轻度升高

答案:A

9. 与新型隐球菌脑膜炎最相似的疾病是(　　)

  A. 结核性脑膜炎　　　B. 病毒性脑膜炎　　　C. 化脓性脑膜炎

  D. 单纯疱疹病毒性脑炎　　　E. 神经梅毒

答案:A

10. 下列对结核性脑膜炎临床表现描述错误的是(　　)

  A. 多起病隐匿,慢性病程,也可急性或亚急性起病

  B. 可缺乏结核接触史

  C. 有脑膜刺激症状和颅内压增高表现

  D. 可致脑神经损害,以动眼、外展、面和视神经最易受累

  E. 老年患者头痛、呕吐、颅内压增高症状更明显

答案:E

第八章

内分泌代谢系统急危重病

第一节 糖尿病酮症酸中毒

糖尿病酮症酸中毒(DKA),是一种常见的内科急症,是由于胰岛素不足和升糖激素不适当升高引起的糖、脂肪和蛋白代谢严重紊乱综合征,临床以高血糖、高血酮和代谢性酸中毒为主要表现。患者常有多尿、恶心、呕吐、甚至昏迷等症状,可通过检测血糖以及尿酮等指标进行诊断。临床上可通过补液,补充胰岛素,纠正酸碱平衡等措施进行治疗。

一、病因

糖尿病酮症酸中毒的发生与糖尿病的类型有关:1型糖尿病有发生DKA的倾向,很多1型糖尿病患者以糖尿病酮症起病,在病程中反复发作DKA;2型糖尿病也可在某些诱因下发生DKA,但有些2型糖尿病患者也可无明显诱因出现DKA。

常见的诱因有:

1. **感染** 是DKA最常见的诱因。常见有急性上呼吸道感染、肺炎、化脓性皮肤感染,胃肠道感染,如急性胃肠炎、急性胰腺炎、胆囊炎胆管炎、腹膜炎等。

2. 胰岛素不适当减量或突然中断治疗。

3. 外伤、手术、麻醉、妊娠、分娩、急性心肌梗死、心力衰竭、精神紧张、酗酒或严重刺激引起的应激状态等。

4. 糖尿病未控制或病情加重等。

二、病理生理

DKA时机体病生理改变主要包括以下几个方面:

1. **高血糖** 造成患者高血糖的原因包括胰岛素分泌能力下降机体对胰岛素反应性降低,升糖激素分泌增多,以及脱水、血液浓缩等因素。

2. **酮症** 酮体是脂肪氧化不完全的产物,包括乙酰乙酸、β-羟丁酸和丙酮3种组分,其中乙酰乙酸为强有机酸,能与酮体粉发生显色反应;β-羟丁酸为乙酰乙酸还原产物亦为强有机酸,在酮体中含量最大,约占酮体总量的70%;丙酮则为乙酰乙酸脱羧产物,量最少,呈中性,可呼吸道排出。正常人血酮体不超过 10mg/dl,酮症酸中毒时升高,尿酮阳性。

 知识延展●

酮体包括乙酰乙酸、β-羟丁酸和丙酮 3 种组分。尿酮测定多采用亚硝基铁氰化物作为酮体定性检测试验,此法测定的是尿中乙酰乙酸,对 β-羟丁酸无反应。酮体被周围组织利用时由 β-羟丁酸转化为乙酰乙酸。在酮症治疗中,酮体消失过程乙酰乙酸会增加,使得治疗后尿中乙酰乙酸增加,尿酮体测定反而出现增加的结果,容易被误解为病情的加重。

3. 酸中毒　DKA 时,乙酰乙酸和 β-羟丁酸过量产生,同时乳酸、硫酸、磷酸等无机酸生产增多,这些酸性物质释放大量 H 离子进入细胞外液,滴定血浆中碳酸氢根和碱储备,使得碳酸氢根的浓度降低和碱储备减少,再加上脱水和休克造成机体排酸障碍,最终导致酸中毒的发生。

4. 脱水　DKA 时脱水严重。DKA 时血容量不足导致肾前性氮质血症,一般是可逆的。个别病例会发展成急性肾小管坏死。典型表现为血尿素氮、肌酐、总蛋白、尿酸、血细胞比容和血红蛋白增高,反映出细胞外液体积减少,但随着水和电解质的补充可迅速降至正常。

 知识要点●

脱水时的病理生理变化:
由于高血糖造成的高血浆渗透压使细胞内的水分进入细胞外液,细胞外液扩大,增加肾脏水分的排出;高血糖超过肾糖阈而导致大量尿糖排出,渗透性利尿排出了大量水分;酸中毒刺激呼吸中枢,使呼吸深大;大量丙酮由肺排出,加大了由肺呼吸带出的水分;可能伴有的呕吐、腹泻引起的消化道失水等因素均可导致脱水的发生。

5. 电解质紊乱　渗透性利尿、摄入减少及呕吐、细胞内外水分转移血液浓缩均可以导致电解质紊乱尤其是钾的丢失。由于同时有电解质的丢失和血液浓缩等方面因素的影响,实际测定的血电解质水平可高、可低、亦可在正常范围。酮症酸中毒时,由于血脂水平增高可使水溶性的电解质成分如血钠假性降低同时由于细胞分解代谢量增加,磷的丢失亦增加,临床上可出现低血磷症。

三、临床表现

临床主要表现有多尿、烦渴多饮和乏力症状加重。失代偿阶段出现食欲减退、恶心、呕吐,常伴头痛、烦躁、嗜睡等症状,呼吸深快,呼气中有烂苹果味(丙酮气味);病情进一步发展,出现严重失水,尿量减少、皮肤黏膜干燥、眼球下陷、脉快而弱,血压下降、四肢厥冷;到晚期,各种反射迟钝甚至消失,终至昏迷。还有一些患者以急性腹痛起病,临床表现类似急腹症,诊断的时候应注意鉴别。

四、辅助检查

1. 尿常规　会发现尿糖、尿酮阳性或强阳性；但有些患者的尿糖和尿酮体会与血糖、血酮出现不相称的表现。当患者肾功能明显受损时，尿糖、尿酮体减少，甚至消失。尿酮体定性用试剂亚硝酸铁氢化钠仅与乙酰乙酸起反应，与丙酮反应弱，与β-羟丁酸无反应，故当尿中以β-羟丁酸为主时易漏诊。尿中还可有蛋白尿和管型尿。

2. 血酮体　增高，多在4.8mmol/L以上，如有条件测血酮，可早期发现酮症预防酮症酸中毒。

3. 电解质和尿素氮　DKA的发病过程中几乎均有不同程度的血钾的丢失，其原因主要为大量尿钾的排出、摄入减少和频繁的呕吐。血钾在治疗前高低不定，常同时伴有低磷和低镁；血尿素氮和肌酐轻、中度升高，一般为肾前性。

知识延展

DKA时患者血钾很少降低，为正常或偏高，偶尔可见极高的血钾。主要原因为酸中毒时大量H离子从细胞外液进入细胞内，通过H^+-K^+交换使钾从细胞内转移到细胞外，以及病人脱水，血容量不足。在治疗以后随着胰岛素和液体的补充，酸中毒纠正，血钾会迅速下降，因此，治疗后尿量恢复即应积极补钾。

4. 血酸碱度　本症的代谢性酸中毒，代偿期pH可在正常范围内，当失代偿时，pH常低于7.35，有时可低于7.0。CO_2结合力常低于13.38mmol/L，严重时低于8.98mmol/L，HCO_3^-可降至10~15mmol/L。血气分析碱剩余增大，缓冲碱明显减低，离子间隙增大。

5. 其他　①血常规：白细胞及中性粒细胞水平可增高，反映血液浓缩、感染或肾上腺皮质功能增强；②血脂：在疾病早期，游离脂肪酸常显著升高，约4倍于正常高限；甘油三酯和胆固醇亦常明显升高，甘油三酯可达11.29mmoL/L以上，有时血清呈乳糜血，高密度脂蛋白常降至正常低限。经胰岛素治疗后，上述脂代谢异常可恢复；③胸片：有利于寻找诱发或继发疾病；④心电图：有利于寻找诱因（如心肌梗死），可帮助了解血钾水平。

五、临床思辨

（一）诊断

有糖尿病病史的患者，结合糖尿病酮症酸中毒的临床表现和实验室检查所见，不难及时做出正确诊断。对于昏迷、酸中毒、失水、休克的病人，要想到糖尿病酮症酸中毒的可能性。如尿糖和酮体阳性伴血糖增高，血pH和（或）二氧化碳结合力降低，无论有无糖尿病病史，都可诊断为糖尿病酮症酸中毒。

（二）鉴别诊断

1. 昏迷的鉴别

（1）低血糖昏迷：根据病史、药物治疗史、体征可初步判断是否发生低血糖，如鉴别有困难者应立即取血测血糖、血酮及血 HCO_3^-。

(2)高渗性高血糖状态：多见于老年 2 型糖尿病患者，由于多种原因而大量失水，且未及时补充。其特征为脱水严重，中枢神经系统的症状和体征尤其明显。生化检查中，血糖 $>33.3mmol/L$，血渗透压 $>350mOsm/(kg·H_2O)$，血钠 $>145mmol/L$，血酮正常或稍高，HCO_3^- 正常或稍高，血 pH 多在 7.35 左右。有时高渗性昏迷与酮症酸中毒并存，应尤为注意。

(3)乳酸性酸中毒：多见于严重缺氧及休克的患者，有时继发于严重感染、肝肾功能衰竭。多种药物，特别是双胍类降糖药物苯乙双胍在治疗糖尿病过程中易出现乳酸中毒。有时乳酸中毒与酮症酸中毒并存，如酸中毒较重而酮症较轻，酮体增加不明显，应疑有乳酸中毒。若乳酸 $>2mmol/L$，即为可疑，$>5\sim7mmol/L$ 有诊断意义。

2. 酮症的鉴别

(1)饥饿性酮症：正常人和糖尿病患者严重饥饿时，体内能量供应主要依靠脂肪分解，而脂肪分解过多即可造成酮体的堆积，引起酮症发生，但前者酮症较轻，血糖偏低或正常。主要见于较严重恶心呕吐、不能进食的病人，如剧烈的妊娠呕吐。

(2)酒精性酮症：大量饮酒后，可抑制糖异生，酮体生成加速，导致酮症。患者血糖正常，但饮酒后，线粒体中 NADH 生成较多，故酮体中以 β-羟丁酸为主，硝酸盐反应呈阴性或弱阳性，容易漏诊，体检时的酒味和饮酒史有助于诊断。

3. 以腹痛为主要症状者应注意与急腹症鉴别。

六、病情评估

首先根据临床表现，体征和辅助检查确定 DKA 的诊断，再通过脱水情况、循环情况、精神状态等评估严重程度。糖尿病酮症酸中毒分为轻度、中度和重度。

1. 轻度仅有酮症而无酸中毒(糖尿病酮症)。

2. 中度除酮症外，还有轻至中度酸中毒(糖尿病酮症酸中毒)。

3. 重度是指酸中毒伴意识障碍(糖尿病酮症酸中毒昏迷)，或虽无意识障碍，但二氧化碳结合力低于 $10mmol/L$。

对于单有酮症者，仅需补充液体和胰岛素治疗，持续到酮体消失。对于轻度的酮症酸中毒患者应鼓励进食进水，应用皮下胰岛素，以利血糖的下降和酮体的消除；中度或重度酮症酸中毒应用小剂量静脉胰岛素疗法和补液，及时纠正水、电解质及酸碱平衡。

七、应急处理

糖尿病酮症酸中毒应按以下方法积极治疗。

(一)一般措施

1. 抽取血标本，送检各项化验，如血糖、血酮、血 pH 及 CO_2CP、BUN 和(或)Cr、Na^+、K^+、Cl^- 等。必要时血气分析或血浆渗透压检查。并留置针头即刻连接输液装置。

2. 采集尿标本，记尿量，并送检尿糖、尿酮、尿常规。昏迷病人导尿后留置导尿管，记录每小时和 24 小时尿量,并可按需取尿监测治疗中尿糖及尿酮的变化。

3. 昏迷患者,或有呕吐、腹胀、胃潴留、胃扩张者,应插入胃管,持续胃肠减压或每 2 小时吸引 1 次,记录胃液量,注意胃液颜色等变化。

4. 加强护理,密切观察 T、P、R、BP 四大生命指标的变化;精确记录出入水量和每小时尿量;保持呼吸道通畅,如血 $PaO_2<80mmHg$ 者给予吸氧。

(二) 胰岛素治疗

糖尿病酮症酸中毒发生的主要因素是胰岛素缺乏,因此治疗关键首要的是迅速补充胰岛素,来纠正此时的急性代谢紊乱所致高酮血症和酸中毒。多数患者血糖下降稳定(每小时降低 4~5mmol/L),历经 4~6 小时血糖下降至 11.1~16.7mmol/L(200~300mg/dl)水平时,所需胰岛素总量为 50~60U,糖尿病酮症病情可获得有效控制。

知识延展

小剂量胰岛素治疗的优点为抑制酮体的生成,又不容易造成低血糖和低血钾,可有效降低血糖又避免发生低血糖、低血钾、以及因血糖和血浆渗透压下降过快而继发脑水肿等严重副反应,明显降低死亡率。

一般采用小剂量短效胰岛素治疗方案,成人开始以 0.1U/(kg·h)胰岛素进行静脉注射,如在第 1 小时内血糖下降不明显,且脱水已基本纠正,胰岛素剂量可加倍;儿童的胰岛素剂量为 0.25U/(kg·h)。每 1~2 小时测定血糖,根据血糖下降情况调整胰岛素用量,血糖下降的速度以每小时 2.8~4.2mmol/L 为宜。当血糖降至 13.9mmol/L 时,静脉注射胰岛素剂量减至 0.05~0.1U/(kg·h)。当血糖下降 13.9mmol/L(250mg/dl)时,改输 5% 葡萄糖(或糖盐水)以防低血糖(因低血糖不利于酮体的消除),可按胰岛素(U):葡萄糖(g)=1:4~1:6 给药(例如 5% 葡萄糖 500ml 中加入胰岛素(RI)4~6U 维持静脉滴注)。也可按胰岛素(U):葡萄糖(g)=1:2~1:4 给药(5% 葡萄糖 500ml RI6~12U)。如病人的血糖水平已降至 13.9mmol/L 以下,无须再额外增加静脉胰岛素的剂量。当糖尿病酮症酸中毒的患者血糖纠正,神智恢复,可以正常进食时,就可改为皮下 1 日多次胰岛素治疗或连续皮下胰岛素泵治疗,以防止复发高血糖和酮症。若患者不能进食,还应维持静脉胰岛素的输液,并注意液体和热量的补充。

(三) 补液

补液治疗能纠正失水,恢复肾灌注,有助于降低血糖和清除酮体。

补液原则

补液应先盐后糖,先快后慢,并根据血压、心率、每小时尿量及周围循环状况决定输液量和输液速度。病人清醒后鼓励饮水。

先给予生理盐水补液,当血糖降至13.9mmol/L时,改为葡萄糖盐水补液。补液的总量可按发病前体重的10%估算,成人DKA病人一般失水4~6L。补液速度按先快后慢为原则。原则上前4h输入总失水量的1/3~1/2,以纠正细胞外脱水和高渗,以后逐渐纠正细胞内脱水为主,并恢复正常的细胞代谢及功能。举例:第1~2小时:500ml/h,第3~4小时:500ml/2h,以后500ml/3h。失水严重也可前1小时输入1000ml,第2小时:500~1000ml,第3~4小时各500ml/h,在前12小时内输入量4000ml左右,达输液总量的2/3。其余部分酌情于24~28h内补足。

注意事项

对于心力衰竭或合并心脏病的老年患者,应在中心静脉压的监测下补液,防止急性心血管病变的发生。

(四)纠正电解质紊乱

1. **补钾** 糖尿病酸中毒的患者总体钾丢失严重,通常达300~1000mmol/L。由于胰岛素的使用和酸中毒纠正后血pH升高,可促K进入细胞内;血容量补充也能产生利尿排钾,从而加重缺钾。一般补钾总量为每24小时6~10g,每小时输入量不宜超过1.5g(相当20mmol/L)。临床上静脉补钾常用15%氯化钾,加入生理盐水或5%~10%葡萄糖液500ml静滴,不可直接静脉注射。口服氯化钾或10%枸橼酸钾均可,以减少静脉补钾量。除非病人已有肾功能不全、无尿或高血钾(>6.0mmol/L)等情况,暂缓补钾外,(此时可于第2,第3瓶输液中酌情补钾),一般在开始输液、静脉滴注胰岛素和病人有尿(>30ml/h)后即应行静脉补钾。治疗前血钾低或正常,尿量>40ml/h者,输液开始时就应立即补钾;意识清晰者,可同时口服氯化钾或枸橼酸钾。治疗前若血钾<3.0mmol/L,<4.0mmol/L和<5.0mmol/L,补钾量相应为39mmol/L,26mmol/L和13mmol/L相当于氯化钾3.0g/h,2.0g/h和1.0g/h。一般前2~4小时可补钾13~20mmol/L(相当于氯化钾1.0~1.5g)。糖尿病酸中毒缓解后继续服钾盐1.0g/次,3~4次/日,共7~10天。治疗中监测血钾水平、尿量及心电图,并及时调整用量,防止高血钾引起的严重后果,如心搏骤停等。

注意事项

补钾的原则之一是必须见尿补钾。补钾必须在胰岛素治疗和补液开始以后,否则会引起血钾的迅速升高,甚至造成致命的高血钾。

2. **补磷** 如血氯明显升高伴低血磷者,可补给磷酸钾缓冲液或口服二磷酸钙每次2.0g,每日3次。纠正缺磷,有助2,3-二磷酸甘油酸功能的恢复,以改善组织缺氧,有利改善糖尿病酮症酸中毒的病情。但有人观察补磷与否差别不大,因此,目前认为糖尿病酮症酸中毒时不必常规补磷。

3. 补镁 经充分补钾 2~3 天后，低血钾难以纠正、或血镁低于 0.74mmol/L（1.8mg/dl）时，如肾功能正常，可考虑补镁。如 10% 硫酸镁 10ml 肌内注射，或 25%~50% 硫酸镁 2.0~4.0ml 肌内注射，或将硫酸镁稀释成 1% 溶液静脉滴注。能口服者可给氧化镁每次 0.2~0.5g，每日 3 次。补镁总量大约 10% 硫酸镁 60~80ml/d，肾功能不良者应酌情减量。补镁过多或过快可出现呼吸抑制，血压下降、心脏停搏，治疗时应备以 10% 葡萄糖酸钙，必要时静脉推注予以拮抗。

注意事项

补镁过多或过快可出现呼吸抑制，血压下降、心脏停搏，治疗时应备以 10% 葡萄糖酸钙，必要时静脉推注予以拮抗。

（五）纠正酸中毒

DKA 的主要病理生理基础是胰岛素缺乏和（或）不足，导致酮体生成过多以及脱水等，酮体的利用和排出减少，进而产生酮症酸中毒，并非 HCO_3^- 损失过多。因此，应以补充胰岛素和纠正脱水为治疗糖尿病酮症的基本措施。胰岛素抑制酮体生成，促酮体氧化，新的酮体不再产生，原有酮体的一部分由尿排出，另外一部分逐渐被氧化分解，因而经以上基本措施的治疗，酸中毒可自行缓解。轻度酸中毒不必补充碱性药物，必须强调只有重度酸中毒者才需要补碱。因此，当血 pH<7.0，或 HCO_3^- <10mmol/L，或 CO_2CP<10mmol/L 时才需要给患者补碱。临床上常用 5% 碳酸氢钠，避免应用乳酸钠，以免加重可能存在的乳酸性酸中毒。静脉补充碱液时应避免与胰岛素使用同一通路，以防胰岛素效价下降。补充碱液时每 30 分钟~2 小时监测血 pH，直到其上升至 7.0 以上。

注意事项

补碱时常用 5% 碳酸氢钠 100~200ml（2~4ml/kg 体重），将其稀释成 1.25% 的等渗液静脉滴注。

知识延展

糖尿病酮症酸中毒时补碱过早、过多、过于积极，会招致严重后果，甚至可危及生命。由于碱性物质（HCO_3^-）难以通透血-脑脊液屏障，而 CO_2 弥散透过血-脑脊液屏障显著快于 HCO_3^-。补碱过多，血 pH 升高，脑脊液 pH 反常性降低，从而加重颅内酸中毒。再者，补碱过多，血 pH 升高，血红蛋白与氧的亲和力增加，而红细胞 2,3-DPG 升高和糖化血红蛋白下降相对较慢，氧不易从血红蛋白中解离出来，进一步加重组织的缺氧，甚至导致乳酸性酸中毒和脑水肿；过多补碱还能促使钾离子进入细胞，从而加重低血钾或产生反跳性碱中毒；还可能加重低血磷。

(六) 去除诱因和治疗并发症

如感染、休克、心力衰竭和心律失常、脑水肿和肾衰竭等。感染是糖尿病酮症酸中毒常见的诱因和并发症。糖尿病酮症酸中毒时还易发生真菌感染。休克持续不好转者,应细寻原因,是否有心肌梗死、脑血管病等。如无特殊情况应输入血浆等胶体溶液扩充血容量及加强其他综合抗休克措施。

(王晓霞)

 练习题

1. 以下不是糖尿病酮症酸中毒常见临床表现的是(　　)
    A. 原有症状加重或首次出现"三多"伴乏力
    B. 食欲减退、恶心、呕吐、极度口渴
    C. 大便次数增多或腹泻
    D. 严重脱水伴循环衰竭体征
    E. 头痛、烦躁、嗜睡
    答案:C

2. 糖尿病酮症酸中毒抢救的主要措施是(　　)
    A. 补液　　　　　B. 抗感染　　　　　C. 补生理盐水+胰岛素
    D. 纠正电解质紊乱　E. 补碱
    答案:C

3. 糖尿病酮症酸中毒的特异性表现是(　　)
    A. 皮肤黏膜干燥　　B. 呼吸烂苹果味　　C. 昏迷
    D. 呼吸深大　　　　E. 二氧化碳结合力下降
    答案:B

4. 男性,20岁,因口干、多饮、多尿,伴体重下降3个月余,恶心、呕吐1天就诊。体查:神清,BMI 30,心律齐,心率92次/分,BP 115/80mmHg。急诊查血糖 18.6mmol/L。患者进一步检查的主要项目为(　　)
    A. 再次复查血糖　　B. 血、尿酮体　　　C. 血、尿淀粉酶
    D. 糖基化血红蛋白　E. 肝胆B超检查
    答案:B

5. 在糖尿病酮症酸中毒治疗中,静脉输注胰岛素的剂量为(　　)
    A. 0.01U/(kg·h)　　B. 0.05U/(kg·h)　　C. 0.1U/(kg·h)
    D. 0.5U/(kg·h)　　　E. 1U/(kg·h)
    答案:C

第二节　高渗性高血糖状态

高渗性高血糖状态(hyperosmolar hyperglycemic state,HHS),又称高渗性非酮症糖尿

病昏迷,为糖尿病一种少见而严重的急性合并症。其临床特征为严重高血糖、脱水和血浆渗透压增高而无明显的酮症酸中毒,伴有不同程度的意识障碍或昏迷。患者意识障碍程度与血浆渗透压增高水平相关,临床上有不少患者没有昏迷,故目前更多的称为高渗性高血糖状态。

一、发病诱因

高渗性高血糖状态的发生率低于糖尿病酮症酸中毒,且多见于老年 2 型糖尿患者。常见的诱因有:

1. 应激 如感染(特别是呼吸道及泌尿道感染)、外伤、手术、脑血管意外、心肌梗死、急性胰腺炎、胃肠道出血、中暑或低温等。

2. 摄水不足 是诱发的重要因素。

3. 失水过多 见于严重的呕吐、腹泻,以及大面积烧伤患者。

4. 高糖的摄入。

5. 药物 包括糖皮质激素、利尿剂、苯妥英钠、氯丙嗪(冬眠灵)、普萘洛尔(心得安)、西咪替丁、免疫抑制剂、硫唑嘌呤和甘油等。

二、病理生理

原有脑血管疾病和肾功能异常的老年患者,易发生口渴中枢功能障碍(高渗状态和严重高血糖也影响下丘脑口渴中枢的功能),肾脏调节水、电解质和排糖功能不全,引起严重的脱水,严重高血糖、高血钠和氮质血症。而脱水、血液浓缩引起血浆渗透压的快速升高,并且引发血管栓塞,均可引起的大脑皮质或皮质下损害进而使患者出现一系列神经系统的症状和体征。

三、临床表现

HHS 起病常常比较隐匿。典型的表现主要有严重失水和神经系统两方面的症状体征。

1. 发病诱因 临床上几乎所有的 HHS 病人都有明显的发病诱因,如感染(尤其是上呼吸道感染、泌尿系感染等最常诱发)、急性胃肠道疾病、脑血管意外、严重肾脏疾病、手术、创伤、严重烧伤、高糖摄入和输入(如大量摄入含糖饮料、高糖食物,静脉输入大量葡萄糖液,完全性静脉高营养,以及使用含糖溶液进行血液透析或腹膜透析等情况)、服用某些药物(如糖皮质激素、利尿剂、免疫抑制剂、普萘洛尔(心得安)、降压药、苯妥英钠等)。

2. 起病方式 发病缓慢,常被诱发本症的疾病或伴随症状所掩蔽。在发病前数天至数周,常有糖尿病症状逐渐加重的临床表现,包括烦渴多饮、多尿、乏力、头晕、食欲不振及呕吐等。

3. 脱水及周围循环衰竭 表现为皮肤干燥和弹性减退、眼球凹陷、舌干、脉搏快而弱,卧位时颈静脉充盈不好,立位时血压下降。患者尿量减少,严重者出现休克,但因脱水严重,体检时可无冷汗。

注意事项

有些病人虽有严重脱水,但因血浆的高渗促使细胞内液外出,补充了血容量,可能掩盖了失水的严重程度,而使血压仍保持正常。

4. 神经系统症状和体征

(1)病人表情淡漠、反应迟钝,进行性嗜睡,数日后渐入昏迷状态。部分患者因此被误诊为脑血管意外,甚而误输入高渗葡萄糖液或脱水剂,促使病情加重。

知识延展

HHS患者意识障碍与否及其程度主要决定于血浆渗透压升高的程度与速度,与血糖的高低也有一定关系,而与酸中毒的程度关系不大。

(2)患者可出现各种神经系统表现:如癫痫大发作、一过性的偏瘫、肌张力降低或不自主的收缩、失语、同侧偏盲、视觉障碍、眼球震颤、幻视、半身感觉缺失、巴宾斯基征阳性和中枢发热等。脑细胞脱水和脑供血不足使HHS的神经精神症状远比DKA明显。这些改变经有效治疗后多可逆转或恢复正常。

5. 伴发病的症状和体征　患者可有高血压、肾脏病、冠心病等原有疾病表现;肺炎、泌尿系统感染、胰腺炎等诱发病表现;以及脑水肿、血栓形成、血管栓塞等并发症表现。

四、辅助检查

1. 血糖　本症以显著高血糖、高尿糖为主要特点。血糖多超过33mmol/L。

2. 血电解质　一般情况下,血钠正常或升高,也可降低;血钾正常或降低,也可升高;总体钠和钾均为减少。

3. 血尿素氮和肌酐　常显著升高,其程度反映严重脱水和肾功能不全。尿素氮可达21~36mmol/L,肌酐可达163~600mmol/L,BUN/Cr比值可达30:1以上(正常人多在10:1~20:1)。BUN与Cr进行性升高的患者预后不佳。

4. 血浆渗透压　血浆渗透压显著升高,是HHS的重要特征和诊断依据。血浆渗透压可直接测定,也可用公式计算:血浆渗透压(mmol/L)=2([Na$^+$]+[K$^+$])+血糖(mmol/L)+BUN(mmol/L)。正常人血浆渗透压为280~300mmol/L,如超过320mmol/L则可诊为高渗。

5. 其他辅助检查　根据病情选作尿培养、胸部X线片和心电图等。

五、临床思辨

(一) 诊断

当临床上出现中老年患者有明显的脱水伴意识障碍,或在心肌梗死、手术等应激情况下出现血糖升高伴意识障碍,无论患者是否有糖尿病病史,都应想到本症的可能,应完善血糖、电解质、尿常规等相关检查以明确诊断。

HHS 诊断标准

高渗性高血糖状态的实验室诊断参考标准:
(1) 血糖≥33.3mmol/L;
(2) 有效血浆渗透压≥320mOsm/L;
(3) 血清碳酸氢根≥15mmol/L,或动脉血 pH≥7.30;
(4) 尿糖呈强阳性,而尿酮阴性或为弱阳性。

(二) 鉴别诊断

1. **脑血管意外** 高渗性高血糖状态时,由于患者会出现意识障碍、幻觉、肢体震颤、癫痫和脑瘫等神经系统的表现,部分患者因此而被误诊为脑血管意外。头颅 MRI 以及血糖、电解质、血渗透压可提供鉴别线索。

2. **低血糖昏迷** 根据病史、药物治疗史、体征可初步判断是否发生低血糖,如鉴别有困难者应立即取血测血糖、血电解质等可鉴别。

3. **糖尿病酮症酸中毒** 对于昏迷、失水、休克的病人,同时血糖升高的患者需要与糖尿病酮症酸中毒鉴别。如尿糖和酮体阳性伴血糖增高,血 pH 和(或)二氧化碳结合力降低,无论有无糖尿病病史,都要考虑为糖尿病酮症酸中毒。

注意事项

高渗性高血糖状态有并发糖尿病酮症酸中毒的可能。

4. **乳酸性酸中毒** 多见于严重缺氧及休克的患者,有时继发于严重感染、肝肾功能衰竭。多种药物,特别是双胍类降糖药物苯乙双胍在治疗糖尿病过程中易出现乳酸中毒。若乳酸>2mmol/L,即为可疑,>5~7mmol/L 有诊断意义。值得注意的是高渗性高血糖状态有同时并发乳酸性酸中毒的可能。

六、病情评估

老年患者出现明显的脱水伴意识障碍,均要考虑 HHS 可能,尤其是外科手术后患者出现不能解释的意识障碍时,要及时查血糖、血钠、血气、血酮体,确定 HHS 诊断。HHS 是内科危重症,死亡率很高,一旦确诊均应送往监护室救治,根据脱水程度、意识障碍发生的速度以及血渗透压水平评估 HHS 的严重程度。

七、应急处理

(一) 一般措施

1. 立即送监护室按危重症救治,并做好监护及治疗记录。
2. 立即开放静脉并进行以下检查:血糖、电解质、血肌酐、BUN、血气分析、血培养、血常规、尿常规、尿糖及酮体、心电图。
3. 从开放的静脉立即补液纠正高渗脱水状态。
4. 老年和有心功能不良者放置中心静脉压进行监护。

(二) 补液

积极的补液是治疗 HHS 的首要和重要的关键措施,对患者的预后具有决定性的作用。

补液总量:患者的失水程度估计可达发病前的体液的 1/4 或体重的 1/8 以上。但由于高血糖的吸水作用,其失水的体征常不能充分反映失水的严重程度。补液总量的估计一般可按病人体重的 10‰～12‰估算,总量多在 6～10L。

补液种类选择

原则上按以下 3 种情况酌情选择:

(1) 若患者血压正常或偏低,血 Na^+ <150mmol/L 者首先用等渗液;

(2) 血压正常而血 Na^+ >150mmol/L,可开始即用低渗液(0.45% NaCl);

(3) 若患者有休克,开始除补等渗液外应间断输血浆或全血。

补液速度:原则是先快后慢,第 1 小时输入 500～1000ml,头 4 小时输入应补总液量的 1/3,头 8 小时补总液量的 1/2(含头 4 小时输入量)加上当天尿量,余量在 24 小时内补足。

胃肠道补液:高渗性高血糖状态时,尤其是老年患者,尽量经胃肠道补充,此法有效而且比较简单和安全,可减少静脉补液的量而减轻大量静脉输液引起的不良反应。能经口服最好;不能口服者(昏迷),可不失时机的下胃管补充。给予温开水即可,速度可达 1～2L/h,尿量>30ml/h 后,可每 500ml 加 10%氯化钾 10～20ml。

注意事项

老年人和心功能不良者,为了防止液体过量引起的充血性心力衰竭、肺水肿和脑水肿等并发症,在输液过程中,应注意观察患者的尿量、颈静脉充盈程度,必要时测量中心静脉压和血细胞比容,以指导补液。

(三) 胰岛素治疗

一开始即给予胰岛素治疗,但剂量宜小,并密切观测血糖及尿糖的变化,灵活使用胰岛素。临床最常采用小剂量胰岛素静脉滴注法,使用灵活、方便,血糖下降平稳。

(四)纠正电解质失衡

HHS 患者的电解质失衡,主要是失钠和失钾,同时也有不同程度钙、镁、磷的丢失。补钾是纠正高渗性高血糖状态电解质失衡的主要任务。补钾的原则和方法基本与糖尿病酮症酸中毒时的补钾治疗一致。

(五)其他治疗措施

1. 除去诱因 如疑有感染、进行中心静脉压测定或放置导尿管时,应根据对不同病原菌种的估计,采用足量适用的抗生素。感染常是患者后期(约 2/3)死亡的主要原因,必须从治疗开始就给予大剂量、有效的联合抗生素治疗,按难治性感染处理。

2. 吸氧 如 $PaO_2 < 80mmHg$,给予吸氧。

3. 放置胃管 高渗性高血糖状态时,病人多处于昏迷或半昏迷,应及早放置胃管抽吸胃液。通过胃管,可给病人补温开水或温生理盐水,还可通过胃管补钾。

4. 导尿 首先应尽量鼓励患者主动排尿,如 4 小时不排尿,应放置导尿管。

(王晓霞)

练习题

1. 男性患者,70 岁,不洁饮食后腹泻、呕吐伴发热 1 天,突然昏迷来诊,血压 90/60mmHg,血糖 35mmol/L,血钠 155mmol/L,BUN 12mmol/L,尿糖(++++)尿酮体(阴性)该患者最可能的诊断为(   )

   A. 脑血管意外　　　　　　　　　B. 糖尿病酮症酸中毒
   C. 高渗性高血糖状态　　　　　　D. 感染性休克
   E. 乳酸性酸中毒

答案:C

2. 有关高渗性高血糖状态的论述,正确的是(   )

   A. 多见于年轻的 1 型糖尿病患者
   B. 一定有重度糖尿病病史
   C. 常有明显酸中毒
   D. 治疗必须用低渗盐水
   E. 很多患者无糖尿病史

答案:E

3. 下列<u>不是</u>高渗性高血糖状态诊断标准的是(   )

   A. 血糖≥33.3mmol/L　　　　　　B. 血浆渗透压≥320mOsm/L
   C. 尿酮体强阳性　　　　　　　　D. 尿糖强阳性
   E. 动脉血 pH≥7.30

答案:C

4. 下列在高渗性高血糖状态的治疗中<u>错误的</u>是(   )

A. 小剂量胰岛素持续静脉使用

B. 积极补液

C. 积极处理合并症

D. 存在高钠血症时,都要使用低渗盐水

E. 生命体征监测

答案:D

5. 患者男性,79岁。患糖尿病20年,口服降糖药物(药名不详),家人发现反应迟钝3天,意识障碍2小时。急诊查血 pH 7.39,血 Na^+ 157mmol/L,血 K^+ 3.75mmol/L,血 Cl^- 119mmol/L,血糖 37.5mmol/L,血 Cr 234μmol/L。该患者高钠血症最可能的原因是( )

A. 糖尿病酮症合并肾功能不全 B. 糖尿病酮症酸中毒

C. 糖尿病乳酸中毒 D. 糖尿病高渗状态

E. 肾功能衰竭

答案:D

第三节 低血糖危象

低血糖症是指血糖低于正常低限引起的相应的症状与体征这一生理或病理状况,是由多种原因引起的临床综合征。严重低血糖致意识障碍,称为低血糖危象。本症病因复杂,临床表现多样,易误诊为中枢神经系统疾患。若及早给予葡萄糖等治疗,可使之迅速缓解,如不及时处理,病情持续发展或反复发作可致死亡或永久性脑损害。

一、病因

血糖稳定是糖摄入、糖原分解、糖异生、糖原合成以及糖类与脂肪、蛋白质等其他物质之间动态平衡的结果。任何能破坏上述平衡的因素,均可引起低血糖症。与糖代谢最密切的器官或系统是肝脏、神经系统、内分泌系统。这些器官或系统的病变或功能紊乱,均可引起低血糖症。

常见的低血糖症分为三类:

(一) 空腹低血糖症

多为器质性疾病所致。

1. 内分泌性疾病

(1)胰岛素分泌过多:一是胰岛 β 细胞瘤(胰岛素瘤)。即使血糖处于低水平,也可自主性分泌胰岛素,患者在饥饿或运动后出现低血糖。二是胰外肿瘤。由于肿瘤组织代谢旺盛,利用葡萄糖增多,且患者进食不足,肝糖原耗竭,从而造成低血糖;肿瘤释放 IGF-2 等具有胰岛素活性的物质,抑制机体胰高糖素和生长激素的分泌。

(2)升糖激素不足:主要见于腺垂体功能减退和肾上腺皮质功能减退症。氢化可的松缺乏时可致糖异生作用减弱,肝糖原耗损,机体对胰岛素敏感性增加,肠道对葡萄糖的吸收减弱,导致血糖水平降低。

2. 肝源性

(1)肝细胞大量死亡和功能衰竭:最常见于中毒性肝炎、暴发性病毒性肝炎、脂肪肝、胆管炎等所造成的肝脏结构大量迅速破坏,肝糖原的合成、储存、分解及糖异生作用减弱,胰岛素代谢清除率下降,产生相对的高胰岛素血症等致低血糖。

(2)先天性的糖代谢障碍:常见于与糖代谢有关的酶缺陷所致的遗传代谢性肝病,肝糖原分解或糖异生障碍而发生低血糖,常见于糖原累积病、果糖1,6-二磷酸酶缺乏症、半乳糖血症等。

3. 其他

(1)严重营养不良。

(2)慢性肾功能衰竭:肾功能衰竭时肾糖原分解和肾糖原异生减少,且肾脏灭活体内胰岛素能力减退而易发生低血糖。

(3)妊娠空腹低血糖:其机制与胎儿不断从母体摄取葡萄糖及丙氨酸的供应减少有关。

(4)胰岛素自身免疫综合征:所致低血糖症与抗胰岛素自身抗体和抗胰岛素受体自身抗体形成有关。

(5)婴幼儿低血糖症:婴幼儿需要相对较高的葡萄糖含量维持血糖水平,新生儿尤其是早产儿、低体重出生儿糖原和脂肪储备有限,糖异生机制不健全易发生低血糖症。

(二) 餐后(反应性)低血糖症

常为功能性,但并非绝对。

1. 特发性功能性低血糖症　女性多见,主要因自主神经功能失调,迷走神经兴奋过度,胰岛素分泌过多所致,为非器质性疾病,餐后2～3小时发作,系血糖利用过度性餐后低血糖。

2. 滋养性低血糖症　胃肠大部切除术后、胃肠运动功能异常综合征时,糖吸收过快使胰岛素释放过快、过多。

3. 早期2型糖尿病　胰岛素快速分泌相出现障碍,胰岛素从胰腺B细胞释放延迟,表现为葡萄糖耐量试验(OGTT)的早期为高血糖,继之发生迟发性低血糖。

(三) 诱导性低血糖症

1. 糖尿病　主要见于糖尿病治疗时,常因胰岛素、口服降糖药如磺酰脲类等使用过量、使用后活动增加或饮食配合不合理引起。

2. 酒精性低血糖症　一类为餐后酒精性低血糖症,见于饮酒后3～4小时,机制是由于刺激胰岛素分泌所致;另一类为大量饮酒后不吃食物。在饮酒后空腹8～12小时,储存的肝糖原耗竭之后出现空腹低血糖症。另外,乙醇还可促进其他药物如胰岛素的降血糖作用。

某些药物:水杨酸类、单胺氧化酶抑制剂、普萘洛尔、抗组胺制剂等,或促进胰岛素释放、抑制胰高糖素的分泌和释放,或延长、加强降糖药作用、减少糖原分解和糖异生而引起低血糖。

二、病理生理

正常情况下,机体在神经、内分泌、肝脏等的调节下,将餐前血糖水平稳定在3.9~6.1mmol/L范围内,餐后血糖水平稳定在7.8~8.3mmol/L,为机体提供足够能量。食物中的淀粉在胃肠道经过消化转化为葡萄糖后被吸收,血糖于餐后半小时上升,1~2小时达高峰,刺激胰岛素分泌增多,当胰岛素或类似物质过多;氢化可的松、胰升糖素、肾上腺素等升糖激素不足;迷走神经过度兴奋;糖摄入和(或)吸收严重不足;肝糖原贮备、分解不足;组织消耗能量过多时,均可致血糖降低。

中枢神经系统主要依靠葡萄糖作为能量来源,当出现低血糖时,便会影响神经系统的正常活动,并以交感神经及脑功能障碍最为明显。脑部病变初步反应为大脑皮质受抑制,继之皮质下中枢包括下丘脑及自主神经中枢亦相继累及,最终大脑及延脑活动受影响。

三、临床表现

正常人在血糖下降至2.8~3.0mmol/L(50~55mg/dl)时,胰岛素分泌受抑制,升高血糖激素的分泌被激活。当血糖继续降至2.5~2.8mmol/L(45~50mg/dl)时,脑功能障碍已很明显。

注意事项

但是,诱发低血糖调节激素分泌的血糖阈值并不是固定的。该阈值主要受以往血糖水平的影响。即使仅有一次低血糖发作,也可以使刺激升高血糖激素分泌和引起症状的血糖阈值下降,一些病人发生空腹低血糖时症状轻微甚至无症状主要与此有关。

注意事项

低血糖症的严重程度取决于:①血糖降低的绝对程度;②病人的年龄;③急性或慢性低血糖特征;④低血糖持续的时间;⑤机体对低血糖的反应性。

低血糖临床表现复杂,可分为神经性症状和脑功能紊乱性症状两类。一般是按顺序出现大脑皮质、皮质下中枢(包括基底节)、下丘脑及自主神经中枢、延脑等受抑制的表现。其顺序与脑的发育进化过程有关,细胞愈进化对缺氧愈敏感;低血糖纠正则按上述的逆顺序恢复。低血糖症状随血糖正常而很快消失。脑功能障碍症状则在数小时内逐渐消失,较重低血糖时,需要数天或更长时间才能恢复,而严重持久的低血糖症可导致永久性功能障碍或死亡。低血糖反复发作或持续时间较长时,中枢神经系统的神经元出现变性与坏死性改变,脑水肿伴弥散性出血灶和节段性脱髓鞘。

注意事项

必须注意,儿童和老年人的低血糖表现可极不典型,易被误诊或漏诊。例如,婴儿低血糖发作时可表现为多睡、多汗,甚至急性呼吸衰竭,老年人发生低血糖时,常以性格变态、失眠、多梦或窦性心动过缓为主诉。患有脑部疾病的患者对低血糖的应激反应是异常的,必须引起高度注意。

四、辅助检查

1. 空腹及发作时血糖 空腹及发作时血糖<2.8mmol/L,而症状发作时血糖>3.9mmol/L可排除诊断。

2. 血浆胰岛素测定 低血糖时血浆胰岛素值≥6μU/ml时考虑为相对高胰岛素血症。胰岛素释放指数(I:G)=血浆胰岛素(μU/ml)/血浆葡萄糖(mg/dl),正常值<0.3。如I:G值增加或>0.3应怀疑有高胰岛素血症,I:G>0.4提示胰岛素瘤可能。

3. 口服葡萄糖耐量试验(OGTT) 将糖耐量试验延长至4～5小时,对于诊断餐后低血糖有一定价值。

4. 血浆胰岛素原和C肽测定 大部分胰岛素瘤患者血液循环中胰岛素原水平增高,85%以上的胰岛素瘤患者的胰岛素原所占百分比超过25%。

C肽测定可用于内源性和外源性高胰岛素血症的鉴别,C肽水平高提示内源性高胰岛素血症。反之,低C肽水平提示血浆胰岛素水平增高是外源性胰岛素所致。

5. 胰岛素抗体、胰岛素受体抗体测定 血浆中存在胰岛素抗体提示既往使用过胰岛素或自身免疫性胰岛素综合征。

6. 血浆磺脲药物及其尿中代谢产物测定 测定血浆磺脲药物或其尿中代谢产物可协助确定磺脲药物诱发的高胰岛素血症的诊断。

7. 胰岛素抑制试验 无症状性空腹低血糖或不稳定性或边缘性高胰岛素血症,可用抑制试验鉴别是否为内源性胰岛素分泌过多所致。

8. 刺激试验 对于可疑空腹低血糖者刺激试验的敏感性较I:G比值、C肽、胰岛素原测定等方法低。一般常用的刺激试验包括甲苯磺丁脲、精氨酸和胰高糖素刺激试验。

9. 肝功能、肾功能及有关内分泌腺功能检测 对于肝源性、肾源性、内分泌性低血糖症诊断有助。血钙磷、碱性磷酸酶、尿钙磷检测对多发性内分泌腺瘤病(MEN)-I型伴有胰岛素瘤的诊断有助。肿瘤标志物的检测对胰外肿瘤性低血糖的诊断有助。

10. 先天性代谢疾病伴低血糖症的诊断方法 确诊有赖于病理诊断和酶缺陷的基因分析。

11. 定位诊断 包括CT扫描、超声波检查、胰动脉造影、门静脉及脾静脉导管取血测定、动脉刺激静脉取血等确定肿瘤的部位。

五、临床思辨

低血糖的诊断步骤

第一步确定有无低血糖症；第二步明确低血糖症的类型；第三步确定低血糖症的病因。

1. 确定低血糖的存在 低血糖症所表现出来的症状和体征缺乏特异性。确诊主要依靠症状发作时测到血糖浓度降低。对于任何不明原因的神经、精神异常(包括神经官能症)症状和(或)类似于肾上腺素分泌增多的交感神经兴奋症状群，都应疑及低血糖症的可能。根据 Whipple 三联征确立低血糖的诊断。

Whipple 三联征

(1) 低血糖症状；
(2) 发作时血糖浓度降低<2.8mmol/L；
(3) 供糖后低血糖症状缓解。

能提示低血糖症的症状：①交感神经兴奋的症状：因低血糖发生后刺激肾上腺素分泌增多而发生。表现为：出冷汗、面色苍白、心悸、肢冷、手颤及腿软，周身乏力。常发生于血糖下降较快时。②意识障碍：大脑皮质抑制，意识朦胧，定向力、识别力减退；嗜睡、多汗、言语不清。③精神症状：常表现为焦虑、紧张性攻击行为、幻觉、定向障碍。有时表现为神经官能症。④神经系统症状：可出现癎性发作，锥体外系症状如震颤、麻痹、舞蹈病，脑神经症状如复视、面瘫、前庭功能障碍、吞咽困难、视野缺损，低血糖脑病、昏迷、缓慢发生的低血糖，尤其是服用普萘洛尔(心得安)者，或合并有自主神经功能障碍者，常缺乏交感神经兴奋的症状群；甚至可直接发生昏迷而无其他表现。

血糖的测定：对具体病人来说，个体的低血糖诊断标准可能有较大差异，一般当空腹静脉血浆葡萄糖高于 3.9mmol/L 可排除低血糖可能；2.8～3.9mmol/L 提示有低血糖存在；低于 2.8mmol/L 可诊断为低血糖症。

2. 询问病史和查体 详细的病史资料有助于排除胰岛素或其他药物所致的低血糖症。对于私用降糖药的病人，可检查尿或血样来明确诊断。器官功能衰竭引起的低血糖可通过临床体检和常规检查明确诊断。除了先天性酶缺乏外，儿童性低血糖症多是自限性的。先天性酶缺乏的病人可有特征性的临床表现。如排除了这些原因，低血糖的病因以胰岛素分泌过多和升高血糖激素缺乏的可能性最大。

六、鉴别诊断

(一)空腹低血糖

1. **胰岛素瘤** 临床特点:多缓慢发病,进行性加重,若自行缓解则多非本病。部分病人因恐惧发作而多食致肥胖。常于清晨或半夜及空腹5小时后发作,即为空腹低血糖,早期多表现为交感神经兴奋症状,随着病程的延长,可表现为脑功能障碍,癌肿者往往低血糖更严重。

实验室检查:血胰岛素、胰岛素原、低血糖激发试验、C肽抑制试验等结果呈自主性胰岛素不适当分泌过多。CT、MRI有助于肿瘤的定位。

2. **胰岛素自身免疫综合征** 临床较为少见。临床特点:女性略多见,常伴发其他自身免疫病,糖耐量常降低,低血糖发作时常很严重,与饮食无关。实验室检查:未用过胰岛素而血中胰岛素抗体阳性,血中胰岛素、C肽水平极高。

3. **药源性低糖血症** 随着糖尿病患病率呈全球性不断上升,胰岛素和口服降糖药所致的低血糖发生有所增加,尤其多见于老年人、肾功能不全、病情重和长期使用降糖药物的患者。

4. **伴肿瘤的低血糖症** 临床特点:无性别差异,多见于高龄和疾病晚期,有胸腔或腹腔肿瘤的证据和症状,部分患者有内分泌紊乱的表现,如男性化、男性乳房增生、甲亢、甲状腺肿大、肢端肥大症以及阳痿等,多为空腹性低血糖。实验室检查:血胰岛素水平正常或升高,而C肽水平不高。

5. **腺垂体功能减退症** 有腺垂体功能减退病史及体征,血管升压素测定值低于正常,血甲状腺素、氢化可的松、性激素水平低于正常,低血糖症诊断成立。垂体性侏儒症由于生长激素缺乏,亦可表现为血糖较低。

6. **肾上腺皮质功能减退症** 本症有皮肤色素沉着、明显乏力、食欲不振,体重减轻、低血压等特征。诊断依据:肾上腺皮质功能减退症病史及体征,血尿氢化可的松低于正常,血ACTH高于正常,低血糖诊断明确。

7. **甲状腺功能减退症** 空腹血糖较低,但一般低血糖症状并不严重。

8. **肝源性低血糖症** 多于空腹时发作,禁食、误餐、限制碳水化合物摄入均可诱发,注射肾上腺素或胰高糖素不能纠正低糖血症。发作程度与频率呈进行性加重,其症状以精神神经症状为主,易误诊为肝性脑病。在肝病治疗肝功好转后,低糖血症可好转减轻。

9. **糖原贮积症** 是一类罕见的隐性遗传性疾病,低血糖症见于其中的Ⅰ、Ⅲ、Ⅵ、Ⅸ型。患儿可反复出现低血糖,并有酮症酸中毒、乳酸酸中毒、高脂血症及高尿酸血症,肝、脾、肾等脏器肿大,对胰高糖素无反应。

10. **婴儿酮症性低血糖** 发病多见于2~5岁,空腹发作,表现为恶心、呕吐、肌肉震颤、阵挛性惊厥、酮症可伴代谢性酸中毒。发作时稍进食或给予葡萄糖后症状迅速缓解。

(二)餐后低血糖

1. **特发性功能性低血糖** 最常见,约占70%。主要特点:多见于女性,病史长、症状多而体征少,绝少丧失知觉,为早发反应性低血糖(餐后 2~3 小时),高糖饮食容易引起低血糖发作。临床表现:轻度交感神经症状,持续时间较短(<30 小时),可自行缓解。实验室检查:血糖略降低,胰岛素水平正常或略高,激发、抑制试验均正常。病程长而无明显进展。

2. 滋养性胰岛功能亢进　见于胃大部切除、或胃肠吻合术后,约在餐后 2~3 小时出现低血糖。血糖降低程度一般较轻,常能自行缓解。

3. 胰岛素分泌延迟　多见于轻型及肥胖的 2 型糖尿病的早期。患者空腹血糖为正常高限或稍高,OGTT 延长试验显示正常血糖、糖耐量减低或糖尿病曲线,可见其胰岛素分泌高峰后移,餐后 3~5 小时血糖水平明显下降,出现低血糖。

(三) 先天性酶缺陷

半乳糖血症、果糖血症等。患儿可出现恶心、呕吐、食欲不振、腹泻、生长发展障碍、反应迟钝、可出现肝脾大、黄疸,肝硬化,亦可引起蛋白尿、氨基酸尿及半乳糖尿。

七、病情评估

在可疑低血糖症病人的处理中要明确出现低血糖时的临床表现,记录血糖浓度与症状的关系,为区别餐后和空腹低血糖提供重要鉴别依据。

病人有低血糖症状群时,必须考虑低血糖症的诊断。偶尔,患者送至医院时才被发现有低血糖发作,甚至到了急诊室仍然被忽视,以致治疗被耽误。

 注意事项

> 如低血糖呈持续或反复发作而原因不明,应经常监测血胰岛素、C 肽、胰岛素原和磺脲类药物水平。

如缺乏明显原因的低血糖记录时,对三个问题要做出回答:①低血糖反复发生吗?②血糖升至正常后,伴随症状是否改善?③低血糖是否出现于空腹时?禁食一夜,测血糖即可明确,必要时可重复检查。

对可疑低血糖症病人,通过详细询问病史、体查、常规实验室检查仍不能明确空腹低血糖的原因,首先应考虑的诊断是引起高胰岛素血症的疾病,如胰岛素瘤、B 细胞功能紊乱、私自应用或误用磺脲类药物或胰岛素。临床上未发现有升血糖激素缺乏、非 B 细胞肿瘤、饮酒、自身免疫性低血糖症等时,应考虑糖代谢有关酶缺陷的进一步检查。

八、应急处理

(一) 发作时的处理

1. 轻症　一旦确认出现低血糖症状,立即进食含高糖食物或饮料、糖果,同时行快速血糖检测。不能口服者立即静脉注射 50% 葡萄糖注射液 40~60ml 直至清醒。若当时无葡萄糖可供注射,可鼻饲糖水或糖类流汁食物。

2. 重症　立即静脉注射 50% 葡萄糖注射液 40~60ml,继而进食,每日 300g 以上糖类为宜。如静脉注射葡萄糖后仍未见效,可再重复注射上述剂量直至清醒,继以 5%～10% 葡萄糖注射液静脉滴注,维持血糖于正常或略高于正常。

注意事项

若为格列本脲或氯磺丙脲所致低血糖,常反复出现低血糖,补糖至少应持续 2～3 天,并注意多次监测血糖。

3. 低血糖昏迷　低血糖昏迷患者因狂躁不安不能静脉注射时,可先皮下注射肾上腺素 0.5～1mg 以刺激糖异生、促进糖原分解和对抗胰岛素,提高血糖水平,然后酌情静脉注射 50% 葡萄糖 40～80ml。也可给予胰高糖素静脉注射(或肌内注射),每次 1～2mg,每 2 小时一次,约 5 分钟开始见效,故待患者神志转清血糖稳定后继以 5%～10% 葡萄糖注射液静脉滴注,维持血糖于正常或略高于正常,或进食糖果、糖水或含糖饮食,以防止再次发生反应性低血糖。如低血糖持续严重发作,则需静脉滴注氢化可的松 100～200mg,有助于快速有效地恢复血糖水平,尤其适用于肾上腺皮质功能减退性低血糖症。

血糖恢复正常后病人意识仍未恢复超过 30 分钟为低血糖后昏迷,必须按低血糖症合并脑水肿进行综合性急救处理。给予静脉输注 20% 甘露醇 40g(20 分钟内输完),和(或)糖皮质激素(如地塞米松 10mg),并维持血糖在正常范围内。

(二) 缓解期治疗

积极查找诱因及治疗原发病,防止低血糖再发,及时治疗各种可能发生的并发症。

(王晓霞)

练习题

1. 下列**不属于** Wipple 三联征表现的是(　　)
    A. 空腹时出现低血糖　　　　B. 运动时出现低血糖
    C. 呼吸深大有烂苹果味　　　D. 供糖后症状迅速缓解
    E. 发作时血糖低于 2.8mmol/L

答案:C

2. 下列关于胰岛细胞瘤的表述正确的是(　　)
    A. 典型 Wipple 三联征　　　B. 餐后低血糖多见
    C. 血胰岛素水平降低　　　　D. 是一种良性病变
    E. 需进行 OGTT 试验确诊

答案:A

3. **不是**导致低血糖的原因是(　　)
    A. 胰岛细胞瘤
    B. 糖尿病患者使用氯磺丙脲治疗
    C. 糖尿病前期患者胰岛素分泌高峰延迟

D. 库欣综合征

E. 糖原累积症

答案：D

4. 下列**不属于**糖尿病患者易出现急性并发症是（　　）

　　A. 糖尿病酮症酸中毒　　　　B. 乳酸酸中毒

　　C. 非酮症高渗性糖尿病昏迷　　D. 低血糖昏迷

　　E. 垂体卒中

答案：E

5. 下列**不属于**低血糖临床表现的是（　　）

　　A. 昏迷　　　　　　　　　　B. 精神异常、胡言乱语

　　C. 心悸、面色苍白、出汗、手抖　　D. 口干、多饮、多尿

　　E. 癫痫样发作

答案：E

第四节　甲状腺功能亢进危象

一、概述

甲状腺功能亢进症（hyperthyroidism，简称甲亢）系指由多种病因导致甲状腺激素（TH）分泌过多引起的临床综合征。甲亢的病因较复杂，其中以 Graves 病最多见。Graves 病（也称为 Basedow 病、Parry 病简称 GD）由 Parry 于 1825 年首次报道，Robert Graves 和 Von Basedow 分别于 1835 年和 1840 年详细报告。

GD 是甲状腺功能亢进症最常见的原因，约占全部甲亢的 80%～85%。西方国家报告本病的发病率为 1.1%～1.6%，我国学者报告 1.2%。女性高于男性，男女比例为 1∶4～1∶6。临床上主要表现为：心慌、心动过速、心律失常、乏力、怕热、多汗、食欲亢进、消瘦、体重下降、大便次数增多、情绪易激动、性情急躁、失眠、思想不集中、眼球突出、手舌颤抖、甲状腺肿、女性可有月经失调甚至闭经，男性可有阳痿或乳房发育等。

什么是甲亢危象

> 甲状腺功能亢进危象，是指危及生命的甲状腺功能亢进状态，是在甲亢病情尚未控制时，由于一些诱因使原有症状突然加剧的一组综合征。
>
> 发病率占甲亢患者 1%～2%；病死率高，达 20%～50%，多发生于中老年人，女性多于男性。多发生于未经治疗或治疗不正规、病程较长的重型患者，近半数甲亢危象患者在发生危象前未经抗甲状腺药物治疗。
>
> 如不及时处理，病死率高达 20%～30%。

二、病因和发病机制

(一) 诱发因素

多数甲状腺功能亢进危象发生有一定诱因,其中常见的诱发因素主要是应激刺激,如急性感染、精神刺激、手术、外伤、急性心肌(或其他内脏)梗死、糖尿病酮症酸中毒等,^{131}I放射治疗甲亢及手术挤压甲状腺也是常见诱发因素之一。

(二) 发病机制

甲状腺功能亢进危象确切的发病机制和病理生理未完全阐明可能与下列因素有关:

1. **大量甲状腺激素释放至循环血中** 一部分甲亢患者服用大量甲状腺激素可产生危象;甲状腺手术、不适当的停用碘剂以及放射性碘治疗后,患者血中的甲状腺激素升高,引起甲状腺功能亢进危象,这些均支持本病的发生是由于大量甲状腺激素骤然释放入血所致。

2. **血中游离甲状腺激素增加** 感染、甲状腺以外其他部位的手术等应激,可使血中甲状腺激素结合蛋白浓度减少,与其结合的甲状腺激素解离,血中游离甲状腺激素增多,这可以解释部分甲状腺功能亢进危象病人的发病。

3. **机体对甲状腺激素反应的改变** 由于某些因素的影响,使甲亢患者各系统的脏器及周围组织对过多的甲状腺激素适应能力减低。由于此种失代偿而引起危象临床上见到危象时,有多系统的功能衰竭,血中甲状腺激素可不升高,以及在一些患者死后尸检时所见无特殊病理改变等,均支持这种看法。

4. **肾上腺素能的活力增加** 于动物实验或给甲亢患者作交感神经阻断,或服用抗交感神经或β-肾上腺素能阻滞剂,均可使甲亢的症状得到改善。说明甲亢的许多表现是由于患者血中甲状腺激素增多,使儿茶酚胺的作用增强所致。甲状腺功能亢进危象所以产热过多是由于脂肪分解加重,甲状腺激素可直接或通过增加儿茶酚胺使脂肪分解。甲状腺功能亢进危象患者采用β-肾上腺素能阻滞剂,血中增高的游离脂肪酸水平可迅速下降,甲状腺功能亢进危象的临床征象同时好转。

5. **甲状腺素在肝中清除降低** 手术前后和其他的非甲状腺疾病进食热量的减少,均可引起T_4清除减少。有报道,感染时常伴发50%以上的T_4清除减少,这些都能使血中的甲状腺素含量增加。

以上列举的原因,可解释部分甲状腺功能亢进危象的发生,但不能概括全部发生机制,故可认为甲状腺功能亢进危象的发生并非单一的原因所致,而是有多方面因素引起的。

 重点提示:预防为主 ●

随着近年来医疗水平的发展,医学知识的普及,甲亢危象已极少发生,但死亡率极高。去除诱因,防治基础疾病是预防危象发生的关键。尤其要注意积极防治感染和作好充分的术前准备。

三、病理生理

(一) 病理改变

1. 甲状腺　GD 的甲状腺呈对称性、弥漫性增大,一般为正常的 2～4 倍,重量可达到 60～100g,甲状腺内血管增生,血运丰富,使甲状腺外观为红色,被膜完整。滤泡细胞增生肥大为主要特点,滤泡大小不一,以小滤泡为主,细胞呈立方状或柱状,细胞质淡染,细胞核增大,可有核分裂,但无不典型性。柱状上皮由于过度增生而形成乳头状折叠凸入滤泡腔内,甚至充满滤泡腔。滤泡腔内胶质减少甚或消失。间质可见丰富毛细血管网,可有淋巴细胞浸润或形成淋巴滤泡或出现淋巴组织生发中心。电镜下高尔基体肥大,附近有许多囊泡,内质网发育良好,有很多核糖体,线粒体数目增多,可见较多吞噬空泡,细胞表面微绒毛细长,数目增多。

2. 眼　GD 仅有良性眼病时常无异常病理改变。在浸润性突眼患者中,球后组织中常有脂肪浸润,脂肪组织及纤维组织增多,黏多糖沉积与透明质酸增多,淋巴组织及浆细胞浸润;眼肌纤维增粗,纹理模糊,脂肪增多,肌纤维透明变性、断裂及破坏、肌细胞内粘多糖及透明质酸亦增多伴结膜周围淋巴细胞浸润和水肿。T 淋巴细胞仅在眼病的早期起主要作用,但 HLA-DR 抗原表达发生于瘤性变化的全过程中。因此,早期的病变可能以 T 淋巴细胞作用为主,后期则以成纤维细胞的作用为突出而导致纤维组织增生和纤维化。

3. 胫前黏液性水肿　光镜下病变皮肤可见黏蛋白样透明质酸沉积,伴多数带有颗粒的肥大细胞、吞噬细胞和含有增大的内质网的成纤维细胞浸润;电镜下见大量微纤维伴糖蛋白及酸性葡聚糖(acid glycocaminoglycan)沉积,与重度甲减(黏液性水肿)的皮下组织黏多糖浸润的组织学相似。

4. 骨骼肌、心肌　可见类似上述眼肌的改变,但较轻。久病者或重度甲亢患者肝内可见脂肪浸润、局灶性或弥漫性坏死、萎缩、门静脉周围纤维化乃至肝硬化。甲亢时破骨细胞活性增强、骨吸收多于骨形成,可引起骨质疏松。颈部、支气管及纵隔淋巴结增大较常见、脾脏亦可增大等。

(二) 病理生理

TH 分泌过多的病理生理作用是多方面的,其作用原理尚未完全阐明。

1. TH 可促进氧化磷酸化,主要通过刺激细胞膜的 Na^+/K^+ ATP 酶(即 Na-K 泵),此酶为异二聚体蛋白,存在于心、肝、肾、骨骼和脂肪细胞膜中,T_3 刺激该酶二个亚基基因的转录,并参与转录后修饰的调节,使 mRNA 增加。此酶在维持细胞内外 Na^+/K^+ 梯度的过程中,需要大量能量以促进 Na^+ 的主动转移,以致 ATP 水解增多,从而促进线粒体氧化磷酸化反应,结果氧耗和产热均增加。TH 的作用虽是多方面的,但主要在于促进蛋白质的分解、促进产热作用以及儿茶酚胺样作用,从而影响各种代谢和脏器的功能。如 TH 增加基础代谢率,加速营养物质的消耗。TH 和儿茶酚胺的协同作用加强后者在神经、心血管和胃肠道等脏器的兴奋和刺激作用。

2. TH 对心肌、肝脏和脂肪细胞也有直接刺激作用。如 TH 可通过激活腺苷环化酶,产生 cAMP,调节心脏 β-肾上腺素能受体基因表达。T_3 过多可降低周围血管阻力,增加心肌收缩力,加快心率。

3. T_3 既刺激脂肪生成也刺激脂肪分解,内源性脂肪酸是 T_3 的底物,导致产热增多。T_3 诱导脂肪代谢过程许多酶的生成,包括苹果酸脱氢酶、葡萄糖-6-磷酸脱氢酶、脂肪酸合成酶。

四、临床表现

(一) 典型的甲状腺功能亢进危象

1. 高热　体温急骤升高,高热常在 39℃ 以上,大汗淋漓,皮肤潮红,继而可汗闭,皮肤苍白和脱水。高热是甲状腺功能亢进危象的特征性表现,是与重症甲亢的重要鉴别点。

2. 心血管系统　脉压明显增大,心率显著增快,超过 160 次/分。患者容易出现各种快速性心律失常,如期前收缩、房性心动过速,阵发性及持续性心房颤动,其中以期前收缩及心房颤动为多见。另外心脏增大甚至发生心力衰竭也较常见。如果患者出现血压下降,心音减弱及心率慢,说明患者心血管处于严重失代偿状态,预示已发生心源性休克。

3. 消化系统　食欲极差。恶心、呕吐频繁、腹痛、腹泻明显。有些老年人以消化系症状为突出表现。

4. 中枢神经系统　焦虑、烦躁、精神异常、嗜睡、严重者发生昏迷。

(二) 先兆危象

由于甲状腺功能亢进危象期死亡率很高,患者常常死于休克、心力衰竭,为及时抢救病人,临床提出危象前期或先兆危象的诊断,先兆危象是指:①体温在 38~39℃ 之间;②心率在 120~159 次/分,也可有心律不齐;③食欲不振,恶心,大便次数增多,多汗;④焦虑、烦躁不安,危象预感。

(三) 不典型甲状腺功能亢进危象

不典型甲亢或原有全身衰竭、恶液质的病人。危象发生时常无上述典型表现,可只有下列某一系统表现,例如:①心血管系统:心房纤颤等严重心律失常或心力衰竭;②消化系统:恶心、呕吐腹泻、黄疸。③精神神经系统:精神病或淡漠、木僵、极度衰弱、嗜睡、反应迟钝甚至昏迷,反应低下。④体温过低,皮肤干燥无汗。

五、辅助检查

1. 甲状腺功能检查　血清 T3、T4、rT3 升高,FT3 和 FT4 增高更明显些,但与无危象甲亢没有划分界限。在甲状腺功能亢进危象患者中甲状腺激素测量结果可以不一致。有的学者认为,在危象时,患者血中甲状腺素水平比无危象的甲亢时高,也有学者见到甲状腺功能亢进危象的甲状腺激素含量并不明显升高。所以,测定血中甲状腺激素对甲状腺功能亢进危象的诊断帮助不大。而当检测甲状腺激素水平显著高于正常时,对诊断和判断预后有一定意义。

2. 血常规　无特异改变。如血白细胞总数及中性粒细胞明显升高,提示存在感染。

3. 其他辅助检查　由于甲状腺功能亢进危象患者处于明显高代谢状态,高热,呕吐甚至腹泻等因素使多数病人均有脱水及电解质紊乱。其中低钠血症最常见,也可有代谢性酸中毒及低血钾等。转氨酶、γ-谷氨酰转肽酶可升高。黄疸时血清胆红素升高。

4. 心电图　可显示各种快速心律失常。

六、临床思辨

(一) 诊断

典型甲状腺功能亢进危象诊断并不困难,有甲亢未控制病史,甲亢的典型症状和体征,特别有甲状腺肿大伴血管杂音及突眼征存在。当出现高代谢综合征明显加重,高热,体温大于39.0℃,心动过速,心率大于160次/分,并心律失常、心力衰竭,恶心、呕吐、腹泻、烦躁、精神异常甚至昏迷等突出表现时,临床上较易做出诊断。

70岁以上老人更应警惕淡漠型甲亢危象:诊断确立关键是尽早测定血清TT4、TT3、FT4、FT3及TSH(IRMA法)水平。当前这些检测方法已比较普及,而且无须禁碘等特殊准备,测定方法也越来越简便,在急诊条件下可以做到及早明确诊断。

(二) 鉴别诊断

1. 严重感染(如败血症)　甲状腺功能亢进危象以持续高热伴大汗淋漓为特征,脉率增快比体温升高更明显,一般降温及抗感染治疗效果不佳。同时或多或少的存在其他甲亢表现。

2. 冠心病、心律失常、房颤、房扑等　甲状腺功能亢进危象者按一般心律失常治疗效果不佳,用β受体阻滞剂效果较好。有其他方面甲亢表现存在是鉴别的重要依据。

3. 急性胃肠炎　以恶心、呕吐及腹泻为突出表现的甲状腺功能亢进危象可酷似急性胃肠炎。甲状腺功能亢进危象的腹泻以便次增多,溏便或稀便为主,腹痛不明显,大便常规无异常所见。可伴有大汗心动过速等其他甲亢症状。

4. 肝性脑病鉴别　有昏迷或躁动不安伴肝功异常及黄疸的甲状腺功能亢进危象应与肝性脑病鉴别,患者昏迷情况难以用肝脏损害程度与血氨水平解释及其他甲亢症状体征存在有助于鉴别诊断。

七、病情评估

甲状腺功能亢进危象前期或甲状腺功能亢进危象一经诊断,病情往往凶险,不需等待化验结果即可尽早开始治疗,治疗的目的是纠正严重的甲状腺毒症和控制诱发因素。其中很重要的是保护机体的脏器,防止功能衰竭的支持疗法,如有条件,应在内科ICU进行监护治疗。

八、应急处理

见图8-1。

第八章 内分泌代谢系统急危重病

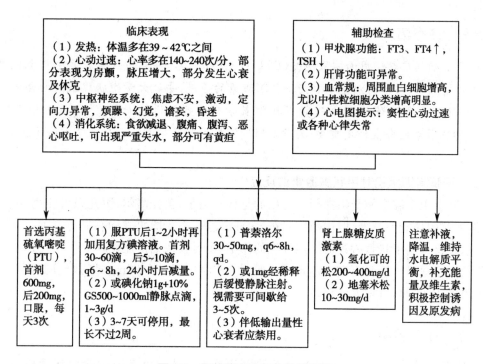

图 8-1 甲状腺亢进危象抢救流程

(一)应用抑制甲状腺激素合成和释放的药物

1. 抑制甲状腺素的合成　丙硫氧嘧啶或甲硫氧嘧啶首剂 600mg 后,继续以 200～300mg/次,4 次/日口服;甲巯咪唑或卡比马唑首剂 60mg,后每次 20～30mg,4 次/日,危象控制后,改为常用量。硫脲类抗甲状腺药物可以抑制甲状腺激素的合成,其中丙硫氧嘧啶(PTU)为首选,PTU 不仅可以抑制甲状腺急速的合成,还可以抑制外周 5'-脱碘酶的活性,从而阻断 T4 向 T3 的转换,可口服或鼻饲给药。国外文献推荐的口服量更大。即口服 900～1200mg 作为初始负荷剂量,然后 300～600mg/d 维持,一般在给药后 50 分钟血中浓度达峰值。在 1 小时内可阻止甲状腺内碘化物有机结合。用丙硫氧嘧啶(PTU)1 天以后,血中的 T_3 水平可降低 50%,大剂量口服本药并维持危象基本控制,后再逐渐减量至甲亢常规治疗剂量。

2. 抑制甲状腺激素释放　无机碘可抑制甲状腺球蛋白水解及减少甲状腺素的释放,口服或静脉滴注后,能迅速控制患者的高代谢症状。积极使用复方碘溶液,为紧急处理甲状腺功能亢进危象最有效的措施。

复方碘溶液首剂 30～60 滴口服,以后 10～20 滴,每 6～8 小时 1 次口服,或碘化钠 0.5～1.0g 加入 5%～10% 葡萄糖液静脉滴注,24 小时内可用 2～3g。注意:①避光;②用 5% 葡萄糖注射液而不能用葡萄糖氯化钠注射或生理盐水溶解;③每 500ml 液体中最大剂量为 1.5ml;④复方碘溶液对静脉有刺激,可引起疼痛及静脉炎,需每天更换注射部位。病情好转后减量,可使用 3～7 天,最长不超过两周。

注意事项

理论上碘剂应在使用丙硫氧嘧啶(PTU)1~2小时后,即在甲状腺激素生物合成完全被阻断的情况下,再给药以免碘作为甲状腺激素的原料,导致大量甲状腺激素的合成。实际上,在治疗危象时使用碘剂阻断甲状腺激素释放疗效迅速而肯定,远比丙硫氧嘧啶(PTU)抑制激素的合成作用重要,为争取时间多数同时给碘剂和丙硫氧嘧啶(PTU)。

(二) 降低周围组织对甲状腺激素的反应

1. β肾上腺上腺素能受阻滞剂 常用的是普萘洛尔、美托洛尔,甲亢患者使用普萘洛尔后,虽然甲状腺功能无改善,但用药后兴奋、多汗、发热、心率增快等均有显著改善,目前认为普萘洛尔具有抑制甲状腺激素对交感神经的作用,也可较快的使血循环中 T_4 转为 T_3 降低,用药剂量需根据具体情况而定。危象时一般每6小时口服40~80mg或缓慢静脉注射2mg,作用可维持12小时,可重复使用。

注意事项

严重的甲状腺毒症病人可发展为高排出量的充血性心力衰竭,β-肾上腺素阻滞剂可进一步减少排出,对心脏储备不全、房室传导阻滞、心房扑动、支气管哮喘等患者应慎用或禁用。

2. 利血平和胍乙啶 利血平能消耗组织内的儿茶酚胺,首次可肌内注射5mg,此后1~2mg肌注,每6~8小时一次。利血平可抑制中枢神经系统,而影响病情观察。

胍乙啶:能阻止去甲肾上腺素释放,可25~50mg口服,每6~8小时一次,用药2~3天后,作用达高峰。胍乙啶不通过血脑屏障。

(三) 提高机体应激性

甲状腺功能亢进危象时肾上腺皮质功能相对不足,而且糖皮质激素能抑制周围组织对甲状腺激素的反应,能抑制周围组织中 T_4 转化为 T_3,因此应用糖皮质激素可改善甲状腺功能亢进危象患者的病情。甲状腺功能亢进危象时对糖皮质激素需要量增加,糖皮质激素具有抗高热、抗毒素反应、抗休克等作用。尤其有高热虚脱或休克的病人更应使用糖皮质类激素。可用氢化可的松100mg或地塞米松15~30mg加入5%~10%葡萄糖液中静滴,每4~6小时一次,病情好转后减量。

激素使用原则

甲亢危象时可使用短效制剂,静脉滴注,病情好转后逐渐减量并停用。

(四) 降低和清除血浆甲状腺激素

在上述常规治疗效果不满意时,可选用腹膜透析、血液透析或血浆置换等措施迅速降低血浆甲状腺激素浓度。

(五) 一般治疗

绝对卧床休息,给予镇静剂和氧气吸入,补充热量和B族维生素。甲状腺危象的预防较治疗更有重要意义。

1. 全身支持疗法　静脉输液——保证水电解质和酸碱平衡。补充足够的热量和B族维生素。有心力衰竭时需注意补液速度及补钠量。并需应用强心剂。肝功能受损及黄疸时应用保肝药物。合并呼吸衰竭时,需呼吸机辅助通气。

2. 积极治疗诱发因素　有感染时,应用足量有效抗生素,并应预防二重感染。

3. 退热镇静　将患者安置于凉爽通风环境中,积极物理降温,如冰袋、酒精擦浴等,对于神志清醒的患者,必要时可采用人工冬眠。国外文献报道可用对乙酰氨基酚退热剂降温,值得注意的是不宜用水杨酸类退热剂降温,因为此类药均可使血中游离甲状腺激素浓度升高且与甲状腺激素有协同作用。镇静可积极采用各种镇静剂,视个体反应每2～4小时交替使用下列镇静药1次,如地西泮(安定),巴比妥及异丙嗪(非那根)等。如使用镇静药后病人由兴奋烦躁转为安静说明镇静药物用量较合适。

4. 积极防治并发症及监护重要脏器功能,在抢救中应密切观察患者是否发生心力衰竭、呼吸衰竭、休克及肝肾功能不全等并发症,并予积极处理。

九、诊治新进展

在应用抗甲状腺药物丙硫氧嘧啶抢救甲状腺功能亢进危象时:国外文献推荐的口服剂量更大,可口服900～1200mg作为初始负荷剂量,然后以300～600mg/d维持,并建议大剂量口服本药并维持至危象基本控制,后再逐渐减量至甲亢常规治疗剂量。

(潘　琦)

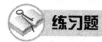 练习题

1. 甲状腺功能亢进危象的主要临床表现是(　　)
   A. 心率增快,血压增高,脉压增大
   B. 高热,心率增快,恶心,呕吐,腹泻,烦躁
   C. 血压增高,心力衰竭,肺水肿
   D. 低血压,低体温,休克
   E. 心率加快,心律失常,心力衰竭
   答案:B

2. 甲状腺功能亢进危象患者紧急救护的关键措施是(　　)
   A. 降低甲状腺素水平　　　　B. 去除诱因
   C. 纠正水电解质紊乱　　　　D. 补充能量和维生素
   E. 抗炎治疗
   答案:A

3. 甲状腺功能亢进危象患者病情评估最重要的依据是（　　）
   A. 病史　　　　　　　B. 临床表现　　　　　C. 实验室检查
   D. X线检查　　　　　E. 心电图检查
答案：B

4. 甲状腺功能亢进危象时,使用糖皮质激素治疗,其最主要作用是（　　）
   A. 抗炎作用　　　　　B. 抗甲状腺作用　　　C. 升高血压
   D. 提高机体应激性　　E. 抗过敏作用
答案：D

5. 甲状腺功能亢进危象时,高热的处理,不适宜治疗的是（　　）
   A. 冰袋或酒精擦浴　　B. 人工冬眠　　　　　C. 对氨基水杨酸
   D. 积极补液　　　　　E. 凉爽通风的环境
答案：C

第五节　肾上腺皮质功能危象

一、概述

下丘脑、垂体与肾上腺组成的下丘脑-垂体-肾上腺轴是维持人体基本生命活动重要的内分泌功能轴之一,肾上腺皮质激素是维持生命的基本要素。肾上腺皮质分泌类固醇激素,已知从肾上腺提取的类固醇物质超过50种,其中大部分不向腺外分泌。在肾上腺静脉血中可测到18种类固醇物质,主要有：皮质醇、皮质酮、11-去氧皮质醇、11-去氧皮质酮、皮质素、醛固酮、黄体酮、17-羟-孕酮、脱氢表雄酮和硫酸脱氢表雄酮等。当人体两侧的肾上腺组织绝大部分被破坏,就会出现各种皮质激素分泌不足的表现,称肾上腺皮质功能减退症,分为原发性和继发性。原发性慢性肾上腺皮质功能减退症又称Addison病（艾迪生病）,是由于自身免疫、结核、感染、肿瘤等原因导致双侧肾上腺组织破坏,从而造成肾上腺皮质激素分泌不足和促肾上腺皮质激素分泌增多。继发性肾上腺皮质功能减退症是指垂体、下丘脑等病变引起促肾上腺皮质激素、促肾上腺皮质释放激素分泌不足导致肾上腺皮质萎缩,皮质激素分泌相应降低,主要导致患者糖皮质激素缺乏为主,而醛固酮的分泌很少受到影响。

什么是肾上腺危象

原有慢性肾上腺皮质功能减退症患者在应激等情况下造成肾上腺皮质功能减退加重或肾上腺急性出血和血栓造成肾上腺皮质功能的衰竭,临床上称之为肾上腺危象。其起病凶险,进展急剧,如不及时救治可导致患者休克、昏迷、甚至死亡,属内科危重症之一。

二、病因和发病机制

1. **慢性肾上腺皮质功能减退症加重**　因感染、创伤、手术、胃肠紊乱、心肌梗死、严重的过敏反应、妊娠、分娩、严重的低血糖或停用激素等导致原有的慢性肾上腺皮质功能减退症加重,诱发肾上腺危象。

2. 药物 应用糖皮质激素治疗时间治疗较长的患者,由于垂体、肾上腺皮质功能受到外源性激素反馈性抑制,在突然中断用药、撤药过快或遇到严重应激情况而未及时加量时,可使处于抑制状态的肾上腺皮质不能分泌足够的肾上腺皮质激素而诱发危象。另外,当腺垂体功能减退患者使用甲状腺制剂剂量过大,机体新陈代谢旺盛,对自身肾上腺皮质激素需要量骤然增加,可诱发危象发生。近期,国外有患者应用利福平治疗后导致肾上腺危象的报道。

3. 急性肾上腺出血 新生儿难产、复苏或成人腹部手术导致肾上腺受创,严重败血症所致的弥散性血管内凝血,双侧肾上腺静脉血栓形成,出血性疾病如白血病、血小板减少性紫癜,心血管手术及器官移植手术中抗凝药物使用过多均可导致肾上腺出血而诱发肾上腺危象的发生。最早发现由败血症引起肾上腺出血的病原是脑膜炎球菌,后来发现肺炎双球菌、流感嗜血杆菌 B 等细菌的感染也会导致肾上腺出血。

4. 肾上腺切除术后 因依赖下丘脑垂体的肾上腺皮质增生或肾上腺外疾病(如转移性乳腺癌)行肾上腺切除术;或者在肾上腺腺瘤摘除术后,存留的肾上腺萎缩,但此时下丘脑-垂体-肾上腺轴功能由于腺瘤长期分泌大量皮质醇而受抑制。下丘脑-垂体-肾上腺轴功能的恢复至少需要 9 个月或 1 年以上,如果患者在这段时间内未行正规的激素替代治疗或在应激状况下未相应增加激素剂量,就可能引起肾上腺危象的发生。

5. 先天性肾上腺皮质增生 肾上腺激素合成需要众多酶的作用。至今已知有九种酶的缺陷(21 羟化酶、11β-羟化酶、17α 羟化酶、18 羟化酶、18 氧化酶、Δ5-3β 羟类固醇脱氢酶、22 碳链酶、17β-羟类固醇脱氢酶和 17、20 裂解酶)会导致肾上腺激素合成障碍。上述多数酶均为皮质醇合成所必需的酶。其中 Δ5-3β 羟类固醇脱氢酶、22 碳链酶与 18 羟化酶和 18 氧化酶等缺陷也影响潴钠激素的合成。先天性肾上腺皮质增生的患者皮质醇合成不足,在应激等情况下可能会导致肾上腺危象的发生。

三、病理生理学

(一) 解剖学

肾上腺是腹膜外器官,呈黄色,由肾上腺皮质和髓质组成。右侧肾上腺呈锥形体,左侧肾上腺半月状。每侧肾上腺长约 50mm、宽约 30mm、厚约 10mm。肾上腺的平均重量:男性左侧约 7.17g,右侧约 7.11g,女性左侧约 7.20g,右侧约 6.18g。由于细胞排列的不同将肾上腺皮质分为球状带、索状带、网状带。其中肾上腺皮质球状带合成和分泌醛固酮,属于肾素-血管紧张素-醛固酮系统,主要参与血压和体内水盐代谢的调节;束状带主要合成和分泌皮质醇,属于促肾上腺皮质释放激素-促肾上腺皮质激素-皮质醇轴,主要参与应激反应、物质代谢和免疫功能的调节;而网状带主要合成和分泌类固醇类性激素(如雄烯二酮、脱氢表雄酮、孕酮和雌二醇等),主要参与性腺(睾丸或卵巢)功能和代谢的调节。肾上腺髓质主要由嗜铬细胞和神经突触组成,髓质既属于交感神经系统的一部分,又是 APUD 细胞的集聚体,主要合成和分泌儿茶酚胺(肾上腺素、去甲肾上腺素和多巴胺)。

 知识延展

APUD 细胞是指来源于神经、神经嵴的一系列内分泌细胞,弥散在许多器官及内分泌腺体内,能够从细胞外摄取胺和胺前体并在细胞内脱羧产生多肽激素和(或)胺(如多巴胺、5-羟色胺等)的内分泌细胞总称。

(二) 病理生理变化

正常成人每天约分泌皮质醇 20mg,皮质酮 2mg 和醛固酮 0.2mg。糖皮质激素的作用广泛,涉及人体糖代谢、脂代谢、蛋白质代谢、水和电解质代谢等多种代谢,还对人体的应激、精神行为和免疫及炎症反应有所影响。醛固酮是人体内最主要的盐皮质激素,主要作用于肾脏远曲小管和肾皮质集合管,增加钠的重吸收和促进钾的排泄,还作用于肾外组织,调节细胞内、外的离子交换,对血管张力的维持也起到一定的作用。

在应激情况下,肾上腺皮质可以几倍至十几倍地增加糖皮质激素分泌量,从而提高机体的应激能力,严重应激状态下,血皮质醇可高于 1mg/L,以适应机体的需要。凡有原发或继发的,急性或慢性的肾上腺皮质功能减退时,就不能产生正常量的皮质醇,应激时更不能相应地增加皮质醇的分泌,因此产生一系列肾上腺皮质激素缺乏的急性临床表现:如高热,胃肠紊乱,循环衰竭,神志淡漠、萎靡或躁动不安,谵妄甚至昏迷、死亡。

四、临床表现

肾上腺危象的共同的临床表现为:全身症状为精神萎靡、乏力。大多有高热,体温达 40℃以上,亦有体温正常或低于正常者。患者可出现中、重度脱水,口唇及皮肤干燥、弹性差。原有肾上腺皮质功能减退的患者肾上腺危象发生时皮肤黏膜色素沉着加深。症状大多为非特异性,起病数小时或 1~3 天后病情急剧恶化。

各系统主要表现如下:

1. 循环系统　由于水、钠大量丢失,血容量减少,表现为脉搏细弱、皮肤湿冷,四肢末梢冷而发绀,心率增快、心律不齐,血压下降、体位性低血压,甚至休克。

2. 消化系统　糖皮质激素缺乏导致胃液分泌减少,胃酸和胃蛋白酶含量降低,肠吸收不良导致水、电解质失衡,可表现为厌食、恶心、呕吐、腹胀、腹泻、腹痛等。伴腹痛时可被误诊为急腹症,尽管有些患者可出现腹肌紧张和腹部深压痛,但多缺乏特异性定位体征。

3. 神经系统　患者会出现肌肉疼痛、精神萎靡、烦躁不安或嗜睡、谵妄或神志模糊,重症者可昏迷。低血糖者表现为无力、出汗,视物不清、复视或出现低血糖昏迷。

4. 泌尿系统　由于血压下降,肾血流量减少,肾功能减退可出现尿少、氮质血症,严重者可表现为肾前性的肾功能衰竭。

肾上腺危象因病因的不同而有各自的临床特点,如两侧肾上腺梗塞或广泛出血引起的急性肾上腺危象患者可表现为突然发生的低血压或休克、腹部两侧或背部、下胸部疼痛、发热或低血糖以及精神神经症状。

注意事项

继发性肾上腺皮质功能减退由于肾素-血管紧张素-醛固酮系统相对正常,低血容量少见,一般很少引发肾上腺危象。由于继发性肾上腺功能减退症的患者下丘脑和垂体存在基础疾病,故患者体内存在生长激素、甲状腺激素等升糖激素的缺乏,临床上低血糖的倾向更为明显,一但出现肾上腺危象,低血糖昏迷的发生较原发性肾上腺皮质功能减退者更为常见,可伴有低钠血症,但无明显高钾血症。

五、实验室检查

1. 血常规及生化检查　伴有严重感染的患者白细胞总数和中性粒细胞明显升高。一般患者周围血中嗜酸性粒细胞计数和淋巴细胞可增高。部分患者因弥散性血管内凝血或血栓导致肾上腺危象的发生,该患者可能会出现血小板计数的减低,凝血时间延长,凝血酶原时间延长。生化中呈现低钠血症和高钾血症,但血钾也可正常甚而降低,少数病例仅以血钾增高提示急性肾上腺皮质激素缺乏,有些患者还会伴有血钙的轻度升高。空腹血糖、二氧化碳结合力均降低。

患者血浆皮质醇降低,若皮质醇小于 $100\mu g/L$ 应高度怀疑本病。24 小时尿 17-酮固醇,17-羟固醇明显降低,原有原发性肾上腺皮质功能减退的患者血中促肾上腺皮质激素明显升高。

注意事项

临床上怀疑肾上腺危象时应立即抢救,不要等待实验室检查结果。

2. 心电图检查　可呈现心率增快、心律失常、低电压、Q-T 间期延长。

3. 影像学检查　在伴有感染时,胸片可提示相应的肺部感染或心脏改变。结核病患者腹部平片可显示肾上腺钙化影。肾上腺出血、肾上腺肿瘤转移的患者腹部 CT 显示肾上腺增大或占位表现。国外文献报道,个别肾上腺危象的患者腹部 CT 发现门静脉周围的淋巴结水肿。

六、临床思辨

(一) 诊断

在原有慢性肾上腺皮质功能减退症基础上发生的危象诊断较容易。若继往无慢性肾上腺皮质功能减退症病史,则诊断甚为困难。早期对原发性肾上腺皮质减退的患者进行诊断和治疗可有效地避免肾上腺危象的发生。肾上腺危象是危及生命的急症,早期的鉴别该症和及时治疗是抢救生命的关键。具有以下临床和实验室检查表现时应警惕肾上腺皮质危象：

1. 与当前疾病的严重程度难以匹配的脱水、低血压或休克。
2. 体重下降和厌食的基础上出现恶心和呕吐腹痛或急腹症。
3. 难以解释的低血糖。
4. 难以解释的发热。
5. 低钠血症、高钾血症、氮质血症、高钙血症或嗜酸性粒细胞增高。
6. 色素过度沉着或白癜风，体毛稀少、生殖器发育差。
7. 其他自身免疫性内分泌腺功能减退，如甲状腺功能减退或性腺功能减退。
8. 休克患者经补充血容量和纠正酸碱平衡等常规抗休克治疗无效者。

对于这些患者应补充葡萄糖盐水和糖皮质激素，待病情好转后再做促肾上腺皮质激素兴奋试验等明确诊断。肾上腺出血的急诊患者通常表现为低血压、腹部、肋腹或下胸部疼痛、厌食以及呕吐。这种情况很难诊断，对有潜在出血的证据（血红蛋白快速下降）、进行性的高钾血症以及休克等表现时，应警惕肾上腺危象的存在。当检测皮质醇水平小于 $100\mu g/L$ 应高度提示本病。

（二）鉴别诊断

本症应与感染性休克等内科急症进行鉴别。感染性休克常以严重感染为诱因，常有明确的感染部位及伴随症状，皮质醇水平正常或轻度升高。

七、治疗原则

肾上腺危象严重地危害患者的生命安全，不应等到确诊后才开始治疗。当临床高度怀疑肾上腺皮质危象时，在取血标本送检促肾上腺皮质激素和皮质醇、电解质、肝肾功能及肾上腺功能减退的相关病因学的检验的同时应立即开始治疗。治疗原则为补充肾上腺皮质激素，纠正水电解质紊乱和酸碱平衡，并给予抗休克、抗感染等对症支持治疗并对原发疾病进行病因治疗。

注意事项

肾上腺皮质功能减退者对吗啡、巴比妥类药物特别敏感，在危象治疗开始前，应禁用这类药物。

1. **补充肾上腺皮质激素** 先给静脉注射氢化可的松 100mg，然后氢化可的松 50～100mg 加入生理盐水或 5％葡萄糖盐水静脉滴注每 6 小时一次（也可肌内注射，总剂量依据年龄和体表面积进行调整），第一日总量为 400mg。多数患者病情 24 小时内得到控制。第 2、3 天可将氢化可的松减至 300mg，分次静滴。如病情好转，继续减至每日 200mg，继而 100mg。若有疾病严重应静脉给药，直至病情稳定后逐渐减量。若患者呕吐停止，可进食，可改为口服激素治疗。开始口服氢化可的松片剂 20～40mg 或泼尼松 5～10mg，每日

3～4次。警惕治疗过程中患者病情反复。病情稳定者在第4～7天后减至维持量。当氢化可的松用量在50mg/24h以下时常常需要盐皮质激素,口服9α-氟氢可的松0.1mg/24h。不主张用肌内注射醋酸可的松,因起效缓慢,吸收不均匀,其血浓度比氢化可的松也低得多。

2. **纠正水、电解质紊乱** 补液量及补液种类视患者脱水、缺钠程度而定,可在心电监护下进行扩容;如有恶心、呕吐、腹泻、大汗而脱水、缺钠较明显者,补液量及补钠量宜充分;相反,由于感染、外伤等原因,且急骤发病者,缺钠、脱水不明显的患者,宜少补盐水为妥,防止心功能不全的发生。一般采用5%葡萄糖生理盐水,可同时纠正低血糖并补充水和钠。应视血压、尿量、心率等调整补液量。治疗中还需注意钾和酸碱平衡,血钾在治疗后可急骤下降,应及时监测并适时补充钾盐。

3. **对症治疗** 降温、吸氧治疗,维持患者正常的体温和血氧饱和度。有低血糖发作的患者可静注葡萄糖,维持血糖在正常范围。补充足量皮质激素、补液充分后仍休克的患者应予以血管活性药物。有血容量不足的患者,可酌情输血浆、白蛋白。因患者常合并感染,须用有效抗生素进行控制。

4. **治疗原发病** 在救治肾上腺危象的同时要及时治疗原发疾病。感染是肾上腺危象的常见诱因,及时足量的抗生素的应用对治疗至关重要,如有肾功能不全者应选用肾毒性较小的抗生素并调整抗生素的剂量。因脑膜炎双球菌败血症引起DIC导致肾上腺危象者,除抗感染治疗外,还应针对弥散性血管内凝血给予相应的抗凝治疗。

注意事项

肾上腺危象复发的预防:应加强对慢性肾上腺皮质功能减退患者的教育,嘱患者在其出现感染、创伤、手术、胃肠紊乱、心肌梗死、严重的过敏反应、妊娠、分娩、严重的低血糖等应激等情况下自行上调糖皮质激素的用量或有意识的寻求内分泌专科医师的帮助,避免肾上腺危象的发生。低盐饮食或长期应用盐皮质激素治疗可能是导致肾上腺危象复发的原因。慢性肾上腺皮质功能减退的患者依从性差是否会诱发患者容易出现肾上腺危象仍有待于进一步研究。

(潘 琦)

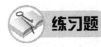

1. 引起肾上腺危象的原因有( )
   A. 原发性醛固酮增多症　　　　B. 皮质醇增多症
   C. 先天性肾上腺皮质增生　　　D. 嗜铬细胞瘤
   E. 垂体瘤
   答案:C

第八章 内分泌代谢系统急危重病

2. 下列**不适于**治疗肾上腺危象的是（ ）

   A. 补充肾上腺皮质激素

   B. 补充盐皮质激素

   C. 患者腹痛时可予吗啡等镇痛治疗

   D. 纠正电解质的紊乱

   E. 合并感染时与给予抗炎治疗

   答案：C

3. 提示原发性肾上腺功能减低导致肾上腺危象可能的化验指标是（ ）

   A. ACTH 升高，皮质醇和 17-羟固醇升高

   B. ACTH 升高，皮质醇和 17-羟固醇明显减低

   C. ACTH 减低，皮质醇和 17-羟固醇轻度减低

   D. ACTH 升高，皮质醇和 17-羟固醇明显升高

   E. ACTH 升高，皮质醇明显减低，17-羟固醇明显升高

   答案：B

4. 肾上腺危象补充激素时，激素补充方法不妥的是（ ）

   A. 静脉注射氢化可的松　　　B. 口服氢化可的松

   C. 口服泼尼松　　　　　　　D. 肌内注射醋酸可的松

   E. 口服 9α-氟氢可的松

   答案：D

5. 43 岁男性肝移植术后 2 天，突发腹部疼痛伴恶心、呕吐，急查相关检查提示：血红蛋白 60g/L，K⁺ 6.5mmol/l，BP 80/50mmHg，皮质醇 90μg/L，患者可能的病因是（ ）

   A. 肝移植后术后伤口大出血

   B. 缺血性肠病

   C. 术后应激性溃疡伴出血

   D. 急性肾上腺出血导致的肾上腺危象

   E. 食管胃底静脉曲张出血

   答案：D

第六节　垂体危象与垂体卒中

一、垂体危象

腺垂体功能减退症是腺垂体激素分泌功能部分或全部丧失的结果，大多数呈慢性过程。如果垂体受损后症状急剧出现，或慢性垂体功能减退症在感染、创伤、呕吐、腹泻、脱水、饥饿以及寒冷、垂体卒中等诱因作用下，发生严重的垂体功能减退症状，危及生命，称作垂体危象。

(一) 病因

1. **瘤体压迫** 垂体或鞍区肿瘤的肿瘤体积增大可压迫正常垂体组织或邻近神经血管组织，使垂体功能减退。垂体腺瘤包括有功能和无功能腺瘤，大腺瘤多见；颅咽管瘤；垂体或鞍区转移瘤；鞍区其他肿瘤包括胶质瘤、蛛网膜瘤、错构瘤、异位松果体瘤、生殖细胞瘤等。

2. **梗死性疾病** 垂体卒中、席汉（Sheehan）综合征、糖尿病、外伤致垂体断裂等疾病会导致垂体血供障碍，引起组织缺血坏死。最常见的为席汉综合征，由于妊娠期腺垂体增生肥大，血供丰富，围生期大出血、血栓形成可以引起腺垂体坏死和纤维化。

3. **浸润性疾病** 嗜酸性肉芽肿、血色病、白血病、淋巴瘤、结节病等疾病或侵犯下丘脑，或破坏腺垂体或神经垂体，引起腺垂体功能减退或尿崩症。

4. **炎症性疾病** 垂体脓肿、真菌感染、结核及梅毒都可以直接破坏垂体。脑炎、脑膜炎可以影响下丘脑神经激素的产生。严重的全身性感染如伤寒也可引起本病。有文献报道淋巴细胞性垂体炎可导致垂体功能减退。

5. **特发性垂体功能减退** 一部分腺垂体功能减退无明显病因，可能是某种自身免疫机制导致垂体退化萎缩，在诱因作用下发生垂体危象。

6. **先天性腺垂体功能减退症** 主要有两种，一是由于调节垂体发育的基因突变或缺失所致，由于腺垂体发育不良而导致垂体激素分泌不足；二是由于先天性下丘脑、垂体或附近脑组织急性累及腺垂体所致。

腺垂体功能减退分度

腺垂体有较强力的功能代偿能力，依其组织坏死和功能损害程度分为：①重度：垂体组织丧失≥95%，临床症状严重；②中度：垂体组织丧失≥75%，临床症状明显；③轻度：垂体组织丧失≥60%，临床症状轻微；④垂体组织丧失≤50%，一般不出现明显的临床症状。

(二) 临床表现

患者可以表现为单纯性肾上腺皮质激素缺乏或甲状腺激素缺乏，也可二者同时出现。腺垂体功能减退症的临床表现因病情发展的快慢和缺乏激素的种类及程度而不同。主要表现为胃肠道、心血管以及中枢神经系统的多系统症状。因腺垂体功能减退症临床症状表现多样且缺乏特异性，容易被漏诊或误诊，常在某种应激因素的作用下发生垂体危象就诊于急诊科。诱发垂体危象最常见的原因是感染，其次是滥用镇静或麻醉剂、补液不当、饥饿、低血糖及手术等。垂体危象从病情进展过程分为以下两个阶段：

1. **垂体危象前期** 在某些诱因促发下原有垂体功能减退的症状加重，以精神神经系统症状和消化系统改变为主，是危象的早期阶段。患者往往表现为疲乏无力、精神萎靡。虽然神志清醒但明显淡漠、嗜睡。体温正常或高热（合并感染），收缩压降低至80～90mmHg、脉压减小或有体位性低血压。消化系统表现为明显的厌食、恶心、呕吐或进食水时呕吐。因感染伴有高热的患者在经历数小时的恶心、呕吐、烦躁或淡漠等症状后可迅速发展至危象阶段。服用镇静剂、安眠药诱发昏迷的患者常无消化道症状直接进入昏迷阶段。

2. **垂体危象期** 危象前期患者如未获得及时诊断和治疗，往往可因各种诱因而发生危象，出现神志昏迷。垂体危象的临床类型有多种。

(1) 低血糖及低血糖性昏迷：这是垂体危象时最常见的临床表现之一。由于进食热量过少或不能进食，特别是在有感染时易于发生低血糖；或是因使用胰岛素或降糖药物而诱发；或因高糖饮食或注射大量葡萄糖后，引起内源性胰岛素分泌过多而致低血糖。本病患者由于内源性皮质醇生成不足，肝糖原贮存减少，生长激素(GH)减少，对胰岛素的敏感性增加，加之甲状腺功能减低，肠道对葡萄糖的吸收减少，所以在平时空腹血糖即较低，一旦遇有上述诱因，易导致低血糖昏迷。患者可表现为烦躁不安或反应迟钝，伴有肌肉软弱无力、头晕、出汗、心慌、面色苍白、心率快、肌肉颤抖，严重时会出现口吐白沫及癫痫大发作样抽搐。查体可以发现血压一般较低，严重者不能测得，瞳孔对光反射存在，腱反射初亢进后消失，划跖试验可为阳性，肌张力增强或痉挛。

(2) 感染诱发昏迷：感染是诱发垂体危象的最常见原因，尤其是伴有脱水的感染，如急性胃肠炎、大叶性肺炎。本病患者因缺乏多种激素，主要是由于缺乏促肾上腺皮质激素(ACTH)和肾上腺皮质激素，故机体抵抗力低下，易于发生感染。在并发感染、高热后，易出现意识不清以至昏迷和血压过低，最终发展至休克。由感染引起的意识丧失大多是逐渐出现的。查体显示体温可高达39~40℃，脉搏往往不相应地增快。

(3) 镇静、麻醉剂所致昏迷：本病患者对镇静、麻醉剂甚为敏感，一般的常用剂量即可使患者陷入长时期的昏睡以至昏迷。如戊巴比妥钠或硫喷妥钠，吗啡、苯巴比妥及哌替啶等药，也有因安定类和氯丙嗪诱发昏迷的报道。

(4) 失钠性昏迷：胃肠道功能紊乱、手术、感染等因素均可加重钠丢失，患者会有明显的周围循环衰竭状态。在此型患者因电解质紊乱可以出现酷似急性心肌梗死的心电图表现，如T波倒置、ST段低平、Q-T间期延长甚至出现恶性心律失常，在临床工作需要予以鉴别。

(5) 水中毒性昏迷：主要是由于水分摄入过多或过量输液引起。患者存在排水障碍，在进水过多时可发生水潴留，使细胞外液稀释而造成低渗状态，于是水进入细胞内，引进细胞内水分过多，细胞肿胀，细胞代谢及功能发生障碍。神经细胞内水过多，可引起一系列神经系统症状。此种情况的发生可以是自发性的，亦可因行水利尿试验而引起，尤其是原来病人血钠浓度已甚低时更易发生，因此作水利尿试验前应先测血钠，血钠低者不宜做此试验。水中毒的临床表现有衰弱无力、嗜睡、食欲减退、呕吐、精神紊乱、抽搐，最后陷入昏迷。此型昏迷与失盐所致危象不同，患者无脱水征，反而可有水肿，体重增加。如不伴有明显失钠，血液循环仍保持正常。血细胞比容降低，血清钠浓度降低，血钾正常或降低，一般无酸中毒或氮质血症。

(6) 低温性昏迷：低温性昏迷少见，部分病人在冬季即感到神志模糊，尤其是在有黏液性水肿的患者当暴露于寒冷时，可诱发昏迷，或使已发生的昏迷更加延长。此类危象常发生于冬季,起病缓慢,逐渐进入昏迷,体温很低,用普通体温计测体温不升,须用实验室所用温度计测量肛温,可低达近30℃。

(7) 垂体切除术后昏迷:因垂体肿瘤或转移性癌而作垂体切除术后,患者可发生昏迷。手术前已有垂体功能减退症者,更易于发生。垂体切除术后发生昏迷,可由于局部损伤引起意识障碍,也可由于内分泌腺功能减退,尤其是手术前已经存在肾上腺皮质功能减退,不能耐受手术,或是由于手术前后发生水及电解质代谢紊乱因手术加重。患者的临床表现为在手术后神志不能恢复,呈昏睡或昏迷状态,可持续数日以至数月,大小便失禁,对疼痛的刺激可仍有反应,有时可暂时唤醒。查体显示握持反射及吸吮反射消失,脉率及血压可为正常或稍低。血糖及血钠亦可为正常或稍低。

(三) 辅助检查

1. 血常规及血生化测定　伴有严重感染者白细胞总数和中性粒细胞数明显升高。严重的低钠血症最为常见,血钠通常低于120mmol/L,并可出现高钾血症。若同时伴有进食减少或腹泻,可出现低钾血症。而合并甲状腺功能减退的患者可出现贫血,表现为红系或三系均减低。患者空腹血糖降低,糖耐量曲线低平,低血糖昏迷时血糖水平可低至1.12mmol/L以下。血电解质和血糖的水平反映了病情的严重程度。

2. 激素水平检测　血促肾上腺皮质激素、血皮质醇、24小时尿游离皮质醇、促甲状腺激素、总T_3、总T_4、游离T_3、游离T_4、促卵泡激素、促黄体生成素、雌二醇、睾酮均降低。基础状态的GH水平不能够反映GH缺乏患者的真实情况,应当做GH兴奋试验。同时合并肾上腺轴和甲状腺轴功能减退的患者,应当在充分替代治疗后,再做GH水平的评价。病情危重时不必等待检查结果,以免延误治疗。

注意事项

在做GH兴奋试验时,应当选择左旋多巴、精氨酸或可乐定试验,而避免使用低血糖兴奋试验,以免诱发垂体危象。

3. 鞍区影像学检查　磁共振成像(MRI)薄层扫描通常作为首选的影像学检查。对于鞍区结构异常的阳性检出率最高。根据病因不同,可表现为下丘脑及垂体的占位病变、弥漫性病变、囊性变或空泡蝶鞍。无条件或不能够做MRI检查的患者可以选择鞍区CT扫描,与MRI相比,其阳性检出率不高。但是对于有鞍底骨质破坏的患者及垂体卒中急性期的患者,CT比MRI有价值。X线平扫及断层可以表现为蝶鞍扩大、鞍底骨质破坏等,现在逐步被CT及MRI取代。

(四) 诊断

对于有腺垂体功能减退病史的患者,如同时存在感染、创伤、呕吐、腹泻、脱水、饥饿以及寒冷等诱因,诊断不难。对于既往病史不清的患者,若有下述急症症状,如临床表现不重,而出现严重的循环衰竭、低血糖、淡漠、昏迷、难以纠正的低钠血症、高热以及呼吸衰竭,应当考虑垂体危象。

注意事项

(1)女性腺垂体功能减退大部分因产后大出血导致腺垂体坏死或萎缩引起。临床表现轻重不一,病程多在产后5~10年出现。平时多表现为虚弱、贫血、食欲减退、低血压等症状,发生垂体危象时很快进入昏迷状态,多数就诊于急诊科,非专科医生对本病缺乏认识,加之病程长,产后出血情况多被家属遗忘,是造成误诊的主要原因。问诊时需重视询问既往史与月经生育史,是否有垂体手术史和放疗史,以及产后大出血史及产后闭经、无乳等病史。

(2)查体注意外生殖器检查,乳房和生殖器萎缩是有意义的体征。

(3)如临床遇到不明原因的低血糖,不易纠正的低血钠或休克,不明原因的昏迷等情况,需除外垂体危象的存在。

(五)鉴别诊断

本病应与内科急症如感染性休克相鉴别。感染性休克常以严重感染为诱因,合并毒血症或败血症,甚至弥散性血管内凝血。有时临床上难以区分,由于两者治疗原则相似,可以先进行治疗性诊断,待病情平稳后再做病因诊断。另外,动脉瘤破裂、脑脓肿、脑炎及球后视神经炎等疾病的急性期状态,也与本病临床症状相似,根据患者影像学、血生化检测、脑脊液检测、垂体激素检测,以及对肾上腺皮质激素、甲状腺激素的治疗反应等,不难做出鉴别诊断。

(六)应急处理

治疗的关键在于及时正确的诊断和抢救,重点询问有关病史和进行必要的体格检查,一旦疑为垂体危象立即抽血查血糖、血钾、血钠、血氯以及肾功能等,若有条件可测血浆渗透压。垂体危象的处理关键为正确使用皮质类固醇和恰当补液。

 治疗策略

本病病情危重,若不能除外垂体危象,应尽快予以诊治。治疗原则为积极补充肾上腺皮质激素,开始的剂量要达到足量,根据病情的缓解程度逐渐减量直至替代剂量。若同时合并甲状腺功能减退,应当在补足肾上腺皮质激素的基础上,由小剂量开始逐渐增加甲状腺激素的用量,直到生理替代剂量。

1. **肾上腺皮质激素** 垂体危象时氢化可的松静脉滴注是关键性治疗措施。100mg 氢化可的松加入500ml 葡萄糖液内静滴,第一个24小时氢化可的松用量为200~300mg,有严重感染者必要时还可增加剂量。如并无感染、严重刺激等急性并发症,而为低温型昏迷者,则氢化可的松的用量不宜过大,否则有可能抑制甲状腺功能,使昏迷加重。若病人有精神症状的征兆,起始剂量以100mg 为佳。第2天、第3天依次递减为200mg 和100mg 静滴。如无特殊情况第4天起改为泼尼松片每日3次,每次5mg。一般7~10天后即可改为生理维持量,每日 5~7.5mg。需要告知患者遇有发热、感染、创伤等应激情况时要积极治疗,同时加大泼尼松剂量。值得注意的是本病患者在开始应用糖皮质激素的最初数日内,可发生钠的排出增多,可能是由于血容量较低导致的肾小球滤过率降低,经治疗后被提高的原因。

2. **纠正水和电解质紊乱**　有失钠病史(例如呕吐、腹泻)及血容量不足表现者,应静滴5％葡萄糖生理盐水,需用盐水量视体液损失量及血容量不足严重程度而定。在充分补充激素的前提下,每日补充 2000~3000ml 盐水是安全的。对水中毒患者如能口服应立即给予泼尼松 10~20mg,不能口服者可用氢化可的松 50mg 溶于 50％葡萄糖溶液 40ml 缓慢推注,继以氢化可的松 100mg 溶于 5％或 10％葡萄糖溶液 250ml 内静滴。垂体危象病人低钠多为慢性,补钠应慢,血钠>125mmol/L 时可不补钠。快速纠正低钠血症会导致脑桥中央髓鞘溶解(CPM),治疗时需要合理把握补钠速度,一般为 2mmol/h,同时注意密切观察患者精神状态变化。

3. **纠正低血糖**　在紧急处理阶段,对于昏迷、神志不清或有不同程度精神异常的患者,应立即给予 50％葡萄糖 40~60ml 静脉注射纠正低血糖,多数患者很快神志恢复;在维持治疗阶段,以 10％葡萄糖溶液持续滴注维持或在数小时后再次推注 50％葡萄糖 40~60ml 以免再次昏迷,患者清醒后鼓励其进食糖水或食物。第 1 个 24 小时内糖摄入量不应低于 150~200g(包括口服),在患者血压稳定、饮食基本恢复至危象前水平时可以停止输液。

4. 对低温型患者,应予保温,注意避免烫伤。应给予甲状腺激素口服,如不能口服则鼻饲;可用甲状腺片,每 6 小时 30~45mg;如有 T_3,则效果更为迅速,可每 6 小时静注 25μg。低温型患者在用甲状腺激素治疗的同时,宜用适量的氢化可的松(如 50~100mg 静滴),以免发生严重肾上腺皮质功能不足。

5. **去除诱因及一般治疗**　感染是最常见、最重要的诱因,有发热并感染者,应积极应用有效抗生素治疗。根据感染的性质、细菌学检查结果选用有效安全的抗生素,剂量和疗程要足够。有感染性休克者,除补液、静滴氢化可的松外,还需用升压药物。患者应安置在有良好抢救条件的病房,注意保温,环境要安静;正确记录出入量为恰当补液提供参照。少数患者醒后会有精神兴奋、瞻望,需注意鉴别是皮质激素用量较大的反应还是低血糖引起的大脑功能障碍。

二、垂体卒中

垂体卒中是垂体急性大片梗死所产生的罕见但又危及生命的病症。广义的垂体卒中包括带瘤垂体及非瘤垂体的梗死、坏死或出血,狭义的垂体卒中是指垂体梗死、坏死或出血。鉴于垂体卒中较少发生完全性梗死,又可不予医治而自然恢复,故对其发生率可能低估,曾有人从大批尸检者中发现 25％以上存在垂体梗死,但生前发现者仅占 1％~3％。患者年龄平均分布于 20~70 岁之间,男女比率为 2∶1。

(一)病因

1. **垂体腺瘤性垂体卒中**　垂体瘤是最常见的原因,导致垂体卒中的肿瘤种类很多,以嫌色性腺瘤最多，次为嗜酸性腺瘤，少见者有嗜碱性腺瘤、颅咽管瘤或原发性垂体癌。大多数发生卒中的肿瘤无内分泌症状，但在肢端肥大症和库欣病者也有报道。卒中发生后，肢端肥大症和糖尿病得到改善者并不少见。垂体腺瘤可以自发出现垂体卒中。某些诱因包括轻度的外伤、脑脊液压力变化（腰穿、咳嗽、Valsava动作、潜水等）、动脉血压的变化（血管造影及情绪激动）、雌激素水平的升高、应用抗凝剂、溴隐亭治疗、垂体腺瘤的放射治疗及垂体功能试验均可诱发垂体卒中。垂体卒中的主要病理变化为瘤内水肿、坏死、出血，严重者可引起急性蝶鞍扩大。

 知识延展

> 垂体腺瘤易出血可能与以下因素有关：有些垂体腺瘤生长迅速，超过了肿瘤血液供应的限度，从而引起缺血性坏死，随后发生出血。有些垂体腺瘤并不大，但也发生了卒中，原因可能是肿瘤的生长致营养肿瘤的垂体上动脉受压。但也有人持相反的观点，认为营养垂体腺瘤的血管多来源于垂体下动脉，这样垂体上动脉受压将引起正常腺垂体的缺血而不会使肿瘤发生坏死、出血，此外，瘤内血管的内在缺陷（如血管硬化、脆性增加等）也与垂体卒中有关。

2. 非垂体腺瘤性垂体卒中　非腺瘤性垂体卒中的原因很多，产时或产后大出血、糖尿病、动脉硬化、高血压、结核、甲状旁腺功能减退、破伤风、心力衰竭、急性溶血反应、脑膜炎、颞动脉炎、高颅压等均可引起。

（二）临床表现

1. 垂体腺瘤性垂体卒中　垂体卒中可以是垂体腺瘤的首发表现，神经系统受损的症状和体征及垂体功能减退，二者往往同时存在。病理改变主要为破坏、压迫及漏泄三个方面，可因此出现相应的临床症状。①破坏：垂体坏死，出现垂体功能低下或原先存在的内分泌病状消失；②压迫：第Ⅲ、Ⅳ、Ⅴ、Ⅵ对脑神经受压，出现眼球运动障碍、眼睑下垂、瞳孔散大、面部感觉障碍和角膜反射消失；交感神经链受压，出现霍纳（Horner）征；海绵窦受压，出现突眼和眼睑水肿；视交叉和视束受压，出现视野缺损和视力减退；颈内动脉及其分支受压，出现局限性大脑半球功能障碍或偏瘫、意识障碍、抽搐发作；下丘脑受压，出现高热、尿崩症或血管加压素分泌异常；③漏泄：血液或坏死组织漏入蛛网膜下腔，引起蛛网膜下腔出血或无菌性脑膜炎；头痛、恶心、呕吐、颈强、发热、昏睡或昏迷。卒中前肿瘤生长的方式，以及垂体内出血和水肿的程度决定了神经系症状的性质和广度。由于垂体肿瘤生长缓慢，其周围神经组织可以适应，因而神经系统症状出现较晚，一旦肿瘤继发出血和水肿而致梗死时，神志清楚的患者首发症状常为突发局限于眶后的剧烈头痛，伴恶心和呕吐，是脑膜受刺激或蝶鞍侧壁的硬膜受牵拉所致。若腺垂体被大量破坏，垂体卒中也可引起危及生命的内分泌缺陷。临床上明显的神经垂体功能减退并不常见，即使发生尿崩症也是轻微和短暂的。有些患者可以没有临床症状，称为沉寂性垂体卒中。

2. 非垂体腺瘤性垂体卒中　以腺垂体功能减退为主要表现。包括肾上腺皮质功能减退、甲状腺功能减退、性腺功能减退、GH缺乏等临床症状,这里不再赘述。

临床分型

暴发性垂体卒中(Ⅰ型):出血猛烈,出血量大,直接影响下丘脑,此时病人伴有脑水肿和颅内压升高,出血后3小时内即出现明显视野缺损,意识障碍进行性加重,直至昏迷甚至死亡。

急性垂体卒中(Ⅱ型):出血量比较迅猛,出血量较大,已累及周围结构,但未累及下丘脑,也无明显脑水肿和颅内压升高,临床表现为头痛、视力视野障碍,眼肌麻痹或意识障碍,在出血24小时后达到高峰,在观察治疗期间症状和体征无继续加重倾向,但占位效果明确。

亚急性垂体卒中(Ⅲ型):出血较缓慢,视力障碍或眼肌麻痹,原有垂体腺瘤症状轻度加重,无脑膜刺激征及意识障碍,常被病人忽略。

慢性垂体卒中(Ⅳ型):出血量少,无周围组织结构受压表现,临床上除原有垂体瘤表现外,无其他任何症状,往往是影像学诊断或手术时诊断。

(三) 辅助检查

1. 实验室检查 垂体卒中的内分泌异常主要表现为腺垂体功能减退,具体检测项目同上。其常见特点是GH缺乏及泌乳素(PRL)升高。由于这两种激素异常在成人的临床表现不明显,常常不需要紧急治疗。另外,临床常见的功能减退症状依发生率的高低分别为性腺功能减退、甲状腺功能减退以及肾上腺皮质功能减退。

知识延展

PRL水平升高约见于2/3的病人,原因可能为出血引起垂体柄受压,使到达腺垂体的泌乳素释放抑制因子减少。出现尿崩症者少见,可能是后叶受累较轻,不足以使抗利尿激素严重减少。少数病人因下丘脑受累而出现抗利尿激素分泌不当综合征。

2. 影像学检查 在垂体腺瘤卒中的急性期,CT显示出清晰的高密度圆形病灶,数天后病灶的密度逐渐降低。CT还可显示出血量、是否破入蛛网膜下腔以及垂体周围组织结构受累的情况。MRI不能显示急性出血,故不作为急诊首选。随着红细胞的破坏,脱氧血红蛋白转变为正铁血红蛋白,它可使T_1和T_2加权图像的信号增强,所以血肿信号密度随着时间的推移而逐渐增加。产后大出血导致垂体卒中的特点为垂体缺血、坏死,在影像学上表现为垂体缩小或空泡蝶鞍。腺瘤性垂体卒中的头颅X线平片主要表现为蝶鞍扩大、鞍底变薄、破坏、鞍底骨折。

(四) 诊断

垂体腺瘤患者出现剧烈的头痛、呕吐,应考虑垂体卒中。若同时有视力减退、视野缺损及眼运动功能障碍,更应高度怀疑垂体卒中。此时应立即做CT检查,明确诊断。

(五)鉴别诊断

既往有垂体瘤病史或典型临床表现者诊断不难。但对以垂体卒中为首发症状者则不易确诊,特别有嗜睡或昏迷的患者,诊断更为困难。应详细了解既往病史,根据实验室等辅助检查明确诊断,并与以下疾病鉴别。

1. 垂体卒中应与蛛网膜下腔出血、细菌性脑膜炎、脑出血、脑梗死、垂体转移性肿瘤、视交叉性卒中、球后视神经炎等疾病鉴别。

(1)蛛网膜下腔出血:蛛网膜下腔出血多由颅内动脉瘤破裂或动静脉血管畸形引起,表现为突然出现的剧烈头痛,伴呕吐,意识障碍及脑膜刺激征,与垂体卒中极为相似,但本病发展较垂体卒中为快,从头痛到意识障碍的时间很短,腰椎穿刺显示血性脑脊液,CT扫描显示脑池、脑裂内积血但无蝶鞍占位,但是垂体卒中时血液亦可进入蛛网膜下腔,这种情况很罕见,且进入蛛网膜下腔的血液量远较原发性蛛网膜下腔出血量少。

(2)细菌性脑膜炎及病毒性脑炎:头痛,脑膜刺激症状明显且伴有发热的病人应与细菌性脑膜炎及病毒性脑炎鉴别,细菌性脑膜炎和病毒性脑炎的体温升高更明显,血白细胞计数增高,脑脊液白细胞和蛋白增加,无神经眼科症状,CT扫描无蝶鞍占位的表现,据此可与垂体卒中鉴别,值得注意的是,个别垂体卒中者可表现为无菌性脑膜炎,此时与细菌性脑膜炎难以鉴别,这类患者抗生素治疗往往无效,可作为两者的鉴别点。

(3)脑出血和脑梗死:可出现头痛,呕吐,视野缺损,眼运动神经麻痹,脑膜刺激症状,意识障碍,故须与垂体卒中鉴别,脑出血和脑梗死有所谓"三偏"表现,CT扫描可显示脑内出血或缺血灶,可与垂体卒中鉴别。

(4)垂体转移性肿瘤:垂体转移性肿瘤一般为恶性,生长快,可引起严重头痛,视野缺损,眼运动神经麻痹,但这些症状是逐渐出现的,这与垂体卒中不同,CT和MRI检查有助于鉴别。

(5)视交叉性卒中:视交叉性卒中是由于视交叉部位的血管畸形所引起,临床表现与垂体卒中相似,如突然出现的头痛,视野缺损,视力减退,恶心,呕吐,但本病一般无脑膜刺激症状,CT显示蝶鞍无扩大,鞍上可出现高密度占位性病变。

(6)球后视神经炎:球后视神经炎可有前额或眼球后疼痛,伴视力减退,视野缺损及瞳孔的变化,与垂体卒中相似,但两种疾病的眼底表现迥异,球后视神经炎病人视盘充血,边缘模糊不清并有轻度隆起,视网膜有水肿,出血及渗出;垂体卒中的眼底多正常,此外,垂体卒中者CT检查可显示蝶鞍扩大等表现,而球后视神经炎者则正常。

2. 垂体卒中所致的头痛可与以下疾病相鉴别:

(1)动脉瘤破裂:动脉瘤自头痛开始至意识丧失发展更为迅速,且易再出血,视神经及动眼神经麻痹常为单侧性,无内分泌症状,蛛网膜下腔出血量也比垂体卒中多,动脉造影有助鉴别。

(2)颅内感染:脑炎、脑膜炎等可有脑膜刺激征,发热,无内分泌症状,脑脊液中白细胞增加。

(3) 脑出血：头颅 CT 扫描，MRI 检查有助鉴别，脑出血无垂体功能减退的内分泌改变。

(4) 球后视神经炎：头痛，视力下降，无视野缺损及蝶鞍增大，垂体功能正常。

(5) 脑膜瘤：头痛，视神经受压，无垂体功能改变及蝶鞍异常。

(6) 颅咽管瘤：在蝶鞍内的颅咽管瘤发生出血坏死时，引起垂体卒中的表现，与垂体瘤卒中难以区别，需靠病理诊断，儿童颅咽管瘤常有钙化影。

(六) 治疗

1. 内科应急处理　垂体卒中一旦确诊，必须立即给予大量糖皮质激素治疗，处理同垂体危象，直到病情稳定后才考虑减量。大剂量糖皮质激素也有助于改善视力。同时需应用止血剂以防止继续出血。有颅内压增高的患者应该给予甘露醇降颅压。有电解质紊乱者应给予相应的治疗。重症患者还应给予抗生素。仅有轻度头痛而无神经系统、消化系统症状的患者可以仅给予内科治疗，但应密切关注病情变化。

2. 手术治疗　视力改变明显或病情急剧恶化的患者应立即行手术治疗以缓解蝶鞍周围组织受压。一般可采用经蝶鞍手术，若垂体肿瘤向鞍外及鞍上扩展，应采取经颅手术。早期手术减压可以使垂体功能完全或部分恢复，可使部分患者免于终身服用激素替代治疗。手术还可以防止卒中的再次发作，并可切除肿瘤。

3. 放射治疗　急性期患者不考虑放射治疗，待病情平稳后，可根据肿瘤类型选用放射治疗。

（潘　琦）

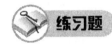

练习题

1. 男性，70 岁，在家中昏迷不醒被邻居发现，桌上有标有甲状腺激素的空药瓶。查体：昏迷，脉搏 52 次/分，直肠体温 30℃。该患者急诊处理重要方面包括下列措施，**除了**（　　）

　　A. T_3 200μg 静脉给药　　　　B. 用加热毯子迅速增高体温

　　C. 评价和治疗感染　　　　　　D. 测定动脉血 PO_2 和 PCO_2

　　E. 监测血清钠浓度

答案：D

2. 女性，24 岁，有低血压并处于昏迷状态 1 小时入急诊。2 年前病人发生泌乳和闭经，诊为泌乳素瘤，做过垂体放射治疗，泌乳已经好转，但仍有闭经。3 日前检查甲状腺功能提示甲状腺功能减退，给予左甲状腺素 150μg，每日一次治疗。急查血糖为 60mg/dl，血钠 120mmol/L，应主要采取（　　）

　　A. 通过胃管给予甲巯咪唑 100mg，继以碘剂治疗

　　B. 氢化可的松 100mg，q6h，静脉给药，并补充足量生理盐水

　　C. 50％葡萄糖溶液 50ml，一次静脉推入

　　D. 左甲状腺素 100μg，胃管给药

　　E. 3％NaCl 溶液静脉输入

答案：B

3. 有关垂体危象检查中**错误的**是( )

　　A. 血钠明显降低,血钾升高

　　B. 甲状腺功能 TSH 正常或降低,游离 T_3、游离 T_4 降低

　　C. 空腹血糖减低,糖耐量试验属于低平曲线

　　D. 判断是否 GH 缺乏可以做低血糖兴奋试验

　　E. 血 ACTH 水平,皮质醇水平降低

答案:D

4. 男性,40 岁,既往有垂体瘤病史,检查提示为无功能腺瘤,2 天前出现咳嗽,发热,1 小时前突然出现剧烈头痛、呕吐伴双眼视力减退,为明确诊断首先需要做的检查为( )

　　A. 腰穿　　　　　　　B. 鞍区 CT 扫描　　　　　　C. 垂体 MRI

　　D. ACTH,皮质醇激素　　E. 血糖、电解质

答案:B

5. 女性,60 岁,垂体 MRI 提示垂体大腺瘤,突发头痛、恶心、呕吐 3 小时,发热伴昏迷半小时入院,查体:BP 190/110mmHg,T41.0℃,昏迷,左侧瞳孔散大,颈项强直。下一步紧急处理不正确的是( )

　　A. 立即给予氢化可的松静滴　　　　B. 给予止血治疗

　　C. 给予甘露醇降颅压　　　　　　　D. 请神经外科会诊,急诊手术减压

　　E. 请放疗科会诊行放射治疗

答案:E

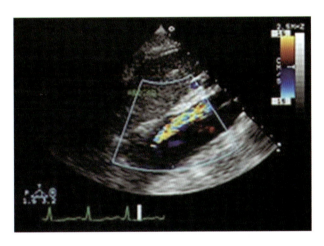

图 4-16 超声心动图显示血管真腔和主动脉夹层的假腔

急危重症"三基"
理论与实践

（下册）

主 编 陈燕启 李小刚
副主编 陈祖君 龚 涛 王 晶 刘德红

人民卫生出版社

图书在版编目(CIP)数据

急危重症"三基"理论与实践:全2册/陈燕启,李小刚主编.—北京:人民卫生出版社,2015
 ISBN 978-7-117-20443-9

Ⅰ.①急… Ⅱ.①陈… ②李… Ⅲ.①急性病-诊疗 ②险症-诊疗 Ⅳ.①R459.7

中国版本图书馆 CIP 数据核字(2015)第 046997 号

| 人卫社官网　www.pmph.com | 出版物查询,在线购书 |
| 人卫医学网　www.ipmph.com | 医学考试辅导,医学数据库服务,医学教育资源,大众健康资讯 |

版权所有,侵权必究!

急危重症"三基"理论与实践
(上、下册)

主　　编:陈燕启　李小刚
出版发行:人民卫生出版社(中继线 010-59780011)
地　　址:北京市朝阳区潘家园南里 19 号
邮　　编:100021
E - mail:pmph @ pmph.com
购书热线:010-59787592　010-59787584　010-65264830
印　　刷:河北新华第一印刷有限责任公司
经　　销:新华书店
开　　本:787×1092　1/16　总印张:42　总插页:1
总 字 数:944 千字
版　　次:2015 年 4 月第 1 版　2015 年 4 月第 1 版第 1 次印刷
标准书号:ISBN 978-7-117-20443-9/R·20444
定价(上、下册):96.00 元

打击盗版举报电话:010-59787491　E-mail:WQ @ pmph.com
(凡属印装质量问题请与本社市场营销中心联系退换)

编委（按姓氏笔画排序）

王　雁	北京医院	何青春	中南大学湘雅医院
王　晶	首都医科大学宣武医院	佟佳宾	北京医院
王玉红	中国人民解放军北京军区总医院	邹　彤	北京医院
王龙安	河南省人民医院	张　怡	中南大学湘雅医院
王旭涛	北京医院	张　敬	首都医科大学附属北京同仁医院
王晓霞	北京医院	陈　锋	北京航天总医院
王爱民	中南大学湘雅医院	陈祖君	阜外心血管病医院
毛　懿	阜外心血管病医院	陈燕启	北京医院
邓跃林	中南大学湘雅医院	范　芸	北京医院
田英平	河北医科大学第一医院	虎晓珉	第四军医大学第一附属医院（西京医院）
丘泽武	中国人民解放军第三〇七医院	罗庆锋	北京医院
朱华栋	北京协和医院	钟　强	华中科技大学同济医学院附属同济医院
刘德红	深圳市第二人民医院	聂绍平	首都医科大学附属北京安贞医院
米玉红	首都医科大学附属北京安贞医院	钱邵昕	中南大学湘雅医院
苏　闻	北京医院	殷文朋	首都医科大学附属北京朝阳医院
李　毅	北京协和医院	龚　涛	北京医院
李小刚	中南大学湘雅医院	粟　枫	中南大学湘雅医院
李湘民	中南大学湘雅医院	樊　红	华中科技大学同济医学院附属协和医院
杨　鹤	北京医院	潘　琦	北京医院
吴春波	北京大学人民医院		

序

2013年，国家卫生计生委组织制定了《需要紧急救治的急危重伤病标准及诊疗规范》（国卫办医发〔2013〕32号）（简称"规范"）。该"规范"旨在规范急危重伤病的诊断标准及治疗规范，提高各级各类医务人员对急危重伤病的规范化诊疗水平，做到及时、准确、有效地救治急危重症伤病患者。

如何提升广大医务人员，特别是临床一线医务人员急危重症的"基本理论、基本知识、基本技能"（简称"三基"）水平是确保急危重症患者得到及时有效救治的关键，也是当前医改所强调的提升医疗服务能力的重要内容，这也是我作为一名多年从事临床工作与医院管理、卫生行政管理工作者一直在思考与极力推进解决的问题，应该说实现"规范"所要达到的目的，不仅让急危重症伤病患者能得到及时、准确、有效地救治，更需要各级医疗机构在人才培养与能力培训上下功夫。

2014年底，看到了这套《急危重症"三基"理论与实践》（上、下册），感到非常及时。此书是在"规范"确定的急危重伤病范围内，系统、全面、翔实地阐述了这些急危重伤病的"三基"内容，且深入浅出、简明实用、通俗易懂，对急危重症的病因、病理生理或发病机制、解剖特点、主要临床症状和体征及重要的辅助检查、临床思辨、病情评估、应急处理措施、治疗进展等"三基"知识进行了实用性讲解与阐释，这些知识都属于医务人员在平时医疗工作中应知应会的基本内容，是医务人员在工作中要切实掌握，做到运用自如的基础知识。

获悉此套书得益于湖南省卫生计生委的倡议，作为该省各级各类医院急危重伤病"三基"培训的参考书目，且纳入到医院评审的"三基"知识测评范畴。如此，让我深深感觉到，湖南在继承湘雅重"三基"的传统理念上，将急危重症的"三基"知识培训作为医院质量管理与急危重症救治水平提升的重要手段，不仅体现新一轮医院评审工作基本宗旨与目标，还会让老百姓受益，让医院的诊治能力得到提升。这些理念不仅值得同道们学习，也应在国家层面予以提倡。

作为一名医务工作者，我诚心希望：

广大医务人员能借助此书学习急危重症的"三基"知识，不断提高个人急危重症伤病的诊疗水平与救治能力，让医务工作者成为老百姓生命的守护神。

各级医疗机构能将此书作为医院提高急危重伤病救治能力与水平的教材，加强对医务人员急危重症"三基"知识培训，让医院成为老百姓生命护航保驾之舟。

最后，感谢所有为此书的编撰付出辛勤劳动的专家和编者们，是你们的努力让首部与"规范"相配套的急危重症"三基"知识培训教材与读者见面。

曹荣桂

2015年2月

前　言

　　急危重症因为其发病急、病情重、进展快而凶险性极高。如果预判不清，诊断不够及时或漏诊、误诊，极易酿成严重诊疗后果或致预后不良，将会严重威胁人们的身体健康。基于此，国家卫生计生委制定了《需要紧急救治的急危重伤病标准及诊疗规范》（以下简称"规范"），"规范"明确了急危重症范围。然而，目前我国尚无一本能系统、全面、详尽描述和阐释急危重症的基本知识、基本理论和基本技能（简称"三基"），以及"三基"知识与临床实践应用相结合的培训教材和工作用书。为了更好地提高各级医疗机构急危重症的诊疗水平，使"三基"培训与临床工作更好地结合，体现"三基"的针对性与实用性，在湖南省卫生计生委的倡议下，根据湖南省医院评审"三基"培训的实际需要，我们组织了全国部分三级甲等综合医院中一批长期工作在临床一线、"三基"理论知识丰富、临床功底扎实的急危重症方面的医学专家精心编写了此书，以期达到培养医生良好的应急临床思维能力，正确开展急危重症救治工作，提高急危重症的救治水平与服务质量。本书的出版，将有助于各级医疗机构规范化培训急危重症医学专业人才，也可供其他临床医务人员查阅和学习。

　　本书紧贴临床实际，根据"规范"确定的急危重症疾病，凝练出14章89节，内容涵盖心肺复苏、急诊症状、呼吸系统急危重病、心血管系统急危重病、消化系统急危重病、泌尿系统急危重病、中枢神经系统急危重病、内分泌代谢系统急危重病、五官科急危重病、妇产科急危重病、急性中毒、意外伤害、急性创伤和出凝血功能障碍，先简明阐述病因、病理生理或发病机制、解剖特点、主要临床症状和体征及重要的辅助检查，再采用图表、流程模式重点着墨临床思辨、病情评估、应急处理措施，并对有关疾病的治疗进展做了简单介绍，虽然某些章节写作风格略有不同，但内容充实完整，知识全面，实用性强。通篇文字力求简洁明了、通俗易懂、易记易学，更值得一提的是，本书与其他专业书籍不同，某些"三基"知识通过问答或知识延展方式以方框的形式在同页版面正文旁进行链接展示，好似在读一本卡通课本一样，很新颖，很有趣味性，既扩展了"三基"信息量，又有助于提高读者的阅读注意力。

　　在医学知识和医疗技术快速发展的时代，知识的更替和技术的创新层出不穷，也许本书出版后，其中的某些论点或医疗技术可能有值得商榷之处，谨望同道们择其优者而从之。

　　本书的编写耗时一年余，首先要感谢主编助理马坤坤，因为她的不懈努力和密切配合，才使得编写工作得以顺利进行；感谢80余位专家或编者倾注了大量的时间和精力，凝练自己丰富的理论知识和宝贵的临床实践经验，共同完成本书的编撰，他们是此书臻于成功的园丁；同时也感谢湖南省卫生计生委的领导在编写此书的过程中给予的很多指导和帮助；最后，衷心感谢人民卫生出版社为出版此书所付出的辛勤劳动。

前 言

我们殷切期望此书在急危重症"三基"理论和实践的培训中发挥良好作用,对临床医务人员及时规范救治急危重症患者有指导作用,同时也希望此书对我国急危重症医学事业的发展有一定的促进作用。当然,也希望广大同仁和读者能毫无保留地对本书不足或欠妥之处提出宝贵意见和建议,以便再版时修订、完善。

编 者

2015 年 2 月

目 录

上 册

第一章　心肺复苏	1
第一节　概述	1
第二节　基础生命支持	2
第三节　气道异物阻塞和处理	8
第四节　高级心血管生命支持	11
第五节　心脏骤停后的管理	19
第二章　急诊症状	24
第一节　休克	24
第二节　胸痛	33
第三节　腹痛	39
第四节　呼吸困难	47
第五节　发热	53
第六节　意识障碍	60
第七节　咯血	67
第八节　呕血和（或）黑便	72
第三章　呼吸系统急危重病	81
第一节　重症支气管哮喘	81
第二节　重症肺炎	91
第三节　吸入性肺炎	100
第四节　张力性气胸	105
第五节　急性呼吸窘迫综合征	112
第六节　慢性阻塞性肺疾病急性发作	119
第七节　肺栓塞	128
第四章　心血管系统急危重病	142
第一节　急性心力衰竭	142
第二节　急性冠脉综合征	158
第三节　恶性心律失常	168

第四节	快速性心律失常及预激综合征合并房颤	178
第五节	缓慢性心律失常	191
第六节	高血压急症	201
第七节	急性心脏压塞	208
第八节	主动脉夹层	214

第五章 消化系统急危重病 227

第一节	上消化道大出血	227
第二节	下消化道出血	235
第三节	急性重症胰腺炎	245
第四节	急腹症（胃穿孔、肠穿孔）	254
第五节	腹部损伤（脾破裂）	261
第六节	急性肝衰竭	264
第七节	急性肠梗阻	276

第六章 泌尿系统急危重病 283

第一节	急性肾功能衰竭	283
第二节	血液净化技术	289

第七章 中枢神经系统急危重病 297

第一节	脑梗死	297
第二节	脑出血	303
第三节	蛛网膜下腔出血	311
第四节	癫痫大发作和癫痫持续状态	316
第五节	吉兰-巴雷综合征	322
第六节	重症肌无力	327
第七节	急性颅内感染	337

第八章 内分泌代谢系统急危重病 343

第一节	糖尿病酮症酸中毒	343
第二节	高渗性高血糖状态	350
第三节	低血糖危象	356
第四节	甲状腺功能亢进危象	364
第五节	肾上腺皮质功能危象	372
第六节	垂体危象与垂体卒中	378

下 册

第九章 五官科急危重病 389

第一节	急性会厌炎	389

| 第二节 | 带状疱疹 | 392 |
| 第三节 | 重症药疹 | 395 |

第十章 急性中毒 ... 401
- 第一节 有机磷农药中毒 ... 401
- 第二节 急性杀鼠剂中毒 ... 409
- 第三节 亚硝酸盐中毒 ... 418
- 第四节 百草枯中毒 ... 421
- 第五节 急性酒精中毒 ... 427
- 第六节 急性一氧化碳中毒 ... 431
- 第七节 急性毒蕈中毒 ... 438
- 第八节 急性镇静催眠药中毒 ... 443
- 第九节 阿片类药物及毒品中毒 ... 446
- 第十节 鱼胆中毒 ... 454
- 第十一节 强酸及强碱中毒 ... 459

第十一章 意外伤害 ... 466
- 第一节 蛇毒咬伤 ... 466
- 第二节 螫伤 ... 471
- 第三节 中暑 ... 475
- 第四节 电击伤 ... 480
- 第五节 溺水 ... 484
- 第六节 冻僵 ... 487

第十二章 妇产科急危重病 ... 491
- 第一节 功能失调性子宫出血 ... 491
- 第二节 产后出血 ... 501
- 第三节 胎膜早破 ... 509
- 第四节 异位妊娠 ... 513
- 第五节 羊水栓塞 ... 521
- 第六节 妊娠期高血压疾病 ... 527

第十三章 急性创伤 ... 534
- 第一节 坠落伤 ... 534
- 第二节 爆炸伤 ... 538
- 第三节 枪伤 ... 543
- 第四节 烧(烫)伤 ... 548
- 第五节 颅脑损伤 ... 554
- 第六节 颌面部损伤 ... 560

第七节 颈部损伤 ……………………………………………………… 563

第八节 胸部损伤 ……………………………………………………… 572

第九节 腹部损伤 ……………………………………………………… 578

第十节 泌尿系统系损伤 ……………………………………………… 584

第十一节 脊柱/脊髓损伤 …………………………………………… 596

第十二节 四肢损伤 …………………………………………………… 602

第十三节 骨盆骨折 …………………………………………………… 630

第十四章 出凝血功能障碍 ……………………………………………… 636

第九章

五官科急危重病

第一节 急性会厌炎

一、概述

急性会厌炎又称会厌前咽峡炎或声门上喉炎,是一种主要累及喉部声门上区的会厌及其周围组织(包括会厌谷、杓会厌襞等)的急性炎症性病变,主要特征是会厌高度水肿。主要表现为咽喉疼痛、吞咽及呼吸困难。发病急骤,来势凶险,可突发喉梗阻而窒息致死。

二、病因和发病机制

1. 感染 为本病最常见的原因。致病菌有乙型流感杆菌、葡萄球菌、链球菌、肺炎双球菌等,病毒也可导致该病,免疫力低下者,可有真菌感染。邻近器官的急性炎症如急性扁桃体炎、咽炎等可以蔓延侵及会厌黏膜,引起水肿。

2. 变态反应 对某种变应原发生反应,引起会厌变态反应性炎症。可由饮食、药物或虫咬引起。全身性的变态反应可以引起会厌区黏膜及杓会厌襞的高度水肿。

3. 邻近器官的急性炎症 如急性扁桃体炎、咽炎、口底炎、鼻炎等蔓延而侵及会厌部。亦可继发于急性传染病后。

4. 其他 创伤、热损伤、化学损伤及放射线损伤均可引起会厌黏膜的急性炎性病变。

三、临床病理

急性会厌炎的临床病理学改变有3型。

1. 急性卡他型 因会厌舌面的黏膜较松弛,故急性炎症常始发于此及其侧缘杓会厌襞。呈弥漫性充血、水肿,有单核及多形核细胞浸润。会厌呈炎性肿胀到正常的会厌的喉面黏膜的胶原纤维丰富,固有层组织致密,故少被侵及。

2. 急性水肿型 会厌显著肿大如球状,间质组织水肿充血,炎性细胞浸润增加,重度炎症可形成会厌脓肿。因会厌的静脉血流均通过会厌根部,故会厌根部受炎性浸润的压迫,使静脉回流受阻,可在数小时内发生高度水肿,阻塞气道。

3. 急性溃疡型 炎症侵及黏膜下层及腺体组织,发生溃疡,侵及局部血管壁,致糜烂而出血,可危及生命。

四、临床表现

急性会厌炎起病急骤,病情进展快速,常在6~12小时内,出现全身中毒症状、重度呼吸困难等危象。

1. 全身症状 轻症者全身症状不明显,重症者有畏寒发热,体温多在38~39℃,少数可高达40℃以上。可伴头痛、乏力、全身不适、食欲减退等。如为老人或儿童,症状更重,可表现为精神萎靡,面色苍白。脉快而细,血压下降等。

2. 局部症状 多数患者有剧烈的咽喉痛,疼痛可放射至下颌、耳部、颈部和背部。吞咽动作和食物刺激红肿的会厌,致加剧咽喉疼痛,以致影响吞咽,患者拒不进食,甚至唾液亦难咽下,口腔内积留的唾液外流,出现张口流涎,饮水呛咳。会厌肿胀以致语言时含糊不清,当会厌高度肿胀,声门变小,黏痰阻塞时,引起吸气性喉喘鸣、吸气性呼吸困难和喉阻塞性四凹征,严重者可发生窒息。患者虽有呼吸困难,很少有发声嘶哑。

五、辅助检查

> **注意事项**
>
> 患者有显著的咽喉疼痛、吞咽疼痛等症状,用压舌板检查咽部黏膜、扁桃体、咽侧壁、咽后壁等无明显病变。此时要注意,不可草率诊治,必须要做喉镜检查,以明确是否存在急性会厌炎,以防漏诊误治。

1. 实验室检查 可见白细胞增高,血氧饱和度下降。血培养可提示感染的病原菌类型。

2. 间接喉镜检查 当咽部检查正常时,即行间接喉镜检查,可见会厌红肿增厚,以舌面为甚,呈球形。若有会厌脓肿形成,在会厌舌面可见黄白色脓点。杓会厌襞、杓状软骨等处黏膜亦呈充血肿胀。

3. 直接喉镜检查 儿童不能配合做间接喉镜检查,可用直接喉镜将舌根抬起就能看到肿胀的会厌。检查时需注意吸痰,保持呼吸道通畅,以防加重呼吸困难而窒息。

4. X线检查 喉部侧位片可见会厌肿胀增大,声门上区组织肿胀,喉咽腔气道阴影缩小。杓状软骨的阴影模糊。

六、诊断

剧烈咽喉疼痛,吞咽时加重,检查口咽无明显异常,喉镜下可见充血、肿大的会厌即可诊断为急性会厌炎。小儿难以配合喉镜检查时,X线可帮助诊断。

七、治疗原则和专家建议

对急性会厌炎的治疗原则是快速控制感染和保持呼吸道通畅。

1. 控制感染　全身应用足量抗生素,如青霉素类抗生素、头孢菌素类抗生素等
2. 糖皮质激素　糖皮质激素有非特异性抗炎、抗过敏、抗休克的作用,静脉使用或局部雾化吸入能减轻局部水肿。早期与抗生素联合使用。

局部激素的使用

局部庆大霉素与地塞米松药液雾化喷雾咽喉部,每日 2 次,可起到保持气道湿润,消炎及稀化黏痰的作用。

3. 对症支持治疗　吸氧,进食困难者予以静脉补充能量,注意维持水电解质酸碱平衡。
4. 气管切开术　急性会厌炎有呼吸困难,喉阻塞 2~3 度,应严密观察呼吸,做好气管切开术的准备,立即使用大剂量抗生素和类固醇激素联合药物治疗,静脉滴注和咽喉雾化吸入,若经抗炎消肿治疗后未见好转,喉阻塞症状加剧,应及时做气管切开术。

对喉阻塞 3~4 度的患者,应立即做气管切开术,保证呼吸道通畅,术后再用抗炎消肿药物治疗,待急性会厌炎痊愈后,可拔除气管套管。

保持呼吸道通畅

如患者有呼吸困难,静脉使用抗生素和糖皮质激素后呼吸困难无改善者应及时建立人工气道,必要时气管切开。

5. 切开排脓　会厌炎有脓肿形成时,发病部位多在会厌舌面,主要为化脓菌,应尽早切开引流。可在喉镜下用喉钳或喉刀将脓肿前壁最膨隆处切开或咬破,排除脓液,并用吸引器吸干净残剩的脓液和血性分泌物。切口不宜过大,以免损伤血管,引起出血。若有出血,应及时在喉镜下压迫电灼止血。

注意事项

会厌脓肿形成者,应在喉镜下切开排脓。如感染灶尚未局限,不可过早切开,以免感染扩散。

(王爱民)

第九章 五官科急危重病

练习题

1. 关于急性会厌炎临床特点中**错误**的是（ ）
   A. 最常见的病原是流感嗜血杆菌
   B. 可由变态反应引起
   C. 发病急,可有吞咽困难
   D. 可于发病几小时死于严重喉梗阻
   E. 与邻近器官的急性感染无关
   答案:E

2. 一般**不会**引起声音嘶哑的疾病是（ ）
   A. 声带息肉
   B. 声带小结
   C. 喉癌
   D. 急性会厌炎
   E. 肺癌
   答案:D

3. 急性会厌炎最严重的情况是（ ）
   A. 畏寒发热
   B. 咽喉疼痛
   C. 败血症
   D. 吞咽困难
   E. 吸气性呼吸困难
   答案:E

4. 急性会厌炎的诊断金标准是（ ）
   A. 喉镜下可见充血、肿大的会厌
   B. 剧烈咽喉疼痛,吞咽时加重
   C. 喉部侧位片可见会厌肿胀增大。杓状软骨的阴影模糊
   D. 喉梗阻
   E. X线检查见声门上区组织肿胀,喉咽腔气道阴影缩小
   答案:A

5. 关于喉阻塞,描述**不正确**的是（ ）
   A. 吸气性呼吸困难
   B. 吸气性喘鸣
   C. 均需行气管切开
   D. 三凹征
   E. 吞咽困难
   答案:C

第二节 带状疱疹

一、病因

带状疱疹由水痘-带状疱疹病毒(VZV)引起。VZV内含双链DNA分子,对体外环境的抵抗力较弱,在干燥的痂内很快失去活性。病毒经呼吸道黏膜进入血液形成病毒血症,发生水痘或呈隐性感染,之后病毒潜伏于脊髓后根神经节或脑神经的感觉神经节内。发病多数与感冒、过度疲劳、精神紧张、外伤、肿瘤、各种感染、系统性疾病等诱发因素致使机体的免疫力降低有关。在各种诱发刺激的作用下使之活动,潜伏的病毒再次激活,生长繁殖,导致被侵袭的神经节发炎坏死,产生神经疼痛。

什么是带状疱疹？

由水痘-带状疱疹病毒（VZV）感染引起，在各种诱发因素的作用下，潜伏的病毒被激活并生长繁殖，侵犯神经节发炎及坏死，产生神经痛及节段型水疱。

二、临床表现

（一）典型症状

带状疱疹的典型症状为单侧发生的累及1~3个皮区的簇状水疱，沿神经分布走行。最常累及肋间神经支配区域。典型皮损发作前一般有4天~2周的前驱症状，患者可表现为发热、在皮损发生的相应皮区出现疼痛或感觉异常。疼痛可为间歇性或持续性的钝痛、刺痛、搏动性痛或烧灼样疼痛，亦可为麻木、瘙痒等感觉异常。多数患者疱疹出现在胸部或背部，多从脊髓神经走行的近端开始出现红斑，逐渐向神经走行的远端蔓延。12~24小时后红斑区出现典型的簇状水疱，3~7天内疱疹全部出现。水疱约3天后可转化为脓疱，7~10天后结痂脱落。

（二）特殊表现

1. 眼带状疱疹　系病毒侵犯三叉神经眼支，多见于老年人，疼痛剧烈，可累及角膜形成溃疡性角膜炎。

2. 耳带状疱疹　系病毒侵犯面神经及听神经所致，表现为外耳道或鼓膜疱疹。膝状神经节受累同时侵犯面神经的运动和感觉神经纤维时，可出现面瘫、耳痛及外耳道疱疹三联征，称为Ramsay-Hunt综合征。

3. 带状疱疹后遗神经痛　带状疱疹常伴有神经痛，在发疹前、发疹时以及皮损痊愈后均可发生，但多在皮损完全消退后或者1个月内消失，少数患者神经痛可持续超过1个月以上，称为带状疱疹后遗神经痛。

4. 其他不典型带状疱疹　与患者机体抵抗力差异有关，可表现为顿挫型（不出现皮损仅有神经痛）、不全型（仅出现红斑、丘疹而不发生水疱即消退）、大疱型、出血性、坏疽型和泛发型（同时累及2个以上神经节产生对侧或同侧多个区域皮损）；病毒偶可经血液播散产生广泛性水痘样疹并侵犯肺和脑等器官，称为播散型带状疱疹。

三、辅助检查

本病一般不需要特殊辅助检查。

 为什么不需要特殊的辅助检查？

因为带状疱疹一般可以通过临床表现诊断，故不需要特殊辅助检查。如有不典型皮损，可进行病毒培养确诊。此外巢式PCR及实时荧光定量PCR检测带状疱疹具有更高的敏感性及精确性，并且速度快，适用于非典型部位的带状疱疹检测，以区别其他类型的疱疹病毒。

四、临床思辨

根据带状疱疹的前驱症状、典型的皮损分布及明显的神经痛,带状疱疹的诊断并不难。然而在典型疱疹未出现前,前驱的疼痛症状须与冠心病、胆绞痛、肾绞痛、阑尾炎及牙痛鉴别。发疹后应与单纯疱疹、脓疱疮进行鉴别。

五、病情评估

视觉模拟评分法(visual analogue scale/score,VAS),用于评估带状疱疹疼痛程度,同时可以判断病情减轻的程度。具体做法是:在纸上面划一条 10cm 的横线,横线的一端为 0,表示无痛;另一端为 10,表示剧痛;中间部分表示不同程度的疼痛。让患者根据自我感觉在横线上划一记号,表示疼痛的程度。每天记录,可以用于判断病情的变化,调整治疗方案。

除疼痛评估外,发病部位不同,疾病严重程度也各不相同。如眼部带状疱疹是带状疱疹中较重的类型,由于三叉神经眼支受损及眼部严重的炎症反应,可引起单侧眼部视力下降甚至失明等严重并发症,最应引起重视。

六、应急处理

目前治疗主要包括抗病毒治疗及糖皮质激素治疗。抗病毒治疗对于降低带状疱疹的严重程度及持续时间有明显的作用,特别在皮损出现后 72 小时前给予抗病毒治疗效果更佳。可用阿昔洛韦推荐剂量为 800~1000mg,分 5 次口服,或泛昔洛韦 750mg,分 3 次口服,疗程均为 7~10 天。短期口服小剂量激素可以降低带状疱疹急性期疼痛。

注意事项

头面部带状疱疹应及时与眼科医师合作共同诊治,以防造成眼部不可逆损害。

(常建民)

练习题

1. 带状疱疹的典型皮损是(　　)
   A. 全身散在分布的浆液性小水疱　　B. 皮肤-黏膜交界处的集簇性小水疱
   C. 散在乳头瘤样增生　　D. 沿单侧分布的集簇性小水疱
   E. 胸背部散在分布的红色丘疹
   答案:D

2. 关于水痘和带状疱疹说法正确的是(　　)
   A. 抵抗力低下时导致水痘　　B. 同一病毒引起　　C. 愈后均留有瘢痕
   D. 无获得性免疫力　　E. 均有剧烈疼痛

答案：B

3. 带状疱疹的病原体是（ ）
   A. 单纯疱疹病毒　　　　B. 水痘-带状疱疹病毒　　　　C. 痘病毒
   D. 人乳头瘤状病毒　　　E. 柯萨奇病毒

答案：B

4. 带状疱疹后遗神经痛为皮损消退后神经痛持续（ ）
   A. 1周以上　　　　　　　B. 2周以上　　　　　　　　　C. 1个月以上
   D. 3个月以上　　　　　　E. 半年以上

答案：C

5. 以下带状疱疹中最为凶险的类型是（ ）
   A. 不全型带状疱疹　　　B. 顿挫型带状疱疹　　　　　C. 肋间带状疱疹
   D. 眼带状疱疹　　　　　E. 耳带状疱疹

答案：D

第三节　重症药疹

一、概述

药疹（drug eruption）是指各种药物通过各种不同途径进入体内而引起皮肤、黏膜的炎症反应，又称为药物性皮炎，严重者可累及其他系统。药物不仅通过内服和注射，而且可通过栓塞、含片、吸入、灌肠、漱口及外用（包括滴眼、滴鼻、涂抹）等途径进入体内而引起药疹。

药物不良反应

由药物引起的非治疗性反应，统称为药物不良反应，药疹是它的一种表现形式。

二、病因和发病机制

（一）病因

引起药疹的药物种类很多，最常见的有以下几类：①解热镇痛药：如阿司匹林、对乙酰氨基酚、氨基比林、保泰松等。②抗生素：以青霉素类最常见；磺胺类、四环素类、酰胺醇类（如氯霉素）。③镇定催眠及抗癫痫药物：如卡马西平、苯妥英钠、苯巴比妥等。④抗痛风药物：如别嘌醇。⑤血清制剂及疫苗：如破伤风抗毒素、狂犬疫苗、蛇毒免疫血清等。⑥中药类：包括中草药、中成药、注射用中药制剂等。

（二）发病机制

1. 免疫学机制　药物的成分非常复杂，从低分子量的化学制剂到高分子量的蛋白制品。低分子量的药物属于半抗原，进入体内后与大分子蛋白结合，从而形成完全抗原。或者药物在体内的代谢产物与体内的载体蛋白结合成完全抗原。诱发机体的变态反应。目前已知的药物过敏反应分为四型：

Ⅰ型变态反应有 IgE 介导,激活肥大细胞或嗜碱性粒细胞,释放组胺和白三烯等化学介质,引起瘙痒、荨麻疹、血管性水肿、恶心、呕吐、腹泻、喉头水肿、支气管痉挛以及严重的过敏性休克。

Ⅱ型变态反应为细胞毒型,抗原特异性 IgG 或 IgM 与进入细胞膜的药物抗原相互作用,在补体的作用下破坏细胞。例如β内酰胺类抗生素引起的溶血性贫血。

Ⅲ型变态反应为循环免疫复合物型,药物抗原与特异性 IgG 或 IgM 抗体形成可溶性免疫复合物沉积在组织,激活补体系统造成组织损伤。例如血清病样反应、药物热、血管炎。

Ⅳ型变态反应为迟发型变态反应,是药物致敏的淋巴细胞所介导的细胞毒反应。例如药物接触性皮炎、红皮病型药疹、大疱性表皮坏死型药疹等。

药物过敏反应的影响因素：

(1)摄取药物的机会越多,产生药疹的频率越高；一旦致敏,小剂量药物也可诱发严重的过敏反应,如过敏性休克。

(2)药物的性质：从结构上看,含有苯环和嘧啶环的药物致敏性高。

(3)遗传因素：过敏体质者更易发生药物过敏,如青霉素过敏性休克的发生率,有家族史者是无家族史者的2~3倍。

(4)环境因素：环境因素可以直接影响机体对治疗药物的反应。疾病也可以改变机体对药物的反应,例如抗生素过敏多发生于治疗机体感染的过程中,而很少发生于应用抗生素预防某些疾病的健康人中。

药物的交叉过敏及多价过敏现象：交叉过敏是指机体被某种药物致敏后,可能对与该药化学结构相似的药物过敏。多价过敏指机体处于高敏状态,可能对平时不过敏或者与致敏药物化学结构不同的药物也产生过敏反应。

2. 非免疫学机制　引起非变态反应性药疹的药物相对较少,其发病机制可能是其本身的药理作用：例如烟酸可以引起毛细血管扩张、面部潮红；抗凝药可以引起紫癜；阿司匹林可以直接诱导肥大细胞脱颗粒释放组胺引起荨麻疹。

三、临床表现

药疹临床表现复杂,不同药物可以引起同种类型的药疹,而同一种药物在不同患者或同一患者的不同时期也可以引起不同的临床表现。药疹多在治疗开始后7~10天经过致敏而出现(因为初次特异性免疫应答反应时间大概7~10天),但是如果以前有药敏史,再次接触同类药物后,可以在数小时或1~2天内迅速发生药疹。临床常见的药疹类型有以下：

1. 发疹型药疹　最常见的类型,占药疹的95%以上,皮疹表现为弥漫性鲜红色斑或粟粒大小的斑丘疹,密集而对称的分布。皮疹数目多,范围广,可表现为麻疹样或猩红热样皮疹,多伴有明显瘙痒。有时上述两种皮疹可在同一患者身上同时出现,半数以上患者在停药2周后完全消退,皮损消退后可伴有糠状脱屑。如不及时停药,可发展为重症药疹。最常见的诱发药物为:抗生素类(比如青霉素、头孢、磺胺、庆大霉素等),解热镇痛药,抗癫痫药物等。

2. **荨麻疹型药疹** 临床表现为大小不等的风团,这种皮疹比一般的荨麻疹颜色鲜红。自觉瘙痒,可伴有刺痛。同时可伴有发热、关节痛、淋巴结肿大等血清病样反应,亦可导致过敏性休克。荨麻疹型药疹比一般的荨麻疹持续时间更长,有的可达数月甚至更久。常见药物包括青霉素及其合成衍生物、氨基苷类抗生素、解热镇痛药、心血管用药如硝苯地平及其他钙通道受体阻滞剂、镇静剂及抗癫痫药物。

3. **红皮病型药疹** 属于重症药疹,临床表现全身皮肤鲜红肿胀,伴有渗液、结痂,继而大片鳞屑脱落,手足部可呈手套或袜套样剥脱,头发、指(趾)甲可脱落(病痊愈后可再生),渗液有特殊的臭味。伴有黏膜充血、水肿、糜烂等。首发病例潜伏期一般在20天以上。可以一开始就泛发全身,或在麻疹样或猩红热样药疹的基础上发展而来。常伴有全身症状,如寒战、发热、呕吐、恶心,有的可伴有淋巴结肿大、蛋白尿、肺炎、肝损害、黄疸等全身症状,外周血白细胞可显著增高或降低。病程长达一个月以上,严重者可出现脏器衰竭或继发感染而死亡。常见药物:别嘌醇、解热镇痛药、抗癫痫药、抗生素类、磺胺类等药物。

4. **大疱性表皮松解坏死型** 属于重症药疹,是药疹中最严重的一型,起病骤急,皮疹初起于面、颈、胸部,发生深红色、暗红色及略带铁灰色斑,很快融合成片,发展至全身。斑上发生大小不等的松弛性水疱及表皮松解,尼氏征阳性,稍用力表皮即可擦掉,如烫伤样外观。口腔、眼、呼吸道、消化道、生殖器黏膜可受累,大片坏死脱落。全身中毒症状严重,伴有高热、乏力、恶心、呕吐、腹泻等全身症状。部分患者初期表现为多形红斑或固定型药疹,很快再发展为大片红斑、大疱、表皮坏死剥脱。如果不及时治疗,患者常因继发感染、肺炎、肝肾功能衰竭、电解质紊乱、内脏出血等原因死亡。常见药物:解热镇痛药、抗癫痫药、抗生素类、磺胺类、别嘌醇等药物。

5. **固定型药疹** 好发于口周、口唇、龟头、阴囊、大小阴唇、等皮肤黏膜交界处,手足背、躯干也可发生。典型皮疹为圆形或类圆形、水肿性暗紫色斑疹,直径0.2cm到数厘米不等。常为单个,偶尔可数个。境界清楚,周围绕有红晕,严重者可出现大疱,糜烂渗液。可伴痒痛。停药一周左右皮疹可消退并留有色素沉着,如再次用药还可在原处出现类似皮损,此现象称为记忆现象,并向周围扩大,反复发作,皮疹数目也可增多。常见药物:磺胺类、青霉素类、解热镇痛药、呋喃唑酮、抗癫痫药等。

6. **多形红斑型药疹** 其皮疹特点为圆形或椭圆形水肿性红斑或丘疹,豌豆大至蚕豆大,境界清楚,中央紫红色(靶形损害),常有水疱,对称性发生于四肢,自觉瘙痒,累及睑结膜、口腔、外生殖器黏膜时伴有疼痛,常伴有发热、关节痛、腹痛等。如果皮损泛发全身,并在原有皮损基础上出现大疱、糜烂及渗出者,称为史蒂文斯-约翰逊综合征(stevens-johnson syndrome),属于重症药疹,病情凶险,死亡率致残率高。常见药物:青霉素类、磺胺类、解热镇痛药、巴比妥类、卡马西平、喹诺酮类等。

7. **紫癜型药疹** 临床主要表现双小腿伸侧红色瘀点或瘀斑,密集分布,皮疹变平或稍隆起,压之不褪色。有时可伴有风团或皮疹中心发生小水疱或血疱。重者躯干四肢都可累及。可伴有关节痛、腹痛、血尿、便血等表现,这种发疹可以有血小板减少,或由血管的损伤引起。常见药物有奎尼丁、噻嗪类、磺胺等,有时候食品添加剂、防腐剂等也可引起。

8. 血管炎型药疹　皮肤损害表现为紫癜、瘀斑、结节、坏死,亦有呈结节性多动脉炎样病变。好发于小血管,其炎症范围可以从轻度的细胞浸润到急性坏死,严重者可侵犯许多器官的血管,包括皮肤和肾。全身性的表现为发热、关节痛、水肿、蛋白尿、血尿或肾衰竭,很少发生肌炎、冠状动脉炎、肺炎和胃肠出血。常见药物:解热镇痛类、抗生素类、镇定药及抗癫痫药物、别嘌醇、抗心律失常药等。

9. 泛发型脓疱型药疹　皮疹常开始于面部及皱褶部位,以后泛发。针尖至粟粒大小的浅表非毛囊性无菌脓疱,散在或密集分布,急性发病。有烧灼感或痒感。停药几天后消退,呈大片脱屑。重者脓疱可融合成脓湖。可伴有发热、寒战、白细胞计数升高、嗜酸性粒细胞增多、低钙血症、肾衰竭等全身症状,偶有瘀斑、紫癜、多形红斑样靶形发疹、血管炎样疹、水疱、面部水肿及黏液糜烂。常见药物:青霉素类、头孢类、大环内酯类抗生素、抗结核药物、磺胺类、卡马西平、喹诺酮类等。

 知识延展

小儿药疹:是临床工作中常见的疾病,以麻疹型和猩红热型药疹最多。原发病主要为感染性疾病,最多见的致敏药物为抗生素类(青霉素、头孢、喹诺酮等),其次为解热镇痛剂,预防性疫苗,镇静抗痫药等。处理方法:及时停用一切可疑致敏药物,加用抗组胺药物或小剂量皮质类固醇治疗。

四、辅助检查

致敏药物的检测分体内和体外两类,但是敏感性、特异性和安全性存在诸多不足,未能普及。

五、临床思辨

1. 诊断　药疹的诊断主要是根据病史(服药史及药敏史)和临床表现,除固定型药疹具有特征性表现外,多数药疹不易于其他原因引起的同样症状相区别,临床工作中,对骤然发生于治疗过程中的全身性、对称型分布的皮疹要有警觉,询问用药史,特别注意药物的交叉过敏以及隐蔽形式出现的药物过敏。熟知各种类型的药物过敏特点。

一般药疹的颜色较鲜艳,常瘙痒。停用致敏药物后很快好转和消退,糖皮质激素治疗有效。在临床上用药后发生药疹,停药后消失及再用时复发的药物史很有诊断意义。

 注意事项

临床统计分析认为:青霉素、阿莫西林及解热镇痛类药物是引起药疹最常见的药物。引起重症药疹的药物主要为解热镇痛药以及抗癫痫药。

2. 鉴别诊断 麻疹型和猩红热型药疹需要与麻疹和猩红热鉴别;大疱性表皮松解型药疹需要与表皮葡萄球菌烫伤样皮肤综合征进行鉴别;生殖器部位的固定性药疹出现破溃时要与生殖器疱疹、硬下疳等鉴别。

六、预防

1. 在治疗疾病时,首先追问药物过敏史,避免使用容易引起药疹的药物。
2. 引起过敏的药物要明显地写在病历上,以引起医生的注意。告知患者避用该药或与该药成分和化学结构相似的药物。
3. 注意药疹的早期症状,如发热、瘙痒、轻度红斑、胸闷、气喘、全身不适等症状,及早发现,及时停药,避免严重反应的发生。
4. 链霉素、青霉素、破伤风抗毒素、普鲁卡因等应用前必须做皮试,皮试阳性者禁用,备好急救药品及急救措施。

七、治疗原则

1. 停用一切可疑致敏药物以及与其结构相似的药物。
2. 多饮水或输液促进体内药物的排泄。
3. 轻症者给予应用抗组胺药物、维生素C及钙剂。必要时给予小剂量糖皮质激素,如泼尼松20~30mg,病情好转时逐渐减量至停药。局部红肿、丘疹为主可以外用炉甘石洗剂和糖皮质激素霜剂,如果出现糜烂渗液,可以0.1%依沙吖啶或0.3%硼酸溶液湿敷。
4. 特别严重的药疹,及早采用各种措施及时抢救、降低死亡率、减少并发症、缩短病程。①足量的糖皮质激素,静脉滴注甲泼尼龙,相当于泼尼松1.5~2mg/kg。病情稳定后逐渐减量,改用泼尼松口服。必要时给予大剂量糖皮质激素冲击。甲泼尼龙每日250~300mg,连用3天,冲击量后改用甲泼尼龙每日1.5~2mg/kg,根据病情逐渐减量。应用糖皮质激素一定注意保护胃黏膜、补钙、补钾,以及纠正电解质失衡。②注射用免疫球蛋白5~20g/d,一般连用3~5天。③血浆置换。
5. 预防和控制继发感染,应采取严格的消毒隔离措施,如已经并发感染,及时选用敏感抗生素。
6. 支持疗法,注意补液和维持电解质平衡等,必要时可输入新鲜血液、血浆或白蛋白以维持胶体渗透压,可以减少渗出,伴有肝肾损害的要及时处理。
7. 对伴黏膜损坏者要积极保护黏膜,尤其是眼结合膜,防止角膜浑浊及黏膜的粘连,小儿要注意龟头及包皮的糜烂,造成包皮狭窄。每日可用3%硼酸水清洗或皮质类固醇类眼药滴眼,口腔注意清洁,经常漱口,可选用2%碳酸氢钠溶液漱口。
8. 过敏性休克的处理 立即平卧,皮下注射0.1%肾上腺素0.5ml,同时给予吸氧和静脉补液,补液中给予10%葡萄糖酸钙10ml,维生素C 2g,氢化可的松300mg。气管痉挛者缓慢静脉滴注氨茶碱200mg。出现喉头水肿和严重呼吸困难(三凹征)时请耳鼻喉急会诊,必要时及时做气管切开。

（赵 扬 常建民）

练习题

1. 关于药疹的治疗，<u>错误的</u>是（ ）
   A. 可用钙剂　　　　　　　　　　B. 给抗过敏药
   C. 所有药疹都必须内用糖皮质激素　D. 重症药疹需要内用糖皮质激素
   E. 可静脉滴注维生素C

答案：C

2. 引起固定性药疹最常见的药物是（ ）
   A. 磺胺　　　　B. 硝苯地平　　　C. 二甲双胍
   D. 红霉素　　　E. 西咪替丁

答案：A

3. 重型药疹应及早应用（ ）
   A. 免疫抑制剂　　B. 维A酸类药物　　C. 免疫调节剂
   D. 糖皮质激素　　E. 抗组胺药物

答案：D

4. 药疹的治疗首先要（ ）
   A. 糖皮质激素治疗　B. 抗组胺药治疗　　C. 抗感染治疗
   D. 检测过敏原　　　E. 停用一切可以药物

答案：E

5. 下列适合及早应用大剂量糖皮质激素的是（ ）
   A. 固定性药疹　　　　　　B. 湿疹型药疹　　　C. 痤疮型药疹
   D. Stevens-Johnson综合征　E. 发疹型药疹

答案：D

第十章

急性中毒

第一节 有机磷农药中毒

一、概述

有机磷农药是目前国内应用最广泛的一类高效杀虫剂,毒性强,应用面广,中毒发生率高,占急性农药中毒的首位。有机磷农药主要有剧毒类的如甲拌磷、对硫磷;高毒类的如甲胺磷、敌敌畏、氧化乐果;中度毒类的如乐果、杀螟松(速灭虫);以及低毒类的如敌百虫、马拉硫磷、杀虫畏等。

二、病因

(一) 生产与使用

1. **生产过程** 常常在工厂生产、包装、保管、运输、销售、配制、喷洒等过程中,如忽视防护,使用不慎等造成皮肤及呼吸道接触,有时接触量不大,但因饮酒、发热、出汗或者伤口等促进了毒物吸收。

2. **误食与误服** 误食或误服被其污染的粮食、水、瓜果、蔬菜及被其毒死的家禽、家畜等,可经消化道吸收而中毒。从消化道吸收中毒,要比由呼吸道吸收或皮肤接触吸收中毒发病急,症状重。

3. **不当运用** 用有机磷农药杀灭蚊、蝇、臭虫及治疗皮肤病和内服驱虫应用不当等,可由皮肤沾染、呼吸道吸入而发生中毒。

(二) 心理因素

1. **社会因素** 传统文化促成了我国妇女自我牺牲和忍辱负重的性格特点,长期积累的矛盾极易内倾化,同时由于知识缺乏,经济上缺乏独立性,更加上以家庭为社会构成基本单位的传统理念,使得人们对家庭关系和人际关系的依附性较强,生活方式封闭,情绪表达含蓄,当这些人受到负性生活事件,如夫妻关系不和、经济困难等打击时,往往缺乏交流对象,心理压力得不到宣泄。现今大多患者自杀时均存有难以言表的社会、家庭、情感、工作以及不同程度的心理障碍,以上因素均易导致患者服毒自杀。更甚者有送医院抢救清醒后这种心理压力并没解除,而反复自杀者。从社会-生物-心理医学模式来看,这种患者心理因素占主导地位。因此,当人们因以上因素而自杀时,尤其是广大农村妇女,往往易选用这种易得、常备的有机磷农药。

2. 精神病　有人统计抑郁症患者在整个病程中 2/3 的患者产生过自杀意念,而抑郁症患者最终有 15% 死于自杀,高于正常人群的 80 倍。国内有的报告抑郁症出院后 30 年死亡随访调查,总死亡率为 32.35%,其中自杀率占 13.72%,病死率占 18.63%。刘文德等的调查显示精神分裂症患者在病程中出现自杀行为者(包括自杀意念、自杀未遂和自杀死亡)的比例为 12.65%(159/1257);上海市精神卫生中心对 2000 例精神分裂症的随访资料显示有自杀意念和行为者 229 例(占 11.45%)。美国州立精神病研究所作的 25 年中自杀死亡的回顾性调查,发现精神分裂症的自杀占 10%。因此,精神病因素(尤其是抑郁症及精神分裂症患者)仍占了自杀群体(包括服有机磷农药)的一大部分。

3. 儿童中毒
(1)在刚喷过农药的田间玩耍和吃刚喷过农药的果实;
(2)接触被农药污染过的玩具,吮吸盛装农药的器具;
(3)母亲在使用农药后,未认真洗衣和换衣就给婴儿哺乳;
(4)用包装有机磷的塑料袋做婴儿尿垫。

三、病理生理学

胆碱能神经包括:自主神经的节前纤维、全部副交感神经的节后纤维、小部分交感神经节后纤维(如汗腺分泌)以及运动神经。胆碱能神经受刺激后,其末梢部位释放乙酰胆碱,一方面作用于组织器官引起生理活动,另一方面在胆碱酯酶的参与下,迅速水解成胆碱和乙酸而失效,以有利于其所支配的器官组织能接受连续的神经脉冲,从而维持正常的生理功能。有机磷农药的毒理作用是抑制胆碱酯酶,其与乙酰胆碱酯酶的酯解部位结合成磷酰化胆碱酯酶。磷酰化胆碱酯酶比较稳定,无分解乙酰胆碱能力,就引起乙酰胆碱积聚,引起组织器官功能的改变,出现相应的中毒症状。

1. 有机磷毒物对胆碱酯酶活性的抑制作用　有机磷毒物与乙酰胆碱酯酶(AChE)的作用原理和乙酰胆碱(ACh)与乙酰胆碱酯酶的结合方式基本上相似。酯解部位的酸基和碱基协助下,有机磷毒物的磷原子与 AChE 酯解部位的丝氨酸上的氧原子形成共价键结合;同时酯键断裂,磷酰基与 ChE 结合形成磷酰化酶。有机磷毒物对动物的毒性大小与其抑制 AChE 活性(力)的强弱有肯定的因果关系。在结构和性质相似的同系物中,毒性愈大,抑制 AChE 活性作用愈强,是平行关系。

2. 磷酰化酶的转归　磷酰化酶的形成并不是反应的终结,它的自然转归可以向两个方向转化。一个方向是整个磷酰基脱落,AChE 自动恢复其水解 ACh 活性(力),称为自动活化反应;另一个方向是磷酰基的部分基团脱落(脱烷基),AChE 失去活性(力)即老化反应。当上述两个转化的反应尚未发生时,如果应用适当的药物重活化剂(复能剂)促进中毒酶的磷酰基脱落而重新恢复为自由酶,称为重活化反应。因此,磷酰化酶形成后的命运现在已知有三个，前两个是自然转归，后一个是用人工手段造成的重要转归，也是有机磷毒物中毒救治的根本措施。

3. 有机磷中毒引发胆碱能危象机制

(1)毒蕈碱样作用：主要是 ACh 兴奋胆碱能神经全部节后纤维所产生的作用，抑制心血管，收缩平滑肌及增加腺体分泌，收缩虹膜括约肌和睫状肌等。阿托品类药物能对抗这些作用。

(2)烟碱样作用：兴奋自主神经节及节前纤维和运动神经。兴奋运动神经，导致肌肉震颤甚至挛缩；重度中毒可转为肌力减弱以致瘫痪，甚至发生呼吸肌麻痹；兴奋自主神经节、节前纤维和肾上腺髓质，释放肾上腺素和去甲肾上腺素使心率加快，血压上升，心律失常；中毒晚期可因血管运动神经麻痹而发生循环衰竭。

(3)中枢神经系统作用：有机磷农药能抑制脑内 AChE，使脑内 ACh 含量增高，影响中枢神经系统细胞突触之间冲动的传导，表现为先兴奋后抑制。呼吸中枢麻痹为中毒晚期的严重表现。

四、临床表现

急性胆碱能危象最常见，包括毒蕈碱样症状、烟碱样症状、中枢神经系统症状；部分中毒患者可出现中间综合征和迟发性周围神经病。常见体征：针尖样瞳孔、肌颤、大汗淋漓、流涎等。

1. 毒蕈碱样症状　毒蕈碱样症状和体征主要是由于有机磷毒物中毒后，蓄积的 ACh 作用于腺体和平滑肌受体所致。汗腺、涎腺、泪腺、鼻黏膜腺和支气管腺体等分泌增多，表现为出汗、流涎、流泪、流涕和肺部出现湿啰音，严重患者出现肺水肿。支气管、胃肠道等平滑肌收缩，表现为胸闷、气短、呼吸困难、恶心、呕吐、腹痛、肠鸣音亢进、大便失禁、尿频、眼痛、视力模糊和瞳孔缩小等。抑制心血管和膀胱括约肌松弛，表现为心跳缓慢、血压下降和小便失禁等。

2. 烟碱样症状　乙酰胆碱在横纹肌神经肌肉接头处过度蓄积和刺激，使面、眼睑、舌、四肢和全身横纹肌发生肌纤维颤动，甚至全身肌肉强直性痉挛。患者常有全身紧束和压迫感，而后发生肌力减退和瘫痪。严重者可有呼吸肌麻痹，造成周围性呼吸衰竭。此外由于交感神经节受乙酰胆碱刺激，其节后交感神经纤维末梢释放儿茶酚胺使血管收缩，引起血压增高、心跳加快和心律失常。

3. 中枢神经系统症状　有机磷毒物易通过血脑屏障进入中枢神经系统引起中毒症状。轻度中毒患者一般有头晕、头痛、乏力、焦虑或嗜睡等。重度中毒者出现昏迷，有的可出现抽搐或惊厥（脑电图出现癫痫波）和呼吸、循环中枢麻痹等。

4. 中间综合征　是指有机磷毒物排出延迟、在体内再分布或用药不足等原因，使胆碱酯酶长时间受到抑制，蓄积于突触间隙内，高浓度乙酰胆碱持续刺激突触后膜上烟碱受体并使之失敏，导致冲动在神经肌肉接头处传递受阻所产生的一系列症状。一般在急性中毒后1~4天急性中毒症状缓解后，患者突然出现以呼吸肌、脑神经运动支支配的肌肉以及肢体近端肌肉无力为特征的临床表现。患者发生颈、上肢和呼吸肌麻痹。累及脑神经者，出现上睑下垂、眼外展障碍和面瘫。肌无力可造成周围呼吸衰竭，此时需要立即呼吸支持，如未及时干预则容易导致患者死亡。

5. 迟发性周围神经病　有机磷农药急性中毒一般无后遗症。个别患者在急性中毒症状消失后 2～3 周可发生迟发性周围神经病,主要累及肢体末端,且可发生下肢瘫痪、四肢肌肉萎缩等神经系统症状。目前认为这种病变不是由胆碱酯酶受抑制引起的,可能是由于有机磷农药抑制神经靶酯酶,并使其老化所致。

 急性有机磷毒物中毒死亡的主要因素

1. 呼吸中枢抑制　呼吸中枢节律性传出冲动紊乱或停止,导致吸气肌(膈肌和肋间外肌)停止节律收强直收缩,无法实现有效的吸气功能。

2. 呼吸道狭窄或阻塞和气体交换受阻　呼吸道平滑肌痉挛变窄,呼吸道腺体大量分泌使呼吸道更加狭窄或阻塞;同时,肺泡内也积存有分泌物,减少了气体交换的面积。

3. 吸气肌麻痹　神经肌肉接头功能阻断,运动神经元来的节律性冲动不能使其支配的吸气肌收缩。

4. 循环衰竭　循环中枢抑制导致阻力血管扩张,血压下降;迷走神经对心脏的作用增强,出现心率减慢,心收缩力减弱,导致心输出量减少;心肌受损导致心脏功能异常。

5. 惊厥　进一步加重呼吸和循环衰竭。化学战剂神经性毒剂中毒的惊厥比有机磷农药中毒较明显,常常很快导致严重呼吸和循环衰竭而死亡。因此,惊厥常常成为神经性毒剂中毒死亡的重要因素。

五、中毒程度的分度

急性有机磷毒物中毒,根据其出现的中毒症状和体征及全血胆碱酯酶(AChE)的活性,一般分为轻、中、重度(表 10-1)。

表 10-1　急性有机磷毒物中毒分度

中毒程度	临床表现	胆碱酯酶活性
轻度中毒	瞳孔缩小、流涎、流涕、多汗、胸闷、恶心、无力、头晕、紧张	50%～70%
中度中毒	上述症状加重,并出现呕吐、腹痛;肌颤、步态不稳;头痛、表情淡漠	30%～50%
重度中毒	上述症状进一步加重,并出现呼吸极度困难、严重缺氧发绀;全身广泛性肌颤;大小便失禁、惊厥、昏迷;最终死于呼吸循环衰竭	30%以下

注:中毒患者可根据病情评估表中的临床表现及胆碱酯酶活力进行中毒分度,其中以临床表现为金标准,胆碱酯酶活性供参考

六、有机磷中毒的诊断

(一)有机磷毒物接触史

有机磷毒物接触史是确诊有机磷毒物中毒的主要依据,特别是对无典型中毒症状或体征者更为重要。

在发病前 12 小时内的有机磷毒物接触史对诊断有较大意义,而发病前 1 天以上的接触史对急性中毒诊断一般无意义。因此,绝对不能把发病前几天的接触史也列为急性中毒诊

断的主要依据。

(二) 典型中毒症状和体征

有机磷毒物中毒的典型症状和体征主要有：流涎、大汗、瞳孔缩小和肌颤（肉跳）。一般当出现上述症状或体征和有毒物接触史时，可诊断为有机磷毒物中毒；如四个症状或体征中仅出现三个，也应考虑为有机磷毒物中毒。

瞳孔缩小虽是有机磷毒物中毒的典型体征之一，但当有机磷毒物单纯从皮肤或消化道侵入机体引起的轻、中度中毒可不出现；重度中毒早期也可不出现瞳孔缩小，因只有当病情发展一段时间后才出现。相反，当眼部被少量有机磷毒物污染者，早期可出现明显瞳孔缩小，而不出现其他明显中毒症状，甚至全血胆碱酯酶活性无明显改变。因此，瞳孔缩小不是有机磷毒物中毒诊断唯一可靠的体征。肌颤一般也是有机磷毒物中毒的典型症状之一，但轻度中毒患者一般不出现，就是有些中、重度中毒患者有时也不易观察到肌颤。肌颤一般在四肢内侧、颈部和胸部较易观察到，检查时用手指叩击这些部位，常常可诱发肌颤出现或使肌颤更加明显，这对诊断和划分轻、中度中毒有一定帮助。

(三) 生化检测

1. 胆碱酯酶活性测定　有机磷毒物中毒的生化基础是抑制体内胆碱酯酶（ChE）的活性，因此 ChE 活性测定是有机磷毒物中毒的特异性诊断指标。

2. 有机磷毒物的鉴定　当中毒者使用或服用的毒物种类不清时，可对其剩余物进行鉴定。如是口服中毒，可对其呕吐物或洗胃时初次抽取的胃内容物进行检测，鉴定有无有机磷毒物或为何种毒物。

3. 尿中有机磷毒物分解产物的测定　有机磷毒物在体内的分解产物主要从尿中排出，不同的有机磷毒物一般有其相应的分解产物。如敌百虫中毒时，尿中三氯乙醇含量增高；对硫磷或其他含有对位硝基苯的有机磷农药中毒时，尿中可很快排出分解产物对硝基酚。

经验贴士

1. 血液胆碱酯酶活力鉴定　如胆碱酯酶活力降至80%以下有诊断意义。

2. 用气体层析法　薄层层析可查出呕吐物或抽出的胃内容物、皮肤、衣服、大小便内的有机磷。

3. 毒物检测　可检测血、尿中的各种有机磷农药成分、浓度、代谢产物等以指导治疗。

4. 严重中毒者见白细胞及中性粒细胞增加，而嗜酸性细胞常缺如。

5. 尿中可见蛋白、红细胞、管型、尿糖及尿胆原等，严重者可有中毒性肾病。

6. 诊疗过程中，应定期检测患者血常规、电解质、胆碱酯酶活力、血气分析等，以指导治疗。

七、临床思辨

1. 有机磷农药接触史或误服史，患者的胃内容物、呼吸道分泌物，以及皮肤和衣物等嗅到有机磷酸酯的特殊蒜臭味，对诊断有帮助。

2. 全血胆碱酯酶活力下降,低于正常值 70% 以下为轻度中毒,低于 50% 以下为中度中毒,低于 30% 以下为重度中毒。

3. **毒物检测** 包括血液、尿液、呕吐物、胃液等,可明确毒物种类及浓度。

4. 当有明确的有机磷接触史及典型的临床表现,如果因条件限制不能测全血胆碱酯酶,但行抗毒治疗有效者,亦可明确诊断。

5. 如果有典型的临床表现和胆碱酯酶活力下降而无明确可靠的接触史,则可一方面按有机磷中毒处理,另一方面追询可疑的接触史,对临床表现不典型者,不可轻易做出诊断,只能视为诊断线索。

6. 在鉴别诊断方面,如为儿童,应特别注意不要把有机磷中毒误诊为急性肺炎;在成人要注意与中暑和其他类农药中毒之间的鉴别。

7. 有机磷中毒潜伏期长短随中毒途径变化而变化。一般经口中毒潜伏期较短,毒性越高,进入量越大者则潜伏期也越短。经口中毒多在 1 小时内出现症状,最快 5 分钟左右即起病。经皮吸收中毒,大都在 4~6 小时内出现症状,慢者最多 12 小时左右,极少有超过 24 小时者。了解有机磷中毒的潜伏期对诊断和鉴别诊断有一定的意义,如患者在症状出现前 48 小时内未接触过有机磷类农药,基本可除外有机磷农药中毒的诊断。

八、治疗

(一) 限制毒物再吸收

皮肤清洗、消度,脱去污染衣物。尽早洗胃,用温清水洗胃,洗胃要安全、彻底、干净。眼污染有机磷酸酯时,可用温水连续冲洗 15 分钟。

(二) 解毒药物治疗

1. **复能剂** 碘解磷定为胆碱酯酶活化剂,用于烷基磷酸酯类农药中毒的解毒。碘解磷定仅对形成不久的磷酰化胆碱酯酶有作用,如中毒已经过数小时,磷酰化胆碱酯酶已"老化",酶活性即难以恢复,故应用此类药物治疗有机磷中毒时,中毒早期用药效果较好,对慢性中毒则无效。对有机磷的解毒作用有一定选择性,如对 1605、1059、特普、乙硫磷的疗效较好;而对敌敌畏、乐果、敌百虫、马拉硫磷的效果较差或无效;对二嗪农、甲氟磷、丙胺氟磷及八甲磷中毒则无效。静脉给药后,血中很快达到有效浓度,大剂量时还能通过血脑屏障进入脑组织,由肾很快排出,无蓄积中毒现象。治疗轻度中毒时,0.4~0.5g/次,必要时 2 小时后重复一次,小儿用药每次 15mg/kg;治疗中度中毒时,首次 0.8~1.0g,以后 0.4~0.5g/2h;小儿每次 20~30mg/kg,用药不超过 3 天;治疗重度中毒时,首次 1.0~1.2g,以后 0.4~0.5g/h,待症状好转后,酌情减量至停药。24 小时总量不超过 16.0g,小儿每次不超过 30mg/kg。注射较大剂量时,有口苦、咽痛、恶心等碘中毒副作用,用量过大时可引起抽搐或呼吸中枢抑制,故目前已逐步为氯解磷定所代替。氯解磷定治疗轻度中毒时,肌内注射 0.25~0.5g/次,必要时 2 小时后重复 1 次;治疗中度中毒时,肌内注射 0.5~0.75g/次;治疗重度中毒时,静脉注射 1g/次。注意事项同碘解磷定。

2. **抗胆碱药** 阿托品为 M 胆碱受体阻滞剂,能解除平滑肌的痉挛、抑制腺体分泌、解除迷走神经对心脏的抑制,使心跳加快、兴奋呼吸中枢,用于有机磷中毒及急性毒蕈碱中毒的解救。阿托品口服后自胃肠道迅速吸收,很快分布到全身组织;口服后1~2小时、肌内注射后15~20分钟血药浓度达峰值;作用持续时间约4~6小时;$t_{1/2}$为11~38小时。主要通过肝细胞酶的水解代谢,约有13%~50%在12小时内以原形随尿排出。用于有机磷农药中毒时,需与解磷定等合用。如单用阿托品治疗有机磷中毒时,对轻度中毒者,皮下注射每次0.5~1mg,每隔30~120分钟重复1次;对中度中毒者,皮下注射每次1~2mg,每隔15~30分钟重复1次;对重度中毒者,即刻静脉注射2~5mg,以后每次1~2mg,每隔15~30分钟重复1次,根据病情逐渐减量和延长间隔时间,至病情稳定后,逐渐减量并改用肌内注射或皮下注射。阿托品的不良反应主要有口干、眩晕、瞳孔散大、眼压增高、皮肤潮红、尿潴留、心率加快、兴奋、烦躁、谵语、惊厥等。下列情况应慎用:颅脑损害、心律失常、充血性心力衰竭、冠心病、二尖瓣狭窄等、反流性食管炎、青光眼、前列腺肥大等。

3. 特效解毒药物中,复能剂仅可选用一种,而且越早使用越好。抗胆碱药物首选阿托品,其后可与中枢作用较强的东莨菪碱交替或同时使用,但二者剂量都要减少。阿托品使用的剂量要足,反复给药,目的是达到阿托品化;阿托品化后需要维持,一般需要维持12~24小时,重症者需要更长时间,有时甚至需要数天。

4. 对全血胆碱酯酶活力持续下降,解毒效果不佳者,可采用换血、血液透析、血液灌流等方法治疗。

5. 经治疗缓解的患者需要观察3~7天,恢复期发生中间综合征、ARDS、中毒性心肌病的情况时常出现,治疗不及时,预后非常差。

(三) 阿托品化与阿托品中毒

1. 阿托品化指标

(1)瞳孔较前散大而不再缩小;

(2)腺体分泌减少,皮肤由湿冷转为干热,口干及肺部锣音或肺水肿消失;

(3)颜面皮肤潮红;

(4)心率增快(90~100次/分);

(5)意识障碍减轻或苏醒。

阿托品化后,即应减少用量或延长用药时间,然而在临床实践中,不可能所有指征象理论上讲的那样都出现;有时虽仅有部分症状与体征,但患者早已达到阿托品化。而此时医生对阿托品化尚未认识,治疗中为追求某一指征的出现,继续原用阿托品剂量及给药时间间隔,造成阿托品蓄积中毒,严重者致呼吸肌麻痹,若救治不及时便迅速死亡。

2. 阿托品中毒指标

(1)瞳孔极度散大,甚至到达边缘;

(2)皮肤高度干热;

(3)肺部啰音缓解或消失,以后又出现,或在阿托品没有减量时啰音反加重;

(4)心率由快逐渐变慢,呼吸由规则变为不规则,频率由快转慢者;

(5)中枢作用:对呼吸中枢先兴奋后抑制,对大脑皮质兴奋引起烦躁不安、多语、幻想、谵妄以至惊厥；

(6)应用阿托品后有机磷中毒症状一度好转,但尚未减量阿托品或延长阿托品给药时间,患者病情反而加重者,停用阿托品后病情改善者。

3. 阿托品中毒原因　阿托品中毒剂量为5～10mg,致死量为80～120mg,在运用阿托品治疗有机磷中毒时,常有以下医疗行为导致阿托品中毒:

(1)投药剂量过大;

(2)用药时间间隔过短;

(3)有严重并发症者,如脑水肿、肺水肿、酸中毒、低渗血症等时不易达到阿托品化,而医疗工作者单纯片面地强调阿托品化的某些指征,过量应用阿托品产生阿托品中毒;

(4)昼夜现象:夜间交感神经兴奋性降低,迷走神经兴奋性增高,使心率变慢,腺体分泌增多,亦和有机磷中毒患者所产生的毒蕈碱样作用相混淆;

(5)阿托品翻转现象:在超越中毒量过多仍未表现出阿托品化指征情况下,直接转入中枢抑制状态,延髓由兴奋转为麻痹,出现呼吸衰竭及血压下降,外周作用的翻转有出汗、呕吐、房室传导阻滞,甚至出现肺水肿,若判断失误,继续加大量投药,则有致命危险。

所以治疗时应密切观察病情变化,合理用药,一旦确诊为阿托品中毒,如出现瞳孔扩大、神志模糊、烦躁不安、抽搐、昏迷和尿潴留等提示阿托品中毒,应立即停用阿托品,增加输液量,加速毒物排泄并根据阿托品中毒的严重程度决定其相应的治疗措施。

(四)综合对症治疗

加强护理,保证能量供应,纠正水、电解质紊乱。镇静解痉,维持呼吸、循环功能,防治肺部感染、脑水肿,保护肝、肾功能。

 中间综合征和迟发性周围神经病的防治

1. 尽早彻底清除毒物,防止毒物继续吸收。
2. 不同的抗毒药物应根据其适应证和应用原则应用或伍用。

(1)尽早发挥不同药物的抗毒作用,以便尽快阻断毒物有害作用和使ChE活力尽快恢复。

(2)根据中毒患者病情轻重和ChE活性高低用药,药物剂量不宜过大,避免出现或少出现药物的毒副作用;用药时间不宜过长,也不宜过早停药。

(3)长托宁对神经肌肉接头和心肌有保护作用。运用长托宁治疗有机磷农药中毒患者,可避免或减少猝死和中间综合征发生。

3. 及时采取综合措施,保证药物尽快奏效。

中毒患者接受抗毒治疗后,应加强对症或支持治疗,保证抗毒药物尽快奏效和促进毒物尽快从体内排出,以便尽早阻断或减轻毒物的有害作用和防止磷酰化酶出现老化。

4. 上述发生后,给予采取相应对症综合措施。

(丘泽武)

练习题

1. 呼吸呈蒜味的毒物是（ ）
   A. 阿托品　　　　　　B. 地西泮　　　　　　C. 酒精
   D. 有机磷农药　　　　E. 亚硝酸盐
   答案：D

2. 女性，22岁。口服不详药物60ml后，呕吐、流涎、走路不稳，视物模糊，呼吸困难，口中有大蒜味，最重要的实验室检查是（ ）
   A. 血液胆碱酯酶活力　B. 血电解质　　　　　C. 尿中磷分解产物检测
   D. 肝肾功能检查　　　E. 血气分析
   答案：A

3. 解除有机磷中毒时烟碱样毒性作用首选（ ）
   A. 阿托品　　　　　　B. 解磷定　　　　　　C. 贝美格（美解眠）
   D. 尼可刹米　　　　　E. 甘露醇
   答案：B

4. 解除有机磷中毒时毒蕈碱样毒性作用首选（ ）
   A. 阿托品　　　　　　B. 解磷定　　　　　　C. 贝美格
   D. 尼可刹米　　　　　E. 甘露醇
   答案：A

5. 有机磷中毒患者，除外毒蕈碱样症状、烟碱样症状后，逐步出现呼吸极度困难、严重缺氧发绀；大小便失禁、惊厥、至昏迷，以下关于中毒分度正确的是（ ）
   A. 轻度中毒　　　　　B. 中度中毒　　　　　C. 重度中毒
   D. 极重度中毒　　　　E. 急需检查患者血清胆碱酯酶活力后，才可做进一步中毒分度
   答案：C

第二节　急性杀鼠剂中毒

急性杀鼠剂中毒多是由于自服或误服杀鼠剂引起的一类急性中毒。杀鼠剂（鼠药）是指用于杀灭家鼠、仓鼠及田鼠等鼠类的药物，对人、畜均有毒性。随着致痉挛杀鼠剂毒鼠强、氟乙酰胺等剧毒类杀鼠剂禁用，目前多见抗凝血杀鼠剂中毒，偶见无机磷杀鼠剂中毒。

知识延展

杀鼠剂种类繁多，主要有抗凝血杀鼠剂、致痉挛杀鼠剂、取代脲类、有机磷酸酯类、氨基甲酸酯类、无机磷杀鼠剂、天然植物性杀鼠剂等。

一、抗凝血杀鼠剂中毒

(一) 概述

抗凝血类杀鼠剂是国家批准使用的慢性杀鼠剂,是目前我国最常用的合法鼠药。第一代抗凝血类杀鼠剂有杀鼠灵(warfarin,华法林)、杀鼠醚(coumatetralyl,克鼠立)、敌鼠(diphacinone,野鼠净)、敌鼠钠(sodium diphacinone)、氯鼠酮(chlorophacinone,氯鼠敌)等,第二代抗凝血类杀鼠剂有溴鼠灵(brodifacoum,大隆、溴鼠隆、溴敌拿鼠)、溴敌隆(bromadiolone,灭鼠酮)、氟鼠灵(flocoumafen,氟鼠酮)等。

知识延展

第二代抗凝血杀鼠剂比第一代作用更强,体内半衰期更长,其中,杀鼠灵、杀鼠醚、溴鼠灵、溴敌隆和氟鼠灵等属于双香豆素类抗凝血杀鼠剂;敌鼠与敌鼠钠、氯鼠酮等属于茚满二酮类抗凝血杀鼠剂。第二代抗凝血鼠药可引起二次、甚至三次中毒,即狗、猫食中毒死鼠发生中毒,人再食畜肉也可引起中毒。

(二) 发病机制

此类杀鼠剂可经胃肠道、呼吸道(粉尘)及皮肤吸收,胃肠道吸收完全,所见中毒多为误服或自服。第二代抗凝血杀鼠剂溴鼠灵抗凝血作用可持续 2 年以上。抗凝血类杀鼠剂的中毒机制为:干扰肝脏对维生素 K 的作用,使凝血酶原和凝血因子 Ⅱ、Ⅶ、Ⅸ、Ⅹ 等的合成受阻,导致凝血时间与凝血酶原时间延长;代谢产物亚苄基丙酮还可直接损伤毛细血管壁,使其脆性和通透性增强而加重出血。

(三) 临床表现

以全身出血倾向为主要表现,口服中毒早期可出现恶心、呕吐、腹痛、头晕、乏力等症状,中毒剂量小者可无不适及无出血现象,不治自愈。潜伏期长短与中毒量有关,一般 2~3 天后出现出血症状,轻者往往在损伤处如创口、刷牙后渗血等,重者可自发性全身性出血如皮肤出血点、瘀斑、鼻出血、咯血、便血、尿血、阴道出血等,甚至可以因内脏大出血出现休克,也有颅内出血致死者。少数有关节疼痛、低热等。

(四) 辅助检查

凝血时间延长、凝血酶原时间延长;凝血因子 Ⅱ、Ⅶ、Ⅸ、Ⅹ 等活动度下降。可疑食物、胃内容物、血中检出有关毒物。

(五) 临床思辨

明确的鼠药接触史及临床出血表现,加以凝血及凝血酶原时间延长,临床诊断通常不难,临床确诊需要胃内容物或血液检出抗凝血鼠药,但不同鼠药血液半衰期或检测方法灵敏度差异,可以出现假阴性结果。毒物接触史不明,漏诊、误诊常见。由于个体差异,首发出血部位和器官或出血突出表现不同,甚至有单纯表现腹腔出血者。不明原因家庭或集体发生出血倾向者要高度怀疑抗凝血鼠药中毒可能;周围血象血小板计数正常的不明原因出血即应想到抗凝血鼠药中毒的可能;临床无法解释的出血也应疑及抗凝血鼠药中毒,应及时血液毒物分析帮助确诊。注意和凝血因子缺乏或活性减低的其他疾病如血友病、肝病等相鉴别。其他出血性疾病如血液病、DIC、原发或继发血小板减少性紫癜、血管性紫癜,经血常规、周围血象涂片、凝血常规等实验室检查,鉴别诊断通常不难。当高度怀疑抗凝血鼠药中毒时,可应用维生素 K_1 试验性治疗,如明显好转支持抗凝血鼠药中毒;无明确抗凝血鼠药接触史的出血倾向,血液中检出抗凝血鼠药,可以确诊抗凝血鼠药中毒。注意询问有无情绪、生活事件或被投毒可能。第二代抗凝血鼠药引起的二次、甚至三次中毒常使中毒史隐匿复杂,影响诊断。

(六)病情评估

患者初始临床表现轻微,如不及时处理,出现出血倾向,可引起致命性出血。如在凝血时间、凝血酶原时间出现延长而未出现出血的临床表现给予维生素 K_1 治疗可阻止出血表现发生。

注意事项

第二代抗凝血杀鼠剂中毒停用维生素 K_1 过早,可再次出现出血,甚至严重出血。

(七)应急处理

1. 清除毒物　口服中毒者催吐、洗胃、导泻,皮肤污染者用清水彻底冲洗。

2. 特效解毒剂维生素 K_1　无出血倾向、凝血酶时间与凝血酶原活动度正常者,可不用维生素 K_1 治疗。

如何使用维生素 K_1?

应密切观察;轻度出血者,用 10~20mg 肌注,每日 3~4 次;严重出血者,首剂 10~20mg 静注,续以 160~80mg 静滴,每日用量可达 200 mg 甚至更高,出血症状好转后逐渐减量,一般连用 10~14 天,出血现象消失,凝血酶原时间与活动度正常后停药,第二代抗凝血杀鼠剂疗程要长,要监测血液毒物,直到不能检出,凝血指标恢复正常,有用药长达 1 年以上者。

3. 肾上腺皮质激素　可以减少毛细血管通透性,保护血小板和凝血因子,促进止血、抗过敏和提高机体应激能力,可酌情应用,并同时给予大剂量维生素C。

4. 输新鲜血及血浆　对出血严重者,可输新鲜血液、新鲜冷冻血浆、冷沉淀或凝血酶原复合物,以迅速止血。

5. 对症支持治疗　中毒后要卧床休息、防止磕碰加重出血或出现颅内出血,防治感染及营养支持等。应注意维生素 K_3、维生素 K_4、卡巴克洛(安络血)、氨苯甲酸等药物对此类抗凝血类杀鼠剂中毒所致出血无效。

(八) 诊治新进展

第二代抗凝血杀鼠剂的人体半衰期及抗凝血持续作用时间有待探讨，维生素 K_1 的应用疗程尚无定论。

二、毒鼠强中毒

(一) 概述

毒鼠强又名四二四、没鼠命、三步倒、气死猫，化学名为四亚甲基二砜四胺，系有机氮化合物，分子量 240.25，为白色粉末、无臭无味。化学性质稳定，微溶于水、酸和碱。属剧毒类致痉挛杀鼠剂，对人的致死量为 0.1~0.2mg/kg(5~12mg)，国内外目前已严格限制生产和使用，国内中毒偶见。由于其剧烈的毒性和稳定性，易造成二次中毒。

(二) 发病机制

可经呼吸道、消化道吸收，摄入后以原形无明显选择性分布于各组织器官，血液中不与蛋白结合，主要通过肾脏以原形排出，10 天后部分患者尿中仍可检出本品。中毒作用主要表现为兴奋中枢神经系统，具有强烈的致惊厥作用，可能与毒鼠强非竞争性拮抗 γ-氨基丁酸(GABA)受体有关，使中枢神经系统呈过度兴奋表现，此抑制作用可逆。

(三) 临床表现

消化道吸收潜伏期多在 10~30 分钟，可先出现口唇麻木、头痛、头昏、无力等非特异性症状，伴有恶心、呕吐、上腹部烧灼感、腹痛等。中毒性心肌损害致心悸、胸闷等症状，可发生各种心律失常。全身阵发性强直性抽搐为最突出的表现，每次抽搐持续 1~10 分钟，每天发作可达数十次，严重者呈癫痫持续状态，可致呼吸衰竭而死亡，部分患者出现精神症状。

(四) 辅助检查

心肌酶明显升高，肝功能异常，主要表现为转氨酶升高。心电图可表现窦性心动过缓或过速，心律失常、ST-T 异常，QT 间期延长等，脑电图异常，血、尿、呕吐物、胃液、可疑食物、水中检出毒鼠强。

(五) 临床思辨

有明确的毒物接触史，如毒鼠强自服、误服或食用毒鼠强毒死的禽畜史，神经系统以抽搐为突出表现，临床诊断通常不难，如胃内容物或血液检出毒鼠强，可以临床确诊。但毒物接触史不明时，需排除有类似临床表现的其他疾患，如以抽搐为主要表现的中枢神经系统感染性疾病、脑血管意外、特发性癫痫、精神病、代谢障碍等疾病；注意和其他致痉挛杀鼠剂如氟乙酰胺中毒鉴别，毒鼠强中毒潜伏期较短，抽搐表现更为突出可资参考。应仔细询问有无误食被毒鼠强污染的食物、水等，尤其注意有无食用毒鼠强毒死的禽畜而致二次中毒可能；有无被投毒可能；要了解患者近期情绪及生活事件，寻找服用鼠药的证据，如自杀的遗书、鼠药包装、残留物等。血液毒物检测是确诊的依据。

(六) 病情评估

毒鼠强中毒主要致死因素为剧烈抽搐导致的呼吸衰竭，如能及时控制抽搐，辅以血液灌流，多可转危为安，但惊厥造成呼吸衰竭，不能及时控制痉挛、建立气道辅助通气，可很快死亡。老年、儿童及有基础疾病者耐受性差。

(七) 应急处理

1. 清除毒物　口服中毒者及早催吐、洗胃和导泻。可留置胃管 24 小时以上,反复洗胃,同时胃管注入活性炭,以吸附残留毒物;毒鼠强经黏膜吸收迅速,口腔、鼻腔及破损皮肤也要彻底清洗。有惊厥发作者禁忌催吐。

2. 控制抽搐　是抢救成功的关键,一般苯巴比妥钠和地西泮联用。苯巴比妥钠,0.1~0.2g,肌内注射,每 6~8 小时 1 次;地西泮首剂 10mg,静脉注射,以后酌情泵入或静脉滴注,以控制抽搐为度。

3. 血液净化治疗　血液净化特别是血液灌流可加速毒鼠强的排除,减轻中毒症状、缩短病程。中毒 48 小时以上行血液灌流仍然有效,可以间断进行。

4. 解毒剂　目前尚无特效解毒剂,二巯基丙磺酸钠(Na-DMPS)和大剂量维生素 B_6 可能有效。巯基丙磺钠用法为 0.125~0.25g/次肌注,一般给药 5~8 支,其临床使用效果尚需进一步临床验证。维生素 B_6 可每日应用 6~10g。

5. 保护脏器功能　如呼吸、心搏停止,立即施行心肺脑复苏;有急性呼吸困难、发绀者应保持呼吸道通畅,给予吸氧,必要时建立人工气道予以机械通气;低血压、休克者应积极补液,必要时应用血管活性药物及血流动力学监测;持续抽搐、昏迷、脑水肿者应给予脱水降颅压治疗。可给予 20% 甘露 125~250ml,2~4 次/日,甘油果糖 500ml,1~2 次/日,早期、短疗程、适量糖皮质激素可以减轻脑水肿。另外,针对心、肝、肾等脏器损伤进行处理,并维持水、电解质平衡,防治感染。

6. 注意事项　在临床上混合杀鼠剂中毒并不少见,注意合并其他鼠药中毒;在毒物检测结果出来前,如不能排除氟乙酰胺中毒,可加用乙酰胺治疗,防止延误;应用苯巴比妥钠和地西泮等抗惊厥药物时,注意其呼吸抑制作用,痉挛致呼吸衰竭是重要死因,及时气管插管和有效机械通气可挽救生命。

(八) 诊治新进展

毒鼠强中毒的特效解毒及血液净化方法及疗程尚在探讨中,毒鼠强中毒与氟乙酰胺中毒鉴别不清时应用乙酰胺的可行性进行了研究。

三、有机氟类杀鼠剂

(一) 概述

有机氟类杀鼠剂包括氟乙酰胺(又名敌蚜胺,氟素儿,化学名为氟醋酸酰胺)、氟乙酸钠(化学名为氟醋酸钠)及甘氟(伏鼠醇),均为早已禁用的杀鼠剂。氟乙酰胺和氟乙酸钠为白色针状结晶,易溶于水,性质较稳定,在通常情况下,经长期保存或煮沸、高温、高压处理,毒性不变。甘氟为无色或微黄色油状液体,易挥发,不易分解。误服氟乙酰胺和氟乙酸钠毒死的动物肉、内脏可致二次中毒。

(二) 发病机制

有机氟类杀鼠剂可通过消化道、呼吸道和皮肤黏膜吸收。氟乙酰胺大鼠经口 LD_{50} 为

15mg/kg，人口服致死量为0.1～0.5g；氟乙酸钠大鼠经口 LD_{50} 为 0.22mg/kg，人口服致死量为0.07～0.1g；甘氟褐家鼠经口 LD_{50} 为 30mg/kg。其中毒机制为氟乙酰胺进入人体后脱氨基转化为氟乙酸，氟乙酸钠则直接形成氟乙酸，甘氟在体内转化为氟化乙酰辅酶A和氟乙酸。氟乙酸与细胞内线粒体的辅酶A作用，生成氟化乙酰辅酶A，再与草酰乙酸反应，生成氟柠檬酸。由于氟柠檬酸与柠檬酸虽在化学结构上相似，但不能被乌头酸酶作用，反而拮抗乌头酸酶，使柠檬酸不能代谢产生乌头酸，导致三羧酸循环中断（谓之"致死代谢合成"），丙酮酸代谢受阻，氟柠檬酸积聚，妨碍正常的氧化磷酸化过程，从而引起中枢神经系统和心血管系统为主的毒性损害。此外，氟乙酸还可以直接损害中枢神经系统、心血管系统和消化系统，甚至呼吸抑制死亡。氟离子还可以与体内钙离子相结合，使体内血钙下降。

（三）临床表现

急性中毒的潜伏期与中毒原因、侵入途径和摄入量有关，一般为2～15小时，严重者也可短至1小时。出现以中枢神经系统障碍和心血管系统障碍为主的两大综合征。前者表现有头晕、头痛、乏力、易激动、烦躁不安、肌肉震颤、意识障碍以至昏迷、大小便失禁，四肢肌力增高，肢体阵发性抽搐。少数患者可出现脑膜刺激征，甚至出现惊厥致呼吸衰竭而死亡，部分患者可出现精神障碍，表现谵妄、语无伦次；后者表现不同程度心肌损害症状，有心悸、心动过速、血压下降、心力衰竭、心律失常等。尚可有消化道症状和呼吸道分泌物增多、呼吸困难、咳嗽等呼吸系统表现。以神经系统表现为主者称为神经型，以心血管系统症状为主者称为心脏型。根据临床表现通常分为轻、中、重三度。

1. 轻度中毒　口渴、恶心、呕吐、上腹部烧灼感，头痛、头晕、乏力、倦怠，四肢发麻，面部和肢体小抽动。

2. 中度中毒　除上述症状外，出现烦躁不安，阵发性抽搐，呼吸急促、呼吸困难，轻度心肌损害。

3. 重度中毒　除上述症状外，出现昏迷，大小便失禁，全身抽搐，严重心肌损害、心力衰竭、心律失常、室颤、心搏骤停，呼吸衰竭等。

（四）辅助检查

心电图显示各种心律失常如期前收缩、室速或室颤，QT间期延长与ST-T改变等，血生化有心肌酶明显增高，肝肾功能损害等。血、尿中柠檬酸含量增高，血酮升高，低血钙、低血糖等。血液和胃内容物检出有机氟杀鼠剂成分。

（五）临床思辨

明确的有机氟杀鼠剂接触史，加以神经系统和心血管系统的主要表现，通常可以临床诊断，确诊需血、呕吐物、胃液或可疑食物毒物分析发现有机氟杀鼠剂成分。但毒物接触史不明时和其他致痉挛杀鼠剂鉴别诊断困难，神经型中毒需排除有类似临床表现的其他疾病，如以抽搐为主要表现的中枢神经系统感染性疾病、脑血管意外、特发性癫痫、精神病、代谢障碍等疾病。心脏型中毒应与重症心肌炎等鉴别。

（六）病情评估

轻度中毒多可恢复，但随着时间推移和毒物吸收增加，开始为轻度表现，可发展至中、重度,如不能及时止抽和建立气道辅助呼吸,纠正呼吸衰竭,及时足量应用特效解毒剂,将很快出现多器官功能衰竭,预后不良。国内报道以神经型为主,国外心脏型报道多见,出现心力衰竭病死率明显升高。

(七) 应急处理

1. 清除毒物　口服者用清水及时彻底洗胃,之后给予蛋清或氢氧化铝凝胶保护消化道黏膜,并给予导泻;皮肤污染的,立即脱去污染的衣物,用清水彻底清洗。

2. 解毒剂

(1)乙酰胺(解氟灵):为我国首创有机氟特效解毒剂,应尽早应用,每次 2.5~5.0g,肌注,每日 2~4 次,维持 5~7 天。危重者首剂 5~10g,即全天量的一半。注意剂量过大可产生血尿,可减量或加用激素。

(2)乙醇:在肝内氧化成乙酸有解毒作用,若无乙酰胺,可用无水乙醇 5ml 加入 10% 葡萄糖溶液 100ml 中,静脉滴注,每日 2~4 次。或醋精(又名甘油乙酸酯)0.1~0.5mg/kg 体重(成人一般用 6~30mg),肌内注射,每隔 30 分钟可重复注射一次。

(3)醋精:在体内能生成乙酸,也可作为解毒剂。轻度中毒可口服适量白酒或食醋,也可于洗胃完毕后胃管内注入适量乙醇(白酒)或食醋 150~300ml,有解毒作用。

3. 控制抽搐　是氟乙酰胺中毒的重要治疗部分,用苯巴比妥钠和(或)地西泮治疗。苯巴比妥钠,0.1~0.2g,肌内注射,q6~8h;地西泮首剂 10mg,静脉注射,以后酌情泵入或静脉滴注,以控制抽搐为度。

4. 保护心脏　大部分氟乙酰胺中毒有心肌损伤,给予大剂量葡萄糖、能量合剂、1,6-二磷酸果糖等,并对症处理各种心律失常。

5. 综合对症支持治疗　防治脑水肿、保持呼吸道通畅、维持水电解质平衡、防治继发感染等。

6. 重度中毒可应用血液透析,不能排除或合并有毒鼠强中毒时,应早期行血液灌流。

四、无机磷杀鼠剂

(一) 概述

磷化锌是无机磷类杀鼠剂的典型代表,和磷化铝一样,也被用作粮仓熏蒸杀虫,是一种深灰色有闪光的粉末,为赤磷和锌粉烧制而成的化合物,亦可用黄磷和锌粉制得,有腐鱼样恶臭,溶于酸、碱和油,不溶于水。在干燥较暗条件下,化学性能稳定,在空气中易吸收水分分解,释放出磷化氢。磷化锌和磷化铝通常一片剂量即可致死,磷化锌大鼠经口 LD_{50} 为 47.5mg/kg,对人的致死量约为 40mg/kg,是既往我国应用最早最广泛的杀鼠剂,可导致二次中毒。磷化铝既用于杀虫,又常用于灭鼠,中毒的报道要远多于磷化锌,二者毒理机制均为胃内释出磷化氢后毒作用,磷化铝的人致死量约为 20~40mg/kg,成人致死量约 1.5~3g,二者临床表现相似,处理原则一致。

(二) 发病机制

人类中毒多由于误食拌有磷化锌的毒饵,职业性中毒见于粮仓熏蒸工作者。磷化锌、磷化铝中毒机制与磷化氢相似,口服后在胃酸的作用下分解产生磷化氢和氯化锌;磷化氢主要作用机制为非选择性地阻断细胞色素氧化酶,阻碍电子传递和氧化磷酸化,发生细胞内能量危机,影响细胞代谢,形成细胞窒息,主要损害中枢神经系统、呼吸系统、心血管系统及肝、肾,而以中枢神经系统和呼吸系统症状最为突出,主要经肾脏排。胃肠黏膜受到强烈的刺激与腐蚀可导致炎症、充血、溃疡、出血,服毒致死病例胃内常见黑灰色粉末并有电石气臭味,甚至服毒后10小时仍可见到。

 知识延展

磷化锌和磷化铝虽被用作粮仓熏蒸杀虫,也用于杀鼠,两者中毒机制与磷化氢一致,主要影响细胞能量代谢,形成细胞窒息。

(三) 临床表现

磷化锌口服后首先出现消化道症状,如恶心、呕吐、腹痛、腹泻,口腔、咽部有烧灼感和蒜臭味。剧烈呕吐可带有胆汁和少量咖啡样液体。逐渐出现胸闷气短、烦躁不安、血压下降、全身麻木、运动不灵,严重者出现意识障碍、抽搐甚至昏迷、惊厥、肺水肿、呼吸衰竭、心肌及肝、肾损害等。呼气及呕吐物有特殊的蒜臭味(磷化氢的气味)。幼儿及儿童呼吸困难症状和中枢神经症状表现突出。

 知识要点

市售一片剂量通常即达致死量,常表现多脏器受损,一旦出现昏迷、抽搐、肺水肿、休克预后不良,多死于呼吸循环衰竭,幼儿和儿童耐受性更差,无特效解毒治疗。

(四) 辅助检查

实验室检测显示多脏器受损,肝肾功能损伤甚至衰竭,心肌酶升高,血气分析显示低氧血症或呼吸衰竭,乳酸升高。硝酸银试验对胃液和呼出气中磷化氢的检出阳性率为100%和50%,方法系抽取胃液5ml加15ml水,置入一烧瓶中,将浸有硝酸银(0.1mol/L)的滤纸置于瓶口,将烧瓶加热到50℃,15~20分钟,滤纸干后,如有磷化氢,即是微量,硝酸银纸变黑,呼气试验原理同上,易出现假阴性。

(五) 临床思辨

结合磷化锌误服史或磷化锌熏蒸粮食接触史,以神经系统和呼吸系统障碍为主要临床表现,急性磷化锌中毒的临床诊断可以成立。需要与枢神经系统感染、呼吸系统感染、脑血管疾病、胃肠炎、胃肠炎、急性病毒性肝炎、心血管系统等疾病相鉴别。毒物接触史不明,严重病例常误诊为其他原因休克。呼气及呕吐物有特殊的蒜臭味伴多个脏器损害表现,可为诊断提供方向,洗胃液有黑灰色粉末及硝酸银试验可帮助诊断。

(六) 病情评估

一片剂量通常即达致死量,常表现多脏器受损,一旦出现昏迷、抽搐、肺水肿、休克预后不良,由于无特效解毒治疗,有器官功能衰竭后病情常迅速进行性恶化,多死于呼吸循环衰竭,幼儿和儿童耐受性更差。呼吸道接触者至少观察24~48小时,注意可能出现迟发性肺水肿。

(七) 应急处理

1. 清除毒物 用1∶5000高锰酸钾溶液或2%的碳酸氢钠溶液或清水洗胃,给予活性炭吸附,然后用硫酸钠20~40g导泻。用0.5%~1%硫酸铜溶液催吐注意剂量,防止其毒副作用。禁用蓖麻油类导泻,因可溶解磷而加速吸收,也有认为硫酸镁与氧化后产生的氧化锌作用生成卤碱而加强毒性,不主张应用。禁食脂类食物及油类等,以免促进磷的溶解与吸收。洗胃与导泻均应小心操作,以防胃肠出血与穿孔。

2. 对症处理 由于无特效解毒剂,主要采用综合对症治疗。氢氧化铝刺激胃酸增多,而胃酸又加速磷化氢的生成,常规给予H_2受体拮抗剂和质子泵抑酸剂;呼吸困难者,予以吸氧,可给予肾上腺皮质激素;脑水肿者,给予脱水剂;输液纠正水、电解质紊乱及酸中毒;及时应用保护心、肝、肾等药物与措施。

3. 可以试用血液净化治疗,如血液透析、血液灌流及持续床旁血滤等,可联合应用。磷化锌、磷化铝是无机磷化合物,禁用氯解磷定、解磷定等治疗有机磷农药中毒的特效解毒剂。

(八) 诊治新进展

食用油洗胃和细胞色素C治疗口服磷化铝中毒取得一定效果,血液净化方式方法仍在探讨。

(田英平)

练习题

1. 抗凝血类灭鼠药中毒严重者**不可能**出现( )
   A. 意识障碍   B. 抽搐   C. 大小便失禁
   D. 休克   E. 肌颤
   答案:E

2. 毒鼠强中毒患者临床主要死亡原因是( )
   A. DIC   B. 心力衰竭   C. 呼吸衰竭
   D. 肾衰竭   E. 肝衰竭
   答案:C

3. 治疗抗凝血类灭鼠药中毒的特效药物是( )
   A. 酚磺乙胺(止血敏) B. 维生素K_3 C. 维生素K_1
   D. 氨甲苯酸   E. 巴曲酶(立止血)
   答案:C

4. 关于灭鼠药中毒患者急诊救治处理,下列说法**不正确**的是( )
   A. 灭鼠药种类不明时宜用温清水彻底洗胃
   B. 氟乙酰胺中毒患者不能应用乙醇及食醋解毒

C. 有机磷类灭鼠药中毒者不宜应用氨茶碱和吗啡等药物

D. 有急性肺水肿及心功能障碍者应及早选用强心、利尿剂

E. 磷化铝口服急性中毒者禁用动植物油类导泻

答案:B

5. 关于鼠药中毒,下列说法**不正确**的是（　　）

A. 磷化锌、磷化铝、磷化氢中毒机制相似

B. 毒鼠强和氟乙酰胺中毒鉴别不清时可以应用乙酰胺

C. 氟乙酰胺、氟乙酸钠、甘氟均为致痉挛杀鼠剂,毒理机制主要是干扰三羧酸循环

D. 毒鼠强中毒可以应用血液灌流救治

E. 磷化铝和磷化锌中毒可以少量应用氯解磷定和阿托品对抗毒性

答案:E

第三节　亚硝酸盐中毒

一、病因学

因误食亚硝酸盐而引起的中毒。食物中的亚硝酸盐主要来源于一些蔬菜,如菠菜、大白菜、甘蓝、韭菜、萝卜、芹菜、甜菜含有大量硝酸盐,若存放于温度较高处,在硝酸盐还原酶作用下,硝酸盐可还原成亚硝酸盐。蔬菜在腌制过程中,其中的亚硝酸盐含量逐渐增高,在8～14天时有一高峰,以后又逐渐降低。煮熟的蔬菜存放于温度较高处,由于某些细菌的硝酸盐还原酶的作用,也可产生亚硝酸盐。有的井水含硝酸盐较多,俗称"苦井"水,食物用此种水烹调,并在不卫生的条件下存放,也极易引起亚硝酸盐中毒。硝酸盐或亚硝酸盐可作为肉或鱼制品发色剂,使肉鱼烹调后仍呈红色。若加入量过大,也可引起中毒,亚硝酸盐(亚硝酸钠或钾)无色,无臭,易与食盐、碱面等混淆,误服可致中毒。肉或鱼制品以及蔬菜中的亚硝酸盐还可与蛋白质分解产生的仲胺在胃内合成致癌性的亚硝胺类。还可因胃肠功能紊乱时,胃肠道内硝酸盐还原菌大量繁殖,食入富含硝酸盐的蔬菜,则硝酸盐在体内还原成亚硝酸盐,引起亚硝酸盐中毒,称为肠原性青紫症,多见于儿童。此外,营养不良、贫血、寄生虫感染等与亚硝酸盐的还原均有密切关系。

知识延展

亚硝酸盐中毒的中毒剂量:亚硝酸盐成人口服的最低中毒剂量约为0.1g,口服最低致死剂量约为1.0～5.0g。

二、病理生理

亚硝酸盐中毒的原理是其与血红蛋白作用,使正常的二价铁离子被氧化成三价铁离子,

形成高铁血红蛋白,高铁血红蛋白能抑制正常的血红蛋白携带氧和释放氧的功能,因而致使组织缺氧,特别是中枢神经系统缺氧更为敏感,亚硝酸盐对中枢神经系统尤其是血管舒缩中枢有麻醉作用,并且还能直接作用于血管平滑肌产生松弛作用,导致周围血管极度扩张,发生周围循环衰竭,对于其他器官的平滑肌也有短暂松弛作用。

三、临床表现

1. 亚硝酸盐中毒潜伏期短,一般为数十分钟或1～3小时。
2. 症状以发绀为主。全身皮肤及黏膜呈现不同程度青紫色,尤以皮肤黏膜、口唇、指甲下最明显。
3. 患者通常有头痛、头晕、乏力、胸闷、气短、心悸、心率加快、恶心、呕吐、烦躁不安、腹痛、腹泻、腹胀等症状。
4. 严重者出现烦躁不安、精神萎靡、反应迟钝、意识丧失、惊厥、昏迷、呼吸衰竭甚至死亡。

四、辅助检查

1. 高铁血红蛋白的鉴定 取5ml血置于试管中,在空气中用力振荡15分钟,如含有高铁血红蛋白,血液不变色,再滴入数滴氰化钾后血液立即变为鲜红色,有条件应进行高铁血红蛋白的定量检查。
2. 亚硝酸盐测定 定性试验如格林斯试剂反应、安替比林反应呈阳性;半定量反应可选择应用亚硝酸盐快速检测管;定量试验可采用盐酸萘乙二胺法。因亚硝酸盐摄入量的差异,有可能出现假阴性结果,必要时应重复检测。

五、诊断和鉴别诊断

结合毒物接触史,临床表现和实验室检查,本病不难确诊。当无明确毒物接触史但患者发绀和呼吸困难程度不相称时,要警惕亚硝酸盐中毒的可能,有必要更加仔细地询问病史。同时应注意和引起发绀的其他疾病,如心肺疾病、其他化学物质或药物引起的高铁血红蛋白症、遗传性高铁血红蛋白症、硫化高铁血红蛋白症等鉴别。

六、治疗

1. 吸氧 亚硝酸盐是一种氧化剂,可使正常低铁血红蛋白氧化成高铁血红蛋白,失去输氧能力而使组织缺氧。观察所见患者面色发青,口唇发绀,静脉血呈蓝紫色都是缺氧的表现,因此立即给予吸氧处理。
2. 洗胃 如果中毒时间短,还应及时予以洗胃处理。
3. 亚甲蓝(美蓝)的应用 是亚硝酸盐中毒的特效解毒剂,能还原高铁血红蛋白,恢复正常输氧功能。亚甲蓝用法:1％亚甲蓝以每公斤体重1～2mg加入25％葡萄糖20ml缓慢静脉推注,因为高渗葡萄糖可提高血液渗透压,能增加解毒功能并有短暂利尿作用。如1～2小时以后无效或症状再现可以重复以上全量或半量。

注意事项

必须小剂量使用亚甲蓝,因为亚甲蓝为强氧化剂,如果大量进入人体内不能立即转变为还原性亚甲蓝,反而会将血红蛋白氧化为亚甲蓝血红蛋白,加重病情。

4. 应用维生素 C　维生素 C 可直接还原高铁血红蛋白,需大剂量应用,用法:2~4g 加入 10％葡萄糖溶液 500ml,每日 2 次。

5. 对症支持治疗　注意维持水、电解质和酸碱平衡;及时纠正休克、呼吸衰竭、感染等。

(殷文朋)

练习题

1. 小剂量亚甲蓝静脉注射用于(　　)

A. 重金属中毒　　　　B. 氰化物中毒　　　　C. 亚硝酸盐中毒

D. 有机磷中毒　　　　E. 急性一氧化碳中毒

答案:C

2. 亚硝酸盐中毒,又名乌嘴病、发绀病、肠源性青紫病。亚硝酸盐可将正常的血红蛋白氧化成高铁血红蛋白,血红蛋白中的铁元素由二价变为三价,失去携氧能力,使组织出现缺氧现象。亚甲蓝是亚硝酸盐中毒的有效解毒剂。下列说法**不正确**的是(　　)

A. 在中毒过程中血红蛋白被氧化　　　　B. 中毒时亚硝酸盐发生氧化反应

C. 药品亚甲蓝应具有还原性　　　　　　D. 解毒时血红蛋白被还原

E. 隔夜的蔬菜、肉类、鱼类其亚硝酸盐含量显著增多

答案:B

3. 某家工厂食堂,工人就餐 1 小时后,陆续出现唇、指甲以及全身皮肤青紫等症状。根据中毒症状,中毒的原因最可能是(　　)

A. 氰化物中毒　　　　B. 有机磷中毒　　　　C. 一氧化碳中毒

D. 亚硝酸盐中毒　　　E. 病毒感染

答案:D

4. 下列关于亚硝酸盐中毒的临床表现说法不正确的是(　　)

A. 发病急　　　　　　　　　　　B. 潜伏期一般 1~3 小时

C. 主要表现口唇黏膜苍白　　　　D. 可因呼吸衰竭而致死亡

E. 胃肠道症状明显

答案:C

5. 引起肠源性发绀的原因是(　　)

A. 一氧化碳中毒　　　　B. 亚硝酸盐中毒　　　　C. 氰化物中毒

D. 肠系膜血管痉挛　　　E. 肠道淤血、水肿

答案:B

第四节 百草枯中毒

一、概述

百草枯(paraquat),化学名 1,1'-二甲基-4,4'-联吡啶阳离子盐,一般为其二氯化物。国内市售多为 20% 的溶液,商品名又称克芜踪、一扫光等,本品为无色结晶,不易挥发,易溶于水,微溶于低级醇类,不溶于烃类溶剂。遇碱水解,酸性条件下稳定,进入泥土很快失活,是目前使用最广泛的除草剂之一,对人毒性剧烈,通常市售原液一口足以致死,中毒原因多为自服或防护不当及误服,急性百草枯中毒多见于亚洲和加勒比地区,在我国仍呈上升趋势,百草枯中毒无特效解毒剂,治疗方法多在探讨之中,病死率在 50%～70% 以上。敌草快(diquat)毒理机制及临床表现与百草枯相似,也属杂环类除草剂,毒性相对较低。

 注意事项

口服市售百草枯原液一口通常足以致死,百草枯中毒无特效解毒剂,预后不良。

二、发病机制

百草枯经呼吸道、皮肤、消化道及腹腔均可吸收,按操作说明使用百草枯喷洒作业由于雾滴直径较大通常不会造成下呼吸道吸收损伤,会阴部皮肤原液污染和稀释液大面积皮肤接触也可造成严重中毒甚至致死,消化道途径中毒病例多见,人经口服致死量 1～3g,经口摄入后在胃肠道中吸收率 5%～15%,大部分经粪便排泄,吸收后 0.5～2 小时内达血浆浓度峰值,随后进入快速清除期(半衰期为 5 小时)和缓慢清除期(半衰期为 84 小时),在体内广泛分布,以肺和肌肉组织浓度较高,肺中百草枯是血中浓度的 10～90 倍,百草枯经肾小管以原形从肾脏排出。中毒机制目前尚不完全清楚。一般认为百草枯为一种电子受体,作用于细胞内的氧化还原反应,生成大量活性氧自由基,引起细胞膜脂质过氧化,使线粒体功能紊乱,造成组织细胞的氧化性损害。还会使体内超氧化物歧化酶、过氧化氢酶及还原型谷胱甘肽过氧化物酶活性减低,从而加重病理损害。由于Ⅰ型、Ⅱ型肺泡上皮细胞主动摄取和蓄积百草枯,故肺损伤为最突出的表现。病理改变早期肺泡充血、水肿、炎性细胞浸润,晚期为肺间质纤维化。肝、肾、循环系统、神经系统、血液、肾上腺和雄性生殖系统均可受到损害。

三、临床表现

百草枯中毒的特征是多脏器损伤和衰竭,常见者为肾、肝和肺损伤,死亡主要原因是呼吸衰竭,摄入量不同临床表现进展不同,早期症状多表现温和,仅有消化道症状突出,一旦出现脏器功能受损表现,进展迅速。

1. 消化系统 经口中毒者有口腔烧灼感,口腔、食管黏膜糜烂溃疡、恶心、呕吐、腹痛、腹泻,甚至呕血、便血等。严重者发生中毒性肝病,表现为肝区疼痛、肝脏肿大、黄疸和肝功能异常,肝衰竭等。

2. 中枢神经系统　表现为头晕、头痛、四肢麻木、肌肉痉挛、烦躁、抽搐、幻觉、恐惧、昏迷等。

3. 心脏　可见心肌炎、心包出血,心电图表现有窦性心动过速、Q-T 间期延长、S-T 段下移等。

4. 肾脏　表现为肾区叩痛,尿蛋白阳性,血 BUN、Cr 升高。严重者发生急性肾功能衰竭。

5. 肺脏　肺损伤是最突出和最严重的改变,表现为进行性胸闷、气短、发绀、呼吸频速,早期多为刺激性咳嗽,呼吸音减低,两肺可闻及干湿啰音。大量口服者,24 小时内可出现肺水肿、出血,常在 1~3 天内出现肾、肝、肺等突出表现的多脏器功能衰竭而死亡。非大量摄入或经皮缓慢吸收者多呈亚急性经过,服药后有一个相对无症状期,于 3~5 天出现胸闷、憋气,2~3 周呼吸困难达高峰,患者往往对低氧血症表现惊人耐受,最终死于肺功能衰竭。少数患者可发生气胸、纵隔气肿等并发症。胸部 X 线显示病变局限或弥漫,口服达致死量者 X 线多呈弥漫性改变,中毒早期(3 天~1 周),主要为肺纹理增多,肺野呈毛玻璃样改变,严重者两肺广泛高密度影,形成"白肺",同时出现肺实变,部分小囊肿,胸腔积液常见;中毒中期(1~2 周),肺大片实变,肺泡结节,同时出现部分肺纤维化。中毒后期(2 周后)呈局限或弥漫性网状纤维化。动脉血气分析呈低氧血症。

6. 皮肤、黏膜　接触浓缩液可以引起皮肤的刺激、烧灼,1~3 天后逐渐出现皮肤烧伤,表现为红斑、水疱、溃疡等。高浓度百草枯接触指甲后,可使指甲出现白点,甚至横断、脱落。眼结膜、角膜接触百草枯后,可引起严重的炎性改变,24 小时后逐渐加重,形成溃疡,甚至继发虹膜炎,影响视力,另外可有鼻、喉刺激,鼻出血等。

7. 其他　可有白细胞升高、发热、肾上腺坏死等,白细胞升高常与中毒表现相平行。也可出现贫血、血小板减少和高铁血红蛋白症。

百草枯中毒临床特点

1. 口服急性百草枯中毒早期可仅有消化道症状,临床表现温和,不易引起医患双方重视,可致延误,可靠的毒物接触史是临床诊断的基础,幼儿误诊并不少见。

2. 百草枯胃肠道吸收迅速,0.5~2 小时内达血浆峰值,血液中百草枯几乎不与血浆蛋白结合,主要经肾脏以原型排除,肾功能受损百草枯排泄半衰期大大延长,增加毒性。

3. 服毒量和干预措施影响临床表现,根据服毒量可分为轻型、中重型、爆发型。肺脏是百草枯中毒的主要靶器官之一,患者多死于呼吸衰竭和多脏器功能衰竭。

四、辅助检查

早期周围血象即可出现白细胞明显升高,以中性粒细胞为主;随着病情进展,肝肾功能及肺功能受损明显,应及时检查肝、肾功能、血气分析、胸部 X 线,又以胸部 CT 对肺部病变敏感;早期也可出现电解质紊乱、代谢性酸中毒;心电图可表现心肌损伤。以上检测应定期复查、监测。血、尿百草枯的定性、定量检测分析是百草枯中毒的确诊依据,也是预测严重程度和判断预后的主要指标,有条件应及时进行。放射免疫测定法血浆百草枯最小检出量是 6ng/ml;固相提取和硫代硫酸钠浓缩后的分光光度测定法最低检出量为 45ng/ml。碱和硫代硫酸钠试管法定性测定尿百草枯简便易行,该法可测出尿中 2mg/L 以上的百草枯。放射免疫测定法尿中百草枯最小检出量是 30ng/ml。

五、临床思辨

根据确切的百草枯接触史及以上临床表现通常可以临床诊断,尿百草枯定性、定量测定,血浆百草枯浓度测定可临床确诊。由于百草枯中毒后有相对稳定时期,加之中毒检测方法远未普及,或随着时间推移,血尿百草枯浓度逐渐减低甚至难以测出,百草枯接触史不明时诊断困难,特别是难以早期做出诊断,影响预后;儿童及幼儿毒物接触史常不明确,漏诊、误诊并不少见。

百草枯接触史明确,特别是口服途径,即便临床症状轻微,没有毒检证据,诊断仍能成立;毒物接触史不详,可靠方法血、尿中检出百草枯,即便临床表现不典型全面,诊断仍然成立。虽然患者有上述典型临床表现,特别是开始消化道刺激腐蚀表现,肝肾损害,随后肺部损伤等全面表现,无毒物接触史或血尿毒检证据,临床诊断不能成立,可作为疑似患者,进一步寻找毒物检测依据。

六、病情评估

急性百草枯中毒早期缺乏简单、实用的中毒程度划分方法,初始多根据服毒量划分,服毒量也被认为是急性百草枯中毒预后最重要的影响因素,而服毒量多判定困难,主观因素影响较多,普通一口浓缩原液的量足以致死是可信的。许多患者声称虽进口未咽下者需按中毒处理,并检测血尿百草枯含量,事实是不少此类患者血中仍可检测到高浓度的百草枯,甚至致死。血液、尿液百草枯浓度测定可明确诊断并帮助判断预后。毒物清除时间包括洗胃等急救措施也可影响其预后,患者空腹服毒,血常规白细胞增高明显,肝、肾功能障碍及代谢性酸中毒、肺损伤出现较早,特别是服毒 24 小时内出现者预后不良。

根据服毒量可做如下分度,救治措施有可能改变进程和预后。

1. 轻型　百草枯摄入量<20mg/kg,患者除胃肠道症状外,其他症状不明显,多数患者能够完全恢复。

2. 中重型　百草枯摄入量 20～40mg/kg,患者除胃肠道症状外可出现多系统受累表现,1～4 天内出现肾功能、肝功能损伤,数天～2 周内出现肺部损伤,多数在 2～3 周内死于肺功能衰竭。

3. 暴发型　百草枯摄入量>40mg/kg,严重的胃肠道症状,1～4 天内死于多器官功能衰竭,极少存活。

目前血浆百草枯浓度作为判断预后的主要依据,Hart 等绘制的百草枯血浓度与预后曲线有重要参考价值(图 10-1),有观点认为,患者血中百草枯浓度任何时间超过 3mg/L,几乎无生存可能。

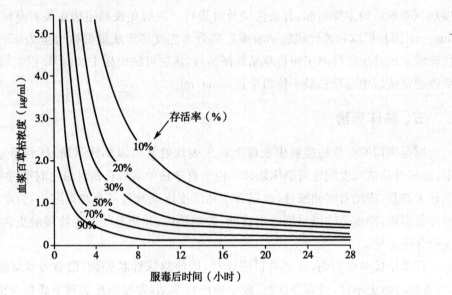

图 10-1　百草枯血浆浓度与预后曲线

以下情况通常认为不引起严重危害:食用了喷洒过百草枯稀释液的植物;服用了喷洒过百草枯的土壤;误服一口喷雾器喷出的百草枯稀释液;稀释液小面积皮肤如手接触。

七、应急处理

口服百草枯急性中毒的救治流程见图 10-2。

1. **阻止毒物继续吸收**　皮肤污染者,立即脱去衣服,用肥皂水彻底清洗。眼睛污染者立即用流动清水冲洗,时间不应少于 15 分钟。经口中毒者,立即催吐,尽早彻底洗胃,可用清水或 2% 碳酸氢钠溶液,洗毕可口服或经洗胃管给吸附剂,如 15% 漂白土或 70% 的膨润土溶液 1L(每 100g 漂白土或膨润土水溶液可吸附百草枯 6g),间断频服,亦可用活性炭 50~100g 作吸附剂,再行导泻。导泻剂可用硫酸镁、硫酸钠或甘露醇,大便排出漂白土或活性炭为导泻成功。呕吐剧烈者可用中枢止吐剂昂司丹琼及胃肠动力药促进排除。

2. **清除已吸收的毒物**　血液灌流、血液透析能清除血液中的百草枯,前者对百草枯的清除率为后者的 5~7 倍,一般二者联合应用,越早效果越好,应反复多次,以清除血中百草枯为目的的血液净化疗程通常不超过 72 小时,肾脏是百草枯排泄的主要途径,肾功能受损要结合血液透析,延长血液净化疗程。血浆置换可以试用,每天或隔天一次,直至病情缓解。可适量补液,使用利尿剂加速排出,注意心肺功能。

3. **竞争剂**　普萘洛尔可与结合于肺组织的毒物竞争,使其释放出来,用法为每天 10~30mg。

4. **防治毒物损伤**　及早应用自由基清除剂,如维生素 C、维生素 E、维生素 A,还原型谷

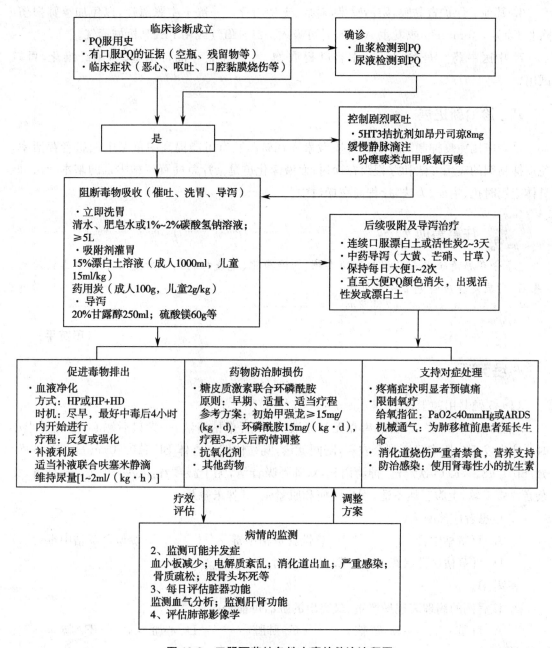

图 10-2 口服百草枯急性中毒的救治流程图

胱甘肽，SOD 等。

5. 免疫抑制剂　早期应用糖皮质激素和免疫抑制剂可能对中重型患者有效，肾上腺皮质激素和环磷酰胺联用的冲击疗法降低了百草枯中毒的病死率，推荐环磷酰胺 15mg/(kg·d)，甲泼尼龙 15mg/kg 或等效剂量其他糖皮质激素，疗程 3～5 天，根据肺部和全身情况进行调整，肾上腺皮质激素的总疗程一般不少于 3 周。长春新碱、硫唑嘌呤也可应用，应用过程中宜注意其毒副作用。

6. 其他　保护胃黏膜,防治感染,对症、支持治疗。一般不主张氧疗,以免加重肺损伤,除非 PaO$_2$＜40mmHg 或发生 ARDS 时可吸入＞21％氧气或用 PEEP 机械通气。

7. 中医中药　丹参、川芎、银杏叶提取物、大黄等能对抗自由基、抑制纤维化,可以试用。

八、诊治新进展

早期应用免疫抑制剂肾上腺皮质激素和环磷酰胺有可能提高中重型中毒患者存活率,免疫抑制剂的应用方法和疗程尚在探讨;血液净化也是治疗急性百草枯中毒的基本疗法,但具体应用时机、指征、方法、疗程尚在探讨中。

注意事项

争分夺秒清除尚未吸收入血的毒物、血液净化、免疫抑制剂治疗是百草枯中毒救治的基石,对症处理应避免常规吸氧。

（田英平）

(1～5题共用题干)

患者,女性,20岁,口服市售克无踪原液(20％百草枯溶液)一大口后恶心、呕吐约半小时。家人发现口服为喷洒剩余农药,陪同就诊,既往体健。查体 BP 110/70mmHg,P 70 次/分,SpO$_2$ 98％,R 14 次/分。神清语利,双肺呼吸音清,无干湿啰音,心率 70 次/分,律齐,无杂音。腹平软,上腹轻压不适,无反跳痛和肌紧张,肝脾未触及。

1. 该患者应诊断为(　　)
   A. 百草枯中毒　　　B. 急性百草枯中毒　　　C. 疑似百草枯中毒
   D. 百草枯含毒状态　E. 以上均对

答案:B

2. 该病例的病理表现最严重、最突出的脏器可能是(　　)
   A. 肝脏　　B. 肾脏　　C. 肺脏　　D. 心脏　　E. 脑

答案:C

3. 以下立即处理**不适宜**的是(　　)
   A. 洗胃　　　B. 血液灌流　　　C. 洗胃后口服普萘洛尔
   D. 吸氧　　　E. 肾上腺皮质激素

答案:D

4. 需紧急处理的是(　　)
   A. 彻底洗胃
   B. 建立静脉通路强迫利尿

C. 口服漂白土或活性炭

D. 心电、血压及血氧饱和度监测并交代病情

E. 血气分析及胸部CT检查了解肺受损情况

答案：A

5. 首选的血液净化方法为（　　）

A. 血液透析　　　　B. 血液灌流　　　　C. CRRT

D. 血浆置换　　　　E. 腹膜透析

答案：B

第五节　急性酒精中毒

一、概述

1. 定义　酒精（alcohol）化学名为乙醇（ethanol），为无色、易挥发和易燃的液体，能与大多数有机溶剂混溶，易溶于水，具有醇香味。急性酒精中毒是指在短时间内大量饮用酒精或含有酒精的饮料后出现中枢神经系统功能紊乱状态，常表现为行为和意识障碍，严重者损伤脏器功能，如救治不及时可致呼吸中枢麻痹和心脏抑制而危及生命。

2. 流行病学资料　在西方国家，70%成年人有饮酒史；在美国，14%成年人有酒精依赖。国内，目前虽然没有酒精中毒的流行病学资料，但因酒精过量或中毒在急诊科就诊的人数逐年递增，呈上升之势，且时有饮酒后在睡眠中去世的消息报道，提示急性酒精中毒已成为危害人们身体健康的一种疾病，应给予重视。

二、病因

酒是发酵的微生物对制作原料中的糖类发酵而成。因制作方法不同分为蒸馏酒（白酒、烧酒、大曲酒、白兰地和威士忌，酒精含量40%~70%不等）、发酵酒（果酒、啤酒和黄酒，酒精含量8%~20%之间）和配制酒（竹叶青酒、青梅酒、玫瑰酒，酒精含量低至3%~5%）。

急性酒精中毒常发生于节假日、庆典时、朋友聚会时，多集中在晚上9点至凌晨2点，以20~40岁男性多见，可与食物中毒同时发生。酒精广泛应用于工业、医药、日常化学制药品，许多产品酒精含量达50%~99%，误服误用易引起中毒。

三、发病机制

酒精摄入后2~3小时内，几乎由胃和小肠完全吸收入血，胃吸收25%、小肠吸收75%。酒精吸收速度受酒精饮料类型、酒精浓度、饮用速度和胃排空状态的影响，进食可延迟酒精吸收。20%酒精饮料吸收最快，空腹饮酒5分钟后血中即可测出酒精，30~60分钟吸收达高峰。长期饮酒者吸收更快。摄入同样量的酒精，女性较男性血中酒精水平高，可能与女性酒精分布容积（0.6L/kg）较男性（0.7L/kg）小、肝脏首过代谢效应和胃黏膜酒精脱氢酶活性低

有关。吸收入血的酒精最后由肺和皮肤排出。

1. 对中枢神经系统抑制作用　酒精吸收入血后迅速作用于神经细胞膜抑制大脑皮质功能。轻度中毒兴奋作用可能与乙醇抑制 GABA 作用有关。同时,乙醇代谢产物乙醛能升高中枢神经内腺苷水平,增强 GABA 介导的氯离子内流,产生与苯二氮䓬类和巴比妥类相似的作用。随着血乙醇浓度的升高,其毒性程度加强。血乙醇浓度达 2000mg/L 以上影响网状结构,出现昏睡或者昏迷;血乙醇浓度达 3000mg/L 时抑制延髓中枢,发生呼吸循环衰竭。乙醇代谢物乙醛与多巴胺形成内源性阿片肽,加重对中枢神经系统的抑制作用。

2. 心脏作用　急性乙醇中毒引起心排血量增加、心肌耗氧量增加,心肌损害严重时,左室收缩功能下降。嗜酒者,急性乙醇中毒时心肌抑制作用更明显;冠心病患者,血乙醇浓度 500mg/L 即可引起心排血量下降和血压下降;心力衰竭者,常见心房颤动或室性心律失常。

3. 代谢异常　血乙醇浓度过高时,NADH(还原型辅酶Ⅰ):NAD(氧化型辅酶Ⅰ)比值增加,影响依赖 NAD 的代谢反应,抑制糖原异生和肝糖原明显减少,发生低血糖;血乳酸浓度增高和酮体蓄积,引起代谢性酸中毒。

4. 消化道损害　大量高浓度乙醇损伤胃肠黏膜或重症患者应激性溃疡引起上消化道出血。酒精中毒还可造成肝损伤。

四、临床表现

患者症状的轻重与饮酒量、个体的敏感性有关,血中酒精浓度仅作参考。临床大致分为轻、中、重或三期。

1. 轻度(即兴奋期)　血中酒精浓度<50mg/dl。神志清楚,但有头晕、欣快感、言语增多,间或粗鲁无礼,喜怒无常,也有安静入睡者。并伴或不伴有恶心、呕吐、结膜充血、颜面潮红或苍白。

2. 中度(即共济失调期)　血中酒精浓度 50~150mg/dl。神志或清或模糊,语无伦次且言语含糊不清,间或躁狂或攻击行为,或步履蹒跚、动作迟缓笨拙。

3. 重度(即昏睡期)　血中酒精浓度≥200mg/dl。患者神志不清,呈昏睡状态,面色苍白或潮红,皮肤湿冷,口唇轻度发绀,心率快,血压低或测不到,呈休克状态。瞳孔散大,呼吸缓慢带鼾声。严重者大小便失禁、抽搐、昏迷,最后发生呼吸麻痹而死亡。

 为什么急性酒精中毒中毒程度或分期中血中酒精浓度仅作参考?

中毒程度或分期以临床表现为主,血中酒精浓度仅供参考。因为不同种族、不同个体对酒精的耐受性和敏感性差异很大,血中酒精浓度的高低往往与临床表现并不一致。酒精的吸收率和清除率也受很多因素的影响,如年龄、性别、体重、体质、营养状况、吸烟、饮食、饮酒前是否进食、胃动力、肝功能、酗酒,等等;慢性饮酒者,其酒精清除率高达[36mg/(dl·h)],但一般的急诊患者其酒精清除率仅约[20mg/(dl·h)]。

五、实验室和辅助检查

1. 呼出气体和血酒精浓度测定 呼出气体酒精浓度≥50mg/dl，即可判定饮酒或轻度酒精中毒；血酒精浓度测定有利于判断病情和预后，但是嗜酒和非嗜酒者血酒精浓度与中毒表现差异较大。

2. 生化检查 中、重度中毒者常见电解质紊乱、低血糖和肝功能异常。

3. 动脉血气 通常会出现轻度代谢性酸中毒，但不引起阴离子间隙增大。如出现阴离子间隙增大或严重代谢性酸中毒时应注意甲醇或乙二醇中毒。

4. 心电图 重症者可出现心律失常和心肌损害心电图改变。

5. 头颅CT 酒精中毒者易发生创伤。昏迷者应进行头颅CT检查，以除外颅脑创伤或病变。

六、诊断与评估

酒精中毒的患者来医院就诊时往往有同伴相陪，病史采集相对容易，对诊断和病情评估帮助极大。但亦有被路人发现送往医院急诊的患者，对于这样的患者，我们应仔细查体，寻找依据，避免漏诊或误诊。

（一）诊断依据

1. 发病前有过量饮酒史。
2. 呼出气或呕吐物及残留物有较浓的酒精味。
3. 神志障碍（兴奋期、共济失调期、昏迷期）
4. 胃液、血中、呼出气可检测出酒精。
5. 需与镇静催眠药中毒、一氧化碳中毒、低血糖、肝性脑病或脑血管意外、双硫仑样反应等鉴别。

 什么是双硫仑样反应？

双硫仑（disulfiram）是一种戒酒药物，服用该药后即使饮用少量的酒，身体也会产生严重不适，而达到戒酒的目的。

双硫仑样反应，又称戒酒硫样反应，是由于应用某些抗菌药物（如头孢类）后饮用含有酒精的饮品（或接触酒精）导致的体内"乙醛蓄积"的中毒反应。表现为：面部潮红、眼结膜充血、视觉模糊、头颈部血管剧烈搏动或搏动性头痛、头晕、恶心、呕吐、出汗、口渴、胸闷、气短，严重者可有血压下降、呼吸困难，出现意识丧失及惊厥，极个别会死亡。其严重程度与用药剂量和饮酒量成正比关系，老年人、儿童、心脑血管病及对酒精敏感者更为严重，这种反应一般在用药与饮酒后15~30分钟或静脉输入含酒精的注射剂时发生。

（二）病情评估

就诊初期，临床上往往根据患者的神志、语言、步态和生命体征等表征即可对酒精中的严重程度做出初步评估,随后可结合血中酒精浓度及其他相关辅助检查对病情和预后作出准确判断。

七、院前处理及急诊救治规范

（一）院前处理

1. 轻度中毒者,制止再继续饮酒,或可迅速催吐。
2. 共济失调者,严格限制活动,专人陪护,以免发生外伤。
3. 昏迷者,保持气道通畅,侧卧位,以防误吸呕吐物,注意保暖,及时送医院救治。

（二）急诊救治规范

昏迷和重症患者,注意保暖的同时,应给与足够的热量,预防肝脏损伤。酒精饮用后吸收很快,2小时后洗胃和导泻无效。

1. 解毒药　纳洛酮能降低中毒患者血酒精浓度、促醒和减少病死率。静注 0.4～1.2mg,并将纳洛酮 2～4mg 加入 10% 葡萄糖液 250～500ml 中静滴,每 30 分钟静脉注射 0.4～0.8mg,多数患者 45 分钟内能苏醒。

2. 加速酒精代谢　大量(2000～3000ml)输液并给予维生素 C、维生素 B_1、维生素 B_6 静滴,然后利尿;美他多辛(metadoxine),口服易吸收,500mg,每天 2 次或 0.9g,静脉滴注给药;如果血酒精浓度超过 400～500mg/dl 或昏迷时间较长(2～4 小时)时可以考虑血液灌流。

知识延展

美他多辛是乙醛脱氢酶激活剂,并能拮抗急、慢性酒精中毒引起的乙醇脱氢酶(ADH)活性下降;加速乙醇及其代谢产物乙醛和酮体经尿液排出,属于促酒精代谢药。

3. 对症处理　恶心、呕吐可注射甲氧氯普胺（胃复安）;烦躁不安,可予地西泮（安定）5～10mg 肌注,或水合氯醛 6～8ml 灌肠;上消化道出血可予抑酸制剂及鼻饲硫糖铝。

4. 病情危重或经常规治疗无效可考虑行血液净化治疗。因血液透析能直接将乙醇和乙醇代谢产物迅速从血液中清除,故常作为首选;持续床旁血液滤过也是可行选择,但费用较高;而血液灌流对体内乙醇的清除作用尚存在争议,不支持临床使用。

5. 重症患者如出现呼吸循环衰竭,则需立即给予呼吸和循环支持,积极液体复苏和生命指征监测。

6. 酒精中毒的患者除非有明确感染的证据一般不主张使用抗生素预防感染,因为 β-内酰胺类抗生素皆有可能引起双硫仑样反应,且头孢菌素尤为多见;甲硝唑、呋喃唑酮亦有文献报道。如果酒精中毒的患者合并有细菌感染,应尽量避免应用上述抗生素。

（陈燕启）

练习题

1. 在胃肠吸收最快的酒精饮料是（　　）
   A. 40%　　B. 52%　　C. 70%　　D. 20%　　E. 8%
   答案：D

2. 影响酒精吸收速度的因素有（　　）
   A. 酒精饮料类型　　B. 酒精浓度　　C. 饮用速度
   D. 胃排空状态　　E. 以上均是
   答案：E

3. 酒精对身体造成伤害的途径是（　　）
   A. 吸收入血后的酒精迅速作用于神经细胞膜抑制大脑皮质功能
   B. 引起心排血量增加、心肌耗氧量增加，心肌损害严重时，左室收缩功能下降
   C. 代谢异常如高血糖、酮体蓄积、代谢性碱中毒
   D. 损害胃肠黏膜或致应激性溃疡引起消化道出血
   E. 肝功能损伤
   答案：C

4. 急性酒精中毒的临床表现分期或分度中**不包括**（　　）
   A. 兴奋期　　B. 轻度、中度、重度　　C. 昏睡期
   D. 躁狂期　　E. 共济失调期
   答案：D

5. 诊断急性酒精中毒时需要鉴别的疾病**不包括**（　　）
   A. 镇静催眠药中毒　　B. 一氧化碳中毒　　C. 糖尿病酮症酸中毒
   D. 肝性脑病或脑血管意外　　E. 双硫仑样反应
   答案：C

6. 对于重度急性酒精中毒患者急诊可**不采取**（　　）
   A. 饮酒后2小时送来首先洗胃和导泻。
   B. 静脉输注解毒药如纳洛酮
   C. 口服或静脉美他多辛，辅以维生素C、维生素B_1、维生素B_6，加速酒精代谢
   D. 对症处理
   E. 严密监护生命体征
   答案：A

第六节　急性一氧化碳中毒

一、概述

一氧化碳(carbon monoxide,CO)俗称煤气，是一种窒息性气体。在生产和生活环境中，

含碳物质燃烧不完全,都可产生 CO,吸入过量的 CO 后可发生一氧化碳中毒(acute carbon monoxide poisoning,ACOP)。一氧化碳中毒是较为常见的生活性中毒和职业性中毒,如不及时进行恰当有效治疗,致残率、死亡率高,应引起急诊科、重症医学科等专业医务人员的高度重视。

 什么是急性一氧化碳中毒?

急性一氧化碳中毒是指较短时间(数分钟至数小时)内吸入较大量一氧化碳后,引起的以中枢神经系统损害为主的全身性疾病。

二、病因

CO 是无色、无臭、无味的气体,相对密度 0.967。空气中 CO 浓度达到 12.5% 时,有爆炸的危险。工业上,高炉煤气和发生炉含 CO 30%~35%;水煤气含 CO 30%~40%。炼钢、炼焦、烧窑等工业在生产过程中炉门或窑门关闭不严,煤气管道漏气都可逸出大量 CO。在室内试内燃机车或火车通过隧道时,空气中 CO 可达到有害浓度。矿井打眼放炮产生的炮烟中,CO 含量也较高。煤矿瓦斯爆炸时有大量 CO 产生。化学工业合成氨、甲醇、丙酮等都要接触 CO。

在日常生活中,每日吸烟一包,可使血液碳氧血红蛋白(COHb)浓度升至 5%~6%。在吸烟环境中生活 8h,相当于吸 5 支香烟。煤炉产生的气体中 CO 含量可高达 6%~30%。室内门窗紧闭,火炉无烟囱,或烟囱堵塞、漏气、倒风以及在通风不良的浴室内使用燃气加热器淋浴都可发生 CO 中毒。失火现场空气中 CO 浓度可高达 10%,也可发生中毒。

三、病理生理与解剖学特点

1. **病理生理** CO 中毒主要引起组织缺氧。CO 吸入体内后,85% 与血液中红细胞的血红蛋白(Hb)结合,形成稳定的 COHb。CO 与 Hb 的亲和力比氧与 Hb 的亲和力大 240 倍。吸入较低浓度 CO 即可产生大量 COHb。COHb 不能携带氧,且不易解离,是氧合血红蛋白(O_2Hb)解离速度的 1/3600。COHb 的存在还能使血红蛋白氧解离曲线左移。血氧不易释放给组织而造成细胞缺氧。此外,CO 还可与肌球蛋白结合,抑制细胞色素氧化酶,但氧与细胞色素氧化酶的亲和力大于 CO。

组织缺氧程度与血液中 COHb 占 Hb 的百分比有关。血液中 COHb% 与空气中 CO 浓度和接触时间有密切关系。CO 中毒时,体内血管吻合枝少而代谢旺盛的器官如脑和心最易遭受损害。脑内小血管迅速麻痹、扩张。脑内三磷酸腺苷(ATP)在无氧情况下迅速耗尽,钠泵运转不灵,钠离子蓄积于细胞内而诱发脑细胞内水肿。缺氧使血管内皮细胞发生肿胀而造成脑血管循环障碍。缺氧时,脑内酸性代谢产物蓄积,使血管通透性增加而产生脑细胞间质水肿。脑血液循环障碍可造成血栓形成、缺血性坏死以及广泛的脱髓鞘病变。

2. 解剖学特点　急性一氧化碳中毒在 24h 内死亡者,血呈樱桃红色。各脏器有充血、水肿和点状出血。昏迷数日后死亡者,脑明显充血、水肿。苍白球常有软化灶。大脑皮质可有坏死灶;海马区因血管供应少,受累明显。小脑有细胞变性。有少数患者大脑半球白质可发生散在性、局灶性脱髓鞘病变。心肌可见缺血性损害或内膜下多发性梗死。

四、临床表现

急性一氧化碳中毒的临床表现主要表现为组织缺氧,其严重程度与 COHb 的饱和度呈比例关系。急性一氧化碳中毒的症状和体征与血液中 COHb% 水平相关,同时也与患者中毒前的健康情况,如有无心血管疾病和脑血管病,以及中毒时体力活动等情况有关。按碳氧血红蛋白浓度升高的水平及中毒病情的严重程度将病情程度分为三级。

1. 轻度中毒　具有以下任何一项表现者:①出现剧烈的头痛、头昏、四肢无力、恶心、呕吐;②轻度至中度意识障碍,但无昏迷者。血液碳氧血红蛋白浓度可高于 10%。患者中毒时间一般较短,吸入新鲜空气、脱离中毒环境后,症状迅速消失,一般不留后遗症。

2. 中度中毒　除有轻型症状外,意识障碍表现为浅至中度昏迷,皮肤和黏膜呈现 CO 中毒特有的樱桃红色。血液碳氧血红蛋白浓度可高于 30%。如抢救及时,可迅速清醒,数天内完全恢复,一般无后遗症状。

3. 重度中毒　具备以下任何一项者:①意识障碍程度达深昏迷或去大脑皮层状态(患者可以睁眼,但无意识,不语,不动。不主动进食或大小便,呼之不应,推之不动,并有肌张力增强);②患者有意识障碍且并发有下列任何一项表现者:脑水肿;休克或严重的心肌损害;肺水肿;呼吸衰竭;上消化道出血;脑局灶损害如锥体系或锥体外系损害体征。碳氧血红蛋白浓度可高于 50%。一般昏迷时间越长,预后越严重,常留有痴呆、记忆力和理解力减退、肢体瘫痪等后遗症。

 知识延展

急性一氧化碳中毒迟发脑病(神经精神后发症)

急性一氧化碳中毒患者在意识障碍恢复后,经过约 2~60 天的"假愈期",可出现下列临床表现之一:①精神意识障碍:呈现痴呆状态、谵妄状态或去大脑皮质状态;②锥体外系神经障碍:出现震颤麻痹综合征;③锥体系神经损害:如偏瘫、病理反射阳性或小便失禁等;④大脑皮质局灶性功能障碍:如失语、失明等,或出现继发性癫痫。

知识延展

急性一氧化碳中毒在 24 小时内死亡者,血呈樱桃红色。各脏器有充血、水肿和点状出血。昏迷数日后死亡者,脑明显充血、水肿。苍白球常有软化灶。大脑皮质可有坏死灶;海马区因血管供应少,受累明显。小脑有细胞变性。有少数患者大脑半球白质可发生散在性、局灶性脱髓鞘病变。心肌可见缺血性损害或内膜下多发性梗死。

五、辅助检查

1. 血中碳氧血红蛋白(COHb)测定　　正常人血液中 COHb 含量可达 5%～10%,其中有少量来自内源性一氧化碳,为 0.4%～0.7%。轻度 CO 中毒者血中 COHb 可高于 10%,中度中毒者可高于 30%,严重中毒时可高于 50%。但血中 COHb 测定必须及时,脱离 CO 接触 8 小时后 COHb 即可降至正常且与临床症状可不呈平行关系。

2. 脑电图　　部分急性一氧化碳中毒患者可以发现异常脑电图,表现为低波幅慢波增多。一般以额部及颞部的 θ 波及 δ 波多见常与临床上的意识障碍有关。有些昏迷患者还可出现特殊的三相波,类似肝性脑病时的波型;假性阵发性棘慢波或表现为慢的棘波和慢波。部分急性一氧化碳中毒患者后期出现智能障碍脑电图的异常可长期存在。

3. 大脑诱发电位检查　　CO 中毒的急性期及迟发脑病者可见视觉诱发电位 VEP100 潜时延长,异常率分别为 50% 和 68%,恢复期则可分别降至 5% 及 22%。正中神经体感诱发电位(SEP)检查见 N32 等中长潜时成分选择性受损,两类患者的异常率皆超过 70%,并随意识好转而恢复脑干听觉诱发电位(BAEP)的异常与意识障碍的程度密切相关,与中毒病情的结局相平行。

4. 脑影像学检查　　CO 中毒患者于急性期和出现迟发脑病时进行颅脑 CT 检查,可见主要异常表现为双侧大脑皮质下白质及苍白球或内囊出现大致对称的密度减低区,后期可见脑室扩大或脑沟增宽,异常率分别为 41.2% 和 87.5%,脑 CT 无异常者预后较好,有 CT 异常者其昏迷时间大都超过 48 小时。但迟发脑病早期并无 CT 改变上述 CT 异常一般在迟发脑病症状出现 2 周后方可查见,故不如脑诱发电位及脑电图敏感。

5. 血、尿、脑脊液常规化验　　周围血红细胞总数、白细胞总数及中性粒细胞数增高,重度中毒时白细胞数高于 18×10^9/L 者预后严重。1/5 的患者可出现尿糖,40% 的患者尿蛋白者阳性。脑脊液压力及常规多数正常。

6. 血液生化检查　　血清 ALT 活性及非蛋白氮一过性升高。乳酸盐及乳酸脱氢酶活性于急性中毒后即增高。血清 AST 活性于早期也开始增高 24 小时升至最高值,如超过正常值 3 倍时,常提示病情严重或有合并症存在合并横纹肌溶解症时,血中肌酸磷酸激酶(CK)活性明显增高。血气检查可见血氧分压正常血氧饱和度可正常,血 pH 降低或正常,血中二氧化碳分压常有代偿性下降血钾可降低。

7. 心电图　　部分患者可出现 ST-T 改变,也可见到室性期前收缩、传导阻滞或一过性窦性心动过速。

六、诊断

根据 CO 接触史和中枢神经损害的症状和体征,诊断一般并不困难。病史询问有困难时,应与脑血管意外、脑膜脑炎、糖尿病酮症酸中毒等相鉴别。

1. **急性一氧化碳中毒的确认标准**　同时具有以下三点,可确认为急性一氧化碳中毒:

(1)中毒患者有一氧化碳接触机会。

(2)中毒患者短时间内出现以中枢神经系统损害为主的临床表现。

(3)中毒现场空气采样一氧化碳浓度增高,和(或)中毒患者血中碳氧血红蛋白(HbCO)浓度大于 10%。

2. **一氧化碳中毒程度分级标准**　正常人血液中 COHb 含量可达 5%~10%(尤以吸烟史居多),轻度中毒者 COHb 含量可达 10%~30%,轻度中毒者 COHb 含量可达 30%~50%,重度中毒时 COHb 含量可达 50%以上。但 COHb 含量与临床症状间可不完全呈平行关系。

七、现场应急处理

1. **尽早通风、保持呼吸道通畅**　迅速使患者脱离中毒环境,转移到空气新鲜的地方。对中、重度患者要松开衣扣及裤带,注意保暖,平卧,头偏向一侧,保持呼吸道通畅,清除口中分泌物或异物,有活动义齿者应摘除,避免误吸,用开口器打开牙关紧闭者口腔,牙齿间放好牙垫,避免舌咬伤,用舌钳拉出舌后并坠其舌,将呼吸道阻塞解除;或口内放置口咽管,保持呼吸道通畅;窒息者行气管插管。如发现呼吸心搏停止者,立即进行心肺复苏等抢救(转运途中坚持胸外心脏按压和人工呼吸)。寒战可增加患者的氧耗量,因此,冬季时,需注意保暖。

2. **迅速纠正缺氧**　治疗首选方案是吸氧,吸氧可以使碳氧血红蛋白解离,提高血氧分压,医护人员到达现场应立即给予鼻导管、面罩吸氧,轻、中度中毒者 3~5L/min,重度中毒者 5~8L/min。但单纯采用高浓度吸氧消除低氧血症的速度较慢,有条件者可给予静舒氧。静舒氧是将氧与临床治疗的静脉输液相结合的一种医用自动输氧器,它进入血液循环后,不依赖红细胞血红蛋白的携氧能力可立即以溶解氧的方式直接向组织细胞供氧,使缺氧细胞由无氧代谢转为有氧代谢,减轻代谢性酸中毒。

3. **建立有效的静脉通道**　ACOP 患者病情均较严重,需及时给予相应的抢救药物,以维持患者的生命体征,因此,要及时给予患者建立 1~2 条静脉通道,以补液及对症治疗。抽搐者给予镇静剂,呼吸障碍者给予呼吸兴奋剂,休克者给予抗休克治疗,心跳、呼吸停止就地行人工心肺复苏术。

4. **转运、护送**　急性一氧化碳中毒经现场处理后,应立即转送至有高压氧治疗条件的医院进行治疗。最好在发病 4 小时之内进入高压氧舱,以提高动脉血氧分压,迅速纠正脑缺氧。在搬动患者时注意安全,转运过程中,应注意观察患者的生命体征、意识、瞳孔变化,保持呼吸道通畅。

八、治疗

治疗原则是纠正缺氧、防治脑水肿、促进脑功能恢复、防治并发症。

(一) 一般治疗

呼吸新鲜空气;保温;吸氧;呼吸微弱或停止呼吸的患者,必须立即进行人工呼吸。予高碳水化合物、低脂肪和含有适量优质蛋白质的膳食,适量补充维生素 A、B 族维生素及维生素 C 等,或食富含上述维生素的食物。

(二) 氧疗

1. 吸氧 中毒者给予吸氧治疗,予鼻导管或面罩吸氧。吸入新鲜空气时,CO 由 COHb 释放时半量时约需 4 小时;吸入纯氧时可缩短至 30~40 分钟,吸入 3 个大气压的纯氧可缩短至 20 分钟。

2. 高压氧治疗 能迅速增加机体的血氧含量,提高氧分压及氧的弥散度,促进 COHb 解离和 CO 排出体外,迅速改善脑组织缺氧状态,有利于其结构和功能恢复,可阻止脑血管壁缺氧性损害的发展,改善血管壁细胞的营养状况,促使血管壁内膜修复,减轻或避免广泛的脑闭塞性血管炎、血栓或出血等,可促进神经组缺氧性损害的恢复,激活中枢神经系统的生化过程,对改善脑组织代谢,以及激活衰弱的脑细胞,促进大脑功能早期恢复和苏醒,预防 CO 引发的迟发性脑病,可降低死亡率和后遗症的发生。

3. 机械通气 呼吸停止时,应行气管内插管,进行机械通气。

(三) 药物治疗

1. 防治脑水肿 急性中毒后 2~4 小时可出现脑水肿,在 24~48 小时内是脑水肿的发展高峰。在积极纠正缺氧的同时,应给予脱水治疗。20% 甘露醇 1~2g/kg 静脉快速滴注(10ml/min),待 2~3 天后颅内压增高现象好转后可减量。也可注射呋塞米(速尿)脱水。三磷酸腺苷、糖皮质激素(如地塞米松)也有助于缓解脑水肿。如有频繁抽搐,首选地西泮,10~20mg 静注,抽搐停止后再静脉滴注苯妥英钠 0.5~1g,可在 4~6 小时内重复应用。脑性高热或昏迷时间过长,可采用人工冬眠疗法。

2. 促进脑细胞代谢 常用药物有三磷酸腺苷、辅酶 A、细胞色素 C、大量维生素 C 及甲氯芬酯(氯酯醒)250~500mg 肌注;胞磷胆碱 500~1000mg 加入 5% 葡萄糖 250ml 中静滴,每天一次。适当使用中枢兴奋剂纳洛酮 0.4~0.8mg 静推,可促进昏迷清醒和呼吸恢复,使用脑细胞激活剂。补液速度宜慢,量不宜过多。

(四) 治疗感染和控制高热

应作咽拭子、血、尿培养,选择广谱抗生素。高热能影响脑功能,可采用物理降温方法,如头部用冰帽,体表用冰袋,使体温保持在 32℃ 左右。如降温过程中出现寒战或体温下降困难时,可用冬眠药物。

(五) 防治并发症和后发症

昏迷期间护理工作非常重要。保持呼吸道通畅,必要时行气管切开。定时翻身以防发生压疮和肺炎。注意营养,必要时鼻饲。急性一氧化碳中毒患者从昏迷中苏醒后,应尽可能休息观察 2 周,以防神经系统和心脏后发症的发生。及时发现后发症,并给予相应治疗。

九、预后

轻度中毒可在数日内完全恢复,昏迷时间过长时预后严重,重者可发生神经系统后遗症,迟发性脑病恢复较慢,少数可留有永久性症状。治疗时如果暴露于过冷的环境,易并发肺炎。

十、预防

1. 应广泛宣传室内用煤火时应有安全设置(如烟囱、小通气窗、风斗等),说明煤气中毒可能发生的症状和急救常识,尤其强调煤气对小婴儿的危害和严重性。煤炉烟囱安装要合理,没有烟囱的煤炉,夜间要放在室外。

2. 不使用淘汰热水器,如直排式热水器和烟道式热水器,这两种热水器都是国家明文规定禁止生产和销售的;不使用超期服役热水器;安装热水器最好请专业人士安装,不得自行安装、拆除、改装燃具。冬天冲凉时浴室门窗不要紧闭,冲凉时间不要过长。

3. 开车时,不要让发动机长时间空转;车在停驶时,不要过久地开放空调机;即使是在行驶中,也应经常打开车窗,让车内外空气产生对流。感觉不适即停车休息;驾驶或乘坐空调车如感到头晕、发沉、四肢无力时,应及时开窗呼吸新鲜空气。

4. 在可能产生一氧化碳的地方安装一氧化碳报警器。一氧化碳报警器是专门用来检测空气中一氧化碳浓度的装置,能在一氧化碳浓度超标的时候及时地报警,有的还可以强行打开窗户或排气扇,使人们远离一氧化碳的侵害。

(王玉红)

 练习题

1. 确诊 CO 中毒的最主要依据是( )
    A. 空气中 CO 有浓度　　　　　B. 与 CO 接触的时间
    C. 血液中碳氧血红蛋白的浓度　　D. 昏迷的深度
    E. 缺氧的程度
  答案:C

2. CO 中毒时下列**不正确**的是( )
    A. 老人及孩子易患
    B. 老人应与脑血管意外相鉴别
    C. 严重中毒者血液 COHb 浓度可高于 50%
    D. 应立即原地抢救
    E. 迟发脑病者恢复较慢

答案:D

3. 在抢救急性一氧化碳中毒时,为尽快纠正组织缺氧,应首先( )

　　A. 迅速离开现场　　　　B. 吸氧　　　　　C. 注射激素

　　D. 高压氧治疗　　　　　E. 输血

答案:A

4. 急性一氧化碳中毒的机制是( )

　　A. 麻醉中枢神经,导致神经精神障碍

　　B. 使血氧饱和度下降,组织不能利用氧

　　C. 使血液携氧能力下降,阻止氧合血红蛋白释放

　　D. 引起卟啉代谢障碍,抑制血红素合成

　　E. 与氧化型细胞色素氧化酶中的三价铁结合,抑制酶的活性

答案:C

5. 急性一氧化碳中毒时,下列描述**不正确**的是( )

　　A. 组织缺氧　　　　B. COHb 增多　　　　C. 血红蛋白氧离曲线右移

　　D. 脑水肿　　　　　E. 心肌内膜下多发梗死

答案:C

第七节　急性毒蕈中毒

一、概述

全世界毒蘑菇约 200 余种,我国已知的毒蘑菇有 190 多种,能致死的达 30 余种,毒蘑菇又称毒蕈。已知毒蕈毒素有 150 余种,一种毒蕈可含有多种毒素,一种毒素可存在于多种毒蕈中。常由于不少毒蕈与食用蘑菇不易区别而误食中毒,城市居民中则多因食用混杂的干蘑菇而发生毒蕈中毒。

　知识延展

毒蕈中毒是我国近年食物中毒的主要死因。

二、发病机制

1. **肝脏毒素**　有毒肽、毒伞肽两类,共 11 种化学结构,为环肽类中分子物质,耐热、耐干燥,不为一般烹调所破坏。毒肽类主要作用于肝细胞内质网,发生作用快,大剂量摄入 1～2 小时内可致死;毒伞肽类作用较迟缓,但毒性较毒肽大 20 倍,能直接作用于细胞核,可能抑制 RNA 聚合酶,并能显著减少肝糖原而导致细胞迅速坏死。尸解多显示肝脏缩小,切面呈槟榔状,病理显示肝脏急性炎症、坏死,肝细胞空泡变性及灶性出血,肝细胞索支架塌

陷,肝小叶结构破坏,肝窦扩张,星状细胞增生或有肝细胞脂肪变性等。同时可致胃肠道充血、水肿、出血;急性肾小管变性及坏死;心脏细胞肿胀、脂肪变性;脑水肿等。肝脏毒素含于毒伞、白毒伞、鳞柄毒伞等毒蕈中。在我国湖南省发现灰花纹鹅膏和亚稀褶黑菇,是引起毒蕈中毒死亡的主要蕈种,所含毒素量是毒鹅膏的4倍,推算摄入50mg灰花纹鹅膏干菌即可致命。

2. **神经精神毒素** 有毒蝇碱、异噁唑类衍生物、蟾蜍素和光盖伞素4种。主要含于毒蝇伞、豹斑毒毒伞、角鳞灰伞及牛肝蕈等毒蕈中。毒蝇碱作用类似乙酰胆碱,阿托品有拮抗作用,是有效的解毒剂。异噁唑类衍生物包括毒蝇母、白蘑酸、麦萨松等,主要作用于中枢神经系统。蟾蜍素及光盖伞素主要引起幻想、幻视、共济失调、哭笑无常、味觉紊乱,人格变态等精神神经症状。

3. **胃肠毒素** 此类毒素有胍啶和蘑菇酸等,含于毒粉褶蕈、毒红菇、毛头乳菇、墨汁鬼伞、红网牛肝蕈及虎斑口蘑等毒蕈中。是引起胃肠炎症状的毒素,对胃肠道有刺激作用。

4. **溶血毒素** 主要毒素有马鞍酸、鹿花蕈素、毒伞溶血素等,可引起溶血,还可使肌肉溶解,血红蛋白尿,偶致中毒性心肌炎,某些毒素尚可引起继发性血小板减少,出现出血倾向。见于鹿花蕈、纹缘毒伞。

近年来在毒蕈中分离到一种毒素(orellanine),引起以肾毒性为主的多脏器功能损伤,甚至急性肾功能衰竭,肾脏活检见肾小管扩张,上皮细胞变平坦,间质水肿的急性间质性肾炎。经积极治疗存活的患者,数月后重复肾活检,呈现肾间质纤维化表现。

三、临床表现

毒蕈所含毒素不一,中毒的临床表现也存在差异,有学者按主要临床表现大致分为四型:胃肠炎型、神经精神型、溶血型和中毒性肝炎型。

毒蕈中毒分型

1. **胃肠炎型** 潜伏期0.5~1小时,表现为恶心、呕吐、腹痛、腹泻、有时大便带血、头晕、头痛,可伴有水和电解质失衡与周围循环衰竭。患者可因失水、电解质失衡、昏迷、休克致死。几乎所有毒蕈中毒首先表现为轻重不一的胃肠炎症状。

2. **神经精神型** 潜伏期约1~6小时,临床表现除胃肠炎外,尚有副交感神经兴奋症状,如多汗、流涎、流泪、脉缓、瞳孔缩小等。少数病情严重者出现头昏、谵妄、幻觉,甚至被迫害妄想,以致发生自杀或攻击行为,或类似精神分裂症表现。个别患者发生癫痫大发作。

3. **溶血型** 潜伏期6~12小时。除引起胃肠炎症状外并引起溶血,导致贫血、肝脾肿大等。对中枢神经系统也有影响,产生头痛等症状。少数有心肌损害,甚至心力衰竭,可有横纹肌溶解及肾功能衰竭表现。

中毒性肝炎分期

此型临床过程可分为以下 6 期：

(1)潜伏期：6~48 小时，多在 24 小时内发病，可无任何不适。

(2)胃肠炎期：患者可突然发生上腹部和腹部剧烈疼痛，随之出现与胃肠炎型相同的表现，症状持续 1~2 天缓解。

(3)假愈期：约 1~2 天，胃肠炎症状自行缓解后，患者无明显症状，或仅有轻微乏力，不思饮食，给人以病愈感觉。此期实际器官功能已经开始受损，轻型患者肝损害不严重，可由此进入恢复期。

(4)内脏损害期：中毒后 1~5 天（平均 2~3 天）出现，累及肝脑心肾，以肝脏损害最为严重突出，多表现为肝肿大、黄疸、肝功改变、转氨酶增高，可导致急性或亚急性肝坏死，黄疸加深、出血倾向、烦躁、意识模糊，甚至出现肝昏迷，重症患者病程中出现"胆酶分离"，提示预后不佳。可并发 DIC。肾脏可同时受累，发生肾功能衰竭。

(5)精神症状期：多在内脏损害后出现，表现烦躁不安、谵语、抽搐、惊厥、昏迷，可死于肝昏迷或中枢抑制；部分患者出现精神失常，哭笑无常，日后逐渐安定。

(6)恢复期：经 2~3 周后，患者肝功能好转，症状逐渐减轻，4~6 周多能痊愈。

部分病例于食后 6 小时内发病，迅速恶化，初为胃肠道症状，继则出现休克、抽搐、呼吸衰竭、全身广泛性出血、昏迷等症状，称暴发型，常于 1~2 天内突然死亡。

四、辅助检查

某些毒蕈中毒患者早期，可从胃内容物提出毒蕈碱。如能得到患者吃下的野蕈加以鉴定，并做动物实验，则可确定诊断。中毒性肝炎型常显示多器官、多系统实验室指标异常。

五、临床思辨

毒蕈中毒者大多起病有呕吐、腹泻等消化道症状。详细询问采摘、食用鲜蕈史，加以同食者相继发病，症状类同，应考虑毒蕈中毒可能。如能从现场觅得鲜蕈，加以鉴定，或用以喂食动物，证实其毒性，则诊断更明确。做好鉴别诊断的重点是：进食时间与发病是否符合该毒物急性中毒的发病规律；毒物的毒作用与患者的临床表现是否相符合；估计的吸收剂量与疾病严重程度是否基本一致。毒蕈中毒开始几乎均有胃肠道症状，如不注意询问食蕈史容易误诊，故当遇此类患者，尤在夏秋季节呈一户或数人同时发病者，应想到本病的可能性。临床上应注意将神经精神型与精神分裂症，胃肠炎型与细菌性食物中毒、急性胃肠炎、菌痢、霍乱等疾病相鉴别，溶血型与其他引起溶血性贫血等疾病进行鉴别诊断。

六、病情评估

毒蕈中毒的严重性取决于毒蕈的种类、毒素的毒性和摄入量等，儿童及老年人对毒蕈中毒的耐受性较低,预后严重。单纯胃肠炎型和神经精神型毒蕈中毒经积极治疗后可迅速恢复,病死率极低;溶血型毒蕈中毒给予肾上腺皮质激素及输血等治疗多可康复,病死率一般不高;中毒性肝炎型中毒病情凶险,病死率可高达50%~90%。假愈期不能放松观察,应监测脏器尤其肝脏功能。

七、应急处理

1. 清除毒物 应及时采用催吐、洗胃、导泻、灌肠等方法以迅速排除尚未吸收的毒物。尤其对误食毒伞、白毒伞等毒蕈者,其发病迟缓,就诊时距食蕈多在6小时以上,仍要进行上述治疗。洗胃用1:5000高锰酸钾、1%~4%鞣酸溶液、0.5%活性炭混悬液或浓茶反复洗胃,无腹泻者于洗胃完毕可经口予以活性炭和硫酸镁导泻,以清除未吸收毒素。摄入24小时后来医院者,给予高位灌肠。如患者已有严重的呕吐和腹泻,则不必催吐和导泻。同时补液利尿,促使已吸收毒物排出体外。

2. 血液净化疗法 尽早血液净化治疗毒蕈中毒,疗效肯定,且可治疗并发的急性肾功能衰竭和水、电解质、酸碱平衡失调。常用的血液净化方法有血液灌流、血液透析、持续床旁血滤、血浆置换等。

3. 抗胆碱药 主要用于含毒蕈碱的毒蕈中毒,对抗胆碱能兴奋表现,可解除副交感神经过度兴奋症状,对中毒性心肌炎所致的房室传导阻滞(AVB)和中毒性脑炎所致的呼吸中枢衰竭具有治疗作用。可根据病情用阿托品0.5~2mg皮下注射,每0.5~6小时一次,必要时可加大剂量或改用静注,直至瞳孔扩大、心率增快、面色潮红、症状缓解。此后逐渐减量和延长用药间隔。也可以应用盐酸戊乙奎醚(长托宁)肌内注射,轻者1~2mg;中度中毒2~4mg;重症4~6mg,每8~12小时一次。

4. 巯基类络合剂 用于中毒性肝炎型毒蕈中毒患者,即使在假愈期没有明显内脏损害时,也应给予此药。其作用机制可能是含巯基的药物与某些毒素如毒伞肽等相结合,打断了其分子中的硫醚键,使其毒力减弱,保护了体内含巯基酶的活性,甚至恢复部分已与毒素结合的酶的活力。常用药物有二巯丙磺钠、二巯丁二钠等,由于患者肝脏损害多数严重,故不宜用二巯丙醇。①二巯丁二钠:0.5~1g稀释后静脉注射,每6小时1次,首剂加倍,症状缓解后改为每日注射2次,连用5~7天为1疗程。②二巯丙磺钠:5%溶液5ml肌内注射,每6小时1次,症状缓解后改为每日注射2次,至5~7天为1疗程。

5. 肾上腺皮质激素 适用于溶血型毒蕈中毒及其他重症的中毒病例,尤其是有中毒性心肌炎、中毒性脑炎、严重的肝损害和出血倾向的病例。如用琥珀酸氢化可的松200~300mg/d或地塞米松10~20mg/d加入液体中静滴,病情好转后改用泼尼松口服。

6. 抗蕈毒血清的应用 对于白毒伞等毒性很强的毒蕈中毒,有条件时可用特定抗毒蕈血清治疗。

7. 对症治疗 发生溶血者,用5%碳酸氢钠250ml,静脉滴注,每日1~2次;对有精神症状或有惊厥者应予镇静止惊,并可试用脱水剂;可应用细胞色素C、腺苷蛋氨酸、肝细胞生长素等保肝护肾药物。积极纠正水、电解质和酸碱紊乱。

八、诊治新进展

血液净化治疗是毒蕈中毒的有效方法,但其具体应用时机、指征、方法和疗程尚在探讨之中。

注意事项

毒蕈中毒无特效解毒措施,以对症治疗为主,可以试用肾上腺糖皮质激素、巯基类络合剂,注意掌握指征。

(田英平)

练习题

1. 毒蕈中毒根据其引起机体损伤的主要临床表现,一般分为四种类型,<u>除外</u>( )
   A. 神经精神型　　　　B. 胃肠炎型　　　　C. 溶血型
   D. 休克型　　　　　　E. 中毒性肝炎型

   答案:D

2. 溶血型毒蕈中毒,除消化道症状以外,一般不出现的体征为( )
   A. 脱水貌　　　　　　B. 高热　　　　　　C. 肝脾肿大
   D. 黄疸　　　　　　　E. 贫血

   答案:B

3. 关于毒蕈中毒急诊处理,<u>不适当</u>的是( )
   A. 尽早广谱抗生素应用
   B. 尽早采用催吐、洗胃、导泻、灌肠等方法以迅速排除尚未吸收的毒物
   C. 巯基类络合剂用于肝损伤毒蕈中毒患者,如毒伞、白毒伞中毒
   D. 肾上腺皮质激素可用于溶血型毒蕈中毒和肝损伤严重病例
   E. 血液灌流和血液透析均可用于毒蕈中毒的救治

   答案:A

(4~5题共用题干)

患者,男性,50岁,7月中旬,进食雨后自采"新鲜蘑菇"后23小时出现恶心、呕吐、腹痛、腹泻、为水样大便,无发热及里急后重,未特殊处理,一天后消化道症状消失,仍感轻微乏力、心悸。采摘蘑菇区域喷洒农药不详,自感"气味不像平常"。既往高血压3年。查体无阳性发现,到当地县医院就诊。关于该例患者

4. <u>不可能</u>的诊断是( )
   A. 毒蕈中毒的"假愈期"　　B. 菌痢　　　　　　C. 食物中毒
   D. 急性胃肠炎　　　　　　　E. 农药中毒

答案:B

5. 以下处理**不正确**的是( )

    A. 查大便常规
    B. 化验肝功能
    C. 立即静脉应用抗 G^- 杆菌的抗生素
    D. 确认所食蘑菇的种类,通过流行病调查详细了解接触情况
    E. 行心电图检查

答案:C

第八节 急性镇静催眠药中毒

一、概述

镇静催眠药通常分为三类:苯二氮䓬类、巴比妥类、其他类。镇静催眠药对中枢神经系统有抑制作用,具有地西泮(安定)、松弛横纹肌及抗惊厥效应,过量则可致中毒,抑制呼吸中枢与血管运动中枢,导致呼吸衰竭和循环衰竭。

二、病因学

误服、有意自杀以及临床上一次应用剂量过大均可引起急性中毒。

三、病理生理学

1. 药代动力学 镇静催眠药均具有酯溶性,其吸收、分布、蛋白结合、代谢,以及起效时间和作用时间,都与药物的脂溶性有关,脂溶性强的药物是易跨越血脑屏障,作用于中枢神经系统,起效快,作用时间短,成为短效药。

2. 中毒机制 近年研究苯二氮䓬类的中枢神经抑制作用,认为该类药的作用与增强 r-氨基丁酸(GABA)能神经的功能有关,考虑在神经突触后膜表现有由苯二氮䓬受体,GABA 受体,氯离子通道组成的大分子复合物,苯二氮䓬类与苯二氮䓬受体结合后,可加强 GABA 与 GABA 受体结合的亲和力,使于 GABA 受体偶联的氯离子通道开放而增强 GABA 对突触后的抑制功能。

    巴比妥类对 GABA 能神经有与苯二氮䓬类相似的作用,但由于两者在中枢神经系统的分布有所不同,作用也有所不同,苯二氮䓬主要选择性作用于边缘系统,影响情绪和记忆力,巴比妥类分布广泛,但主要作用于网状结构上行激活系统而引起意识障碍,巴比妥类对中枢神经系统的抑制有剂量-效应关系,随着剂量的增加,由镇静、催眠到麻醉,以至延脑中枢麻痹。

3. 耐受性、依赖性和戒断综合征 各种镇静催眠药均可产生耐受性、依赖性,因而都可引起戒断综合征,发生机制尚未完全阐明。长期服用苯二氮䓬类使苯二氮䓬受体减少(下

调),是发生耐受的原因之一,长期服用苯二氮䓬类突然停药时,发生苯二氮䓬受体浓度上调而出现戒断综合征,巴比妥类、非巴比妥类以及乙醇发生耐受性,依赖性和戒断综合征的情况更为严重,发生依赖性的证据是停药后发生戒断综合征,戒断综合征的特点是出现与药理相反的症状,如停用巴比妥类出现躁动和癫痫样发作,停用苯二氮䓬类出现焦虑和睡眠障碍。镇静催眠药可有交叉耐受,致死量不因产生耐受性而有所改变。

四、临床表现

(一)巴比妥类中毒

一次服用大剂量巴比妥类,引起中枢神经系统抑制,症状与剂量有关。

1. 轻度中毒　嗜睡、情绪不稳定、注意力不集中、记忆力减退、共济失调,发音含糊不清、步态不稳、眼球震颤。

2. 重度中毒　进行性中枢神经系统抑制,由嗜睡到深昏迷,呼吸抑制由呼吸浅而慢到呼吸停止,心血管功能由低血压到休克,体温下降常见,肌张力松弛,腱反射消失,胃肠蠕动减慢,皮肤可起大疱,长期昏迷患者可并发肺炎、肺水肿、脑水肿、肾功能衰竭而威胁生命。

(二)苯二氮䓬类中毒

中枢神经系统抑制较轻,主要症状是嗜睡、头晕、言语含糊不清,意识模糊、共济失调。

注意事项

苯二氮䓬类中毒很少出现严重的症状,如长时间深度昏迷和呼吸抑制等。如果出现,应考虑同时服用了其他镇静催眠药或酒等。

(三)非巴比妥非苯二氮䓬类中毒

症状与巴比妥类中毒相似,但也各自有些特点。

1. 水合氯醛中毒　可有心律失常、肝肾功能损害。

2. 格鲁米特中毒　意识障碍有周期性波动,有抗胆碱能神经症状,如瞳孔散大等。

3. 甲喹酮中毒　可有明显的呼吸抑制,出现锥体束征如肌张力增强,腱反射亢进,抽搐等。

4. 甲丙氨酯中毒　常有血压下降。

五、辅助检查

1. 血液、尿液、胃液中药物浓度测定　对诊断有参考意义,血清苯二氮䓬类浓度测定对诊断帮助不大,因活性代谢物半衰期及个人药物排出速度不同。

2. 血液生化检查　葡萄糖、尿素氮、肌酐、电解质等。

3. 动脉血气分析。

六、诊断和鉴别诊断

1. 有服用大量镇静催眠药史,出现意识障碍和呼吸抑制和血压下降,胃液、血液、尿液中检出镇静催眠药。

2. 急性中毒与其他昏迷疾病相鉴别　询问有无高血压病、癫痫、糖尿病、肝病、肾病等既往史及一氧化碳、酒精有机溶剂等毒物接触史、检查有无头部外伤、发热、脑膜刺激征，偏瘫、发绀等，再作必要的实验室检查，综合考虑，可做出鉴别诊断。

注意事项

独居的老人，用药史不详，出现昏迷，瞳孔缩小，注意与脑干梗死鉴别。

七、治疗

急性中毒的治疗：尽快清除毒物，处理多个受抑制的器官，使其维持正常功能，直到机体将药物代谢和排出。

(一) 清除毒物

1. 洗胃　对服药后12小时或更长时间者均应进行洗胃，可尽快用1：5000高锰酸钾溶液或清水洗胃。洗胃后胃内灌入药用活性炭，吸附残存药物，30~60分钟后给予硫酸钠导泻

2. 加速毒物排泄

(1) 强化碱性化利尿：用呋喃米和碱性液，只对长效类苯巴比妥有效。

(2) 血液净化疗法：对原有肝肾功能损害或血药浓度达到致死水平或上述治疗无效者，应尽早血液净化治疗。

注意事项

血液透析能够有效地增加长效巴比妥类药物的清除，但对中短效类、苯二氮䓬类及噻嗪类中毒效果欠佳，而以血液灌流为宜。

(二) 特效解毒疗法

巴比妥类中毒无特效解毒药，氟马西尼是苯二氮䓬类拮抗剂，能通过竞争抑制苯二氮䓬受体而阻断苯二氮䓬类药物的中枢神经系统作用。剂量：0.2mg缓慢静脉注射，需要时重复注射，总量可达2mg。

(三) 对症支持治疗

1. 保持气道通畅　深昏迷患者气管插管，保证吸入足够的氧和排出二氧化碳。

2. 心电监护　如出现心律失常、给予抗心律失常药。

3. 维持血压　急性中毒出现低血压多由血管扩张所致，应输液补充血容量，如无效，给予多巴胺。

4. 促进意识恢复　给予葡萄糖、维生素B_1、纳洛酮。据报道，试用纳洛酮有一定疗效，每次0.4~0.8mg静脉注射，可根据情况隔15分钟重复一次。

(四) 治疗并发症

1. 肺炎　昏迷患者易发生肺炎，应常翻身、拍背、定期吸痰、针对病原菌给予抗生素治疗。

2. 急性肾功能衰竭 多由休克所致,应及时纠正休克,如已进入无尿期,应注意水、电解质平衡,必要时给予血液透析治疗。

(殷文朋)

练习题

1. 苯二氮䓬类镇静催眠药中毒的特异性解毒药是( )
   A. 青霉胺　　　　B. 氟马西尼　　　　C. 纳洛酮
   D. 乙酰半胱氨酸　E. 谷胱甘肽
   答案:B

2. 巴比妥类药物急性中毒致死的直接原因是( )
   A. 肝脏损害　　　B. 循环衰竭　　　　C. 深度呼吸抑制
   D. 昏迷　　　　　E. 继发感染
   答案:C

3. 抢救急性巴比妥中毒引起的呼吸衰竭的首要措施是( )
   A. 洗胃　　　　　B. 呼吸兴奋剂　　　C. 保持呼吸道通畅、机械通气
   D. 激素　　　　　E. 控制感染
   答案:C

4. 巴比妥中毒引发休克的原因是( )
   A. 剧烈呕吐引发血容量不足　　B. 毒物抑制血管舒缩中枢
   C. 血浆渗出致血容量不足　　　D. 心肌损害
   E. 代谢性酸中毒
   答案:B

5. 苯巴比妥类药物中毒临床表现主要为( )
   A. 中枢神经系统抑制　B. 中枢神经系统兴奋　C. 休克
   D. 肝毒性损害　　　　E. 心力衰竭
   答案:A

6. 对各种镇静催眠药均有效的治疗措施是( )
   A. 解毒药氟马西尼　　B. 活性炭吸附　　　　C. 碱化尿液
   D. 腹膜透析　　　　　E. 血液透析
   答案:B

第九节　阿片类药物及毒品中毒

一、阿片类药物中毒

(一) 概述

阿片系来自罂粟科植物未成熟蒴果浆汁的生物碱,有25种以上成分。阿片类药物是指

任何天然或人工合成的、对人体产生类似吗啡效应的一类药物。天然阿片类药物有吗啡、可待因、蒂巴因。半合成阿片类药物有二醋吗啡（海洛因，俗称"白粉"）、羟考酮、氢可酮、埃托啡、丁丙诺啡、羟吗啡酮、氢吗啡酮、烟吗啡。合成阿片类药物有哌替啶、芬太尼、舒芬太尼、阿芬太尼、雷米芬太尼、卡芬太尼、喷他佐辛、非那佐辛、曲马多、洛哌丁胺、罗通定、布桂嗪、阿法罗定、丙氧芬、美沙酮、二氢埃托啡。这类药物为镇痛、催眠、止咳、止泻、麻醉、解痉及治疗心源性哮喘的有效药物。阿片类药物中毒是指短时间内摄入过量或滥用。

成分细分

吗啡约为10%左右，其次为可卡因含量为0.5%，罂粟碱约为1%左右。

（二）病因和中毒机制

中毒原因常为用药过量或频繁用药，吸毒者吸入过量或静注阿片类药物。绝大多数中毒为滥用，多为青少年。滥用方式有口服、吸入（鼻吸、烟吸或烫吸）、注射（皮下、肌注、静脉或动脉注射）或黏膜摩擦（如口腔、鼻腔或直肠、肛门）。

阿片类药物作用时间取决于：①入体途径：静脉注射约10分钟起效，鼻黏膜吸入约10~15分钟，肌注约30分钟，皮下注射约90分钟，口服起效最慢约1~2小时。②肝脏代谢速度：阿片、吗啡主要在肝内代谢，24小时内经肾排出，48小时后尿中仅有微量。阿片、吗啡在肝内与葡萄糖醛酸结合转化成吗啡-6-葡萄糖醛酸苷和吗啡-3-葡萄糖醛酸苷，其中吗啡-6-葡萄糖醛酸苷可产生与吗啡相似的药理学作用，并且效能是吗啡的2倍。海洛因较吗啡脂溶性强，易通过血脑屏障，在脑内分解为吗啡。哌替啶活性代谢产物去甲哌替啶为神经毒，易致抽搐。非脂溶性阿片类药物不能存储于体内。

因存在个体差异，很难确定任何一种阿片类药物对人的确切中毒量和致死量，通常认为吗啡中毒量成人为0.06g，致死量为0.25g；可待因毒性为吗啡的1/4，中毒量为0.2g，致死量为0.8g。可卡因中毒量0.02g，致死量0.120g。

什么情况下容易发生中毒？

1. 严重肝、肾疾病及贫血。
2. 严重肺气肿、支气管哮喘。
3. 胃排空延迟。
4. 严重甲状腺或肾上腺皮质功能减低。
5. 阿片类药物与酒精或镇静催眠药物同时服用。
6. 年老体弱。

阿片类药物中毒三联征

昏迷、针尖样瞳孔和呼吸抑制。

(三) 病理生理

阿片类药物分阿片受体激动剂（吗啡、哌替啶、美沙酮、芬太尼、可待因、左啡诺、氢吗啡酮、氢可酮等）和部分激动剂（喷他佐辛、丁丙诺啡、布比卡因等）。前者主要激动中枢神经内阿片 U 受体，产生麻醉、镇痛、镇静、催眠、止咳、止泻、致幻或欣快感等作用。后者主要是激动 K 受体，对 U 受体有拮抗作用。吗啡对中枢神经系统先兴奋后抑制，以抑制为主。这类药物在中枢神经系统刺激特异性阿片受体，抑制大脑皮层高级中枢，以后涉及延脑、抑制呼吸中枢和兴奋催吐化学感受区，引起镇静及呼吸抑制，吗啡使脊髓的兴奋性增强。吗啡治疗剂量下即可抑制呼吸，中毒剂量的吗啡可使呼吸频率减少至 3～4 次/分，最大的呼吸抑制一般发生在静脉注射 10 分钟，鼻黏膜吸入 10～15 分钟，肌注 30 分钟，皮下注射 90 分钟，口服 1～2 小时。这种作用主要是直接抑制脑干呼吸中枢，降低呼吸中枢对 CO_2 的敏感性。吗啡通过兴奋副交感神经可引起瞳孔缩小，中毒剂量可使其缩小至针尖样，通过兴奋位于延髓后区的呕吐化学感受器，可产生恶心、呕吐；通过抑制延髓血管中枢和引起组胺释放扩张血管引起血压下降、心动过缓。大剂量吗啡可引起惊厥发作。吗啡还可以升高胃肠平滑肌张力，减慢胃肠蠕动。对胆管、支气管、输尿管平滑肌有类似作用。其他阿片类药物作用和吗啡相似，但是哌替啶可同时作用于胆碱能 M 受体，中毒后瞳孔反而扩大。

(四) 临床表现

阿片类药物中毒的临床表现大致可分为 4 期：

1. 前驱期 出现舒服感，面色潮红、头昏、心动过速，此期甚短。
2. 中毒期 面色苍白或发红，皮肤温暖而知觉减退，肌肉无力，昏睡，呼吸深而慢（8～10 次/分），有阿片臭、瞳孔缩小、似针尖样，对光反射可存在。可有口干、恶心、呕吐，有时剧烈呕吐，近喷射性。此期尚能唤醒，醒后呼吸稍可增快，发绀也可略减轻。
3. 麻痹期 昏迷，呼吸极慢（2～4 次/分），可出现潮式呼吸，脉搏细弱，血压下降，皮肤湿冷，排尿困难，各种反射消失，瞳孔对光反射消失，锥体束征阳性。最后可发生呼吸衰竭。哌替啶中毒可以出现谵妄、抽搐、惊厥、牙关紧闭、角弓反张的症状，并常发生肾功能障碍。
4. 恢复期 经积极治疗而恢复时，有四肢无力，顽固性便秘及尿潴留等。

阿片类药物中毒的并发症

1. 非心源性肺水肿 海洛因中毒常见，表现为呼吸频数、急促、发绀、咳粉红色泡沫痰，心动过速。发生机制不明，可能与对污染物过敏相关。
2. 感染 长期滥用者免疫力下降常合并各种感染，常见病原体有金黄色葡萄球菌、链球菌、结核杆菌等，感染部位常见为注射部位的蜂窝织炎、静脉炎、肺炎、感染性心内膜炎（以右心心内膜炎多见）。以及 HIV 感染。
3. 戒断综合征 在使用阿片类拮抗剂治疗过程中，患者清醒后可出现不安、易激怒、打哈欠、流涕、流泪、心动过速、血压升高、体毛竖立等症状。

(五)辅助检查

1. 毒物分析　血、胃内容物或尿中可检出阿片类药物,定性实验为阳性。
2. 常规检查　需要查血常规、电解质、渗透压、血气分析。一般情况下,轻症患者无明显异常。呼吸受到明显抑制时可能出现呼吸性酸中毒、低氧血症。有休克的患者会出现代谢性酸中毒。
3. X线检查　怀疑有肺水肿、肺部感染者应该行胸片检查。
4. HIV检测　静脉注射者,尤其是有不洁针头使用史的成瘾者,应视为HIV高危人群,常规检测。

(六)临床思辨

1. 诊断　①有意或误服过量阿片类药物或吸毒过量的病史,中毒者常有吸毒史或注射毒品部位的痕迹。②临床表现为上述4期病症,尤其是昏迷、针尖样瞳孔、呼吸抑制三大征象。③血、尿和胃内容物检测出阿片类药物。④纳洛酮诊断性治疗有效。
2. 鉴别诊断　与巴比妥类、氯丙嗪、一氧化碳等急性中毒及其他疾病所致的昏迷鉴别。阿片类药物中毒、哌替啶中毒出现谵妄时,需要与使用其他精神药物或合并脑部疾病所致相鉴别。瞳孔缩小者还应与镇静催眠药、吩噻嗪类药物、有机磷农药中毒、可乐定中毒或脑桥出血鉴别。有休克的患者,注意与心源性休克或其他原因引起的休克鉴别。

(七)治疗原则

1. 紧急抢救生命,维持生命体征平稳。阿片类药物中毒存在昏迷、呼吸抑制,首先应尽早进行气道管理,保持呼吸道通畅,充分给氧,迅速纠正低氧血症,必要时予以人工辅助通气。
2. 口服中毒者,应该尽早、彻底洗胃。因药物可导致胃肠排空延迟,即使是时间较长,仍应该洗胃。尽快给予催吐或用1∶2000高锰酸钾溶液洗胃,或药用炭混悬液洗胃,也可用碘酊1ml加水500ml自胃管内缓慢注入,然后用5%硫酸钠60ml或甘露醇灌入导泻。

注意事项

由于阿片类药物可引起幽门痉挛,胃排空延缓,口服中毒患者即使中毒较久,仍应洗胃。禁用阿扑吗啡催吐,以免加重毒性。对女性患者还应注意排除阴道给药途径可能。

3. 应用吗啡拮抗剂。纳洛酮是阿片受体的拮抗剂,可与阿片受体呈立体专一性结合,亲和力比吗啡大,用药后迅速翻转阿片碱的作用,呼吸抑制者1~2分钟内呼吸频率即可增加,并能使血压上升及对抗阿片类药物的镇静作用,是抢救阿片类药物中毒的重要治疗措施,一旦疑为阿片类药物急性中毒就应该立即使用。可以肌内注射或静脉注射,根据患者情况,首剂0.4~0.8mg,每次0.4~0.8mg,静脉注射间隔2~3分钟,肌注间隔10分钟可重复使用。还可应用烯丙吗啡(nalorphine,纳洛芬),也有对抗吗啡的作用,肌内注射或静脉注射5~10mg,如果有效,则1~2分钟内即可出现呼吸增快,瞳孔散大,否则,可再注射10mg。如症状开始减轻,可每15~20分钟注射15mg,直至清醒为止,但总量不得超过40mg。

第十章 急性中毒

注意事项

(1)纳洛酮的半衰期为20~60分钟,有效作用持续时间45~90分钟,在患者昏迷和呼吸抑制逆转后,还要小剂量纳洛酮维持,以免患者再次陷入昏迷。尤其是美沙酮中毒时要注意,因其作用时间可以持续24~72小时。

(2)对于阿片依赖症,对纳洛酮特别敏感,应该尽快减量维持,以免引起严重的戒断症状。当总量达10mg而未见疗效时,则应该重新评估诊断,应该考虑合并有缺氧性脑病、脑血管意外或其他中毒,需要进一步检查排除其他疾病。对于惊厥,纳洛酮也是凑效的,相反抗惊厥药物不常凑效。

(3)应用纳洛酮要注意其不良反应,它可以引起儿茶酚胺反跳性释放导致高血压、心动过速、心律失常,亦有应用纳洛酮后出现肺水肿的报道。

4.吸氧,注意保暖,静脉补液以促进毒物排泄,应用抗生素控制感染,维护水、电解质及酸碱平衡,加强护理及其他对症和支持治疗。

注意事项

吸毒人员一般社会关系比较复杂,容易出医疗事故和纠纷,接诊时注意向上级医师和医务部门汇报。

二、毒品中毒

《中华人民共和国刑法》第357条规定,毒品是指鸦片、海洛因、甲基苯丙胺(冰毒)、吗啡、大麻、可卡因以及国务院规定管制的其他能够使人形成瘾癖的麻醉药品和精神药品。

(一)苯丙胺类毒品中毒

1.概述 苯丙胺类毒品是一组具有类似化学结构的中枢神经系统兴奋剂,包括苯丙胺、甲基苯丙胺、亚甲基二氧甲基苯丙胺、麻黄碱、分弗拉明、安菲拉酮等。20世纪90年代末以来,苯丙胺类兴奋剂滥用势头涨势凶猛,已超过海洛因、可待因等传统毒品,呈全球蔓延之势,尤其是冰毒和摇头丸滥用日趋严重,因中毒死亡的情况时有发生。

2.病因和中毒机制 发生苯丙胺类毒品中毒的原因尚不完全清楚,多数为服用过多导致中毒。也有人认为有一定的遗传倾向,如为缺乏细胞色素酶P4502D6,更加容易出现急性中毒。常见中毒途径为口服、静脉注射、烟吸式苯丙胺类兴奋剂。

3.病理生理学 苯丙胺类兴奋剂属拟交感胺类中枢兴奋剂,可以选择性作用于脑干以上的中枢神经系统部位,提高大脑皮质兴奋性,增强中枢神经系统活动。其作用机制是通过刺激中枢和外周神经末梢释放单胺类神经递质多巴胺和去甲肾上腺素,并减少抑制性物质5-羟色胺含量,阻断递质的再摄取,使突触间隙多巴胺和去甲肾上腺素含量上升而发挥作用。正常情况下,单胺类神经递质可通过单胺氧化酶分解产生一系列产物由尿中排除。苯丙胺类分子量小,容易通过血脑屏障,可抑制单胺氧化酶活性,使去甲肾上腺素和多巴胺的代谢受到抑制,血中浓度升高,导致脑内多巴胺和去甲肾上腺素集聚,从而产生神经和精神效应,出现兴奋与欣快感,以及5-羟色胺综合征。

 知识延展

5-羟色胺综合征的临床表现,包括三个方面:
(1)精神与行为:如激越、兴奋、轻躁狂及迟钝等;
(2)运动系统:如肌阵挛、震颤、腱反射亢进、偏身抽搐、紧张、构音障碍及软弱等;
(3)自主神经系统:如发热、寒战、出汗及腹泻等。

4. **临床表现** 服用苯丙胺类毒品后,其中毒症状与服用剂量、血中药物浓度以及个人耐受能力有关。

(1)躯体表现:主要是交感神经和5-羟色胺神经兴奋导致,如高热、多汗、瞳孔扩大、心动过速、血压升高、急性心肌缺血及心肌梗死;横纹肌受到影响后可出现肌张力升高、反射亢进、肌肉强直、肌阵挛、肌肉疼痛、牙关紧闭、抽搐癫痫发作等症状。中毒严重者可并发脑出血、呼吸衰竭、肝肾功能衰竭、DIC等相关症状。可因室性心律失常、癫痫发作、颅内出血或高热致死。

(2)精神症状:轻、中度中毒者可以出现焦虑、苦闷、烦躁不安、意识模糊、时间感觉的变化、谵妄、偏执、强迫行为、惊恐、思绪不中、性开放增加、疲劳感、头痛、眩晕、抑郁、失眠、嗜睡、昏睡等。重症患者可出现昏迷及类似精神病症状。

5. **辅助检查**
(1)血液、尿、胃液中药物浓度检测,对诊断有参考意义。
(2)血生化检查:患者可以出现肝、肾功能异常,低钠血症、高钾血症、心肌酶谱升高。
(3)动脉血气分析:代谢性酸中毒多见。
(4)心电图:轻者无特异性,主要表现为窦性心动过速,中度中毒可以有ST-T改变,伴有期前收缩,重症患者出现室上性心动过速、完全性束支传导阻滞,甚至室颤。
(5)影像学检查:轻者无特异性。重症可以出现脑、肺部水肿,自发性脑出血。

 临床分级

(1)轻度中毒:表现为烦躁、头痛、头晕、乏力、入睡困难。体检生命征正常,生化检查正常。
(2)中度中毒:表现为躁动不安、多语、口干,行为冲动、磨牙、呕吐、大汗、幻觉,但是意识清楚。体格检查定向力正常,心率增快,呼吸急促,瞳孔扩大,心肌酶正常或轻微升高。
(3)重度中毒:具有下列症状或体征之一者为重度中毒:①意识障碍、谵妄、昏睡、昏迷;②抽搐、牙关紧闭;③高热,T>39℃;④出现横纹肌溶解征象;⑤出现急性肝功能衰竭、肾功能衰竭或DIC;⑥肌酸激酶大于参考值的2倍。

6. 诊断及鉴别诊断　结合患者有苯丙胺类毒品服用史及上述临床表现一般可以诊断,取血液、尿、胃液标本检测药物浓度可以确诊。需要与精神分裂症、其他导致昏迷的疾病相鉴别。如镇静催眠药物、CO中毒、脑血管意外、糖尿病急性并发症等。

7. 治疗原则　目前无特效解毒药。主要是清除毒物和对症支持治疗。

(1) 洗胃:迅速彻底洗胃。洗胃后可以用甘露醇导泻。注意保持呼吸道通畅,防治窒息,必要时行气管插管保护气道,呼吸衰竭者机械通气辅助通气。

(2) 促进毒物排泄:应用呋塞米、甘露醇,但是要保证输液液体量。

(3) 对症支持治疗

1) 镇静治疗,轻者应用地西泮10～20mg肌内注射,中度中毒者10mg静脉注射,必要时可以重复3～5次。重症予以地西泮100mg加入5%葡萄糖500ml中持续静脉滴注。应用地西泮过程中要注意观察患者神志、瞳孔、及生命征变化。对偏执状态者予以氟哌啶醇5mg肌内注射,每日两次。

注意事项

急性期应避免使用氯丙嗪,因二者的抗胆碱能作用相加有诱发谵妄的危险。

2) 纠正酸碱失衡和电解质紊乱。

3) 采用降温措施,可以用降温毯、冰帽、擦浴等。恶性高热者,除上述物理降温措施外,可以应用肌松剂,是控制高体温的有效办法。注意需要呼吸机的保护。

知识延展

什么是恶性高热?恶性高热(MH)是一种受体表达缺陷的遗传性疾病,临床上以接触诱发药物(主要是吸入麻醉药物和某些肌肉松弛药物)后迅速出现肌肉强直、高热、肌酶升高等症状为主要特征。由于骨骼肌处于持续的强直性收缩状态,消耗大量能量,导致体温持续快速增高。在没有特异性治疗药物的情况下,一般的临床降温措施又难以控制体温的升高,最终将导致患者的死亡。

4) 保护心脑功能,亚低温治疗、应用脑保护剂。有心力衰竭者可以予以洋地黄强心,发生全身血管痉挛时可以静脉注射酚妥拉明。苯丙胺类常致冠脉痉挛,可以应用硝酸酯类药物,高血压危象可以应用硝普钠降压处理。控制心律失常。

5) 危重患者应该立即进入抢救室或ICU,保持呼吸道通畅、吸氧、同时加强生命征的监测。

6) 碱化尿液。

注意事项

碱化尿液理论上可以加快毒物排除,但也有增加肾损伤的风险,故有争论。纳洛酮的应用一般不应用,昏迷患者可以考虑使用。

7)防治中毒性肝炎导致肝功能衰竭,必要时需要人工肝治疗。防治肾功能衰竭,主要是补足液体,处理横纹肌溶解综合征,必要时血液净化治疗。防治DIC。

(二)可卡因中毒

1. **临床表现** 可卡因可明显兴奋中枢神经系统和拟交感神经作用,静脉用药者可立即产生一种"电击"般的感受,比性高潮更为强烈持久并遍及全身;使用者语言增多、兴奋激越,判断能力受损,剂量较大时可引起震颤、抽搐、心率加快、心律紊乱、血压升高、高热,甚至发生阵发性强直性惊厥、心力衰竭、死亡。

2. **诊断**

(1)具有过量使用或误用史。

(2)具有上述中枢兴奋和拟交感样作用症状:高血压,心动过速,皮肤苍白,室性心律失常,偏执状态(长期应用),癫痫发作(对于癫痫患者小剂量即可发生)和中枢神经系统抑制(大剂量),特别是髓核呼吸抑制。

(3)胃内容物、血、尿进行毒物鉴定。

3. **治疗** 急性可卡因中毒无特殊解毒治疗方法,主要为对症支持措施。其处置要点主要是防治癫痫样发作、维持呼吸、保护各重要脏器功能,并注意降温。对其中枢神经兴奋作用的特效办法是静脉注射短效巴比妥类药物,如阿米妥钠(amytal)0.4～0.8g或硫喷妥钠(pentothal sodium)0.1～0.2g,注射时需缓慢,并注意患者呼吸情况,必要时可重复使用;反复惊厥者可静注地西泮(安定);高热时可物理降温;明显烦躁者可用少量氟哌啶醇。普萘洛尔等β受体阻滞剂可作为可卡因的拟交感胺效应的拮抗剂使用(每分钟静注1mg,一般8mg),但本品不能对抗致死量的可卡因中毒,对严重可卡因中毒的症状作用也不大。有呼吸抑制的患者应及时给予机械通气治疗。

(刘德红)

练习题

1. 阿片类麻醉药的解毒药是( )

   A. 依地酸二钠钙   B. 亚甲蓝   C. 二巯基丁二酸

   D. 氟马西尼   E. 纳洛酮

答案:E

2. 阿片类药物中毒的特征性表现是( )

   A. 瞳孔缩小、大汗、流涎、肌颤、呼吸困难

   B. 昏迷、呼吸抑制和针尖样瞳孔

   C. 瞳孔缩小、大汗、流涎、肌颤

   D. 呼吸困难,发绀

   E. 以上都不正确

答案:B

3. 吗啡的呼吸抑制作用是因为( )

A. 激动丘脑内侧的阿片受体
B. 降低呼吸中枢对血液二氧化碳张力的敏感性
C. 激动中枢盖前核的阿片受体
D. 激动脑干的阿片受体
E. 激动蓝斑核的阿片受体

答案:B

4. 甲基苯丙胺中毒临床表现一般**不包括**（　　）
A. 颅内出血　　　B. 凝血功能障碍　　　C. 中毒性肝炎
D. 急性肾功能不全　　　E. 肺部感染

答案:E

5. 可卡因中毒临床表现一般**不包括**（　　）
A. 主动脉破裂　　　B. 心肌梗死　　　C. 肠穿孔
D. 中毒性肝炎　　　E. 脾梗死

答案:D

第十节 鱼胆中毒

一、概述

鱼胆中毒是因为生食或酒吞服鱼胆而引起的急性毒性反应,是一种严重的临床急症,可以导致多脏器障碍综合征(MODS),严重时可发生多器官功能衰竭(MOF)。至今鱼胆中毒发病机制尚未完全阐明,无特效解毒剂,若抢救不及时,病死率高达16%。我国鱼胆中毒好发于南方各省,中国传统医学典籍认为鱼胆具有"清热解毒明目"之功效,民间有吞服鱼胆的习惯。近年来,随着医学知识的普及和透析治疗的应用,鱼胆中毒事件发生率和死亡率有了明显的下降。常见引起鱼胆中毒的鱼种有草鱼、鲤鱼、鲢鱼和鳙鱼(胖头鱼)等,以草鱼胆中毒多见。

 鱼胆中毒最常见的死因

鱼胆中毒后急性肾功能衰竭(acute renal failure,ARF)发生率为60%~100%,多在服鱼胆后1~4天出现,表现为少尿甚至无尿、颜面及双下肢水肿、腰痛。实验室检查尿中可见红细胞、白细胞、管型及蛋白尿,血尿素氮、肌酐明显升高。严重时出现高血压、代谢性酸中毒、电解质紊乱。ARF是鱼胆中毒致MODS最常见且严重器官损害,占鱼胆中毒死因的91.7%。

二、病因和发病机制

鱼胆中毒的病因主要是因为生食或酒吞服鱼胆。鱼胆中毒的机制尚不完全明了。鱼胆汁的主要成分是胆酸、牛磺胆酸、鹅去氧胆酸、牛磺去氧胆酸、水溶性鲤醇硫酸钠、氢氰酸、组织胺等。目前已经证实鲤醇硫酸钠是鱼胆汁中主要的毒性成分。其中毒发病机制可能为：

1. 鱼胆汁毒素作用于胃肠、肝、肾各脏器，毒素被溶酶体获取后，溶酶体的完整性受到破坏，溶酶体破裂，线粒体肿胀，细胞能量代谢受阻，导致细胞坏死，造成器官的损害，引起器官功能障碍。

2. 鱼胆汁中胆酸、牛磺胆酸、鹅去氧胆酸及牛磺去氧胆酸与钾离子结合形成胆盐，破坏细胞膜。

3. 氢氰酸可抑制40多种酶的反应，其对细胞色素氧化酶最为敏感，从而阻断生物氧化过程中的电子传送，使组织细胞不能够利用氧，形成"细胞内窒息"。

4. 组胺类物质可以使毛细血管通透性增加，造成器官的渗出、水肿、出血、炎性改变。

5. 鱼胆中毒类似全身炎性反应综合征(SIRS)，使机体处于应激状态，会有多种炎性介质释放，如：补体、白介素、肿瘤坏死因子、毒性氧化反应产物氧(自由基)等，从而引起全身过度炎症反应，造成MODS或MOF。

知识延展

鱼胆中毒导致的全身过度炎症反应，具有下列特点：

(1) 二个加快：呼吸频率与心率加快；呼吸频率常大于20次/分，心率常大于90次/分；

(2) 二个异常：体温与外周白细胞总数或分类异常；体温>38℃或<36℃(直肠温度)，白细胞计数>12×10^9或<4×10^9，或有10%未成熟细胞。

(3) 二高一低：高代谢状态(高耗氧、通气量增加、高血糖、蛋白质分解增加，负氮平衡)，高动力循环状态(高心输出量和低外周阻力)，脏器低灌注(低氧血症、急性神志改变如兴奋、烦躁或嗜睡、少尿、明显水肿或液体正平衡、高乳酸血症)。

(4) 一过度：过度炎症反应(TNF-α、IL-1、IL-6、IL-8等升高)、内源性NO、CRP明显升高。

三、病理生理学

1. **肾脏** 鱼胆中毒所致急性肾功能衰竭(ARF)主要是急性肾小管坏死，以肾间质特别是近曲小管变化最显著，光镜下可见肾间质明显充血、水肿，近曲小管上皮细胞明显肿胀，部分空泡变性及坏死。细胞坏死多呈灶状，严重者呈大片坏死，肾小管腔内有脱落的上皮细胞，可见蛋白管型和颗粒管型，远曲小管亦有坏死。肾小球大小形态正常，电镜下可见近曲小管上皮细胞内溶酶体明显膨大变性，溶酶体膜破裂，部分线粒体肿胀，空泡样变性，嵴减少或消失。

2. **肝脏** 表现肝细胞水肿，部分细胞水样变性或胞质嗜酸性增强，甚至较广泛坏死。部分干细胞胞质内可见圆形空泡。电镜下肝细胞内较多脂滴，线粒体肿胀空泡样变。部分细胞染色质边集或核固缩,核膜皱缩。肝窦面微绒毛减少或消失,窦扩张。

3. 肺、脑、心肌　间质均表现为不同程度的水肿。

四、临床表现

起病较急,多在服鱼胆后 0.5~3 小时发病。早期主要为胃肠道症状,晚期为肝、肾功能损害。病情轻重与服鱼胆胆汁数量有关。

1. 胃肠道症状　多发生在服胆汁后 1~14h,通常是最早出现的临床症状。腹痛、恶心、呕吐和腹泻。先见呕吐和腹痛,由于毒素引起上消化道黏膜病变,故呕吐较重,多者每日可达 30 次以上,吐出食物甚至胆汁,有时可带血。腹痛多为阵发性,位于上腹部或脐周,并不太重。腹泻较轻,呈不消化便,多为水样或湖状大便。重者可以出现肠麻痹、消化性溃疡,若出现呕血、黑便提示胃肠功能衰竭。

2. 肝脏损害表现　多在服鱼胆后 2~3 天出现,表现为乏力、纳差、皮肤巩膜黄染、肝脏肿大、肝区叩击痛,偶有腹水、肝性脑病。

3. 肾功能损害　早期可以尿液成分改变,镜下血尿、蛋白尿、颗粒管型。1~4 天后可以出现急性肾损害表现,少尿、无尿、全身水肿、肾区疼痛等。鱼胆中毒急性肾损害发生率 60%~100%,严重者发生肾功能衰竭,也是该病最主要的死因。

4. 神经损害表现　分患者头昏、头痛、嗜睡、烦躁不安、口唇及四肢麻木、眼球震颤等表现,重者可有神经麻痹、抽搐、昏迷。

5. 中毒性心肌病　可出现心动过速、不同程度的房室传导阻滞、心脏扩大、第一心音低钝、心力衰竭、低血压和休克,严重者可发生阿-斯综合征。

五、辅助检查

1. 血常规　白细胞及中性粒细胞可能升高,多为应激反应所致,不一定代表患者有感染。严重中毒的患者有溶血反应、消化道出血,可能导致红细胞及血红蛋白下降,血小板一般是正常的。发生 DIC 时,血小板可以降低。

2. 尿便常规　尿中蛋白质、白细胞增多、有血尿、蛋白尿及颗粒管型等。尿胆原及尿胆红素有时阳性。

3. 大便常规及隐血试验　大便常规一般是正常的,有些患者可能有少许白细胞。如有消化道出血,大便隐血试验为阳性。

4. 血液生化　肝功能受损的患者,丙氨酸氨基转移酶(ALT)和天门冬氨酸氨基转移酶(AST)明显升高,血清总胆红素和间接胆红素升高。血清尿素氮及肌酐明显升高。心肌受损者,肌酸磷酸激酶及其同工酶 CK-MB 升高。有些患者血糖及淀粉酶也会升高。容易发生电解质紊乱。

5. 血气分析　有些患者可能会出现呼吸性碱中毒和代谢性酸中毒。肺水肿明显的患者可能出现呼吸性酸中毒和代谢性酸中毒。

6. 心电图　心动过速、ST 改变、各型传导阻滞。

六、临床思辨

1. 诊断　有明确的服用鱼胆的病史,并出现上述的胃肠道症状及肝肾功能受损的临床表现及化验检查可以明确诊断。

2. 鉴别诊断　在早期,如果中毒史不明确,仅有胃肠道症状,需要与急性胃肠炎及胆石症鉴别。出现肝功能受损的患者,需要与病毒性肝炎或其他毒物中毒导致的功能损害鉴别,如四氯化碳中毒、毒蕈中毒等。出现肾功能受损的患者需要与溶血性尿毒症综合征、流行性出血热、急性肾小球肾炎等鉴别。出现心肌受损的患者,需要与病毒性心肌炎等鉴别。

七、病情评估

主要是进行呼吸、循环、肾功能和脑功能的评估。鱼胆中毒一般都会有肝、肾功能损害,注意尿量变化、肝肾功能及血尿常规检查。急性肾功能损害患者可以出现高血容量反应,甚至心功能衰竭,表现为:血压增高、心率增快、呼吸急促、胸闷等。严重者会出现肺水肿、ARDS及中毒性脑病、急性肝功能衰竭等严重并发症。这类患者病情严重,需紧急应急处理。

八、治疗原则

鱼胆中毒无特效解毒剂,及时予以彻底洗胃。

1. 洗胃　鱼胆在胃内停留时间较长,建议进食72小时内均应洗胃,洗胃液可以采用1%$NaHCO_3$或者1:5000高锰酸钾溶液,并注入活性炭混悬液。

注意事项

洗胃时注意防止误吸或窒息。

2. 保护肠道黏膜　延缓胆汁吸收:可服用牛奶、鸡蛋清、氢氧化铝凝胶。

3. 补液、利尿促进毒物排出　加强补液,具体液体量要根据患者实际情况灵活掌握,边补边观察尿量、血压、心率、呼吸频率、肺部听诊有无啰音等。应用利尿剂如甘醇、呋塞米等促进毒物排泄。一般用20%甘露醇125ml和呋塞米20mg每4~6小时交替静注。使用时注意肾功能变化。

4. 解痉利尿　酚妥拉明20mg、多巴胺20mg、呋塞米20mg、5%葡萄糖500ml静脉滴注,必要时重复1次。20%甘露醇250ml静脉滴注,1~2次/天。

5. 及早短程应用糖皮质激素　糖皮质激素具有抗炎及抑制免疫作用,可抑制各脏器对毒素的敏感性,拮抗胆汁毒素作用和组胺的致敏作用,稳定溶酶体膜,对抗血管通透因子,降低毛细血管通透性,减轻肾小管上皮细胞和肾间质水肿,对SIRS和MODS的逆转具有重要意义。一般用地塞米松10~20mg/d,分两次应用,应用时间不宜过长,一般为2~3天。应用时要注意保护胃黏膜,预防不良反应发生。但是尿毒症期应慎用激素。

争议论据交锋

糖皮质激素是一把双刃剑。糖皮质激素是否能改善鱼胆中毒患者的预后没有循证医学的证据。如果患者在早期炎症反应很严重，作者建议使用不超过10mg/d的地塞米松。不是每个患者都适合使用糖皮质激素。

6. 急性肾功能衰竭的治疗　及早应用血液净化治疗，包括血液透析、血液灌流、血浆置换、持续肾替代、超滤等手段，是抢救急性肾功能衰竭的有效方法。血液净化能够清除体内的鱼胆毒素、尿毒症毒素和多种炎症介质，减少肝肾功能的损害，纠正水、电解质、酸碱失衡，同时也替代了肾脏的作用，有利于受损肾细胞的恢复与再生，避免肾功能进一步恶化，为进一步药物治疗及营养支持创造条件，缩短病程、降低病死率。

 注意事项

血液净化包括两方面：一是解毒，如血液灌流、血浆置换；二是肾脏替代治疗，如血液透析（HD）或CRRT。鱼胆中毒早期建议行血液灌流或血浆置换治疗。明确鱼胆中毒后，应尽早开展血液净化治疗，不要等待器官功能出现明显损害才开始。

肾脏替代治疗建议选择CRRT，避免间歇性HD加重肾脏损伤，特别对于中毒症状明显的患者，CRRT可持续清除部分炎症介质及细胞因子，对缓解病情有益处。对于年龄较大合并有基础疾病如心肺功能不全的患者，选择CRRT治疗更安全。

7. 保护肝功能　可以用5%~10%葡萄糖及维生素C、B输注，蛋白质摄入要适量整个治疗过程中要避免应用对肝、肾功能损害的药物。

8. 对症支持治疗　保护心肌，纠正心律失常，维持水电解质酸碱平衡。注意胃肠道管理和营养支持，改善肠道血运，保持肠道微生物平衡。应用还原性谷胱甘肽对抗氧化物和自由基，从而使细胞避免受损害。如有抽搐、惊厥，可以应用地西泮类镇静药物。同时补液、利尿，以促进毒物排出体外。纠正水、电解质紊乱，避免使用可使肾损害的抗生素。危重患者应加用肾上腺皮质激素，并予以对症支持治疗。

 注意事项

患者在少尿期应注意补液量，避免大量补液后导致心力衰竭。

鱼胆中毒患者常常存在营养状况不佳，每日需要的热卡较普通患者多，往往存在严重低蛋白血症，因此营养支持治疗尤为重要。需要根据患者肠道功能情况，早期肠外营养联合肠内营养，逐渐过渡到全肠内营养。

（刘德红）

第十章 急性中毒

练习题

1. 女性,40岁。误吞生青鱼胆2枚,3小时后出现腹痛、呕吐、腹泻等症状,次日因少尿就诊。体检:血压150/90mmHg,Cr600μmol/L。下列体征与青鱼胆中毒的关系最小的是( )

  A. 巩膜黄染   B. 结膜水肿   C. 奔马律

  D. 肝脏肿大   E. 深反射消失

  答案:E

2. 男,48岁,因食青鱼胆中毒,致急性肾功能不全,突然发生心脏骤停,ECG示:顽固性心室颤动,此时除常规处理外可加用( )

  A. 10%氯化钾   B. 50%硫酸镁   C. 10%葡萄糖酸钙

  D. 呋塞米   E. GIK(极化液)

  答案:C

3. 鱼胆中毒最主要的是( )

  A. 草鱼胆   B. 鲤鱼胆   C. 泥鳅胆

  D. 鲶鱼胆   E. 青鱼胆

  答案:A

4. 鱼胆中毒最主要的并发症是( )

  A. 消化道出血   B. 肝功能损害   C. 心肌损害

  D. 中毒性脑病   E. 急性肾功能衰竭

  答案:E

5. 下列**不会**导致中毒性肝病发生的是( )

  A. 四氯化碳中毒   B. 百草枯中毒   C. 毒蕈中毒

  D. 鱼胆中毒   E. 硫化氢中毒

  答案:E

第十一节 强酸及强碱中毒

一、概述

强酸强碱为腐蚀性化学物,常用于工业、制药业,亦用作家庭的各种去污剂、擦亮剂、蓄电池及清洁剂等,人们在日常生活中可广泛地接触这类化学物。强酸强碱类药物中毒是指腐蚀剂中毒,大多发生在化工厂,农、林、畜牧场所,实验室及医疗单位的人员接触酸性或碱性化学物质后,易致多途径、多部位化学性损伤,有较高的致残率和死亡率。

强酸类中毒主要是指硫酸、盐酸、硝酸等经呼吸道、皮肤或消化道进入人体,引起局部烧伤及全身中毒。

459

强碱类中毒主要是指氢氧化钠、氢氧化钾、氧化钠、氧化钾等经皮肤或消化道进入人体，引起局部烧伤及全身中毒。

二、发病机制

(一) 病因

患者经皮肤接触或被喷洒强酸强碱所致腐蚀性灼伤，经呼吸道大量吸入雾化剂以及经口误服等。

(二) 病理生理

1. 强酸性化学物质损伤

(1) 皮肤损伤：酸性溶液基本上都属于水溶性的。低浓度的酸性溶液通常不能破坏表皮的脂溶性屏障，所以，大多不会引起严重的损伤。但高浓度的酸性物质具有较强的腐蚀作用，可腐蚀表皮。酸性物质可在接触处产生蛋白凝固的屏障，而这种屏障是不溶于水的，它可阻止酸的进一步化学反应。在酸性化学损伤中，较常见的为气体、液体或固体的无机酸损伤，如硫酸、盐酸、硝酸及冰醋酸等损伤。其皮肤损伤特点是：酸向组织内透入较慢，损伤较为表浅，严重的并发症较少。

(2) 呼吸道损伤：浓酸可成气态，吸入呼吸道后，可引起呛咳、咳泡沫痰及血丝等呼吸道刺激作用。高浓度酸雾可使喉及支气管痉挛而引起呼吸困难、窒息。如高浓度硝酸与空气接触后，释放二氧化氮，吸入肺内遇水则产生硝酸与亚硝酸，导致肺水肿。而浓盐酸可呈氯化氢气态，接触后引起皮肤，口腔，鼻黏膜溃疡，气管及支气管炎，眼睑痉挛或角膜溃疡。铬酸雾反复接触后可发生鼻中隔穿孔及高铁血红蛋白血症。

(3) 消化道损伤：口服强酸后，在口腔、食管、胃黏膜等处的受损组织收缩，创面干燥、变脆，易破溃。口腔黏膜接触不同的酸类腐蚀剂会产生不同颜色的痂，吞服硫酸呈黑色；吞服硝酸呈黄色；吞服盐酸呈灰色。口服酸腐蚀剂后，唇、口腔、咽、食管、胃黏膜病变，常引起局部的烧灼痛，恶心或呕吐出棕色或带血的腐烂黏膜，腹泻、口渴、咽下困难。如氢氟酸可溶解脂肪与脱钙，造成较长时间的局部组织坏死，形成溃疡长期不愈，可深达骨膜。而铬酸引起水疱及溃疡，处理不及时可从伤口吸收，致全身中毒表现。

2. 碱性化学物质损伤　碱性化学物质对机体的损伤原因及途径与强酸类似，但局部损伤程度要比酸性物质损伤严重得多。对此，必须有清醒的认识。由于碱性物质既能溶于水又能溶于脂，所以，很容易破坏表面屏障而向深层组织渗透。碱与表皮接触后，能与细胞结构中的脂类发生腐蚀皂化反应，与组织蛋白结合形成碱性蛋白化合物，导致细胞壁屏障的破坏，从而使碱性物质继续渗透、扩散，加之碱性物质遇水后有放热作用并产生热烧伤。因此，碱性化学物质损伤的受伤者，若不及时处理，后果是严重的。在碱性化学物质损伤中，较常见的为气体、液体或固体的氢氧化钾、氢氧化钠、石灰和氨水等，其特点是：碱向组织内透入较快，范围较广，损伤较深，严重并发症较多见。

应特别注意眼的损伤：碱性物质溅入眼内，会破坏角膜、结膜甚至虹膜，造成眼烧伤。要特别警惕氢氧化钠对眼睛的损害，即使很少量的氢氧化钠进入眼睛里也很危险。由于碱性物质渗透力强,可向深部组织和邻近组织渗透。角膜上黏附的碱粒以及结膜皱褶、凹陷处的碱液都可继续引起有害作用,若不及时彻底处理,往往造成视力减退,甚至失明。同时常见碱液溅入眼内,无论量多少,都可造成损害。即使碱液浓度很低,早期造成眼组织损害较轻,但是角膜浸润性伤害可以在几天内显现,这种迟发性损害,往往易被疏忽,因此,即使对角膜损伤轻微的病例,同样应予重视。

三、临床表现

(一) 强酸类中毒

1. 皮肤及眼损伤　损伤部位呈灰白、黄褐或棕黑色,周围皮肤发红,界限分明,局部剧痛,更甚者可呈Ⅲ度烧伤样变,面积大者可发生休克;眼烧伤可见角膜混浊,甚至穿孔,以至完全失明。

2. 呼吸道损伤　出现呛咳、胸闷、流泪、呼吸困难、发绀、咯血性泡沫痰、肺水肿、喉头痉挛或水肿、休克、昏迷等。吸入性高浓度强酸类烟雾,呼吸中枢可因反射性抑制发生"电击样"猝死。

3. 消化道损伤　可见口唇、口腔、咽部、舌烧伤,口腔、咽部、胸骨后及腹上区剧烈灼痛,并有恶心、呕吐,呕吐物为大量褐色物及食管、胃黏膜碎片,还可出现胃穿孔、腹膜炎、喉头痉挛或水肿。

4. 强酸类中毒还可出现头痛、头晕、恶心、乏力等,重者烦躁不安、惊厥、昏迷,以及肺水肿、肝肾损害等。

(二) 强碱类中毒

1. 皮肤损伤　皮肤充血、水肿、糜烂,可致严重的Ⅲ度烧伤。损伤开始为白色,后变为红色或棕色,并形成溃疡,局部剧痛。眼烧伤可引起严重的角膜损伤,更甚者可导致失明。

2. 呼吸道损伤　支气管损伤严重,可咳出大量泡沫痰或坏死组织,很快出现肺水肿。如不积极抢救,可出现急性呼吸衰竭或休克、昏迷。若吸入大量高浓度氨气者,少数因反射性声门痉挛而呼吸骤停。

3. 消化道烧伤　可出现口唇、口腔、咽部、舌、食管、胃肠烧伤。烧伤部位剧痛,伴有恶心、呕吐,呕吐物为褐红色黏液状物,并有腹痛、腹泻、血样便、口渴、脱水等症状。重者可发生消化道穿孔,出现休克,还可发生急性肾功能衰竭及碱中毒等。

四、辅助检查

急性强酸或强碱中毒是多系统及器官损害,所以辅助检查包含:

1. 呕吐物,污染衣物等检测出强酸或强碱性液体。

2. 血常规及血生化,酸碱失衡情况。以及肝坏死及肾功能受损出现少尿或者无尿。如草酸中毒还可检查血清游离钙来评判中毒程度。

3. 各受损器官的特异性检查。

五、临床思辨

1. 中毒的诊断,多含有明确的强酸碱毒物接触史。
2. 强碱比强酸更具有毒性。
3. 眼睛损伤时,大量清水冲洗是最有效的处理手段。
4. 洗胃与否,腐蚀程度以其强酸或强碱质与量的结合来决定,一定阈值内尚可行洗胃治疗。具体问题需要大样本实验进一步证明。

六、应急处理

(一)强酸类中毒应急处理

1. 急救措施

(1)皮肤接触:立即脱去污染的衣着,用大量流动清水或4%碳酸氢钠冲洗至少15分钟,在彻底冲洗皮肤后,烧伤创面可用无菌或洁净的三角巾、床单、被罩、衣服等包扎。

(2)眼睛接触:立即提起眼睑,用大量流动清水或生理盐水彻底冲洗至少15分钟,后可应用氢化可的松或氯霉素眼药膏或眼药水点眼,并包扎双眼。

(3)吸入中毒:迅速脱离现场至空气新鲜处。保持呼吸道通畅。如呼吸困难,应立即给予吸氧。如呼吸停止,立即进行人工呼吸。

(4)食入中毒:用水漱口,给饮牛奶或蛋清,每次200L;亦可口服2.5%氧化镁溶液或氢氧化铝凝胶100ml,以保护胃黏膜。严禁催吐或洗胃,以免消化道穿孔;严禁口服碳酸氢钠,以免因产生二氧化碳而导致消化道穿孔。

2. 现场处理

(1)迅速撤离泄漏污染区人员至安全区,并进行隔离,严格限制出入。
(2)应急处理人员戴自给正压式呼吸器,穿防酸碱工作服。
(3)不要直接接触泄漏物。
(4)尽可能切断泄漏源。
(5)小量泄漏:用沙土、干燥石灰或苏打灰混合;也可以用大量水冲洗,洗水稀释后放入废水系统。
(6)大量泄漏:构筑围堤或挖坑收容,用泵转移至槽车或专用收集器内,回收或运至废物处理场所处置。

(二)强碱类中毒应急处理

1. 急救措施

(1)皮肤接触:立即脱去污染的衣着,用大量流动清水冲洗至少15分钟,直到皂样物质消失为止,然后可用食醋或2%醋酸冲洗或湿敷,然后包扎。

(2)眼睛接触:立即提起眼睑,用大量流动清水或生理盐水(禁用酸性液体冲洗)彻底冲洗至少15分钟,后可应用氯霉素等抗生素眼药膏或眼药水,然后包扎双眼。

(3)误服者禁止洗胃,应立即口服食醋、柠檬汁、1%醋酸等,亦可口服牛奶、蛋清、食用植物油等,每次200ml,以保护胃黏膜。严禁催吐或洗胃,以免发生消化道穿孔。

2. 现场的处理

(1)迅速撤离泄漏污染区人员至安全区,并进行隔离,严格限制出入。

(2)应急处理人员戴自给正压式呼吸器,穿防酸碱工作服。

(3)尽可能切断泄漏源。

(4)小量泄漏:用沙土混合;也可以用大量水冲洗,洗水稀释后放入废水系统。

(5)大量泄漏:构筑围堤或挖坑收容,将其转移至专用收集器内,回收或运至废物处理场所处置。

 强酸强碱中毒处理细节 ●

1. 食入中毒者严禁催吐或洗胃,以免发生消化道穿孔。

2. 酸性食入中毒者,严禁口服碳酸氢钠,以免因产生二氧化碳而导致消化道穿孔。

3. 浓硫酸沾染皮肤后,切勿直接冲洗。因浓硫酸遇水会释放大量热能,加重烧伤。应用棉球先吸去皮肤上的硫酸,再用大量流动清水冲洗,最后用0.01%的碳酸氢钠(或稀氨水)浸泡。

4. 清洗眼部损伤时,应将受伤侧朝下,避免腐蚀性液体流入健侧。

5. 食入中毒患者早期可予以糖皮质激素防止喉头水肿,若出现喉头水肿,应尽早气管切开,行气管插管。

6. 有效控制感染,强酸强碱误服中毒患者不仅烧伤创面易感染,而且咽喉部损伤引起的咳痰困难及气管切开后护理不当均易继发肺部感染,因此应尽早做细菌培养和药敏试验,选用敏感高效的抗生素。

七、常规处理

(一)吸入性中毒

有喉头水肿、气管痉挛或窒息者,应及早施行气管切开术,并清除气管囊内的分泌物、脱落黏膜组织,确保呼吸道通畅,并加压给氧或机械通气。可间断经气管插管滴入异丙肾上腺素、皮质激素、麻黄碱及普鲁卡因(做过敏试验)以减轻气管、肺对强酸的刺激的炎症反应,松弛支气管平滑肌。有肺水肿或休克则予以相应处理。对于一般轻症病例可用2%~4%碳酸氢钠溶液雾化吸入。

(二)皮肤烧伤

1. **抗休克治疗** 一般成人烧伤总面积大于20%者、小儿烧伤总面积大于10%者均应行正规抗休克治疗。患者入院后应及时吸氧、保暖、留置导尿,迅速建立双静脉通道,快速补液。

2. **抗感染治疗** 中度烧伤早期可选用青霉素类药物(有青霉素过敏者除外)以及头孢类药物,一般应用3~7天。

3. **创面处理** 酸碱烧伤治疗中,创面的处理是重要的一环。尤其在治疗强碱烧伤时,早期的创面处理至关重要。早期常规应用大量的清水冲洗创面。如在秋冬季节则应用适当的温水进行冲洗创面,可防止患者遇冷后加重休克。有条件者可在保暖下进行创面清洗。在清洗同时即清除腐皮,防止碱性物质进一步皂化而加深创面。冲洗时间大约20分钟,再用1%硼酸液冲洗创面。在此期间,间断用pH试纸测定创面的酸碱中和情况,直到创面碱性逐渐减弱至接近中性后,方可停止冲洗。Ⅲ度烧伤创面需早期处理,如运用湿润烧伤膏(MEBO)使创面早期液化,促进血液淤滞的组织进一步恢复。创面每4小时换药一次,每次换药前一定要把坏死组织及液化物同时清除干净,否则会影响创伤愈合速度。为促进创面的皮岛生长,每次换药时一定要保护好MEBO药膏下的纤维膜,不能使纤维膜遭到破坏,同时,创面一定要保持湿润,不能出现干湿不均的现象。

(三) 经口中毒

1. **强酸中毒** 以水漱口,给予牛奶或蛋清口服,每次200ml;亦可口服2.5%氧化镁溶液或氢氧化铝凝胶100ml,以保护胃黏膜。严禁催吐或洗胃,以免消化道穿孔;严禁口服碳酸氢钠,以免因产生二氧化碳而导致消化道穿孔。

2. **强碱中毒** 误服者严禁催吐或洗胃,以免发生消化道穿孔。应立即口服食醋、柠檬汁、1%醋酸等,亦可口服牛奶、蛋清、食用植物油等,每次200ml,以保护胃黏膜。

(四) 对症支持疗法

包括镇静止痛、补液、纠正酸碱失衡,防治休克,使用广谱抗生素预防感染,对重症患者加强对心肺和腹部情况的监护,及时发现和处理严重并发症。

八、预防

1. 制造车间中,强酸强碱设备应加强检修,严防渗漏。
2. 强酸强碱类物品标记清晰,以防误用。
3. 家庭备用的去污剂、清洁剂等化学制品应妥善保管,严防儿童接触和误服。

(丘泽武)

练习题

1. 常规情况下,酸碱中毒的比较正确的是( )
    A. 酸中毒比碱中毒严重,因为酸的腐蚀性较强
    B. 酸中毒比碱中毒严重,因为氢离子可分解脂肪
    C. 碱中毒比酸中毒严重,因为碱与脂类发生腐蚀皂化反应,放热烧伤深部
    D. 碱中毒比酸中毒严重,因为碱烧伤可在接触处产生蛋白凝固,进而破坏极其严重
    E. 酸碱中毒程度相当

答案:C

2. 眼睛酸碱中毒损伤时,应处理为( )

   A. 及时包扎,尽快送医

   B. 酸碱中和,减轻强酸或强碱引起的烧伤反应

   C. 大量清水冲洗,烧伤侧处于低位

   D. 碱中毒损害深度深,应拿纱布及时沾除,后送医

   E. 酸中毒会蛋白凝固,损害小,无须处理

   答案:C

3. 关于强酸强碱中毒后的应急处理,正确的是( )

   A. 毒物经消化道误服后,防止吸收,及时洗胃

   B. 用水漱口,给饮牛奶或蛋清,以保护胃黏膜

   C. 强酸中毒后,及时口服碳酸氢钠,以中和强酸,具体剂量以服用强酸剂量而定

   D. 皮肤直接接触后应立即用大量清水直接冲洗

   E. 现场处理时,治病救人为第一要务,自身安危不用考虑

   答案:B

4. 以下**不属于**强酸强碱中毒并发症的是( )

   A. 肺水肿   B. 食管狭窄   C. 休克   D. 脑出血   E. 感染

   答案:D

5. 以下做法**错误的**是( )

   A. 制造车间中,强酸强碱设备应加强检修,严防渗漏

   B. 强酸强碱类物品标记清晰,以防误用

   C. 家庭备用的去污剂、清洁剂等化学制品应妥善保管,严防儿童接触和误服

   D. 现场处理中,应迅速撤离泄漏污染区人员至安全区,并进行隔离,严格限制出入

   E. 大量泄漏时,可用大量水冲洗,洗水稀释后放入废水系统

   答案:E

第十一章 意外伤害

第一节 毒蛇咬伤

一、概述

毒蛇咬伤是指由具有毒牙的毒蛇咬破人体皮肤,继而毒液侵入引起局部和全身中毒的一类急症。据统计,全球目前有蛇类2700余种,其中毒蛇600余种。我国已发现的毒蛇种类达50种。其中危害较大的有以下种类:眼镜蛇科的眼镜蛇、眼镜王蛇、金环蛇、银环蛇;蝰蛇科的蝰亚蛇科(蝰蛇)、蝮亚蛇科(包括尖吻蝮即五步蛇、竹叶青、烙铁头即龟壳花蛇、蝮蛇);以及海蛇科的十多种蛇类。我国以南方农村和沿海地区较常见,夏秋两季多见,咬伤部位以四肢多见。毒蛇咬伤后,若经及时急救治疗,可以避免或减轻中毒症状;如延误治疗,则可引起不同程度的中毒,严重者可危及生命。

 知识延展

蛇毒是自然界成分最复杂、最浓缩的天然高效价毒素之一,毒液多为淡黄色或乳白色半透明黏稠状液体,含有酶、多肽、糖蛋白和金属离子等,其中毒性蛋白质达数十种,分别对机体神经系统、血液系统、肌肉组织、循环系统、泌尿系统、内分泌系统、消化系统等产生广泛作用。

二、发病机制

为便于理解和临床对蛇伤患者的及时诊断与治疗,根据蛇毒的主要毒性成分与其使人致命、致残的生物学效应和蛇伤临床特征结合分析,可把蛇毒素简单分为三大类即神经毒素、血液毒素和细胞毒素。

1. 神经毒素作用机制　神经毒素主要为α神经毒素和β神经毒素,分别作用神经突触和终板。α神经毒素主要竞争胆碱受体,β神经毒素主要抑制乙酰胆碱的释放,两者均可阻滞神经的正常传导引起神经肌肉弛缓性麻痹。早期表现为眼睑下垂、吞咽困难、接着呼吸肌麻痹引起呼吸衰竭,甚至呼吸停止。银环蛇毒素是最典型的神经毒素。

2. 血液毒素作用机制　血液毒素种类很多,包括蛇毒溶血因子、蛇毒蛋白酶、磷脂酶A、类凝血酶、蛇毒促凝因子等。蛇毒凝血因子直接作用于血细胞膜,使其渗透性、脆性增加;蛇毒蛋白酶直接或间接作用于血管壁,破坏血管壁结构,诱导缓激肽、组胺、5-羟色胺释放,损害毛细血管内皮细胞,抑制血小板聚集,可引起出血;磷脂酶A可使血液中的卵磷脂水解而成为溶血卵磷脂,从而产生溶血作用;蝮亚蛇科蛇毒中的类凝血酶有类似凝血酶的活性,即可促进纤维蛋白单体生成,又可激活纤溶系统,故有双重作用;蛇毒促凝因子使血液凝血块和微循环血栓形成,引起DIC。临床表现为出血,轻者皮下出血、鼻出血、牙龈出血,严重者可引起血液失凝状态,伤口流血不止、血尿、消化道出血、甚至脑出血。DIC者常伴有休克、微循环障碍、微循环衰竭和急性肾衰竭等。

3. 细胞毒素作用机制　蛇毒透明质酸酶使伤口局部组织透明质酸解聚、细胞间质溶解和组织通透性增大,除产生局部肿胀、疼痛等症状外,可使蛇毒毒素更易于经淋巴管和毛细血管吸收进入血液循环,产生全身中毒症状。蛇毒蛋白水解酶可损害血管和组织,同时释放5-羟色胺、肾上腺素、组胺等多种血管活性物质。心脏毒素引起细胞破坏、组织坏死,轻者可引起局部肿胀皮肤坏死,重者局部大片坏死,深达肌肉骨膜,患肢残废,还直接引起心肌损害,甚至心肌细胞变性坏死。

另外,蛇毒毒素作为异种异体蛋白进入人体后可引起过敏反应。病毒、细菌等病原微生物可随毒牙及伤口进入机体造成感染,从而加重局部肿胀和全身症状。在多种蛇毒毒素的作用下,免疫细胞释放炎症介质引起全身炎症反应综合征,甚至发生多器官功能衰竭。

三、临床表现

(一) 局部表现

神经毒素局部症状可不明显,无红、肿、痛或期初有轻微的肿胀,不久后麻木,牙痕小且不渗液。血液毒素局部肿胀疼痛,轻者自牙痕或伤口处流出难以凝固血,严重者可引起伤口流血不止。细胞毒素作用的局部表现有剧痛,红肿,起水疱,坏死及溃烂。

知识延展

如何区分有毒蛇与无毒蛇:毒蛇咬伤局部可见两颗较大呈"..."形的毒牙咬痕,也有呈":;"形,除毒牙痕外,还出现副毒牙痕迹,后者说明蛇咬较深。而有两排整齐深浅一致的牙痕多属无毒蛇咬伤。另外,毒蛇咬伤可有局部或全身症状,如局部有出血、瘀斑、水泡甚至坏死,且伤口周围有明显肿胀、疼痛、麻木感、全身症状也较明显,无毒蛇咬伤后一般仅出现牙痕处轻度刺痛,无全身症状。

（二）全身表现

1. 神经毒素的表现　四肢无力、吞咽困难、言语不清、复视、眼睑下垂、呼吸浅慢、窒息感、瞳孔对光反射与调节消失、昏迷、呼吸麻痹、自主呼吸停止、心搏骤停。银环蛇和金环蛇属神经毒。

2. 血液毒素的表现　皮下出血紫癜、牙龈出血、皮下出血及瘀斑等。合并 DIC 时除出血症状外，可出现皮肤湿冷、口渴、脉速、血压下降、休克、黄疸、酱油样小便等，严重者可出现急性肾功能衰竭。竹叶青、烙铁头、五步蛇、蝮蛇及蜂蛇属于血液毒。

3. 细胞毒素的表现　肿胀可延及患肢甚至躯干，坏死溃烂可使患肢残废；全身疼痛并出现 SIRS，心肌损害，甚至发生横纹肌破坏出现肾功能衰竭。眼镜蛇、海蛇属于细胞毒。

4. 混合毒素的表现　眼睛王蛇咬伤以神经毒素为主，但也有细胞毒的表现。五步蛇咬伤以可出现血液毒和细胞毒的表现，蝮蛇、海蛇咬伤可出现神经毒素和血液毒素的表现。

四、辅助检查

实验室检查可出现相应的异常改变：血常规可有白细胞升高；血生化可出现心肌生化标记物升高、血淀粉酶升高、血肌酐、尿素增高，高血钾；动脉血气分析有酸中毒、低氧血症等。不明致伤原因时，有条件可做酶联免疫吸附试验（ELISA）或乳胶凝集试验（蛇毒抗原抗体反应实验）以确定蛇毒种类。

五、诊断与鉴别诊断

根据病史，一般可以快速做出诊断。但应进一步了解蛇咬伤经过，并排除蜈蚣，毒蜘蛛等致伤可能。

1. 鉴别毒蛇咬伤　如已捕获或打死毒蛇，可根据标本鉴定。毒蛇一般头大颈细，头部呈三角形，尾短而突然变细，身上花纹色彩鲜艳，上颌长有成对毒牙。无毒蛇一般头呈钝圆形，颈不细，尾部细长，体表花纹不很明显。

2. 分析毒蛇种类　区域毒蛇咬伤流行病学特点对判断毒蛇种类有一定的指导意义。临床表现类型是鉴别毒蛇种类的重要依据。伤口的牙距及牙痕形态，也是判断毒蛇种类的依据，如五步蛇、眼镜王蛇、的牙痕间距较大（约 1.5～3.5cm），其他毒蛇的较小，竹叶青蛇牙痕间距很小（0.3～0.8cm）。

应用对流免疫电泳法、酶联免疫吸附分析法、乳胶凝集试验、放射免疫法等免疫学方法，可测定伤口渗液、血清、尿液等体液中的特异蛇毒抗原，根据阳性结果即可诊断何种毒蛇咬伤。

六、病情评估

1. 评估蛇咬伤的时间、毒蛇种类、开始施救的时间。

2. 评估伤口情况、全身中毒表现类型及程度。

我国制定的《蛇毒咬伤的临床分型及严重程度评分标准(修订稿)》,根据局部伤口、神经毒症状、血循毒症状,包括凝血参数和其他实验室检查结果将毒蛇咬伤中毒分为轻型、重型(功能障碍)和危重型(功能衰竭),对病情评估和指导救治有参考意义。

对治疗过程中要重视对病情连续和重新评估。

3. 评估救治效果,尤其是抗蛇毒血清的解毒效果。

4. 如有心脏骤停,积极评估复苏效果。

七、急救处理

急诊处理原则:立即排出和破坏伤口局部毒液,排出已吸收毒素,明确毒蛇种类后尽快使用抗蛇毒血清,防治并发症。

(一) 现场急救和伤口处理

保持安静,如一时不能确定是否为毒蛇咬伤,应先按毒蛇咬伤进行初步处理和密切观察。尽量限制患肢活动,尽可能及早用流水冲洗伤口,并尽快将患者转送至医院。局部绷扎是简单有效的现场自救方法,即被毒蛇咬伤后立即用绷带(或绳子、带子)在伤口的近心端肢体,伤口肿胀范围的上侧绷扎,每隔20分钟放松绷带一次,每次1~2分钟。一般在到达医院开始有效治疗(如注射抗毒蛇血清、伤口处理)15~20分钟后方可去除绷扎。

伤口处理:及时冲洗伤口可以起到破坏、中和、减少毒素的目的。冲洗液可选用生理盐水、肥皂水、过氧化氢溶液、1:5000高锰酸钾溶液等。

冲洗后可行局部皮肤切开排毒,以牙痕为中心做十字形或纵形切口,长约2~3cm,深达皮下但不伤及肌膜,使含毒的淋巴液和血液外渗。创口冲洗并用负压吸引。伤口较深或有污染时,应及时清创。

糜蛋白酶可破坏蛇毒毒素中的蛋白质成分,特别是神经毒素。用法胰蛋白酶2000IU加入0.25%利多卡因20~40ml中做局部浸润。用药前可先肌注异丙嗪25mg或静注地塞米松5~10mg,以防止过敏反应。依地酸二钠可与蛇毒酶的活性中心的金属离子螯合而使毒素失去作用。用法为10%依地酸二钠注射液4ml(或2%依地酸二钠注射液25ml)加入0.25利多卡因20~40ml中局部浸润注射或环状封闭。

(二) 抗蛇毒血清

抗蛇毒血清作为中和蛇毒的特效解毒药,疗效肯定,被毒蛇咬伤后,有条件者应尽早使用。如能确定是被何种毒蛇咬伤,应首选单价特异性抗蛇毒血清,如抗蝮蛇血清6000U/瓶、抗五步蛇毒血清2000U/瓶、抗眼镜蛇毒血清1000U/瓶、抗银环蛇毒血清10000U/瓶,否则,可选用多价抗蛇毒血清。但目前我国尚未生产多价抗毒血清。因同科蛇毒抗原抗体间存在交叉免疫现象,所以使用同科抗蛇毒血清治疗同科蛇毒咬伤可有一定疗效。用药前应做皮试,若皮试阳性,应常规脱敏注射,并同时给予异丙嗪和糖皮质激素,加强抗过敏作用。

知识延展

抗蛇毒血清用法：

用法：通常采用静脉注射，也可作肌内或皮下注射，一次完成。

用量：一般蝮蛇咬伤注射抗蝮蛇毒血清 6000U；五步蛇咬伤注射抗五步蛇毒血清 8000U；银环蛇或眼镜蛇咬伤注射抗银环蛇毒血清 10 000U 或抗眼镜蛇毒血清 2000U。以上剂量约可中和一条相应蛇的排毒量。视病情可酌情增减。注射前必须做过敏试验，阴性者才可全量注射。

(1)过敏试验方法：取 0.1ml 抗血清加 1.9ml 生理氯化钠注射液，即 20 倍稀释。在前臂掌侧皮内注射 0.1ml，经 20~30 分钟，注射皮丘在 2cm 以内，且皮丘周围无红晕及蜘蛛足者为阴性，可在严密观察下直接注射。若注射部位出现皮丘增大、红肿、浸润，特别是形似伪足或有痒感者，为阳性反应。若阳性可疑者，预先注射扑尔敏 10mg（儿童根据体重酌减），15 分钟后再注射本品，若阳性者应采用脱敏注射法。

(2)脱敏注射法：取氯化钠注射液将抗血清稀释 20 倍。分数次做皮下注射，每次观察 10~20 分钟，第 1 次注射 0.4ml。如无反应，可酌情增量注射。注射观察 3 次以上，无异常反应者，即可做静脉、肌内或皮下注射。注射前将制品在 37℃水浴加温数分钟。注射时速度应慢，开始每分钟不超过 1ml 以后亦不宜超过 4ml。注射时，如有异常反应，应立即停止注射。

（三）针对不同毒蛇种类有针对性治疗

神经毒素类毒蛇（如银环蛇）咬伤时，如出现胸闷、气促等呼吸肌无力表现时，应尽早行气管内插管，呼吸机辅助呼吸，改善呼吸功能。

血液毒素类毒蛇（如五步蛇）咬伤时，可出现严重的血小板减少及凝血功能障碍，后期并发 DIC，应早期足量注射抗毒素血清，并密切监测血小板及凝血功能变化情况，及时处理早期 DIC。

细胞毒素类毒蛇（如眼镜蛇）咬伤，可出现组织肿胀、坏死、变黑，严重时出现溃疡和糜烂。应根据不同的伤口级别进行相应的对症处理。抗眼镜蛇血清经静脉注入与局部皮下注入后即可追踪分布在体内游离的蛇毒并与之结合，使其对人体组织细胞失去破坏作用，对产生的中毒症状也起到缓解作用，糜蛋白酶或胰蛋白酶与蛇毒相遇后可产生水解作用，使蛇毒分解而失去毒性。地塞米松能拮抗介质，减轻局部炎症反应。对局部组织肿胀明显的患者，应早期切开减压，解除肿胀组织对血管的压迫，改善局部血液循环。

（四）中医中药疗法

中医中药治疗要点是清热解毒。我国各地有针对常见毒蛇为主的中成药制剂，如南通蛇药、季德胜蛇药片、上海蛇药、广东蛇药、吴江蛇药等。一般口服首次加倍，以后每隔 4~6 小时重复，3~5 日为一疗程。

(五) 对症支持疗法

常规注射破伤风抗毒素 1500~3000U,用前先做皮试,皮试阳性可改用人破伤风免疫球蛋白;使用抗生素治疗局部伤口感染;应用呋塞米或甘露醇利尿;肾上腺皮质激素的使用以对抗毒血症、组织损伤、炎症反应、过敏反应和溶血;及时行气管插管或气管切开,进行机械通气抢救呼吸衰竭;救治重要脏器出血;防止急性肾功能衰竭、心功能衰竭、肝功能衰竭、DIC 等。

(邓跃林)

练习题

1. 毒蛇咬伤患肢结扎时间应间隔多少时间放松一次(　　)
   A. 1~2 分钟　　　　B. 2~5 分钟　　　　C. 5~10 分钟
   D. 10~15 分钟　　　E. 15~30 分钟

答案:E

2. 毒蛇咬伤后的急救措施**不包括**(　　)
   A. 及早绑扎　　　　B. 伤肢休息　　　　C. 清创排毒
   D. 注射抗毒血清　　E. 尽快破坏或抑制伤口内的蛇毒

答案:C

3. 若被毒蛇咬破皮肤,包扎伤口应扎在(　　)
   A. 近心脏一端　　B. 远心脏一端　　C. 在伤口正中　　D. 以上均可

答案:A

4. 银环蛇咬伤致死的主要原因是(　　)
   A. 循环衰竭　　　　B. DIC　　　　　　C. 呼吸衰竭
   D. 肾衰竭　　　　　E. 肝功能衰竭

答案:C

5. 毒蛇咬伤最有效的局部早期处理方法是(　　)
   A. 胰蛋白酶局部注射或套封　　B. 拔除毒牙　　　C. 伤口近心端肢体结扎
   D. 局部伤口烧灼　　　　　　　E. 局部外敷中草药

答案:A

第二节　螫　伤

具有螫针和毒腺的节肢动物螫伤人体造成的局部或全身性损害叫做螫伤(sting 或 bite)。螫伤人类的主要节肢动物包括蜈蚣、蜜蜂、黄蜂、蜘蛛、蝎子等。

一、蜂螫伤

(一) 概述

蜜蜂属膜翅目、蜜蜂科。体长 8~20mm,黄褐色或黑褐色,生有密毛。头与胸几乎同样宽。触角膝状,复眼椭圆形,有毛,口器嚼吸式,后足为携粉足。两对膜质翅;前翅大,后翅小,前后翅以翅钩列连锁。腹部近椭圆形,体毛较胸部为少,腹末有螫针。

(二) 病因与发病机制

蜂的腹部后节内有毒腺,与蜂的管状尾刺相通。蜜蜂尾刺有逆钩,螫入人体后,会留在局部。蜜蜂毒液呈酸性,黄蜂毒液呈碱性,比蜜蜂毒性更强。蜂毒的主要成分为组胺、5-羟色胺、透明质酸酶、缓激肽和血清素等。螫伤人体后可造成神经毒、溶血、出血、肝肾损害等作用,也可引起过敏反应,严重者可导致 MODS,甚至死亡。

(三) 临床表现

局部表现:红肿、刺痛、痒感。若伤口内遗留有蜂刺,则易引起局部感染。局部症状一般于数小时内自行消退。如同时螫伤头、颈、胸和上肢等多个部位,症状多较严重。

全身症状:乏力、头痛、发热、恶心、呕吐、胸闷、呼吸困难等。严重者可出现肌肉痉挛、晕厥、嗜睡、休克和多器官功能障碍,特别严重者可发生死亡。

(四) 实验室及特殊检查

实验室检查可出现白细胞及中性粒细胞升高,嗜酸性粒细胞升高;血生化可出现心肌生化标记物升高、血肌酐、尿素氮增高,高血钾,严重者出现急性肾功能衰竭。心电图可表现为心动过速,PR、QRS 和 QT 间期延长,T 波倒置等改变。严重者可出现心室颤动。

(五) 诊断与鉴别诊断

根据病史,一般可以快速做出诊断。但应进一步了解蜜蜂螫伤的伤口数量及有无毒刺嵌入皮肤及皮下组织。

(六) 病情评估

1. 评估蜜蜂咬伤的时间、开始施救的时间。
2. 评估伤口数量及有无毒刺嵌入。
3. 评估伤口情况、全身中毒表现类型及程度。
4. 评估救治效果。

(七) 急救处理

黄蜂毒液呈碱性,可用弱酸性溶液如 1% 醋酸或食醋冲洗伤口。蜜蜂毒液呈酸性,可用 3% 氨水、5% 碳酸氢钠溶液或肥皂水冲洗。局部红肿可外用炉甘石洗剂以消除炎症,或用糖皮质激素软膏外敷。疼痛剧烈者可用利多卡因作伤口周围封闭。

蜂毒可致局部及全身过敏,严重者可引起过敏性休克,因此针对有局部及全身荨麻疹的患者应尽早抗过敏治疗,可选用抗组胺药、激素、葡萄糖酸钙等,对严重的过敏反应及过敏性休克应尽快使用肾上腺素。严重蜂螫伤患者可引起横纹肌溶解及急性肾功能衰竭,宜早期行血液净化治疗。特别严重的病例可发展成多器官功能衰竭,治疗上以对症综合治疗为主,包括抗感染、补液、机械通气、血液净化及器官功能支持。

> **知识延展**
>
> 过敏性休克的救治方法：
>
> 1. 立即结扎注射或虫咬部位以上的肢体以减缓吸收，也可在注射或受螫的局部以0.005%肾上腺素封闭注射。平卧、吸氧，保持呼吸道畅通。
>
> 2. 立即给0.1%肾上腺素，先皮下注射，紧接着作静脉穿刺注入，继以5%葡萄糖液滴注，维持静脉给药畅通。肾上腺素能通过β受体效应使支气管痉挛快速舒张，通过α受体效应使外周小血管收缩。它还能对抗部分Ⅰ型变态反应的介质释放，因此是救治本病的首选药物，在病程中可重复应用数次。一般经过1～2次肾上腺素注射，多数患者休克症状在半小时内均可逐渐恢复。反之，若休克持续不见好转，乃属严重病例，应及早静脉注射地塞米松，琥珀酸氢化考的松。
>
> 3. 抗过敏及其对症处理，常用的是扑尔敏或异丙嗪，由于处于过敏休克疾患时，患者的过敏阈值甚低，可能使一些原来不过敏的药物转为过敏原。

二、蜈蚣螫伤

（一）概述

蜈蚣为陆生节肢动物，身体由许多体节组成，每一节上均长有步足，故为多足生物。一般在农村较为多见，常位于潮湿的墙角、砖块下、烂树叶下、破旧潮湿的房屋中等，在夏天较为常见。蜈蚣是肉食性动物，食谱范围比较广泛，尤其喜欢捕食各种昆虫。蜈蚣有毒腺分泌毒液，本身可入药用。

（二）病因与发病机制

蜈蚣有毒腺，毒液的主要成分为组胺类物质及溶血蛋白质、蚁酸等，呈酸性，有溶血及致敏作用。其第一对足即为毒螫，呈钳钩状，锐利，有毒腺开口。当人被咬伤后，其毒液顺尖牙注入被咬者皮下，引起中毒。

（三）临床表现

局部表现：轻者红、肿、痒、刺痛，严重者可出现水疱、瘀斑、组织坏死、淋巴管炎及局部淋巴结肿痛。

全身表现：全身表现较轻微，出现畏寒、发热、头痛、恶心、呕吐等。严重者可出现烦躁、谵妄、抽搐、全身麻木、昏迷。过敏反应严重者可发生过敏性休克。严重者以儿童多见，可危及生命。

（四）实验室及特殊检查

实验室检查无特异性改变。可出现白细胞升高，嗜酸性粒细胞升高。严重病例可出现轻度肝肾功能损害。心电图可表现为窦性心动过速。

（五）诊断与鉴别诊断

根据病史，一般可以快速做出诊断。但应进一步了解蜈蚣咬伤经过，并排除蛇、毒蜘蛛等致伤可能。

(六) 病情评估

1. 评估蜈蚣咬伤的时间、开始施救的时间。
2. 评估伤口情况、全身中毒表现类型及程度。
3. 评估救治效果。

(七) 急救处理

伤口立即用弱碱性溶液,如5%碳酸氢钠溶液或肥皂水冲洗,一般不用碘酒、酒精灯消毒、涂擦伤口。若伤口里留有毒螯应先挑出。剧烈疼痛者可用0.25%~0.5%普鲁卡因胺溶液作局部封闭(用药前先皮试)。

皮肤过敏者可用肾上腺皮质激素软膏涂敷。也可口服或局部应用蛇药,或用新鲜草药(如鲜扁豆叶、半边连、野菊花、鱼腥草、蒲公英)捣烂外敷。全身症状严重者以对症支持治疗为主。

(邓跃林)

练习题

1. 蜂螯伤的主要致死原因是( )
   A. 过敏性休克　　B. 溶血　　　　C. 肾功能衰竭
   D. 心衰　　　　　E. 肝功能损害

   答案:A

2. 蜈蚣螯伤后可出现的临床症状包括( )
   A. 刺痛　　　　　B. 组织坏死　　C. 淋巴管炎
   D. 发热　　　　　E. 以上症状都可出现

   答案:E

3. 蜂螯伤导致过敏性休克的主要处理包括( )
   A. 激素　　　　　B. 肾上腺素　　C. 保持气道通畅
   D. 吸氧　　　　　E. 以上都是

   答案:E

4. 蜂螯伤患者血液净化治疗的指征是( )
   A. 无尿　　　　　B. 溶血　　　　C. 肌酐异常升高
   D. 高钾血症　　　E. 以上都是

   答案:E

5. 蜂螯伤损害的主要脏器是( )
   A. 肝　　　　　　B. 肾　　　　　C. 神经系统
   D. 血液系统　　　E. 以上都是

   答案:E

第三节 中 暑

中暑是指在高温高湿环境下,由于人体的体温调节功能紊乱而引起的以中枢神经系统和循环系统障碍为主的一种急性疾病。中暑属于热相关性疾病,根据发病机制和临床表现的不同,一般将中暑分为三种类型:热痉挛(heat cramp)、热衰竭(heat exhaustion)和热(日)射病(heatstroke)。

 知识延展

热相关性疾病(heat-related illness):机体对环境温度的升高不能有良好的适应从而发生的一系列疾病,包括皮肤汗疹、热水肿、热晕厥、热痉挛、热衰竭、热射病等。

一、病因

对高温高湿环境不能充分适应是造成中暑的主要原因。在高温环境下从事体力劳动或体育运动且无相应的防护措施,缺乏对高温环境适应者极易发生中暑。

下列因素可增加产热或限制机体的散热,促进中暑的发生。

1. 个人因素 训练不当,脱水,超重,高龄,年幼等。
2. 健康因素 炎症和发热,病毒感染,心血管疾病,糖尿病,胃肠炎,抽搐,恶性高热,甲状腺功能亢进等。
3. 环境因素 高温,高湿,空气不流通,体力活动,穿衣过多,空气污染等。
4. 药物 抗胆碱能药物,抗癫痫药,三环类抗抑郁药,可卡因,苯丙胺,利尿剂,β受体阻滞剂,钙拮抗剂等。

二、病理生理

中暑的病理生理改变主要表现在三个方面:其一,高温对细胞的直接损害;其二,体温升高可以促进细胞因子的释放,增强机体的炎症反应;其三,体温升高导致血管内皮细胞的损伤和凝血功能的障碍。

高温对细胞的损伤与高温的程度和持续的时间明显相关。体温>41.6℃数小时细胞就会出现坏死,体温高于49℃时细胞会立即坏死。高温对细胞的直接损伤作用包括:①增加蛋白质的降解和变性;②改变细胞膜渗透性引起细胞内Na^+、H^+、Ca^{2+}增加;③抑制DNA合成和转录,RNA剪接和翻译;④抑制细胞周期进程;⑤中断有氧代谢途径致使ATP合成减少。

研究显示:高热时机体的炎症反应明显增强,表现为体内细胞因子和炎性介质水平明显增加,包括促炎因子TNT-α、IL-1、干扰素γ等及抗炎因子IL-6、IL-10等,促炎因子与抗炎因子的不平衡导致全身炎症反应,机体出现炎症损伤,导致多器官功能障碍和衰竭。

微血管内皮细胞调控着血管的张力及通透性,调节白细胞的活动,维持凝血和抗凝因子的平衡。高温可损害血管内皮细胞,使微血管通透性增加,组织水肿。血管内皮细胞的损伤还能启动内源性和外源性凝血系统,激活凝血、纤溶、激肽等系统,导致弥散性血管内凝血(DIC)的发生。高温还能促进血管内皮细胞分泌大量的黏附分子,如 E-选择素、ICAM-1 等,促进白细胞向组织迁移,增强炎症反应。

三、发病机制

人是恒温动物,体温的调节依赖于下丘脑体温调节中枢对产热和散热的调控。机体的中心温度在 37℃左右,皮肤体表温度在 35℃左右,中心温度与体表温度差促进机体内部的热量向外部扩散。人体的产热主要来自机体的代谢和运动。当产热增加、体温升高时,心排量增加,皮肤血管扩张、血流量增加,通过传导、辐射、对流和蒸发促进散热,维持体温的恒定。

当环境温度升高时,机体通过传导、辐射、对流方式的散热减少,当环境温度高于体表温度时,外界温度还可以通过辐射的方式传递到体内使机体温度升高,此时汗液蒸发是唯一散热方式。决定蒸发散热的主要因素是空气湿度,湿度超过 75% 时,有效的蒸发也完全停止。

当人处于高温环境或运动时,体内温度升高,刺激下丘脑体温调节中枢,心排量增加,内脏血管收缩,内脏血流量减少,而皮肤血管扩张,皮肤血流量明显增加。同时,汗腺分泌增加,散热增加,维持体温恒定。若此时未能补充足够的水分和电解质,患者就会出现脱水和电解质紊乱,特别是盐过量丢失,或仅补充水分,而不补充盐分,致使细胞外液渗透压降低,水转移至细胞内,肌肉细胞过度稀释发生水肿,引起中枢神经系统的神经冲动和肌球蛋白的溶解度减少而导致肌肉痉挛。

体温升高,皮肤肌肉血管扩张且大量出汗,若未能及时补充足够的水分和电解质,导致有效循环血容量减少,引起循环衰竭。若外界持续高温,机体不能通过增加心排量,增加皮肤的血流量和出汗量促进散热,从而使热量在体内聚集,体温进一步升高。体质差,老年人和有心血管疾病的患者容易发病。

四、临床表现

1. 热痉挛 在高温环境下运动时或运动结束后数小时出现肌肉痉挛伴有收缩痛,常累及四肢肌肉,咀嚼肌和腹肌,但最常累及下肢腓肠肌。起病突然,呈阵发性发作。轻者能自行缓解,重者疼痛剧烈,发作时伴有精神紧张,辗转不安。当腹肌、膈肌受累时类似急腹症的表现。多见于高湿环境下从事体力劳动有大量出汗的年轻人,年老体弱者因不能从事剧烈劳动而不致大量出汗,因而发生热痉挛较少。引起痉挛的原因与大量出汗而仅补充低张液体引起的细胞外低钠有关。

2. 热衰竭 是高温环境下大量丢失水和盐,心血管功能对外界高温环境不能适应的一种表现,常发生在老年体弱及未能热适应者。主要表现为疲乏、无精打采、头晕、头痛、恶心、呕吐、肌肉痛性痉挛等。严重者可以出现大量出汗,皮肤苍白、湿冷,脉搏细弱,心动过速、直立性低血压和晕厥等。多数患者体温正常。

3. 热射病　是中暑中最为严重的一种类型,分为劳力型和非劳力型。劳力型主要是在高温环境下内源性产热过多,多发生在平素健康的年轻人,在高温、高湿度的天气从事重体力劳动或剧烈运动数小时发病。非劳力型是在高温高湿的环境下体温调节功能障碍引起散热减少。多发生在有慢性疾病的老年人和儿童,常在夏季气温持续升高数天后发生。

热射病以高热,无汗和意识障碍为特征。体温多＞40℃,但并非每一位患者都会出现40℃以上的高温。皮肤干热、潮红、无汗。呼吸加快、心率加快,心率最高可达160～180次/分。患者意识不清或伴惊厥,严重者出现休克、心力衰竭、横纹肌溶解,急性肾功能衰竭,肝功能衰竭,DIC和多器官功能障碍,病死率极高。部分患者在出现典型症状前有些前驱症状,如全身不适、恶心、呕吐、发热、头痛、头晕、眼花、耳鸣、反应迟钝,或突然晕倒等。

注意事项

Heatstroke 常译为中暑,但在英文文献中 heatstroke 指的是热射病。劳力性热射病为 exertional heat stroke,非劳力型热射病为 classic heat stroke。

五、辅助检查

(一) 实验室检查

1. 血常规　中暑患者常出现白细胞及中性粒细胞增加,血小板减少常提示凝血功能障碍。患者可因脱水出现血液浓缩导致血红蛋白和红细胞增多,血细胞比容增加。
2. 尿常规检查　出现尿蛋白,尿颗粒管型和红细胞或白细胞时提示肾功能损害。
3. 肾功能　当发生肾功能损害时出现血尿素氮、肌酐升高。
4. 肝功能　热射病的患者常有肝功能的损害,表现为血清丙氨酸氨基转移酶、门冬氨酸氨基转移酶、乳酸脱氢酶、肌酸激酶升高。
5. 凝血功能　凝血功能损害的患者可出现进行性的血小板减少,凝血酶原时间延长,纤维蛋白原减少以及纤维蛋白溶解试验阳性。
6. 血气分析　严重患者氧分压下降,血氧饱和度降低,高碳酸血症以及酸中毒。

(二) 心电图
提示不同的类型的心律失常和 ST-T 波的改变。

(三) CT 检查
意识障碍的患者需行头部 CT 检查排除脑出血等疾病。

六、临床思辨

在炎热的夏天易患人群在高温环境下,较长时间剧烈运动或劳动后出现相应的临床表现并排除其他疾病可以诊断。

热痉挛出现腹痛时应与急腹症鉴别。热衰竭需与中毒、出血性休克等疾病相鉴别。热射病需与脓毒血症、脑炎、脑膜炎、脑脓肿、伤寒、破伤风、甲亢危象、脑出血等疾病相鉴别。

七、病情评估

三种类型的中暑中,热痉挛和热衰竭属于轻中度中暑,通过口服或静脉补充水分和电解质,症状能缓解。热射病为重度中暑,病死率大约为10%～50%。

八、应急处理

(一)现场急救

迅速将患者转移到阴凉通风处或空调房间,平卧,解开衣服,用冷毛巾敷头,或用凉水擦拭身体后搧扇或用电风扇吹。体温较高者,可用冰块装入塑料袋内敷于患者的头部、腋下、腹股沟等处。饮用凉盐开水、绿豆汤等清凉饮料或人丹、十滴水等药物。

(二)热痉挛的治疗

轻度的热痉挛口服果汁、运动饮料症状就能缓解,严重患者需要静脉注射平衡盐水或生理盐水,疗效显著。

(三)热衰竭的治疗

口服含盐饮料或静脉注射生理盐水或平衡盐水,24小时补充水分3～5L。严重低钠血症的患者可输注高渗盐水。

(四)热射病的治疗

1. 监测

(1)体温监测:降温期间应严密监测中心体温(食管温度或直肠温度)。

(2)心电、血压监护:持续心电、血压监护,及早发现各种心律失常及血流动力学异常。

(3)保持呼吸道通畅,对呼吸、循环及肝、肾、凝血等功能进行监测。

(4)监测尿量:放置导尿管监测尿量,应保持尿量>30ml/h。

2. 降温治疗 热射病患者的病死率与体温升高的程度和高温持续的时间密切相关,因此对于高热的患者应在1小时内将中心体温降至37.8～38.9℃。降温方法有三种,各有优缺点。

(1)体外降温:体外降温有多种方法:①用冷水反复擦拭皮肤,然后用电扇吹,促进蒸发以降温。②将患者的身体浸入27～30℃的水中传导散热降温。③将冰袋放置在腹股沟、颈部和腋窝。上述三种降温的方法以第一、二种方法较好。体外降温的优点是简单易行,缺点是降温速度慢。

(2) 体内降温:可以使用冰盐水灌胃或直肠灌洗,也可以使用冰的无菌生理盐水进行腹膜透析或者血液透析。体内降温的优点是降温速度快,缺点是有创,操作较复杂。

(3) 药物降温:非甾体类退热药对中暑高温没有效果,还有可能引起肝、肾功能的损伤。对降温过程中出现寒战的患者可以使用氯丙嗪或者肌松剂消除寒战,减少因寒战造成的产热。

3. 并发症的处理

(1) 低血压:输注生理盐水和乳酸林格液补充血容量,提高血压。上述处理效果不佳时考虑使用异丙肾上腺素。避免使用α受体激动剂,因为α受体激动剂能收缩血管,减少皮肤散热。

(2) 脑水肿:保持呼吸道通畅,防止误吸。给予甘露醇、呋塞米(速尿)脱水,合并抽搐者给予地西泮或氯丙嗪。

(3) 肾功能损害:少尿、无尿时应及时补足血容量。一旦确诊为急性肾功能衰竭,应尽早行血液透析或腹膜透析。

(4) 弥散性血管内凝血:应用小剂量的肝素,补充新鲜血浆、血小板、凝血酶原复合物等。

九、中暑的预防

1. 积极锻炼身体,提高抵抗疾病和抗高温的能力。

2. 改善居住和工作环境,保证充足的睡眠。有慢性疾病和老年体弱患者避免从事高温作业。

3. 高温室外作业时,应穿宽松透气浅色服装,带帽子防止阳光的直接辐射。补充足量的水分和电解质。

(樊　红)

练习题

1. 热射病首选治疗方法是(　　)
   A. 降温　　　　B. 脱水　　　　C. 液体复苏
   D. 镇静　　　　E. 防止并发症

   答案:A

2. 下述热相关疾病最严重的是(　　)
   A. 热痉挛　　　B. 热射病　　　C. 热晕厥
   D. 热衰竭　　　E. 热水肿

   答案:B

3. 中暑的病因**不包括**(　　)
   A. 个人因素　　B. 健康因素　　C. 环境因素
   D. 药物　　　　E. 大气污染

答案:E

4. 体内降温的方法**不包括**（ ）

　　A. 冰盐水灌胃　　　　　　　　　　B. 冰盐水直肠灌洗

　　C. 冰的无菌生理盐水进行腹膜透析　　D. 冰的无菌生理盐水进行血液透析

　　E. 将患者的身体浸入 27~30℃的水中

答案:E

5. 高温对细胞的直接损伤作用**不包括**（ ）

　　A. 增加蛋白质的降解和变性

　　B. 改变细胞膜渗透性引起细胞内 Na^+、H^+、Ca^{2+} 增加

　　C. 抑制 DNA 合成和转录,RNA 剪接和翻译

　　D. 中断有氧代谢途径致使 ATP 合成减少

　　E. 氧自由基的损伤

答案:E

第四节　电　击　伤

一、概述

电击伤(electrical injury)是指人体与电源直接接触后电流进入人体,造成机体组织损伤和功能障碍,临床上除表现在电击部位的局部损伤,尚可引起全身性损伤,主要是心血管和中枢神经系统的损伤,严重的可导致心跳呼吸停止。

二、发病机制

电击伤患者机体一般有电源的入口和出口,入口为人体接触电源处,出口为身体着地处。电流对机体的损害主要包括两个方面:①化学作用,通过离子运动引起的肌肉收缩、神经传递异常等;②热效应,使电能转变为热能而引起组织、器官的烧伤。电击伤引起的损伤程度与电流种类和强度、电压高低、皮肤及其他组织的电阻、触电持续时间的长短以及个人本身的身体健康状况等因素有关。

就电流种类而言,直流电比交流电对人体的损害要小。频率在 15~150Hz 的交流电对人体的危险性很大,其中 50~60Hz 对人的危险性最大。频率为 50Hz 时,即使电压仅为60V,也可引起致命的心室颤动。但当频率达到 2000Hz 以上时,其对人体的危险性反而降低,因为高频电流有通过导体表面化的趋势。

电流强度也是决定损伤严重程度的重要因素。人体接触交流电时,不同的电流强度对人体的损伤程度各异:电流强度为 2mA 时仅有麻刺感;8~12mA 时有刺痛。肌肉收缩;20mA 时出现肌肉强直性收缩,呼吸困难;25mA 以上的电流如果直接通过心脏时可致室颤发生或心脏停搏;90mA 以上电流通过脑部时,触电者立即失去知觉。

触电持续时间越长机体受损越严重。低压电击时电流持续时间大于4分钟,呼吸停止即难恢复。

三、临床表现

1. 昏迷　患者触电后,常有短暂性的昏迷,意识多能恢复,若头部有击伤区,除短暂的昏迷外还可出现神志恍惚、兴奋,CT检查可发现有局部脑水肿,继之脑软化。发生在非功能区时无定位症状出现,经治疗后可恢复,脑部可无后遗表现。

2. 血红蛋白尿及肌红蛋白尿　治疗及时多能恢复,严重时肾脏会出现一定的损害。

3. 呼吸暂停(假死状态)、休克、心室纤颤　在严重患者常有出现。如抢救不及时可立即死亡,呼吸停止后人工呼吸时间要长,直至呼吸恢复稳定为止。

4. 局部表现　有出入口伤区,沿电流经过的区域出现夹花状肌肉坏死,骨周围软组织坏死常见,骨关节损伤外露;严重的可损伤头部,形成洞穿性缺损;腹部洞穿性缺损;肠损伤和肺损伤等。

5. 跳跃性损伤口　上肢触电后,常出现腕、肘前以及腋部的损伤,这可能是由于触电时,肌肉受刺激收缩,上肢屈曲状,于手腕、肘前和腋下形成新的短路所致。

6. 血管壁损伤　血液是良导体,电流易于通过,引起血管壁损伤,进而发生血管栓塞,血管破裂,引起继发性的局部组织坏死,肢体坏死。

7. 伤口特点　出现延迟性局部组织坏死,伤口不断加深扩大。俗称:"口小肚子大,经常有变化,入院是个样,几天又变样"。其原因与电击伤局部继发性的血管栓塞、破裂、间生态组织继发感染坏死有密切关系,同时它还与电流及强电场致使局部组织细胞膜损伤、逐渐出现的组织坏死有关。

8. 并发伤　如在高空作业时触电,昏迷后跌下,易发生颅脑外伤及骨折;雷电伤时易出现撕裂伤。

四、实验室检查

各种相应的异常改变有:血常规可有白细胞升高;尿液检查可有肌红蛋白或血红蛋白尿;血生化可出现心肌生化标记物升高、血淀粉酶升高、血肌酐、尿素增高,高血钾;动脉血气分析有酸中毒、低氧血症等。

心电图可见各种心律失常、急性心肌损伤、非特异性ST-T改变,X线检查可发现电击伤合并有骨折的情况,CT及MRI对诊断深部组织损伤有一定帮助。

五、诊断与鉴别诊断

根据患者触电病史和现场情况,即可快速做出诊断。应了解有无从高处坠落或被电击抛开的情节。注意颈髓损伤。骨折和内脏损伤的可能性。测定血LDH、CK及淀粉酶、检测尿肌红蛋白、血红蛋白,可辅助判断组织损伤程度。

知识延展

雷电伤人的四种方式：

1. **直接雷击** 在雷电现象发生时，闪电直接袭击到人体，因为人是一个很好的导体，高达几万到十几万安培的雷电电流，由人的头顶部一直通过人体到两脚，流入到大地。

2. **接触电压** 当雷电电流通过高大的物体，如高的建筑物、树木、金属构筑物等泄放下来时，强大的雷电电流，会在高大导体上产生高达几万到几十万伏的电压。人不小心触摸到这些物体时，受到这种触摸电压的袭击，发生触电事故。

3. **旁侧闪击** 当雷电击中一个物体时，强大的雷电电流，通过物体泄放到大地。一般情况下，电流是最容易通过电阻小的通道穿流的。人体的电阻很小，如果人就在这雷击中的物体附近，雷电电流就会在人头顶高度附近，将空气击穿，再经过人体泄放下来。使人遭受袭击。

4. **跨步电压** 当雷电从云中泄放到大地时，就会产生一个电位场。电位的分布是越靠近地面雷击点的地方电位越高；远离雷击点的电位就低。如果在雷击时，人的两脚站的地点电位不同，这种电位差在人的两脚间就产生电压，也就有电流通过人的下肢。两腿之间的距离越大，跨步电压也就越大。

六、病情评估

1. 评估电击原因、部位、电压大小、局部烧伤程度。
2. 评估意识、生命体征、心律失常及其恢复情况。
3. 对心脏骤停患者，积极评估复苏效果。

七、急救处理

急诊处理原则：立即使患者脱离电源，呼吸、心搏停止者立即给予心肺脑复苏术、检查伤情、对症治疗、处理外伤和防治并发症。挽救生命优于保全肢体，维持功能优于恢复结构。

（一）现场急救

1. **脱离电源** 应在第一时间切断触电现场的电源，或应用绝缘物使患者与电源分离。救助者切勿以手直接推拉、接触或以金属器具接触患者，以确保自身安全。

2. **心肺脑复苏** 对已发生或可能发生心跳或呼吸骤停者，应立即建立心电监护，分秒必争地进行心肺脑复苏。在心脏按压过程中可静脉给予肾上腺素，提高主动脉舒张压和冠状动脉灌注压。

（二）急诊治疗

1. **补液** 对低血容量性休克和组织严重电烧伤的患者，应迅速静脉补液，补液量较同等面积烧伤者要多。输液量应依据患者对输液的反应决定，包括每小时尿量、周围循环情况及中心静脉压监测。出现肌红蛋白尿时，要充分输液维持尿量并给予碳酸氢钠碱化尿液。

保护肾脏功能。

2. 处理外伤　对有明显点灼伤或合并其他部位损伤的患者,应及时作出相应处理,早期切开减张,包括筋膜切开减压。如对有较大烧伤创面患者,应保护灼伤创面,防止污染和进一步损伤。密切注意继发性出血。早期全身应用抗生素,注射破伤风抗毒素,注意预防厌氧菌感染。此外,腹部电击伤致胆囊坏死、肠穿孔、肝损伤、胰腺炎等,头部电击伤致头皮损伤,颅骨外伤等,均应请相关科室处理。

知识延展

谨防漏诊:电击伤患者因电击后容易发生跌倒、撞击以及电击过程中发生肌肉强直收缩,部分患者容易合并骨折,因此急诊医生应仔细体查,及时发现可能合并的骨折,及时请外科干预。

(三) 对症治疗

包括防治脑水肿、监测和防治高钾血症、纠正心功能不全、治疗急性肾功能不全、维持酸碱平衡等。

(邓跃林)

练习题

1. 电击是指电流伤害人体的(　　)
   A. 内部组织　　　　　B. 表皮　　　　　　C. 局部
   D. 全身　　　　　　　E. 四肢
   答案:A

2. 电流流过人体的途径中,最危险的是(　　)
   A. 左手-胸　　　　　B. 左手-右手　　　　C. 左手-脚
   D. 左手-腹部　　　　E. 左手-臀部
   答案:A

3. 我国规定:在一般情况下,人体触电的极限安全电流为(　　)
   A. 9mA　　　　　　　B. 30mA　　　　　　C. 40mA
   D. 50mA　　　　　　 E. 60mA
   答案:B

4. 被电击的人能否获救,关键在于(　　)
   A. 触电的方式　　　　　　　　　　　B. 人体电阻的大小
   C. 能否尽快脱离电源和施行紧急救护　D. 人的反应速度
   E. 空气湿度
   答案:C

5. 对人体的伤害程度最大的电流是（ ）

A. 20Hz　　　　　　B. 30Hz　　　　　　C. 50Hz

D. 100Hz　　　　　　E. 200Hz

答案：C

第五节　溺　水

一、概述

淹溺(drowning)又称溺水，是人淹没于水或其他液体介质中并受到伤害的状况。水充满呼吸道和肺泡引起缺氧窒息；吸收到血液循环的水引起血液渗透压改变、电解质紊乱和组织损害；最后造成呼吸停止和心脏停搏而死亡，又称淹死或溺死。在我国，溺水是十分常见的急症，溺水者以青少年为主，是中小学生意外死亡的常见原因。

二、病因和病理生理

（一）病因

溺水根据病因可分为干性溺水和湿性溺水。

1. 干性溺水　干性溺水是由于喉咙痉挛所导致，落水者呼吸道没有或仅有少量液体进入。其发生机制是因为人落水后惊慌、恐惧或骤然寒冷等强烈刺激而引起的喉头痉挛、声门关闭，以致呼吸道梗阻，造成窒息。

2. 湿性溺水　湿性溺水是由于落水者呼吸道和肺泡内吸入大量液体而导致窒息，该部分溺水者可在数秒钟内发生呼吸、心搏停止。

 知识延展

不同水质导致的溺水：

(1)淡水淹溺：江、河、湖、池中的水一般属于低渗，统称淡水。水进入呼吸道后影响通气和气体交换；水损伤气管、支气管和肺泡壁的上皮细胞，并使肺泡表面活性物质减少，引起肺泡塌陷，进一步阻滞气体交换，造成全身严重缺氧；淡水进入血液循环，稀释血液，引起低钠、低氯和低蛋白血症；血中的红细胞在低渗血浆中破碎，引起血管内溶血，导致高钾血症，导致心室颤动而致心脏停搏；溶血后过量的游离血红蛋白堵塞肾小管，引起急性肾功能衰竭。

(2)海水淹溺：海水含3.5%氯化钠及大量钙盐和镁盐。海水对呼吸道和肺泡有化学性刺激作用。肺泡上皮细胞和肺毛细血管内皮细胞受海水损伤后，大量蛋白质及水分向肺间质和肺泡腔内渗出，引起急性非心源性肺水肿；高钙血症可导致心律失常，甚至心脏停搏；高镁血症可抑制中枢和周围神经，导致横纹肌无力、扩张血管和降低血压。

（二）病理生理

溺水的基本病理改变为窒息导致的缺氧所致。不论淡水或海水，进入呼吸道和肺泡后，都可以引起肺水肿，阻碍肺内气体交换，共同的病理改变为急性窒息所导致的缺氧和二氧化碳潴留。吸入污水后可引起肺部感染，进而发生 ARDS 使肺通气功能障碍加重。全身缺氧可引起各种并发症，如脑水肿、DIC、急性肾衰竭和代谢性酸中毒等。冬天跌入冷水中还可以导致冻伤或低体温。

三、临床表现

（一）一般表现

临床表现的严重程度与淹溺持续时间长短有关。缺氧是淹溺患者共同和最重要的表现。当人淹没于粪坑、污水池和化学物贮存池等液体时，除淹溺造成的窒息外，还会伴有相应的皮肤、黏膜损伤和全身中毒。患者可表现为意识不清，呼吸、心跳微弱或停止。轻症患者可出现皮肤发绀，面部肿胀，双眼结膜充血，四肢冰冷，腹部鼓胀，寒战。溺入海水者有口渴感。

（二）各系统表现

1. 神经系统　头晕、头痛、抽搐、烦躁不安、昏迷、肌张力增加、视觉障碍、牙关紧闭。
2. 循环系统　脉搏细弱或不能触及，心音微弱或消失，血压不稳、心律失常。
3. 呼吸系统　呛咳、血性泡沫状痰，两肺可闻及干湿啰音，呼吸困难，呼吸急促或停止。淡水溺水者还可以出现迟发性肺水肿。
4. 消化系统　胃扩张，呕吐。
5. 泌尿系统　尿液可呈橘红色，可出现少尿和无尿。

四、实验室及特殊检查

动脉血气可有不同程度的低氧血症、呼吸性或代谢性酸中毒、高碳酸血症。淡水淹溺可出现低钠、低氯、低蛋白血症和溶血。吸入海水时，可出现短暂性血液浓缩，高钠血症或高氯血症。血常规白细胞总数和中性粒细胞增高，可出现蛋白尿和管型尿。X 线检查可见肺野有绒毛结节状密度增高影，以内侧带和肺底为多，肺水肿和肺不张可同时存在。心电图可表现为窦性心动过速，非特异性 ST-T 改变。可出现急性肾功能衰竭和 DIC。

五、诊断与鉴别诊断

根据病史和临床表现可作出明确诊断。但须鉴别继发于其他疾病的淹溺相，详细询问病史和既往史，明确有无癫痫、精神性疾病等。

六、病情评估

1. 评估溺水持续时间及开始施救时间。
2. 评估患者意识状态、血压、脉搏、呼吸、心率、血氧饱和度等，观察皮肤颜色，评估缺氧、窒息的严重程度。

3. 及时判断心脏停搏并立即复苏,评估心肺复苏效果。
4. 评估是否存在低体温。

七、急救处理

急诊处理原则:立即畅通呼吸道,呼吸及心搏停止者,进行心肺脑复苏处理,维持水电解质酸碱平衡,积极治疗肺水肿,纠正低氧血症,防止吸入性肺炎,MODS等并发症。

(一) 现场急救

将淹溺者从水中救出后,应立即清除口鼻腔内的水和泥沙等污物,恢复其呼吸,如呼吸、心搏停止,应立即进行心肺脑复苏。尽早气管插管,使用人工呼吸机进行辅助呼吸,待心跳呼吸恢复后再送医院继续抢救。除海水溺水外,患者肺内积水多已吸收,故无须"倒水"处理。呼吸道有较多分泌物或液体影响通气时,应予负压吸痰处理。因淹溺者大多数有复杂且严重的病理生理变化,常常引起严重的并发症,故复苏初步成功后,仍需转送医院进一步观察和治疗。

(二) 急诊治疗

1. 纠正缺氧　留置胃管减少胃内容物反流。对昏迷患者应气管插管,纤维支气管镜清除吸入气道内的异物。呼吸衰竭患者给予机械通气。对于清醒患者可使用面罩给氧,必要时高压氧治疗。

2. 防治低体温　尽快脱去湿冷衣服。机械通气者给予经过加温湿化的气体。患者肛温在32~33℃时可用干燥的毛毯或被褥裹好身体,逐渐自行复温;肛温小于31℃时,应加用热风或用44℃热水温暖全身。不需要做心肺复苏的患者,可做全身温水浴,方法是头部外露,裸体浸泡在40~44℃或稍低温度的水中,使其缓慢复温。

3. 保护脑神经　给予冰帽,还可用20%甘露醇减轻脑水肿。

4. 维持水、电解质和酸碱平衡　淡水淹溺时,应适当限制入水量,及时应用脱水剂(甘露醇、呋塞米、白蛋白等)防治脑水肿,并适量补充氯化钠溶液、浓缩血浆和白蛋白;海水淹溺时,由于大量体液渗入肺组织,血容量偏低,需及时补充血容量,可用葡萄糖溶液、低分子右旋糖酐、血浆,严格控制氯化钠溶液;并注意纠正高钾血症和酸中毒。

5. 对症治疗　对血红蛋白尿、少尿或无尿患者,应积极防治急性肾功能不全的发生;溶血明显时可输血,以增加血液携氧能力;应用皮质激素可能有助于对抗脑水肿、肺水肿和溶血;防治多器官功能障碍;防治感染等。

(邓跃林)

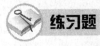
练习题

1. 容易导致喉部反射性痉挛,造成溺水窒息缺氧的原因是(　　)
　　A. 寒冷　　　B. 惊吓　　　C. 酗酒　　　D. 恐惧　　　E. 以上都是
答案:E

2. 淹溺的进展很快,经多长时间就可因呼吸、心搏停止而死亡( )
   A. 2～3分钟　　　　　B. 4～5分钟　　　　　C. 8分钟
   D. 10分钟　　　　　　E. 15分钟
   答案:B
3. 水中救护,正确的做法是( )
   A. 迅速接近溺水者,从其前面靠近
   B. 迅速接近溺水者,从其侧面靠近
   C. 不要让慌乱挣扎中的落水者抓住
   D. 从前面双手托住落水者的头部,采用仰泳将其带至安全处
   E. 把溺水者打晕,在将其带至安全处
   答案:C
4. 岸上救护不妥当的做法是( )
   A. 将患者头偏向一侧,清除口、鼻腔内的泥沙,污物
   B. 将溺水者的舌头拉出口外,保持呼吸道通畅
   C. 如遇呼吸停止,意识不清者,迅速打开其气道,口对口吹气2次
   D. 不必为溺水者控水,马上采用心肺复苏
   E. 不要轻易放弃抢救,特别是在低温情况下,应抢救更长时间,直到专业医务人员到达现场
   答案 D
5. 溺水的急诊处理以下正确的是:( )
   A. 纠正缺氧　　　　　　B. 防治低体温　　　　　C. 保护脑神经
   D. 维持水、电解质和酸碱平衡　　E. 以上选项均正确
   答案:E

第六节　冻　僵

一、概述

冻僵又称意外低温,是寒冷环境引起体温过低所导致以神经系统和心血管损伤为主的严重的全身性疾病。冻僵多发生于在寒冷环境中逗留和工作时间过久,而其保暖御寒措施不足,陷埋于积雪或浸没于冰水等情况时也可发生。低温强度和作用时间,空气湿度和风速与冻僵的轻重程度密切相关。慢性疾病、营养不良、疲劳、创伤等是冻伤的易患因素。

二、病因与发病机制

(一) 病因

冻僵的病因包括:

1. 气候因素　寒冷的气候,包括空气的湿度、流速以及天气骤变等。潮湿和风速都可加速身体的散热。

2. 局部因素　如鞋袜过紧、长时间站立不动及长时间浸在水中均可使局部血液循环发生障碍,热量减少,导致冻伤。

3. 全身因素　如疲劳、虚弱、紧张、饥饿、失血及创伤等均可减弱人体对外界温度变化调节和适应能力,使局部热量减少导致冻伤。

(二) 发病机制

局部皮肤受环境刺激后,血管强烈收缩导致组织缺血。温度继续降低,组织冻结,快速冻结形成细胞内冰晶,缓慢冻结形成细胞间隙冰晶。由于冰晶形成,使细胞内外微环境改变,细胞脱水,细胞内电解质酶、糖等浓度升高。脱离冷冻,在复温过程中,血管扩张,血液进入扩张的微血管后很快淤积,渗出液增加,形成水肿。血浆外渗,血液浓缩,导致血栓形成和微循环障碍,使组织更加缺血,甚至导致组织坏死。同时,由于组织代谢增高,需氧量增加,更易引起组织细胞的变性、坏死。因此,冻伤的程度和范围需经数天观察后方可做出准确的判断。此外,不同组织对寒冷的耐受性不同,一般认为,神经、血管和肌肉最敏感,皮肤、肌膜、结缔组织次之,骨骼和肌腱耐寒能力最强。

三、临床表现

冻僵患者早期可表现为神经兴奋,皮肤血管和毛孔收缩、排汗停止、减少散热、代谢增快、出现寒战。随着体温的下降,体温低于33℃时有嗜睡、记忆丧失、心跳和呼吸减慢、脉搏细弱、感觉和反应迟钝。体温低于26℃,出现昏迷、心输出量减少、血压下降、心律失常,甚至发生室颤。低温所致的肝细胞缺氧,影响葡萄糖代谢使血糖降低和血钾增高。寒冷影响肾小管水和钠的再吸收,使尿量增多,血容量减少。20℃心搏停止。低温还可引起胃黏膜糜烂和出血。冻僵恢复后可出现血栓形成和组织缺血性坏死。

 知识延展

冻伤分度:

一度:皮肤浅层冻伤初起皮肤苍白,继为蓝紫色以后有红肿、发痒、刺痛和感觉异常。

二度:为皮肤全层冻伤。除红肿外,出现水疱,疱破后易感染。如无感染,经2～3周后水流干枯成痂。

三度:冻伤累及皮肤全层和皮下组织。皮肤由苍白色渐变为蓝色,转而为黑色,感觉消失。坏死组织脱落形成溃疡易继发感染。愈合后可留瘢痕,并可影响功能。

四度:皮肤、皮下组织肌肉甚至骨骼均被冻伤。冻伤部位呈暗灰色,边缘可有水肿和水疱,感觉和运动完全丧失2～3周后坏死组织分界清晰,形成干性坏疽,有水肿和继发感染转为湿性坏疽舔。常后遗有伤残和功能障碍。少数可并发肺炎、心包炎等感染。

四、实验室及特殊检查

冻僵时可有代谢性酸中毒、低氧和高碳酸血症、氮质血症、血淀粉酶增高、血小板减少、血液浓缩、凝血障碍等。心电图可表现为心动过缓和传导阻滞,PR、QRS 和 QT 间期延长,T 波倒置等改变。严重者可出现心室颤动、心室静止。

五、诊断与鉴别诊断

根据询问病史,特别是受冻史,受湿冷史、保暖情况以及是否有诱因,即可确定冻僵的诊断。并判断冻伤类型和严重程度。应注意患者在出现低体温前是否伴有药物过量、滥用酒精或外伤。伴高钾时需排除挤压伤和溶血。

中心体温的监测:临床上常以接近中心体温的部位测量。肺动脉测温最准确,直肠、膀胱、鼓膜、食管测温较常用,口腔测温可作为初筛监测。

六、病情评估

1. 评估冻伤原因,冻伤类型,冻伤持续时间和开始施救的时间。
2. 评估低体温程度和复温效果。
3. 评估意识、脉搏、呼吸、血压,及时判断心脏骤停并观察复苏效果。

七、急救处理

(一) 一般处理

1. 迅速将患者移至温暖处,除去湿冷衣服并隔绝冷热风吹以防进一步丢失热量。搬动时要小心、轻放,避免碰撞后引起骨折。

2. 复温,首先脱去湿冷衣服。患者体温在 32~33℃时,可用毛毯或被褥裹好身体。逐渐自行复温。体温<31℃时,应加用热风或用 44℃热水袋温暖全身。更积极的方法是将患者浸泡于 40~44℃或稍低温度的水浴中,使其缓慢复温。心搏停止或有心室颤动的患者应立即进行胸外心脏按压或除颤。一般忌用盐酸肾上腺素,以避免发生心室颤动。

(二) 综合措施

包括对脏器功能的监护和支持,以及对应激性溃疡、低血容量、低血糖、脑血管意外、深静脉血栓形成、肺部感染等并发症的处理。

(邓跃林)

练习题

1. 关于冻僵的治疗**错误的**是( )

   A. 迅速将患者移至温暖环境

   B. 保持气道通畅,必要时行气管内插管或气管切开

   C. 积极复温

D. 防治各种并发症

E. 体温升至32℃,经过各种复温措施无效时,即可终止复苏

答案:E

2. 治疗冻僵,复温速度最快的是( )

 A. 厚棉被包裹复温   B. 电热毯复温

 C. 40℃灌流液进行体内灌流复温   D. 40℃温水浴复温

 E. 体外循环复温

答案:E

3. 冻僵可导致的并发症是( )

 A. 脑血管意外   B. 非心源性肺水肿

 C. 应激性溃疡   D. 胰腺坏死

 E. 以上选项都正确

答案:E

4. 关于冻僵下列说法**错误的**是( )

 A. 热能不足可诱发冻僵

 B. 零度以下才可发病

 C. 冷水淹溺可致冻僵

 D. 通常在暴露寒冷环境下6小时内发病

 E. 体温越低、冻僵死亡率越高

答案:B

5. 冻僵时当体温达到多少时易发生室颤( )

 A. 34℃   B. 32℃   C. 28℃   D. 25℃   E. 24℃

答案:C

第十二章

妇产科急危重病

第一节 功能失调性子宫出血

一、概述

正常月经周期为 21～35 天，经期持续 2～7 天，平均失血量为 20～60ml，凡超过此范围的子宫出血均属异常。功能失调性子宫出血（dysfunctional uterine bleeding，DUB）是一类由于生殖轴（下丘脑-垂体-卵巢轴）神经内分泌调节机制失常引起卵巢性激素分泌失调所致的异常子宫出血，换言之，功能失调性子宫出血（简称功血）是一类限于生殖轴功能失调为病因而非器质性病理原因的异常子宫出血，分为无排卵性和有排卵性两大类。无排卵性功血常见，好发于青春期和绝境过渡期，但也可以发生于育龄期，常常可导致引导大出血引起失血性贫血甚至休克。排卵性功血较前者少见，多发生于育龄期妇女，患者有周期性排卵，月经周期规则、经期正常，但经量增多，较少引起大出血。本章仅就容易导致阴道大出血的无排卵性功血进行讲述。

二、病因及病理生理

（一）病因

正常月经的发生是基于排卵后黄体生命期结束，雌激素和孕激素撤退，使子宫内膜功能层皱缩坏死而脱落出血。无排卵性功血好发于青春期和绝境过渡期，但也可以发生于生育期。在青春期，下丘脑-垂体-卵巢轴激素间的反馈调节尚未成熟，大脑中枢对雌激素的正反馈作用存在缺陷，FSH 呈持续低水平，无促排卵性 LH 陡直高峰形成而不排卵；绝境过渡期，卵巢功能不断衰退，卵巢对垂体促性腺激素的反应性低下，卵泡发育受阻而不能排卵；生育年龄妇女有时因应激等因素干扰，也可发生无排卵。各种原因引起的无排卵均可导致子宫内膜受单一雌激素刺激而无黄体酮（孕酮）对抗，引起雌激素突破性出血或撤退性出血。无排卵性功血时，异常子宫出血还与子宫内膜出血自限机制缺陷有关。

（二）病理生理

无排卵性功血患者的子宫内膜受雌激素持续作用而无孕激素拮抗，可发生不同程度的

增生性改变,少数可呈萎缩性改变。包括以下几种病理类型:

1. 子宫内膜增生症　其又可以分型为:

(1) 单纯型增生:为常见的子宫内膜增生类型,增生涉及腺体和间质,呈弥漫性,细胞与正常增生期内膜相似,发展为子宫内膜腺癌的概率仅约 1%。

(2) 复杂型增生:只涉及腺体,通常为局灶性,约 3% 可发展为子宫内膜腺癌。

(3) 不典型增生:只涉及腺体,发展为子宫内膜腺癌的概率约为 23%,不典型增生不属于功血范畴。

2. 增生期子宫内膜　子宫内膜所见与正常月经周期中的增生期内膜无区别,只是在月经周期后半期甚至月经期,仍表现为增生期形态。

3. 萎缩性子宫内膜　子宫内膜菲薄萎缩,腺体少而小,腺管狭而直,腺上皮为单层立方形或低柱状细胞,间质少而致密,胶原纤维相对增多。

三、临床表现

无排卵性功血患者可有各种不同的表现,临床上最常见的症状是子宫不规则出血,表现为月经紊乱,经期长短不一,经量不定或增多,甚至大出血。出血期间一般无腹痛或其他不适,出血量多或时间长时可继发贫血,大量出血可导致休克。根据出血的特点,异常子宫出血包括:①月经过多:周期规则,经期延长(>7 天)或经量过多(>80ml)。②子宫不规则出血过多:周期不规则,经期延长,经量过多。③子宫不规则出血:周期不规则,经期延长而经量正常。④月经过频:月经频发,周期短,小于 21 天。

四、临床思辨

功血的诊断须根据病史、临床表现、体格检查和一些辅助检查。

(一) 病史

包括患者的年龄、月经史、婚育史、避孕措施及引起月经失调的内分泌疾病或凝血功能障碍性疾病病史以及近期有无服用干扰排卵的药物或抗凝药物等。仔细询问患者的月经史了解不正常月经的出血类型是鉴别功血与其他异常子宫出血的最主要的依据。月经史包括月经间隔(天数、是否规则),经量(多或少或不定);经期(天数是否延长,每次经期天数一致或不定);不正常月经发生的时间(发生年龄,是突然发生的还是逐渐出现的);伴随情况(发生在性生活后,产后,服避孕药时,体重增加或下降时);伴随症状(烘热、溢乳或多毛)。另外,有无全身疾病(肾脏病、肝病、凝血功能障碍或甲状腺疾病)及服药史(如激素、抗凝药物)等详细的信息均可为诊断提供重要的线索。

(二) 临床表现

出血类型是鉴别异常子宫出血的重要依据。月经过多但月经周期正常,且基础体温双相型者,若除外子宫器质性病变(如子宫肌瘤、子宫腺肌病等)则多因为子宫内膜止血机制异常;停经一段时间后突发月经过多但出血不止者在除外流产后,多由于卵泡发育突然闭锁所致的雌激素水平下降;月经不规则及经期延长多由于无排卵的雌激素波动;月经周期规则,基础体温双相,经间期出血可能由于器质性宫腔病变。

(三) 体格检查

检查有无贫血及内分泌疾病如甲减、甲亢、雄激素过多症、胰岛素拮抗及出血性疾病的阳性体征。妇科检查应排除阴道或宫颈病变及了解子宫大小(正常或增大),轮廓(光滑及对称或不规则),质地(硬或软)及压痛;注意出血来自宫颈糜烂面局部还是来自颈管。

(四) 辅助检查

根据病史及临床表现常可作出印象性诊断,辅助检查的目的是鉴别诊断和确定病情严重程度及是否已有合并症。

1. 全血细胞计数及铁蛋白检查　月经过多经期长妇女全血测定确定有无贫血、贫血程度及有无血小板减少。

2. 凝血功能检查　凝血酶原时间、部分促凝血酶原激酶时间、血小板计数、出血时间、凝血时间等,排除凝血功能障碍疾病。

3. 尿妊娠试验　既往月经规则的有性生活史或育龄妇女在停经一段时间后出现异常子宫出血时采用敏感的尿妊娠试验可立即排除因妊娠相关合并症引起的异常子宫出血。

4. 盆腔超声检查及宫腔镜检查　了解子宫内膜厚度、内膜回声及有无宫腔占位病变如多发性内膜息肉,及其他生殖道器质性病变如子宫肌腺病、肉瘤、子宫内膜癌等。

5. 基础体温测定　无排卵时基础体温单相型,有排卵时基础体温双相型。黄体天数<11 天者提示黄体功能不全;高相期体温下降缓慢伴经前出血常提示黄体萎缩不全。而当基础体温双相,经间期出现不规则出血时,应考虑生殖道器质性病变。

6. 血激素检查　适时测定血黄体酮水平确定是有排卵型及无排卵型功血,测定甲状腺素可迅速排除甲减,测定催乳激素水平等以了解其他内分泌疾病。

7. 诊断性刮宫或宫腔镜　年龄>40 岁或异常子宫出血病程超过半年者或超声子宫内膜厚度>12mm 者或内膜回声紊乱者首次就诊应采用诊断性刮宫了解子宫内膜有无增生性病变。

 注意事项

功能失调性子宫出血的诊断是排除法,即首先要排除各种生殖道和全身性的其他疾病,如生殖道肿瘤、炎症、损伤及血液病等;此外,还应排除妊娠相关问题及医源性出血。

五、病情评估

功血发生时可出现阴道流血时间长、流血量大等病情,严重者出现失血性贫血、重度贫血、失血性休克等危及生命,需要临床妇产科医师引起重视。对于该类患者,其病情评估可按图 12-1 进行。

六、青春期无排卵性功血的治疗

青春期功能失调性子宫出血治疗的近期目标是止血,远期目标是防止长期无排卵的潜

第十二章 妇产科急危重病

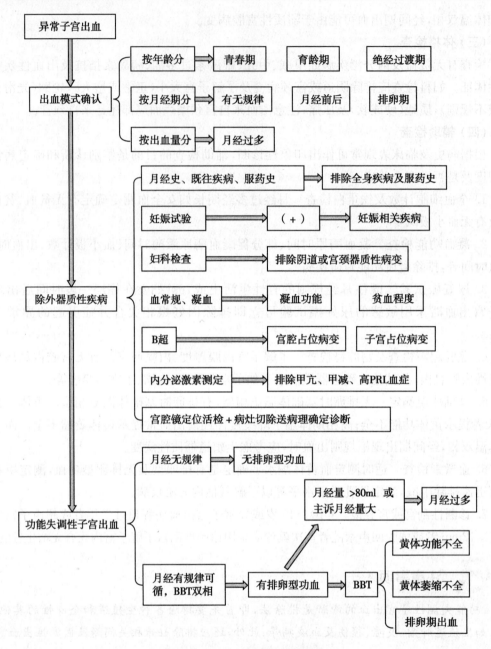

图12-1 功血的病情评估流程

在的子宫内膜病变,随访以及时发现慢性激素失衡如多囊卵巢综合征(polycystic ovary syndrome,PCOS),防止长期病理性后遗症。

(一) 止血

主要用药是性激素。给予雌激素通过子宫内膜增殖修复子宫内膜的出血部位,孕激素促使子宫内膜转化为分泌期或萎缩。青春期功血大部分是无排卵性出血,多数情况下孕激素或含有高效孕激素的口服避孕药可有效控制无排卵功血的出血;而对出血量大、一般状况差的少女,雌激素是最好的选择。超声检查可能对诊断有一定帮助,特别是除外器质性疾病,但测定内膜厚度的意义尚有争议。若使用下列方案均未能止血,应考虑无排卵性功血以外的其他病因。

1. 孕激素　也称"子宫内膜脱落止血法"或"药物刮宫",因停药后短期即有撤退性出血,适用于贫血不很严重如血红蛋白>80~90g/L 的患者。药物以天然黄体酮最常用,合成孕激素的活性较高,对青春期发育中的下丘脑—垂体—卵巢轴(HPOA)而言作用较强,故不作首选。用法如下:

(1)孕激素撤退

a)黄体酮:20~40mg,肌内注射,每天 1 次,共 3~5 天。酌情加用丙酸睾酮 3~5 天以减少撤退性出血量。

b)地屈孕酮(达芙通):10mg/次,每天 2 次,共 5~7 天。

c)口服微粒化孕酮(琪宁)每日 200~300mg,共 3~5 天。

d)醋甲羟孕酮(MPA)每日 6~10mg,共 10 天。

(2)大剂量孕激素内膜萎缩:使用这些大剂量孕激素的患者可出现库欣样表现,并可有卵巢抑制,因而不作为首选方法。具体用法详见育龄期无排卵功血的治疗一节。

2. 口服避孕药　欧美国家较多采用此法。适用于长期而严重的无排卵出血。用法为 1 天 2 次,每次 1 片,连用 5~7 天,然后每天 1 片维持至 21 天周期结束。如果减量至每天 1 次后又开始出血,则 1 天 2 次的剂量维持到 21 天。一些重度出血和贫血的患者需用每天 4 次,使其在 24~36 小时内止血,连用 3~4 天后改为每天 3 次,3 天后改 1 天 2 次达两周。

3. 雌激素　也称"子宫内膜生长修复法",适用于出血时间长、贫血严重如血红蛋白<80~90g/L 的患者。所有雌激素法均必须加用续贯孕激素。用法如下:

(1)结合雌激素 1.25mg/次,或微粒化雌二醇 2mg/次,口服,4~6 小时 1 次,血止连续 3 日后减量 1/3。此后每 3 日减量 1/3,直到维持量每日 1 次剂量,待血红蛋白水平和患者一般状况允许时,加用孕激素。

(2)苯甲酸雌二醇:首剂 2mg,肌注,每 4~6 小时一次。出血控制后开始减量,每三天以 1/3 递减,直减到维持量每日 1mg 时,可改用雌激素片口服。当血红蛋白增至 100g/L 以上时,即可考虑孕激素撤退出血。

(3)结合雌激素:25mg,静脉注射,可 4~6 小时重复一次,一般用药 2~3 次,次日应给予口服结合雌激素(倍美力)3.75~7.5mg/d,并逐渐减量,持续 20 天,第 11 天起加用醋甲羟孕酮 10 天,亦可在 24~48 小时内开始服用口服避孕药。

4. 刮宫术　对未婚无性生活史青年除非要除外内膜病变,不轻易作刮宫术。适于大量出血而使用药物治疗无效需立即止血或检查子宫内膜组织学者。

5. 辅助治疗

(1)一般止血药:参见育龄期无排卵功血的治疗一节。

(2)非甾体类抗炎药物:亦为辅助药物治疗。口服氟芬那酸(氟灭酸)0.2g,每天 3 次;甲芬那酸(甲灭酸)0.5g,每天 3 次,可减少月经量 25~35%,同时应注意胃肠道副作用。

(3) 纠正贫血：对中-重度贫血患者在上述治疗的同时给予铁剂和叶酸治疗，必要时输血。

(4) 抗感染治疗：出血时间长，贫血严重，抵抗力差，或有合并感染的临床征象时应及时应用抗生素。

 应急处理

功血止血包括手术止血和药物止血两方面。当需要排除宫腔器质性病因或紧急情况时应采用手术（刮宫）方法，以达到止血和获得病理诊断的目的。但临床上大多数功血不需要刮宫，可以用药物止血。常用的内分泌药物止血方法有3种：孕激素内膜脱落法、雌激素内膜生长法及内膜萎缩法。"绝经过渡期功血首选刮宫"是在功血止血方法方面常见的问题之一。

首先，明确选择刮宫的目的是什么。刮宫是止血的一种手段，是一种不得已而采取的手段。若仅仅为了止血，刮宫不是唯一，更不是止血方法的首选。刮宫的首要目的是除外器质性病因：这应当是决定实施刮宫最有意义的理由。对出血的患者除外器质性病因是很重要的，但绝对不能草木皆兵。事实上，对诊刮结果的研究表明，近90%的出血原因是非器质性的。只有当需要排除以下问题时，实施刮宫是有意义的：除外妊娠相关问题，除外子宫良、恶性器质性疾病。若既往病史、妇科检查及盆腔超声结果没有提供任何器质性疾病的证据或疑问，大可不必首选刮宫止血。先用内分泌药物止血，正确的内分泌药物方法不能完全止血时应当考虑诊断性刮宫。

可按以下原则选择止血方案：无严重贫血者用孕激素撤退（药物刮宫）；贫血严重或较严重者用内膜萎缩法，如对无高血压不吸烟的妇女可用口服避孕药每日2~3片，血止后可酌情减至每日1片维持，待贫血纠正后停药撤血。

(二) 调节周期

采用上述方法达到止血目的后，需随后采取措施控制周期，防止功血再次发生。

1. **孕激素** 可于撤退性出血第15天起，使用地屈孕酮10~20mg/d，或甲羟孕酮4mg~12mg/d，每日分2~3次；连用10~14天，酌情用3~6个周期。

2. **口服避孕药** 一般在止血用药撤退性出血后，周期性使用口服避孕药3个周期，病情反复者酌情延至6个周期。

3. **雌、孕激素序贯法** 如孕激素治疗后不出现撤退性出血或出血量少，考虑是否内源性雌激素水平不足，可用雌、孕激素序贯法。

(三) 宫内左炔诺孕酮缓释系统（曼月乐）和手术治疗

对有严重认知功能障碍并较长难治性无排卵功血，患者已不再考虑保留生育功能，经法律和伦理审批程序认可后，可选择宫内左炔诺孕酮缓释系统（曼月乐）或手术治疗，包括子宫切除术（腹式、阴式或腹腔镜手术）、内膜剥除术（子宫镜电切、热球、微波、冷冻等）。但情况特殊，需特别慎重决定。

(四) 随访

1. 如持续存在月经不规则、无排卵情况,建议行 PCOS 的有关筛查。
2. 长期反复发作功血的患者其子宫内膜病变、不孕症、代谢问题等的风险增加,有必要根据病史长期、短期或间断使用口服避孕药、孕激素和生活方式调节等治疗,以预防远期不良后果。
3. 心理咨询及心理治疗。

七、育龄期无排卵性功血的治疗

原则是出血阶段迅速有效止血及纠正贫血。血止后应尽可能明确病因,选择合适方案控制月经周期或诱导排卵,预防复发及远期并发症。具体方案根据患者年龄、病程、血红蛋白水平、既往治疗效果、有无生育或避孕要求、文化水平、当地医疗及随诊条件等因素全面考虑。

(一) 止血

1. **诊断性刮宫** 止血迅速,可行内膜病理检查除外恶性情况。诊刮时了解宫腔大小、有无不平感也有助于鉴别诊断。病程较长的已婚育龄期或绝经过渡期患者,应常规使用。若在内分泌治疗无效时再刮宫,则内膜组织相已受药物影响,不能反映原有疾病。但对未婚患者,及近期刮宫已除外恶变的患者,则不刮宫。罕见的情况是刮宫后出血仍不止,应注意适当抗炎,或试加小量雌激素帮助内膜修复。

2. **孕激素内膜脱落法(药物刮宫法)** 给足量孕激素使增殖或增生的内膜转变为分泌期,具体用法详见青春期功血的治疗;停药后内膜规则脱落,出现为期 7~10 天的撤血后止血。为减少撤血量,可配伍丙酸睾酮,每日 25mg(青春期患者)或 50mg(绝经过渡期患者),与黄体酮同时肌注,总量应低于 200mg,但多囊卵巢综合征患者应慎用雄激素。撤血量多时应卧床休息,给一般止血剂,必要时输血,此时不用性激素。若撤血持续 10 天以上不止,应怀疑器质性疾病的存在。

3. **雌激素内膜生长法** 只用于未婚患者及血红蛋白<70~90g/L 时。大剂量雌激素使增殖或增生的子宫内膜在原有厚度基础上修复而止血,与此同时积极纠正重度贫血,具体用法详见青春期无排卵功血的治疗。对血红蛋白极度低下的患者,单纯增加雌激素剂量仍可无效,此时应注意有无凝血因子及血小板的过度稀释,请血液科检查血小板及凝血功能,必要时补充新鲜冻干血浆或血小板。大剂量雌激素用于止血不宜频繁使用。应重在预防再一次的严重出血。

4. **高效合成孕激素内膜萎缩法** 适用于:①育龄期或绝经过渡期患者:血红蛋白<70~90g/L,近期刮宫已除外恶性情况者。②血液病患者:病情需要月经停止来潮者。方法为:左炔诺孕酮(毓停)每日 1.5~3mg,炔诺酮(妇康)每日 5~10mg,醋甲地孕酮(妇宁)每日 8mg,醋甲羟孕酮(安宫黄体酮)每日 10mg 等,连续 22 天。目的是使增殖或增生的内膜萎缩而止血。血止后可逐渐减量维持。同时积极纠正贫血。停药后亦有撤血。血液病患者则应视血液病的病情需要,决定是否停药或持续用药。

5. 短效口服避孕药 国外习惯常用,血红蛋白低时可每天 2~3 片,血止后减量,维持 21 天后停药撤退。

6. 一般止血治疗 为辅助治疗。常用的有:

(1)抗纤溶药物:氨甲环酸(tranexamic acid,妥塞敏)。剂量为 0.25~1.0g,以 5% 葡萄糖液稀释后静脉滴注,每日总量 1~2g,或口服 2~3g/d。

(2)甲萘氢醌(维生素 K_4)每次 4mg,每日 3 次口服;或亚硫酸氢钠甲萘醌(维生素 K_3)每次 4mg 肌注,每日 1~2 次,有促进凝血的作用。

(3)酚磺乙胺(止血敏,止血定)能增强血小板功能及毛细血管抗力,剂量为 0.25~0.5g 肌注,每日 1~2 次;或与 5% 葡萄糖液配成 1‰ 溶液静脉滴注,每日 5~10g。

(4)维生素 C 及卡巴克洛(安络血)能增强毛细血管抗力。前者可口服或静脉滴注,每日 0.3~3g;后者 5~10mg 口服,每日 3 次,或 10~20mg 肌注,每日 2~3 次。

(5)巴曲酶(立止血)是经过分离提纯的凝血酶,每支 1 单位,可肌注或静脉注射,每日 1 次连续 3 天。注射 20 分钟后出血时间会缩短 1/3~1/2,疗效可维持 3~4 天。

(二)诱导排卵或控制月经周期

出血停止后应继续随诊。有条件者测基础体温。择时检查血清生殖激素浓度。了解无排卵原因。

对要求生育者应根据无排卵病因选择促排卵药物。最常用氯米酚。首次剂量为每日 50mg,从周期第 5 天起,连服 5 天,同时测定 BBT,以观察疗效。以后可酌情增加至每天 100~150mg(详见多囊卵巢综合征的诊断和治疗专家共识)。

若因高泌乳素血症所致无排卵应选用溴隐亭。剂量为每天 5~7.5mg。需定期复查血清 PRL 浓度,以调整剂量。

对要求避孕者可服各种短效避孕药控制出血。

对未婚青春期、或氯米芬(氯底酚胺)无效的患者,可于周期后半期用孕激素使内膜按期规则脱落而控制周期。对体内雌激素水平低落者则应用雌、孕激素周期序贯替代治疗控制周期。青春期未婚患者不宜长期用氯米芬。

对绝经过渡期患者可每 1~2 个月用孕酮配伍丙酸睾酮、或 MPA,使内膜脱落 1 次。若用药后 2 周内无撤血,则估计体内雌激素水平已低落,绝经将为时不远,如有绝经症状,可采用绝经后激素治疗。

总之,尽可能用最小有效剂量达到治疗目的,以减轻副作用。方案力求简便。最好指导患者掌握病情变化规律及用药对策,并在适当时间嘱患者来医院随诊进行督查。用药 3~6 个月后可短期停药,观察机体有无自然调整之可能。若症状复发则及早再用药,亦有把握控制。

八、绝经过渡期功血的处理

(一)绝经过渡期定义与分期

1994 年 WHO 将绝经过渡期定义为"绝经前从临床特征、内分泌、生物学方面开始出现趋向绝经的变化,直到最终月经(FMP)时止"。女性在最终月经来临之前月经周期通常都会经历从规则到不规则的过渡阶段。不规则子宫出血是绝经过渡期妇女的常见症状。

月经生殖卫生研究项目对 2702 名女性(平均每人 9.6 年)共 35 000 人年的月经资料分析后发现,约 50% 女性进入绝经过渡期的年龄在 42.8 岁到 47.8 岁之间,进入绝经过渡期的年龄中位数值是 45.5 岁。尽管绝经过渡期的主要特征是月经周期的延长,一些女性会出现月经周期缩短。所以绝经过渡期的特征关键在于与以往通常的模式相偏离。

一般认为卵泡功能储备降低始于育龄晚期。绝经过渡期起点较模糊,35 岁后,既往月经规则、月经失去规律,提示过渡期开始(STRAW 定义出现周期长度变化≥7 天,进入绝经过渡期早期)。绝经过渡期晚期较明确,STRAW 定义为停经 2~11 个月。

(二)绝经过渡期功血的病理与生理

绝经过渡期功血主要是由于 HPO 轴功能失调所致,以无排卵功血为主。

(三)绝经过渡期内分泌激素变化的特点

绝经过渡期卵巢功能开始衰退到衰竭,卵泡对促性腺激素敏感性已降低,卵巢激素的分泌也相应发生变化。最早发生变化的激素是抑制素 B 水平下降,如月经第 3 天血清抑制素 B 水平下降是目前提示卵巢储备功能下降的最早指标。FSH 与 E_2 水平呈波动,Penn ovarian Aging Study 显示各种定义的育龄期和过渡早期之间抑制素 B 水平、FSH 水平均有显著差异,LH 差异不统一,E_2、T、DHEAS 无统计学意义。随着卵巢储备功能下降直至衰竭,卵巢分泌的雌激素、孕激素继续下降,FSH、LH 持续升高直至绝经期水平。

(四)绝经过渡期子宫内膜的病理变化

无排卵型功血由于子宫内膜缺乏限制其生长的黄体酮的作用,仅受单一雌激素刺激,故内膜可因血中 E 水平的高低,作用持续时间的长短以及子宫内膜对 E 反应的敏感性而呈现不同程度的增生状态。少数呈萎缩性改变。病理可显示增殖期内膜及子宫内膜增生,根据国际妇科病理协会(ISGP,1998)分类为单纯增生大约 1% 概率发展为子宫内膜癌;复杂型增生大约 3% 概率发展为子宫内膜癌;不典型增生一般报道 10%~15%,也有报道 23%~25% 可转化为子宫内膜癌。

(五)绝经过渡期功血的临床表现与诊断

1. 绝经过渡期功血的临床表现　在一项绝经过渡期女性的研究中,82% 女性存在闭经、月经稀发和(或)月经过少,18% 存在月经过多、月经不规则出血或月经频发。后者发现 19% 的患者组织学上有癌前病变和恶性变。

此期无排卵功血往往先有数周或数月停经,然后有多量出血,也可一开始即为阴道不规则出血。严重出血或出血时间长可导致贫血,休克和感染。一些妇女也可伴随潮热、出汗、情绪改变等更年期症状。

2. 绝经过渡期功血的诊断　绝经过渡期功血是一个排除性诊断。首先应详细询问病史及全身体格检查,注意与妊娠相关疾病鉴别;排除全身及生殖道器质性疾病(尤其注意妇科恶性肿瘤)引起的子宫异常出血。最可靠的诊断是诊断性刮宫术。此外,超声检查、基础体温、生殖激素测定等均可辅助诊断,详见功能失调性出血诊断流程一节。

(六) 绝经过渡期功血的临床处理

围绝经期功血患者,因已进入卵巢功能衰退期,以止血、调整周期、防止内膜癌变、改善生活质量为原则,使其平稳过渡至绝经期。此期以无排卵功血为主,若为有排卵型,参照育龄期有排卵功血的治疗。

1. 刮宫术 对绝经过渡期功血者尤为重要,刮宫止血显效迅速,并具有诊断价值,可了解内膜病理,除外恶性病变。对于绝经过渡期患者应首先考虑使用。对于病程长、药物治疗效果不佳、B超提示宫腔内异常者可在宫腔镜下刮宫,以提高出血的诊断率。明确诊断后应制定合理的激素治疗方案,避免功血复发或再次刮宫。

2. 药物治疗

(1) 止血:可采用子宫内膜脱落法和萎缩法,具体用法见前。

(2) 控制周期

1) 孕激素定期撤退:应在明确子宫内膜病理诊断后采用,具体药物和用法详见前节。

2) 雌孕激素周期治疗:适用于单纯孕激素有突破出血或绝经症状不能缓解者。

3) 口服避孕药:可很好控制周期,同时绝经过渡期患者亦有妊娠的可能,有避孕的需求。但应用口服避孕药的潜在风险应予注意,对有血栓性疾病、心脑血管疾病高危因素及35岁以上吸烟的女性不宜应用。

4) 孕激素全周期法:适用于体内有一定雌激素水平的围绝经期功血患者。如炔诺酮每日2.5～5mg,甲羟孕酮4～8mg或甲地孕酮4～8mg,口服,于撤药性流血第5天开始应用,连用20～22天为一周期。

5) 宫内孕激素释放系统:左炔诺孕酮宫内缓释系统(LNG-IUS)可有效治疗功血,基于其宫腔内局部释放左炔诺孕酮,抑制内膜生长。临床证实能有效减少经血量达97%,初期会经历月经间期出血,1年后15%闭经。

3. 宫腔镜子宫内膜去除术 子宫内膜去除术适用于无生育要求的有排卵型月经过多患者,并可同时剔除黏膜下子宫肌瘤。目前应用比较广泛的新型技术—子宫内膜消融术属于一种创伤性小、手术时间短、效果好的手段,其利用微波热辐射效应将子宫内膜消融使其失去功能,达到"人工性闭经"作用。

4. 全子宫切除术 对不需要妊娠,不易随访的年龄较大者、久治不愈以及病理为癌前期病变或癌变的患者应手术治疗。

5. 子宫内膜增生过长的转化 对子宫内膜单纯增生可采用孕激素后半周期法或全周期法,阻断雌激素对内膜的持续作用,并使其周期性脱落。对子宫内膜复杂增生一般采用孕激素全周期法,3周期应行诊刮术了解内膜的转化,围绝经期妇女完成生育使命者也可以考虑切除子宫。对子宫内膜不典型增生的患者,为防止癌变主张行子宫切除术。如有生育要求不愿手术者可运用孕激素转化内膜,但应反复内膜检查监护,警惕癌变。

(张 怡)

练习题

1. 黄体功能不足的临床表现**除外**（　　）
   A. 月经周期短
   B. 卵泡期延长
   C. 不易妊娠而流产
   D. 基础体温呈双相,高温大于 11 天
   E. 子宫内膜有分泌期改变

   答案:D

2. 子宫内膜不规则脱落型功血,子宫内膜的病理改变是（　　）
   A. 腺型增生
   B. 囊型增生
   C. 子宫内膜增生过长
   D. 间质增生
   E. 子宫内膜增生与分泌并存

   答案:E

3. 生育期妇女,月经不调,经期延长,淋漓不尽,BBT 呈双相,为确定诊断,恰当的诊刮是（　　）
   A. 月经前 1 周
   B. 月经来潮 12 小时内
   C. 月经来潮第 5 天
   D. 月经干净后 3~7 天
   E. 随时均可诊刮

   答案:C

4. 卵巢性闭经,体内垂体促性腺激素水平应为（　　）
   A. 增加
   B. 减少
   C. 持续下降
   D. 波动很大
   E. 测不出

   答案:A

5. 某患者,现年 35 岁,继发闭经 1 年,孕激素试验（一）,雌激素试验（一）,基础体温呈双相改变,所属闭经为（　　）
   A. 子宫性
   B. 卵巢性
   C. 垂体性
   D. 下丘脑性
   E. 大脑皮层功能失调

   答案:A

第二节　产后出血

产后出血是指胎儿娩出后 24 小时内出血量超过 500ml,剖宫产时超过 1000ml,是分娩期的严重并发症,是目前我国孕产妇死亡的首要原因。绝大多数产后出血所导致的孕产妇死亡是可避免或创造条件可避免的,其关键在于早期诊断和正确处理。

一、病因与高危因素

产后出血的四大原因是宫缩乏力（70%~90%）、产道损伤（20%）、胎盘因素（10%）和凝血功能障碍（1%）;四大原因可以合并存在,也可以互为因果;每种原因又包括各种病因和高危因素（表 12-1）。所有产妇都有发生产后出血的可能,但有一种或

多种高危因素者更易发生。值得注意的是有些产妇即使未达到产后出血的诊断标准,也会出现严重的病理生理改变,如妊娠期高血压疾病、妊娠合并贫血、脱水或身材矮小者等。

表 12-1　产后出血的原因和高危因素

原因	病因	高危因素
宫缩乏力	全身因素	产妇体质虚弱、合并慢性全身性疾病或精神紧张等
	药物	过多使用麻醉剂、镇静剂或宫缩抑制剂等
	产程因素	急产、产程延长或滞产、试产失败等
	产科并发症	子痫前期等
	羊膜腔内感染	胎膜破裂时间长、发热等
	子宫过度膨胀	羊水过多、多胎妊娠、巨大儿等
	子宫肌壁损伤	多产、剖宫产史、子宫肌瘤剔除后等
	子宫发育异常	双子宫、双角子宫、残角子宫等
产道损伤	宫颈、阴道	急产、手术产、软产道弹性差、水肿或瘢痕等导致会阴撕裂
	剖宫产子宫切口	胎位不正、胎头位置过低延伸或撕裂
	子宫破裂	前次子宫手术史
	子宫内翻	多产次、子宫底部胎盘、第三产程处理不当
胎盘因素	胎盘异常	多次人工流产或分娩、子宫手术史、前置胎盘、胎盘早剥
	胎盘、胎膜残留	产次多,既往胎盘粘连史
凝血功能障碍	血液性疾病	遗传性凝血功能疾病、血小板减少症
	肝脏疾病	重症肝炎、妊娠急性脂肪肝
	产科 DIC	羊水栓塞、重型胎盘早剥、死胎滞留时间长、重度子痫前期及休克晚期

知识延展

任何分娩发生前均应详细询问产妇的病史,评估产妇的全身病情,了解是否存在可能会导致产后出血发生的高危因素以及潜在风险,然后针对性地进行预防和处理,尽量争取将产后出血扼杀在"萌芽"状态。一旦发生,经阴道分娩时产后出血发生时,要在治疗宫缩乏力的同时常规排除产道损伤出血,否则即使宫缩乏力纠正了也仍然不能止血。剖宫产时产道损伤可能性小,但应注意避免暴力娩头造成子宫下段切口裂伤累及宫旁血管和膀胱。

二、临床思辨及病情评估

诊断产后出血的关键在于对失血量有正确的测量和估计,错误低估将丧失抢救时机。突然大量的产后出血易得到重视和早期诊断,而缓慢的持续少量出血和血肿易被忽视。失血量的绝对值对不同体重者意义不同,因此,最好能计算出失血量占总血容量的百分数,妊娠末期血容量(L)的简易计算方法为非孕期体重(kg)×7%×(1+40%),或非孕期体重(kg)×10%。

常用的估计失血量的方法有:①称重法或容积法;②监测生命体征、尿量和精神状态(表12-2);③休克指数法(表12-3),休克指数=心率/收缩压(mmHg);④血红蛋白测定,血红蛋白每下降10g/L,失血约400~500ml。但是在产后出血早期,由于血液浓缩,血红蛋白值不能准确反映实际出血量。

值得注意的是失血速度也是反映病情轻重的重要指标,重症的情况包括:失血速度>150ml/min;3小时内出血超过血容量的50%;24小时内出血超过全身血容量。

表12-2 产后出血的临床表现

失血量占血容量比例(%)	脉搏次/分	呼吸次/分	收缩压	脉压	毛细血管再充盈速度	尿量(ml/h)	中枢神经系统症状
<20	正常	14~20	正常	正常	正常	>30	正常
20~30	>100	20~30	稍下降	偏低	延迟	20~30	不安
30~40	>120	30~40	下降	低	延迟	<20	烦躁
≥40	>140	>40	显著下降	低	缺少	0	嗜睡或昏迷

表12-3 休克指数与估计失血量

休克指数	估计失血量(ml)	占血容量(%)
<0.9	<500	<20
1.0	1000	20
1.5	1500	30
≥2.0	≥2500	≥50

三、新进展

1. 加强产前保健 产前积极治疗基础疾病,充分认识产后出血的高危因素,高危孕妇应于分娩前转诊到有输血和抢救条件的医院。

2. 积极处理第三产程 循证医学研究表明,第三产程积极干预能有效降低产后出血量和发生产后出血的危险度,积极处理第三产程包含3个主要的干预措施:①头位胎儿前肩娩出后、胎位异常胎儿全身娩出后、多胎妊娠最后一个胎儿娩出后,预防性应用缩宫素(Ⅰa级证据),使用方法为缩宫素10U肌内注射或5U稀释后静脉滴入,也可10U加入500ml液体中,以100~150ml/h静脉滴注;②胎儿娩出后(45~90秒)及时钳夹并切断脐带,有控制的牵拉脐带协助胎盘娩出;③胎盘娩出后按摩子宫。产后2h是发生产后出血的高危时段,密切观察子宫收缩情况和出血量变化,应及时排空膀胱。

知识延展

产后出血重在预防。预防工作应从孕期就要开始,产检时要注意筛查可能导致产后出血高危因素,如:前置胎盘、胎盘植入、羊水过多、双胎/多胎、合并血液系统疾病、长期口服抗凝药物等。一旦发现存在上述情况的高危孕妇,应及时转诊至具备抢救条件的医院。

四、应急处理

产后出血的处理可分为预警期、处理期和危重期,分别启动一级、二级和三级抢救方案(图12-2)。产后2小时出血量>400ml为预警线,应迅速启动一级急救处理,包括迅速建立两条畅通的静脉通道、吸氧、监测生命体征和尿量、向上级医护人员呼救、交叉配血,同时积极寻找原因并进行处理;如果继续出血,应启动相应的二、三级急救措施。病因治疗是产后出血的最重要治疗,同时兼顾抗休克治疗,并可呼救麻醉科、ICU、血液科医师等协助抢救。在抢救产后大出血时,团体协作十分重要。牢记产后出血的抢救流程是每个产科医师的必备要素(图12-2)。

五、处理原则

(一)一般处理

应在寻找原因的同时进行一般处理,包括向有经验的助产士、产科上级医师、麻醉医师和血液科医师求助,通知血库和检验科做好准备;建立静脉双通道维持循环,积极补充血容量;进行呼吸管理,保持气道通畅,必要时给氧;监测出血量和生命体征,留置尿管,记录尿量;交叉配血;进行基础的实验室检查(血常规、凝血功能检查、肝肾功能等)并行动态监测。

(二)针对产后出血原因的特殊处理

病因治疗是最根本的治疗,检查宫缩情况、胎盘、产道及凝血机制,针对原因进行积极处理。

1. 宫缩乏力的处理

(1)子宫按摩或压迫法:可采用经腹部按摩或经腹经阴道联合按压,时间以子宫恢复正常收缩并能保持收缩状态为止,要配合应用宫缩剂。

(2)应用宫缩剂:①缩宫素:为预防和治疗产后出血的一线药物。治疗产后出血方法为:缩宫素10U肌内注射、子宫肌层或宫颈注射,以后10~20U加入500ml晶体液静脉滴注,给

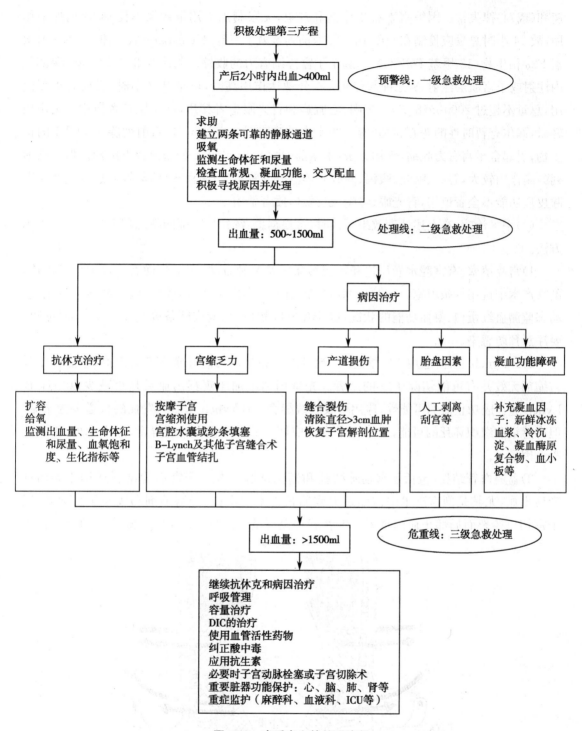

图 12-2 产后出血的处理流程

药速度应根据患者的反应调整,常规速度为 250ml/h,约 80mU/min。静脉滴注能立即起效,但半衰期短(1~6 分钟),故需持续静脉滴注。缩宫素应用相对安全,大剂量应用时可引起高血压、水钠潴留和心血管副作用;快速静脉注射未稀释的缩宫素,可导致低血压、心动过速和(或)心律失常。因缩宫素有受体饱和现象,无限制加大用量效果不佳,反而出现副作用,故24小时总量应控制在60U内。②卡前列素氨丁三醇[Hemabate(欣母沛)]:为前列腺素F2α衍生物(15-甲基PGF2α),引起全子宫协调有力的收缩。用法为250μg(1支)深部肌内注射或子宫肌层注射,3分钟起作用,30分钟达作用高峰,可维持2小时;必要时重复使用,总量不超过2000μg(8支)。哮喘、心脏病和青光眼患者禁用,高血压患者慎用。副作用轻微,偶尔有暂时性的恶心、呕吐等。③米索前列醇(misoprostol):系前列腺素PGE1的衍生物,引起全子宫有力收缩,应用方法:米索前列醇200~600μg顿服或舌下给药。但米索前列醇副作用较大,恶心、呕吐、腹泻、寒战和体温升高较常见;高血压、活动性心肝肾病及肾上腺皮质功能不全者慎用,青光眼、哮喘及过敏体质者禁用。

(3)手术治疗:在上述处理效果不佳时,可根据患者情况,医师的熟练程度选用下列手术方法。

1)宫腔填塞:有宫腔水囊压迫和宫腔纱条填塞两种方法,阴道分娩后宜选用水囊压迫,剖宫产术中选用纱条填塞。宫腔填塞后应密切观察出血量、子宫底高度、生命体征变化等,动态监测血红蛋白、凝血功能的状况,以避免宫腔积血,水囊或纱条放置24~48小时取出,要注意预防感染。

2)B-Lynch缝合:适用于宫缩乏力、胎盘因素和凝血功能异常性产后出血,手法按摩和宫缩剂无效并有可能切除子宫的患者。先试用两手加压观察出血量是否减少以估计B-Lynch缝合成功止血的可能性,应用可吸收线缝合。B-Lynch术后并发症的报道较为罕见,但有感染和组织坏死的可能,应掌握手术适应证。如合并止血功能异常,除手术外,需补充凝血因子等。

3)盆腔血管结扎:包括子宫动脉结扎和髂内动脉结扎。子宫血管结扎适用于难治性产后出血,尤其是剖宫产术中宫缩乏力或胎盘因素的出血,经宫缩剂和按摩子宫无效,或子宫切口撕裂而局部止血困难者。推荐五步血管结扎法(图12-3):单侧子宫动脉上行支

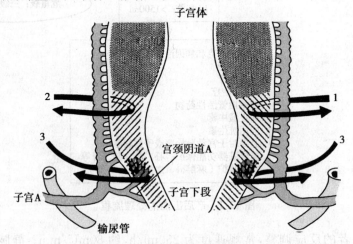

图12-3 子宫血管结扎步骤示意图

1. 单侧子宫动脉上行支结扎;2. 双侧子宫动脉上行支结扎;3. 子宫动脉下行支结扎

结扎；双侧子宫动脉上行支结扎；子宫动脉下行支结扎；单侧卵巢子宫血管吻合支结扎；双侧卵巢子宫血管吻合支结扎。髂内动脉结扎术手术操作困难，需要对盆底手术熟练的妇产科医师操作。适用于宫颈或盆底渗血、宫颈或阔韧带出血、腹膜后血肿、保守无效的产后出血，结扎前后准确辨认髂外动脉和股动脉，必须小心勿损伤髂内静脉，否则可导致严重的盆底出血。

4）经导管动脉栓塞术（transcatheter arterial embolization，TAE）：适应证：经保守治疗无效的各种难治性产后出血（包括宫缩乏力、产道裂伤和胎盘因素等），生命体征稳定。禁忌证：生命体征不稳定、不宜搬动的患者；合并有其他脏器出血的DIC；严重的心、肝、肾和凝血功能障碍；对造影剂过敏者。

5）子宫切除术：适用于各种保守性治疗方法无效者。一般为次全子宫切除，如前置胎盘或部分胎盘植入宫颈时行全子宫切除。操作注意事项：由于子宫切除时仍有活动性出血，故需以最快的速度"钳夹、切断、下移"，直至钳夹至子宫动脉水平以下，然后缝合打结，注意避免损伤输尿管。子宫切除后如盆腔广泛渗血，用纱条填塞止血并积极纠正凝血功能。

2. 产道损伤的处理：应在良好的照明下，查明损伤部位，注意有无多处损伤，缝合时尽量恢复原解剖关系，并应超过撕裂顶端0.5cm缝合。血肿应切开清除积血，缝扎止血或碘仿纱条填塞血肿压迫止血，24～48小时后取出。小血肿可密切观察，采用冷敷、压迫等保守治疗。

子宫内翻：如子宫内翻及时发现，产妇无严重性休克或出血，子宫颈环尚未缩紧，可立即将内翻子宫体还纳（必要时可麻醉后还纳），还纳后静脉滴注缩宫素，直至宫缩良好后将手撤出。如经阴道还纳失败，可改为经腹部子宫还纳术，如果患者血压不稳定，在抗休克同时行还纳术。

子宫破裂：立即开腹行手术修补术或行子宫切除术。

3. 胎盘因素的处理

（1）胎盘未娩出活动出血可立即行人工剥离胎盘术。术前可用镇静剂，手法要正确轻柔，勿强行撕拉，防胎盘残留、子宫损伤或子宫内翻。

（2）胎盘胎膜残留者应用手或器械清理，动作要轻柔，避免子宫穿孔。

（3）植入性胎盘：胎盘植入伴活动性出血者采用子宫局部楔形切除或子宫切除术。

4. 凝血功能障碍的处理　一旦确诊应迅速补充相应的凝血因子。

（1）血小板：血小板低于$(20～50)\times10^9/L$或血小板降低出现不可控制渗血时使用。

（2）新鲜冰冻血浆：是新鲜抗凝全血于6～8小时内分离血浆并快速冰冻，几乎保存了血液中所有凝血因子、血浆蛋白、纤维蛋白原。使用剂量10～15ml/kg。

（3）冷沉淀：输注冷沉淀主要为纠正纤维蛋白原的缺乏，如纤维蛋白原浓度高于150mg/dl不必输注冷沉淀。冷沉淀常用剂量为1～1.5U/10kg体重。

（4）纤维蛋白原：输入纤维蛋白原1g可提升血液中纤维蛋白原25g/L，1次可输入纤维蛋白原2～4g。

知识延展

产后出血处理的第一步在如何正确评估出血量。产后出血一旦发生,应及时启动应急预案,按照产后出血的处理流程积极进行抢救,及时加强宫缩、输血及血制品尤为关键。如经过上述处理措施后产后出血仍无法改善,则应在与患者家属重复沟通情况下果断切除子宫,避免进入到失血性休克、全身凝血功能障碍等情况危急产妇生命。

(张 怡)

练习题

1. 剖宫产术中产后出血是指出血达到( )
   A. 400ml　　B. 500ml　　C. 800ml　　D. 1000ml　　E. 1500ml

答案:D

解析:产后出血是指胎儿娩出后24小时内出血量超过500ml,剖宫产时超过1000ml。

2. 产后出血最常见的因素是( )
   A. 宫缩乏力　　B. 产道损伤　　C. 胎盘因素
   D. 凝血功能障碍　　E. 精神因素

答案:A

解析:产后出血四大因素里最常见的是宫缩乏力。

3. 下列不是促进子宫收缩的常用药物是( )
   A. 缩宫素　　B. 米索前列醇　　C. 卡前列素氨丁三醇
   D. 垂体后叶素　　E. 山莨菪碱

答案:E

解析:山莨菪碱是一种解痉药,其余均为平滑肌收缩药物。

4. 产后大出血休克,现产后两年,闭经、无乳、性欲减退、毛发脱落,最有可能属于( )
   A. 子宫性闭经　　B. 卵巢性闭经　　C. 垂体性闭经
   D. 下丘脑性闭经　　E. 原发性闭经

答案:C

解析:产后大出血极易出现席汗综合征,导致垂体性闭经。

5. 产妇,26岁。G1P0孕29周,胎心胎动消失1周入院,经人工破膜及催产素(缩宫素)滴注娩出一死婴,即开始持续不断的阴道出血,经人工剥离胎盘及使用宫缩剂后仍无效果,出血不止,无凝血块。此例产后出血的原因可能是( )
   A. 产后宫缩乏力　　B. 软产道损伤　　C. 子宫破裂
   D. 子宫腔内感染　　E. 凝血功能障碍

答案:E

解析:死胎时间过长容易出现凝血功能障碍。

第三节 胎膜早破

临产前发生胎膜破裂，称为胎膜早破（premature rupture of membrane，PROM）。发生率国外报道为5%~15%，国内为3.7%~7%。未足月胎膜早破是指妊娠20周以后、未满37周胎膜在临产前发生的胎膜破裂。妊娠满37周后的胎膜早破发生率10%，妊娠不满37周胎膜早破发生率2.0%~3.5%。单胎妊娠胎膜早破的发生率为2%~4%，双胎妊娠为7%~20%。孕周越小，围生儿预后越差，胎膜早破可引起早产、胎盘早剥、羊水过少、脐带脱垂、胎儿窘迫和新生儿呼吸窘迫综合征等，孕产妇及胎儿感染率和围产儿病死率显著升高。

一、病因

导致胎膜早破的因素很多，常是多因素相互作用的结果。

1. 生殖道感染 病原微生物上行性感染，可引起胎膜炎，细菌可以产生蛋白酶、胶质酶和弹性蛋白酶，这些酶可以直接降解胎膜的基质和胶质，使胎膜局部抗张能力下降而破裂。

2. 羊膜腔压力增高 双胎妊娠、羊水过多、巨大儿宫内压力增加，覆盖于宫颈内口处的胎膜自然成为薄弱环节而容易发生破裂。

3. 胎膜受力不均 头盆不称、胎位异常使胎先露部不能衔接，前羊膜囊所受力不均，导致胎膜破裂。因手术创伤或先天性宫颈组织结构薄弱，宫颈内口松弛，前羊膜囊楔入，受压不均；宫颈过短（<25mm）或宫颈功能不全，宫颈锥形切除，胎膜接近阴道，缺乏宫颈黏液保护，易受病原微生物感染，导致胎膜早破。

4. 营养因素 缺乏维生素C、锌及铜，可使胎膜抗张力下降，易引起胎膜早破。

5. 细胞因子 IL-6、IL-8、TNF-α升高，可激活溶酶体酶，破坏羊膜组织导致胎膜早破。羊膜穿刺不当、人工拨膜、妊娠晚期性生活频繁等均有可能导致胎膜早破。

二、临床表现

90%患者突感有较多液体从阴道流出，有时可混有胎脂及胎粪，无腹痛等其他临产征兆。肛诊上推胎先露部，见阴道流液增加。阴道窥器检查见阴道后穹隆有羊水积聚或有羊水自宫口流出，即可确诊胎膜早破。伴羊膜腔感染时，阴道流液有臭味，并有发热、母体心率增快、子宫压痛、白细胞计数增多、CRP及降钙素原升高。隐匿性羊膜腔感染时，无明显发热，但常出现胎心率增快。胎膜早破后，常很快出现宫缩及宫口扩张。

三、临床思辨

1. 主诉有阴道流液。
2. 阴道窥器检查见羊水自宫颈口流出。
3. 石蕊试纸测pH>7。
4. 显微镜下阴道液干燥涂片见羊齿状结晶。

5. B超提示羊水减少。

6. 羊膜镜检查可直视胎先露部。

7. 羊水细菌培养或涂片革兰染色检查是羊膜腔感染诊断的常用方法。

 病情评估

结合患者突发阴道流液、pH试纸变色等病情,胎膜早破大多数时候很容易诊断,但对于中晚孕期无明显阴道流液或阴道流液不多同时合并流血的"隐匿性"胎膜早破患者,由于血液同样可以使pH试纸变色,诊断就极其困难。此时,我们需要运用多种手段来综合判断,如B超测羊水情况、阴道液涂片、阴道分泌物培养和羊膜腔镜检查等。

四、对母儿的影响

胎膜早破后,阴道内的病原微生物易上行感染,感染程度与破膜时间有关,超过24小时,感染率增加5~10倍,羊膜腔感染易发生产后出血。若突然破膜,有时可引起胎盘早剥。

胎膜早破时围生儿死亡率为2.5%~11%。常诱发早产,早产儿易发生呼吸窘迫综合征,并发绒毛膜羊膜炎时,易引起新生儿吸入性肺炎,严重者可发生败血症、颅内感染等危及新生儿生命。脐带受压、脐带脱垂可致急性胎儿宫内窘迫。破膜时孕周越小,胎肺发育不良发生率越高。如破膜潜伏期长于4周,羊水过少程度严重,可出现明显胎儿宫内受压,表现为铲形手、弓形腿、扁平鼻等。

五、应急处理

1. 明确诊断。

2. 核对孕周胎龄,明确胎产式、胎方位。

3. 胎心及宫缩电子监护,评估胎儿状况。

4. 完善化验检查,选择合理治疗方案。

5. 与产妇及家属沟通,充分交代病情及治疗方案。

6. 依据病情变化调整治疗。

六、早产胎膜早破

1. **妊娠满35周者**

(1) 积极终止妊娠。

(2) 临产后GBS预防性抗感染治疗。

(3) 已有感染征象者,同时予抗感染治疗。

2. **宫内孕满28周至34^{+6}周者**

(1) 期待治疗,目标孕周为宫内孕满35周。监测母体感染指标及胎儿状况:体温、脉搏、宫体压痛、阴道分泌物性状、胎心率、白细胞总数及分类、血清C反应蛋白,及阴道、宫颈分泌物、羊水培养;妊娠小于34周者,在除外感染的前提下,应用糖皮质激素促进胎肺成熟,地塞米松6mg肌内注射,Q12h,共4次(需同时进行预防性抗生素治疗);或地塞米松10mg Q12静滴,共2次。

(2)安静卧床,保持外阴部清洁,应用宫缩抑制剂延长孕周。

(3)预防性应用抗生素:在期待治疗期间应用抗生素,"7日方案":氨苄西林1~2g+0.9%NS 100ml静脉滴注,bid×2日(48小时),红霉素0.3g+5%GS 500ml+维生素C 1g静脉滴注,Q6h×2日(与氨苄西林同时用);之后予阿莫西林0.5g口服,tid×5日,并红霉素0.25g口服,Qid×5日,或阿奇霉素0.25g口服,Qd×5日。

(4)临产后予GBS预防性抗感染治疗。

(5)已有感染征象者,及时终止妊娠,同时予抗感染治疗。

3. 妊娠不足28周者　个体化处理。

4. 剖宫产

(1)出现宫内感染征象,不考虑孕龄立即终止妊娠。短时间内不能阴道分娩者行剖宫产终止妊娠。

(2)术时取宫腔分泌物做细菌培养及药敏试验。胎盘、胎膜送病理检查,可协助宫内感染的诊断。

5. 早产胎膜早破的辅助检查

(1)明确诊断:pH试纸,或阴道液干燥涂片,或石蕊试纸。

(2)感染监测:血常规、CRP每3天1次;阴道或宫颈分泌物培养(GBS,衣原体、淋球菌)、羊水培养。

(3)胎心及宫缩电子监护,每日3次,每次1小时。

(4)产时及产后:宫腔拭子培养,胎盘、胎膜送病理。

6. 新生儿　参见"新生儿处理常规"。

七、足月胎膜早破

1. 监测母体感染指标及胎儿状况　体温、脉搏、宫体压痛、阴道分泌物性状、胎心率、白细胞总数及分类、血清C反应蛋白,及阴道或宫颈分泌物、羊水培养。

2. 积极终止妊娠　胎膜早破未自然临产者不必等待至破膜24小时后,应适时应用宫缩诱导药物积极引产,终止妊娠。

3. 有下述征象者立即终止妊娠　宫内感染、胎盘早剥、胎儿窘迫。

4. 已有感染征象者,及时终止妊娠,同时予抗感染治疗。

5. GBS预防性抗感染治疗　根据前期检查结果或高危因素用药。最佳用药时间是在分娩前4小时,一旦决定分娩即应用药。

八、预防

1. 避免下生殖道感染,及时治疗滴虫性阴道炎、细菌性阴道病、宫颈沙眼衣原体感染淋病奈瑟菌感染等。

2. 加强围生期卫生宣教与指导,妊娠晚期禁止性生活,避免腹压突然增加。

3. 主要营养平衡,补充足量的维生素、钙、锌及铜等营养素。

4. 宫颈内口松弛者,妊娠14～18周行宫颈内扣环扎术并卧床休息。

九、诊疗新进展

ACOG妇产科胎膜早破临床处理指南给出以下意见：

1. 以下推荐和结论是基于良好和一致的科学证据(A级)：

(1)对足月PROM的妇女,破水时即应该引产,通常给予缩宫素滴注以减少绒毛膜羊膜炎的风险。

(2)在32孕周前发生的PROM患者如果不存在母儿禁忌证,应该期待治疗直至33足周。

(3)远离足月的PROM患者在期待治疗过程中,推荐48小时内静脉注射氨苄西林和红霉素的疗程,随后5天服用阿莫西林和红霉素以延长妊娠和减少感染及与孕周相关的新生儿患病率。

(4)所有胎儿有存活能力的PROM妇女,包括那些已明确B族链球菌携带者和分娩前携带的状况才能查出的妇女,不论早期的治疗情况都应该接受产时药物预防以防止B族链球菌的垂直传播。

(5)32孕周前PROM妇女为了降低RDS、围生儿死亡率和其他患病率的风险,应给予一个疗程产前皮质类固醇的处理。

2. 以下推荐和建议是基于有限的和不一致的科学证据(B级)：

(1)在到达或超过34孕周的妇女发生PROM,建议给予分娩；

(2)32～33足孕周的PROM,如果能确定胎肺已成熟,可以考虑引产。

(3)除非有效临产或者分娩迫在眉睫,否则对PROM的患者应避免宫颈指检。

3. 以下的推荐和结论基于主要的共识和专家意见(C级)：

(1)是否使用宫缩抑制剂没有特别的推荐。

(2)基于已有的证据,对32～33足孕周皮质类固醇使用的有效性尚不确定,但尤其当确证胎儿肺未成熟时治疗可能是有益的。

(3)对一个胎儿有生存能力的未足月PROM妇女,在家中期待治疗的安全性尚未确定。

(张　怡)

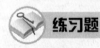

练习题

1. 不属于胎膜早破的好发因素是(　　)

　　A. 创伤　　B. 宫颈内口松弛　　C. 胎膜炎　　D. 临产　　E. 羊水过多

答案：D

2. 羊水的pH是(　　)

　　A. 4.5～5.5　　　　　　B. ≥6.5　　　　　　C. 7.0～7.5

D. 5.5~6.5   E. >7.5

答案：C

3. 胎膜早破的患者终止妊娠的指征是（ ）
   A. 出现宫内感染   B. 临产   C. 胎儿未成熟
   D. 羊水过多   E. 阴道少量出血

答案：A

4. 孕 32 周时出现胎膜早破，予期待疗法，下列药物不适合的是（ ）
   A. 硫酸镁   B. 地西泮（安定）   C. 沙丁胺醇（舒喘灵）
   D. 氨苄青   E. 缩宫素

答案：E

5. 胎膜早破定义是（ ）
   A. 孕 37 周前出现胎膜破裂   B. 临产后出现胎膜破裂
   C. 胎儿娩出前出现胎膜破裂   D. 临产前出现胎膜破裂
   E. 见红前出现胎膜破裂

答案：D

第四节 异位妊娠

一、概述

异位妊娠（ectopic pregnancy）是指受精卵种植并发育在子宫体腔以外部位的妊娠，包括：输卵管妊娠、卵巢妊娠、腹腔妊娠、阔韧带妊娠、宫颈妊娠、宫角妊娠等，是妇产科常见的急腹症，发病率约 2%。因异位妊娠中 95% 为输卵管妊娠（Tubal Pregnancy），因此该章节我们仅讨论输卵管妊娠。

输卵管妊娠可发生在输卵管的间质部、峡部、壶腹部、漏斗部和伞部。间质部妊娠（interstitial pregnancy）妊娠发生在输卵管的间质部。输卵管妊娠流产（tubal abortion）妊娠物被从输卵管伞端挤出。异位妊娠破裂（ruptured etopic pregnancy）异位妊娠已经侵蚀种植的组织，产生内出血。未破裂的输卵管妊娠（unruptured tubal pregnancy）输卵管妊娠尚未侵蚀输卵管壁。慢性异位妊娠（chronic ectopic pregnancy）临床上或称陈旧性异位妊娠。常继输卵管妊娠流产或破裂后，胚胎死亡，腹腔内异位妊娠组织引起的慢性下腹疼痛、盆腔包块和形成的肠和腹膜的粘连症状。持续性异位妊娠（persistent ectopic pregnancy）异位妊娠经保守性治疗后滋养细胞继续生长，表现为 hCG 继续升高或下降停滞和（或）腹痛，严重者可再次出现腹腔内出血。

二、病因

1. 盆腔感染与性传播性疾病 为输卵管妊娠的常见病因。炎症后，输卵管黏膜破坏，纤毛受损，病变部位管壁粘连、纤维化和瘢痕形成，使管腔狭窄，肌肉蠕动能力降低，影响孕卵在输卵管中的正常运送。输卵管周围的炎性粘连，造成管腔扭曲，使孕卵的运行受到影响，伞端粘连还会影响捕捉孕卵的功能。淋菌性输卵管炎常累及输卵管黏膜，而流产后、产后因一般细菌感染所致的输卵管炎，其病变主要限于输卵管周围组织，故前者较后者更易引起输卵管妊娠。结核性输卵管炎的输卵管病变常较严重，治疗后极少能够获得妊娠，即使偶而受孕，约 1/3 为输卵管妊娠。阑尾炎、腹膜炎、盆腔子宫内膜异位症等后均可增加异位妊娠的危险率。

2. 与计划生育有关因素　宫内节育器(IUD)的应用与异位妊娠的直接关系仍未被证实。但放置后可能使子宫内膜炎、输卵管炎的发病率增高，尤其是带尾丝的 IUD，使异位妊娠的发病率增加。多次人工流产后输卵管妊娠的危险性成倍增加，可能也与流产后感染有关。复合型口服避孕药，无论对宫内、外妊娠都能起到抑制作用。但使用纯孕激素避孕药，排卵功能尚未受到抑制，输卵管的蠕动却发生障碍，使输卵管妊娠的比例明显增加。避孕失败而妊娠时，1/10 为异位妊娠。

3. 输卵管发育和功能异常　输卵管发育异常如输卵管过长、肌肉发育不良、黏膜纤毛缺乏，双管输卵管、副伞等，或盆腔肿瘤的压迫和牵引使输卵管变得细长、迂曲，均易发生输卵管妊娠。输卵管的生理功能复杂，输卵管壁的蠕动、纤毛活动以及上皮细胞的分泌均受雌孕激素的精细调节，如两种激素之间的平衡失调，亦会影响孕卵在输卵管中的运送。精神因素也可影响自主神经系统引起输卵管的松弛或痉挛，虽可容纳孕卵，但运行缓慢，可成为发病的原因。

4. 既往输卵管手术史　各种输卵管绝育术，术后如再通或形成瘘管，均有导致输卵管妊娠的可能。绝育术后复通术、输卵管成形术或输卵管妊娠保守性手术，亦可因瘢痕使管腔狭窄，通畅不良而致病。

5. 孕卵的游走　一侧卵巢排卵，受精卵经宫腔或腹腔向对侧移行，进入对侧输卵管，称为孕卵的游走。如游走时间过长，孕卵发育长大，不能通过输卵管，则在该处着床。临床见到的卵巢黄体和输卵管妊娠的发生部位不在同侧而在对侧，即为孕卵游走引起。

6. 现代生殖技术　用促排卵药、体外受精-胚胎移植(IVF-ET)后异位妊娠的发生率上升，尤其是宫内与宫外同时妊娠的发病率明显增高，须引起重视，可能与潜在的输卵管病变有关。

7. 其他　还与精子畸形、胚胎本身缺陷、生殖道畸形、黄体功能不全、吸烟、吸毒等有关。

三、病理

大约 95% 的异位妊娠发生在输卵管，其中 55% 发生在壶腹部，峡部约 20%～25%，漏斗部及伞部约 17%，间质部约 2%～4%。受精卵在输卵管种植后开始生长，输卵管壁即出现蜕膜反应，由于输卵管壁薄，且蜕膜反应差，孕卵遂直接侵蚀输卵管肌层，绒毛侵及肌壁微血管，引起局部出血，进而由蜕膜细胞、肌纤维及结缔组织形成包膜。输卵管的管壁薄弱、管腔狭小,不能适合胎儿的生长发育,当输卵管膨大到一定限度,可能发生下列后果:①输卵管妊娠流产(tubal abortion)当孕卵长大,一般在妊娠30~40天左右,胎囊内压增高使包膜破裂,如整个胚囊剥离,落入输卵管腔内,并经输卵管的逆蠕动经伞端排至腹腔,即形成输卵管完全流产,腹腔内出血一般不多。如胚囊剥离不完全,尚有部分绒毛附着于管壁,则为输卵管不全流产(图12-4)。此时滋养细胞继续侵蚀输卵管壁,使之反复出血,形成输卵管血肿或输卵管周围血肿。由于输卵管肌壁薄、收缩力差,开放的血管不易止血,可行成盆腔血肿或盆、腹腔积血。输卵管壶腹部管腔较大,离伞端近,以输卵管流产较多,一般在妊娠8~12周发病。②输卵管妊娠破裂(rupture of tubal pregnancy)当孕卵长大,滋养细胞向管壁方向侵蚀肌层及浆膜,最后穿透浆膜,造成输卵管妊娠破裂(图12-4)。输卵管峡部和间质部因不易扩张,所以发生破裂的机会比较多,输卵管峡部发生的时间比较早,在妊娠6周左右。输卵管肌层及系膜内血管丰富而粗大,因此输卵管妊娠破裂所致的出血远较输卵管流产时为剧。如在短时间内大量出血,患者迅即陷入休克;如为反复出血,则腹腔内积血形成血肿,周围由大网膜、肠管包绕,日久后血肿可逐渐机化吸收,亦可继发感染化脓。③输卵管间质部妊娠比较少见,但后果严重,其结局几乎全为输卵管妊娠破裂。输卵管间质部为位于通入子宫腔前子宫肌壁部位的卵管段,管腔周围肌层较厚,故破裂时间最晚,约在妊娠3~4个月时间发病。间质部为子宫血管和卵巢血管的汇集区,血运丰富,致使破裂时症状极为严重,往往在极短时间内发生致命性腹腔内出血。④继发性腹腔妊娠输卵管妊娠流产或破裂发生后,随血液排至腹腔中的胚胎,绝大多数迅速死亡而被吸收。偶尔胚胎存活,绒毛组织仍附着于原位或排至腹腔后重新种植而获得营养,胚胎在腹腔内继续生长,可发展为继发性腹腔妊娠。如破裂口在阔韧带内,可形成阔韧带妊娠。

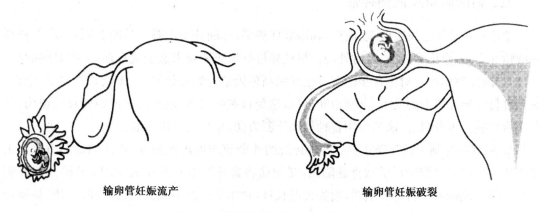

输卵管妊娠流产　　　　　　　　输卵管妊娠破裂

图12-4　输卵管妊娠流产和破裂示意图

四、临床表现

异位妊娠的临床表现与孕卵的着床部位、有无流产或破裂、腹腔内出血量多少及发病时间久暂有关,最常见的三大症状是停经、腹痛和不规则阴道出血。

1. **停经** 典型患者有 6~10 周停经史或月经延期数天的病史,约 20% 的患者无停经史。仔细询问病史十分重要,有时尚未达行经日期即出现不规则阴道出血,易被患者或医生误为月经。

2. **腹痛** 为患者就诊时的主要症状。破裂时可突发下腹部绞痛,持续或间歇出现,一侧或双侧,出血多时向全腹扩散。血液刺激腹膜引起恶心呕吐;若血液积聚在子宫直肠陷凹时,肛门有坠胀、便意感;约四分之一患者刺激膈肌引起肩痛。

3. **阴道出血** 50% 的异位妊娠妇女可在预期的月经前后发生阴道出血,量比正常月经少,淋漓不净,量多罕见,5%~10% 患者伴有蜕膜管型排出。出血可能与胚胎坏死、流产、雌孕激素撤退有关。

4. **晕厥与休克** 由于腹腔内急性出血,可引起血容量减少及剧烈腹痛,因腹腔内出血的量不同,可呈现不同程度的贫血貌。其严重程度与腹腔内出血速度和出血量成正比,但与阴道出血量不成正比。大量出血时则有面色苍白,四肢湿冷、脉搏快而细弱及血压下降等休克前或休克症状。

5. **腹部检查** 出血较多时,下腹部有明显的压痛及反跳痛,尤以患侧为剧,但腹肌紧张较腹膜炎时之板状腹为轻,叩诊可有移动性浊音。

6. **盆腔检查** 在异位妊娠破裂或近破裂时,几乎所有的患者有宫颈明显举痛,将宫颈轻轻上抬或向左右摇动时,即可引起剧烈腹痛,为加重对腹膜的刺激所致。半数患者附件侧或子宫后方可及包块,边界不清,触痛明显。三分之一的患者子宫稍大,但不超过孕 8 周。内出血多时,子宫有漂浮感,阴道后穹隆饱满。间质部妊娠与其他部位输卵管妊娠表现不同,子宫大小与停经月份基本符合,但子宫轮廓不相对称,患侧宫角部突出。

五、临床思辨及病情评估

急性异位妊娠已发生破裂、流产,临床症状典型,诊断并不困难。诊断有困难,应严密观察病情变化,注意生命体征,及时处理。早期异位妊娠患者尚未破裂流产前,无明显的症状、体征,诊断比较困难。对生育年龄有异位妊娠高危因素的妇女停经后,无论是否避孕、绝育,应高度警惕异位妊娠的发生,早期诊断,可以避免过多的出血、避免过多的输卵管的损伤,保留生育功能。可及时、正确的应用各种辅助诊断方法,尽早的明确诊断。

1. **后穹隆穿刺** 后穹隆穿刺是一种传统的诊断腹腔内出血简易、快速的诊断方法。由于腹腔内出血最易积聚在子宫直肠陷凹,穿刺前将患者臀部放低片刻,用 18 号椎管针自阴道后穹隆迅速刺入子宫直肠陷凹,边抽边退长针,抽出暗红色不凝血,含细小凝血块,显微镜下观察可见散在陈旧皱缩的红细胞为阳性结果,说明有血腹症存在。不凝血系异位妊娠流产或破裂出血刺激腹膜产生一种促使纤维蛋白溶解的激活因子—纤溶酶原活化物,使血中的纤溶酶原转化为纤溶酶,因而已经凝固的纤维蛋白重新裂解为流动的分解产物。此外,纤溶酶活性很大,同时能水解很多血浆蛋白和凝血因子,以致血液不再凝固。后穹隆穿刺阳性提示腹腔内存在游离的血液,异位妊娠占血腹症中的 85%,其他原因还有黄体破裂出血或内脏破裂引起的出血。输卵管妊娠流产或破裂型有临床症状时,后穹隆穿刺的阳性率达90%以上。如抽出脓液或浆液性液体,则可排除输卵管妊娠。后穹隆穿刺如未抽出血液,不能凭此否定输卵管妊娠,因无内出血,内出血量少,血肿位置高、与周围组织粘连或穿刺位置不对,均可造成假阴性。早期未破裂型异位妊娠可不作后穹隆穿刺。陈旧性异位妊娠时,后穹隆穿刺陈旧的血即可与其他盆腔包块鉴别。内出血量多,腹部疑有移动性浊音时,可作腹腔穿刺。经腹腔穿刺的优点是不易引起感染、方便,缺点是少量的腹腔内出血不易抽出。

 知识延展 •

后穹隆穿刺时患者取半坐卧位时盆腹腔积血积液汇聚于子宫直肠窝,穿刺最易成功。穿刺针退出时要保持负压状态,且针尖退出后穹隆时要缓慢,这样才能保证液体有足够的时间被吸取。当抽到血液后如放置10分钟后血液凝固,则考虑为误穿入血管内可能。

2. 妊娠试验 受精卵着床后由绒毛滋养层的合体细胞分泌人绒毛膜促性腺激素(hCG),在受精8~10天后在孕妇血清和尿液中可测出hCG的存在。由于异位妊娠患者体内的hCG水平较正常妊娠时低,尿妊娠试验的敏感性不如血hCG测定高,前者为定性实验,后者为定量试验,血hCG测定更为准确和更有意义。在无条件立即测定血hCG的情况下,尿妊娠实验对异位妊娠的诊断也是很有帮助的。

3. 孕酮测定 异位妊娠患者血中孕酮水平低已被公认。也将其作为早期诊断异位妊娠的一项指标。但不能确定是原发于黄体功能不足,还是继发于异位滋养细胞产生的hCG或其他激素量不足所致。孕早期所有的异位妊娠及不能存活的宫内妊娠患者血清水平均低于5ng/ml,当血清孕酮水平>25ng/ml时97%的患者为能存活的宫内妊娠。对孕酮水平低于5ng/ml的患者进行刮宫,无干扰正常妊娠的顾虑。在发达国家将孕酮测定列为妊娠后的常规检查,经此筛选,明显提高了异位妊娠的早期诊断率。

4. 超声波检查 超声检查有腹式或阴式,更为先进的有彩色多普勒阴道超声,在解剖结构的基础上增加了血流显像,提高了鉴别组织结构的能力等。阴道超声也有其局限性,位于盆腔高处或盆腔的病灶不能被发现,有时可能需要经阴道或经腹超声同时进行检查。超声见到宫内胎囊是可靠的妊娠象征,可以排除宫外孕,但必须注意与假胎囊鉴别。宫外孕时子宫内膜有蜕膜反应,亦可有积血,在10%~20%的患者中可有假胎囊样改变。真正的胎囊一般偏中央种植,埋于一侧的子宫内膜中,外围有绒毛膜和蜕膜层,即有"双环征"。而假胎囊常位于宫腔中央,即两侧子宫内膜间,外仅围有薄壁蜕膜,内无胎芽,且无"双环征"。还需注意的是宫内胎囊的出现与孕周有关,临床上必须结合孕周考虑。在孕5、6和7周时存活的宫内胎囊的发现率分别为76%、96%和98%。在孕7周常规阴道超声筛选时,若未发现胎囊,应注意除外宫外孕及宫内孕流产。宫外孕显像取决于异位包块的大小,有无破裂、流产及腹腔内出血。未破裂型宫外孕患者附件区可见完整的妊娠囊,内有胎芽,月份稍大者有时可见胎心搏动。腹部B超检查发现胎心者占10%,阴道超声约占 17%～21%，阴道彩超也仅约 20%。多数患者附件区呈囊性或混合性包块，需仔细辨别卵巢，以与卵巢囊肿、巧囊或肠袢鉴别。囊性包块伴有血 hCG 上升提示正生长的妊娠囊，混合性包块常提示输卵管积血和输卵管不全流产。子宫直肠陷窝中有时可见游离液体，这是非特异性的，并不一定代表有血，出血多时两髂窝及腰部可见液性暗区。

5. 诊断性刮宫　诊刮是帮助诊断早期未破裂型异位妊娠一个很重要的方法，常能起很决定性的作用。当孕龄＞38 天，血 hCG 值＞2500mIU/ml，血清孕酮＜5ng/ml 和阴道超声无宫内胎囊可见时，可行诊断性刮宫。诊刮可达到 2 个目的：①若有绒毛，基本可排除宫外孕，宫内孕合并宫外孕的可能性仅为三万分之一（应用促排卵药物怀孕者除外）；②若无绒毛，诊刮后 24 小时血 hCG 继续升高，可以推断为宫外孕。刮出物虽无绒毛，但血 hCG 自行下降，一部分患者可能为宫内妊娠流产，胚胎组织已排出，也可能为宫外孕患者自然流产、自行退化、吸收中。大部分患者毋需处理，但需随诊血 hCG 至正常范围。如血 hCG 先下降又持平或升高者，说明滋养细胞仍活跃，应及时处理。刮出物置盐水中肉眼观察有无绒毛的误差率为 11.3%，需依靠最后的组织学诊断。

6. 腹腔镜　腹腔镜可以用于诊断和治疗宫外孕。可以直视盆腔器官作出明确的诊断。在极早期受累的部位尚无形态学变化前、或盆腔粘连等影响观察，腹腔镜的假阳性率及假阴性率约为 2%～5%。虽然腹腔镜的诊断价值最高，但毕竟是一创伤性的检查，不能列为常规的检查方法，在部分诊断比较困难的病例或异位包块较大等，估计药物治疗困难，决定同时行腹腔镜下手术时应用。

应急处理

对于有停经伴腹痛病史的患者，首先要考虑到的妇科急腹症即为异位妊娠，综合患者病史、HCG 值以及妇科 B 超结果，诊断一般不难。但对于那种停经史不明显的患者也应警惕该病可能，常规检查 HCG 有助于我们减少漏诊。部分患者在出现腹痛前会有少量阴道流血情况，容易误认为是月经来潮，故而其主诉无停经史。如我们怀疑为异位妊娠，我们应详细询问该患者的"末次月经"是否和既往月经情况一致，如月经来潮时间、经期长短、经量等，这样有助于我们鉴别是异常阴道流血还是真正的月经。

六、鉴别诊断

输卵管妊娠应与流产、急性输卵管炎、急性阑尾炎、黄体破裂及卵巢囊肿蒂扭转等鉴别。

1. 早期妊娠先兆流产　先兆流产腹痛一般较轻，子宫大小与妊娠月份基本相符，阴道出血量少，无内出血表现，B 超可鉴别。

2. 卵巢黄体破裂出血　黄体破裂多发生于黄体期或月经期，但有时也难与异位妊娠鉴别，特别是无明显停经史，阴道有不规则出血的患者，常需结合 β-HCG 进行诊断。

3. **卵巢囊肿蒂扭转** 患者月经正常，无内出血征象，一般有附件包块病史，囊肿蒂部可有明显压痛，经妇科检查结合 B 超即可明确诊断。

4. **卵巢巧克力囊肿破裂出血** 患者有子宫内膜异位症病史，常发生于经前或经期，疼痛比较剧烈，可伴明显的肛门坠胀感，经阴道后穹隆穿刺抽出巧克力样液体可确诊，若破裂处伤及血管，可出现内出血征象。

5. **急性盆腔炎** 急性或亚急性炎症时，一般无停经史，腹痛常伴发热，血象、血沉等感染指标多升高，B 超可探及附件包块或盆腔积液，尿 HCG 可协助诊断，尤其经抗感染治疗后，腹痛、发热等炎性表现可逐渐减轻或消失。

6. **外科情况** 急性阑尾炎常有明显转移性右下腹痛，多伴发热、恶心、呕吐，血象增高。输尿管结石常表现为下腹一侧绞痛，伴同侧腰痛，常有血尿，结合 B 超和 X 线检查可确诊。

七、治疗

(一) 手术治疗

异位妊娠一旦因流产或破裂出现内出血时，应立即进行手术治疗，严重内出血并发休克的患者，应在积极纠正休克，补充血容量的同时，进行手术抢救。进入腹腔后，迅速钳夹出血部位，暂时控制血压，并加快输液速度，待血压上升后继续手术。手术途径有经腹腔镜或开腹手术两种。近年来，腹腔镜手术飞速发展，其手术创伤小，术后粘连少，患者恢复快，尤其对术前可疑异位妊娠的患者，腹腔镜还有诊断意义。绝大多数异位妊娠患者经腹腔镜手术是最好的手术途径，即使是严重内出血的患者，也不是手术禁忌，主要取决于术者对腹腔镜操作的经验。对于子宫残角妊娠等，腹腔镜下缝合等操作困难时，应立即开腹手术。手术方式一般采用全输卵管切除术。有绝育要求者可同时结扎对侧输卵管。对有生育要求的年轻妇女，如对侧输卵管已切除或有明显病变，可行保守性手术，以保留输卵管及其功能。根据患者的全身情况、孕卵着床部位及输卵管病变程度选择术式，如伞端妊娠时行孕卵压出术，壶腹部及峡部妊娠行切开或造口术取出孕卵，峡部妊娠还可行病灶切除及断端吻合术，采用显微外科技术可提高妊娠率。

在多数情况下可行自体输血，是抢救严重内出血伴休克的有效措施之一，尤其在缺乏血源的情况下。自体输回收腹腔血液必须符合以下条件：妊娠<12 周，胎膜未破，出血时间<24 小时，血液未受污染，镜下红细胞破坏率<30%。每回收 100ml 血液加用 3.8% 枸橼酸钠 10ml 抗凝，最好用 20μm 微孔过滤器或用输血漏斗垫 6～8 层纱布过滤，立即输回体内，一般无严重反应，偶见血小板、纤维蛋白和白细胞形成的微栓进入体内，引起成人呼吸窘迫综合征或急性肾功能衰竭，输血开始时静脉推注地塞米松可预防其发生。为防止枸橼酸中毒，凡自体输血 500ml 以上者，应给 10% 葡萄糖酸钙 10～20ml。

(二) 非手术治疗

异位妊娠的早期诊断为非手术治疗创造了条件和时机。非手术治疗包括期待疗法和药物治疗。

1. **期待疗法(expectant management)** 一些早期异位妊娠患者可以通过输卵管妊娠流

产或退化自然吸收消退,不用治疗,临床上存在着过度治疗的情况。期待疗法的适应证为:①无临床症状或症状轻微;②异位妊娠包块直径<3cm;③血 β-hCG<1000mIU/ml 并持续下降;④腹腔内无游离液体。观察期间,应密切注意临床表现、生命体征,连续测定血 β-hCG、血细胞比容、超声波检查。血 β-hCG 是监测滋养细胞消退的一个很好指标,如连续 2 次血 β-hCG 不降或升高,不宜观察等待,可用药物或手术治疗。临床上适合期待疗法的患者约占 15%～20%。

2. 药物治疗　近年来药物治疗异位妊娠有了很大的进步,药物治疗途径有经全身(静脉、肌注或口服)也有经腹腔镜、超声波引导下的局部治疗。药物包括甲氨蝶呤(MTX)、前列腺素(PG)、米非司酮(RU486)、氯化钾、高渗葡萄糖及中药天花粉等。MTX 为最常用、最有效的药物。MTX 为一种抗代谢类药物,在细胞周期中抑制二氢叶酸还原酶,干扰嘌呤核苷酸的合成,从而抑制 DNA 的合成及细胞复制。妊娠期滋养细胞增生活跃,对 MTX 的抑制作用较正常细胞敏感,对用 MTX 治疗妊娠滋养细胞疾病的患者的长期随访中表明化疗后生殖道畸形、自然流产或继发肿瘤并无增加。

药物治疗异位妊娠的适应证为:①患者无明显腹痛;②异位妊娠包块最大直径<3.5～5.0cm;③血 β-hCG<5000～6000mIU/mL;④患者生命体征平稳,无活跃腹腔内出血的体征。⑤严重肝肾疾患或凝血机制障碍。MTX 治疗异位妊娠现多采取单次肌内注射方法,剂量为 MTX 50mg/m² 体表面积。用药后 4～7 天 β-hCG 下降<15% 或继续升高,第 7 天给予第二次 MTX 肌注(50mg/m²)。据 Stovall 报告 120 个治疗患者,其中 113 名患者完全吸收,平均吸收天数为 35.5 天,成功治疗的患者中 4 例(3.3%)需要在第七天给予第二个 MTX 治疗;7 例(5.8%)患者需要手术治疗。没有出现严重的化疗副作用。极个别报道也有用三次剂量。β-hCG 降至正常所需要的时间与用药前 β-hCG 水平有关,β-hCG 水平越高,所需要的时间越长。药物治疗安全、成功的关键在于早期诊断和严格选择患者。

(张　怡)

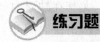

1. 对于输卵管壶腹部妊娠,其最常见的结局是(　　)
   A. 输卵管妊娠流产　　　　　　　B. 输卵管妊娠破裂
   C. 胚胎可发育至 3 个月以上　　　D. 易继发盆腔感染
   E. 最易继发腹腔妊娠
   答案:A

2. 急性宫外孕的最主要症状是(　　)
   A. 短期停经史　　　B. 早孕反应　　　C. 突然腹痛
   D. 阴道不规则流血　E. 出现晕厥
   答案:C

3. 关于输卵管妊娠,正确的是( )

   A. 必然有停经史

   B. 妊娠试验阴性可排除输卵管妊娠

   C. 后穹隆穿刺阴性可排除输卵管妊娠

   D. 迟早一定发生内出血,均陷入休克

   E. 病程迁延较久者,可因凝固血液与周围器官粘连形成包块

   答案:E

4. 输卵管妊娠的发病部位最多见于( )

   A. 输卵管峡部　　　B. 输卵管壶腹部　　　C. 输卵管伞部

   D. 输卵管间质部　　　E. 输卵管峡部、壶腹部之间

   答案:B

5. 24岁,10天前因停经41天,妊娠试验阳性,行吸宫流产术,今晨突然晕倒在地,体温37.5℃,血压75/52.5mmHg,脉搏100次/分,下腹压痛及反跳痛明显,阴道少量流血,宫颈举痛明显,宫口闭,子宫稍大、稍软,右侧似有一包块边缘不清,有压痛。查白细胞10×10^9/L,中性粒细胞0.70,最准确的诊断是( )

   A. 人工流产不全　　　B. 流产后右附件炎　　　C. 右输卵管妊娠破裂

   D. 宫颈粘连　　　E. 急性阑尾炎

   答案:C

第五节　羊水栓塞

一、概述

羊水栓塞(amniotic fluid embolism,AFE)是在分娩时羊水成分进入母体血液循环引起急性肺栓塞、过敏性休克、弥散性血管内凝血(DIC)、肾衰竭等一系列病理改变的严重分娩并发症,也可以发生在妊娠10-14周钳刮术时。近年研究认为,羊水栓塞主要是过敏反应,建议命名为"妊娠过敏反应综合征"。羊水栓塞的发生率约为1/30 000~1/20 000,具有急(发病急)、险(病情危险)、高(病死率高)三大特点,病死率可高达60%,一半死于发病后1小时,占孕产妇死亡的10%~15%,是我国孕产妇死亡城市第二位(农村第三位)原因,且近年来有上升趋势。

二、病因

1. 高龄孕妇、多产妇。

2. 宫缩过强,或急产,或缩宫素过度刺激;(有羊水进入血管的动力)。

3. 剖宫产术中、前置胎盘、胎盘早剥(有开放的血窦—羊水进入血管的通道)。

4. 胎膜破裂(有进入血管的羊水物质)。

知识延展

羊水栓塞多发生在产时或破膜时,亦可发生于产后,多见于足月产,但也见于中期引产或钳刮术中,大多发病突然,病情凶险。羊水栓塞的发生通常需要具备以下基本条件:羊膜腔内压力增高(子宫收缩过强或强直性子宫收缩);胎膜破裂(其中 2/3 为胎膜早破,1/3 为胎膜自破);宫颈或宫体损伤处有开放的静脉或血窦。发生羊水栓塞通常有以下诱因:经产妇居多;多有胎膜早破或人工破膜史;常见于宫缩过强或缩宫素(催产素)应用不当;胎盘早期剥离、前置胎盘、子宫破裂或手术产易发生羊水栓塞。

三、临床思辨

羊水栓塞是以骤然的血压下降(血压与失血量不符合)、组织缺氧和消耗性凝血病为特征的急性综合征,一般经过心肺功能衰竭和休克、出血、急性肾功能衰竭三个阶段,通常按顺序出现,有时候也不完全出现。

(一) 产前或产时(胎儿未娩出)

1. 轻型　缩宫素滴注中,出现一过性症状:胸闷、寒战、青紫、产程中或手术中突然氧饱和度下降。

2. 暴发型　以肺动脉高压症状为主(呼吸循环衰竭为主要症状)。起病急,突然咳嗽、呼吸困难,发绀严重;寒战、胸闷、气急、抽搐、昏迷或不明原因的休克。

(二) 产后以阴道出血为主要症状(呼吸循环系统症状较轻,全部表现为宫腔或损伤处出血和休克)

原因不明的产后出血,渗血,细流不断、血不凝,开始休克与出血量不成比。此时易误诊为宫缩乏力,但加强宫缩剂无效。因为休克时肌肉松弛,失去对药物的反应性,因此对宫缩剂应用收效甚少,且宫缩剂有可能加速羊水成分进一步进入血液循环,加重病情。

(三) 凝血功能障碍

1. 启动外源内源性凝血机制会很快 DIC;子宫迟缓性出血,血不凝,全身出血倾向。

2. 无明显呼吸循环衰竭,起病即以不易控制的子宫出血为主要表现(多在产后出现)。此时切不可误以为单纯子宫收缩乏力性出血。

四、病情评估及应急处理

产程中出现异常的前驱症状,一旦怀疑则应先按羊水栓塞处理:及时吸氧、开放静脉、静推地塞米松。对于无条件处理的医院,应在进行基本抢救后及时转诊至有条件医院进一步治疗。

(一) 生命体症监测

快速评价:病情、病因。

(二) 纠正呼吸循环衰竭

1. **有效给氧** 发绀、呼吸困难者，面罩给氧或气管插管、气管切开，加压给氧(高浓度、高流量)。

2. **纠正肺动脉高压** 盐酸罂粟碱：30~90mg+10％葡萄糖20ml静脉滴注，1小时后可重复滴注，日量＜300mg；或氨茶碱：0.25g+25％葡萄糖20ml静脉慢推10分钟或稀释在100ml滴注；或阿托品：1~2mg稀释后静脉滴注15~30分钟，重复3次无效则停用；或645-Ⅱ：10~20mg稀释后静脉滴注15~30分钟，重复3次。

(三) 开放血管通道2~3个(其中一条深静脉)

静脉穿刺置管：股静脉穿刺、锁骨下静脉穿刺或颈静脉穿刺；如穿刺不顺时行大隐静脉(或股静脉)切开。

同时监测中心静脉压：正常：8~12cm水柱；低容：＜5cm；高容＞15cm。

(四) 取血

1. **临床化验** 血常规、血型、肝肾功能、电解质、DIC筛查试验、纤维蛋白溶解试验、找羊水成分(下腔静脉血或心血)。

2. 配新鲜血。

3. 试管法测定凝血时间。

(五) 抗过敏

氢化可的松300~500cm+5％葡萄糖250~500ml静脉滴注；或地塞米松20~40mg稀释后静脉滴注。(早用！)

(六) 抗休克

1. 补足血容量，中心静脉压监测指导补液。先补充晶体液，第一小时快速进入1000~2000ml，后补充胶体液500ml(低分子右旋糖酐 250~500ml)静脉滴注，按晶体：胶体＝3：1输入。Hb≤60g/L或HCT≤24％时需要输浓缩红细胞。

2. **血管活性物质** 多巴胺20~30mg按5~10μg/(kg·min)始，以后调整，首先静脉用药。

3. **纠正酸中毒** 5％$NaHCO_3$ 100~200ml静脉滴注，再根据血气结果调整，2~4小时重复。

(七) 防治DIC

1. **肝素(早用)** 用于治疗羊水栓塞早期的高凝状态，尤其在发病后10分钟内使用效果更佳，在应用肝素时以试管法测定凝血时间控制在15分钟左右。因羊水栓塞病情进展快，如错过高凝期用药有可能会加重出血。当纤维蛋白原＜0.5g/L时，肝素可加重出血，应重视。

肝素用量：1mg/kg(1mg=125U，100mg=12500U/支)，以后根据病情决定。用法：25mg(1/4支)+5％糖40ml静脉推注，25mg+5％~10％葡萄糖100~150ml，30分钟内静脉滴注完！以后视病情，4~6小时重复一次，≯200mg/24小时。

定期复查凝血时间监测肝素用量：15~20分钟提示适量或APTTT＞1倍；＜15分钟提

示用量不足；<30分钟提示过量。肝素过量时：鱼精蛋白1mg对抗1mg肝素,用法：1%鱼精蛋白溶液(≯50mg)10分钟内缓慢滴注。

二者均在0.25mg/kg肝素保护下用药 {
2. 补充凝血物质　进入消耗性低凝及纤溶亢进时及时补充。无鲜血时,用库存血＋凝血酶原复合物400～800U(400U/瓶)＋纤维蛋白原3～6g(1.5g/瓶)静脉滴注；或库存血：新鲜血＝3：1搭配输入；或新鲜冰冻血浆,250ml可升高纤维蛋白原。

3. 纤溶活跃期　三P(＋),FDP>20mg/L,或D-二聚体>800mg时：6-氨基己酸4～6g＋5%葡萄糖500ml静脉滴注,日量<20g；或氨甲苯酸0.3～0.4g＋5%葡萄糖500ml静脉滴注；或氨甲环酸(血速宁或妥塞敏)1g静脉滴注,每天2次；或抗血纤溶芳酸200～300mg/d分2～3次静推；(比6-氨基己酸作用强4～5倍)同时补充凝血物质。
}

(八) 治疗心力衰竭

毛花苷丙　0.2～0.4mg＋25%葡萄糖20ml静脉慢推。

(九) 防止肾功能衰竭

留置尿管监测尿量,如出现少尿或者无尿,则补充循环血量后应用利尿剂：呋塞米(速尿)40～100mg　静脉推注。

(十) 产科处理

第一产程　　症状缓解→剖宫产
第二产程　　症状缓解→助产或剖宫产
　　　　　　子宫大出血→及早切除子宫

(1) 子宫次全切除(注意防止断端出血)或全切。
(2) 放引流条：皮下、腹直肌下及腹腔中各放一引流条。

(十一) 使用抗生素

可适当选用广谱抗菌药物,加强抗感染治疗。如：头孢曲松1g静滴、每12小时1次或氨苄西林舒巴坦3g静滴、每8小时1次等。

五、预防

1. 严格掌握人工破膜指征,不做剥膜术,不在宫缩时破膜。

2. 掌握缩宫素应用的指征,要有能发现问题的医护人员专人看守,防止宫缩过强。

3. 严格掌握剖宫产指征,破水时应用纱垫保护好切口边缘,尤其在羊水Ⅲ度污染时；尽量吸尽羊水后再娩出胎儿。

4. 产程中宫缩过强,可用宫缩抑制剂硫酸镁,减弱宫缩。

5. 中期引产钳夹时,先破膜待羊水流净,再钳夹与使用缩宫素。

6. 对有诱发因素的产妇,应提高发生羊水栓塞的警惕。

7. 作好第四产程的观察,及时发现与出血不相符合的休克。

8. 边治疗边诊断。

诊疗新进展 ●

羊水栓塞是产科最凶险的并发症,由于该情况在分娩前也常常不能预计,所以在分娩的过程中要严密的观察产妇,尤其是在有胎死宫内、巨大儿,前置胎盘,胎盘早剥,子宫收缩过强等情况存在时更要倍加小心。一旦可疑"羊水栓塞",我们就应该立即启动紧急预案,按照羊水栓塞的抢救流程进行处理。对于羊水栓塞这种号称"产科死神"的罕见疾病,早发现,早处理是治疗和改善预后的关键,有时甚至需持有"宁可错杀,也勿放过"的态度。

附件:羊水栓塞应急处理及抢救流程图(图 12-5)

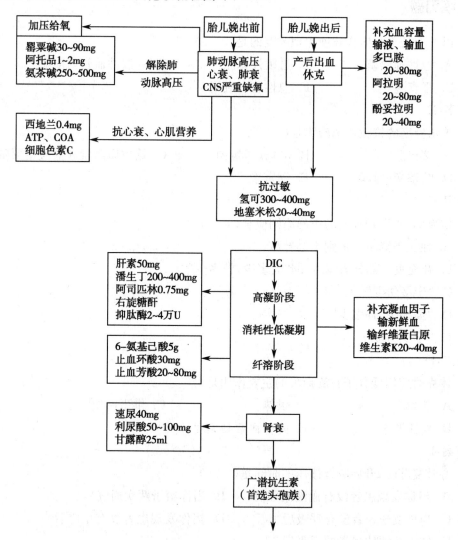

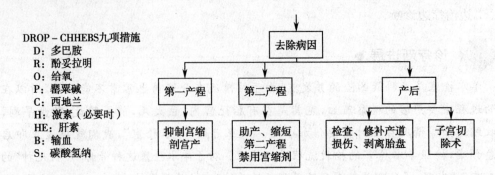

DROP – CHHEBS九项措施
D：多巴胺
R：酚妥拉明
O：给氧
P：罂粟碱
C：西地兰
H：激素（必要时）
HE：肝素
B：输血
S：碳酸氢钠

图 12-5　羊水栓塞应急处理及抢救流程

（张　怡）

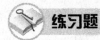

1. 以下不是羊水栓塞病理生理改变的是（　　）
   A. 急性肺栓塞　　B. 过敏性休克　　C. 弥散性血管内凝血
   D. 肾衰竭　　　　E. 急性右心衰竭

答案：E

2. 羊水栓塞的抢救首选药物是（　　）
   A. 多巴胺　　　　B. 5%碳酸氢钠　　C. 糖皮质激素和盐酸罂粟碱
   D. 呋塞米（速尿）　E. 缩宫素

答案：C

3. 休克期，对患者补液的正确原则应是（　　）
   A. 血压下降不严重则不必补液
   B. 补充丧失部分的体液，即"失多少，补多少"
   C. "宁多勿少"
   D. "需多少，补多少"
   E. "宁少勿多"

答案：D

4. 休克时应用低分子右旋糖酐的主要作用是（　　）
   A. 扩容　　　　B. 供热　　　　C. 供蛋白质
   D. 纠正脱水　　E. 降低血液黏稠度

答案：E

5. 心肺复苏时，开始胸外按压的时间是（　　）
   A. 当你发现患者没有血液循环后　　B. 当你给予两次通气后
   C. 当你发现患者没有呼吸后　　　　D. 当你发现患者没有反应后
   E. 你重新评估患者的呼吸后

答案：A

第六节 妊娠期高血压疾病

一、概述

妊娠期高血压疾病是妊娠与血压升高并存的一组疾病,发生率约5%~12%,是妊娠期特有而又常见的疾病,包括妊娠期高血压、子痫前期、子痫以及慢性高血压并发子痫前期和慢性高血压合并妊娠。本病常发生于妊娠20周后,临床上出现高血压、水肿、蛋白尿为主的,并伴有全身某些重要脏器损害的综合征。严重时可出现抽搐、昏迷、脑出血、心力衰竭、胎盘早剥和弥散心血管内凝血。

1. 妊娠期高血压 血压正常的女性孕20周后收缩压大于等于140mmHg,舒张压大于等于90mmHg定义为。15%妊娠期高血压将进展为子痫前期或子痫。

2. 子痫前期 妊娠20周后首次出现收缩压≥140mmHg或舒张压≥90mmHg,尿蛋白≥0.3g/24h。子痫前期是妊娠特有的综合征,通常发生在孕20周后。

重度子痫前期:下列标准至少一条符合可诊断为重度子痫前期:卧床休息患者间隔6小时两次收缩压≥160mmHg或舒张压≥110mmHg;蛋白尿:≥5g/24h,或间隔4小时两次尿蛋白;少尿:24小时尿量<500ml;大脑或视觉障碍;肺水肿或发绀;上腹部或右上腹疼痛;肝功能受损;血小板减少;胎儿生长受限。

3. 子痫 子痫前期孕妇新发抽搐。除了子痫其他抽搐的原因包括,动静脉畸形出血、动脉瘤破裂、特发性癫痫。产后48-72小时以后新发抽搐病例其他原因的可能性更大。

4. 慢性高血压病并发子痫前期 孕20周前高血压女性新发蛋白尿,早孕期蛋白尿突然增加,血压突然升高,或进展为HELLP综合征。慢性高血压女性出现头痛,眼花,或者上腹部痛也可能是慢性高血压合并子痫前期。

诊疗新进展

子痫前期是一种多因素多基因疾病,有家族遗传倾向:患子痫前期的母亲其女儿子痫前期发病率为20%~40%;患子痫前期的妇女其姐妹子痫前期发病率为11%~37%;双胞胎中患子痫前期的妇女其姐妹子痫前期发病率为22%~47%。但至今为止,其遗传模式尚不清楚。

二、病理生理学

1. 除了高血压,血液浓缩是重要的血管变化,因为子痫前期-子痫孕妇不会出现正常妊娠期容量过多的状态。血管反应性变化可能是前列腺素介导的。多种血管活性因子相互作用,如前列环素(血管舒张剂)、血栓素A2(血管收缩蛋白)、内皮素(血管收缩蛋白)、氮氧化物(血管收缩蛋白)导致子痫前期另一病理生理改变:血管强烈痉挛。

2. 血液变化 子痫前期孕妇,尤其当重度子痫前期时,可能出现多种血液变化。尽管病因不明,但是血小板减少和溶血可能成为HEELLP综合征的一部分同时发生。解读重度子痫前期时血细胞比容应该考虑溶血或血液浓缩或两者同时发生。这样,血细胞比容水平可能因为溶血非常低,或者继发于无溶血的血液浓缩非常高。红细胞高度浓缩时出现乳酸脱氢酶。血清乳酸脱氢酶不成比例升高是溶血的征兆。

3. 肝脏变化 重度子痫前期孕妇肝功能可能明显变化。丙氨酸氨基转移酶和天冬氨酸氨基转移酶可能升高。尤其出现溶血时,可能发生高胆红素血症。肝脏出血通常表现为包膜下血肿,尤其是子痫前期孕妇出现上腹痛时。病死率高的肝破裂非常罕见。

4. HELLP 综合征 重度子痫前期孕妇累及肝可能发展为 HELLP 综合征。在一项研究中重度子痫前期孕妇 HELLP 综合征发生率约 20%。重度子痫前期并发 HELLP 综合征则不良妊娠结局的风险增加,如胎盘早剥,肾脏衰竭,肝包膜下血肿,反复子痫前期,早产,甚至胎儿或孕妇死亡。

5. 神经系统表现 子痫导致孕产妇死亡通常与颅内出血有关。虽然不常见,但是短暂失明(持续数小时至1周)也可能伴随重度子痫前期和子痫。其他神经系统异常包括头痛,视物模糊,盲点,反射亢进。

6. 肾脏变化 子痫前期,尤其是病情严重的孕妇,因为血管痉挛不会出现正常妊娠相应的肾小球滤过率、肾血流量增多和血清肌酐降低。少尿,通常(尽管武断)定义为24小时尿少于500ml,也可能继发于血液浓缩和肾血流量减少。很罕见,持续尿少可能反应急性肾小管坏死,并可能导致急性肾脏衰竭。

7. 胎儿变化 因为子宫胎盘血流损伤或者胎盘梗死,子痫前期异常也可能发生在胎儿胎盘面。这些包括胎儿宫内生长受限,羊水过少,胎盘早剥和不可靠分娩前监护。

诊疗新进展

子痫前期多发群体:孕妇年龄≥40岁,子痫前期病史,抗磷脂抗体阳性,高血压病史,肾脏病史,糖尿病史,初次产检时 BMI≥28,子痫前期家族史(母亲或姐妹),多胎妊娠,本次妊娠为首次怀孕,妊娠间隔时间≥10年,孕早期收缩压≥130mmHg 或舒张压≥80mmHg。其他易发生妊娠期高血压疾病的人群还有:易栓症,孕前血甘油三酯升高,社会经济地位低,心血管疾病家族史,药物滥用(可卡因/甲基苯丙胺),妊娠间隔时间<2年,辅助生殖技术后妊娠,妊娠滋养细胞疾病,孕期体重过度增加,孕中期血压升高(平均动脉压≥85mmHg 或收缩压≥120mmHg),孕妇血清学筛查异常,子宫动脉血流速度异常,孕妇心输出量>7.4L/min,孕妇血尿酸升高等。

三、病情评估及临床思辨

1. 病史 妊娠前有无高血压,肾炎,糖尿病,在病史询问中注意下列易发因素:年轻初产妇及高龄初产妇;体型矮而胖者;营养不良,特别伴有严重贫血者;双胎,羊水过多;气候的变化与子痫前期发病关系密切,冬季及初春寒冷季节和气压升高情况下易于发病家族史。

2. 主要体征 妊娠20周以后孕妇出现水肿,血压升高,蛋白尿,并伴有不同程度的主要脏器改变及一系列自觉症状,分轻中重。

3. 辅助检查

(1)血液检查:血红蛋白、血细胞比容、血浆黏度、全血黏度以了解血液浓缩程度;重症患者应测定血小板计数、出凝血时间、凝血酶原时间等。同时进行血气分析。

(2)尿液检查留取 24 小时尿液,进行蛋白定量检查;根据镜检出现管型判断肾功能受损情况。

(3)肝、肾功能测定。

4. 眼底检查 重度子痫前期者眼底小动脉痉挛,动静脉比例可由正常的 2:3 变为 1:2,甚至 1:4,或出现视网膜水肿、渗出、出血,甚至视网膜脱离、一时性失明等。

5. 其他检查 如心电图、超声心动图、胎盘功能、胎儿成熟度检查等,可视病情而定。

子痫前期应与慢性肾炎合并妊娠相鉴别,子痫应与癫痫、脑炎、脑膜炎、脑肿瘤、脑血管畸形破裂出血、糖尿病高渗昏迷、低血糖昏迷相鉴别。

 鉴别诊断

妊娠合并慢性肾炎者既往有慢性肾炎病史,或妊娠 20 周前有明显浮肿,蛋白尿和高血压、尿常规有尿蛋白、红细胞及管型,可能有肾脏功能损害,肌酐升高,肾小球滤过率下降。隐匿型肾炎仅有轻度尿液改变,蛋白尿、管型尿有时镜下血尿,可以没有高血压等其他症状。

四、治疗

(一)治疗原则

需要住院治疗,防止子痫的发生。有头痛,视力模糊,上腹部痛,提示子痫即将来临,尿量少也提示孕妇病情较重。治疗首先着重预防子痫,防止颅内出血以及勿损伤孕妇重要的生命脏器,和娩出健康的婴儿。

1. 积极降压 血压升高>170/100mmHg 时,降压治疗以防子痫发生。血压降低水平,目前尚无一致意见。

2. 硫酸镁 可肌内注射,亦可静脉注射。用的剂量依体重、尿量而定。

3. 镇静剂 地西泮(安定)10mg 肌内注射或静脉缓慢推注,6 小时一次。

4. 镇静防止抽搐、终止抽搐。

(二)一般治疗

1. **左侧卧位休息**:休息对妊高征极为重要,左侧卧位具有重要治疗意义。
2. **饮食** 给予高蛋白、高**维生素**、低脂肪、低碳水化合物、低钠盐饮食。
3. **精神和心理治疗** 解除思想顾虑,避免一切不良刺激。

(三)药物治疗

1. 解痉药物 硫酸镁是解痉首选药物,是子痫治疗的一线药物,也是重度子痫前期预防子痫发作的预防用药。对于非重度子痫前期患者也可考虑应用硫酸镁。用法:

(1)控制子痫:负荷剂量硫酸镁 2.5~5g,溶于 10%GS 20ml 静推(15~20 分钟),或者 5%GS 100ml 快速静滴,继而 1~2g/时静滴维持。24 小时硫酸镁总量 25~30g,疗程 24~48 小时。

(2)预防子痫发作(适用于子痫前期和子痫发作后):负荷和维持剂量同控制子痫。用药剂量及时间根据病情而定,一般每天静滴6~12小时,24小时总量不超过25g。

 注意事项

血镁离子的有效治疗浓度为1.8~3.0mmol/L,超过3.5mmol/L即可出现中毒症状。应用硫酸镁时预防镁中毒,使用时必须注意:①膝腱反射存在;②呼吸≥16次/分;③尿量≥17ml/时或≥400ml/24小时;④备有10%葡萄糖酸钙。镁离子中毒时停用硫酸镁并静脉缓慢推注(5~10分钟)10%葡萄糖酸钙10ml。如患者同时合并肾功能不全、心肌病、重症肌无力等,则硫酸镁应慎用或减量使用。

2. 镇静药物　地西泮,1号冬眠合剂或苯巴比妥钠。

3. 降压药物　降压药物虽可使血压下降,但同时减少重要脏器血流量,特别是子宫胎盘的血流量,对胎儿有一定危害,故轻度高血压较少采用。拉贝若尔,硝苯地平,酚妥拉明,硝酸甘油。

4. 扩容治疗　血浆,人血白蛋白。指征:①血细胞比容大于0.35;②血容量降低;③全血黏度比值大于3.6,血浆黏度比值大于1.6。禁忌证:心功能不全,肺水肿,全身水肿。

5. 利尿药物(一般不主张利尿)　只用于全身水肿,肺水肿,脑水肿,血容量过高,或有心衰者。

(四)促胎肺成熟

孕周小于34周的子痫前期患者,预计1周内可能分娩者均应接受糖皮质激素促胎肺成熟治疗,即地塞米松6mg,每12小时1次,肌内注射,共4次,或地塞米松10mg,每12小时1次,静滴,共2次。

(五)分娩时机和方式

子痫前期患者经积极治疗母胎状况无改善或者病情持续进展时,终止妊娠是唯一有效地治疗措施。

1. 妊娠高血压、轻度子痫前期的孕妇可期待至足月,如无产科剖宫产指征可考虑阴道试产。

2. 重度子痫前期患者　妊娠<26周经治疗病情不稳定者建议终止妊娠;妊娠26~28周根据母胎情况及当地母儿诊治能力决定是否期待治疗;妊娠28~34周,如病情不稳定,经积极治疗24~48小时病情仍加重,促胎肺成熟后终止妊娠;如病情稳定,可考虑期待治疗,并建议转至具备早产儿救治能力的医疗机构;妊娠>34周患者,胎儿成熟后可考虑终止妊娠;妊娠37周后的重度子痫前期应终止妊娠。终止妊娠方式首选剖宫产,如要求阴道试产应注意自觉症状变化,检测血压并积极降压治疗,将血压控制在160/100mmHg以下,检测胎心变化,积极预防产后出血,一旦病情变化则转剖宫产。

3. 子痫　控制2小时后可考虑终止妊娠,首选剖宫产。

五、子痫的应急处理

1. 一般急诊处理　①保持呼吸道通畅,避免吐物及异物吸入,使患者头部偏向一侧,取出义齿(假牙),插入开口器、导气管和牙垫,防止咬破舌头。如有呕吐物用吸痰器及时吸净以避免吸入性肺炎。②鼻塞给氧,如有呼吸障碍者行气管加压给氧,纠正缺氧酸中毒,避免胎死宫内。③如有抽搐发作,立即静脉注射地西泮(安定)10mg抽搐止后再行检查及继续治疗。④扼要采取病史,重点了解尿量及过去用药情况,查体、留尿检查蛋白,尽快作出诊断和鉴别诊断,如为子痫抽搐患者应按重病收入院全面检查及治疗。

2. 控制抽搐 硫酸镁是治疗子痫及预防复发的首选药物。当患者存在硫酸镁应用禁忌或硫酸镁治疗无效时,可考虑应用地西泮、苯妥英钠或冬眠合剂控制抽搐。子痫患者产后需继续应用硫酸镁24~48小时,至少住院密切观察4日。

用药方案:25%硫酸镁20ml加于25%葡萄糖液20ml静脉推注(>5分钟),继之以2~3g/h静脉滴注,维持血药浓度,同时应用有效镇静药物,控制抽搐;20%甘露醇250ml快速静脉滴注降低颅压。

3. 降压 脑血管意外是子痫患者死亡的最常见原因。当收缩压大于160mmHg,舒张压大于110mmHg时要积极降压以预防心脑血管并发症。首选拉贝洛尔。

4. 纠正缺氧和酸中毒 面罩和气囊吸氧,根据二氧化碳结合力及尿素氮值,给予适量4%碳酸氢钠纠正酸中毒。

5. 适时终止妊娠 一般抽搐控制后2小时可考虑终止妊娠。对于早发型子痫前期治疗效果好者,可是当延长孕周,但须密切监护孕妇和胎儿。

六、疾病预后

子痫前期患者是日后发生心脑血管疾病的高危人群,尤其是早发型和(或)重度子痫前期患者,晚年发生高血压、缺血性心脏病、卒中、静脉血栓栓塞和相关疾病造成死亡的风险增加。再次妊娠子痫前期复发风险大。

附件:子痫应急处理及抢救流程(图12-6)

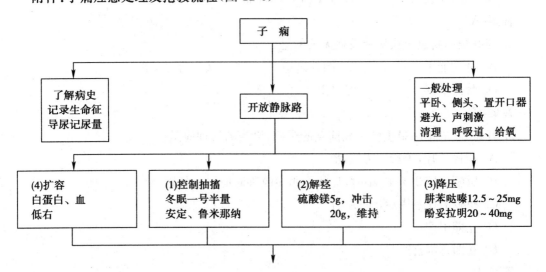

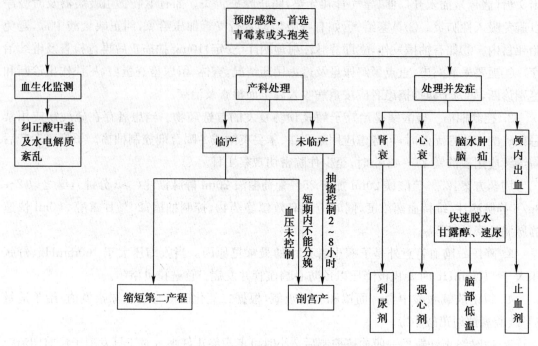

图 12-6 子痫应急处理及抢救流程

(张 怡)

 练习题

1. 重度子痫前期最常见的产科并发症是( )
   A. 胎盘早剥　　B. 急性肾功能衰竭　　C. 妊高征性心脏病
   D. 视网膜脱离　　E. HELLP 综合征

答案:A

2. 与妊娠期高血压疾病并发症无关的是( )
   A. 肾功能不全　　B. 胎儿窘迫　　C. 胎位异常
   D. 胎盘早剥　　E. DIC

答案:C

3. 妊娠 30 周单胎患重度子痫前期的孕妇,恰当的处理应是( )
   A. 积极治疗,等待产程发动
   B. 积极治疗 24~48 小时,症状无明显改善时应终止妊娠
   C. 积极治疗一周后,予以引产
   D. 立即引产
   E. 立即行剖宫产

答案:B

4. 关于重度子痫前期的治疗原则,不适宜的是( )

A. 解痉、镇静、防止抽搐　　　B. 在解痉的基础上扩容

C. 适时终止妊娠　　　　　　　D. 严格限制钠盐的摄入量,防止水肿加重

E. 扩容剂的选择,胶体液优于晶体液

答案:D

5. 子痫前期患者,解痉首选(　　)

　　A. 安密妥纳　　　　　B. 硫酸镁　　　　　C. 东莨菪碱

　　D. 654-2　　　　　　E. 冬眠Ⅰ号

答案:B

6. 硫酸镁治疗妊娠期高血压疾病剂量过大时,最先出现的毒性反应是(　　)

　　A. 头晕,血压过低　　B. 呼吸减慢　　　　C. 心率减慢

　　D. 膝反射减退或消失　E. 尿量过少

答案:D

第十三章

急性创伤

第一节 坠落伤

一、概述

人体从高处坠落,与地面或某种物体碰撞造成的损伤称为坠落伤(falling injury)。坠落伤的形态及损伤程度受坠落高度、体重、坠落中有无阻挡物、人体着地方式、着地部位,及接触地面与其他物体性状等因素的影响。坠落伤的患者,病情危重、复杂,且常合并有隐性损伤,由于重力加速度,可造成头部、颈部、胸部、四肢等部位的严重外伤,伤员预后很差。

二、病因

1. 高处作业　高处作业是坠落事故的主要原因。建筑工由于高处作业的安全基础不牢,或失足、踩空等原因从高处坠落。
2. 精神异常。
3. 自杀。

三、影响坠落损伤的因素

1. 体重与高度　人体重量越大,坠落高度越高,所受的冲击力也就越大,所受损伤也就较重。坠落高度是损伤的决定性因素。高处坠落物体在重力加速度的作用下产生冲击力和反冲击力作用,高动能减速伤发生时,产生剪切应力导致组织薄弱区或结合部位的损害。所以除坠落患者着地部位损伤外,常发生传导部位损伤。
2. 身体首先着地的部位　头部(尤其枕部)着地时,可形成严重颅骨骨折及脑挫裂伤或颅内出血,或脑干损伤而较快死亡。也可见颈椎压缩骨折。肩背部着地,胸骨、锁骨及肋骨可出现多发骨折,肺挫伤、出血等。臀部着地,可引起骨盆、脊椎骨折、肋骨近脊柱处多发性肋骨,肝脾破裂常见。下肢垂直着地时,冲力分配在较小面积上,震动波传导至内脏,可发生内脏破裂、广泛性骨折。
3. 地面情况　落在草地上伤势较轻,落在水泥地面伤势较重。
4. 阻挡物　坠落过程中触及中软的障碍物如树枝等再着地,可以起到缓冲作用,使人

体接触地面时力量减少,所致损伤减轻呼吸道感染

四、临床特点与病理

1. 损伤广泛,多发　一次外力往往在头、胸、腹、骨盆、脊柱及四肢同时发生损伤。

2. 外轻内重　体表损伤主要是大片状擦伤及挫伤,而骨质和内脏损伤重,常危及生命。

3. 坠落伤符合减速运动损伤的特点　除着力点的直接碰撞损伤外,在远离着力点的部位也可见严重的损伤。如枕部着地常在对侧额极和颞极发生对冲性脑挫伤,枕叶挫伤轻或无。由于坠地时人体躯干突然停止运动,而内部器官由于惯性作用,仍可继续前进,因此各器官的系带和血管,如脾蒂、肝蒂、肺门和肠系膜根部等处可见挫伤或撕裂伤。

4. 损伤分布具有方向性,一次形成,损伤程度为一般人力所不及。

五、辅助检查

1. 实验室检查　通常有白细胞总数升高,中性粒细胞百分数升高。失血量大时可出现红细胞、血红蛋白减少,血清酶学升高,心肌损伤时心肌酶肌钙蛋白升高。

2. X线检查　X线平片检查包括正位、侧位和创伤部位的切线位平片,有助全身骨折、肺挫伤及气胸等诊断。

3. CT检查　CT检查可以快速如实反映内脏损伤范围及病理,还可以动态观察病变的发展与转归。

4. 其他辅助检查　床旁B超能快速有效地诊断心包积血、血胸、气胸及腹腔脏器破裂等损伤。脊柱骨折患者除X线、CT检查外需行MRI检查明确脊髓损伤情况。

六、诊断

根据高处坠落伤的病史、坠落时着地部位,生命体征、一般检查等初步判断损伤部位及伤情。确诊需借助于B超、X线、CT等检查。

应尽快全面、详细检查,避免遗漏。

七、治疗原则和专家建议

 注意事项

高处坠落事故后,抢救的重点放在可迅速致死而又可逆转的严重情况上,如通气障碍、循环障碍和出血不止,维持有效通气及有效灌注,为后续处理赢得时间。

1. 现场急救　立即使患者脱离险区,同时做到:
(1)保持呼吸道通畅:迅速清除口、鼻呕吐物及其他异物,防止误吸,必要时予口咽管、气管插管,防止窒息,予吸氧、吸痰。如颌面部损伤严重或舌根后坠影响呼吸时,可行环甲膜穿刺术,尽早气管切开。

(2) 建立静脉通道:快速补充血容量,维持有效循环。

(3) 搬运:所有患者搬运时要注意保护脊柱,以防脊柱损伤,加重病情。

(4) 呼吸、心搏停止患者现场立即进行心肺复苏抢救,做好病情告知、尽早送往医院。

2. 对症处理

(1) 颅脑损伤处理:监测意识、瞳孔、血压变化,有脑疝发生可能时,应尽快加压静滴20%甘露醇250ml,静注呋塞米(速尿)等降低颅内压,减轻脑水肿。开放性伤口使用无菌敷料加压包扎,控制出血,有颅内容物膨出者需用无菌或干净碗覆盖伤口并加压包扎,禁止还纳内容物,以免造成颅内感染,耳、鼻漏禁止堵塞。

(2) 胸部损伤处理:注意呼吸变化、胸廓起伏及听诊呼吸音变化,对开放性气胸应立即用凡士林纱布封闭伤口,外用无菌敷料包扎,使开放性伤口变成闭合性。张力性气胸应立即用无菌针头穿刺胸膜腔紧急排气,并予高流量氧气吸入以改善缺氧状态。

(3) 腹部损伤处理:注意神志、血压、腹痛的变化,腹内脏膨出应用无菌换药碗覆盖保护包扎,禁止还纳,以防感染,转运途中密切注意生命体征。

(4) 骨折处理:详细、认真检查,确定骨折部位,对闭合性骨折应用夹板固定以减轻疼痛,使断端不再移位或刺伤肌肉、神经或血管,防止继发性损伤,对开放性骨折外露断端不要复位,只作消毒敷料创面包扎,疑似或确诊脊柱及骨盆骨折者,应尽量使身体处于同一水平固定于铲担架上搬运,禁止弯腰和抬腿,以免损伤脊髓,造成瘫痪。活动性出血应予加压包扎,上止血带者,注意上带时间。手足骨折伤者,不要盲目搬动。

(5) 周围血管伤,压迫伤部以上动脉干至骨骼。直接在伤口上放置厚敷料,绷带加压包扎以不出血和不影响肢体血液循环为宜。当上述方法无效时可慎用止血带,原则上尽量缩短使用时间,一般以不超过1h为宜,做好标记,注明上止血带时间。

(6) 多发伤处理应遵循先救命后治病、先重后轻、先救后送的原则。

 什么是多发伤?

多发伤是指在同一伤因的打击下,人体同时或相继有两个或两个以上解剖部位的组织或器官受到严重创伤,其中之一即使单独存在创伤也可能危及生命。其临床特点是:伤情严重、易发生休克、伤情复杂、容易漏诊、处理矛盾,伤情变化快死亡率高。

3. 入院后的抢救程序

(1) 抢救诊断治疗同时进行:优先处理可迅速致死而又可逆转的严重情况。首先处理危及生命的因素,消除心搏骤停、气道阻塞、大出血等即刻威胁生命的因素,积极抗休克,维持呼吸道通畅等治疗。

(2) 对严重单一伤患者,应尽快明确诊断后转送专科救治。对严重多发伤患者,应尽量少搬动,按照损伤控制原则,以多科协助在急诊科进行救治。术后常规给予重症监护。多学科积极协作的方式,统一指挥,周密计划,进行一体化救治,提高抢救成功率。

(3) 手术治疗:在生命支持的同时,根据患者伤情,按照损伤控制手术的原则,及时实行必要的手术治疗。致命性创伤立即手术,病情危急是可在急诊手术室进行,救命手术要简单有效。

 损伤控制理念

先控制危及生命的原发损伤,维持机体内环境稳定,使患者安全度过创伤急性反应期,以后再行确定性手术治疗,从而进一步提高危重创伤的抢救成功率。

重症高处坠落伤系高能量伤,伤情重,病情多变,伤后生理功能严重紊乱。且多处于休克状态并且持续出血,此时进行复杂耗时的手术将会加重生理紊乱与病情,即使技术上完成了创伤大的复杂手术,伤员可因生理潜能耗竭而死亡。损伤控制理念将外科手术看作复苏过程整体中的一个部分。待全身情况稳定后再行确定性手术可降低术后并发ARDS和MOF等危险。

(4)重症监护与对症支持:重症监护为损伤控制的第二步,注意复温,纠正代谢紊乱酸碱失衡,输新鲜血浆、冷沉淀等纠正凝血障碍,防治并发症。

(5)预防感染和计划性再手术:防治感染,加强器官功能支持,为计划性再次手术提供条件和时机。

(王爱民)

 练习题

1. 男性,56岁,高处坠落伤。查体:颈部压痛,四肢瘫痪,呼吸困难,有较重痰鸣音。X线片示:C_4~C_5骨折脱位。该患者应首先采取(　　)

  A. 上呼吸机　　　　　　B. 气管切开　　　　　　C. 吸氧

  D. 手术复位固定　　　　E. 呼吸兴奋剂

答案:B

2. 患者男性,19岁,高空坠落伤。查体:BP 70/50mmHg,HR 100次/分,躁动,双瞳孔等大,对光反射阳性,腹腔穿刺抽出未凝血液,头部CT检查示左额硬膜下血肿,血肿量约25ml,中线无明显移位。该病例的最佳处理方案是(　　)

  A. 立即开颅清除血肿　　　　　　B. 抗休克治疗的同时行开颅血肿清除术

  C. 抗休克治疗的同时先行开腹探查　　D. 抗休克治疗至血压正常后再行手术

  E. 开颅及开腹探查同时进行

答案:C

3. 脊柱损伤伤员的正确搬运方法是(　　)

  A. 二人分别抱头、抱脚平放于硬板床后送医院

  B. 二人用手分别托住伤员头肩、臀和下肢,动作一致将伤员平放于门板担架上后送医院

  C. 一人抱起伤员放于门板担架上后送医院

  D. 二人用手分别托住伤员头肩、臀和下肢,动作一致将伤员平放于帆布担架上后送

医院

E. 无搬运工具时可背负伤员送往医院

答案：B

4. 一患者从3楼跌下，臀部着地两下肢完全不能活动，双侧腹股沟平面以下感觉丧失，小便不能自解，最可能的诊断是（　　）

    A. 骨盆骨折　　　　B. 颈椎骨折　　　　C. 股骨颈骨折
    D. 第10胸椎骨折　　E. 尾椎故障

答案：D

5. 颈髓损伤最严重的并发症是（　　）

    A. 压疮　　　　　　B. 泌尿系感染　　　C. 体温失调
    D. 腹胀　　　　　　E. 呼吸功能障碍及呼吸道感染

答案：E

第二节　爆　炸　伤

一、概述

爆炸伤指由于爆炸形成的人体损伤。爆炸物爆炸产生的气体高速将爆炸物碎片向四周扩散损伤人体，同时，爆炸瞬间产生的巨大能量借周围空气迅速向周围传播，形成高压冲击波作用于人体，爆炸冲击波损伤。此外，人体被推动或物体被抛掷，可造成其他组织的机械性创伤。爆炸伤具有杀伤强度大、作用时间长、伤亡种类复杂、群体伤员多、救治难度大等特点，在平时及战时均可发生。

二、病因和发病机制

1. 化学性爆炸　主要是由炸药类化学物引起。炸药装填在硬质的容器内制成的爆炸物，如各类炸弹、炮弹、手榴弹、地雷等，其破坏杀伤力较单纯的炸药要大。
2. 物理性爆炸　由锅炉、氧气瓶、煤气罐、高压锅等超高压气体引起。
3. 其他　局部空气中有较高浓度的粉尘，在一定条件下也能引起爆炸。

三、爆炸伤致伤特点

爆炸伤的特点是程度重、范围广泛且有方向性，兼有高温、钝器或锐器损伤的特点。位于爆炸中心和其附近的人，常肢体离断并被抛掷很远，烧伤也严重，常被烧焦；稍离爆炸中心远一点的人，则烧伤程度不一定很重，其特点是损伤分布于朝向爆炸中心的身体一侧，损伤类型主要是由炸裂爆炸物外壳、爆炸击碎的介质作用于人体所形成的各种创口，创口周围常有烧伤，并伴严重的骨质和内脏损伤；离爆炸中心再远的人，受的主要是冲击波损伤，其特点是外轻内重，体表常仅见波浪状形状的挫伤和表皮剥脱，体内见多发性内脏破裂、出血和骨折等,重者也可见挫裂创和撕脱伤,甚至体腔破裂。从爆炸中心向四周空间扩展。人体受其高压作用,听器、肺、脑、胃肠等可发生损伤,体表一般无伤口。冲击波还可使人体抛掷很远,落地时再形成坠落伤。

 知识延展

爆炸分散是指通过爆炸的冲击对化学有毒有害物质进行瞬时分散,以达到扩散和伤害目的。爆炸分散征候明显,会形成附带危害和复合伤,使抢救和救援工作复杂化。化学物质爆炸很容易导致冲烧毒复合伤,而冲烧毒复合伤是所有复合伤中最严重的一种,伤情最重、最难急救。

四、临床表现

物理性爆炸致冲烧复合伤比较多见,化学物质爆炸致可引起冲烧毒复合伤。致伤因素多,伤情伤类复杂,因此临床表现也呈多种多样,可以是三种致伤因素的综合表现,也可以出现以某种致伤因素为主,以其他两种致伤因素为辅的表现,其主要临床表现如下。

一般情况差,伤处疼痛。频繁咳嗽,呼吸困难甚至呼吸窘迫,每分钟可达35~40次以上。心动过速,每分钟可达125次以上,发绀、口鼻流血性泡沫样液体,胸痛、胸闷、恶心、呕吐、软弱无力等。神经系统症状明显,可出现头痛、眩晕、肌肉颤动、肢体抽搐、牙关紧密、屏息、突眼、共济失调、瞳孔散大、意识不清甚至昏迷等。胸部听诊可见双肺呼吸音低,满布干性和湿性啰音,伴支气管痉挛时可闻及喘鸣音。伴有创伤和烧伤性休克时,可见低血容量休克的临床表现。冲击伤有胃肠道损伤时可见便血,有肾和膀胱损伤时可有血尿,有肝脾和胃肠道破裂时则有腹膜刺激症状。

五、辅助检查

1. 实验室检查

(1)血常规:通常有白细胞总数升高,分类中中性粒细胞百分数升高。如复合伤时有红细胞、白细胞和血小板全血细胞减少,伴有体温下降,则预示伤情严重,预后不良。血清酶学检查增加。

(2)呼吸功能:血气分析可见PaO_2明显下降,通气灌流比例失调,导致肺分流量增加。

(3)血液高铁血红蛋白检查:化学毒物中毒时,有些可见血液中高铁血红蛋白浓度有不同程度的升高,当含量达15%以上时,临床上便可出现发绀。

2. X线检查 可见肺纹理增粗,片状或云雾状阴影;胃肠道破裂时可见膈下游离气体。骨折时可见骨折线、骨碎片、骨变形、软组织肿胀。

3. 心电图 可见心动过速、低电压、ST-T下降甚至T波倒置。

4. 其他辅助检查 B超、CT可显示冲击波引起的肝、脾、肾破裂的改变。

六、临床思辨

诊断过程中要根据爆炸现场区别化学物质爆炸和物理性爆炸。化学物质爆炸很容易导致冲烧毒复合伤,而冲烧毒复合伤是所有复合伤中最严重的一种,伤势重,并发症多,病死率较高。冲烧毒复合伤的发生率与离爆心远近有关:离爆心越近,发生冲烧毒复合伤的机会越多。

爆炸伤患者诊治中要注意以下几个方面:

1. 致伤因素多,伤情复杂　损伤范围广,涉及多个部位和多个脏器,且全身和局部反应较强烈持久。热力可引起体表和呼吸道烧伤,冲击波除引起原发冲击伤外,爆炸引起的玻片和砂石可使人员产生玻片伤和砂石伤,建筑物倒塌、着火可引起挤压伤和烧伤,毒剂中毒除引起肺损伤外,有的还可引起神经系统的损伤。

2. 致伤机制十分复杂　爆炸伤的致伤效应是两种或两种以上致伤因素作用的相互加强或扩增效应的结合,由于热力、冲击波和毒气各致伤因素的相互协同、互相加重的综合效应,因此伤情更为严重。

3. 外伤掩盖内脏损伤,易误诊漏诊　体表损伤显著时内脏损伤容易被掩盖。极易造成漏诊误诊的原因可能有:①病史收集困难。危重患者无法主诉,病史资料不完善,隐蔽的症状和体征易被忽略,甚至遗漏重要脏器损伤;②空腔脏器伤在早期缺乏典型的临床症状,难以诊断;③内伤和外伤同时存在,没有伤口、伤道内脏损伤易被忽视且大多为致命性;④早期仅注意了体表烧伤和弹片伤,部分伤员同时合并肺、颅脑等冲击伤未能及时发现等。

4. 伤势重,并发症多,伤死率较高　严重的爆炸伤伤员常死于致伤现场,即使部分伤员能度过早期的休克等难关,往往也会死于后期的严重并发症。导致爆炸伤并发症多、伤死率高的原因有:①休克重。当机体机械性创伤复合烧伤时,体液丧失比单纯烧伤或创伤要增加1~2倍,可进一步加重机体的休克程度;②感染重。开放创伤、复合烧伤的感染不仅来自创面,也可来自肠道;③局部与全身抵抗力极度低下等。

5. 治疗困难和矛盾　爆炸伤治疗中最大的难题是难以处理好由于不同致伤因素带来的治疗困难和矛盾。就冲烧复合伤而言,烧伤的病理生理特点是迅速发生的体液损失,有效循环血量锐减而发生休克。因此,在烧伤的早期,迅速补液是防治休克的重要原则与措施之一。但在合并胸部冲击伤时,病理改变为肺泡破裂、肺泡内出血、肺水肿以及肺气肿等,治疗原则上输液要特别慎重。因此,如何处理好治疗烧伤的迅速输液与治疗肺冲击伤慎重输液诸如此类的矛盾是治疗的关键。

注意事项

诊治过程中要注意:重型颅脑损伤患者是否合并休克、颈椎损伤;严重腹部挤压伤是否合并膈肌破裂;骨盆骨折注意有无盆腔或腹腔内脏器损伤;严重胸部外伤是否合并心脏伤;下胸部损伤注意有无肝脾破裂等;特别在烧冲复合伤或机械性创伤复合冲击伤时,机体冲击伤是最易被人们所忽略的;有无石棉、烟尘等及爆炸产生大量的氮氧化物的吸入中毒。

七、治疗原则和专家建议

爆炸伤的伤员初期的现场急救十分重要,医护人员迅速赶到现场,进行有效的基础生命支持,并把患者及时转运到技术条件相对较强的医院,这样可大大提高抢救成功率。重视伤后1小时的黄金抢救时间,使伤员在尽可能短的时间内获得最确切的救治。重症爆炸复合伤患者需对两种以上致伤因素造成的多重损伤进行兼顾和并治。对危及生命及肢体存活的重要血管、内脏、颅脑损伤、中毒及窒息等,在休克复苏的同时,应优先处理;不危及生命或肢体存活的复合伤,应待烧伤休克及中毒症状基本被控制,全身情况稳定后再进行处理。

1. 爆炸复合伤伤员急救现场和安全转运

(1)立即阻断致伤因素,迅速脱离爆炸现场。

(2)保持呼吸道通畅和恰当的体位,昏迷患者转运时,采伤侧卧位,吸氧、输液、避免再度受伤和继发性损伤。

(3)准确判断伤情,应迅速明确损伤累及部位,优先处理危及患者的生命的损伤。其救治顺序一般为心胸部外伤—腹部外伤—颅脑损伤—四肢、脊柱损伤等。对连枷胸患者,立即予以加压包扎,开放性气胸应用大块敷料密封胸壁创口,张力性气胸用针排气。

(4)对中毒患者,应尽快清除出尚未吸收的和皮肤体表面的毒物,及早明确诊断,即时快速使用特效解毒和救治药物。

(5)控制外出血,遇有因肢体大血管撕裂要上止血带,需定时放松。

(6)开放骨折用无菌敷料包扎,闭合骨折用夹板或就地取材进行制动。

(7)适量给予止痛、镇静剂,有颅脑伤或呼吸功能不良者,禁用吗啡、哌替啶。

(8)要了解伤因、暴力情况及受伤时间,受伤时伤员的体位、姿势,神志等,为今后的医疗提供第一手资料。

2. 爆炸伤入院后的抢救程序

(1)应快速初步评定伤情,确定分类。重症患者入院后,应快速初步评定伤情,组织专科抢救。首先保证生命安全,考虑减少伤残,注意防治并发症。

(2)迅速抗休克、抗中毒治疗及纠正脑疝:严重爆炸复合伤患者早期死亡的主要原因为休克、脑疝、重度烧伤、中毒及创伤后心脏停搏等,早期积极地抗休克、抗中毒及纠正脑疝治疗是抢救成功的关键。对重型颅脑损伤患者应早期降颅压纠正脑疝,用20%甘露醇及呋塞米、白蛋白等减轻脑水肿,必要时手术清除颅内血肿、挫裂伤灶或施行各种减压手术。

(3)手术治疗的顺序:应遵循首先控制对生命威胁最大创伤的原则来决定手术的先后。一般是按照紧急手术(心脏及大血管破裂)、急性手术(腹内脏器破裂、腹膜外血肿、开放骨折)和择期手术(四肢闭合骨折)的顺序。如心脏大血管损伤,手术越快越好,提倡急诊室内手术。避免患者死于转运送手术室途中。

(4)术后积极防治ARDS及MODS:ARDS及MODS是爆炸伤患者创伤后期死亡的主要原因。早期防治应注意:①迅速有效地抗休克治疗,改善组织低灌注状态,快速输液时注意肺功能检测,复合伤患者伴肺挫伤者尤为重要;②早期进行机械通气,改善供氧,防治肺部感染。③注意尿量监测、保护肾脏功能,慎用对肾功能有损害的药物;④注意胃肠功能监测,早期行胃肠内营养;⑤及时手术治疗,手术力求简洁有效;⑥合理应用抗生素;⑦积极促进机体的修复和愈合;⑧作好后续治疗和康复治疗等。

> 在最短的时间用最简单有效方法对生命构成威胁的损伤进行诊断和干预是改善预后的关键。

(王爱民)

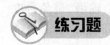

1. 男性,43岁,液化气爆炸伤急诊,表现为咯血,吐粉红色泡沫痰,气促,两肺闻及湿啰音,诊断为( )

    A. 闭合性气胸   B. 开放性气胸   C. 肺爆震伤

    D. 心脏损伤   E. 多跟多处肋骨骨折

答案:C

2. 爆炸伤中由气体冲击造成的损伤,不常见的是( )

    A. 隔膜破裂   B. 气胸   C. 胃肠道的损伤

    D. 骨折   E. 肺挫伤

答案:D

3. 爆炸伤致伤特点,以下描述<u>错误的</u>是( )

    A. 致伤因素多,伤情复杂

    B. 致伤机制复杂

    C. 外伤掩盖内脏损伤,易漏诊误诊,体表损伤常很显著,此时内脏损伤却容易被掩盖

    D. 伤势重,并发症多,病死率较高

    E. 很少出现复合伤

答案:E

4. 爆炸复合伤伤员现场急救<u>错误的</u>是( )

    A. 立即阻断致伤因素,迅速脱离爆炸现场

    B. 保持呼吸道通畅

    C. 肢体大血管撕裂要上止血带,但要定时放松

    D. 救治顺序一般为四肢、脊柱损伤—腹部外伤—颅脑损伤—心胸部外伤

    E. 连枷胸患者,立即予以加压包扎,开放性气胸应用大块敷料密封胸壁创口,张力性气胸用针排气

答案:D

5. 骨盆骨折最严重的并发症是(　　)
   A. 直肠损伤　　　B. 盆腔血管损伤　　　C. 膀胱损伤
   D. 尿道损伤　　　E. 神经损伤
   答案：B

第三节　枪　　伤

一、概述

枪伤是指经过手枪或步枪等发射的子弹击中人体所致的损伤。枪支可分为军用枪、警用枪、运动枪、民用枪和自制枪。军用枪，包括步枪、冲锋枪、手枪等，特点是射程远、威力大、命中率高、结构精密、性能良好。警用枪，包括手枪、自动步枪和步枪，特点是便于隐蔽。运动枪，指供运动练习用枪支，主要是步手枪，一般不具有杀伤力。民用枪：主要是散弹枪，有单、双管之分，使用 4.5～5mm 长宽的铅粒。打猎用的还有较大的散弹，直径可达 9mm。枪伤的损伤机制与病理改变具有多样性和复杂性的特点。

二、病因

1. 战时　战时枪伤多为手枪、步枪、冲锋、重机枪所致枪伤，且战场上伤口常严重污染、伤口得不到及时处理、伤员众多、伤情严重。
2. 平时　我国和平时期的枪伤多为低速手枪伤或打猎时散弹枪误伤。

三、致伤机制

1. 直接损伤　子弹在侵入机体过程中，其前冲力能直接挤碎组织，形成原发伤道。
2. 压力波损伤　投射物穿入机体时，部分能量以压力波的形式传递给周围组织，致伤道以外周边组织损伤。
3. 瞬时空腔损伤　由于其能量大，在运动过程中还挤压周围组织，形成比原发伤道直径大数倍至数十倍的暂时性空腔，腔内呈负压，数毫秒后周围组织回缩，可造成组织撕裂和污物吸入。
4. 水粒子加速损伤　子弹还可将动能传递给伤道周围组织的液体微粒，加速后极快向周围扩散，造成更广泛的损伤。引起哮喘发作的吸入性过敏原或其他致敏因子持续存在，致使机体持续发生抗原抗体反应，导致支气管平滑肌持续痉挛和气道黏膜的变态反应性炎症及水肿，致使气道阻塞，不能缓解。

四、临床病理

局部病理改变可分为3个区域：①原发伤道：为一不规则腔隙，内有失活组织、异物、血液和血凝块等。②挫伤区：紧接原发伤道，2～3 日后炎症明显，并发生组织坏死。坏死组织脱落后,原发伤道扩大成继发伤道。③振荡区:围绕挫伤区,主要由于受侧冲力后血液循环发生障碍所致,可有充血、水肿、血栓形成等。

 知识延展

有研究采用磁共振成像(MRI)扫描和常规病理学观察相结合的方法研究,将枪伤组织分为原发伤道区、凝固性坏死区、组织碎裂区和组织变性区4区。其中凝固性坏死区和组织碎裂区相当于挫伤区,但凝固性坏死区为不可逆坏死,需清创切除;而组织碎裂区仍具有修复能力,应予保留。

五、辅助检查

1. X线片检查　X线片检查能判断子弹是否滞留体内。对肺挫伤、气胸、消化道穿孔、骨折等创伤有诊断意义。

2. CT检查　CT检查对颅脑、脊柱、胸、腹损伤部及骨折的诊断有帮助。能快速如实反映损伤范围及病理,可以动态观察病变的发展与转归。

3. 其他辅助检查　B超能快速有效地诊断心包积血、血胸、气胸及腹腔脏器破裂等损伤。

六、临床思辨

(一)了解伤情

包括致伤武器、受伤的时间、地点、部位等。

1. 致伤武器　了解武器的种类,步枪弹的损伤比手枪弹重,散弹枪伤相对较轻。

 知识延展

散弹枪伤以与枪口的距离来分:小于6m,如同高速子弹伤,组织受伤范围较广;2m内,子弹会贯穿身体;大于6m,相当于低速子弹。

2. 受伤时间　受伤时间越短,治疗时间越早,则可显著减少死亡率和伤残率。如清创时间通常在伤后6~8小时内进行。

3. 受伤部位　头、颈、胸、腹部的枪伤,常较四肢伤严重。伴有大血管伤的四肢火器伤比未伴有者更严重。受伤的部位和脏器越多,伤员的死亡率越高。

(二)检查伤道

1. 伤道类型　通常分为4类:①贯通伤:指既有入口又有出口的火器伤。②盲管伤:只有入口无出口的火器伤。多见较远距离的枪弹伤。③切线伤:弹体沿体表切线方向穿过后形成的沟槽状伤道。切线伤的伤情依弹体所传递的能量大小决定,近距离射击时传递的能量大,容易造成深部组织和器官的严重损伤。如颅脑切线伤可导致发生硬膜外或硬膜下血肿、脑组织挫伤、蛛网膜下腔出血等。④反跳伤:入口和出口都在一点的浅表伤口。多见于小弹体击中人体某一坚硬部位(如颅骨、肋骨等)后被弹回所形成的伤口。

2. 伤道部位　常决定伤情和预后,如颅脑枪伤比单纯肢体枪伤的伤情复杂严重得多,预后也差。应仔细检查头发、被衣物遮蔽的部位,以免遗漏重要伤道。

3. 伤道内容物　根据伤道内容物可判断体内组织和器官是否受损伤。如伤道血流汹涌,提示有大血管损伤;头部伤道有脑组织溢出,提示大脑受损毁;胸部伤道有气体随呼吸进出,提示有开放性气胸;腹部伤道有胃肠内容物流出,提示空腔脏器受到损害(破裂或穿孔)。

(三) 检查机体

1. 检查生命体征　应迅速检测伤员的呼吸、脉搏、血压、意识状态,判断伤情。
2. 全面查体　重点查瞳孔大小、气管、胸腹部;其次查脊柱、骨盆、四肢及皮肤,判断有无重要脏器、大血管和神经损伤。
3. 辅助检查　胸部枪伤可做 X 线胸片,了解有无气胸;腹部枪伤可做立位 X 线腹部平片、B 超、诊断性腹穿等检查,了解有无腹腔实质性或空腔脏器损伤;骨盆枪伤应放置导尿管,检查有无血尿。

七、治疗原则和专家建议

(一) 现场初步抢救

1. 保持呼吸道畅通　颅脑、颌面、鼻咽腔、颈部和胸腹部的伤员都可能发生通气障碍或窒息。可放入口咽通气管或行环甲膜穿刺,昏迷者应实施气管插管。
2. 止血　可采用压迫止血、填塞加压包扎止血、止血带止血等方法有效控制出血。
3. 包扎　防止伤口再污染同时还可以起到压迫止血、制动和止痛的作用。
4. 固定　防止骨折患者骨断端在搬运中错位而刺伤神经血管,减少疼痛。
5. 封闭胸腔　有开放性气胸者,应用厚敷料包扎封闭伤口。
6. 迅速转运　经止血、包扎、固定后,将病情危重的伤员迅速转送到医院进一步救治。

(二) 早期外科处置原则

1. 早期清创　时间越短越好,通常伤后 6~8 小时内进行。
2. 充分暴露伤道　由于致伤时瞬时空腔作用,可使伤道周围的血管损伤,其远端可发生隐蔽性损伤,只有充分暴露伤道,才有利于探查深部组织和远离伤道组织的损伤情况,以解除深部组织的张力,改善局部血液循环避免筋膜间隙综合征的发生。
3. 不必清创的枪伤　①入、出口不大,无大血管损伤和血肿形成的贯通伤。②无开放性气胸和胸腔内大量出血的胸背部伤。③浅表多发性小弹片伤。④金属异物的处理:枪伤后机体内遗留金属异物的情况极其常见,但位于深部和重要器官的金属异物,不应刻意取出,否则会造成严重后果。

金属异物取出适应证

下列情况可考虑取出金属异物:
(1)较浅可以触及的异物。
(2)异物直径大于1cm者。
(3)因异物存留而引起化脓性感染而使伤口不愈合者。
(4)异物位于关节腔内引起炎症或功能障碍者。
(5)异物位于大血管或神经干附近、重要脏器内(深部脑组织除外)或其附近,估计会引起继发性损伤或不良后果。
(6)异物引起明显症状,如局部疼痛和肢体功能障碍者。

(三)常见枪伤的初步救治要点

1. 颅脑枪伤

(1)颅内血肿:表现为颅内压增高和脑疝症状,应给予20%甘露醇降低颅内压。
(2)脑膨出:须妥善加以保护,可用圆形纱布垫圈放在脑突出部的外围,覆盖凡士林纱布和无菌敷料后包扎固定。
(3)脑脊液漏:不能堵塞,应用无菌后敷料松松覆盖,防止逆行感染。

2. 颈部枪伤 常伤及血管,同时伴有喉、气管、咽、食管、颈椎等损伤。颈部大血管伤后大出血十分严重,急救时只能用填塞加压法止血。方法为:将健侧上肢上举过头作为支架,在伤侧填塞敷料后用绷带缠绕实施单侧加压包扎。

注意事项

颈部枪伤严禁在颈部环绕加压包扎,以免压迫气管造成呼吸困难或压迫静脉阻碍回流引起脑水肿。

3. 胸部枪伤 胸部的切线伤、贯通伤和盲管伤可造成胸壁破损和胸膜破裂,导致开放性气胸。伤员常表现为呼吸困难、面色发绀和烦躁不安,应立即用大张厚纱布垫将伤口严密封闭包扎,同时给予吸氧和补液。有条件时,可放置胸腔闭式引流管引流。后送途中应置半卧位。

4. 腹部枪伤 如有肠管脱出,一般不要送回腹腔,可用几层大纱布覆盖后,用碗盖上以免受压损伤,外面再用绷带包扎固定。对开放性腹部伤可用强力镇痛剂止痛,禁饮食,嘱咐伤员不要用力翻动和咳嗽。

5. 四肢枪伤 上下肢处置略有不同。

(1)上肢火器伤:迅速加压包扎止血,无效时在上臂近端用血带绑扎止血。有骨折时,不要复位,先包扎好伤口,再用夹板固定和三角巾悬吊。
(2)下肢火器伤:采用加压包扎多可止血,骨折夹板固定,应包括上下两个关节,使膝关节保持在伸直位、踝关节保持在90°位,并抬高伤肢。

(四) 散弹枪伤

穿透皮肤及皮下脂肪,不需要将弹丸取出,只需要打破伤风疫苗;穿透筋膜:先排除神经血管的损伤,若没有受伤只需打破伤风疫苗,四肢伤害可血管造影排除血管损伤。严重的组织损伤:清创并修复血管损伤,可行筋膜切开术,给予抗生素破伤风。

知识延展

在战争环境中,救治枪伤常将所有坏死、损伤和值得怀疑的组织全部予以切除,这虽然可能导致比枪伤本身更大的损伤,但从军事医学角度来看有其合理性和必要性。战场上伤口常严重污染、伤口得不到及时处理、伤员众多、医疗资源有限、医生经验不足等客观条件使人容易倾向于采取彻底清创的方法。和平时期的枪伤多为低速手枪伤,治疗方法与战争时期有很大的不同。20世纪60年代即有人提倡采取保守疗法治疗枪伤,切开、灌洗、抗生素以及破伤风疫苗的预防性应用一般都可取得理想疗效。

(王爱民)

练习题

1. 一30岁男性,枪伤后右上臂反常活动,其远端未触及动脉搏动,不能主动伸腕伸指,需立即( )

    A. 清创固定,修复血管   B. 伤口清创,骨牵引

    C. 清创内固定   D. 加压包扎,观察血液循环

    E. 闭合创口,夹板外固定

答案:C

2. 手被火器伤后8小时清创应做( )

    A. 初期缝合   B. 延期缝合   C. 二期缝合

    D. 定位缝合   E. 不做初期缝合

答案:E

3. 一56岁男性,腹部枪伤。体格检查:腹部可见非出血的弹孔,腹痛压痛和肌紧张,其余无异常,在送往医院途中生命体征为BP 70/40mmHg,P136次/分,R30次/分,下一步处理是( )

    A. 开放静脉通道,选用生理盐水,以"全部开放"的速度输入

    B. 开放静脉通道,选用足量生理盐水维持外周灌注

    C. 开放静脉通道,输入生理盐水2000ml,之后再次评估

    D. 应立即剖腹探查

    E. 清创缝合伤口

答案:C

4. 男性,37岁,右肩部枪伤1小时后入院,神志烦躁紧张,呼吸浅快,26次/分,心率130次/分,血压50/30mmHg,右胸呼吸音减弱,气管居中,无发绀及静脉怒张,右侧胸穿未抽出液体,留置尿管后引出尿液20ml,开放静脉后快速输入低分子右旋糖酐500ml和全血1000ml,血压60/20mmHg,心率130次/分,Hct 40%,下一步诊断应首先考虑(　　)

　　A. 腹腔穿刺术　　　　B. 胸部X线摄片　　　　C. 开胸探查
　　D. 重复胸腔穿刺　　　E. 动脉血管造影

答案:D

5. 男性,37岁,右肩部枪伤1小时后入院,神志烦躁紧张,呼吸浅快,26次/分,心率130次/分,血压50/30mmHg,右胸呼吸音减弱,气管居中,无发绀及静脉怒张,右侧胸穿未抽出液体,留置尿管后引出尿液20ml,开放静脉后快速输入低分子右旋糖酐500ml和全血1000ml,血压60/20mmHg,心率130次/分,Hct 40%,治疗措施是:应尽快(　　)

　　A. 静推葡萄糖酸钙　　　B. 予去甲肾上腺素　　　C. 继续大量输血扩容
　　D. 紧急开胸手术　　　　E. 给予止血药物

答案:C

第四节　烧(烫)伤

一、概述

烧烫伤(烧伤)是一种由物理或化学因素,如热力、化学、电流等引起的常见的外伤性疾病。小面积烧烫伤仅引起皮肤和(或)黏膜组织或相应的深层组织的损伤。但较大面积的烧烫伤,可引起机体的各个系统出现不同程度的功能、代谢和形态变化,使伤员全身出现严重的反应和内脏损害,发生休克、脓毒症和多脏器功能衰竭等并发症,死亡率很高。烧伤创面的愈合及治疗过程复杂,时间较长。创面愈合后可遗留有瘢痕挛缩和功能障碍等后遗症。所以烧伤、尤其大面积烧伤是一种最复杂和最严重的外伤性疾患。

二、病因

1. 热力烧烫伤(热烧伤)　包括由火焰、热水、蒸汽、爆炸、热气流、热液、电火花和直接接触热物(如火炉、沥青)所引起的损伤。

2. 化学烧烫伤(化学烧伤)　是由于身体接触到强酸、强碱、磷等化学物质而引起的损伤。较常见的酸烧伤为强酸(硫酸、盐酸、硝酸)。强碱烧伤一般为氢氧化钠、氢氧化钾等所致。临床上常见的碱烧伤有石灰及氨水等。

3. 电烧烫伤(电烧伤)　触电、雷击均可引起。

三、病理生理

(一) 热烧伤

根据热烧伤病理生理特点,大致分为三期,各期之间可互相重叠。

1. 体液渗出期(休克期) 伤后48小时内称为休克期。由于大量体液外渗,烧伤休克为低血容量性休克。表现为低血浆容量、血浓缩、低蛋白血症、低钠血症、代谢性酸中毒等。烧伤后,体液丧失的速度一般以伤后6～8小时内为高峰,至伤后18～24小时速度减缓。

2. 急性感染期 烧伤水肿回收期开始,感染变成最大威胁。烧伤创面的坏死组织和含有大量蛋白质的渗出液是细菌的良好培养基。在深度烧伤区的周围,还因血栓形成,致局部组织发生缺血和代谢障碍,自身的抗感染物质如白细胞、各种抗体、各种抗炎的细胞因子和全身应用的抗感染药物均很难到达局部,细菌的繁殖更难以控制。烧伤越深,面积越大,感染机会也越多,感染越重。一直到伤后3～4周,待健康肉芽屏障形成后,感染的机会才逐渐减少。

3. 修复期 组织烧伤后,在炎症反应的同时即开始组织修复。一度烧伤,修复后不遗留瘢痕。深二度烧伤,如无感染,依靠残存的上皮小岛瘢痕修复。三度烧伤经植皮修复。

(二) 化学烧伤

酸烧伤特点是使组织蛋白凝固而坏死,能使组织脱水;不形成水疱,皮革样成痂,一般不向深部侵蚀,但脱痂时间延长;碱则使蛋白水解、液化,继发感染,因此碱烧伤较酸烧伤更难处理。碱与组织蛋白结合成复合物后,能皂化脂肪组织,皂化时可产热,继续损伤组织。创面常扩大、加深,愈合慢;磷烧伤是有特点的化学烧伤,磷与空气接触即自燃,在暗环境中可看到蓝绿色火焰,磷氧化后产生 P_2O_3 和 P_2O_5 有脱水夺氧作用。磷是细胞质毒物,吸收后能引起肝、肾、心、肺等脏器损害。

(三) 电烧伤

电烧伤常引起广泛的组织凝固性坏死。组织的电阻强弱影响其受损的程度,电阻低的组织更易于受损。

 知识延展

体内各组织电阻由小到大排列顺序为:血管、神经、肌肉、皮肤、脂肪、肌腱和骨组织。

电流通过人体一般都有"入口"(即触电部位)和"出口",电流进入人体最常见的"入口"点是手,其次是头部。最常见的出口点是足。入口处有Ⅲ°烧伤,出口处一般也是Ⅲ°烧伤改变,但程度较轻,个别的出口处病变不明显。"入口"处皮肤干燥者,局部因电阻高,损害也较重,但全身性损害相对减轻。皮肤潮湿、出汗时,因电阻低,电流易通过,迅速沿电阻低的血管运行,全身性损害重;"入口"处邻近的血管易受损害,血管进行性栓塞常引起组织进行性坏死和继发性血管破裂出血。骨骼的电阻大,局部产生的热能也大,所以在骨骼周围可出现"套袖式"坏死。电流通过肢体时,可引发强烈挛缩,关节屈面常形成电流短路,所以在肘、腋、膝、股等处可出现"跳跃式"深度烧伤。另外,交流电对心脏损害较大,电流通过脑、心等重要器官,可出现心搏骤停。

四、临床表现

(一) 热力烧伤

1. 烧烫伤休克期主要表现
(1) 心率增快、脉搏细弱、心音低,脉压变小、血压下降,肢端凉。
(2) 呼吸浅、快。
(3) 口渴难忍,小儿更明显。
(4) 尿量减少,成人每小时尿量低于 20ml 常示血容量不足。
(5) 烦躁不安,脑组织缺血缺氧的表现。

2. 全身感染发生时主要表现　发热或体温不升,心率加快(成人常>140 次/分),呼吸急促,创面局部干枯、出血坏死等,严重者发生多器官功能衰竭。

3. 热烧烫伤局部表现　受伤的皮肤发红、肿胀,疼痛,烧灼感;可见明显水疱,水疱表皮脱落可见淡红色彩基底,并鲜红色斑点,或基底成浅红或红白相间,伴网状栓塞血管;严重者创面蜡白、炭化,形成焦痂,触之皮革状。

(二) 化学烧伤

酸烧伤后创面迅速成痂,界限清楚,碱烧伤疼痛剧烈,创面组织脱落后,创面凹陷,边缘潜行,经久不愈。磷进入伤口或皮下后,可引起严重肝、肾中毒,故在很小面积磷烧伤时,也有致死的危险。化学品气态时吸入可直接刺激呼吸道而引起呼吸道烧伤,出现呼吸困难,如硝酸吸入后,数小时即可出现肺水肿。误服强碱、强酸,可烧坏口腔、咽喉、食管与胃的黏膜,严重者可引起穿孔。

(三) 电烧伤

轻者有恶心、心悸、头晕或短暂的意识障碍;重者昏迷,呼吸、心搏骤停,如及时抢救多可恢复。局部损害入口处较出口处重。入口处常炭化,形成裂口或洞穴,烧伤深达肌肉、肌腱、骨周。损伤范围常外小内大;深部组织可夹心坏死;局部渗出较一般烧伤重;组织进行性坏死。四肢关节屈面可出现"跳跃式"伤口。

五、辅助检查

1. 实验室检查　通常有白细胞总数升高,中性粒细胞百分数升高。休克期血液浓缩(血细胞比容升高)、低血钠、低蛋白、酸中毒等。血清酶学升高,可出现凝血功能障碍及肝肾功能损害。血气分析可见 PaO_2 下降及过度通气。血培养可提示感染的病原菌类型。

2. 胸部 X 线检查及 CT　可显示肺部病变。

3. 心电图　可见心动过速、ST-T 改变。

六、临床思辨

(一)热烧伤面积估算

九分法:在100%的体表总面积中:头颈部占9%(9×1)(头部、面部、颈部各占3%);双上肢占18%(9×2)(双上臂7%,双前臂6%,双手5%);躯干前后包括会阴占27%(9×3)(前躯13%,后躯13%,会阴1%);双下肢(含臀部)占46%(双臀5%,双大腿21%,双小腿13%,双足7%)(9×5+1),(女性双足和臀各占6%)。更简便的计算方法是以患者本人手掌(包括手指掌面)其面积为体表总面积的1%。

(二)热烧伤深度判断

按烧烫伤深度,一般分为三度。

1. 一度(Ⅰ度)烧烫伤　只伤及表皮层,受伤的皮肤发红、肿胀,烧灼感,但无水疱。

2. 二度(Ⅱ度)烧烫伤　伤及真皮层,局部红肿、发热,疼痛,有明显水疱。浅Ⅱ度烧伤伤及全层表皮和真皮浅层。如无感染,则由残留表皮10~14天增生愈合,愈合后有色素沉着,但无瘢痕。深Ⅱ度烧伤伤及真皮深层,但有皮肤附件残留。伤后1~2天创面逐渐干燥,如无感染等并发症,3~4周可愈合;愈合后留有瘢痕。如被感染,则残留的皮肤附件往往被破坏,而变成Ⅲ度。

3. 三度(Ⅲ度)烧烫伤　全层皮肤包括皮肤下面的脂肪、骨和**肌肉**都受到伤害,皮肤焦黑、坏死,这时反而疼痛不剧烈,因为许多神经也都一起被损坏了。

焦痂性烧伤

Ⅲ度烧伤伤及皮肤全层,甚至可达皮下、肌肉、骨骼等。皮肤坏死、脱水后可形成焦痂,故又称为"焦痂性烧伤"。创面可呈苍白、棕褐色或焦黑、炭化,或可见树枝状栓塞血管;局部变硬、干燥、无水疱,但皮下组织间隙有大量液体积聚。焦痂一般于伤后2~4周逐渐分离并露出肉芽创面,除较小面积能自行愈合外,一般都需经皮肤移植方能愈合,愈合后留有瘢痕或畸形,不能出汗。

(三)热烧伤的严重程度分级

1. 成人热烧伤严重程度分类

(1)轻度烧伤:总面积在10%以下的Ⅱ度烧伤。

(2)中度烧伤:总面积在10%~29%或Ⅲ度烧伤面积在10%以下的烧伤。

(3)重度烧伤:总面积在30%~49%之间或Ⅲ度烧伤面积在10%~19%之间,或总面积不超过30%,但有下列情况之一者:全身情况严重或有休克者,有复合伤或合并伤(如严重创伤、化学中毒等),有中、重度吸入性损伤者。

(4)特重烧伤:总面积在50%以上或Ⅲ度烧伤面积在20%以上者。

2. 小儿烧烫伤严重程度和成人不同,分类如下:

(1)轻度烧伤:总面积在5%以下的Ⅱ度烧伤。

(2) 中度烧伤:总面积在5%～15%的Ⅱ度烧伤或Ⅲ度烧伤面积在5%以下的烧伤。

(3) 重度烧伤:总面积在15%～25%或Ⅲ度烧伤面积在5%～10%之间的烧伤。

(4) 特重度烧伤:总面积在25%以上或Ⅲ度烧伤面积在10%以上者。

 知识延展

临床上多采用"小面积"、"中面积"、"大面积"和"特大面积"来表示烧伤的严重程度。

小面积烧伤:Ⅱ度烧伤面积在10%以内或Ⅲ度烧伤面积在1%以内者,相当于轻度烧伤。

中面积烧伤:Ⅱ度烧伤总面积在11%～30%或Ⅲ度烧伤面积在10%～20%之间的烧伤,相当于中、重度烧伤。

大面积烧伤:总面积在31%～79%或Ⅲ度烧伤面积在21%～49%。

特大面积烧伤:总面积在80%以上或Ⅲ度烧伤面积在50%以上。

(四) 化学烧伤的损害程度

与化学品的性质、剂量、浓度、物理状态(固态液态气态),以及接触时间和接触面积的大小等有着密切的关系,化学物质对局部的损伤作用主要是细胞脱水和蛋白质变性有的产热而加重烧伤,有的化学物质被吸收后可发生中毒。

(五) 电烧伤临床分类

在临床上有两类。其一是全身性损伤:其皮肤损伤轻微,电流进入体内立即传遍全身,主要损伤心脏,引起血流动力学剧烈改变。可发生电痉挛、甚至呼吸、心搏骤停;另一类是局部损伤,电流在其传导受阻的组织产生热力,造成组织蛋白凝固或炭化、血栓形成等,称电烧伤。而且电流传导路径的组织细胞(如血管内皮),还可因电解作用受到损害,发生变性、坏死。

七、治疗原则和专家建议

(一) 热烧伤治疗原则和现场急救

1. 热烧伤治疗原则

(1) 保护烧伤区,防止和尽量清除外源性沾染。

(2) 预防和治疗低血容量或休克。

(3) 治疗局部和全身的感染。

(4) 用非手术和手术的方法促使创面早日愈合,并尽量减少瘢痕所造成的功能障碍和畸形。

(5) 预防和治疗多系统器官衰竭。

2. 热烧伤现场急救　正确的现场急救能为后继的治疗奠定良好基础。而不合理或草率的急救处理,会耽误治疗和妨碍愈合。

(1) 保护受伤部位:迅速脱离热源,如邻近有凉水,可先冲淋或浸浴以降低局部温度,避免再损伤局部;伤处的衣裤袜之类应剪开取下,不可剥脱;转运时,伤处向上以免受压;减少沾染,用清洁的被单、衣服等覆盖创面或简单包扎。

知识延展

烧伤程度不同,救护措施也不同:

对一度烧烫伤,应立即将伤口处浸在凉水中进行"冷却治疗",它有降温、减轻余热损伤、减轻肿胀、止痛、防止起泡等作用,如有冰块,把冰块敷于伤口处效果更佳。"冷却"30分钟左右就能完全止痛。

烧烫伤者经"冷却治疗"一定时间后,仍疼痛难受,且伤处长起了水疱,这说明是"二度烧烫伤"。这时不要弄破水疱,要迅速到医院治疗。

对三度烧烫伤者,应立即清洁的被单或衣服简单包扎,避免污染和再次损伤,创伤面不要涂擦药物,保持清洁,迅速送医院治疗。

(2) 镇静止痛。

(3) 呼吸道护理:呼吸道烧伤者必须维持呼吸道通畅,及时行气管切开,已昏迷的烧伤患者也须注意保持呼吸道通畅,避免误吸。

(二) 化学烧伤治疗原则与急救

1. 立即解脱被化学物质浸渍的衣物,连续长时间大量清水冲洗伤处。注意眼部与五官的冲洗。

2. 早期充分输液,加用利尿剂以排出毒性物质。

3. 已明确为化学毒物致伤者,应选用相应的解毒剂或对抗剂。

4. 深度烧伤应尽早切除坏死组织并植皮。

误服强酸、强碱不可立即催吐或洗胃,以免食管与胃破裂或穿孔;可针对服用的强酸或强碱种类,将相应的中和溶液灌入,同时灌入牛奶、鸡蛋清、植物油等流质,保护食管及胃黏膜。

注意事项

磷烧伤急救时切忌将伤处暴露于空气中,以免继续燃烧。可先将伤处浸入水中或用清水冲洗,水下移除磷粒后用1‰硫酸铜溶液浸湿纱布敷在伤处,使残留的磷生成二磷化二铜,再用5‰碳酸氢钠溶液冲洗,使磷渣再氧化成磷酐(无毒),最后纱布包扎。在磷烧伤处理时禁用油或凡士林纱布包扎,因磷易溶于油脂,会促使人体中毒。

(三) 电烧伤治疗原则与急救

1. 现场急救 立即切断电源,或用不导电的物体拨离电源;呼吸心跳骤停者进行心肺复苏;注意心电监护。

2. 液体复苏 补液量不能根据其表面烧伤面积计算,对深部组织损伤应充分估计。由于肌肉和红细胞的广泛损害,释放大量的血红蛋白和肌红蛋白,在酸血症的情况下,很易沉积于肾小管,导致急性肾衰。为此,早期补液量应高于一般烧伤,应用利尿增加尿量;补充碳酸氢钠以碱化尿液。

3. 清创时应注意切开减张,包括筋膜切开减压,避免骨筋膜室综合征。

4. 早期全身应用抗生素。因深部组织坏死供氧障碍,应警惕厌氧菌感染,局部应暴露,过氧化氢溶液冲洗、湿敷。注射破伤风抗毒素。

(王爱民)

练习题

1. 采用手掌法计算小面积烧伤,是以患者的手掌进行估算,五指并拢的掌面为体表面积的(   )

    A. 1.5%   B. 0.25%   C. 0.5%   D. 1%   1.25%

答案:D

2. 下列烧伤急救原则中,正确的是(   )

    A. 应就地给予清创术   B. 凡有呼吸道烧伤,一律做气管切开

    C. 热液烫伤者,不能用冷水浸泡   D. 凡有烧伤者,一律用哌替啶止痛

    E. 立即消除烧伤原因

答案:E

3. 特重烧伤是指(   )

    A. 烧伤总面积 31%

    B. 烧伤总面积 50% 以上或Ⅲ度烧伤面积达 20% 以上者

    C. Ⅲ度烧伤面积达 15%

    D. 烧伤总面积 25% 以上

    E. Ⅲ度烧伤面积达 17%

答案:B

4. **不符合**电烧伤特点的是(   )

    A. 皮肤的损伤轻微,而全身性损伤较重   B. 主要损害心脏,引起血流动力学改

    C. 可发生电痉挛,甚至心搏、呼吸骤停   D. 有"入口"和"出口",均为Ⅲ度烧伤

    E. 深部损伤范围不超过皮肤"入口"处

答案:E

第五节　颅 脑 损 伤

一、概述

颅脑损伤一般可分为头皮软组织伤、颅骨损伤和颅内组织损伤。脑实质损伤对预后起

重要的作用。伤后近期可发生脑挫裂伤、颅内血肿、脑水肿和脑疝,远期可出现脑积水和脑萎缩等。颅脑损伤继发颅内出血,积聚达到一定体积(幕上出血≥20ml,幕下出血≥10ml)产生脑受压和颅内高压症状,称为颅内血肿(intracranial hematoma)。按血肿形成部位不同,分为硬膜外、硬膜下和脑内血肿。按血肿病程及形成时间不同,分为急性、亚急性和慢性血肿。

二、病因

1. 平时 和平时期颅脑损伤的常见原因为交通事故、高处坠落、失足跌倒、工伤事故和火器伤;偶见难产和产钳引起的婴儿颅脑损伤。

2. 战时 战时导致颅脑损伤的主要原因包括房屋或工事倒塌、爆炸性武器形成高压冲击波的冲击。

三、病理生理学

1. 颅脑外伤后脑血流的改变 正常人的脑血管具有自动调节能力,如压力自动调节、黏稠度自动调节和代谢自动调节。颅脑外伤可影响脑血流量和脑代谢。颅脑外伤早期,常损害脑血流自动调节功能,脑血流呈压力依赖性调节。因此,高血压时可引起高灌注压甚至脑水肿、颅内压增高,低血压时导致脑缺血、脑细胞中毒性水肿。此外,脑血管对 $PaCO_2$ 的反应也受到影响。脑氧代谢率($CMRO_2$)和乳酸代谢率(CMRL)是判断脑缺血性损害程度的两个敏感指标,正常人 $CMRO_2$ 相当恒定,正常参考值 $3.0ml/(100g \cdot min)$。脑缺氧发生后,由于脑组织能量储备有限,数分钟内 ATP 迅速耗竭,细胞内由有氧代谢转为无氧代谢,乳酸生成量增加。临床上可通过监测颈静脉血氧饱和度($SjvO_2$)及脑脊液乳酸值以了解 $CMRO_2$ 和 CMRL。出现脑氧供需失衡时,脑氧摄取增加,$SjvO_2$ 下降和动静脉氧含量差($AVDO_2$)增大;氧供进一步减少,则引起 $CMRO_2$ 下降及脑细胞乳酸性酸中毒。

2. 颅脑外伤后颅内压升高 颅脑外伤破坏了脑血流、平均动脉压、颅内压和脑灌注压之间的正常关系。脑自身调节机制丧失,脑血流取决于平均动脉压,平均动脉压过高或过低可导致颅内压升高或脑缺血。颅脑外伤常伴有缺氧、高碳酸血症,而脑组织仍保持对 $PaCO_2$ 的敏感性,$PaCO_2$ 升高导致脑血管扩张,加剧了颅内高压。颅脑外伤后脑顺应性降低,脑容量的轻微增加即可引起颅内压急剧升高,导致继发性脑损害。

3. 颅脑外伤后脑水肿的发生 颅内压增高可影响脑的代谢和血流量而引起脑水肿,脑容量增加、颅内压进一步增高。颅脑外伤破坏了血脑屏障,引起血管性脑水肿,应用有扩血管作用的麻醉药物可加重这种脑水肿。脑细胞缺氧或血浆渗透压低时可引起细胞中毒性脑水肿,颅脑外伤后期可由于阻塞性或交通性脑积水引起间质性脑水肿。

四、临床表现

(一) 一般表现

1. 意识障碍绝大多数患者伤后即出现意识丧失,时间长短不一。意识障碍由轻到重表现为嗜睡、蒙眬、浅昏迷、昏迷和深昏迷。

2. 头痛、呕吐是伤后常见症状,如果不断加剧应警惕颅内血肿。

3. 瞳孔如果伤后一侧瞳孔立即散大,光反应消失,患者意识清醒,一般为动眼神经直接原发损伤;若双侧瞳孔大小不等且多变,表示中脑受损;若双侧瞳孔极度缩小,光反应消失,一般为桥脑损伤;如果一侧瞳孔先缩小,继而散大,光反应差,患者意识障碍加重,为典型的小脑幕切迹疝表现;若双侧瞳孔散大固定,光反应消失,多为濒危状态。

4. 生命体征伤后出现呼吸、脉搏浅弱,节律紊乱,血压下降,一般经数分钟及十多分钟后逐渐恢复正常。如果生命体征紊乱时间延长,且无恢复迹象,表明脑干损伤严重;如果伤后生命体征已恢复正常,随后逐渐出现血压升高、呼吸和脉搏变慢,常暗示颅内有继发血肿。

(二)特殊表现

1. 新生儿颅脑损伤几乎都是产伤所致,一般表现为头皮血肿、颅骨变形、囟门张力高或频繁呕吐。婴幼儿以骨膜下血肿较多,且容易钙化。小儿易出现乒乓球样凹陷骨折。婴幼儿及学龄前儿童伤后反应重,生命体征紊乱明显,容易出现休克症状。常有延迟性意识障碍表现。小儿颅内血肿临床表现轻,脑疝出现晚,病情变化急骤。

2. 老年人颅脑损伤后意识障碍时间长,生命体征改变显著,并发颅内血肿时早期症状多不明显,但呕吐常见,症状发展快。

3. 重型颅脑损伤常常可以引起水、盐代谢紊乱,高渗高血糖非酮性昏迷,脑性肺水肿及脑死亡等表现。

五、检查及监测

(一)X 线检查

X 线检查包括正位、侧位和创伤部位的切线位 X 线片,有助于颅骨骨折、颅内积气、颅内骨片或异物诊断,但遇有伤情重笃患者不可强求。颅骨线性骨折时注意避免与颅骨骨缝混淆。

(二)CT 检查

CT 检查可以快速如实反映损伤范围及病理,还可以动态观察病变的发展与转归,但诊断等密度、位于颅底或颅顶、脑干内或体积较小病变尚有一定困难。

1. 头皮血肿和头皮软组织损伤 最主要的表现是帽状腱膜下血肿,呈高密度影,常伴凹陷骨折、急性硬膜下血肿和脑实质损伤。

2. 颅骨骨折 CT 能迅速诊断线性骨折或凹陷骨折伴有硬膜外血肿或脑实质损伤。CT 骨窗像对于颅底骨折诊断价值更大,可以了解视神经管、眼眶及鼻窦的骨折情况。

3. 脑挫裂伤 常见的脑挫裂伤区多在额、颞前份,易伴有脑内血肿、蛛网膜下腔出血等表现,呈混杂密度改变,较大的挫裂伤灶周围有明显的水肿反应,并可见脑室、脑池移位变窄等占位效应。

4. 颅内血肿 ①急性硬膜外血肿典型表现为颅骨内板与脑表面有一双凸透镜形密度增高影。②急性硬膜下血肿表现为在脑表面呈新月形或半月形高密度区。慢性硬膜下血肿在颅骨内板下可见一新月形、半月形混杂密度或等密度影,中线移位,脑室受压。③脑内血肿表现为在脑挫裂伤附近或深部白质内可见圆形或不规则高密度或混杂密度血肿影。

注意事项

CT用于脑损伤患者的监测,有以下目的:①伤后6小时以内的CT检查如为阴性结果,不能排除颅内血肿可能,多次CT复查有利于早期发现迟发性血肿;②早期CT检查已发现脑挫裂伤或颅内较小血肿,患者尚无明显意识障碍加重,多次CT检查可了解脑水肿范围或血肿体积有无扩大,脑室有无受压以及中线结构有无移位等重要情况,有利于及时处理;③有助于非手术治疗过程中或术后确定疗效和需否改变治疗方案,了解血肿的吸收、脑水肿的消散以及后期有无脑积水、脑萎缩等改变发生。

(三) MRI 检查

对于等密度的硬膜下血肿、轻度脑挫裂伤、小灶性出血、外伤性脑梗死初期及位于颅底、颅顶或后颅窝等处的薄层血肿,MRI检查有明显优势,但不适于躁动、不合作或危急患者。

(四) 颅内压监测

用于一部分重度脑损伤有意识障碍的伤员,有以下目的:①对脑挫裂伤合并脑水肿,可较早发现颅内压增高,及时采取措施,将颅内压控制在一定程度以内。据统计颅内压在 5.2kPa(530mmH$_2$O)以下时,压力高低与治疗结果无明显相关性,若达到或超过此压力时,则死亡率显著升高。②作为手术指征的参考:颅内压呈进行性升高表现,提示需手术治疗,有颅内血肿可能,颅内压稳定在 2.6kPa(270mmH$_2$O)以下时,提示无须手术治疗。③判断预后,经各种积极治疗颅内压仍然持续在 5.2kPa(530mmH$_2$O)或更高,提示预后极差。

(五) 脑诱发电位

可分别反映脑干、皮质下和皮质等不同部位的功能情况,对确定受损部位、判断病情严重程度和预后等有帮助。

注意事项

①β观察期间出现剧烈头痛或烦躁不安症状,可能为颅内压增高或脑疝预兆;②原为意识清楚的患者发生睡眠中遗尿,应视为已有意识障碍;③患者躁动时,脉率未见相应增快,可能已有脑疝存在;④意识障碍的患者能够自行改变卧位或能够在呕吐时自行改变头位到不能变动,为病情加重表现。

六、临床思辨

(一) 诊断

应从以下几个方面判断伤情:意识状态、生命体征、眼部征象、运动障碍、感觉障碍、小脑体征、头部检查、脑脊液漏合并损伤。另外要考虑影响判断的因素如酒后受伤、服用镇静药物、强力脱水后、休克等。颅脑损伤早期诊断除了根据患者的致伤机制和临床征象之外,还要选择快速准确的检查方法,首选CT扫描。

(二) 鉴别诊断

动态的病情观察是鉴别原发性和继发性脑损伤的重要手段,目的是为了早期发现脑疝,也为了判断疗效和及时改变治疗方案。轻度头部外伤不论受伤当时有无昏迷,为了防止迟发性颅内血肿的漏诊,均应进行一段时间的观察与追踪,在众多的观察项目中,以意识观察最为重要。

1. 意识　在脑损伤中,引起意识障碍的原因为脑干受损、皮质弥散性受损或丘脑、下丘脑的受损等。意识障碍的程度可视为脑损伤轻重;意识障碍出现的迟早和有无继续加重,可作为区别原发性和继发性脑损伤的重要依据。

2. 瞳孔　瞳孔变化可因动眼神经、视神经以及脑干等部位的损伤引起,应用某些药物或剧痛、惊骇时也会影响瞳孔。小脑幕切迹疝的瞳孔进行性扩大变化,是最常引起关注的。瞳孔变化出现的迟早、有无继续加剧以及有无意识障碍同时加剧等,可将脑疝区别于因颅底骨折产生的原发性动眼神经损伤。有无间接对光反应可将视神经损伤区别于动眼神经损伤。

3. 神经系统体征　原发性脑损伤引起的偏瘫等局灶体征,在受伤当时已经出现,且不再继续加重;继发性脑损伤如颅内血肿或脑水肿引起者,则在伤后逐渐出现,若同时还有意识障碍进行性加重表现,则应考虑小脑幕切迹疝。

4. 生命体征　生命体征紊乱为脑干受损征象。受伤早期出现的呼吸、循环改变,常为原发性脑干损伤所致;伤后,与意识障碍和瞳孔变化同时出现的进行性心率减慢和血压升高,为小脑幕切迹疝所致;枕骨大孔疝可未经明显的意识障碍和瞳孔变化阶段而突然发生呼吸停止,开放性脑损伤的早期可因出血性休克而有血压、脉搏改变。脑损伤时可因颅内压增高等原因而引某些心电图异常改变,如窦性心动过缓、期前收缩、室性心动过速及T波低平等。

七、治疗原则和专家建议

(一) 非手术治疗

绝大多数轻、中型及重型颅脑损伤患者多以非手术治疗为主。非手术治疗主要包括颅内压监护、亚低温治疗、脱水治疗、营养支持疗法、呼吸道处理、脑血管痉挛防治、常见并发症的治疗、水电解质与酸碱平衡紊乱处理、抗菌药物治疗、脑神经保护药物等。

 争议论据交锋 ●

颅脑损伤的液体疗法:近10~20年,关于颅脑损伤液体疗法这方面的研究有许多重大的进展,甚至可以说已经或正在颠覆传统的治疗体系!在20世纪80年代,极大多数的神经外科医师认为:因为颅脑损伤必然继发有不同程度的脑水肿、颅内高压,若不能有效控制,将导致损伤部位及周围健存脑组织长期受压、缺血或受到各种不良因子(血性、炎性、代谢产物等)刺激,引起远大于损伤范围的神经元不可逆的损害;所以强调在治疗全程积极地限制液体与钠的入量,并将其称之为"标准的脱水疗法"。然而,近些年来多方面的研究及试验结果已经改变了这种观点,认为:颅脑损伤患者在应用脱水剂时不应限制液体与钠的入量!否则可导致"医源性的"低血压—脑灌注压降低—脑组织缺血缺氧、低钠血症、低钾血症等,对降低患者死残率、改善预后有害无益。

(二) 手术治疗

颅脑损伤手术治疗原则救治患者生命,恢复神经系统重要功能,降低死亡率和伤残率。手术治疗主要针对开放性颅脑损伤、闭合性颅脑损伤伴颅内血肿或因颅脑外伤所引起的合并症或后遗症。主要手术方式有大骨瓣减压术、开颅血肿清除术、清创术、凹陷性骨折整复术和颅骨缺损修补术。

争议论据交锋 ●

对于严重的脑挫裂伤合并脑内血肿的患者,长期以来临床医生多采用颅内血肿清除+去大骨瓣减压的手术治疗方式。理由是去大骨瓣减压术能使脑组织向减压窗方向膨出,以减轻颅内高压对重要脑组织(尤其是脑干和下丘脑)的压迫、牵张,以挽救患者生命,减轻术后负反应。但越来越多的临床实践表明:去大骨瓣减压术非但没有降低重型颅脑损伤患者的死残率,而且还可能起到了反效果。分析其原因可能有:①术后膨出的脑组织在减压窗处嵌顿、疝出的脑组织静脉回流受阻、缺血、水肿、坏死,久之形成脑穿通畸形。②为了减压,术中并不缝合硬脑膜,脑组织与原颅骨外诸层粘连,会增加继发性癫痫的发生率。③ 去大骨瓣减压术会导致脑室系统脑脊液向减压窗方向流动,形成间质性脑水肿。④ 因为不缝合硬脑膜,可使手术创面(特别原颅骨外软组织)的渗血进入脑内、脑池和脑室系统,血性刺激容易引起继发性脑积水。⑤ 去大骨瓣、不缝合硬脑膜,必然导致脑在颅腔内不稳定,会引起脑组织再损伤。⑥ 去大骨瓣、不缝合硬脑膜,势必会增加颅内感染、切口裂开的可能性等。

(粟 枫)

练习题

1. 颅底骨折通常的诊断依据是( )
   A. 头颅 X 线片 B. 头颅 CT 片 C. 头痛伴呕吐
   D. 临床表现 E. 脑定位体征

   答案:D

2. 闭合性颅脑损伤早期治疗要点是( )
   A. 防治休克 B. 防治癫痫 C. 气管切开
   D. 控制入水量 E. 防治脑水肿和颅内血肿

   答案:E

3. 颅脑损伤患者的处理措施中<u>不正确</u>的是( )
   A. 按 GCS 表评估意识 B. 监测生命体征 C. 注意瞳孔变化
   D. 注意有无夏柯症出现 E. 正确使用脱水药

   答案:D

4. 颅底骨折出现脑脊液漏禁堵塞和腰穿,是为了( )

A. 防止感染　　　　　B. 防止脑疝　　　　　C. 防止颅内压上升
D. 防止脑水肿　　　　E. 防止头痛

答案：A

5. 男性,40岁,3天前头部外伤,当时无意识障碍,2小时后出现头痛,抬高头位时加剧,伴恶心、呕吐,平卧后可减轻。查体无阳性体征,头颅CT检查未见异常。为明确诊断首先应（　　）

A. MRI　　　　　　　B. 脑血管造影　　　　C. 腰穿测压
D. 脑电图　　　　　　E. 气脑造影

答案：C

第六节　颌面部损伤

一、概述

口腔颌面部损伤是指因工伤、交通事故和生活中的意外所致口腔颌面部软、硬组织及牙齿的损伤。口腔颌面是人体的暴露部位,损伤的发生率较高。

二、病因

1. 平时　多因工伤、交通事故、拳击伤等意外情况引起。
2. 战时　以火器性损伤为主,亦可由灼伤和核爆炸时的放射性损伤所致。

三、口腔颌面部解剖及损伤的特点

1. 口腔颌面部血液循环丰富,一方面创伤后出血多,组织水肿反应快;另一方面抗感染能力强,创口易于愈合。
2. 颌面部外伤常伴有牙齿的损伤,牙齿碎片可损伤周围的软组织,将感染带入深层组织,骨折线上的牙齿常影响愈合;另一方面,牙列的移位或咬殆错乱是诊断颌骨骨折的主要体征,可作颌骨复位结扎固定的基牙,也是检查颌骨复位的重要标准。
3. 颌面损伤易并发颅脑损伤,颈部重要器官如血管、颈椎等损伤。
4. 颌面损伤时可因组织移位、肿胀、舌后坠等影响呼吸而发生窒息;影响张口、咀嚼运动而妨碍进食和口腔卫生。
5. 颌面部窦、腔结构多,积存的细菌容易导致伤口感染。
6. 颌面部腮腺神经受损后,可引起面瘫、涎瘘,常有不同程度的面部畸形。

四、颌面部损伤的类型和临床表现

1. 软组织的损伤　可单独发生或伴有颌骨骨折、牙齿的损伤。常见的有擦伤、挫伤、刺割伤、撕裂或撕脱伤、咬伤。临床主要表现为软组织肿胀、出血、移位、疼痛等。
2. 牙齿和牙槽骨的损伤　主要为牙齿折断、牙挫入、牙齿脱位、牙槽骨骨折。临床表现为1个或多个牙齿松动、移位或脱位、牙折,牙槽突骨折时可见唇及牙龈的肿胀和撕裂伤,骨折片移位,引起咬合紊乱。

3. 颌骨骨折　上下颌骨均易发生骨折。下颌骨易在正中联合、颏孔区、下颌角区、髁突颈部骨折;上颌骨根据外力的方向、种类不同,骨折线不定,并常伴有颅脑的损伤。临床上除有一般骨折的共性,如肿痛、出血、移位、感觉异常和功能障碍外,颌骨骨折还表现有咬殆错乱、骨折块活动异常、下颌骨的骨折可有下唇麻木的症状、上颌骨骨折可伴有眶及眶周组织的变化,或伴有颅脑损伤时可出现脑脊液漏等。

五、实验室检查和辅助检查

1. 查血常规、血型(失血过多者)。
2. 伤势重、持续数小时以上的昏迷者应及时做 CT 检查,排除颅内血肿。
3. 定时查脉搏、血压、呼吸、瞳孔等变化,注意生命体征的变化。
4. 确定有无脑功能障碍症状,如偏瘫、失语及病理反射阳性等。
5. 一旦颅底发生骨折,可有脑脊液由鼻孔或外耳道流出。
6. X 线检查能及时了解骨折的部位及严重程度。

六、诊断要点

口腔颌面部软组织损伤依据损伤的类型及临床症状分述如下:

1. 擦伤　面部擦伤多发生于突起的部位,如颏部、额部、颧部、鼻、唇等部位。其临床特点主要是表皮破损,少量出血。因皮肤感觉末梢暴露而十分疼痛,伤口内常伴有沙粒或其他异物。

2. 挫伤　颌面部挫伤主要是皮下组织遭受损伤而无开放创口,其深部的肌肉、骨骼和关节也同时受伤。因此常伴有组织内溢血而形成瘀斑或血肿。

3. 咬伤　动物如狼、狗等可以咬伤人,咬伤后常造成颌面部大块组织撕脱,致深部组织肌肉和骨面暴露,因创伤污染严重,易于感染。

4. 刺伤　常为机械力量的钝器伤,伤口特点常是创口边缘不整齐呈锯齿状,裂口大,伴发绀色坏死组织及挫伤或伴有开放性骨折。

5. 锐器伤　创口特点是入口小而伤道深,常有盲管伤或贯通伤。当利物折断时可存留在组织内,一旦沙土或细菌随利物进入伤口深部,即可引起继发感染。

6. 切割伤　边缘整齐,如伤及血管即有大量出血;如切断面神经,可造成面瘫。

7. 撕伤　常因较大的机械力量将组织撕裂或撕脱,如头发被卷入机器中,可将较大头皮撕脱,严重者还连同耳朵、眉毛甚至上睑部撕下。创口边缘不整齐、出血多。常有肌肉、血管、神经及骨骼暴露引起疼痛,易发生休克及继发感染。

七、治疗原则和专家建议

(一) 窒息的抢救

1. 现场救护时对因血块或分泌物堵塞咽喉的伤者应迅速用手掏出,还可用塑料吸管吸出堵塞物，同时采取头低侧卧位，继续清除分泌物以解除窒息；

2. 对舌后坠引起窒息的伤员，应在舌尖 2cm 处用粗线或别针穿过全层舌组织将舌前部牵拉至口腔外，并将牵拉线固定于绷带或衣领扣上。采用侧卧位或俯卧位，头偏向健侧以便于分泌物流出。

 窒息治疗策略

关键在于早期发现，及时处理，当有可能发生呼吸困难时应及时处理，把抢救工作做在窒息发生之前，窒息前驱症状有烦躁不安、出血、面色苍白、口唇紫绀、鼻翼扇动，严重者出现"三凹"体征，即锁骨上窝、胸骨上窝、肋间隙吸气时出现明显的凹陷。窒息晚期：脉弱、脉快、血压下降、瞳孔散大至完全窒息。

3. 对上颌软组织伤伴有上颌骨骨折下垂位的伤员，运送过程中在迅速清除口腔内分泌物或异物的同时，应就地取材，用筷子、木棒、树枝、压舌板置于两侧双尖牙部位，加压使上颌骨上提，并将两端固定于头部绷带上，既可以防止窒息，还可以达到部分止血的目的。

4. 因咽部肿胀压迫呼吸道的伤者，应从口腔或鼻腔插入通气导管以解除窒息。情况紧急不能插管时，可用 15 号以上的粗针头由环甲膜刺入气管内以解除窒息，随后行气管切开。一旦呼吸停止，应紧急做环甲膜切开术进行抢救。

(二) 出血的处理

1. 压迫止血　颌面部的毛细血管，小动脉、小静脉出血时均可采用包扎止血法，尽可能先将软组织复位，然后在创面上覆盖纱布敷料，再用绷带加压包扎止血。

2. 堵塞止血　开放性及洞穿性窗口可用纱布块堵塞在创口内再用绷带加压，可达到压迫止血之目的，颏部及口底创口内作堵塞止血时，应注意保持呼吸道通畅，严防压迫气管后发生窒息。

3. 结扎止血　如条件许可对创口内出血的血管应用血管钳夹住做结扎止血。紧急情况下亦可连血管钳一起妥善包扎后转送至上级医院。

4. 药物止血　止血粉适用于各种损伤引起的出血，包括组织渗血以及小动脉和静脉出血，也可用于手术创面的出血。

(三) 防治休克

口腔颌面部损伤可导致休克，其原因主要分为出血性和创伤性两种，在严重的复合伤中较多见，处理原则为镇静、止血、输液。失血性休克应快速输血，补充血容量。

(四) 防治感染

口腔颌面部软组织损伤的创面常因细菌、泥沙、尘土等污染，严重的开放创口还可广泛地嵌入泥块、砂石等异物，其危害性甚至比原发性损伤更为严重。因此，预防和控制感染也是急救治疗中的重要部分。有条件进行清创缝合处理应及时进行，无条件者应早期包扎创口以隔离污染，伤后应尽早使用磺胺类药物或广谱抗生素，设备齐全时以静脉滴注药物为宜。对于伤口污染泥土的伤员，为了预防破伤风，伤后应及时注射破伤风抗毒素血清 1500U。

(粟　枫)

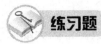

1. 头、面、颈部伤口术后拆线的时间是(　　)
   A. 2～3 天　　　　　B. 3～4 天　　　　　C. 4～5 天
   D. 5～6 天　　　　　E. 6～7 天
   答案：D

2. 女性,28 岁,乘务员,因飞机座位上方行李滑下致面部划开一长约 4cm 伤口,有血痂。该患者的开放性伤口属于(　　)
   A. 清洁伤口　　　　B. 轻度污染伤口　　　C. 重度污染伤口
   D. 感染伤口　　　　E. 化脓伤口
   答案：B

3. 污染伤口是指(　　)
   A. 伤口被锐器割伤　　　　　　　B. 伤口时间较长
   C. 伤口有致病菌,已发生感染　　D. 伤口有较多分泌物
   E. 口被异物或细菌污染、但未发生感染
   答案：E

4. 污染伤口的处理措施是(　　)
   A. 清创后一期缝合　　B. 清创后不缝合　　C. 清创后延期缝合
   D. 不清创,处理伤口后换药　　E. 伤口处应用抗生素
   答案：A

5. 多发伤的紧急处理程序应为(　　)
   A. 控制出血→抗休克→解除窒息→封闭胸腔开放伤口→骨折固定
   B. 解除窒息→抗休克→控制出血→封闭胸腔开放伤口→骨折固定
   C. 骨折固定→解除窒息→控制出血→封闭胸腔开放伤口→抗休克
   D. 封闭胸腔开放伤口→控制出血→抗休克→解除窒息→骨折固定
   E. 解除窒息→控制出血→封闭胸腔开放伤口→抗休克→骨折固定
   答案：E

第七节　颈部损伤

一、概述

颈部区域狭小,与身体其他部位的损伤比较,颈部损伤相对少见。但一旦损伤,常易致大出血、空气栓塞、窒息等危及生命。颈部损伤按其病因分为闭合性损伤和开放性损伤,闭

合性损伤多见于拳击、勒缢等,开放性损伤多见于刺伤、割伤、弹伤等。

二、病因和发病机制

1. 开放性损伤　战时较多见,如弹伤或刺伤等。平时切伤多因刎颈所致。常因大动脉损伤急剧出血而引起死亡,或因伤道太窄,血液不能向外畅流,引起大血肿,可压迫气管,使呼吸道受阻。如不及早处理,可形成假性动脉瘤,感染后更难处理。

2. 闭合性损伤　多见于钝性击伤及勒缢等,常伴有严重头部或胸部损伤。除颈椎骨折外,喉与气管软骨可有骨折,导致上呼吸道受阻。

三、病理生理学

损伤部位不同,病理改变亦有区别,常见病理改变有:

1. 喉气管、咽食管连续性中断　连续性被破坏,可致喉软骨骨折移位,并致喉前后径变短,声门闭合异常喉气管、咽食管软组织水肿,或黏膜下血肿。从喉气管或咽食管破口逸出的空气未能顺利排出,或因刺激性咳嗽可致气体直接进入颈部结缔组织间隙及皮下组织,发生皮下气肿纵隔气肿甚至心脏压塞。

2. 胸膜顶破裂　若破口未能迅速被凝血块、结缔组织或破裂肌片所闭塞,则空气将进入胸膜腔,影响肺的呼吸运动。进入气体不多,呼吸运动部分受限,呼吸困难不明显或很轻微。若胸膜顶破口未闭塞呈活瓣状,吸气时空气易进入胸膜腔,呼气时空气不能逸出,则胸膜腔内压力逐渐增高形成张力性气胸,压缩肺组织并发生纵隔向健侧移位此时气体交换严重障碍。发生大量出血时,还会导致血胸。

3. 颈椎脱位和脊神经损伤。

四、临床表现

有外伤病史或主诉有异物穿入颈部;活动性出血,神经障碍,声音改变;从异物存留部位或进入部位分析可能损伤的器官。

1. 血管伤　伤口流出大量血液,颈部肿胀,淤血斑块甚至休克。偶有出血,不多,听诊有杂音,为血管损伤;有收缩期杂音为动脉损伤的搏动性血肿或动脉瘤。动静脉瘘则可听到持续性杂音,收缩期增强。颈内动脉和颈总动脉伤,同侧脑缺氧、偏瘫和昏迷。

2. 喉和气管伤　喘吁、皮下气肿、声音嘶哑和急性呼吸道梗阻的呼吸困难和窒息。

3. 咽和食管伤　早期可无症状,随后可出现吞咽困难、呕血。如颈部或纵隔感染者有高热。

4. 神经伤　脑神经、副神经、迷走神经、颈丛和臂丛神经损伤者,可出现不同症状。如臂丛神经损伤后上肢感觉、运动功能障碍。双侧迷走神经伤有声音嘶哑、吞咽困难及疼痛。

五、辅助检查

1. 血常规　血红蛋白、红细胞计数及血细胞比容等下降。

2. X线颈部正侧位片　了解气管受压、移位的情况。

3. 必要时行血管造影　了解血管损伤的部位和破口的大小，是否有假性动脉瘤、动静脉瘘等。

4. 气管镜或支气管镜检查　可直接见到气管损伤的情况。

5. 常规 X 线摄片检查　排除颈椎损伤，了解有无气管移位等。

6. 食管造影剂 X 线检查　若见造影剂外溢，提示食管破裂并显示其部位。

六、诊断要点

1. 有颈部外伤病史。

2. 颈部肿胀、伤口大量出血伴休克和脑缺氧表现者为颈部血管损伤。

3. 有呼吸系统症状，伤口内有泡沫性血液喷出，有颈部软组织内或皮下气肿征象者，为喉或气管损伤，喉镜检查可明确诊断。

4. 有吞咽困难，伤口内流出唾液及食物残渣等症状者，为食管损伤，食管造影 X 线检查能确诊。

5. 要排除两种或两种以上器官损伤的可能。

6. 喉和气管损伤往往是颈部损伤的一部分，诊治时需排除以下疾病：

(1) 颈椎骨折脱位：颈背部痛、压痛或颈强直或伴有肢体活动障碍，颈椎 X 线摄片见骨折或脱位，可明确诊断。

(2) 食管损伤：胸骨后痛，吞咽困难，呕血或发生纵隔炎；开放性损伤，从伤口流出唾液或食物残渣等，食管镜或胃镜见到食管损伤，可明确诊断。

七、治疗原则和专家建议

(一) 急救处理

颈部开放性损伤的主要危险为出血、休克、窒息截瘫及昏迷等。急救处理应执行创伤复苏的 ABC 原则，即首要注意气道（airway）、出血（bleeding）和循环（circulation）状况，挽救生命，减轻病残。

1. 止血　颈部开放性损伤常伤及颈部大血管，出血快而多是颈部损伤最重要的致死原因。

(1) 指压止血法：用于颈总动脉紧急止血。以拇指在胸锁乳突肌的前缘，齐环状软骨平面，向第 6 颈椎横突施压，可闭合颈总动脉。亦可将手指伸入伤口内紧压出血血管。

(2) 臂颈加压包扎止血法：用于单侧小血管出血。将健侧上肢举起贴于头侧。以举起的手臂为支柱将举起的手臂和颈一起加压包扎。此法不会压迫呼吸道，有压迫止血作用。加压包扎止血时切不可单独将绷带围绕颈部加压包扎，以免压迫呼吸道，造成呼吸困难。小血管出血，亦可采用填塞止血法。

(3) 加压包扎：颈部大静脉破损时，应立即加压包扎。因为颈部大静脉与筋膜密切相连，静脉破裂后，破口不能闭合反而张开。当吸气时胸腔负压可将空气吸入静脉破口中，发生空气栓塞。故伤后应立即加压包扎，严密观察患者的呼吸情况。

注意事项

初步处理时,忌用止血钳盲目钳夹止血。特别是颈总和颈内动脉出血时,盲目钳夹会导致同侧大脑供血不足。此外,出血点不明时切勿盲目钳夹止血因易损伤颈部重要的血管、神经等造成不良后果。

(4)手术探查:初步处理无效,须立即手术进行气管插管术及颈部切开探查术止血。有作者认为,颈部大血管损伤的处理,可按颈部3区分别对待。

1)血流动力学不稳定者,病情危急,无论损伤何区,均需即刻手术探查止血。

2)血流动力学稳定者可行选择性处理:Ⅰ区邻近胸腔,Ⅲ区邻近颅底,解剖复杂,处理较难,多需辅助检查(血管造影、内镜检查等)确定损伤部位和性质,决定手术进路和措施。Ⅱ区损伤,以往多采取立即手术探查血管,由于阴性率较高,近年主张亦行选择性处理,效果较好。

2. 抗休克 紧急止血是抗休克最重要的前提。

(1)出血虽已止住,但因失血过多,出现或即将出现休克时应立即测量血压。收缩压低于90mmHg,脉搏高于100次/分应考虑休克的存在。应迅速双侧静脉输液。给予乳酸林格液2000ml,一般可使丢失10%~20%血容量的成年人恢复血容量。严重血容量降低、重症休克或婴幼儿休克及原有肝脏功能损害者,可改用碳酸氢钠林格液或碳酸氢钠与等渗盐水的混合液,或葡萄糖加碳酸氢钠溶液。

(2)严重血容量不足或中等血容量不足,而有继续出血者,必须加输全血,使血红蛋白达到100g/L以上,以维持正常血容量及重要器官的生理功能。然后继续输入平衡电解质溶液。

(3)动脉输血能迅速恢复血压,对大量失血性休克者确为有效的方法。

(4)其他:如给予吸氧、镇痛、镇静、保暖和头低位等。

3. 解除呼吸困难 颈部开放性损伤时必须密切观察呼吸情况。呼吸困难时立即采取有效通畅措施。

(1)排除气道异物:用吸引器或注射器抽吸口腔、喉咽或喉气管破口内的血液和分泌物等。如发现异物,应立即取出。

(2)防止舌后坠:舌后坠者,应用舌钳将舌体牵出口外或托起下颌骨,或插入通气管,以解除呼吸困难。

(3)气管插管与断端缝合:喉气管破裂时,可经破口处暂时插入气管套管,或适宜的塑料管和橡皮管等如喉气管断离应立即将向下退缩的气管向上拉起并作暂时缝合固定,在断口内暂时置入适当的管子,以维持呼吸道通畅。

(4)低位气管切开:待患者运抵有条件的医疗机构后,应立即进行低位气管切开术,以免伤口内长期置管,造成喉气管瘢痕性狭窄。

(5)环甲膜切开:在紧急情况下也可作环甲膜切开术,插入气管套管或塑料管橡皮管等以暂时解除患者呼吸困难。待情况稳定后,再行低位气管切开术。

(6)急症喉部探查术:颈部开放性损伤波及喉部,应视情况行急症喉部探查术及低位气管切开术。

1)喉部探查术适应证:呼吸道阻塞和颈部皮下气肿进行性加重者;喉腔内可见大块粉碎撕裂的喉软骨片者;喉软骨塌陷或骨折致喉部严重变形;双侧喉返神经损伤者。

2)气管切开的作用:解除呼吸困难,创造抢救和进一步诊断治疗的机会避免死亡;若发生突然窒息(如血液或血块进入呼吸道)时,易行紧急处理,减少上呼吸道无效腔;易于呼吸道分泌物经短路(气管套管)无阻碍地咳出,或经气管套管抽吸,减少颈部感染和气肿发生的概率;方便有效的给氧;减轻咳嗽时的气道内压力,减小伤口的缝合张力,促进伤口愈合,防止破裂;促进伤喉的休息和功能的恢复。

4. 头部制动　如有颈椎疼痛、压痛、血肿或畸形应想到颈椎损伤(骨折和移位)的可能性。若患者高位截瘫,说明脊髓受到损伤。急救时切忌伸屈和扭转头颈;搬运时用双手托起肩部和头部;静卧时应去枕平卧或俯卧,头部两侧应置沙袋等。

注意事项

头部制动时,忌行气管切开术麻醉喉插管和内镜手术。必须时,应在不仰头的情况下施行。

5. 昏迷的处理　昏迷提示合并有颅脑损伤或失血过多应立即急救,并请神经外科及内科医生协助处理。

6. 异物的处理　在急救时一般可以不取出伤口内异物,除非异物造成呼吸障碍而且又容易取出还须注意取出异物是否会发生再度大出血如有出血可能可留待手术处理时再摘取异物。

7. 合并伤的急救　头面、胸腹、四肢损伤一并予以急救,并请外科医生协助。

(二) 一般手术处理

1. 清创缝合术　未伤及颈部重要结构者,应行清创缝合术。

(1)清创止血:以无菌纱布塞住伤口,用无菌肥皂水及生理盐水洗涤伤口周围的皮肤。更换手套和无菌布单后,经创缘外皮肤注射1%普鲁卡因溶液作浸润麻醉,用无菌生理盐水洗涤伤口并仔细检查伤口。已丧失活力的组织,可予切除。但对重要结构组织的切除应慎重。仔细寻找出血点,尤其是潜在的出血点,予以结扎。以防休克纠正后,因血压恢复,或术后换药、咳嗽、血块感染等,再度诱发活动性出血,甚至大出血。

(2)取除异物:对创口内异物原则上应及时取除,这是减少并发症和病死率的关键。异物的存留,不仅增加了伤口的感染概率还会进一步损伤颈部的重要结构。取除异物需结合术前检查和术中所见,对其位置、大小和形状等,进行深入的检查和研究,拟定安全取出的方法和步骤后再行取除。

(3)创口缝合:①污染不严重的伤口经仔细探查和修复,可以缝合关闭:充分清洗伤口,将肌肉断端拉拢,予以缝合;缝合皮下组织及皮肤在缝合创口的低处放入橡皮膜条或卷烟式引流条;术后配合应用抗生素。②有明显感染的创口,必须敞开换药:去除伤口的脓性分泌物,清洗伤口后盖上凡士林纱布块及敷料结束手术。术后每日用呋喃西林液或抗生素换药,使创口肉芽由底部逐渐向外生长。待创口长平后植皮或任其上皮化,或予二期缝合。

2. 颈内重要结构损伤的处理　颈部大血管、重要神经、喉气管和咽食管等重要结构的损伤,常发生危险的并发症,使病死率增加因此必须及时予以恰当的处理。

(1)喉气管损伤的手术处理:诊断明确后及早在全麻下(必要时采用喉气管插管麻醉)进行清创缝合。

1)软骨缝合:喉气管切割伤多系横切口,可采用吸收缝合线或 Dexon 缝线,将喉气管破口的外软骨膜缝合如软骨只有一处被横行切开,并无碎软骨片,则只需将外软骨膜间断缝合,软骨和黏膜即可对合复位,良好固定。若软骨切口较大,只缝好软骨膜不能很好地对合固定切断的软骨则可用极细不锈钢丝(28 号),将软骨钻几个小孔,对准缝合固定。如软骨系粉碎性骨折,不可随便取出软骨碎片,必须很好地复位、缝合和固定。

2)放置喉扩张管:为了预防喉气管瘢痕性狭窄复位后要放置喉扩张管。喉扩张管(喉模)可用刺激性较小硅橡胶管制成。术中根据需要修成一定的形状,通过气管切开口,送入气管和喉腔放在喉气管腔的适当位置然后将穿过喉扩张管下端的细不锈钢丝拴在气管套管上以固定之。

3)严重污染化脓创口的处理:对于严重污染化脓的创口,修复喉气管破口后,可用肌肉或甲状腺盖在缝合破口处,并予以缝线固定。颈部伤口让其敞开,不予缝合,术后每天用呋喃西林液或敏感的抗生素换药待其逐渐愈合。

4)会厌软骨被切断如有黏膜联系在一起,可用 28 号不锈钢丝缝合软骨 1~2 针,使之复位,并用 4-0 铬制肠线或 Dexon 缝线间断缝合黏膜如会厌软骨已被切断有根蒂相连,可间断缝合软骨及破损黏膜即可。

5)气管大缺损的处理:大缺损可用皮片或筋膜包在喉气管扩张管表面,置入缺损处,环状软骨前壁和气管前壁缺损过多,可用自体软骨片或带蒂方骨片进行移植修补。如气管完全切断退缩要将气管上、下端游离后拉拢,进行对端吻合。

6)穿入伤手术:如系颈部穿入伤,喉气管损伤诊断一经确定,就应及早在局麻或气管插管麻醉下切开颈部查明损伤,予以修复。可采用颈中线纵行切口,或通过甲状软骨中点作一微弧形横切口,即沿皮纹切开,术后切口瘢痕不明显。无论采用何种切口可不切断胸骨舌骨肌和胸骨甲状肌,在游离皮下组织以后向两侧拉开,使手术野宽敞。缝合喉气管软骨和置放喉扩张管都很方便。

(2)咽食管损伤的手术处理:手术前放入鼻胃管不仅可以供给营养,且对辨认和查明咽食管破口很有帮助,若术前未能插入鼻胃管可在手术开始时或术中,插入鼻胃管。

1)咽食管破口的初期缝合:最好用细铬制肠线或 Dexon 缝线作黏膜外横行缝合以免术后形成狭窄。黏膜外缝合后,嘱患者做吞咽动作,吞咽时如缝合处漏气或唾液必须加缝几针,直至不漏为止。特别长的纵行食管破口,才可用纵形缝合。

2)咽食管肌层的缝合:为了防止咽食管内容物漏入颈部伤口,对咽食管肌层也要予以仔细缝合,还可用邻近的结缔组织或其他肌肉或甲状腺盖在缝合破口处,并予以缝线固定,以加强破口修复的机会。咽食管损伤时间较长的,也要予以缝合,并引流伤口。

3) 食管断离的处理:食管完全切断退缩者,必须将食管上、下端游离予以对端吻合。

4) 创口引流:咽食管损伤易并发颈部和纵隔感染,常由于手术修复不妥或颈部引流不畅等原因所致。所以,颈部伤口充分引流是修复成功的关键,否则,将造成颈部和纵隔严重感染,甚至死亡。必要时,缝合切口的两端要放置引流条,但须注意引流条不能放置在咽食管破口修复处,以免影响修复处的愈合。

3. **胸导管损伤的手术处理** 颈部伤口有乳糜液漏出时,提示有胸导管损伤,须立即加压包扎。

(1) 清创缝合:清创缝合时,需查明乳糜液漏出的破口或断离情况将胸导管破口处的远近两端,予以丝线结扎这是最可靠的处理。结扎胸导管后,不致发生后患,因其与右侧淋巴管间有许多交通支且有许多淋巴静脉通道如系颈部穿入伤,在颈部切开探查术时,也要仔细寻找乳糜液漏出的部位,予以同样处理。

(2) 乳糜胸处理:发生乳糜胸时需进行胸腔穿刺抽液,必要时作闭式胸腔引流无论是颈部乳糜瘘或是乳糜胸可发生长时间多量乳糜液漏出,患者常有严重脱水和消瘦,应积极处理,每天给予足量静脉输液补充电解质蛋白质及脂肪。如患者能够进食,应给予高脂肪、高蛋白饮食。

4. **甲状腺损伤的手术处理** 甲状腺破损的主要问题是顽固性出血难以止住,有时可形成颈部大血肿,压迫呼吸道,引起呼吸困难,甚至死亡应立即止血,将破碎的甲状腺切除,予以贯穿结扎。如左右两叶甲状腺均有破损出血,可均予切除,将甲状腺峡留在原位,一般不致有甲状腺功能不足或黏液性水肿出现。如甲状腺破损严重,界限模糊不清,出血难以止住,切除破损甲状腺又无法进行,此时可以压住颈外动脉,减少出血,立即找到甲状腺上下动脉,予以结扎方能止血。虽结扎两侧上、下甲状腺动脉,亦不至于发生甲状腺坏死。

5. **唾液腺损伤的手术处理** 一般可进行缝合若破口内有明显腺管可见,则应结扎。如下颌下腺破损严重,难于修复,或修复后有造成唾液瘘的可能时,可将下颌下腺切除。一般唾液瘘在3个月之内可自行封闭,如长久不愈则可考虑行瘘管切除术或修复术。伤及腮腺总管者较少见,如已断离,需用小塑料管自口腔内插入腮腺总管两断端内,然后再作对端吻合术。待连接处愈合后,即将小塑料管拔出。

6. **胸膜顶损伤的手术处理** 胸膜顶损伤多并发气胸或血气胸。手术中发现胸膜顶破口,应予以结扎,如不能查明可用颈部结缔组织或肌肉填塞在胸膜顶损伤处,以阻止空气继续进入胸膜腔并可促使其愈合此外还应抽出胸膜腔内空气,如系张力性气胸,须立即进行闭式胸膜腔引流术。胸膜腔积血一经发现须立即施行胸膜腔穿刺,抽出积血,如血液不断进入胸膜腔内,则需作闭式胸膜腔引流,同时进行止血给予止血药,必要时输血。如胸膜腔内有大量血液凝固,心肺受压,则须进行开胸术取出其中血块。

7. **颈椎损伤的手术处理** 如患者出现进行性神经功能障碍,或者椎管内有骨折片和弹片存在时,应进行颈部椎管切开探查术,由脊柱专科医师处理颈椎骨折移位或压迫脊髓时应

第十三章 急性创伤

采用颅骨牵引法使之复位和固定。

(三) 颈部切开探查术

1. 适应证　疑有重要结构损伤者须扩大原有伤口,进一步探查。穿入伤系高速度枪弹所致,或有明显颈部重要结构损伤,则应作颈部切开探查术若为戳伤或系低速度枪弹所致,无明显的颈部重要结构损伤者,是否作颈部切开探查术,意见尚不一致。但已穿过颈阔肌的穿入伤,均应作颈部切开探查术。如穿入伤位于颈后三角区,多无重要结构损伤,可观察6~10小时如仍无深层结构受伤的证据,亦应继续观察。如在观察过程中出现大出血、流血不止、血肿形成、脉弱、两臂血压有差别、皮下气肿、纵隔气肿、气胸、血胸唾液漏出、气泡逸出、喉软骨骨折、气管移位唾液带血、咳痰带血、吞咽困难、呼吸困难、声嘶、神经功能障碍偏瘫、四肢瘫痪、颈椎骨折脱位等,在急救处理的同时,应进行间接喉镜、纤维喉镜、气管镜、食管镜、颈或胸X线摄片及CT扫描等检查,必要时作颈部血管造影或其他检查,以便及时了解情况,然后进行颈部切开探查术。如颈部切开探查术后,不久又出现颈内重要结构的损伤征象,应迅速采取有关的诊断措施,以查明损伤的情况还可以进行第2次颈部切开探查术。

2. 麻醉方法　多采用气管内插管乙醚吸入麻醉,便于手术中进行比较广泛的探查及扩大伤口。伴有颈椎损伤时,不宜进行气管插管可采用静脉麻醉法若颈部有大血肿,喉气管被挤压偏向一侧,不易插入气管插管应在麻醉插管前,作气管切开术。

3. 手术方法

(1)插入鼻胃管:皮肤消毒前,先插入鼻胃管,以便抽吸胃内容物防止胃扩张,同时可探查食管有无损伤。

(2)切开探查:消毒皮肤后自胸骨切迹起,沿胸锁乳突肌前缘到乳突尖处为止,切开皮下组织和颈阔肌,并切开胸锁乳突肌前缘筋膜,将胸锁乳突肌向外侧牵开,暴露颈动脉鞘内的颈动脉静脉和迷走神经。将胸骨舌骨肌和胸骨甲状肌向中线牵拉。必要时,可切断以上两肌,亦可切断肩胛舌骨肌使手术野暴露更好。如需探查双侧颈部可以作领式横行切口,与甲状腺切除术的切口相似,但其位置较高较长。

锁骨上及锁骨后血管损伤时,若无胸腔内损伤的证据,不必作紧急处理。暴露锁骨下动脉损伤,可切除锁骨内半,作初期动脉损伤修复。

如右侧锁骨下动脉损伤靠近起源处,则须从第3或第4肋间进入胸腔暴露其近心端加以处理。右锁骨下动脉、无名动脉及左颈总动脉损伤,则宜作胸骨正中劈开切口以控制出血,进行修复。

如颈部伤口严重出血,在紧急情况下,可用手指插入伤口内压迫血管暂时止血。然后从下向上劈开胸骨,在血管远近两端,用涤纶带或脐带线围绕迅速止血。当患者休克逐渐恢复后,可延长切口至颈部,然后处理血管及其他损伤。

如出血漏入胸膜腔,则应作胸侧切口,以手指压住出血处即用涤纶带或脐带线,控制出血的动脉远近两端。如系左侧开胸暂时阻断胸主动脉,有助于急救。然后可在胸锁乳突肌前缘或锁骨上,另作一切口,以处理颈部创伤。如创伤累及纵隔,上述两切口不能暴露,可再劈开胸骨全长,以利操作。

颈内静脉破口应立即压住或结扎,以免吸入空气,造成循环系统内空气栓塞。颈内静脉上端出血宜采用乳突凿开术,暴露乙状窦,用碘仿纱布条或凡士林纱布条填塞,压住乙状窦,可以止血。

在颈内重要结构修复妥善以后,仔细冲洗伤口,再进行详细检查。要查明手术伤口内有无异物存在。最后将胸锁乳突肌前缘筋膜缝合,然后再缝合切断的肌肉。将胸锁乳突肌的胸骨头肌腱与锁骨头肌腱合并在一起,缝合固定于胸骨上缘的骨膜上,然后缝合皮下组织和皮肤,关闭伤口。伤口两头各置入橡皮膜条或卷烟式引流物。已开胸的还应缝合胸壁切口,并作胸腔闭式引流。

(粟 枫)

练习题

1. 疑有颈椎或脊椎骨折患者在搬运时,下列方法**错误的**是(　　)
   A. 尽可能用颈托固定颈部　　　　B. 搬运时应固定头部,避免摇摆
   C. 可用海绵垫抬动　　　　　　　D. 保持脊椎的轴线稳定
   E. 将患者固定在硬板担架上搬运
   答案:A

2. 对于喉异物紧抱急救法下列说法**不正确**的是(　　)
   A. 患者可站立进行　　B. 患者可坐位进行　　C. 患者可俯卧位进行
   D. 面对患者操作　　　E. 可单人或双人完成
   答案:D

3. 搬运怀疑有颈椎损伤的伤员,下列方法正确的是(　　)
   A. 随意搬抬伤员
   B. 两人或多人抬伤员
   C. 直接拖动伤员
   D. 首先固定伤者颈部,由4~5人同时平抬起伤者,使伤者脊椎姿势固定不动
   E. 以上均不正确
   答案:D

4. 颈部损伤的急诊原则**不包括**(　　)
   A. 有效止血　　　　　　　　　　B. 紧急气管插管
   C. 优先处理危及生命的伤情　　　D. 颈部制动
   E. 保持呼吸道通畅
   答案:B

5. 颈部损伤分类**不包括**(　　)
   A. 颈部血管损伤　　B. 气管损伤　　C. 锁骨骨折
   D. 食管损伤　　　　E. 神经损伤
   答案:C

第八节 胸部损伤

一、概述

在所有创伤致死的患者中,有25%是由胸部创伤直接导致的。引起胸部创伤最常见的原因是机动车事故,约占70%~80%,其次是高处坠落伤及刀刺伤,其中>90%为闭合性胸部损伤,开放性创伤约占8%~10%。

致死性胸外伤包括大血管损伤、心脏压塞、张力性气胸、开放性气胸、严重肺挫裂伤、连枷胸等,在受伤的当时或是转运及抢救的过程中就发生死亡的患者,常常是由于心脏压塞或大血管破裂所造成的。

二、分类

1. 根据损伤是否造成胸膜腔与外界相通分类　分为闭合性胸部外伤和开放性胸部外伤。

2. 根据暴力性质分类　根据损伤暴力性质不同,胸部损伤(chest trauma or thoracic trauma)可分为钝性伤(blunt injury)和穿透伤(penetrating injury)。钝性胸部损伤多由减速性、挤压性、撞击性或冲击性暴力所致,损伤机制复杂,多有肋骨或胸骨骨折,常合并其他部位损伤;器官组织损伤以钝挫伤与裂伤为多见,心肺组织广泛钝挫伤后继发的组织水肿常导致急性呼吸窘迫综合征、心力衰竭和心律失常;伤后早期容易误诊或漏诊,钝性伤患者多数不需要开胸手术治疗。穿透性胸部损伤多由火器或锐器暴力致伤,损伤机制较清楚,损伤范围直接与伤道有关,早期诊断较容易;器官组织裂伤所致的进行性出血是伤情进展快、患者死亡的主要原因,相当部分穿透性胸部损伤患者需要开胸手术治疗。

三、胸外伤引起的病理生理变化

胸外伤除引起损伤的一般病理生理变化之外,还有其特殊的病理生理变化。

(一) 呼吸功能紊乱

1. 通气功能紊乱

(1) 胸部顺应性降低:胸壁损伤引起胸痛,使胸壁呼吸运动减弱;胸壁损伤可引起组织出血、渗出和水肿等改变,均可引起胸部顺应性降低,使肺通气功能下降。

(2) 肺顺应性降低:胸部创伤引起疼痛,影响患者呼吸,肺泡不能充分膨胀;肺损伤引起肺组织出血或渗出;同时肺泡及支气管内分泌物不能排出;肺泡膜及毛细血管内膜缺氧,增加毛细血管的通透性,使肺泡内渗出液增加。上述因素引起肺顺应性降低,导致通气功能紊乱。

(3) 浮动胸壁:多根多处肋骨骨折引起浮动胸壁,吸气时,胸膜腔内压力降低,浮动胸壁受到大气压的影响而内陷,伤侧肺脏不能膨胀影响空气吸入;呼气时,伤侧胸膜腔内压力上升,使浮动胸壁外凸,不能排出伤侧肺脏内气体。浮动胸壁的这种与正常胸壁运动相反的活动称为"反常呼吸",降低肺的通气功能。

知识延展

反常呼吸:反常呼吸运动是一种病理的呼吸运动,是胸部外伤后至胸部多根多处肋骨骨折,使胸壁失去完整肋骨支撑而软化所致,正常人在吸气时胸廓抬起,呼气时胸壁下降;反常呼吸运动正好相反,在吸气时胸廓下降,呼气时胸壁抬起。

连枷胸:在胸外伤时,多处多根肋骨骨折时,胸廓的完整性遭到破坏,导致胸部伤处软组织失去胸廓的支撑,出现反常呼吸,即随呼气外凸,吸气时凹陷,又被称为连枷胸。

(4)呼吸道阻力增加:胸部创伤均不同程度地引起呼吸道分泌物的积聚,同时也导致不同程度的支气管痉挛,均可增加呼吸道阻力,减少通气量。

(5)胸膜腔内压的改变:多根肋骨骨折、创伤性血胸、气胸以及创伤性膈疝等,都会使胸膜腔正常的负压变小甚至消失,使两侧胸腔压力失去平衡,影响胸廓的正常运动,限制肺膨胀。同时膈肌的升降活动受损,使通气功能障碍。

2. 换气功能障碍

(1)肺泡壁肿胀:肺泡膜及毛细血管内膜缺氧,肺泡壁肿胀,使肺泡与毛细血管内血流的氧气和二氧化碳的交换障碍。

(2)急性呼吸窘迫综合征(ARDS)和肺不张:可使部分血液不能充分摄取氧气与排出二氧化碳,降低通气/血流比值。

(3)血胸或气胸:胸内积血或积气均可致肺萎陷,降低通气/血流比值。

(4)胸廓和肺的顺应性降低:可致通气功能障碍,加重通气/血流比例失调。

上述各种因素均可引起缺氧和二氧化碳潴留,造成不同程度的呼吸性酸中毒。

(二) 循环功能障碍

1. 胸部创伤引起的失血　可致循环血容量减少,甚至失血性休克。

2. 心包腔内压力增高　心包腔内出血直接使心包内压力增高;血胸和气胸使胸腔压力增高,间接使心包腔压力升高,两者均可使心脏静脉血回流受阻,心搏量减少。

3. 浮动胸壁和开放性气胸　可引起纵隔摆动,使上、下腔静脉扭曲,导致回心血量减少,心搏量下降。

4. 心脏本身的损伤　直接降低心功能。

5. 胸部创伤引起的通气或换气功能障碍　可造成呼吸衰竭与酸中毒等,导致心功能抑制或心律失常。

四、胸外伤的主要临床表现

1. 休克　大量失血以及胸膜和肺的损伤而引起的呼吸和循环功能紊乱可造成休克。

心脏损伤或心脏压塞所致的心排出量下降亦可引起休克。临床表现为疲乏无力、出冷汗、面色苍白或发绀、脉速、血压降低以及不同程度的呼吸困难。

2. 呼吸困难　胸部创伤均可出现不同程度的呼吸困难，除因胸部创伤引起剧烈疼痛对呼吸运动的抑制外，造成呼吸困难的主要原因有：浮动胸壁；气胸及大量血胸；呼吸道的阻塞及损害；肺实质损伤；创伤后ARDS；急性失血。

3. 咯血　胸部创伤后咯血提示肺或支气管损伤。

4. 胸痛　胸壁局部软组织损伤引起的胸痛，对呼吸和循环无明显影响。肋骨骨折在深呼吸咳嗽及体位变动时，疼痛加重。胸部皮下气肿引起的胸痛，多为轻微胀痛，无明显压痛。肺、支气管损伤也有胸痛表现。

5. 皮下气肿　当肺、支气管裂伤时，空气可经裂口进入胸腔或纵隔，可扩展到胸部皮下，尤其在高压性气胸时，空气可扩展到头颈部和四肢，形成广泛皮下气肿。

6. 胸壁伤口　对胸壁伤口的位置、大小、有无出口以及出入口的方向的检查，估计可能损伤的脏器。

五、胸外伤的伤情评估

对胸外伤患者，及时正确地认识最直接威胁患者生命的紧急情况与损伤部位至关重要。侧重胸壁组织和胸部脏器损伤检查的同时，兼顾身体其他各部位的损伤。

1. 胸外伤病史　了解外力的性质、作用部位和方向、伤后的主要临床表现、过去心肺功能情况以及有无胸部基础疾病等。

2. 胸外伤的临床表现　详细询问伤后的症状及其变化过程。注意检查全身状态，特别是呼吸和循环功能的变化，又要详细检查胸部体征，兼顾有无其他部位的损伤。

3. 胸部X线检查　有助于明确肋骨骨折的部位、数目及性质，了解创伤性血胸、气胸和血气胸的性质、程度及变化情况，对心脏损伤、肺损伤、支气管损伤和创伤性膈疝等各种胸外伤诊断也有重要意义。

4. 胸部CT检查　对胸腔内器官损伤X线检查诊断困难者，可采用CT检查进一步明确。

5. 胸腔穿刺术　疑有创伤性血胸、气胸时，可进行胸腔穿刺术。若疑为血胸，患者取平卧位或半卧位，穿刺部位可在腋中线第5或第6肋间。若疑为气胸，患者取半坐位时，穿刺部位取锁骨中线第2肋间。

6. 心包穿刺术　疑有心包积血或心脏压塞时，可行心包穿刺术。

7. 支气管镜检查　疑有支气管损伤，可行支气管镜检查，宜在剖胸手术前进行。

8. 心电图检查　对心脏传导系统和冠状动脉的损伤可提供重要参考。

9. 超声检查　对创伤性血胸、心包积血及心脏压塞都有重要的诊断价值。

10. 食管造影及主动脉造影　疑有食管破裂或主动脉破裂，可分别行食管造影或主动脉造影检查。

11. 血气检查　评估伤者的氧合与二氧化碳潴留及酸碱平衡状况。

12. 电视胸腔镜检查 是胸外伤诊断与治疗的一种微创手段,可有效处理胸腔内持续出血,凝固性血胸以及修复肺裂伤等。

六、胸外伤的紧急处理原则

胸外伤的早期救治原则在于及早纠正呼吸和循环功能的紊乱,并按以下原则进行处理:

1. 恢复胸壁的正常形态和运动 多根多处骨折可引起浮动胸壁和反常呼吸,应作外牵引或加压包扎固定胸壁,消除反常呼吸;有胸壁缺损的开放性气胸,应在急救时封闭包扎缺损的胸壁伤口。在紧急处理中,应封闭胸壁伤口,并作胸腔闭式引流术,恢复胸膜腔负压。

2. 补充血容量与抗休克 当有低血容量临床征象时,应迅速补充血容量。对于严重胸外伤,应作中心静脉压测定,以鉴别低血压是否由失血或心脏压塞、心功能不全所致,指导容量的补充。

3. 呼吸道管理与呼吸支持 胸外伤可直接或间接地引起呼吸道内分泌物或血液潴留,要尽早采取措施予以及时清除,保证呼吸道通畅。鼓励病员咳嗽,采取鼻导管吸氧、支气管镜吸痰等措施,必要时行气管插管或气管切开术,并进行呼吸机辅助通气。

4. 及时处理开放性和张力性气胸 开放性气胸由于创口与外界相通,空气经创口进出所发生的吸气声音。应立即以敷料压迫封闭伤口,变开放为闭合性气胸。张力性气胸危及生命,应立即作胸腔闭式引流。

5. 及时处理心脏压塞 心包穿刺既可作为心脏压塞的诊断手段,也是有效的急救措施,但不能作为确定性的治疗措施。急性心脏压塞诊断一经明确,应及时行心包穿刺抽吸或引流,必要时手术治疗。

6. 手术治疗 严格掌握急诊剖胸探查手术指征:①心脏大血管损伤;②严重肺裂伤或气管、支气管损伤;③胸腔内进行性出血;④食管破裂;⑤胸腹联合伤;⑥胸壁大块缺损;⑦胸内存留较大异物

七、常见胸部外伤的处理

(一)肋骨骨折

处理的原则是镇痛、清理呼吸道分泌物、固定胸廓和防治并发症。

1. 闭合性单处肋骨骨折或多根多处肋骨骨折但胸壁软化范围小而反常呼吸运动不严重的患者,多能自行愈合。可采用多带条胸布或弹性胸带固定胸廓,以减少肋骨断端活动、减轻疼痛。

2. 闭合性多根多处肋骨骨折胸壁软化范围大、反常呼吸运动明显的连枷胸患者,需在伤侧胸壁放置牵引支架,在体表用毛巾钳或导入不锈钢丝,抓持住游离段肋骨,并固定在牵引支架上,消除胸壁反常呼吸运动。近年来也使用电视胸腔镜直视下导入钢丝的方法固定连枷胸。对咳嗽无力、不能有效排痰或呼吸衰竭者,需作气管插管或气管切开,以利抽吸痰液、给氧和施行辅助呼吸。具备其他手术适应证而开胸手术时,在肋骨两断端分别钻孔,贯穿不锈钢丝固定肋骨断端。

3. 开放性肋骨骨折胸壁伤口需彻底清创,用不锈钢丝固定肋骨断端。如胸膜已穿破,尚需作胸膜腔引流术。手术后应用抗生素,预防感染。

(二) 气胸

1. 开放性气胸急救处理要点为:将开放性气胸立即变为闭合性气胸,赢得挽救生命的时间,使用无菌敷料如凡士林纱布、纱布、棉垫或清洁器材如塑料袋、衣物、碗杯等制作不透气敷料和压迫物,在伤员用力呼气末封盖吸吮伤口,加压包扎,并迅速转送至医院。送达医院进一步处理为:给氧,补充血容量,纠正休克;清创、缝合胸壁伤口,并作闭式胸腔引流;给予抗生素,鼓励患者咳嗽排痰,预防感染;如疑有胸腔内脏器损伤或进行性出血,则需行开胸探查手术。

2. 张力性气胸是可迅速致死的危急重症。入院前或院内急救需迅速使用粗针头穿刺胸膜腔减压,并外接单向活瓣装置;在紧急时可在针柄部外接剪有小口的柔软塑料袋、气球或避孕套等,使胸腔内高压气体易于排出,而外界空气不能进入胸腔。进一步处理应安置闭式胸腔引流,使用抗生素预防感染。闭式引流装置与外界相通的排气孔连接可适当调节恒定负压的吸引装置,以利加快气体排除,促使肺膨胀。待漏气停止24小时后,X线检查证实肺已膨胀,方可拔除插管。持续漏气而肺难以膨胀时需考虑开胸探查手术或电视胸腔镜手术探查。

(三) 血胸

非进行性血胸可根据积血量多少,采用胸腔穿刺或闭式胸腔引流术治疗,及时排出积血,促使肺膨胀,改善呼吸功能,并使用抗生素预防感染。闭式胸腔引流术的指征应放宽,血胸持续存在会增加发生凝固性或感染性血胸的可能性。进行性血胸应及时开胸探查手术。凝固性血胸应待伤员情况稳定后尽早手术,清除血块,并剥除胸膜表面血凝块机化而形成的包膜。开胸术可提早到伤后2-3天,更为积极地开胸引流则无益,但明显推迟手术时间可能使清除肺表面纤维蛋白膜变得困难,从而使简单手术复杂化。感染性血胸应及时改善胸腔引流,排尽感染性积血积脓。若效果不佳或肺复张不良,应尽早手术清除感染性积血,剥离脓性纤维膜。近年电视胸腔镜已用于凝固性血胸、感染性血胸的处理,具有创伤小、疗效好、住院时间短、费用低等优点。

(四) 肺损伤

肺裂伤所致血气胸的诊断与处理如前所述。肺内血肿大多在胸部X线检查时发现,表现为肺内圆形或椭圆形、边缘清楚、密度增高的团块状阴影,常在2周至数月自行吸收。肺挫伤患者表现为呼吸困难、咯血、血性泡沫痰及肺部锣音,重者出现低氧血症。常伴有连枷胸。X线胸片出现斑片状浸润影,一般伤后24~48小时变得更明显,CT检查准确率高于X线检查。治疗原则为:①及时处理合并伤;②保持呼吸道通畅;③氧气吸入;④限制晶体液过量输入;⑤给予肾上腺皮质激素;⑥低氧血症使用机械通气支持。

(五) 心脏损伤

1. 钝性心脏损伤的治疗主要为休息、严密监护、吸氧、镇痛等。临床特殊治疗主要针对可能致死的并发症,如心律失常和心力衰竭。这些严重并发症一般在伤后早期出现,但也有迟发者。心肌挫伤后是否会发生严重并发症常难以预测,如果患者的血流动力学不稳定、心电图异常或上述心肌标志物异常,应转入 ICU 监护治疗。

2. 穿透性心脏损伤的治疗　已有心脏压塞或失血性休克者,应立即在急诊室施行开胸手术。在气管插管全身麻醉下,切开心包缓解压塞,控制出血,迅速补充血容量。大量失血者需回收胸腔内积血,经大口径输液通道回输。情况稳定后,采用无损伤带针缝线加垫修补心脏裂口。穿透性心脏损伤经抢救存活者,应注意心脏内有无遗留的异物及其他病变,如创伤性室间隔缺损、瓣膜损伤、创伤性室壁瘤、心律失常、假性动脉瘤或反复发作的心包炎等。因此,应重视对出院后的患者进行随访,尽量发现和诊断心脏内的残余病变,以便及时作出相应的处理。

(何青春)

 练习题

1. 张力性气胸产生休克,急救措施首先是(　　)
   A. 输血　　　　　　　B. 用升压药　　　　　C. 抗休克同时开胸探查
   D. 患侧胸腔排气减压　E. 气管插管辅助呼吸
   答案:D

2. 开放性气胸患者呼吸困难最主要的急救措施是(　　)
   A. 吸氧　　　　　　　B. 输血补液　　　　　C. 气管插管行辅助呼吸
   D. 立即剖胸探查　　　E. 迅速封闭胸部伤口
   答案:E

3. 肋骨骨折最重要的治疗原则是(　　)
   A. 骨折复位　　　　　B. 骨折固定　　　　　C. 功能锻炼
   D. 促进骨折愈合　　　E. 预防及治疗并发症
   答案:E

4. 根据胸部创伤分类,下列属于开放性损伤的是(　　)
   A. 胸部皮肤有伤口,肺压缩40%;　　　B. 气胸伴皮下气肿
   C. 肋骨骨折并气胸　　　　　　　　　D. 肋骨骨折并血胸
   E. 心脏压塞
   答案:A

5. 多根多处肋骨骨折导致呼吸衰竭的主要原因是(　　)
   A. 剧痛不敢呼吸　　　B. 反常呼吸运动　　　C. 肺不张
   D. 纵隔摆动　　　　　E. 继发肺部感染
   答案:B

6. 男性,30岁,车祸伤半小时。体格检查:发绀,烦躁不安,呼吸困难。左侧大块胸壁软化,两肺湿啰音。首要的处理是(　　)
   A. 紧急剖胸手术　　　B. 吸氧及雾化吸入　　C. 清除呼吸道分泌物
   D. 软化胸壁牵引固定　E. 左侧胸腔闭式引流

7. 右血胸患者,急诊入院。查体:脉搏 120 次/分,血压 80/50mmHg(10.7/6.7kPa),气管左移,输血同时作右胸闭式引流术,第 1 小时引流量 200ml,第 2 小时为 250ml,第 3 小时为 180ml,血压虽经输血不见回升,此时最有效的处置是( )

  A. 继续输血补液 B. 给止血药 C. 剖胸探查止血
  D. 闭式引流加负压吸引 E. 给血管活性药

答案:C

第九节 腹部损伤

一、概述

腹部损伤平时发生率约 0.4%～1.8%;战时发生率约 5%～8%。腹部创伤主要是造成腹内脏器损伤→出血、休克和腹腔感染,致死率可达 10%～20%。腹部创伤伤情复杂,因解剖特点,可有实质脏器伤或空腔脏器伤,亦可两者同时损伤,且常为多处伤。其早期死亡率高,伤后 24～72 小时内死于出血、休克和感染占 77%,其死亡率高低与伤后至确定性手术时间有密切关系,对腹部创伤应做到尽早诊断和及时治疗至关重要。

二、分类

腹部损伤可分为开放性和闭合性两大类;开放性损伤有腹膜破损者为穿透伤(多伴内脏损伤),无腹膜破损者为非穿透伤(偶伴内脏损伤);其中投射物有入口、出口者为贯通伤,有入口无出口者为盲管伤。闭合性损伤可能仅局限于腹壁,也可同时兼有内脏损伤。开放性损伤即使涉及内脏,其诊断常较明确;但如体表无伤口,要确定有无内脏损伤,有时很困难,故闭合性损伤更具有重要的临床意义。

三、病理生理改变

腹部由腹壁、腹膜腔及所属的脏器组成。由脊神经及自主神经双重支配。腹膜血管、淋巴管丰富,同时含有大量的活性细胞,腹膜腔面积大,几乎与人体表面积相当。当腹腔损伤时,引起的炎症反应严重,液体丢失量大,可引起严重的水电解质、酸碱平衡失调。

腹部损伤时可以引起腹内实质性脏器的破裂、出血,也可引起空腔脏器的穿孔,可出现严重的腹腔内炎症改变,产生严重的炎性反应综合征,大量有效血容量的丢失引起严重的水电解质、酸碱平衡失调,并出现创伤失血性休克的临床表现。

由于胃肠道本身的损伤、损伤所致胃肠的缺血、缺氧以及本身的肠道免疫功能的改变,可导致胃肠黏膜屏障功能的减弱,肠道菌群的失调,肠道细菌及内毒素的移位;由于上述创伤、出血、炎症等原因,可导致腹膜腔压力增加,可以出现腹膜腔间隔室综合征。随着病程进一步的发展,最终可导致多脏器功能不全或多脏器功能衰竭。

知识延展·

腹膜腔间隔室综合征:Kron 在 1984 年首次提出腹腔间隔室综合征(abdominal compartment syndrome,ACS)这个名词。2006 年腹腔间隔室综合征世界联合会(WSACS)第二次会议中将腹腔间隔室综合征的定义统一下来。腹腔间隔室综合征是腹腔压力出现稳定升高并且≥20mmHg(伴或不伴有腹腔灌注压≤60mmHg),同时合并有新的器官功能障碍和衰竭。

四、临床表现

1. 单纯腹壁损伤 常见为局限性腹壁肿、痛和压痛,有时可见皮下瘀斑。它们的程度和范围并不随时间的推移而加重或扩大。单纯腹壁损伤通常不会出现恶心,呕吐或休克。

2. 腹痛 腹内脏器伤除少数因严重脑外伤,休克者外,都具有腹痛症状,发生率为 95%～100%。受伤后伤员有持续难以忍受的剧痛,即说明腹腔内有严重损伤。早期伤员诉说疼痛最重的部位,常是脏器损伤的部位、对诊断很有帮助。

3. 恶心呕吐 空腔脏器破裂,内出血均可刺激腹膜,引起反射性恶心,呕吐,细菌性腹膜炎发生后,呕吐是肠麻痹的表现,多为持续性。

4. 腹胀 早期无明显腹胀,晚期由于腹膜炎产生肠麻痹后,腹胀常明显。腹膜后血肿由于刺激腹膜后内脏神经丛,也可反射性引起肠麻痹,腹胀和腰痛等症状。

5. 腹部压痛反跳痛和肌紧张等腹膜刺激征 除单纯脾破裂对腹膜刺激轻外,其他腹内脏器伤有较明显的腹膜刺激征。压痛最明显处,往往是损伤脏器所在部位。

6. 肝浊音界消失 肝浊音界消失对闭合伤有诊断意义,多表示空腔脏器破裂,气体进入腹腔形成膈下积气所致。

7. 移动性浊音 伤后早期出现移动性浊音是腹内出血或尿外渗的依据、破裂出血的脏器部位可出现固定性浊音,这是因为脏器附近积存凝血块所致。

8. 肠鸣音减弱或消失 早期由于反射性肠蠕动受抑制,晚期由于腹膜炎肠麻痹致肠鸣音减弱或消失。

五、实验室及辅助检查

(一) 实验室检查

血常规及血型,配血,尿常规,血生化,血尿淀粉酶等。

(二) 辅助检查

1. 诊断性腹腔穿刺及腹腔灌洗 诊断性腹腔穿刺阳性率可达 90%以上,故对诊断腹腔内脏有无损伤和哪一类脏器的损伤有很大帮助。只要怀疑有腹腔内脏损伤,一般检查方法尚难明确诊断的情况下均可进行此项检查。但在严重腹胀或疑有广泛腹腔粘连的情况应慎重。疑有胰腺损伤,抽出液应做淀粉酶检查。有时可因穿刺针管或塑料管被大网膜堵塞,或腹腔内液体未流至穿刺区,抽不到液体而出现假阴性。此时,如仍有内脏损伤可疑时,可更换穿刺部位再行穿刺。

若诊断性腹腔穿刺阴性而又高度怀疑腹内有严重损伤,可采取诊断性腹腔灌洗术进一步检查。穿刺方法与诊断性腹腔穿刺相同。用带针芯套管针刺入腹腔,将有侧孔的塑料管置入腹腔。塑料管尾端连接无菌输液瓶,将500~1000ml的生理盐水缓缓注入腹腔。当液体流完后,把输液瓶转移至床面以下,借助虹吸作用使灌洗液流回输液瓶。然后,取瓶中液体三管,每管约10ml,分送化验检查红细胞与白细胞计数,淀粉酶测定,细菌培养及涂片染色查细菌,有符合以下任何一项结果者为阳性:①肉眼观为血液,胃肠道内容,胆汁或尿液;②显微镜下红细胞计数超过10万/mm^3或白细胞计数超过500/mm^3;③淀粉酶含量超过1000索氏化单位;④灌洗液中发现细菌。

2. 腹部超声检查　主要用于肝、胆、胰、肾、脾的损伤,通过对实质性内脏的外形、大小来评估损伤的有无、部位及程度;同时对腹腔内及周围积液量的检查具有重要临床价值。

3. X线检查　胸部平片可观察到下胸部肋骨骨折。腹部平片可观察到膈下积气,某些脏器的大小,形态和位置的改变。如脾破裂时可见左膈升高,胃受压右移,胃结肠间距增宽等。

4. 造影检查　有条件可行选择性动脉造影,对内脏出血的部位有一定的诊断价值;尿道膀胱造影可帮助诊断尿道膀胱损伤;

5. CT检查　螺旋CT及增强对十二指肠破裂及有无活动性出血有帮助,同时对于不能站立检查的患者,当有空腔脏器破裂时,CT可提示肝上游离气体的征象。但是,由于腹部伤的伤员多较严重,有些处于休克状态,实际上,这些检查常受到很大限制。

6. MRI检查　对血管和某些特殊部位的血肿,如十二指肠壁血肿有较高的诊断价值,MRCP(磁共振胆管造影)对胆管损伤有很好的诊断价值

7. 有条件的还可以进行放射核素扫描,腹腔镜检查等,但由于需要特殊的设备,伤员情况较重而受到很大的限制。

六、临床思辨

1. 有无内脏伤　多数伤者由于临床表现较为典型,要确定内脏是否受损一般并不困难,但是不少伤者诊断却并不容易。这种情况常见于早期就诊而腹内脏器损伤的体征尚不明显者,为了解决这方面的困难,进行短时间的严密观察是十分必要的。当有以下情况时之一者,应考虑有腹内脏器损伤:①早期出现休克征象者(尤其是出血性休克);②有持续性甚至进行性腹部剧烈疼痛伴恶心、呕吐和腹胀等症状者。③明显的腹膜刺激征者。④有移动性浊音,肝浊音界消失和肠鸣音减弱或消失等表现者;⑤有呕血、尿血或便血者;⑥直肠指诊在直肠前壁有触痛,波动或指套有血迹者;⑦有气腹表现者。

2. 什么脏器受到损伤　详细询问受伤史(部位、暴力的方向、大小)和仔细的查体是腹部各脏器损伤诊断最基本的方法。结合必要的辅助检查,对确定损伤部位有重要价值。如诊断性腹腔穿刺对明显的肝脾破裂、大血管破裂、空腔脏器破裂是简单、安全、有效的诊断方法。腹腔穿刺灌洗对少量出血,灌洗液碱性磷酶测定对早期空腔脏器穿孔有诊断价值。腹

部 X 线站立片对空腔脏器穿孔；血尿对肾损伤；B 超对肝脾包膜下破裂；CT 对后腹膜血肿都有确诊价值。严密观察病情变化，并根据需要作再次检查，在防止漏诊、误诊中起至关重要的作用。

3. 是否有多发性损伤　各种多发损伤可能有以下几种情况：①腹内某一脏器有多处破裂；②腹内有一个以上脏器受到损伤；③除腹部损伤外，尚有腹部以外的合并损伤；④腹部以外受损累及腹内脏器。不论哪一种情况，在诊断和治疗中，都应注意避免漏诊，否则必将导致严重后果。提高警惕和诊治中的全面观点是避免这种错误的关键。严密观察病情变化，并根据需要作再次检查，在防止漏诊、误诊中起至关重要的作用。

七、治疗

（一）急诊处理

急诊处理原则

急诊处理中，伤员的复苏和伤情判断应同时进行，优先紧急复苏。随后全面、详细询问伤史和完善体格检查，以及合理选择诊断性检查和检验项目。常取决于伤员血流动力学的稳定性，精神状态、损伤机制和合并伤等因素。

急诊处理的程序见图 13-1。

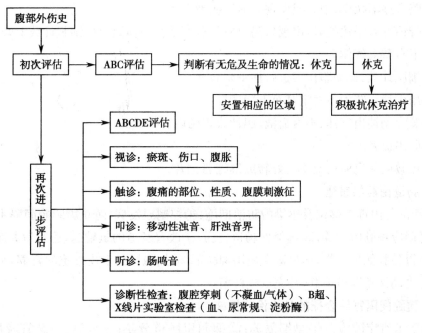

图 13-1　腹部外伤急诊处理程序
A. 气道；B. 呼吸；C. 循环；D. 意识；E. 暴露/环境控制

(二) 非手术治疗的原则

1. **加强体液疗法** 急腹症患者有大量液体存在于第三间隙而不能参加循环,致使有效循环明显减少,必须加强补液。补液的同时要注意监测血压、尿量、血细胞比容及中心静脉压,及时调整输液速度。注意晶胶体的比例。

2. **禁食与胃肠减压** 急腹症患者禁食是必要的。胃肠减压能够减轻胃肠胀气,改善胃肠供血,减少肠坏死的机会,利于肠功能的恢复,改善肺通气功能,减少肺部并发症的发生。

3. **体位** 1900年Fowler提出仰卧位40°的体位,这一体位随即被列为常规。目前认为,站立位时下腹部压力比上腹部压力大3倍,不利于腹膜腔的循环,同时膈面腹膜强大的淋巴回流在某种意义上说,是一种防御机制,所以上述Fowler体位受到了挑战,应改为睡一个枕头的平卧位。

4. **抗生素的应用** 有腹膜炎时,抗生素的使用很重要,选用疗效最佳,毒性最少的抗生素,经验用药要选用联合/广谱抗生素,尽可能留取细菌标本。选用对致病菌敏感的抗生素为佳。

5. **严密监测治疗** 呼吸支持是减低急腹症患者死亡率的一个有效途径。进行监护治疗,对腹部要进行动态观察与检查,对腹膜腔压力要进行动态检测。

(三) 手术治疗的适应证

1. 腹痛和腹膜刺激征有进行性加重和范围扩大者。
2. 肠鸣音逐渐减少、消失或发现明显腹胀者。
3. 全身情况有恶化趋势,出现口渴、烦躁、脉率增快或体温及白细胞计数上升者。
4. 膈下有游离气体者。
5. 红细胞计数、血细胞比容进行性下降者。
6. 血压由稳定转为不稳定甚至下降者。
7. 腹腔穿刺抽出气体、不凝血液、胆汁或胃肠内容物者。
8. 胃肠出血者。
9. 积极救助休克而情况不见好转或继续恶化者。

(四) 肠道菌群的重建

肠道细菌与内毒素移位及感染的防治措施:①控制原发病,防止腹膜腔间隔室综合征的发生;②早期应用肠内营养;③选择性肠道去污;④改善肠道的氧输送,进行胃黏膜pH的测定;⑤给予胃黏膜保护药物,尽量避免使用抑酸剂;⑥加强胃肠上皮细胞的营养,给予补充谷胺酰胺;⑦主动调整肠道菌群,补充双歧杆菌

(五) 腹腔间隔室综合征的具体治疗措施

1. **非手术治疗措施** ①早期复苏;②抑制胃肠道分泌;③胃管、空肠管及肛管减压;④保护胃肠黏膜屏障和肠道正常菌群的重建。

2. **手术治疗措施** ①开腹减压;②肠造瘘及腹膜腔引流;③手术后腹部开放,但要对腹腔内脏器进行保护;④经腹腔镜减压是近年来所采取的新方法,但仍有争论。

(六) 损伤控制外科(DCS)在腹部外伤治疗中的应用

 什么是损伤控制外科

早在1982年,美国Stone等最早在腹部创伤治疗中提出了控制损伤学说,在此基础上形成了损伤控制外科(DCS)。腹部严重损伤的患者,尤其是出血及休克的患者,往往伴有代谢性酸中毒、低温、凝血功能障碍所引起伤员生理功能耗竭的死亡三角,难以承受时间较长的外科手术,如果对患者生理潜能缺乏足够的认识,冒然进行一期广泛的毁损性手术,重建修复组织器官,可能会对残存的生理潜能进一步造成毁灭性的损害,实施损伤控制手术,可能是明智的选择。

1. 损伤控制性手术的适应证

(1)创伤的类型:高能量闭合性腹部创伤处腹部穿透伤。

(2)创伤部位:严重肝脏损伤/胰十二指肠损伤,手术需时长/腹部大血管的损伤。

(3)患者的病理生理状况:严重代酸(pH>7.3),低温(T<35℃),凝血功能障碍(PT>16s,PPT>50s或大于正常的50%),复苏过程中血流动力学状态不稳定,严重创伤出血,需要输大量血(>10U),内脏水肿腹腔不能无张力关闭。

(4)技术力量及医疗设备情况。

2. 损伤控制性手术的原则 保温;控制出血;防止污染;暂时性关闭腹腔。

(1)注重对患者的保温。

(2)止血:腹腔填塞节省时间且止血效果确凿,应主动实施,在肝脏损伤时应用最多。填塞材料—吸收与非吸收,自体与异体;三腔二囊管血管栓塞。实施腹腔填塞时要防止过度填塞,填塞不够,填塞不当。腹腔填塞前血管损伤的处理—侧面修补,血管结扎,暂时性腔内插管分流。

(3)防止和控制污染。

(4)暂时关闭腹腔 包括筋膜开放法,用网片(Mesh)、补片、自体皮片移植或"Bogota"袋(一种3L的泌尿系统冲洗袋)缝合固定于腹壁切口两侧的筋膜上暂时关腹。其中最简单有效且经济实惠的是"Bogota"袋。Cohen等报道,确切关腹通常是在腹内压降到正常水平,血流动力学稳定后,如尿量增多、水肿开始消退、凝血障碍纠正、止血彻底后,一般在术后3~4天内关腹;

(5)后续处理:恢复体温,纠正凝血障碍和酸中毒,通气支持,并争取72小时内手术。

(何青春)

 练习题

1. 腹部闭合性损伤最常受损的器官是( )

    A. 肝   B. 胃   C. 肾   D. 胰   E. 脾

答案:E

2. 男性,25 岁,腹部被倒墙压伤,中腹部剧痛伴呕吐 3 小时。血压 120/86mmHg,体温 38℃;腹胀、肌紧张、压痛、反跳痛阳性,肠鸣音消失。最可能的诊断是(　　)
   A. 腹壁挫伤　　　　　　　B. 腹膜后血肿　　　　　　C. 肝破裂
   D. 小肠破裂　　　　　　　E. 右肾挫伤

答案:D

3. 女性,30 岁。被汽车撞伤左季肋部 1 小时来诊。查体:体温 37.5℃,脉搏 110 次/分。血压 90/20mmHg。腹平坦,左上腹肌略紧张,局部压痛,全腹有跳痛,有移动性浊音(＋),听诊未闻肠鸣音。首先的检查是(　　)
   A. 平卧位 X 线腹部平片　　B. 胸部 X 线检查　　　　　C. 腹部 CT
   D. 上消化道钡餐透视　　　E. 诊断性腹腔穿刺

答案:E

4. 腹部损伤的关键问题首先是要明确(　　)
   A. 有无水电解质平衡失调　　　　　　B. 有无腹内脏器损伤
   C. 腹壁损伤的程度　　　　　　　　　D. 后腹膜有无血肿
   E. 是什么性质的脏器受到损伤和是否为多发性损伤

答案:B

5. 诊断腹腔内脏损伤最有价值的方法是(　　)
   A. 超声波检查　　　　　　　　　　　B. 腹腔穿刺腹腔灌洗术
   C. 腹部压痛　　　　　　　　　　　　D. X 线检查
   E. 放射性核素扫描

答案:B

6. 腹部外伤合并失血性休克,主要处理原则为(　　)
   A. 快速补充液体　　　　　　　　　　B. 给予大量止血药物
   C. 主要为输血以补足血容量　　　　　D. 应用大量抗生素控制感染
   E. 在积极治疗休克的同时手术探查止血

答案:E

第十节　泌尿系统损伤

一、概述

(一)泌尿系的解剖生理特点

1. 解剖位置的隐蔽性　①不易损伤;②(暴力)多脏器损伤时,易被掩盖。

2. 肾　血供丰富、质脆、被膜有张力(实质性器官)。①易发生破裂出血、血尿、血肿、休克;②应变、代偿、修复能力强。

3. 结构上为一主要承担泌、排尿的完整管道系统,决定了伤后病理、表现、诊治的特殊性。

4. 肾脏功能多而复杂,重要,伤后对机体影响重而广泛。

5. 泌尿系统与男性生殖系统关系密切,伤后可能影响生育、性功能(家庭和社会问题)。

6. 器官的对称性,决定了特殊检查方法的目的和诊治方面的特殊意义。

(二)泌尿系损伤的特点

1. 发生率低而多有胸、腹、腰部或骨盆严重损伤的合并伤。

2. 发病顺序(概率) 由高至低为:男性尿道→肾、膀胱输尿管(少见、医源性)。

3. 伤后主要病理 出血、尿外渗、漏、梗阻。

4. 伤后主要影响 肾功能、狭窄梗阻、瘘→后期处理复杂、困难。

5. 诊断、治疗上有别于其他脏器、系统损伤。(症状→对称性→检查方法→早、中、晚期处理重点)。

二、肾损伤

肾深藏于肾窝,受到肋骨、腰肌、脊椎和前面的腹壁、腹腔内脏器、上面膈肌的保护,正常肾有一定的活动度,故不易受损。但肾质地脆,包膜薄,周围有骨质结构,一旦受暴力打击也可以引起肾损伤,如肋骨骨折的断端可穿入肾实质而受到损伤。肾损伤(renal trauma)常是严重多发性损伤的一部分,多见于成年男子。

(一)病因

1. 开放性损伤因弹片、枪弹、刀刃等锐器致伤,常伴有胸、腹部等其他组织器官损伤,损伤复杂而严重。

2. 闭合性损伤因直接暴力(如撞击、跌打、挤压、肋骨或横突骨折等)或间接暴力(如对冲伤、突然暴力扭转等)所致。

此外,肾本身病变如肾积水、肾肿瘤、肾结核或肾囊性疾病等更易损伤,有时极轻微的创伤,也可造成严重的"自发性"肾破裂。偶然在医疗操作中如肾穿刺、腔内泌尿外科检查或治疗时也可能发生肾损伤。

(二)病理

临床上最多见为闭合性肾损伤,根据损伤的程度可分为以下病理类型:

1. **肾挫伤** 损伤仅局限于部分肾实质,形成肾瘀斑和(或)包膜下血肿,肾包膜及肾盂黏膜完整。损伤涉及肾集合系统可有少量血尿。一般症状轻微,可以自愈。大多数患者属此类损伤。

2. **肾部分裂伤** 肾实质部分裂伤伴有肾包膜破裂,可致肾周血肿。如肾盂肾盏黏膜破裂,则可有明显的血尿。通常不需手术治疗,应绝对卧床,止血抗感染,并注意观察患者的生命体征,经积极治疗多可自行愈合。如病情恶化,仍需手术治疗,有的患者可行选择性肾动脉栓塞术,以阻止肾进一步出血。

3. **肾全层裂伤** 肾实质深度裂伤,外及肾包膜,内达肾盂肾盏黏膜,此时常引起广泛的肾周血肿、血尿和尿外渗。肾横断或碎裂时,可导致部分肾组织缺血。这类肾损伤症状明显,后果严重,均需手术治疗。

4. 肾蒂损伤　肾蒂血管损伤比较少见。肾蒂或肾段血管的部分或全部撕裂时可引起大出血、休克,常来不及诊治就死亡。突然减速或加速运动如车祸、从高处坠落,引起肾急剧移位,肾动脉突然被牵拉,致弹性差的内膜断裂,形成血栓,造成肾功能丧失。此类损伤多发生于右肾,易被忽略,应迅速确诊并施行手术。

晚期病理改变包括由于持久尿外渗形成的尿囊肿;血肿、尿外渗引起组织纤维化,压迫肾盂输尿管交界处导致肾积水;开放性肾损伤偶可发生动静脉瘘或假性肾动脉瘤;部分肾实质缺血或肾蒂周围纤维化压迫肾动脉,引起肾血管性高血压。

(三) 临床表现

肾损伤的临床表现与损伤程度有关,常不相同,尤其在合并其他器官损伤时,肾损伤的症状不易被察觉。其主要症状有休克、血尿、疼痛、腰腹部肿块、发热等。

1. 休克　严重肾裂伤、肾蒂裂伤或合并其他脏器损伤时,因损伤和失血常发生休克,可危及生命。

2. 血尿　肾损伤患者大多有血尿。肾挫伤时可出现少量血尿,严重肾裂伤则呈大量肉眼血尿,并有血块阻塞尿路。血尿与损伤程度不成比例,肾挫伤或轻微肾裂伤会导致肉眼血尿,而严重的肾裂伤可能只有轻微血尿或无血尿,如:肾蒂血管断裂、肾动脉血栓形成、肾盂、输尿管断裂或血块堵塞等。部分病例血尿可延续很长时间,常与继发感染有关。

3. 疼痛　肾包膜下血肿、肾周围软组织损伤、出血或尿外渗引起患侧腰、腹部疼痛。血液、尿液渗入腹腔或合并腹内脏器损伤时,出现全腹疼痛和腹膜刺激症状。血块通过输尿管时发生肾绞痛。

4. 腰腹部肿块　血液、尿液渗入肾周围组织可使局部肿胀,形成肿块,有明显触痛和肌强直。

5. 发热　由于血肿、尿外渗易继发感染,甚至导致肾周脓肿或化脓性腹膜炎,伴有全身中毒症状。

(四) 实验室检查和特殊检查

1. 血、尿常规　尿中含多量红细胞;血红蛋白与血细胞比容持续降低提示有活动性出血;血白细胞数增多应注意是否存在感染灶。

早期积极的影像学检查可以发现肾损伤部位、程度、有无尿外渗或肾血管损伤以及对侧肾情况。根据病情轻重,除须紧急手术者外,有选择地应用以下检查:

2. B超　能提示肾损伤的部位和程度,有无包膜下和肾周血肿、尿外渗,其他器官损伤及对侧肾等情况。须注意肾蒂血管情况,如肾动静脉的血流等。

3. CT　可清晰显示肾皮质裂伤、尿外渗和血肿范围,显示无活力的肾组织,并可了解与周围组织和腹腔内其他脏器的关系,为首选检查。

4. 排泄性尿路造影　使用大剂量造影剂作静脉推注造影,可发现造影剂排泄减少,肾、腰大肌影消失,脊柱侧突以及造影剂外渗等。可评价肾损伤的范围和程度。

5. 动脉造影　适宜于排泄性尿路造影未能提供肾损伤的部位和程度,尤其是伤侧肾未显影,作选择性。肾动脉造影可显示肾动脉和肾实质损伤情况。若伤侧肾动脉完全梗阻,表示为外伤性血栓形成,宜紧急施行手术。有持久性血尿者,作动脉造影可以了解有无肾动静脉瘘或创伤性肾动脉瘤,同时可对肾损伤处行超选择性血管栓塞,以达到止血的目的。

注意事项

早期积极的影像学检查可以发现肾损伤部位、程度、有无尿外渗或肾血管损伤以及对侧肾情况;根据病情轻重,除须紧急手术者外,有选择地应用相关检查;逆行肾盂造影易招致感染,不宜应用。

(五)临床思辨

1. 病史与体检　任何腹部、背部、下胸部外伤或受对冲力损伤的患者,无论是否有典型的腰、腹部疼痛、肿块、血尿等,均要注意肾损伤的可能。

2. 有时症状与肾损伤的严重程度并不平行。

3. 严重的胸、腹部损伤时,往往容易忽视泌尿系统损伤的临床表现,应当尽早收集尿液标本,作尿常规检查,以免贻误诊断。

(六)治疗

肾损伤的处理与损伤程度直接相关。轻微肾挫伤经短期休息可以康复,多数肾挫裂伤可用保守治疗,仅少数需手术治疗。

1. 紧急治疗　有大出血、休克的患者需迅速给以抢救措施,观察生命体征,进行输血、复苏,同时明确有无合并其他器官损伤,作好手术探查的准备。

2. 保守治疗

(1)绝对卧床休息2~4周,病情稳定,血尿消失后才可以允许患者离床活动。通常损伤后4~6周肾挫裂伤才趋于愈合,过早过多离床活动,有可能再度出血。恢复后2~3个月内不宜参加体力劳动或竞技运动。

(2)密切观察:定时测量血压、脉搏、呼吸、体温,注意腰、腹部肿块范围有无增大。观察每次排出的尿液颜色深浅的变化。定期检测血红蛋白和血细胞比容。

(3)及时补充血容量和热量,维持水、电解质平衡,保持足够尿量,必要时输血。

(4)早期应用广谱抗生素以预防感染。

(5)适量使用止痛、镇静剂和止血药物。

3. 手术治疗

(1)开放性肾损伤:几乎所有这类损伤的患者都要施行手术探查,特别是枪伤或从前面腹壁进入的锐器伤,需经腹部切口进行手术,清创、缝合及引流并探查腹部脏器有无损伤。

(2)闭合性肾损伤:一旦确定为严重肾裂伤、肾碎裂及肾蒂损伤需尽早经腹进路施行手术。若肾损伤患者在保守治疗期间发生以下情况,需施行手术治疗:①经积极抗休克后生命体征仍未见改善,提示有内出血。②血尿逐渐加重,血红蛋白和血细胞比容继续降低。③腰、腹部肿块明显增大。④有腹腔脏器损伤可能。

知识延展

手术方法：

1. 经腹部切口施行手术，先探查并处理腹腔损伤脏器，再切开后腹膜，显露肾静脉、肾动脉，并阻断之，尔后切开肾筋膜和脂肪囊，探查伤侧肾，快速清除血肿，依具体情况决定作肾修补、部分肾切除术或肾切除。

2. 肾实质破损不大时，可在清创与止血后，用脂肪或网膜组织填入肾纤维囊缝合处，完成一期缝合，既消除了死腔，又减少了血肿引起继发性感染的机会。

3. 肾动脉损伤性血栓形成一旦被确诊即应手术取栓，并可行血管置换术，以挽救肾功能。

 注意事项

1. 在未控制肾动脉之前切开肾筋膜，往往难以控制出血，而被迫施行肾切除。
2. 只有在肾严重碎裂或肾血管撕裂，无法修复，而对侧肾良好时，才施行肾切除。

4. 并发症处理　常由血或尿外渗以及继发性感染等所引起。①腹膜后尿囊肿或肾周脓肿要切开引流。②输尿管狭窄、肾积水需施行成形术或肾切除术。③动静脉瘘和假性肾动脉瘤应予以修补，如在肾实质内则可行部分肾切除术。④持久性血尿可施行选择性肾动脉造影及栓塞术。

三、输尿管损伤

输尿管位于腹膜后间隙，受到周围组织的良好保护，且有相当的活动范围。因此外界暴力所致的输尿管损伤很少见，多为医源性损伤。损伤后易被忽视，多在出现症状时才被发现，延误诊治。

（一）病因

1. 开放性手术损伤常发生在骨盆、后腹膜广泛解剖的手术如结肠、直肠、子宫切除术以及大血管手术，由于解剖较复杂，手术野不清，匆忙止血，大块钳夹、结扎致误伤输尿管；肿瘤将输尿管推移或粘连，后腹膜纤维化等会使手术发生困难，较容易误伤。术时不一定发现损伤，术后发生漏尿或无尿才察觉。

2. 腔内器械损伤经膀胱镜逆行输尿管插管、扩张、套石、擦刷活检，输尿管镜检查、取（碎）石等操作均可发生输尿管损伤。当输尿管有狭窄、扭曲、粘连或炎症时，可能发生输尿管被撕裂、甚至被拉断，务必慎重处理。

3. 放射性损伤见于宫颈癌、前列腺癌等放疗后，使输尿管管壁水肿、出血、坏死、形成尿瘘或纤维瘢痕组织形成，造成输尿管梗阻。

4. 外伤外界暴力引起输尿管损伤多见于枪击伤所致,偶见于锐器刺伤,以及交通事故、从高处坠落引起输尿管撕裂,常伴有大血管或腹腔内脏器损伤。

(二) 病理

依损伤类型、处理时间不同而异,可有挫伤、穿孔、结扎、钳夹、切断或切开、撕裂、扭曲、外膜剥离后缺血、坏死等。输尿管轻微的挫伤均能自愈,并不引起明显的输尿管狭窄。输尿管损伤后发生腹膜后尿外渗或尿性腹膜炎,感染后可发生脓毒症。输尿管被结扎或切断,近端被结扎,可致该侧肾积水,若不及早解除梗阻,会造成肾萎缩。双侧均被结扎,则发生无尿。输尿管被钳夹、外膜广泛剥离或被缝在阴道残端时,则可发生缺血性坏死。一般在1~2周内形成尿外渗或尿瘘,伴输尿管狭窄者可致肾积水。

(三) 临床表现

根据损伤的性质和类型,其临床表现不尽相同,如有其他重要脏器同时损伤,常可掩盖输尿管损伤的症状。

1. 血尿 常见于器械损伤输尿管黏膜,一般血尿会自身缓解和消失。输尿管完全断离者,不一定有血尿出现。故损伤后血尿有无或轻重,并不与输尿管损伤程度一致。

2. 尿外渗 可发生于损伤时或数日后,尿液由输尿管损伤处渗入后腹膜间隙,引起腰痛、腹痛、腹胀、局部肿胀、包块及触痛。如腹膜破裂,尿液漏入腹腔,则会产生腹膜刺激症状。一旦继发感染,可出现脓毒症如寒战、高热。

3. 尿瘘 如尿液与腹壁创口或与阴道、肠道创口相通,形成尿瘘,经久不愈。

4. 梗阻症状 输尿管被缝扎、结扎后可引起完全性梗阻,因肾盂压力增高,可有患侧腰部胀痛、腰肌紧张、肾区叩痛及发热等。如孤立肾或双侧输尿管被结扎,则可发生无尿。输尿管狭窄者可致不完全性梗阻,也会产生腰部胀痛及发热等症状。

(四) 特殊检查

术中或术后作膀胱镜检查,并作靛胭脂静脉注射时,发现伤侧输尿管口无蓝色尿液喷出,输尿管插管至损伤部位受阻,逆行肾盂造影显示梗阻或造影剂外溢。排泄性尿路造影和CT均可显示输尿管损伤处的尿外渗、尿漏或梗阻。B超可发现尿外渗和梗阻所致的肾积水。放射性核素肾显像可显示结扎侧上尿路梗阻。

(五) 临床思辨

输尿管损伤的早期诊断十分重要,在处理外伤或施行腹部、盆腔手术时,注意检查有无尿外溢、外伤创口是否经过输尿管行径、手术野有无渗尿,或直接见到输尿管损伤的情况。及时明确诊断并作正确处理,后果多良好。

手术中怀疑输尿管损伤时,由静脉注射靛胭脂,可见蓝色尿液从输尿管裂口流出。

通过导尿管注入亚甲蓝溶液可鉴别输尿管瘘与膀胱瘘,若膀胱或阴道伤口流出的液体仍澄清,可排除膀胱瘘。结扎双侧输尿管引起无尿,应与急性肾小管坏死鉴别,必要时作膀胱镜检查及双侧输尿管插管,以明确有无梗阻存在。

(六) 治疗

术中和术后早期发现输尿管损伤,在清除外渗尿液后,按具体情况进行处理:

处理原则

(1) 先抗休克,处理其他严重的合并损伤,尔后处理输尿管损伤。
(2) 只要病情允许,输尿管损伤应尽早修复,以利尿液通畅,保护肾功能。
(3) 尿外渗应彻底引流,避免继发感染。

1. 输尿管挫伤和逆行性插管所致的小穿刺伤可不作特殊处理。
2. 钳夹伤或小穿孔　宜从输尿管切口插入双J形输尿管支架引流管,其近端插入肾盂,远端进入膀胱,留置7~10天后,经膀胱镜拔除。
3. 输尿管被结扎　一旦发现结扎有误,立即去除结扎线,除大块组织结扎外,一般都会引起该处缺血坏死,需切除该处输尿管缺血段,作对端吻合,并留置输尿管支架引流管3~4周。
4. 输尿管断离、部分缺损　输尿管断离部位较高,两断端对合后无张力者可施行对端吻合术。下1/3段损伤,部分缺损宜作输尿管膀胱再吻合或膀胱壁瓣输尿管下段成形术。对输尿管中段或下段部分缺损难以施行上述手术者,也可将断离的输尿管与对侧输尿管作端侧吻合。输尿管缺损较长时,游离并下移患侧肾,右侧还可将肾静脉切断并吻合于较低部位,以缩短肾和膀胱距离。若输尿管缺损过多,按具体情况作输尿管皮肤造口术或回肠代输尿管术。

 知识延展

晚期并发症治疗
(1) 输尿管狭窄:可试行输尿管插管、扩张或留置双J形输尿管支架引流管(F6),依不同情况决定留置时间长短。狭窄严重或置管不成功,应视具体病情决定手术,进行输尿管周围粘连松解术或狭窄段切除术。
(2) 尿瘘:输尿管皮肤瘘或输尿管阴道瘘发生后3个月左右,伤口水肿、尿外渗及感染所致炎性反应消退,患者全身情况允许,应进行输尿管修复,一般应找出输尿管近端,游离后与膀胱或膀胱壁瓣吻合。
(3) 对输尿管损伤所致完全性梗阻暂不能解除时,可先行肾造瘘术,1~2个月后再行输尿管修复。
(4) 对损伤性输尿管狭窄所致严重肾积水或感染,肾功能重度损害或丧失者,若对侧肾正常,可施行肾切除术。

四、膀胱损伤

膀胱空虚时位于骨盆深处,受到周围筋膜、肌肉、骨盆及其他软组织的保护,除贯通伤或骨盆骨折外,很少为外界暴力所损伤。膀胱充盈时壁紧张而薄,高出耻骨联合伸展至下腹部,易遭受损伤。难产所致的膀胱阴道瘘临床上已很少见。

(一) 病因

1. 开放性损伤　由弹片、子弹或锐器贯通所致,常合并其他脏器损伤,如直肠、阴道损伤,形成腹壁尿瘘、膀胱直肠瘘或膀胱阴道瘘。

2. 闭合性损伤　当膀胱充盈时,下腹部遭撞击、挤压、骨盆骨折骨片刺破膀胱壁。产程过长,膀胱壁被压在胎头与耻骨联合之间引起缺血性坏死,可致膀胱阴道瘘。

3. 医源性损伤　见于膀胱镜检查或治疗,如膀胱颈部、前列腺、膀胱癌等电切术,盆腔手术、腹股沟疝修补术、阴道手术等可伤及膀胱。

(二) 病理

1. 挫伤仅伤及膀胱黏膜或肌层,膀胱壁未穿破,局部出血或形成血肿,无尿外渗,可发生血尿。

2. 膀胱破裂　严重损伤可发生膀胱破裂,分为腹膜外型与腹膜内型两类(图52-2)。

(1) 腹膜外型:膀胱壁破裂,但腹膜完整。尿液外渗到膀胱周围组织及耻骨后间隙,沿骨盆筋膜到盆底,或沿输尿管周围疏松组织蔓延到肾区。大多由膀胱前壁的损伤引起,伴有骨盆骨折。

(2) 腹膜内型:膀胱壁破裂伴腹膜破裂,与腹腔相通,尿液流入腹腔,引起腹膜炎。多见于膀胱后壁和顶部损伤。有病变的膀胱(如膀胱结核)过度膨胀,发生破裂,称为自发性破裂。

(三) 临床表现

膀胱壁轻度挫伤仅有下腹部疼痛,少量终末血尿,短期内自行消失。膀胱全层破裂时症状明显,依腹膜外型或腹膜内型的破裂而有其特殊的表现。

1. 休克骨盆骨折所致剧痛、大出血,膀胱破裂引起尿外渗及腹膜炎,伤势严重,常发生休克。

2. 腹痛腹膜外破裂时,尿外渗及血肿引起下腹部疼痛,压痛及肌紧张,直肠指检可触及肿物和触痛。腹膜内破裂时,尿液流入腹腔而引起急性腹膜炎症状,并有移动性浊音。

3. 血尿和排尿困难有尿意,但不能排尿或仅排出少量血尿。当有血块堵塞时,或尿外渗到膀胱周围、腹腔内,则无尿液自尿道排出。

4. 尿瘘开放性损伤可有体表伤口漏尿;如与直肠、阴道相通,则经肛门、阴道漏尿。闭合性损伤在尿外渗感染后破溃,可形成尿瘘。

(四) 特殊检查

X线检查腹部平片可以发现骨盆或其他骨折。膀胱造影自导尿管注入15%泛影葡胺300ml,拍摄前后位片,抽出造影剂后再摄片,可发现造影剂漏至膀胱外,排液后的照片更能显示遗留于膀胱外的造影剂。腹膜内膀胱破裂时,则显示造影剂衬托的肠袢。也可注入空气造影,若空气进入腹腔,膈下见到游离气体,则为腹膜内破裂。

(五) 临床思辨

1. 病史和体检患者下腹部或骨盆受外来暴力后,出现腹痛、血尿及排尿困难,体检发现耻骨上区压痛,直肠指检触及直肠前壁有饱满感,提示腹膜外膀胱破裂。全腹剧痛,腹肌紧张,压痛及反跳痛,并有移动性浊音,提示腹膜内膀胱破裂。骨盆骨折引起膀胱及尿道损伤,则兼有后尿道损伤的症状和体征。

2. 导尿试验 膀胱损伤时,导尿管可顺利插入膀胱(尿道损伤常不易插入),仅流出少量血尿或无尿流出。经导尿管注入灭菌生理盐水 200ml,片刻后吸出。液体外漏时吸出量会减少,腹腔液体回流时吸出量会增多。若液体进出量差异很大,提示膀胱破裂。

(六) 治疗

处理原则 ●

膀胱破裂的处理原则:①完全的尿流改道;②膀胱周围及其他尿外渗部位充分引流;③闭合膀胱壁缺损。

1. 紧急处理抗休克治疗 如输液、输血、止痛及镇静。尽早使用广谱抗生素预防感染。
2. 保守治疗 膀胱挫伤或造影时仅有少量尿外渗,症状较轻者,可从尿道插入导尿管持续引流尿液 7~10 天,并保持通畅;使用抗生素,预防感染,破裂可自愈。
3. 手术治疗 膀胱破裂伴有出血和尿外渗,病情严重,须尽早施行手术。如为腹膜外破裂,作下腹部正中切口,腹膜外显露并切开膀胱,清除外渗尿液,修补膀胱穿孔,作耻骨上膀胱造瘘。如为腹膜内破裂,应行剖腹探查,同时处理其他脏器损伤,吸尽腹腔内液体,分层修补腹膜与膀胱壁,并作腹膜外耻骨上膀胱造瘘。应充分引流膀胱周围尿液,使用足量抗生素。若发生膀胱颈撕裂,须用可吸收缝线准确修复,以免术后发生尿失禁。
4. 并发症处理 早期而恰当的手术治疗以及抗生素的应用大大减少了并发症。盆腔血肿宜尽量避免切开,以免发生大出血并招致感染。若出血不止,用纱布填塞止血,24 小时后再取出。出血难以控制时可行选择性盆腔血管栓塞术。

五、尿道损伤

尿道损伤多见于男性。在解剖上男性尿道以尿生殖膈为界,分为前、后两段。前尿道包括球部和阴茎部,后尿道包括前列腺部和膜部。球部和膜部的损伤为多见。尿道损伤分为开放性和闭合性两类。开放性损伤多因弹片、锐器伤所致,常伴有阴囊、阴茎或会阴部贯通伤。闭合性损伤为挫伤、撕裂伤或腔内器械直接损伤。

男性尿道损伤是泌尿外科常见的急症,早期处理不当,会产生尿道狭窄、尿瘘等并发症。前、后尿道损伤各有其特点,分别予以叙述。

(一) 前尿道损伤

男性前尿道损伤多发生于球部,这段尿道固定在会阴部。会阴部骑跨伤时,将尿道挤向耻骨联合下方,引起尿道球部损伤。

1. 病理 此类损伤可有挫伤、裂伤或完全断裂。尿道挫伤时仅有水肿和出血,可以自愈。尿道裂伤引起尿道周围血肿和尿外渗,愈合后引起瘢痕性尿道狭窄。尿道完全断裂使断端退缩、分离,血肿较大,发生尿潴留,用力排尿则发生尿外渗。

尿道球部损伤时,血液及尿液渗入会阴浅筋膜包绕的会阴浅袋,使会阴、阴囊、阴茎肿胀,有时向上扩展至腹壁。因为会阴浅筋膜的远侧附着于腹股沟部,近侧与腹壁浅筋膜深层相连续,后方附着于尿生殖膈,尿液不会外渗到两侧股部。尿道阴茎部损伤时,如阴茎筋膜完整,血液及尿液渗入局限于阴茎筋膜内,表现为阴茎肿胀;如阴茎筋膜亦破裂,尿外渗范围扩大,与尿道球部损伤相同。尿道损伤合并尿外渗,若不及时处理或处理不当,会发生广泛皮肤、皮下组织坏死、感染和脓毒症。

2. 临床表现

(1)尿道出血外伤后,即使不排尿时也可见尿道外口滴血,尿液可为血尿。

(2)疼痛受损伤处疼痛,有时可放射到尿道外口,尤以排尿时为剧烈。

(3)排尿困难尿道挫裂伤时因疼痛而致括约肌痉挛,发生排尿困难。尿道完全断裂时,则可发生尿潴留。

(4)局部血肿尿道骑跨伤常发生会阴部、阴囊处肿胀、瘀斑及蝶形血肿。

(5)尿外渗尿道断裂后,用力排尿时,尿液可从裂口处渗入周围组织,形成尿外渗。尿外渗、血肿并发感染,则出现脓毒症。如开放性损伤,则尿液可从皮肤、肠道或阴道创口流出,最终形成尿瘘。

3. 特殊检查 尿道造影可显示尿道损伤部位及程度,尿道断裂可有造影剂外渗,尿道挫伤则无外渗征象。

4. 临床思辨

(1)病史和体检:大多有会阴部骑跨伤史,一些患者因尿道器械检查致伤。根据典型症状及血肿、尿外渗分布,诊断并不困难。

(2)导尿:导尿可以检查尿道是否连续、完整。在严格无菌操作下,如能顺利插入导尿管,则说明尿道连续而完整。一旦插入导尿管,应留置导尿1周以引流尿液并支撑尿道。如一次插入困难,不应勉强反复试插,以免加重创伤和导致感染。

(3)影像学检查显示尿道损伤部位及程度。

5. 治疗

(1)紧急处理尿道球海绵体严重出血可致休克,应立即压迫会阴部止血,采取抗休克措施,尽早施行手术治疗。

(2)尿道挫伤及轻度裂伤:症状较轻,尿道连续性存在,一般不需特殊治疗,尿道损伤处可自愈。用抗生素预防感染,并鼓励患者多饮水稀释尿液,减少刺激。必要时插入导尿管引流1周。

(3)尿道裂伤插入导尿管引流1周。如导尿失败,应即行经会阴尿道修补,并留置导尿管2~3周。病情严重者,应施行耻骨上膀胱造瘘术。

(4)尿道断裂应即时施行经会阴尿道修补术或断端吻合术,留置导尿管2~3周。尿道断裂严重者,会阴或阴囊形成大血肿,可作膀胱造瘘术。也有经会阴切口清除血肿,再作尿道断端吻合术,但是必须慎重而仔细止血。

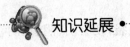

> 并发症处理
> (1)尿外渗:在尿外渗区作多个皮肤切口引流外渗尿液,切口应深达浅筋膜以下,并作耻骨上膀胱造瘘。3个月后再修补尿道。
> (2)尿道狭窄:尿道损伤患者拔除导尿管后,需定期作尿道扩张术。对晚期发生的尿道狭窄,可用腔内技术经尿道切开或切除狭窄部的瘢痕。

(二)后尿道损伤

膜部尿道穿过尿生殖膈。当骨盆骨折时,附着于耻骨下支的尿生殖膈突然移位,产生剪切样暴力,使薄弱的膜部尿道撕裂,甚至在前列腺尖处撕断。耻骨前列腺韧带撕裂致前列腺向上后方移位。骨折及盆腔血管丛损伤引起大量出血,在前列腺和膀胱周围形成大血肿。当后尿道断裂后,尿液沿前列腺尖处而外渗到耻骨后间隙和膀胱周围。

1. 临床表现

(1)休克:骨盆骨折所致后尿道损伤,一般较严重;常因合并大出血,引起创伤性、失血性休克。

(2)疼痛下腹部痛,局部肌紧张,并有压痛。随着病情发展,会出现腹胀及肠鸣音减弱。

(3)排尿困难:伤后不能排尿,发生急性尿潴留。

(4)尿道出血:尿道口无流血或仅少量血液流出。

(5)尿外渗及血肿:尿生殖膈撕裂时,会阴、阴囊部出现血肿及尿外渗。

2. 特殊检查 X线检查骨盆前后位片显示骨盆骨折。

3. 临床思辨 根据病史和体检,有骨盆挤压伤患者出现尿潴留,应考虑后尿道损伤。直肠指检可触及直肠前方有柔软、压痛的血肿,前列腺尖端可浮动。若指套染有血液,提示合并直肠损伤。

4. 治疗

(1)紧急处理:骨盆骨折患者须平卧,勿随意搬动,以免加重损伤。损伤严重伴大出血可致休克,须抗休克。一般不宜插入导尿管,避免加重局部损伤及血肿感染。尿潴留者可行耻骨上膀胱穿刺,吸出膀胱内尿液。

(2)手术治疗

1)早期处理:通常在病情稳定后,局麻下作耻骨上高位膀胱造瘘。尿道不完全撕裂一般在3周内愈合,恢复排尿。经膀胱尿道造影明确尿道无狭窄及尿外渗后,才可拔除膀胱造瘘管。若不能恢复排尿,造瘘后3个月再行尿道瘢痕切除及尿道端端吻合术。为早期恢复尿道的连续性,避免尿道断端远离形成瘢痕假道,一部分患者被采用尿道会师复位术,而休克严重者不宜作此手术,只作高位膀胱造瘘。

知识延展

手术方法:作下腹部切口,清除耻骨后血肿,切开膀胱,用一对凹凸探子操作,先将一凹形探子置于后尿道,再从尿道外口插入另一凸形探子,一对探子相嵌合,凸形探子可引进膀胱。其尖部套上一根普通导尿管,拔出探子,将导尿管引出尿道外口。然后用细线将它与一条多孔导尿管的尖端连在一起,拉入膀胱。接着用一根粗尼龙线在尿道前方穿过前列腺尖,线的两端穿出会阴部,用胶布固定于股内侧作皮肤牵引。如无凹凸形探子,可以用示指从膀胱颈伸入后尿道,将从尿道外口插入的尿道探子引入膀胱。尿道会师复位术后留置导尿管3~4周,若经过顺利,患者排尿通畅,则可避免第二期尿道吻合术。

2) 并发症处理:后尿道损伤常并发尿道狭窄。为预防尿道狭窄,去除导尿管后先每周1次尿道扩张,持续1个月以后仍需定期施行尿道扩张术。也可用尿道灌注液灌注尿道,灌注液为0.5%利多卡因10ml,地塞米松5mg,庆大霉素4万U,每日1次或隔日1次,或尿道扩张后加用尿道灌注。严重狭窄者经尿道切开或切除狭窄部的瘢痕组织,或于受伤后3个月经会阴部切口切除尿道瘢痕组织,作尿道端端吻合术。尿道长度不足者,可切除耻骨联合,缩短尿道断端距离,吻合尿道。后尿道合并直肠损伤,早期立即修补,并作暂时性结肠造瘘。尿道直肠瘘等待3~6个月后再施行修补手术。

(何青春)

练习题

1. 泌尿系损伤常见的器官是( )
   A. 阴茎　　B. 尿道　　C. 膀胱　　D. 输尿管　　E. 肾
   答案:B

2. 跨伤常造成尿道的损伤部位是( )
   A. 阴茎部　　B. 球部　　C. 膜部　　D. 前列腺部　　E. 膀胱颈部
   答案:B

3. 大多数肾损伤采取的治疗方法是( )
   A. 肾切除术　　B. 部分肾切除术　　C. 肾周引流术
   D. 非手术治疗　　E. 肾修补术
   答案:D

4. 下列检查不适合于肾损伤的是( )
   A. 大剂量静脉肾盂造影　　B. 逆行尿路造影　　C. B超检查
   D. CT检查　　E. 肾动脉造影
   答案:B

5. 男,30岁。从高处跌下,左腰部着地,伤后腰痛并有肉眼全程血尿,有小血块,体格检查:BP 110/70mmHg,P 100次/分;左腰部青紫压痛,腹部无压痛反跳痛,可初步诊断

为( )

　　A. 膀胱损伤　　　　　B. 输尿管损伤　　　　　C. 脾损伤并肾损伤
　　D. 肾裂伤　　　　　　E. 肾挫伤

答案：E

6. 男，28岁。被车撞伤在左腰部，伤后腰部痛，全程血尿伴血块8小时。体格检查：BP 70/50mmHg，P 120次/分，左腰部包块季肋下5指并触痛，经输血800ml，血压仅上升到80/60mmHg，尿色无改变，左腰部肿块增大，B超为肾裂伤对侧肾正常，该患者应立即采取最佳治疗方法是：( )

　　A. 快速输血补液　　　　　　　　　B. 经十一肋间切口肾切除术
　　C. 经腹行肾切除术　　　　　　　　D. 继续输血下经腹行肾切除术
　　E. 继续输血下经腹先阻断肾蒂探查肾脏根据情况采取肾修补，肾部分切除或肾切除术

答案：E

第十一节　脊柱/脊髓损伤

一、概述

脊柱骨折是一种严重创伤，其发生率占全身各部分骨折的5%～7%，在矿山创伤中，脊柱骨折发生率约占10%。约有20%左右的脊柱损伤伴有脊髓损伤。脊柱脊髓损伤的患者，其后果极为严重，可致终身残疾，甚至因并发症而死亡，因此对脊髓损伤患者的准确检诊，及时有效的治疗至关重要。

二、分类

(一) 部分损伤

指脊柱本身的连续性尚未遭受完全破坏的损伤。临床上又可根据脊柱的稳定性是否受累而分为：

1. 稳定型　指脊柱的稳定性完整，不至引起再移位者。包括横突骨折、棘突骨折与椎体轻度、单纯性压缩骨折。

2. 不稳定型　指稳定性虽已受波及，但脊柱的连续性尚未完全中断者。包括椎体压缩性骨折、椎体爆裂性骨折和关节突骨折。

(二) 完全损伤

指脊柱椎体之间的连续性已完全中断的损伤。多由强大的暴力所致，或暴力的持续时间较长，以致先发生脊柱不完全性损伤，并随着暴力的持续而使受损椎体位移，使破裂范围逐渐增大，最后使椎节的骨质、韧带及椎管内的脊髓组织完全受累，并出现连续性中断的影像学表现。轻者仅表现为椎节的脱位（多伴有脊髓损伤）；重者不仅椎体局部呈现粉碎性破

坏,且可合并多脏器损伤并发生严重的休克。

三、损伤机制

1. 直接暴力　直接暴力较为少见,指外力直接损害脊柱所致。以交通事故、自然灾害及火器伤多见。多伴有软组织损伤,并易引起内脏伤,应注意检查。

2. 间接暴力　主要因作用于头颈及足臀部的暴力纵向传导至脊柱的某一节段,由于压应力的作用而引起骨折脱位。可因暴力的方向不同而分为垂直压缩暴力、屈曲压缩暴力、仰伸压缩暴力、侧向压缩暴力和旋转压缩暴力等。

3. 肌肉拉力　以腰椎及颈椎多见,常发生于腰部或颈部突然侧弯或前屈时,以致引起横突或棘突撕裂性骨折,易漏诊,应注意。

4. 病理性骨折　临床上较为多见,高龄者多发。当脊柱椎体有转移性肿瘤或骨质疏松症时,轻微外力就可引起椎体压缩性骨折样病变。应注意与外伤性骨折相鉴别。

四、临床特征

(一) 一般症状

1. 疼痛　具有骨折患者所特有的剧烈疼痛,尤其在搬动躯干时为甚,常感无法忍受。因此,患者多采取被动体位而不愿作任何活动。

2. 压痛、叩痛及传导痛　骨折局部均有明显的压痛和叩痛,并于骨折的部位一致。单纯椎体骨折者,压痛较深在,其主要通过棘突传导。椎板及棘突骨折,压痛较浅表。除单纯棘突、横突骨折外,一般均有间接叩痛,疼痛部位与损伤部位相一致。

3. 活动受限　无论何型骨折,脊柱均出现明显的活动受限。在检查时,切忌让患者坐起或身体扭曲,以防使椎管变形而引起或加重脊髓及脊神经根受损;亦不应让患者作各个方向的活动,包括主动的与被动的,以免加剧骨折移位及引起继发损伤,甚至造成截瘫。

(二) 神经症状

指脊髓、马尾或神经根受累症状。

1. 颈髓损伤　$C_1 \sim C_2$ 或枕颈段骨折脱位所引起的颈髓损伤为高位颈髓伤。如该处的生命中枢直接受到压迫并超过其代偿限度时,患者多立即死亡。该处椎管矢径较大,仍有一定数量的存活者。但也可引起四肢瘫痪及因并发症而发生意外。C_3 以下部位颈髓损伤为下位颈髓伤。严重者,不仅四肢瘫痪,且胸部呼吸肌多受累而仅保留腹式呼吸。完全瘫痪者,损伤平面以下呈痉挛性瘫痪。

2. 胸段或腰段脊髓伤　以完全性损伤多见,尤以胸段。平面以下感觉、运动及膀胱直肠功能均出现障碍。

3. 马尾伤　视受损之范围不同其症状差异较大,除下肢运动及感觉有程度不同的障碍外,膀胱直肠功能亦可波及。

4. 根性损害　多与脊髓症状同时出现。常因神经根受压而引起剧烈疼痛,尤以完全性脊髓伤者多见,且常常成为该类患者要求手术的主要原因之一。

(三) 其他症状

1. **肌肉痉挛** 指受损椎节椎旁肌肉的防御性挛缩。实质上,它对骨折的椎节起固定与制动作用。

2. **腹肌痉挛或假性急腹症** 常见于胸腰段骨折。主要原因是由于椎体骨折所致的腹膜后血肿刺激局部神经丛,造成反射性腹肌紧张或痉挛。个别病例甚至可出现酷似急腹症样的症状与体征以致被误诊而行手术探查,最后在术中才发现系腹膜后血肿所致。

3. **发热反应** 多见于高位脊髓损伤者。主要因全身的散热反应失调所致,亦与中枢反射、代谢产物的刺激及炎性反应等有关。

4. **急性尿潴留** 除脊髓损伤外,单纯胸腰段骨折亦可发生。后者主要由于腹膜后出血反射性反应所致。

5. **全身反应** 除全身创伤性反应外,其他如休克、创伤性炎症反应及其他各种并发症等均有可能发生,应全面观察。

五、影像学检查

(一) 普通 X 线片

应按常规拍摄正、侧位 X 线片。在无加重或引起脊髓伤危险时,亦可拍摄动力性侧位 X 线片。观片时应仔细观察及判定骨折周围及局部的特征,并注意骨折片的移位方向,特别注意有无向椎管内滑入。损伤波及第一、二颈椎时,应补加开口位;涉及椎弓根及小关节者,则需加拍左右斜位。

(二) CT

涉及椎管的骨折,骨折片容易进入较为空虚的椎管内,普通 X 线片难以发现;颈胸段及胸腰段骨折,由于解剖部位比较特殊,一般平片难以获得较为清晰的侧位片。通过 CT 扫描可以清晰显示骨折的部位及其移位的方向和范围,也可行 CT 椎管影像重建,从而为判定椎管的形态及阻塞部位提供客观依据。

(三) MRI

对脊柱完整性的判定可获得清晰的解剖图像,主要优点是便于对脊髓受伤程度的观察,并有利于脊髓休克的鉴别诊断及对脊髓损伤各种疗法的对比观察。

(四) 其他检查

其他可能有帮助的检查包括脊髓造影、诱发电位检查、B 型超声检查、肌电图检查和数字减影,酌情选用。

六、临床思辨

(一) 现场确认

年轻人的高能量损伤是脊柱或者脊髓损伤最常见的原因,如摩托车碰撞、高危险职业。老年患者低能量损伤是第二常见原因,老年患者由于骨质疏松合并脊柱僵直等原因,在低能量下容易出现脆性骨折。医患双方均应当警惕在某些特殊的情况下脊柱损伤的症状容易被其他损伤掩盖,如闭合性的颅脑和面部损伤的患者,这类损伤在患者头部遭受暴力时往往容易合并颈椎损伤。

(二)早期急诊评估

1. 气道　在创伤患者当中对气道的评估和管理是最重要的。若患者的颈椎处于稳定位置时应当首先对患者的气道进行管理。如果在某些紧急情况下需要插管维持呼吸,使用喉镜及插入气管插管时,保持颈椎直线制动,并维持颈椎功能中立位被证明是安全有效的。

2. 呼吸　若患者出现颈3水平以上的脊柱骨折,则在事故现场容易出现急性呼吸暂停,此时需要紧急的气管插管和机械通气;而颈3水平以下脊柱骨折的患者,仍存在自主呼吸,但因为膈肌和肋间肌的功能受损,一段时间之后容易出现延迟通气功能障碍。对上述情况的预判非常重要。如果肺部功能监测(VC、血气分析等)提示患者有通气功能衰竭的迹象,那么应当积极地尽早对患者进行气管插管控制呼吸而不是等待患者呼吸功能完全衰退时才行气管插管。

3. 血液循环　若在事故现场,患者出现低血压,应当首先考虑出血,寻找出血位置应当成为首要任务。如坐位上绑着安全带的车祸患者如果出现胸部脊柱部位的屈曲牵张损伤,通常容易伴随较为严重的腹部损伤,如大动脉的钝性撕裂。而神经源性休克是另外一种低血压的原因,颈髓损伤的患者该类型休克发生率约在20%。这类休克是由于脊髓损伤时支配血管和心脏的部分外周交感神经受到损伤,通常表现为低血压合并心动过缓,特别是损伤到T4水平时。为了减少继发性缺血对受伤脊髓的影响,必须及时地纠正低血压。

4. 神经功能评估　详细的神经功能检查对脊柱损伤评估而言非常重要,在急性脊柱创伤患者评估中,神经功能评估通常采用脊髓损伤神经功能分级国际标准(SNCSCI)。

(1)运动功能检查:运动检查包括对5对个关键上肢肌肉和5对关键下肢肌肉的肌力评估,肌力评估分级依据Medical Research Council标准。在上肢肌力评估中包括:C_5,肘关节屈曲;C_6,腕关节伸展;C_7,肘关节伸展;C_8,中指屈曲;T_1,指端外展。而下肢肌力评估的关键肌包括:L_2,髋关节屈曲;L_3,膝关节伸展;L_4,踝关节背伸;L_5,大踇趾伸展;S_1,踝关节跖屈。最后一个需要检查并且也是最重要的运动功能是肛门括约肌的自主收缩功能,检查结果可以用存在或者不存在来表示。

(2)感觉功能检查:感觉功能检查包括全身28个节段皮神经的轻触觉和针刺觉检查。感觉功能检查的结果可以表示为:消失、受损、正常,评分分别为0、1、2分。和前述运动功能相同,在评估感觉功能时不能遗漏骶尾部这个节段,可以通过肛门指检确定肛门感觉功能是否存在。可以在肛门部位黏膜和表皮交接处评估S4~S5节段的皮神经感觉功能。

(3)反射和脊髓休克:脊柱损伤的患者中,反射随着时间变化而变化。在损伤急性期,深部腱反射活动通常消失,肢体表现为弛缓性瘫痪;在脊髓休克恢复过程中,深部腱反射呈亢进状态,病理征如巴宾斯基征等通常此时可以引出。通常脊髓休克恢复在伤后24~48小时内,原则上,诊断完全脊髓损伤需要等到脊髓损伤休克期过后才能成立。

注意事项

在急救现场对神经功能的预后判断需持谨慎态度,因为早期事故现场复杂的环境,患者的一般情况如神志不清,昏迷,脊髓损伤后可能出现的脊髓休克等现象均可让患者在急救现场的评估出现差错。

七、治疗

(一)治疗原则 对各种脊柱损伤均应遵循以下原则:

1. 首先处理休克和维持呼吸道通畅,检查和治疗合并损伤。

2. 单纯性骨折脱位,按骨折脱位的一般原则予以复位、固定及功能锻炼,并注意避免引起脊髓损伤。

3. 多数脊柱骨折或脱位可以采用闭合方法复位和固定。在颈椎,最常用头颅牵引。

4. 重度不稳定骨折或骨折脱位需要切开复位与内固定术,同时作脊柱损伤节段的融合术。

5. 对伴有脊髓损伤的脊柱骨折脱位,应以有利于脊髓功能的恢复与重建作为着眼点,置于首要地位。

6. 预防及治疗并发症,其中尤其应注意肺部感染、泌尿系感染、压疮及静脉血栓等的防治。

7. 全身支持疗法,对高位脊髓伤者尤为重要。

8. 功能重建与康复治疗,应采取积极态度及有效措施,使患者恢复一定的生活自理及工作能力。

(二)现场救护

1. 迅速将伤员撤离事故现场,避免重复损伤或加重损伤。

2. 根据伤者主诉和对脊柱由上而下的快速检查,确定损伤部位;根据伤后肢体及躯干感觉运动和二便情况确定有无瘫痪。检查时,切勿让患者坐起或让脊柱屈曲,仅就地翻动即可。

3. 临时固定,最好选用制式急救器材,如充气式颈围、制式固定担架等。无专门器材时,应选择硬质担架或门板等能保持胸腰部稳定的材料将脊柱予以临时固定。在将伤者搬向担架上时,应采取3~4人平托法,保持脊柱轴线稳定,避免扭曲和转动,切忌两人或一人以抱起状的错误搬运法,防止引起或加重脊髓损伤。

4. 安全运送。

(三)急救措施

1. 伤员抵达急诊科后应迅速进行简要的全身检查,确定有无休克及其他重要脏器损伤;有无其他部位骨关节损伤;就脊柱物理学检查而言,尤应注意呼吸、膀胱充盈状态、双下肢感觉、腱反射及足踝部肌力,此均有代表性,初步确定损伤部位和损伤的严重程度以及是否合并脊髓损伤。首先处理危及生命的合并伤。

2. 如果颈椎损伤在现场或装运途中未得到确实固定,到达急诊室后应立即采取制动措施,除支具外,牵引也是有效的制动方法。

3. 保持呼吸道通畅,必要时吸氧。

4. 建立静脉通道,输液,必要时输血。

5. 如合并脊髓损伤可静脉内使用激素和利尿脱水剂。

6. 经初步处理病情稳定后,可行 X 线摄片、CT 或 MRI 等特殊检查。危重伤员检查必须有医护人员陪同。

7. 脊柱损伤诊断明确,又无其他需要紧急处理的合并伤时,伤员可转入病房或专科医院进一步治疗。

脊柱脊髓损伤的诊治流程见图 13-2。

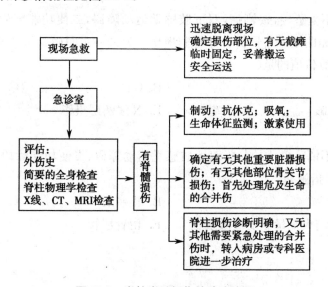

图 13-2　脊柱脊髓损伤的诊治流程

(何青春)

1. 脊柱骨折患者在搬运过程中,最正确的体位是(　　)
   A. 侧卧位　　　　　B. 仰卧屈曲位　　　　C. 仰卧过伸位
   D. 俯卧过伸位　　　E. 半坐卧位

答案:C

2. 判断脊柱骨折脱位是否并发脊髓损伤,下列检查最重要的是(　　)
   A. X 线摄片　　　　B. CT　　　　　　　　C. MRI
   D. 神经系统检查　　E. 腰穿作奎肯试验及脑脊液生化检查

答案:D

3. 从马车上摔下,头后枕部着地,颈部活动受限,下颈椎压痛明显,四肢弛缓性瘫,躯干感觉平面在胸骨柄以下,痛、温觉消失,不能自行排尿,诊断首先考虑( )
   A. 颈椎间盘突出症   B. 颈椎骨折脱位并颈髓损伤
   C. 颈部软组织损伤   D. 胸椎骨折并脊髓损伤
   E. 颈椎骨折脱位并臂丛神经与腰骶丛神经损伤

答案:B

4. 建筑工人不慎坠楼,腰剧痛,双下肢感觉运动障碍,二便功能障碍。现场搬运的正确方法( )
   A. 平托或滚动法   B. 单人搂抱法   C. 双人搂抱法
   D. 侧卧搬运法   E. 背驮法

答案:A

5. 建筑工人不慎坠楼,腰剧痛,双下肢感觉运动障碍,二便功能障碍。经X线平片检查,诊断为胸腰段屈曲型压缩骨折合并脊髓损伤。为进一步明确骨折片向椎管内的移位情况,下列检查中最有价值的是( )
   A. MRI   B. CT   C. ECT
   D. 脊髓造影   E. X线断层摄影

答案:B

6. 建筑工人不慎坠楼,腰剧痛,双下肢感觉运动障碍,二便功能障碍。除手术外,伤后早期最重要的治疗措施是( )
   A. 抗生素   B. 止痛剂   C. 防止压疮
   D. 甘露醇与大剂量糖皮质激素   E. 留置尿管

答案:C

第十二节 四肢损伤

一、概述

四肢损伤包括皮肤肌肉损伤、骨折、关节及血管神经损伤,常是全身严重多发性损伤的一部分。因此,现场急救不仅要注意四肢局部损伤的处理,更重要的要注意全身情况的处理。

二、骨折的急救

(一) 常规处理

骨折急救的目的是用最为简单而有效的方法抢救生命、保护患肢、迅速转运,以便尽快得到妥善处理。

1. **抢救休克**　首先检查患者全身情况,如处于休克状态,应注意保温,尽量减少搬动,有条件时应立即输液、输血。合并颅脑损伤处于昏迷状态者,应注意保持呼吸道通畅。

2. 包扎伤口　开放性骨折,伤口出血绝大多数可用加压包扎止血。大血管出血,加压包扎不能止血时,可采用止血带止血。最好使用充气止血带,并应记录所用压力和时间。创口用无菌敷料或清洁布类予以包扎,以减少再污染。若骨折端已戳出伤口,并已污染,又未压迫重要血管、神经者,不应将其复位,以免将污物带到伤口深处。应送至医院经清创处理后,再行复位。若在包扎时,骨折端自行滑入伤口内,应做好记录,以便在清创时进一步处理。

3. 妥善固定　固定是骨折急救的重要措施。凡疑有骨折者,均应按骨折处理。闭合性骨折者,急救时不必脱去患肢的衣裤和鞋袜,以免过多地搬动患肢,增加疼痛。若患肢肿胀严重,可用剪刀将患肢衣袖和裤脚剪开,减轻压迫。骨折有明显畸形,并有穿破软组织或损伤附近重要血管、神经的危险时,可适当牵引患肢,使之变直后再行固定。

骨折急救固定的目的:①避免骨折端在搬运过程中对周围重要组织,如血管、神经、内脏的损伤;②减少骨折端的活动,减轻患者疼痛;③便于运送。固定可用特制的夹板,或就地取材用木板、木棍、树枝等。若无任何可利用的材料时,上肢骨折可将患肢固定于胸部,下肢骨折可将患肢与对侧健肢捆绑固定。

4. 迅速转运患者　经初步处理,妥善固定后,应尽快地转运至就近的医院进行治疗。

(二) 开放性骨折的处理

开放性骨折即骨折部位皮肤或黏膜破裂,骨折与外界相通。它可由直接暴力作用,使骨折部软组织破裂,肌肉挫伤所致,亦可由于间接暴力,由骨折端自内向外刺破肌肉和皮肤引起。前者骨折所伴软组织损伤远比后者严重。开放性骨折的最大危险是由于创口被污染,大量细菌侵入,并在局部迅速繁殖,导致骨感染,严重者可致肢体功能障碍、残疾甚至引起生命危险。

开放性骨折的处理原则是及时正确地处理创口,尽可能地防止感染,力争将开放性骨折转化为闭合性骨折。

1. 术前检查与准备
(1)询问病史,了解创伤的经过、受伤的性质和时间,急救处理的情况等。
(2)检查全身情况,是否有休克和其他危及生命的重要器官损伤。
(3)通过肢体的运动、感觉,动脉搏动和末梢血液循环状况,确定是否有神经、肌腱和血管损伤。
(4)观察伤口,估计损伤的深度,软组织损伤情况和污染程度。
(5)拍摄患肢正、侧位X线片,了解骨折类型和移位。

2. 清创的时间　原则上清创越早,感染机会越少,治疗效果越好。早期细菌停留在创口表面,仅为污染,以后才繁殖并侵入组织内部发生感染,这段时间称为潜伏期。因此,应争取在潜伏期内,感染发生之前进行清创。一般认为在伤后6～8小时内清创,创口绝大多数能一期愈合,应尽可能争取在此段时间内进行。若受伤时气温较低,如在冬天,伤口污染较轻,周围组织损伤也较轻,其清创时间可适当延长。少数病例在伤后 12～24 小时,甚至个别病例超过 24 小时还可进行清创。但绝不可有意拖延清创时间,以免增加感染的机会,造成不良后果。

3. 清创的要点　开放性骨折的清创术包括清创、骨折复位和软组织修复以及伤口闭合。它的要求比单纯软组织损伤更为严格,一旦发生感染,将导致化脓性骨髓炎。

(1)清创:即将污染的创口,经过清洗、消毒,然后切除创缘、清除异物,切除坏死和失去活力的组织,使之变成清洁的创口。手术可在臂丛麻醉或硬膜外麻醉下进行。为了减少出血,特别是伴有血管损伤时,可在使用止血带下手术。由于止血带下不易确定组织的血液供应状况,初步清创止血后,放开止血带,应再一次清创切除无血液供应的组织。

1)清洗:无菌敷料覆盖创口,用无菌刷及肥皂液刷洗患肢 2～3 次,范围包括创口上、下关节,刷洗后用无菌生理盐水冲洗,创口内部一般不刷洗,如污染严重,可用无菌纱布轻柔清洗,用生理盐水冲洗。然后可用 0.1% 活力碘(聚吡咯酮碘)冲洗创口或用纱布浸湿 0.1% 活力碘敷于创口,再用生理盐水冲洗。常规消毒铺巾后行清创术。

2)切除创缘皮肤 1～2mm,皮肤挫伤者,应切除失去活力的皮肤。从浅至深,清除异物,切除污染和失去活力的皮下组织、筋膜、肌肉。对于肌腱、神经和血管,应在尽量切除其污染部分的情况下,保留组织的完整性,以便予以修复。清创应彻底,避免遗漏死腔和死角。

3)关节韧带和关节囊严重挫伤者,应予切除。若仅污染,则应在彻底切除污染物的情况下,尽量予以保留,对关节的稳定和以后的功能恢复十分重要。

4)骨外膜应尽量保留,以保证骨愈合。若已污染,可仔细将其表面切除。

5)骨折端的处理:既要彻底清理干净,又要尽量保持骨的完整性,以利骨折愈合。骨端的污染程度在密质骨一般不超过 0.5～1.0mm,松质骨则可深达 1cm。密质骨的污染可用骨凿凿除或用咬骨钳咬除,污染的松质骨可以刮除,污染的骨髓腔应注意将其彻底清除干净。

注意事项

粉碎性骨折的骨片应仔细加以处理。游离的小骨片可以去除,与周围组织尚有联系的小骨片应予保留,并应复位,有助于骨折愈合。大块的骨片,即使已完全游离也不能摘除,以免造成骨缺损,影响骨折愈合,甚至导致骨不连接。应将其用 0.1% 活力碘浸泡 5 分钟,然后用生理盐水冲洗后,重新放回原骨折处,以保持骨的连续性。

6)再次清洗:彻底清创后,用无菌生理盐水再次冲洗创口及其周围 2～3 次。然后用 0.1% 活力碘浸泡或湿敷创口 3～5 分钟,该溶液对组织无不良反应。若创口污染较重,且距伤后时间较长,可加用 3% 过氧化氢溶液清洗,然后用生理盐水冲洗,以减少厌氧菌感染的机会。再清洗后应更换手套、敷单及手术器械,继续进行组织修复手术。

(2)组织修复

1)骨折固定:清创后,应在直视下将骨折复位,并根据骨折的类型选择适当的内固定方法将骨折固定。固定方法应以最简单、最快捷为宜,必要时术后可适当加用外固定。若骨折稳定,复位后不易再移位者,亦可不作内固定,而单纯选用外固定。

 注意事项

> 第三度开放性骨折及第二度开放性骨折清创时间超过伤后 6～8 小时者,不宜应用内固定,可选用外固定器固定。因为超过 6～8 小时,创口处污染的细菌已渡过潜伏期,进入按对数增殖的时期,内固定物作为无生命的异物,机体局部抵抗力低下,且抗菌药物难以发挥作用,容易导致感染。一旦发生感染,则内固定物必须取出,否则感染不止,创口不愈。

2)重要软组织修复:肌腱、神经、血管等重要组织损伤,应争取在清创时采用合适的方法予以修复,以便早日恢复肢体功能。

3)创口引流:用硅胶管,置于创口内最深处,从正常皮肤处穿出体外,并接以负压引流瓶,于 24～48 小时后拔除。必要时,在创口闭合前可将抗生素或抗生素缓释剂置入创口内。

(3)闭合创口:完全闭合创口,争取一期愈合,是达到将开放性骨折转化为闭合性骨折的关键,也是清创术争取达到的主要目的。对于第一、二度开放性骨折,清创后,大多数创口能一期闭合。第三度开放性骨折,亦应争取在彻底清创后,采用各种不同的方法,尽可能地一期闭合创口。显微外科的发展,为这类损伤的治疗提供了更好的方法和更多的机会。

1)直接缝合:皮肤无明显缺损者,多能直接缝合。垂直越过关节的创口,虽然没有皮肤缺损,也不宜直接缝合,以免创口瘢痕挛缩,影响关节的活动。应采用 Z 字成形术予以闭合。

2)减张缝合和植皮术:皮肤缺损,创口张力较大,不能直接缝合,如周围皮肤及软组织损伤较轻,可在创口一侧或两侧作与创口平行的减张切口。缝合创口后,如减张切口可以缝合者则直接缝合,否则于减张切口处植皮。如创口处皮肤缺损,而局部软组织床良好,无骨和神经、血管等重要组织外露,亦可在创口处直接植皮。

3)延迟闭合:第三度开放性骨折,软组织损伤严重,一时无法完全确定组织坏死情况,感染的机会较大。清创后,可将周围软组织覆盖骨折处,敞开创口,用无菌敷料湿敷,观察 3～5 天,可再次清创,彻底切除失活组织,进行游离植皮。如植皮困难,可用皮瓣移植覆盖。

4)皮瓣移植:伴有广泛软组织损伤的第三度开放性骨折,骨折处外露,缺乏软组织覆盖,极易导致感染。应设法将创口用各种不同的皮瓣加以覆盖,如局部转移皮瓣、带血管蒂岛状皮瓣或吻合血管的游离皮瓣移植等。

清创过程完成后,根据伤情选择适当的固定方法固定患肢。应使用抗生素预防感染,并应用破伤风抗毒素。

三、开放性关节损伤的处理

开放性关节损伤即皮肤和关节囊破裂,关节腔与外界相通。其处理原则与开放性骨折基本相同,治疗的主要目的是防止关节感染和恢复关节功能。损伤程度不同、处理方法和术后效果亦不同,一般可分为以下三度:

第一度:锐器刺破关节囊,创口较小,关节软骨和骨骼无损伤。此类损伤无需打开关节,以免污染进一步扩散。创口行清创缝合后,可在关节内注入抗生素,予以适当固定3周,开始功能锻炼,经治疗可保留关节功能。如有关节肿胀、积液则按化脓性关节炎早期处理。

第二度:软组织损伤较广泛,关节软骨及骨骼部分破坏,创口内有异物。应在局部软组织清创完成后,更换手套、敷单和器械再扩大关节囊切口,充分显露关节,用大量生理盐水反复冲洗。彻底清除关节内的异物、血肿和小的碎骨片。大的骨片应予复位,并尽量保持关节软骨面的完整,用克氏针或可吸收螺丝钉固定。关节囊和韧带应尽量保留,并应予以修复。关节囊的缺损可用筋膜修补。必要时关节腔内可放置硅胶管,术后用林格液加抗生素灌洗引流,于术后48小时拔除。经治疗后可恢复部分关节功能。

第三度:软组织毁损,韧带断裂,关节软骨和骨骼严重损伤,创口内有异物,可合并关节脱位及血管、神经损伤等。经彻底清创后敞开创口,无菌敷料湿敷,3~5天后可行延期缝合。亦可彻底清创后,大面积软组织缺损可用显微外科组织移植,如用肌皮瓣或皮瓣移植修复。关节面严重破坏,关节功能无恢复可能者,可一期行关节融合术。

四、上肢骨、关节损伤

(一)肩锁关节脱位

1. 解剖概要　肩锁关节由肩峰的锁骨关节面与锁骨外端的肩峰关节面构成关节,部分关节内存在纤维软骨盘。关节面多呈垂直方向,关节囊薄弱,由周围的韧带维持其稳定性。

2. 病因与分类　肩锁关节脱位十分常见,多见于青年。暴力是引起肩锁关节脱位的主要原因,以直接暴力更多见。肩峰受到打击时,肩峰及肩胛骨猛然向下,使关节囊及周围韧带断裂而发生脱位。当跌倒时,肩部着地,力传导至肩锁关节而发生关节脱位,为间接暴力所致。依据暴力的大小,可仅发生关节囊挫伤、破裂、韧带挫伤、部分断裂、完全断裂或撕脱骨折、半脱位或完全脱位。根据损伤程度,可将肩锁关节脱位分为三型。

(1) Ⅰ型:肩锁关节囊、韧带挫伤,尚未断裂。

(2) Ⅱ型:肩锁关节囊破裂,部分韧带损伤或断裂,关节半脱位。

(3) Ⅲ型:肩锁关节囊、韧带完全断裂,关节完全脱位。

3. 临床表现和诊断

(1) Ⅰ型:肩部有打击或跌倒受伤史,肩锁关节处疼痛、肿胀、肩活动时疼痛加重。局部压痛明显。肩锁关节X线拍片未发现明显移位。

(2) Ⅱ型:除有Ⅰ型的临床表现和体征外,用手指按压锁骨外端有弹性感。X线拍片或在患手握重物4~6kg时拍片,可见锁骨外端向上撬起,为半脱位。

(3) Ⅲ型:除有Ⅰ型的临床表现和体征外,肩外上方肿胀严重,与对侧比较有时可发现患侧明显高起,按压时弹性感更加明显,肩活动受限。X线拍片可见锁骨外端完全离开肩峰的相对关节面,为完全性脱位。

4. 治疗　对于Ⅰ型损伤,用三角巾悬吊患肢2~3周后开始肩关节活动,可获得较好功能。Ⅱ型损伤有学者主张手法复位、加垫外固定,但固定常不可靠,易并发压疮,或演变为陈旧性脱位。对有症状的陈旧性半脱位及Ⅲ型患者,尤其是肩锁关节移位超过2cm者,可选择手术治疗。手术方法可选择切开复位张力带钢丝固定、锁骨喙突螺钉固定、肩锁关节融合等。在切开复位的同时,可修复断裂的韧带。

(二) 肩关节脱位

1. 解剖概要　参与肩关节运动的关节包括肱盂关节、肩锁关节、胸锁关节及肩胸(肩胛骨与胸壁形成)关节,但以肱盂关节的活动最为重要。习惯上将肱盂关节脱位称为肩关节脱位。

知识延展

肱盂关节由肱骨头与肩胛盂构成。肩胛盂浅,由周围的纤维软骨及盂唇加深其凹度,再加上肩峰在肱骨头及肩胛盂的上方形成的臼窝样结构(有学者称为第二关节),在一定程度上增加了肩关节的稳定性,并使肩关节有最大范围的活动。

2. 病因与分类　创伤是肩关节脱位的主要原因,多为间接暴力所致。当上肢处于外展外旋位跌倒或受到撞击时,暴力经过肱骨传导到肩关节,使肱骨头突破关节囊而发生脱位。若上肢处于后伸位跌倒,或肱骨后上方直接撞击在硬物上,也可发生肩关节脱位。

根据肱骨头脱位的方向可分为前脱位、后脱位、上脱位及下脱位四型,以前脱位最多见。由于暴力的大小、力作用的方向以及肌肉的牵拉,前脱位时,肱骨头可能位于锁骨下、喙突下、肩前方及关节盂下。

3. 临床表现和诊断　有上肢外展外旋或后伸着地受伤历史,肩部疼痛、肿胀、肩关节活动障碍,患者有以健手托住患侧前臂、头向患侧倾斜的特殊姿势即应考虑有肩关节脱位的可能。检查可发现患肩呈方肩畸形,肩胛盂处有空虚感,上肢有弹性固定;Dugas 征阳性。严重创伤时,肩关节前脱位可合并神经血管损伤,应注意检查患侧上肢的感觉及运动功能。X线正位、侧位片及穿胸位片可确定肩关节脱位的类型、移位方向及有无撕脱骨折。必要时行CT 扫描。

知识延展

Dugas 征阳性:在正常情况下将手搭到对侧肩部,肘部可以贴近胸膛,肩关节脱位时,患侧肘贴胸,其手掌不能搭到健侧肩部,或患手搭于健侧肩时,肘不能贴胸壁,称为杜加(Dugas)征阳性。

4. 治疗　无论肩关节脱位的类型及肱骨头所处的位置不同,均应首先采用手法复位、外固定方式治疗。

(1)手法复位:一般采用局部浸润麻醉,用 Hip-pocrates 法复位:患者仰卧,术者站在患侧床边,腋窝处垫棉垫,以同侧足跟置于患者腋下靠胸壁处,双手握住患肢于外展位作徒手牵引,以足跟顶住腋部作为反牵引力。左肩脱位时术者用左足,右肩脱位时则用右足。牵引须持续,用力须均匀,牵引一段时间后肩部肌逐渐松弛,此时内收、内旋上肢,肱骨头便会经前方关节囊的破口滑入肩胛盂内,可感到有弹跳及听到响声,提示复位成功,再作 Dugas 征检查,应由阳性转为阴性。

(2)固定方法:单纯性肩关节脱位复位后可用三角巾悬吊上肢,肘关节屈曲 90°,腋窝处垫棉垫固定 3 周,合并大结节骨折者应延长 1～2 周。部分病例关节囊破损明显,或肩带肌肌力不足者,术后摄片会有肩关节半脱位,此类病例宜用搭肩位胸肱绷带固定,即将患肢手掌搭在对侧肩部,肘部贴近胸壁,用绷带将上臂固定在胸壁,并托住肘部,这种体位可以纠正肩关节半脱位。

(三) 肱骨外科颈骨折

1. 解剖概要　肱骨外科颈为肱骨大结节、小结节移行为肱骨干的交界部位,是松质骨和密质骨的交接处,位于解剖颈下 2～3cm,有臂丛神经、腋血管在内侧经过,因此骨折可合并神经血管损伤。

2. 病因与分类　肱骨外科颈骨折可发生于任何年龄,但以中、老年人为多,尤其有骨质疏松者,骨折发生率增高。暴力作用是外科颈骨折的主要原因。由于暴力作用的大小、方向、肢体的位置及患者原来的骨质量等因素,发生的骨折类型不同,可分为:①无移位骨折;②外展型骨折;③内收型骨折和④粉碎型骨折。

3. 临床表现和诊断　受伤后肩部疼痛、肿胀、瘀斑,肩关节活动障碍,肱骨近端明显压痛,X 线拍片可证实骨折的存在及移位情况。

4. 治疗　无移位骨折不需进行手法复位,用三角巾悬吊上肢 3～4 周即可开始进行功能锻炼;外展型骨折主要采用手法复位、外固定方法治疗。内收型骨折仍以手法复位、外固定方法治疗为主,手法复位失败、陈旧骨折不愈合可行切开复位内固定术。严重粉碎型骨折,若患者年龄过大,全身情况很差,可用三角巾悬吊,任其自然愈合;对青壮年的严重粉碎骨折,估计切开复位难以内固定时,可作尺骨鹰嘴外展位牵引,辅以手法复位,小夹板固定,6～8 周后去除牵引,继续用小夹板固定,并开始关节活动。

(四) 肱骨干骨折

1. 解剖概要　肱骨外科颈下 1～2cm 至肱骨髁上 2cm 段内的骨折称为肱骨干骨折。在肱骨干中下 1/3 段后外侧有桡神经沟,有由臂丛神经后束发出的桡神经经内后方紧贴骨面斜向外前方进入前臂,此处骨折容易发生桡神经损伤。致伤因素可能是骨折端直接撞击,也可能由于外侧肌间隔的卡压所致。

2. 病因与分类　肱骨干骨折可由直接暴力或间接暴力引起。直接暴力常由外侧打击肱骨干中份,致横形或粉碎形骨折。间接暴力常由于手部着地或肘部着地,力向上传导,加上身体倾倒所产生的剪式应力,导致中下 1/3 骨折。有时因投掷运动或"掰腕",也可导致中下 1/3 骨折,多为斜形或螺旋形骨折。骨折端的移位取决于外力作用的大小、方向、骨折的部位和肌肉牵拉方向等。在三角肌止点以上、胸大肌止点以下的骨折,近折端受胸大肌、背阔肌、大圆肌的牵拉而向内、向前移位,远折端因三角肌、喙肱肌、肱二头肌、肱三头肌的牵拉而向外、向近端移位。当骨折线位于三角肌止点以下时,近折端由于三角肌的牵拉而向前、外移位;远折端因肱二头肌、肱三头肌的牵拉而向近端移位。无论骨折发生在哪一段,在体弱患者,由于肢体的重力作用或不恰当的外固定物的重量,可引起骨折端分离移位或旋转畸形。肱骨干下 1/3 骨折的移位方向与暴力作用的方向、前臂和肘关节所处的位置有关,大多数有成角、短缩及旋转畸形。

3. 临床表现和诊断　受伤后,上臂出现疼痛、肿胀、畸形,皮下瘀斑,上肢活动障碍。检查可发现假关节活动,骨摩擦感,骨传导音减弱或消失。X 线拍片可确定骨折的类型、移位方向。

若合并桡神经损伤,可出现垂腕,各手指掌指关节不能背伸,拇指不能伸,前臂旋后障碍,手背桡侧皮肤感觉减退或消失。

4. 治疗　大多数肱骨干横形或短斜形骨折可采用非手术方法治疗,即手法复位、牵引、外固定。

在以下情况时,可采用切开复位内固定术:

(1) 反复手法复位失败,骨折端对位对线不良,估计愈合后影响功能。
(2) 骨折有分离移位,或骨折端有软组织嵌入。
(3) 合并神经血管损伤。
(4) 陈旧骨折不愈合。
(5) 影响功能的畸形愈合。
(6) 同一肢体有多发性骨折。
(7) 8~12 小时以内的污染不重的开放性骨折。

(五) 肱骨髁上骨折

1. 解剖概要　肱骨髁上骨折是指肱骨干与肱骨髁的交界处发生的骨折。肱骨干轴线与肱骨髁轴线之间有 30°~50°的前倾角,这是容易发生肱骨髁上骨折的解剖因素。在肱骨髁内、前方,有肱动脉、正中神经经过。在神经血管束的浅面有坚韧的肱二头肌腱膜,后方为肱骨,一旦发生骨折,神经血管容易受到损伤。在肱骨髁的内侧有尺神经,外侧有桡神经,均可因肱骨髁上骨折的侧方移位而受到损伤。在儿童期,肱骨下端有骨骺,若骨折线穿过骺板,有可能影响骨骺的发育,因而常出现肘内翻或外翻畸形。肱骨髁上骨折多发生于 10 岁以下儿童,根据暴力的不同和骨折移位的方向,可分为屈曲型和伸直型。

2. 病因　多为间接暴力引起。当跌倒时,肘关节处于半屈或伸直位,手掌着地,暴力经前臂向上传递,身体向前倾,由上向下产生剪式应力,使肱骨干与肱骨髁交界处发生骨折。通常是近折端向前下移位,远折端向上移位。如果在跌倒时,同时遭受侧方暴力,可发生尺侧或桡侧移位。

3. 临床表现和诊断　儿童有手着地受伤史,肘部出现疼痛、肿胀、突出并处于半屈位,应想到肱骨髁上骨折的可能。检查局部明显压痛,有骨摩擦音及假关节活动,肘前方可扪到骨折断端,肘后三角关系正常。在诊断中,应注意有无神经血管损伤,应特别注意观察前臂肿胀程度,腕部有无桡动脉搏动,手的感觉及运动功能等。肘部正、侧位 X 线拍片是必须的,不仅能确定骨折的存在,更主要的是准确判断骨折移位情况,为选择治疗方法提供依据。

4. 治疗　受伤时间短,局部肿胀轻,没有血液循环障碍者,可进行手法复位外固定。在

以下情况可选择手术治疗:
(1)手法复位失败。
(2)小的开放伤口,污染不重。
(3)有神经血管损伤。

 知识延展

伸直型肱骨髁上骨折由于近折端向前下移位,极易压迫肱动脉或刺破肱动脉,加上损伤后的组织反应,局部肿胀严重,均会影响远端肢体血循环,导致前臂骨筋膜室综合征。如果早期未能作出诊断及正确的治疗,可导致缺血性肌挛缩,严重影响手的功能及肢体的发育。在对肱骨髁上骨折的诊治中,应严密观察前臂肿胀程度及手的感觉运动功能,如果出现高张力肿胀,手指主动活动障碍,被动活动剧烈疼痛,桡动脉搏动扪不清,手指皮温降低,感觉异常,即应确定骨筋膜室高压存在,应紧急手术,切开前臂掌、背侧深筋膜,充分减压,辅以脱水剂,扩张血管药等治疗,则可能预防前臂缺血性肌挛缩的发生。如果已出现5P征则为时已晚,即便手术减压也难以避免缺血性挛缩。

骨筋膜室综合征:即由骨,骨间膜,肌间隔和深筋膜形成的骨筋膜室内肌肉和神经因急性缺血、缺氧而产生的一系列早期的症状和体征,又称急性筋膜间室综合征,最多见于前臂掌侧和小腿。常由创伤骨折的血肿和组织水肿使其室内内容物体积增加或外包扎过紧,局部压迫使骨筋膜室容积减小而导致骨筋膜室内压力增高所致。当压力达到一定程度[前臂 8.7kPa(65mmHg),小腿 7.3kPa(55mmHg)]可使供应肌肉的小动脉关闭,形成缺血-水肿-缺血的恶性循环。

5P征:painlessness 无痛,pulselessness 脉搏消失,pallor 皮肤苍白,paresthesia 感觉异常,paralysis 肌麻痹。

(六)肘关节脱位

1. **解剖概要** 肘关节由肱骨下端、尺骨鹰嘴窝、桡骨头及关节囊、韧带构成。主要完成屈伸活动及很少的尺偏、桡偏活动。在肩、肘、髋、膝四大关节中发生脱位的几率最高。

2. **病因及分类** 外伤是导致肘关节脱位的主要原因。当肘关节处于半伸直位时跌倒,手掌着地,暴力沿尺、桡骨向近端传导,尺骨鹰嘴处产生杠杆作用,前方关节囊撕裂,使尺、桡骨向肱骨后方脱出,发生肘关节后脱位。当肘关节处于内翻或外翻位时遭受暴力,可发生尺侧或桡侧侧方脱位。当肘关节处于屈曲位时,肘后方遭受暴力可使尺、桡骨向肱骨前方移位,发生肘关节前脱位。

3. **临床表现和诊断** 上肢外伤后,肘部疼痛、肿胀、活动障碍;检查发现肘后突畸形;前臂处于半屈位,并有弹性固定;肘后出现空虚感,可扪到凹陷;肘后三角关系发生改变;应考虑肘关节后脱位的存在。肘部正、侧位X线摄片可发现肘关节脱位的移位情况、有无合并骨折。侧方脱位可合并神经损伤,应检查手部感觉、运动功能。

4. **治疗**

(1)手法复位:可以采用一人复位法,不用助手。2%普鲁卡因或1%利多卡因10ml肘关节内麻醉或臂丛麻醉。术者站在患者的前面,将患者的患肢提起,环抱术者的腰部,使肘关节置于半屈曲位置。以一手握住患者腕部,沿前臂纵轴作持续牵引,另一拇指压住尺骨鹰嘴突,亦沿前臂纵轴方向作持续推挤动作直至复位。也可用双手握住上臂下段,8个手指在前方,两个拇指压在尺骨鹰嘴突上,肘关节处于半屈曲位,拇指用力方向为前臂的纵轴,其他八指则将肱骨远端推向后方。复位成功的标志为肘关节恢复正常活动,肘后三点关系恢复正常。

(2)固定用长臂石膏托固定肘关节于屈曲90°,再用三角巾悬吊胸前2～3周。

(3)手法复位失败常表示关节内有骨块或软组织嵌入,超过3周的陈旧性脱位,或合并神经血管损伤时应切开复位。

(七)桡骨小头半脱位

1. 解剖概要 桡骨头呈椭圆形,最近端为浅凹状关节面,与肱骨小头凸面形成关节,与肱尺关节一起完成屈伸活动。桡骨头的尺侧与尺骨鹰嘴半月切迹形成上桡尺关节,有环状带包绕,与下尺桡关节一同完成前臂旋转活动。桡骨头及颈位于肘关节囊内,没有韧带、肌腱附着,因此稳定性较差。

2. 病因与分类 桡骨头半脱位多发生在5岁以下的儿童,由于桡骨头发育尚不完全,环状韧带薄弱,当腕手被向上提拉、旋转时,肘关节囊内负压增加,使薄弱的环状韧带或部分关节囊嵌入肱骨小头与桡骨头之间,取消牵拉力以后,桡骨头不能回到正常解剖位置,而是向桡侧移位,形成桡骨头半脱位。

绝大多数情况下,桡骨头为向桡侧的半脱位,完全脱位的很少发生,向前方的脱位更为少见。

3. 临床表现和诊断 儿童的腕、手有被向上的牵位受伤历史,患儿感肘部疼痛,活动受限,前臂处于半屈位及旋前位。检查肘部外侧有压痛,即应诊断为桡骨头半脱位。X线摄片常不能发现桡骨头有脱位改变。

4. 治疗 不用麻醉即可进行手法复位。术者一手握住小儿腕部,另一手托住肘部,以拇指压在桡骨头部位,肘关节屈曲至90°,作轻柔的前臂旋后、旋前活动,反复数次,并用拇指轻轻推压桡骨头即可复位。复位成功的标志是可有轻微的弹响声,肘关节旋转、屈伸活动正常。复位后不必固定,但须告诫家长不可再暴力牵拉,以免复发。

(八)前臂双骨折

1. 解剖概要 前臂骨由尺骨及桡骨组成。尺骨近端的鹰嘴窝与肱骨滑车构成肱尺关节。桡骨小头与肱骨小头构成肱桡关节。尺桡骨近端相互构成尺桡上关节。尺骨下端为尺骨小头,借助三角软骨与腕骨近侧列形成关节。桡骨下端膨大,与尺骨小头一起,与近侧列腕骨形成桡腕关节。桡尺骨下端又相互构成下尺桡关节。尺桡骨之间由坚韧的骨间膜相连。由于尺骨和桡骨均有一定的弯曲幅度,使尺、桡骨之间的宽度不一致,最宽处为1.5～2.0cm。前臂处于中立位时,骨间膜最紧张,处于旋转位时较松弛。骨间膜的纤维方向呈由尺侧下方斜向桡侧上方,当单一尺骨或桡骨骨折时,暴力可由骨间膜传导到另一骨干,引起不同平面的双骨折,或发生一侧骨干骨折,另一骨的上端或下端脱位。尺、桡骨干有多个肌肉附着,起、止部位分布分散。当骨折时,由于肌的牵拉,常导致复杂的移位,使复位时十分困难。

2. 病因与分类　尺、桡骨干骨折可由直接暴力、间接暴力、扭转暴力引起,有时导致骨折的暴力因素复杂,难以分析其确切的暴力因素。

(1)直接暴力多由于重物打击、机器或车轮的直接压榨,或刀砍伤,导致同一平面的横型或粉碎性骨折,由于暴力的直接作用,多伴有不同程度的软组织损伤,包括肌、肌腱断裂,神经血管损伤等。

(2)间接暴力:跌倒时手掌着地,暴力通过腕关节向上传导,由于桡骨负重多于尺骨,暴力作用首先使桡骨骨折,若残余暴力比较强大,则通过骨间膜向内下方传导,引起低位尺骨斜形骨折。

(3)扭转暴力:跌倒时手掌着地,同时前臂发生旋转,导致不同平面的尺桡骨螺旋形骨折或斜形骨折。多为高位尺骨骨折和低位桡骨骨折。

3. 临床表现和诊断　受伤后,前臂出现疼痛、肿胀、畸形及功能障碍。检查可发现骨摩擦音及假关节活动。骨传导音减弱或消失。X线拍片检查应包括肘关节或腕关节,可发现骨折的准确部位、骨折类型及移位方向,以及是否合并有桡骨头脱位或尺骨小头脱位。尺骨上1/3骨干骨折可合并桡骨小头脱位,称为孟氏(Monteggia)骨折。桡骨干下1/3骨折合并尺骨小头脱位,称为盖氏(Galeazzi)骨折。

4. 治疗

(1)手法复位外固定:尺、桡骨骨干双骨折可发生多种移位,如重叠、成角、旋转及侧方移位等。若治疗不当可发生尺、桡骨交叉愈合,影响旋转功能。因此治疗的目标除了良好的对位、对线以外,特别注意防止畸形和旋转。

手法复位成功后可采用小夹板固定:维持复位位置,用四块小夹板分别放置于前臂掌侧、背侧、尺侧和桡侧,用带捆扎后,将前臂放在防旋板上固定,再用三角巾悬吊患肢。也可采用石膏固定:手法复位成功后,用上肢前、后石膏夹板固定。待肿胀消退后改为上肢管型石膏固定,一般8~12周可达到骨性愈合。

(2)切开复位内固定指征:①手法复位失败。②受伤时间较短、伤口污染不重的开放性骨折。③合并神经、血管、肌腱损伤。④同侧肢体有多发性损伤。⑤陈旧骨折畸形愈合或畸形愈合。

(九) 桡骨下端骨折

1. 解剖概要　桡骨下端骨折是指距桡骨下端关节面3cm以内的骨折。这个部位是松质骨与密质骨的交界处,为解剖薄弱处,一旦遭受外力,容易骨折。桡骨下端关节面呈由背侧向掌侧、由桡侧向尺侧的凹面,分别形成掌倾角(10°~15°)和尺倾角(20°~25°)。桡骨茎突尺侧与尺骨小头桡侧构成尺桡下关节,与尺桡上关节一起,构成前臂旋转活动的解剖学基础。桡骨茎突位于尺骨茎突平面以远1~1.5cm。尺、桡骨下端共同与腕骨近侧列形成腕关节。

2. 病因与分类　多为间接暴力引起。跌倒时,手部着地,暴力向上传导,发生桡骨下端骨折。根据受伤的机制不同,可发生伸直型骨折、屈曲型骨折、关节面骨折伴腕关节脱位。

3. 伸直型骨折　伸直型骨折(Colles骨折)多为腕关节处于背伸位、手掌着地、前臂旋前时受伤。

(1)临床表现和诊断:伤后局部疼痛、肿胀、可出现典型畸形姿势,即侧面看呈"银叉"畸形,正面看呈"枪刺样"畸形。检查局部压痛明显,腕关节活动障碍。X线拍片可见骨折远端向桡、背侧移位,近端向掌侧移位,因此表现出典型的畸形体征。可同时伴有下尺桡关节脱位及尺骨茎突骨折。

(2)治疗:以手法复位外固定治疗为主,部分需要手术治疗。

切开复位内固定指征:①严重粉碎骨折移位明显,桡骨下端关节面破坏。②手法复位失败,或复位成功,外固定不能维持复位。

4. 屈曲型骨折　屈曲型骨折(Smith骨折)常由于跌倒时,腕关节屈曲、手背着地受伤引起。也可由腕背部受到直接暴力打击发生。较伸直型骨折少见。

(1)临床表现及诊断:受伤后,腕部下垂,局部肿胀,腕背侧皮下瘀斑,腕部活动受限。检查局部有明显压痛。X线拍片可发现典型移位,近折端向背侧移位,远折端向掌侧、桡侧移位。可合并下尺桡关节损伤、尺骨茎突骨折和三角纤维软骨损伤。与伸直型骨折移位方向相反,称为反Colles骨折或Smith骨折

(2)治疗:主要采用手法复位,夹板或石膏固定。复位手法与伸直型骨折相反,基本原则相同。复位后若极不稳定,外固定不能维持复位者,行切开复位,钢板或钢针内固定。

五、下肢骨、关节损伤

(一) 髋关节脱位

1. 解剖概要　构成髋关节的髋臼与股骨头两者形态上紧密配合,是一种典型的杵臼关节,周围又有坚强的韧带与强壮的肌群,因此只有强大的暴力才会引起髋关节脱位。在车祸中,暴力往往是高速和高能量的,为此多发性创伤并不少见。

2. 分类按股骨头脱位后的方向可分为前、后和中心脱位,以后脱位最为常见。

3. 髋关节后脱位　髋关节后脱位比前脱位多见,据统计,全部髋关节脱位中后脱位占85%～90%。脱位机制大部分髋关节后脱位发生于交通事故。发生事故时,患者的体位处于屈膝及髋关节屈曲内收,股骨则有轻度的内旋,当膝部受到暴力时,股骨头即从髋关节囊的后下部薄弱区脱出。可合并髋臼缘及壁及股骨头骨折。

(1)临床表现与诊断

1)明显外伤史,通常暴力很大。例如车祸或高处坠落。

2)有明显的疼痛,髋关节不能主动活动。

3)患肢缩短,髋关节呈屈曲、内收、内旋畸形。

4)可以在臀部摸到脱出的股骨头,大转子上移明显。

5)部分病例有坐骨神经损伤表现,大都为挫伤,2～3个月后会自行恢复,如脱出的股骨

头或移位的骨折块或髋臼后缘的骨折块。如持续压迫得不到缓解,可出现不可逆病理变化。

6)影像学检查 X线检查可了解脱位情况以及有无骨折,必要时行CT检查了解骨折移位情况。

(2)治疗

1)单纯髋关节脱位予手法复位外固定治疗

A. 复位髋关节脱位复位时需肌松弛,必须在全身麻醉或椎管内麻醉下行手法复位。复位宜早,最初24~48小时是复位的黄金时期,应尽可能在24小时内复位完毕,48~72小时后再行复位十分困难,并发症增多,关节功能亦明显减退。常用的复位方法Allis法,即提拉法。患者仰卧于地上,一助手蹲下用双手按住髂嵴以固定骨盆。术者面对患者站立,先使髋关节及膝关节各屈曲至90°,然后以双手握住患者的腘窝作持续的牵引,也可以前臂的上段套住腘窝作牵引,待肌松弛后,略作外旋,便可以使股骨头还纳至髋臼内。可以感到明显的弹跳与响声,提示复位成功。复位后畸形消失,髋关节活动亦恢复。本法简便、安全,最为常用。

B. 复位后用绷带将双踝暂时捆在一起,于髋关节伸直位下将患者搬运至床上,患肢作皮肤牵引或穿丁字鞋2~3周,不必作石膏固定。卧床期间作股四头肌收缩动作。2~3周后开始活动关节。4周后扶双拐下地活动。3个月后可完全承重。

2)对于复杂性合并骨折的髋关节后脱位治疗目前还有争论,但考虑到合并有关节内骨折,日后产生创伤性骨关节炎的机会明显增多,因此主张早期切开复位与内固定。

4. 髋关节前脱位 髋关节前脱位少见,有两种暴力可以引起髋关节前脱位。第一种暴力为交通事故,患者髋关节处于外展位,膝关节屈曲,并顶于前排椅背上,急刹车时膝部受力,股骨头即从髋关节囊前方内下部分薄弱区穿破脱出。第二种暴力为高空坠下,股骨外展、外旋下髋后部受到直接暴力。

(1)分类:前脱位可分成闭孔下、髂骨下与耻骨下脱位。

(2)临床表现与诊断:有强大暴力所致外伤史。患肢呈外展、外旋和屈曲畸形,根据典型的畸形表现,不难区分前脱位和后脱位。腹股沟处肿胀,可以摸到股骨头。X线摄片可以了解脱位方向。

(3)治疗:复位在全身麻醉或椎管内麻醉下手法复位。以Allis法最为常用。患者仰卧于手术台上,术者握住伤侧腘窝部位,使髋轻度屈曲与外展,并沿着股骨的纵轴作持续牵引;一助手立在对侧以双手按住大腿上1/3的内侧面与腹股沟处施加压力。术者在牵引下作内收及内旋动作,可以完成复位。不成功还可以再试一次,二次未成功必须考虑切开复位。手法复位不成功往往提示前方关节囊有缺损或有卡压,用暴力复位会引起股骨头骨折。固定和功能锻炼均同髋关节后脱位。

5. 髋关节中心脱位 髋关节中心脱位伴有髋臼骨折。来自侧方的暴力,直接撞击在股骨粗隆区,可以使股骨头水平状移动,穿过髋臼内侧壁而进入骨盆腔。如果受伤时下肢处轻度内收位,则股骨头向后方移动,产生髋臼后部骨折。如下肢处轻度外展与外旋,则股骨头向上方移动,产生髋臼爆破型粉碎性骨折,此时髋臼的各个区域都有毁损。

(1)临床表现与诊断

1)暴力外伤病史。一般为交通事故,或自高空坠下。

2)后腹膜间隙内出血甚多,可以出现出血性休克。

3)髋部肿胀、疼痛、活动障碍;大腿上段外侧方往往有大血肿;肢体缩短情况取决于股骨头内陷的程度。

4)合并有腹部内脏损伤的并不少见。

5)X线检查可以了解伤情,CT检查可以对髋臼骨折有三维概念的了解。

(2)治疗:髋关节中心脱位可以有低血容量性休克及合并有腹部内脏损伤,必须及时处理。第1型中股骨头轻度内移者,可不必复位,仅作短期皮肤牵引;股骨头内移较明显的,需用肌骨髁上骨牵引,但常难奏效,最好作大转子侧方牵引。床旁摄片核实复位情况,一般牵引4～6周,3个月后方能负重。髋臼骨折复位不良者,股骨头不能复位者;同侧有股骨骨折者都需要切开复位,用螺丝钉或特殊钢板作内固定。对于髋臼损毁明显者,治疗比较困难,一般主张作切开复位与合适的内固定,必要时可施行关节融合术或全髋置换术。

(二)股骨颈骨折

1. **解剖概要** 股骨头、颈与髋臼共同构成髋关节,是躯干与下肢的重要连接装置及承重结构。股骨颈的长轴线与股骨干纵轴线之间形成颈干角,为110°～140°。由于颈干角改变,使力的传导也发生改变,容易导致骨折和关节软骨退变,发生创伤性关节炎。从矢状面观察,股骨颈的长轴线与股骨干的纵轴线也不在同一平面上,股骨颈有向前的12°～15°角,称为前倾角,在股骨颈骨折复位及人工关节置换时应注意此角的存在。

髋关节的关节囊较大,从各个方向包绕髋臼、股骨头和股骨颈。在关节囊包绕的部分没有骨膜。在髋关节后、外、下方则没有关节囊包绕。关节囊的前上方有髂股韧带,在后、上、内方,有坐股韧带,是髋关节的稳定结构。成人股骨头的血液供应有多种来源,旋股内、外侧动脉的分支,是股骨头、颈的重要营养动脉。旋股内侧动脉损伤是导致股骨头缺血坏死的主要原因。

2. **病因与分类** 股骨颈骨折多数发生在中、老年人,与骨质疏松导致的骨质量下降有关。当遭受轻微扭转暴力则可发生骨折。多数情况下是在走路滑倒时,身体发生扭转倒地,间接暴力传导致股骨颈发生骨折。在青少年,发生股骨颈骨折较少,常需较大暴力才会引起,且不稳定型更多见。

(1)按骨折线部位分类

1)股骨头下骨折:骨折线位于股骨头下,股骨头仅有小凹动脉很少量的供血,致使股骨头严重缺血,故发生股骨头缺血坏死的机会很大。

2)经股骨颈骨折:骨折线位于股骨颈中部,股骨头亦有明显供血不足,易发生股骨头缺血坏死,或骨折不愈合。

3)股骨颈基底骨折:骨折线位于股骨颈与大、小转子间连线处。由于有旋股内、外侧动脉分支吻合成的动脉环提供血液循环,对骨折部血液供应的干扰较小,骨折容易愈合。

(2)按X线表现分类

1)内收骨折:远端骨折线与两侧髂嵴连线的夹角(Pauwells 角)大于 50°,为内收骨折。由于骨折面接触较少,容易再移位,故属于不稳定性骨折。Pauwells 角越大,骨折端所遭受的剪切力越大,骨折越不稳定。

2)外展骨折:远端骨折线与两侧髂嵴连线的夹角小于 30°,为外展骨折。由于骨折面接触多,不容易再移位,故属于稳定性骨折。但若处理不当,如过度牵引,外旋,内收,或过早负重等,也可发生移位,成为不稳定骨折。

3. 临床表现与诊断　中、老年人有摔倒受伤历史,伤后感髋部疼痛,下肢活动受限,不能站立和行走,应怀疑患者有股骨颈骨折。有时伤后并不立即出现活动障碍,仍能行走,但数天后,髋部疼痛加重,逐渐出现活动后疼痛更加重,甚至完全不能行走,常说明受伤时可能为稳定骨折,以后发展为不稳定骨折而出现功能障碍。检查时可发现患肢出现外旋畸形,一般在 45°~60°之间。这是由于骨折远端失去了关节囊及髂股韧带的稳定作用,附着于大转子的臀中、小肌和臀大肌的牵拉和附着于小转子的髂腰肌和内收肌群的牵拉,而发生外旋畸形。若外旋畸形达到 90°,应怀疑有转子间骨折。伤后少有出现髋部肿胀及瘀斑,可出现局部压痛及轴向叩击痛。

肢体测量可发现患肢短缩。在平卧位,由髂前上棘向水平画垂线,再由大转子与髂前上棘的垂线画水平线,构成 Bryant 三角,股骨颈骨折时,此三角底边较健侧缩短。在平卧位,由髂前上棘与坐骨结节之间画线,为 Nelaton 线,正常情况下,大转子在此线上,若大转子超过此线之上,表明大转子有向上移位。

X 线拍片检查可明确骨折的部位、类型、移位情况,是选择治疗方法的重要依据。髋部的正位照片不能发现骨折的前后移位,需同时加拍侧位片。才能准确判断移位情况。

4. 治疗

(1)非手术疗法:无明显移位的骨折,外展型或嵌入型等稳定性骨折,年龄过大,全身情况差,或合并有严重心、肺、肾、肝等功能障碍者,选择非手术方法治疗。可采用穿防旋鞋,下肢皮肤牵引,卧床 6~8 周,同时进行股四头肌等长收缩训练和踝、足趾的屈伸活动,避免静脉回流障碍或静脉血栓形成。卧床期间不可侧卧,不可使患肢内收,避免发生骨折移位。一般在 8 周后可逐渐在床上起坐,但不能盘腿而坐。3 个月后,骨折已基本愈合,可逐渐扶双拐下地,患肢不负重行走。6 个月后,骨已牢固愈合,可逐渐弃拐行走。一般来说,非手术疗法对骨折端的血液循环未进一步加重损伤,治疗后股骨头缺血坏死的发生率较手术疗法为低。但卧床时间长,常因长期卧床而引发一些并发症,如肺部感染、泌尿道感染、压疮等。对全身情况很差的高龄患者,应以挽救生命,治疗并发症为主,骨折可不进行特殊治疗。尽管可能发生骨折不愈合,但仍能扶拐行走。近几年来,对股骨颈骨折不少学者采用手术治疗方法。

(2)手术治疗:包括闭合复位内固定、切开复位内固定及人工关节置换术。

手术指征:

1)内收型骨折和有移位的骨折,由于难以用手法复位、牵引复位等方法使其变成稳定骨折,应采用手术切开复位,内固定术治疗。

2)65 岁以上老年人的股骨头下型骨折,由于股骨头的血液循环已严重破坏,头的坏死发生率很高,再加上患者的全身情况不允许长期卧床,应采用手术方法治疗。

3)青少年的股骨颈骨折应尽量达到解剖复位,也应采用手术方法治疗。

4)由于早期误诊、漏诊,或治疗方法不当,导致股骨颈陈旧骨折不愈合,影响功能的畸形愈合,股骨头缺血坏死,或合并髋关节骨关节炎,应采用手术方法治疗。

(三) 股骨转子间骨折

1. **解剖概要** 股骨上端上外侧为大转子,下内侧为小转子。在大转子、小转子及转子间均为松质骨。转子间处于股骨干与股骨颈的交界处,是承受剪式应力最大的部位。由于力线分布的特殊性,在股骨颈、干连接的内后方,形成致密的纵形骨板,称为股骨矩。板状面稍呈弧形,沿小转子的前外侧垂直向上,上极与股骨颈后侧骨皮质融合,下极与小转子下方的股骨干后内侧骨皮质融合,前缘与股骨上端前内侧骨皮质相连,后缘在股骨上端外后侧相连。股骨矩的存在决定了转子间骨折的稳定性。

2. **病因与分类** 与股骨颈骨折相似,好发于中老年骨质疏松患者。转子间骨折多为间接暴力引起。在跌倒时,身体发生旋转,在过度外展或内收位着地发生骨折;也可为直接暴力引起,跌倒时,侧方倒地,大转子直接撞击,而发生转子间骨折。转子间是骨囊性病变的好发部位之一,因此也可发生病理性骨折。

骨折后股骨矩的完整性未受到破坏,为稳定性骨折;股骨矩不完整,为不稳定性骨折。转子间骨折有多种分类方法。参照 Tronzo 和 Evans 的分类方法,可将转子间骨折分为五型:①Ⅰ型,为单纯转子间骨折,骨折线由外上斜向下内,无移位;②Ⅱ型,在Ⅰ型的基础上发生移位,合并小转子撕脱骨折,但股骨矩完整;③Ⅲ型,合并小转子骨折,骨折累及股骨矩,有移位,常伴有转子间后部骨折;④Ⅳ型,伴有大、小转子粉碎骨折,可出现股骨颈和大转子冠状面的爆裂骨折;⑤Ⅴ型,为反转子间骨折,骨折线由内上斜向下外,可伴有小转子骨折,股骨矩破坏。

3. **临床表现和诊断** 受伤后,转子区出现疼痛,肿胀,瘀斑,下肢不能活动。检查发现转子间压痛,下肢外旋畸形明显,可达90°,有轴向叩击痛。测量可发现下肢短缩。X线摄片可明确骨折的类型及移位情况。

4. **治疗**

(1)非手术治疗对稳定性骨折,采用胫骨结节或股骨髁上外展位骨牵引,6~8周后逐渐扶拐下地活动。对不稳定性骨折,也可在骨牵引下试行手法复位,用牵引力矫正短缩畸形,侧方挤压矫正侧方移位,外展位维持牵引避免发生髋内翻。转子间骨折多发生于老年,与骨质疏松有关。非手术疗法常需较长时间卧床,并发症多,死亡率高,近几年更多的主张早期手术治疗。

(2)手术治疗对于不稳定骨折,或手法复位失败者,采用切开复位内固定方法治疗。手术目的是尽可能达到解剖复位,恢复股骨矩的连续性,矫正髋内翻畸形,坚强内固定,早日活动,避免并发症。内固定方法很多,可采用滑动鹅头钉、髁钢板等。

(四) 股骨干骨折

1. **解剖概要** 股骨干骨折是指转子下、股骨髁上这一段骨干的骨折。股骨干是人体最粗、最长、承受应力最大的管状骨。全股骨的抗弯强度与铸铁相近,弹性比铸铁更好。由于股骨的解剖及生物力学特点,需遭受强大暴力才能发生股骨干骨折,同时也使骨折后的愈合与重塑时间延长。股骨干有轻度向前外的弧度。股骨干后面有股骨嵴,为股后部肌附着处。切开复位时,常以股骨嵴作为复位的标志。股骨干血运丰富,一旦骨折,不仅营养血管破裂出血,周围肌肉肌支也常被撕破出血,常因失血量大而出现休克前期甚至休克期的临床表现。股部肌是膝关节屈伸活动的重要结构。导致股骨干骨折的暴力同时也使周围肌、筋膜损伤,再加上出血后血肿机化、粘连、骨折的固定等,使肌功能发生障碍,从而导致膝关节活动受限。

2. 病因与分类　重物直接打击、车轮辗轧、火器性损伤等直接暴力作用于股骨,容易引起股骨干的横形或粉碎性骨折,同时有广泛软组织损伤。高处坠落伤、机器扭转伤等间接暴力作用,常导致股骨干斜形或螺旋形骨折,周围软组织损伤较轻。股骨干骨折可分为上1/3、中1/3和下1/3骨折。各部位由于所附着的肌起止点的牵拉而出现典型的移位。在上1/3骨折,由于髂腰肌、臀中、小肌和外旋肌的牵拉,使近折端向前、外及外旋方向移位;远折端则由于内收肌的牵拉而向内、后方向移位;由于股四头肌、阔筋膜张肌及内收肌的共同作用而向近端移位。股骨干中1/3骨折后,由于内收肌群的牵拉,使骨折向外成角。下1/3骨折后,远折端由于腓肠肌的牵拉以及肢体的重力作用而向后方移位,又由于股前、外、内的肌牵拉的合力,使近折端向前上移位,形成短缩畸形。股骨干骨折移位的方向除受肌牵拉的影响外,与暴力作用的方向、大小、肢体所处的位置、急救搬运过程等诸多因素有关。

3. 临床表现与诊断　根据受伤后出现的骨折的特有表现,即可作出临床诊断。X线正、侧位拍片,可明确骨折的准确部位、类型和移位情况。在下1/3段骨折,由于远折端向后移位,有可能损伤腘动脉、腘静脉和胫神经、腓总神经,应同时仔细检查远端肢体的血液循环及感觉、运动功能。单一股骨干骨折因失血量较多,可能出现休克前期临床表现,若合并多处骨折,或双侧股骨干骨折,发生休克的可能性很大,应对患者的全身情况作出正确判断。

4. 治疗

(1)非手术疗法:对比较稳定的股骨干骨折,软组织条件差者,可采用非手术疗法。在麻醉下,在胫骨结节或股骨髁上进行骨骼牵引。取消短缩畸形后,用手法复位,减轻牵引重量,叩击肢体远端,使骨折端嵌插紧密。X线证实对位对线良好,大腿部用四块夹板固定。同时继续用维持重量牵引。牵引方法很多。在成人,可采用Braun架固定持续牵引,或Thomas架平衡持续牵引。3岁以下儿童则采用垂直悬吊皮肤牵引。在牵引过程中,要定时测量肢体长度和进行床旁X线摄片,了解牵引力是否足够。若牵引力过大,导致过度牵引,骨折端出现间隙,将会发生骨折不愈合。儿童的股骨干骨折多采用手法复位、小夹板固定,皮肤牵引维持方法治疗。较小的成角畸形及2cm以内的重叠是可以接受的。因为儿童骨的再塑能力强,随着生长发育,逐渐代偿,至成人后可不留痕迹。

成人的股骨干骨折一般需持续牵引8~10周,床旁X线摄片证实有骨愈合,可在维持牵引条件下活动髋、膝关节,作肌肉等长收缩训练,防止肌萎缩、粘连、关节僵硬。在X线摄片证实有牢固的骨愈合后,才能取消牵引,进行较大范围的功能训练。有条件时,也可在牵引

8～10周后,改用外支架保护,早期不负重活动。近几年有采用手法复位、外固定器固定方法治疗。

(2) 手术疗法:手术治疗的指征在以下情况需要用手术治疗:①非手术疗法失败;②同一肢体或其他部位有多处骨折;③合并神经血管损伤;④老年人的骨折,不宜长期卧床者;⑤陈旧骨折不愈合或有功能障碍的畸形愈合;⑥无污染或污染很轻的开放性骨折。

手术治疗方法:①切开复位,加压钢板螺钉内固定是较常用的方法。由于达到了坚强内固定,术后可早期活动。②切开复位,带锁髓内钉固定是近几年出现的一种新的固定方法。插入髓内钉后,在钉远端打入螺栓,加压,在大转子区钉尾部加栓,形成既可加压又可控制远侧骨段旋转的髓内钉。

(五) 髌骨骨折

1. 解剖概要 髌骨是人体最大的籽骨。前方有股四头肌腱膜覆盖,并向下延伸形成髌韧带,止于胫骨结节。两侧为髌旁腱膜。后面为关节软骨面,与股骨髌面形成髌股关节。髌骨与其周围的韧带、腱膜共同形成伸膝装置,是下肢活动中十分重要的结构。髌骨在膝关节活动中有重要的生物力学功能。若髌骨被切除,髌韧带更贴近膝的活动中心,使伸膝的杠杆臂缩短,这样,股四头肌需要比正常多30%的肌力才能伸膝,在多数患者,尤其是老年人不能承受这种力,因此,髌骨骨折后,应尽可能恢复其完整性。

2. 病因与分类 暴力直接作用于髌骨,如跌倒时跪地,髌骨直接撞击地面,发生骨折。由于肌肉的强力牵拉,如跌倒时,为了防止倒地,股四头肌猛烈收缩以维持身体稳定,将髌骨撕裂。直接暴力常致髌骨粉碎骨折;肌牵拉暴力常致髌骨横形骨折。髌骨骨折为关节内骨折。若修复不好,可导致创伤性关节炎或膝关节活动受限。

3. 临床表现及诊断 伤后膝前肿胀,有时可扪及骨折分离出现的凹陷。膝关节的正、侧位X线摄片可明确骨折的部位、类型及移位程度,是选择治疗方法的重要依据。

4. 治疗 无移位的髌骨骨折采用非手术方法治疗。保持膝关节伸直位,用石膏托或下肢支架固定4～6周,即可开始股四头肌等长收缩。6周后开始作膝关节主动屈伸活动训练。在固定过程中,若关节内血肿张力大,可在严格无菌条件下抽出积血,加压包扎。有移位的横形骨折,如果移位在0.5cm以内,可采用非手术方法治疗。在治疗过程中,应随时观察骨折端移位情况,若外固定不当,或过多过早的股四头肌收缩,可加重分离移位。超过0.5cm的分离应手术治疗,采用切开复位张力带钢丝固定,或钢丝捆扎固定,术后可早期膝关节活动。若为髌骨的上极或下极骨折,折块较大,仍可采用上述方法治疗。若骨折块太小,可予以切除,用钢丝缝合重建髌韧带,术后伸直位固定4～6周。髌骨的粉碎骨折如果关节软骨面不平整,均应行手术治疗,恢复关节面的平滑,复位后用钢丝环绕捆扎固定。术后膝关节伸直位固定6～8周,开始功能训练。对严重粉碎骨折,无法恢复髌骨软骨面完整性时,可摘除髌骨,修补韧带及关节,术后3～4周开始进行功能锻炼。

(六) 膝关节韧带损伤

1. 解剖概要 膝关节的关节囊松弛薄弱,关节的稳定性主要依靠韧带和肌肉。以内侧副韧带最为重要,它位于股骨内上髁与胫骨内髁之间,有深浅两层纤维。浅层成三角形,其为坚韧;深层纤维与关节囊融合,部分并与内侧半月板相连。外侧副韧带起于股骨外上髁,它的远端呈腱性结构,与股二头肌腱汇合成联合肌腱结构,一起附着于腓骨小头上。外侧副韧带与外侧半月板之间有滑囊相隔。膝关节伸直时两侧副韧带拉紧,无内收、外展与旋转动作;膝关节屈曲时,韧带逐渐松弛,膝关节的内收、外展与旋转动作亦增加。

前交叉韧带起自股骨髁间窝的外侧面(即股骨外侧髁的内侧面),向前内下方止于胫骨髁间嵴的前方。当膝关节完全屈曲和内旋胫骨时,此韧带牵拉最紧,防止胫骨向前移动。后交叉韧带起自股骨髁间窝的内侧面(即股骨内侧髁的外侧面),向后下方止于胫骨髁间嵴的后方。膝关节屈曲时可防止胫骨向后移动。

2. 损伤机制及病理变化

(1)内侧副韧带损伤为膝外翻暴力所致。当膝关节外侧受到直接暴力,使膝关节猛烈外翻,便会撕断内侧副韧带。当膝关节半屈曲时,小腿突然外展外旋也会使内侧副韧带断裂。内侧副韧带损伤多见于运动创伤,如足球、滑雪、摔跤等竞技项目。

(2)外侧副韧带损伤主要为膝内翻暴力所致。因外侧方髂胫束比较强大,单独外侧副韧带损伤少见。如果暴力强大,髂胫束和腓总神经都难免受损伤。

(3)前交叉韧带损伤膝关节伸直位下内翻损伤和膝关节屈曲位下外翻损伤都可以使前交叉韧带断裂。一般前交叉韧带很少会单独损伤,往往合并有内、外侧韧带与半月板损伤,但在膝关节过伸时,有可能会单独损伤前交叉韧带。另外,暴力来自膝关节后方,胫骨上端的力量也可使前交叉韧带断裂。前交叉韧带损伤亦多见于竞技运动。

(4)后交叉韧带损伤无论膝关节处于屈曲位或伸直位,来自前方的使胫骨上端后移的暴力都可以使后交叉韧带断裂。后交叉韧带损伤少见,通常与前交叉韧带同时损伤,单独后交叉韧带损伤更为少见。

韧带的损伤可以分为扭伤(即部分纤维断裂),部分韧带断裂,完全断裂和联合性损伤。例如前交叉韧带断裂可以同时合并有内侧副韧带与内侧半月板损伤,称为"三联伤"。韧带断裂的部分又可分成韧带体部断裂、韧带与骨骼连接处断裂与韧带附着处的撕脱性骨折。第一种损伤愈合慢且强度差;以第三种愈合后最为牢固。

3. 临床表现 都有外伤病史。以青少年多见,男性多于女性;以运动员最为多见。受伤时有时可听到韧带断裂的响声,很快便因剧烈疼痛而不能再继续运动或工作。膝关节处出现肿胀、压痛与积液(血),膝部肌痉挛,患者不敢活动膝部,膝关节处于强迫体位,或伸直,或屈曲。膝关节侧副韧带的断裂处有明显的压痛点,有时还会摸到蜷缩的韧带断端。

(1)侧方应力试验:在急性期作侧方应力试验是很疼痛的,最好于痛点局部麻醉后进行操作。在膝关节完全伸直位与屈曲 20°~30° 位置下作被动膝内翻与膝外翻动作,并与对侧作比较。如有疼痛或发现内翻外翻角度超出正常范围并有弹跳感时,提示有侧副韧带扭伤或断裂。

(2)抽屉试验:也建议在麻醉下进行操作。膝关节屈曲 90°,小腿垂下,检查者用双手握住胫骨上段作拉前和推后动作,并注意胫骨结节前后移动的幅度。前移增加表示前交叉韧带断裂;后移增加表示后交叉韧带断裂。由于正常膝关节在膝关节屈曲 90°位置下胫骨亦能有轻度前后被动运动,故需将健侧与患侧作对比。单独前交叉韧带断裂时,胫骨前移幅度仅略大于正常,若前移明显增加,说明可能还合并有内侧副韧带损伤。

(3)轴移试验:本试验用来检查前交叉韧带断裂后出现的膝关节不稳定。患者侧卧,检查者站在一侧,一手握住踝部,屈曲膝关节到90°,另一手在膝外侧施力,使膝处于外翻位置,然后缓慢伸直膝关节,至屈曲30°时觉疼痛与弹跳,是为阳性结果。这主要是在屈膝外翻姿势下,胫骨外侧平台向前错位,股骨外髁滑向胫骨平台的后方。在伸直过程中股骨外髁突然复位而产生疼痛。

4. 影像学检查　与关节镜检查普通 X 线平片检查只能显示撕脱的骨折块。为显示有无内、外侧副韧带损伤,可摄应力位平片。即在膝内翻和膝外翻位置下摄片。这个位置是很痛的,需于局部麻醉后进行。在 X 线片上比较内、外侧间隙张开情况。一般认为两侧间隙相差 4mm 以下为轻度扭伤,4～12mm 为部分断裂,12mm 以上为完全性断裂,可能还合并有前交叉韧带损伤。

MRI 检查可以清晰地显示出前、后交叉韧带的情况,还可以发现意料不到的韧带结构损伤与隐匿的骨折线。

关节镜检查对诊断交叉韧带损伤十分重要。75%急性创伤性关节血肿可发现为前交叉韧带损伤,其中 2/3 病例同时伴有内侧半月板撕裂,1/5 有关节软骨面缺损。

5. 治疗

(1)内侧副韧带损伤:内侧副韧带扭伤或部分性断裂(深层)可以保守治疗,用长腿管型石膏固定 4～6 周。完全断裂者应及早修补。如有半月板损伤与前交叉韧带损伤者也应在手术时同时进行处理。

(2)外侧副韧带损伤　外侧副韧带断裂者应立即手术修补。

(3)前交叉韧带损伤　凡不满 2 周的前交叉韧带断裂,应争取手术缝合。如果在韧带体部断裂,最好再移植一根肌腱以增强交叉韧带的稳定性。一般选用髌韧带的中 1/3 作为移植材料。对部分断裂者,可以缝合断裂部分,再石膏制动 4～6 周。目前主张在关节镜下作韧带缝合手术。

(4)后交叉韧带损伤　对断裂的后交叉韧带是否要缝合以往有争论,目前的意见偏向于在关节镜下早期修复。

(七) 膝关节半月板损伤

1. 解剖概要　半月板是一种月牙状纤维软骨,充填在股骨与胫骨关节间隙内,每个膝关节有两个半月板:内侧半月板与外侧半月板。它们的周围部分较厚,附着于胫骨平台的边缘,而中央部分则较薄;其接触股骨髁的上面略凹陷,而接触胫骨髁的下面则平坦。半月板中内部分无血液供应,其营养主要来自滑液,只有与胫骨缘连接的边缘部分(即外围的 10%～30%),能从滑膜得到血液供应。因半月板血供差,破裂后愈合能力很差。

内侧半月板比较大,近似 C 形,有前后两角,前角狭窄后角宽大肥厚。前角附着于前交叉韧带附着点髁间嵴的前方。后角附着于后交叉韧带止点的前方,髁间嵴的后方,该处均无关节面。中部外缘与内侧副韧带的深层纤维相连,所以内侧半月板只有前半部稍松弛有活动的余地。

外侧半月板较小,形状似O形。前角附着于前交叉韧带止点的外侧方,髁间嵴的前方,而后角则附着在髁间嵴的后方,后交叉韧带止点的前方(图64-29)。外缘与肌腱相连,不与外侧副韧带相连,所以外侧半月板的活动度比内侧半月板大。

在胚胎期,半月板为一完整的软骨盘,充填于胫骨与股骨之间的间隙内。随着交叉韧带的发育,半月板分成内、外两侧。在出生时其中心部分已吸收,成为O形或C形。如果中央部分没有被吸收而发生椭圆形盘状畸形,称为盘状半月板。盘状半月板可因轻微外伤破裂。在我国,外侧盘状半月板较多见,所以与国外报道的相反,外侧半月板损伤发生率远高于内侧半月板。

半月板的功能:①它的外厚内薄和上凹下平的特殊形态可以充分填塞在股骨与胫骨的关节间隙内,保持了膝关节的稳定性;②由纤维软骨构成,富于弹性,能承受重力,吸收震荡;③散布滑液,润滑关节;④协同膝关节的伸屈与旋转活动,膝关节伸直与屈曲时,它可以前后活动;膝关节旋转时,两个半月板一个向前,一个向后,旋转活动最容易使半月板发生破裂。

2. 发病机制与病理 研磨力量是产生半月板破裂的主要原因。膝关节伸直时,两侧副韧带紧张状态,关节稳定,无旋转动作。当膝关节半屈曲时,如足球运动员射门时的状况,股骨髁与半月板的接触面缩小,由于重力的影响,半月板的下面与胫骨平台的接触比较固定,这时膝关节猛烈的旋转所产生的研磨力量会使半月板发生破裂。半蹲或蹲位工作,如矿井下煤矿工人长期蹲位铲煤和抛煤动作也容易发生半月板损伤。因此产生半月板损伤必须有四个因素:膝半屈、内收或外展、重力挤压和旋转力量。

半月板破裂的类型:①纵裂,也称"桶柄样撕裂";②中1/3撕裂,又名体部撕裂;③前角撕裂;④前1/3撕裂;⑤后1/3撕裂;⑥分层劈裂,又名水平劈裂。

3. 临床表现

(1)只有部分急性损伤病例有外伤病史,慢性损伤病例无明确外伤病史。

(2)多见于运动员与体力劳动者,男性多于女性。

(3)受伤后膝关节剧痛,伸不直,并迅速出现肿胀,有时有关节内积血。

(4)急性期过后转入慢性阶段。此时肿胀已不明显,关节功能亦已恢复,但总感到关节疼痛,活动时有弹响。有时在活动时突然听到"咔嗒"一声,关节便不能伸直,忍痛挥动几下小腿,再听到"咔嗒"声,关节又可伸直,此种现象称为关节交锁。交锁可以偶尔发生,也可以频繁发生。频繁地发作交锁影响日常生活与运动。

(5)慢性阶段的体征有关节间隙压痛,弹跳,膝关节屈曲挛缩与股内侧肌的萎缩。沿着关节间隙扪摸,可以检查出压痛点,根据压痛点部位,可以大致判断出是前角、体部或后角撕裂。前角的水平状劈裂在屈伸膝关节时可以看到膝眼处在弹跳。膝关节屈曲挛缩则提示撕裂的半月板嵌于股骨髁下长期难以解锁。股内侧肌的萎缩为失用性,该体征提示膝关节内部结构紊乱。

知识延展

几种特殊试验

(1)过伸试验:膝关节完全伸直并轻度过伸时,半月板破裂处受牵拉或挤压而产生剧痛。

(2)过屈试验:将膝关节极度屈曲,破裂的后角被卡住而产生剧痛。

(3)半月板旋转试验(McMurray_Fouche试验):患者仰卧,患侧髋膝完全屈曲,检查者一手放在关节外间隙处作触诊,另一手握住足跟后作小腿大幅度卧转运动,内旋环转试验外侧半月板,外旋环转试验内侧半月板,在维持旋转位置下将膝关节逐渐伸到90°(McMurray试验)。注意发生响声时的关节角度。若在关节完全屈曲位下触得响声,表示半月板后角损伤;关节伸到90°左右时才发生响声,表示为体部损伤。再在维持旋转位置下逐渐伸直至微屈位(Fouche试验),此时触得响声,表示可能有半月板前角损伤。

(4)研磨试验(Apley试验):患者俯卧,膝关节屈成90°,检查者将小腿用力下压,并且作内旋和外旋运动,使股骨与胫骨关节面之间发生摩擦,若外旋产生疼痛,提示为内侧半月板损伤。此后将小腿上提,并作内旋和外旋运动,如外旋时引起疼痛,提示为内侧副韧带损伤。本试验在检查髋关节强直患者的半月板时有一定实用意义。

(5)蹲走试验:主要用来检查半月板后角有无损伤。方法如下:嘱患者蹲下走鸭步,并不时变换方向,或左或右。

注意事项

如果患者能很好地完成这些动作,可以除外半月板后角损伤。如果因为疼痛不能充分屈曲膝关节,蹲走时出现响声及膝部疼痛不适,是为阳性结果。半月板后角破裂病例在蹲走时弹响声是很明显的。本试验仅适用于检查青少年患者,特别适用于大规模体检时检查半月板有无损伤。必须注意,没有一个试验是诊断膝关节半月板损伤的唯一依据,应综合临床症状,压痛点,以及各种阳性结果试验,才能作出最后诊断。

4.特殊检查

(1)影像学检查与关节镜检查:X线平片检查不能显示半月板形态,主要是用来除外膝关节其他病变与损伤。关节空气造影、碘溶液造影,或空气-碘溶液对比造影一度是有效的辅助诊断方法,但目前已被MRI检查所替代。超声检查尚处实验阶段。

(2)分辨率高的MRI片可以清晰地显示出半月板有无变性、破裂,还可察觉有无关节积液与韧带的损伤。但其准确性尚不及关节镜检查。

(3) 关节镜检查是一项新技术。近年来，内镜技术的广泛使用，对膝关节内紊乱有进一步认识，它不仅可以发现影像学检查难以察觉的半月板损伤，还可以同时发现有无交叉韧带、关节软骨和滑膜病变。不仅可用于诊断，也可通过内镜进行手术操作，如活组织检查和半月板修复及部分切除术。

5. 治疗　急性半月板损伤时可用长腿石膏托固定4周。有积血者可于局麻下抽尽后加压包扎。急性期过去后疼痛减轻，可以开始作股四头肌操练，以免发生肌萎缩。

 争议论据交锋

膝关节半月板破裂诊断明确者，以往都作半月板切除术。虽然手术后症状消失，在术后3个月内还能在原半月板处再生一个三角形薄层纤维板，且切除了半月板的膝关节很容易产生骨关节炎。因此目前不主张将半月板完全切除。如果确有半月板损伤，目前主张在关节镜下进行手术，边缘分离的半月板可以缝合，容易交锁的破裂的半月板瓣片可以局部切除，有条件缝合的亦可以予以修复。破碎不堪的半月板亦可以在镜下全部摘除。内镜下手术创口很小，对关节干扰小，术后恢复快，可以早期起床活动，已成为常规处理方法。

(八) 胫骨平台骨折

1. 解剖概要　胫骨上端与股骨下端形成膝关节。与股骨下端接触的面为胫骨平台，有两个微凹的凹面，并有内侧或外侧半月板增强凹面，与股骨髁的相对面形成运动轨迹，并增加膝关节的稳定性。胫骨平台是膝的重要负荷结构，一旦发生骨折，使内、外平台受力不均，将产生骨关节炎改变。由于胫骨平台内外侧分别有内、外侧副韧带，平台中央有胫骨粗隆，其上有交叉韧带附着，当胫骨平台骨折时，常发生韧带及半月板的损伤。

2. 病因及分类　胫骨平台骨折可由间接暴力或直接暴力引起。高处坠落伤时，足先着地，再向侧方倒下，力的传导由足沿胫骨向上，坠落的加速度使体重的力向下传导，共同作用于膝部，由于侧方倒地产生的扭转力，导致胫骨内侧或外侧平台塌陷骨折。当暴力直接打击膝内侧或外侧时，使膝关节发生外翻或内翻，导致外侧或内侧平台骨折或韧带损伤。根据暴力作用的大小、方向不同，胫骨平台骨折可分为以下类型：

(1) 单纯胫骨外髁劈裂骨折。
(2) 外髁劈裂合并平台塌陷骨折。
(3) 单纯平台中央塌陷骨折。
(4) 内侧平台骨折，可表现为单纯胫骨内髁劈裂骨折或内侧平台塌陷骨折。
(5) 胫骨内、外髁骨折。
(6) 胫骨平台骨折同时有胫骨干骺端或胫骨干骨折。

3. 临床表现　外伤后膝关节肿胀疼痛、活动障碍，因系关节内骨折均有关节内积血，应注意询问受伤史，是外翻或内翻损伤，注意检查有无侧副韧带损伤。关节稳定性检查常受到疼痛、肌肉紧张的限制,特别是在双髁粉碎骨折者。在单髁骨折者,其侧副韧带损伤在对侧该侧副韧带的压痛点即为其损伤的部位;在断裂者,侧方稳定性试验为阳性,清晰的膝正侧位 X 线片,可显示骨折情况,特别对于无移位骨折。Schatzker 将胫骨平台骨折分为 6 型。

4. 特殊检查　X 线检查:常规拍摄膝关节正侧位片,可行膝关节 CT 扫描及三维重建;疑伴有韧带损伤者,可酌情选用 MRI 检查。

5. 治疗　胫骨平台骨折的治疗以恢复关节面的平整和韧带的完整性,保持膝关节活动为目的。

(1) 单纯劈裂骨折若无明显移位,采用下肢石膏托固定 4~6 周。移位明显者,应切开复位,松质骨螺钉内固定或支撑钢板固定,以保持关节面的平滑和恢复侧副韧带张力的目的。

(2) 伴有平台塌陷的劈裂骨折,应切开复位,撬起塌陷的骨块,恢复关节面平滑,同时植骨,保持塌陷骨块的复位位置,用松质骨螺钉固定。

(3) 胫骨髁中央的塌陷骨折,由于不是重要负重区,在 1cm 以内的塌陷,只需用下肢石膏固定 4~6 周,即可开始功能训练。若骨折块塌陷超过 1cm 或有膝关节不稳定者,应行手术切开复位,撬起骨折块,在骨折块下植骨,石膏固定 4~6 周。

(4) 无移位的胫骨内侧平台骨折只需石膏固定 4~6 周即可进行功能训练。伴有骨折塌陷者,合并交叉韧带损伤者,应切开复位,恢复平台的平整及交叉韧带张力,或重建交叉韧带。骨折块复位后遗留的间隙,应植骨充填。术后用石膏固定 4~6 周。

(5) 对于第 5 型骨折,为不稳定骨折,应切开复位,用螺栓或松质骨螺钉固定。

(6) 第 6 型骨折也属不稳定骨折,非手术疗法难以奏效,采用切开复位,髁钢板或 T 形钢板固定。若内固定确实可靠,可在术后早期用 CPM 机控制活动。

胫骨平台为松质骨,位于关节内,骨折的类型多种多样,无论用什么方法治疗,都难以绝对恢复软骨面的平滑,再加上损伤软骨的再生能力极低,后期常遗留骨关节炎改变或关节稳定性差。

(九) 胫腓骨干骨折

1. 解剖概要　胫骨和股骨一样,是承重的重要骨骼。位于皮下,前方的胫骨嵴是进行骨折后手法复位的重要标志。胫骨干横切面呈三棱形,在中、下 1/3 交界处,变成四边形。在三棱形和四边形交界处是骨折的好发部位。由于整个胫骨均位于皮下,骨折端容易穿破皮肤,成为开放性骨折。胫骨上端与下端关节面是相互平行的。若骨折对位对线不良,使关节面失去平行,改变了关节的受力面,易发生创伤性关节炎。腓骨的上、下端与胫骨构成胫腓上关节和胫腓下关节,为微动关节,腓骨不产生单独运动,但可承受 1/6 的负重。胫腓骨间有骨间膜连接,在踝关节承受的力除沿胫骨干向上传递外,也经骨间膜由腓骨传导。腘动脉在分出胫前动脉后,穿过比目鱼肌腱向下走行。此处血管固定,胫骨上 1/3 骨折,可致胫后动脉损伤,引起下肢严重血液循环障碍,甚至缺血坏死。小腿的肌筋膜与胫骨、腓骨和胫腓骨间膜一起构成四个筋膜室。由于骨折后骨髓腔出血,或肌肉损伤出血,或因血管损伤出血,均可引起骨筋膜室高压,导致肌缺血坏死,后期成纤维化,将严重影响下肢功能。胫骨的营养血管从胫骨干上、中1/3交界处进入骨内,在中、下1/3的骨折使营养动脉损伤,供应下1/3段胫骨的血液循环显著减少;同时下1/3段胫骨几乎无肌附着,由胫骨远端获得的血液循环很少,因此下1/3段骨折愈合较慢,容易发生延迟愈合或不愈合。在腓骨颈,有腓总神经由腘窝后、外侧斜向下外方,经腓骨颈进入腓骨长、短肌及小腿前方肌群,腓骨颈有移位的骨折可引起腓总神经损伤。

2. 病因与分类 由于胫腓骨表浅,又是负重的主要骨,易遭受直接暴力损伤,如重物撞击,车轮辗轧等,可引起胫腓骨同一平面的横形、短斜形或粉碎形骨折。由于直接暴力需通过皮肤作用于骨骼,因此常合并软组织损伤,成为开放性骨折。在高处坠落伤,足着地,身体发生扭转时,可引起胫、腓骨螺旋形或斜形骨折,若为双骨折,腓骨的骨折线常较胫骨骨折线高,有时在胫骨下1/3的斜形骨折,经力的传导,可致腓骨颈骨折。这种不在同一平面发生的骨折是胫腓骨遭受间接暴力损伤的特殊性,容易漏掉腓骨骨折的诊断。不同损伤因素可引起不同形状的骨折。

胫腓骨骨干骨折可分为三种类型:①胫腓骨干双骨折;②单纯胫骨干骨折;③单纯腓骨骨折。临床上以胫腓骨干双骨折为最多见,表明所遭受的暴力大,骨和软组织损伤重,并发症多,治疗有一定困难。单纯腓骨骨干骨折少见,常因小腿外侧的直接暴力引起,如足球运动时被踢伤。多不发生明显移位,预后好。单纯胫骨干骨折也较少见;多为比较轻的直接暴力引起。由于腓骨的支撑,常不发生明显移位,治疗效果好。

3. 临床表现及诊断 伤肢疼痛并出现肿胀、畸形等。胫骨的位置表浅,局部症状明显,胫腓骨骨折引起的局部和全身并发症较多,所产生的后果也往往比骨折本身更严重。要注意有无重要血管神经的损伤。当胫骨上端骨折时,尤其要注意有无胫前动脉、胫后动脉以及腓总神经的损伤。还要注意小腿软组织的肿胀程度,有无剧烈疼痛等小腿筋膜间隙综合征的表现。

正常情况下,足趾内缘、内踝和髌骨内缘应在同一直线上,胫腓骨折如发生移位,则此正常关系丧失。对小儿骨折,由于胫骨骨膜较厚,骨折后常仍能站立,卧位时膝关节也能活动,局部可能肿胀不明显。如小腿局部有明显压痛时,要拍摄X线片,注意不能漏诊。疑及血管损伤时,可作下肢血管造影,以明确诊断。

4. 治疗 胫腓骨骨干骨折的治疗目的是矫正成角、旋转畸形,恢复胫骨上、下关节面的平行关系,恢复肢体长度。无移位的胫腓骨干骨折采用小夹板或石膏固定。有移位的横形或短斜形骨折采用手法复位,小夹板或石膏固定。固定期应注意夹板和石膏的松紧度,并定时行X线检查,发现移位应随时进行夹板调整,或重新石膏固定,6～8周可扶拐负重行走。

不稳定的胫腓骨干双骨折可采用跟骨结节牵引,克服短缩畸形后,施行手法复位,小夹板固定。牵引中注意观察肢体长度,避免牵引过度而导致骨不愈合。6周后,取消牵引,改用小腿功能支架固定,或行石膏固定,可下地负重行走。

不稳定的胫腓骨干双骨折在以下情况时,采用切开复位内固定:①手法复位失败;②严重粉碎性骨折或双段骨折;③污染不重,受伤时间较短的开放性骨折—在直视下复位成功后,可选择钢板螺钉或髓内针固定。首先固定好胫骨,然后另作切口,复位固定腓骨。若固定牢固,术后4~6周可负重行走。软组织损伤严重的开放性胫腓骨干双骨折,在进行彻底的清创术后,选用钢板螺钉或髓内针固定,同时作局部皮瓣或肌皮瓣转移覆盖创面,不使内固定物或骨质暴露,或在复位后,采用外固定器固定,既稳定骨折,又便于术后换药。

单纯胫骨干骨折由于有完整腓骨的支撑,多不发生明显移位,用石膏固定6~8周后可下地活动。

单纯腓骨干骨折,若不伴有胫腓上、下关节分离,亦不需特殊治疗。为减少下地活动时疼痛,用石膏固定3~4周。

(十) 踝部骨折

1. 解剖概要 踝关节由胫骨远端、腓骨远端和距骨体构成。胫骨远端内侧突出部分为内踝,后缘呈唇状突起为后踝,腓骨远端突出部分为外踝。外踝与内踝不在同一冠状面上,较内踝略偏后,外踝远端较内踝远端和后方低1cm左右。由内踝、外踝和胫骨下端关节面构成踝穴,包容距骨体。距骨体前方较宽,后方略窄,使踝关节背屈时,距骨体与踝穴适应性好,踝关节较稳定;在跖屈时,使距骨体与踝穴的间隙增大,因而活动度亦增大,使踝关节相对不稳定,这是踝关节在跖屈位容易发生骨折的解剖因素。与踝穴共同构成关节的距骨滑车其关节面约有2/3与胫骨下端关节面接触,是人体负重的主要关节之一。在负重中期,关节面承受的压应力约为体重的2倍;在负重后期则可达5倍,这也是踝关节容易受伤、发生退变性关节炎的原因之一。正常情况下,以足外缘与小腿垂直为中立位0°,踝关节有背屈20°~30°,跖屈45°~50°的活动度。踝关节的内翻及外翻活动主要发生在距下关节,内翻30°,外翻30°~35°。

2. 病因与分类 踝部骨折多由间接暴力引起。大多数是在踝跖屈扭伤,力传导引起骨折。由于间接暴力的大小、作用方向、踝足所处的姿势各不相同,因此发生不同类型的骨折。有时暴力直接打击也可发生复杂性骨折。踝部骨折的分类方法很多,但从临床应用角度,将Davls-weber和Lange-Hanson分类法结合的分类方法更为实用。将踝部骨折分为内翻内收型、外翻外展型、内翻外旋型、外翻外旋型垂直压缩型(Pilon骨折)。

3. 临床表现和诊断 踝部受伤后,局部肿胀明显,瘀斑,出现内翻或外翻畸形,活动障碍。检查可在骨折处扪到局限性压痛。踝关节正位、侧位X线摄片可明确骨折的部位、类型、移位方向。对第Ⅲ型骨折,需检查腓骨全长,若局部有压痛,应补充摄X线片,以明确高位腓骨骨折的诊断。

4. 治疗 踝关节结构复杂,暴力作用的机制及骨折类型也较多样,需灵活选择治疗方案。按一般的原则,先手法复位,失败后则采用切开复位的方式治疗,如果不对损伤机制、移位方向、踝关节稳定性等多种因素进行仔细分析,则可能加重骨折移位,导致新的损伤,为今

第十三章 急性创伤

后的治疗及功能恢复带来困难。治疗的原则是在充分认识损伤特点的基础上,以恢复踝关节的结构及稳定性为原则。

(十一)踝部扭伤

1. 解剖概要　踝关节关节囊纤维层增厚形成韧带,主要有三组:①内侧副韧带,又称三角韧带,是踝关节最坚强的韧带。主要功能是防止踝关节外翻。②外侧副韧带,起自外踝,分三束分别止于距骨前外侧,距骨外侧和距骨后方,是踝部最薄弱的韧带。③下胫腓韧带,又称胫腓横韧带,有两条,分别于胫腓骨下端的前方和后方将胫骨、腓骨紧紧地连接在一起,加深踝穴的前、后方,稳定踝关节。若内侧副韧带损伤,将出现踝关节侧方不稳定;若外侧副韧带损伤,将出现踝关节各方向不稳定。

2. 病因　在下台阶时,或在高低不平的路上行走,踝关节处于跖屈位,遭受内翻或外翻暴力时,使踝部韧带过度牵拉,导致韧带部分损伤或完全断裂,也可导致韧带被拉长、撕脱骨折、踝关节或胫腓下关节半脱位、全脱位。若急性韧带损伤修复不好,韧带松弛,易致复发性损伤,导致踝关节慢性不稳定。

3. 临床表现与诊断　踝部扭伤后出现疼痛,肿胀,皮下瘀斑,活动踝关节疼痛加重。检查可以发现伤处有局限性压痛点,踝关节跖屈位加压,使足内翻或外翻时疼痛加重,即应诊断为踝部韧带损伤。对韧带部分损伤、松弛或完全断裂的诊断有时比较困难。在加压情况下的极度内翻位行踝关节正位X线摄片,可发现外侧关节间隙显著增宽,或在侧位片上发现距骨向前半脱位,多为外侧副韧带完全损伤。踝关节正、侧位摄片可发现撕脱骨折。

4. 治疗　急性损伤应立即冷敷,以减少局部出血及肿胀程度。48小时后可局部理疗,促进组织愈合。韧带部分损伤或松弛者,在踝关节背屈90°位,极度内翻位(内侧副韧带损伤时)或外翻位(外侧副韧带损伤时)靴形石膏固定,或用宽胶布、绷带固定2~3周。韧带完全断裂合并踝关节不稳定者,或有小的撕脱骨折片,也可采用靴形石膏固定4~6周。若有骨折片进入关节,可切开复位,固定骨折片,或直接修复断裂的韧带。术后用石膏靴固定3~4周。对反复损伤致韧带松弛、踝关节不稳定者,宜长期穿高帮鞋,保护踝关节。后期由于慢性不稳定,可致踝关节脱位,关节软骨退变致骨关节炎,可在关节内注射药物如玻璃酸钠等,或采用关节成形术治疗。

(十二)跟腱损伤

1. 解剖概要　小腿后方的腓肠肌和比目鱼肌腱向下合并成为一粗而十分坚强的肌腱,称为跟腱,止于跟骨结节后方。主要功能是跖屈踝关节,维持踝关节的平衡及跑跳、行走。跟腱内侧有跖肌腱伴行向下。由于跖肌肌腹很小,故收缩力较弱。

2. 病因与分类　跟腱损伤较常见。直接暴力作用如重物打击跟腱,可使跟腱挫伤、部分或完全断裂,常同时有皮肤损伤。间接暴力较为常见,主要是肌的猛烈收缩,如不恰当的起跳,落地姿势不当等,小腿三头肌突然剧烈收缩,使跟腱被撕裂损伤。跟腱损伤可发生在跟腱的止点、中分及肌腹肌腱移行部,多为极不整齐的乱麻状撕裂。也可由锐器如玻璃、刀等切割致伤,为污染较轻的开放损伤。

3. 临床表现与诊断　在受伤时,可听到跟腱断裂的响声,立即出现跟部疼痛、肿胀、瘀斑,行走无力,不能提跟。检查可在跟腱断裂处扪到压痛及凹陷、空虚感。部分损伤者伤后功能障碍不明显,以至当作软组织损伤治疗。超声波检查可探到跟腱损伤的部位、类型。

4. 治疗　极少见的闭合性部分跟腱断裂可在踝关节悬垂松弛位,用石膏靴固定4～6周。然后加强功能训练,可自行修复。完全断裂者应早期手术,直接缝合或修补断裂跟腱。术后在屈膝和踝关节跖屈位用石膏固定4～6周后开始功能训练。开放性跟腱损伤原则上应早期清创,修复跟腱。若皮肤缝合有张力,不可勉强在张力下直接缝合,有皮肤坏死致跟腱暴露的危险,可采用皮瓣转移覆盖跟腱。陈旧性跟腱完全断裂应手术治疗。由于小腿三头肌处于松弛位而发生挛缩,很难直接缝合跟腱,一般均要采用成形术修复跟腱。

(何青春)

 练习题

1. 骨折与脱位都会出现的体征是(　　)
   A. 畸形　　　　　　　B. 弹性固定　　　　　　C. 异常活动
   D. 骨擦音　　　　　　E. 关节部位空虚

   答案:A

2. 肱骨骨折好发于肱骨的(　　)
   A. 外科颈　　B. 解剖颈　　C. 上段　　D. 中段　　E. 下段

   答案:A

3. 骨折现场急救正确的是(　　)
   A. 骨折都应初步复位后再临时固定
   B. 对骨端外露者应先复位后固定,以免继续感染
   C. 只是怀疑骨折可不必固定,注意妥当搬运
   D. 一般应将骨折肢体在原位固定
   E. 绷带包扎即可,不用夹板,以免触动伤肢后加重损伤

   答案:D

4. 开放性骨折的重要并发症是(　　)
   A. 大量失血　　　　　B. 发生感染　　　　　　C. 致残
   D. 畸形愈合　　　　　E. 骨化性肌炎伤

   答案:B

5. 男性,51岁。车祸中致左股骨中段开放性骨折,局部畸形,骨折端外露,伤口有活动性出血。**不妥**的急救措施是(　　)
   A. 将外露骨折端现场整复　　　　　B. 用清洁布类加压包扎伤口
   C. 就地取材固定患肢　　　　　　　D. 检查有无其他合并症

E. 迅速送往医院

答案：A

6.男性，54岁，车祸，右胫腓骨中1/3粉碎骨折，复位后夹板固定，因右小腿肿胀足趾剧烈疼痛伤后36小时转诊，检查：右足趾明显肿胀，青紫感觉麻木足趾活动差毛细血管充盈尚存在取除夹板见右小腿肿胀，皮温较高且皮肤有水疱出现考虑并发最可能为（　　）

A. 腓总神经损伤 　　B. 胫前动脉损伤 　　C. 胫后动脉损伤
D. 胫动脉损伤 　　　E. 骨筋膜室综合征

答案：E

第十三节　骨盆骨折

骨盆骨折多为强大的外力所致。由于骨结构坚固以及盆内含有脏器、血管与神经等重要结构，因此骨盆骨折的发生率较低而病死率较高。人群中的骨盆骨折发生率大约为20/10万～37/10万，约占所有骨折的0.3%～6%。未合并软组织或内脏器官损伤的骨盆骨折的病死率为10.8%，复杂的骨盆创伤病死率为31.1%。损伤后的早期死亡主要是由于大量出血、休克、多器官功能衰竭与感染等所致。在严重的骨盆创伤的救治中，防止危及生命的出血和及时诊断治疗合并伤，是降低病死率的关键。

一、解剖概要

骨盆环是一个骨性环，它是由髂、耻、坐骨组成的髋骨连同骶尾骨构成的坚固骨环，后方有骶髂关节，前方有耻骨联合。躯干的重量经骨盆传递至下肢，它还起着支持脊柱的作用。在直立位时，重力线经骶髂关节、髂骨体至两侧髋关节，为骶股弓；坐位时，重力线经骶髂关节、髂骨体、坐骨支至两侧坐骨结节，为骶坐弓。另有两个联结副弓，一个副弓经耻骨上支与耻骨联合至双侧髋关节，以连接股弓和另一个副弓；另一个副弓经坐骨升支与耻骨联合至双侧坐骨结节连接骶坐弓。骨盆骨折时，往往先折断副弓；主弓断弓时，往往副弓已先期折断。骨盆边缘有许多肌肉和韧带附着，特别是韧带结构对维护骨盆起着重要作用，在骨盆的底部，更有坚强的骶结节韧带和骶棘韧带。骨盆保护着盆腔内脏器，骨盆骨折后对盆腔内脏器也会产生重度损伤。

二、分类

临床表现低能创伤所造成的骨盆骨折多为稳定性骨折，多发生于老年人跌倒及低速车祸，或未成年人及运动员髂前上棘或坐骨结节撕脱骨折，前者因缝匠肌，后者因腘绳肌猛力收缩所致，而高能外力所造成的骨折多为不稳定骨折。目前国际上常用的骨盆骨折分类为Young&Burgess分类和Tile's/AO分类。

第十三章 急性创伤

知识延展

Young & Burgess 分类

(1) 分离型(APC)由前后挤压伤所致,常见耻骨联合分离,严重时造成骶髂前后韧带损伤占骨盆骨折的 21%;根据骨折严重程度不同又分为Ⅰ、Ⅱ、Ⅲ三个亚型。

(2) 压缩型(LC)由侧方挤压伤所致,常造成骶骨骨折(侧后方挤压)及半侧骨盆内旋(侧前方挤压),占骨盆骨折的 49%;也根据骨折严重程度不同又分为Ⅰ、Ⅱ、Ⅲ三个亚型。

(3) 垂直型(VS)剪切外力损伤,由垂直或斜行外力所致,常导致垂直或旋转方向不稳定占骨盆骨折的 6%。

(4) 混合外力(CM)侧方挤压伤及剪切外力损伤,导致骨盆前环及前后韧带的损伤占骨盆骨折的 14%。

该分类的优点是有助于损伤程度的判断及对合并损伤的估计可以指导抢救判断预后,根据文献统计,分离型骨折合并损伤最严重,死亡率也最高,压缩型次之,垂直型较低;而在出血量上的排序依次是分离型、垂直型、混合型、压缩型。

Tile's/AO 分类

(1) A 型稳定,轻度移位。

(2) B 型纵向稳定,旋转不稳定,后方及盆底结构完整。

B1 前后挤压伤,外旋,耻骨联合>2.5cm—骶髂前韧带+骶棘韧带损伤。

B2. 侧方挤压伤,内旋;B2.1 侧方挤压伤,同侧型;B2.2 侧方挤压伤,对侧型。

B3 双侧 B 型损伤。

(3) C 型旋转及纵向均不稳定(纵向剪力伤)。

C1. 单侧骨盆;C1.1 髂骨骨折;C1.2 骶髂关节脱位;C1.3 骶骨骨折。

C2. 双侧骨盆。

C3. 合并髋臼骨折。

三、临床表现

1. 除骨盆边缘撕脱骨折与骶尾骨骨折外,都有强大暴力外伤史,主要是车祸、高空坠落和工业意外。

2. 是一种严重多发伤,低血压和休克常见;如为开放性损伤,病情更为严重。

3. 骨盆分离试验与挤压试验阳性 医生双手交叉撑开两髂嵴,此时两骶髂关节的关节面凑合得更紧贴,而骨折的骨盆前环产生分离,如出现疼痛即为骨盆分离试验阳性。医生用双手挤压患者的两髂嵴,伤处出现疼痛为骨盆挤压试验阳性。有时在做上两项检查时偶然会感到骨擦音。

4. 肢体长度不对称有移位的骨盆骨折,可用测量来度衡。用皮尺测量胸骨剑突与两髂前上棘之间的距离。向上移位的一侧长度较短。也可测量脐孔与两侧内踝尖端之间的距离。

5. 会阴部的瘀斑是耻骨和坐骨骨折的特有体征。

6. 不稳定型的骨盆骨折患者有下列表现：下肢不等长或有明显的旋转畸形；两侧的脐-髂前上棘间距不等；耻骨联合间隙显著变宽或变形；伤侧髂后上棘较健侧明显向后凸起；骨盆有明显可见的变形。

7. X线检查可显示骨折类型及骨折块移位情况，但骶髂关节情况以CT检查更为清晰。只要情况许可，骨盆骨折病例都应该作CT检查。

对疑有骨盆骨折而血流动力学不稳定的患者，检查要轻柔，询问外伤史和视诊是最基本的。骨盆分离、挤压及伸屈髋关节检查应尽量避免，以免加重出血和疼痛。

四、并发症

骨盆骨折常伴有严重合并症，而且常较骨折本身更为严重，应引起重视。常见的有：

1. 腹膜后血肿 骨盆各骨主要为松质骨，邻近又有许多动脉、静脉丛，血液供应丰富。骨折可引起广泛出血，巨大血肿可沿腹膜后疏松结缔组织间隙蔓延至肠系膜根部、肾区与膈下，还可向前至侧腹壁。如为腹膜后主要大动、静脉断裂，患者可以迅速致死。

2. 腹腔内脏损伤 分实质性脏器损伤与空腔脏器损伤。实质脏器损伤为肝、肾与脾破裂，表现为腹痛与失血性休克；空腔脏器损伤指充气的肠曲在暴力与脊柱的夹击下可以爆破穿孔或断裂，表现为急性弥漫性腹膜炎。

3. 膀胱或后尿道损伤 尿道的损伤远比膀胱损伤多见，坐骨支骨折容易并发后尿道损伤。

4. 直肠损伤较少见，是会阴部撕裂的后果，女性伤员常伴有阴道壁的撕裂。直肠破裂如发生在腹膜反折以上可引起弥漫性腹膜炎；如在反折以下，则可发生直肠周围感染。

5. 神经损伤主要是腰骶神经丛与坐骨神经损伤。腰骶神经丛损伤大都为节前性撕脱，预后差；骶骨Ⅱ区与Ⅲ区的骨折则容易发生骶1及骶2神经根损伤。骶神经损伤会发生括约肌功能障碍。

五、治疗

1. 应根据全身情况决定治疗步骤，有腹内脏器损伤及泌尿道损伤者应与相关科室协同处理。在进行腹腔手术时，应注意切勿打开后腹膜血肿。

2. 重度骨盆骨折送入外科监控室治疗。有休克时应积极抢救，各种危及生命的合并症应首先处理。撕裂会阴与直肠必须及时修补，必要时可用阴道纱布填塞，行阴道止血和作横结肠造瘘术。对腹膜后出血，应密切观察，进行输血、补液。若低血压经大量输血补液仍未好转，血压不能维持时，有条件的医院可作急症动脉造影，还可在X线电视监控下作单侧或双侧髂内动脉栓塞。发现有大出血部位的应手术止血。

腹膜后间隙是一个疏松的间隙,可以容纳多量的血液,因此输血量是巨大的,死亡率也高。

3. 骨盆骨折本身的处理

(1)骨盆边缘性骨折:无移位者不必特殊处理。髂前上、下棘撕脱骨折可于髋、膝屈曲位卧床休息3~4周;坐骨结节撕脱骨折,则在卧床休息时采用大腿伸直、外旋位。只有极少数骨折片翻转移位明显者才需手术处理。髂骨翼部骨折只需卧床休息3~4周,即可下床活动;但也有主张对移位者采用长螺钉或钢板螺钉内固定。

(2)骶尾骨骨折:都采用非手术治疗,以卧床休息为主,骶部垫气圈或软垫。3~4周疼痛症状逐渐消失。有移位的骶骨骨折,可将手指插入肛门内,将骨折片向后推挤复位;但再移位者很多。陈旧性尾骨骨折疼痛严重者,可在尾骨周围局部注射皮质激素。

(3)骨盆环单处骨折:由于这一类骨折无明显移位,只需卧床休息。症状缓解后即可下床活动。用多头带作骨盆环形固定可以减轻疼痛。

(4)单纯性耻骨联合分离且较轻者,可用骨盆兜悬吊固定。骨盆兜用厚帆布制成,其宽度上抵髂骨翼,下达股骨大转子,悬吊重量以将臀部抬离床面为宜,依靠骨盆挤压合拢的力量,使耻骨联合分离复位。注意此法不宜用于来自侧方挤压力量所致的耻骨支横形骨折。骨盆悬吊治疗耻骨联合分离时间长,愈合差,目前大都主张手术治疗,在耻骨弓上缘用钢板螺钉作内固定。

(5)骨盆骨折旋转不稳定型常合并有骨盆内大出血与内脏损伤,伤势较重。治疗首先是稳定血流动力学和处理内脏合并伤,但同时要尽快将骨折复位与固定,因为这是控制出血的必要措施。持续、稳定的固定能防止骨折端活动导致已凝固的血块脱落和再出血。骨盆旋转不稳定纵向稳定骨折特别适于用骨外固定器行骨外固定,有控制骨断端出血、迅速减轻疼痛和便于护理的优点,并可作为最终的确定性治疗,但固定的作用主要在骨盆前部。

(6)对于旋转与纵向均不稳的骨盆骨折,在治疗威胁患者生命的损伤后,应尽快恢复骨盆环承重结构的稳定性。如何有效维持骨盆环骨折的稳定,是选择固定方法的基础。在有大量出血和因患者全身情况尚不稳定而难以承受内固定手术时,可在手术治疗脏器损伤的同时对有移位的耻骨联合行内固定,或应用外固定装置。这虽不能达到完全整复固定后环的骨折脱位,但可减少不稳定骨盆骨折断端的活动,有益于控制出血和预防严重并发症。为救治血流动力学不稳的严重骨盆骨折,Ganz抗休克骨盆钳对固定骨盆后环和控制出血更为简捷有效。

固定骶髂关节脱位可用前入路盆内钢板或骶髂螺钉,后入路骶骨棒或拉力螺钉,或中空骨松质螺钉经皮穿入固定等方法。为增加骨盆后侧内固定的稳定性,对骨盆前环骨折或耻骨联合分离大于2.5cm者,可考虑同时使用钢板内固定或骨外固定。对髂骨翼骨折患者可酌情用拉力螺钉或钢板重建髂骨的稳定性。

(7)开放性骨盆骨折是指骨折端和直肠、阴道、会阴部或其他皮肤撕裂伤口有直接交通,或骨折端与为原发伤治疗放置的引流或填塞物之间有持久的通连。由于伤口开放,开放性骨盆骨折的出血量远比闭合性骨盆骨折大,且更难控制,常合并严重的失血性休克。其伤口受到粪、尿污染时,严重感染的发生率很高,增加了病死率和致残率。据文献报道,开放性骨盆骨折的病死率为30%~50%。伤口有大量出血的开放性骨盆骨折的诊断并不困难,但直肠或阴道的小裂伤易被忽视。因此,对骨盆骨折患者必须常规检查直肠及阴道,以防漏诊。减少病死率和致残率的关键在于控制出血、改变粪、尿流出方向和尽可能修复阴道裂伤。对骨盆环骨折必须迅速予以固定。骨盆外固定或结合下肢骨牵引可控制出血,同样可便于进一步处理头、胸和腹内的损伤。骨外固定也可结合有限的内固定同时应用。对无法控制的出血和需切除坏死组织的患者,特别是有严重软组织挫压伤的患者,有些学者建议进行彻底清创或截肢,甚至用半骨盆切除术以挽救患者生命。

(何青春)

练习题

1. 骨盆骨折最重要的体征是（　　）
   A. 畸形　　　　　　　　　　　　　B. 反常活动
   C. 局部压痛及间接挤压痛　　　　　D. 骨擦音及骨擦感
   E. 肿胀及瘀斑
   答案：C

2. 骨盆骨折最危险的并发症是（　　）
   A. 盆腔内出血　　　B. 膀胱破裂　　　C. 尿道断裂
   D. 骶丛神经损伤　　E. 直肠损伤
   答案：A

3. 最支持骨盆骨折诊断的征象是（　　）
   A. 下肢外旋、短缩　　　　　　　　B. 骨盆分离挤压实验阳性
   C. 局部肿胀，皮下瘀斑　　　　　　D. 直腿抬高实验阳性
   E. 髋部屈曲、内收、内旋畸形
   答案：B

4. 对于骨盆骨折合并尿道损伤及失血性休克患者的处理,顺序是（　　）
   A. 骨盆骨折-尿道损伤-休克　　　　B. 休克-尿道损伤-骨盆骨折
   C. 休克-骨盆骨折-尿道损伤　　　　D. 尿道损伤-休克-骨盆骨折
   E. 同时处理休克和尿道损伤-骨盆骨折
   答案：B

5. **不属于**骨盆骨折本身并发症的是（　　）
   A. 神经损伤　　　B. 血管损伤　　　C. 直肠损伤
   D. 膀胱损伤　　　E. 肾脏损伤
   答案：E

6. 男性,马车翻车时砸伤下腹部,查体:耻骨联合处压痛,挤压试验阳性,膀胱胀满,橡皮导尿管插入一定深度未引出尿液,导尿管尖端见血迹,此时应考虑(　　)

  A. 导尿管插入深度不足   B. 导尿管插入方法不对

  C. 导尿管阻塞   D. 骨盆骨折合并尿道断裂

  E. 骨盆骨折合并膀胱损伤

答案:D

第十四章

出凝血功能障碍

一、概述

弥散性血管内凝血(disseminated intravascular coagulation,DIC)是以出血、血栓栓塞、微血管病性溶血、单个或多个器官功能损害为特征的内科急症。临床上主要有两方面表现,一方面由于血液凝固形成微血栓,堵塞血管,组织器官发生缺血性损害;另一方面,大量的凝血因子和血小板被消耗,同时激活继发性代偿的纤维蛋白溶解,可发生大量出血。DIC又被戏称为"Death is coming",预后差,死亡率高,虽然其理论进展不太多,但近年来人们仍然对DIC的发病机制和诊治有了不少新认识。

引起 DIC 的病因很多,临床上以感染和肿瘤最为多见,约占 2/3。既往认为在这一过程中,内源凝血途径的激活至关重要。直到 20 世纪末,人们才证实外源途径对凝血的关键作用,即组织因子(TF)负责启动和加强,而接触因子则与炎症反应及纤溶有关。DIC 不是独立的疾病,不同病因诱发的 DIC,其病理生理过程会有很大差异,治疗的根本在于祛除诱因。

 什么是 DIC?

> DIC 是一组因凝血机制被弥散性激活,体内凝血酶和纤溶酶并存,以出血、血栓及微循环障碍为特征的临床病理综合征,常出现于各种感染、少尿、高热或创伤之后,临床表现与基础疾病有关,多伴有血小板进行性下降,凝血酶原时间(PT)、活化的部分凝血活酶时间(APTT)延长,纤维蛋白原(FIB)减低以及纤维蛋白溶解产物(FDPs,D-二聚体)的增高。密切监测其演变过程可及时诊断,尽早祛除诱因则是最重要的处理原则。有些疾病伴局部的血管内凝血,如血管瘤、恶性高血压、肾移植排斥等,临床表现酷似 DIC,需仔细鉴别。目前 DIC 是公认的内科危重症,其发生率和病死率均很高,在临床上需高度警惕。

二、病因和发病机制

(一) 感染

细菌感染是最常见的原因,其中革兰阴性菌(G^-)多于革兰阳性菌(G^+),内毒素、细胞介质、激活的补体、激肽等系统亦参与病理发生过程,而有潜在止血和凝血功能障碍的病例

(如烧伤合并感染)则往往预后更差,必须用更强的抗生素积极控制感染。当然,其他病原微生物如病毒、真菌等也可诱发 DIC。

(二) 恶性肿瘤

实体瘤发生 DIC 时血栓远比出血更多见,但急性早幼粒细胞白血病例外,常见的是大量出血和纤溶亢进。多数肿瘤都能分泌组织因子,腺癌还可分泌蛋白酶及黏蛋白,均可促发 DIC,因此多次血栓者有必要行肿瘤筛查。此外患者长期卧床、反复化疗及肝功能不良等因素也参与了 DIC 的发生。

(三) 病理产科

妊娠过程本身即呈现高凝特色,有的孕妇血液中可检出纤维蛋白 A 及纤维蛋白单体复合物,而纤溶酶原活化素生成却减少,纤溶活性亦减低。DIC 可发生于胎盘早剥、流产、妊娠期高血压疾病及死胎滞留等,经产妇伴高血压的危险性更大,主要是羊水或具有组织因子活性的胎盘组织进入母体血液所致。

(四) 其他

1. 严重的脑部损伤　脑组织中含大量的组织因子,可致 DIC。
2. 蛇咬伤　蛇毒内含蛋白肽及酶活性物质,可同时具有类凝血酶及纤溶作用,促发 DIC。
3. 免疫性疾病　如系统性红斑狼疮、类风湿等,异常免疫反应可致血管内皮细胞损伤,激活补体,从而引发凝血机制紊乱。
4. 肝病　肝病晚期多数凝血因子生成减少,致凝血失衡,脾大还可致血小板降低。
5. 溶血　红细胞基质内有促凝物质,免疫反应引发 DIC,DIC 又加重溶血,形成恶性循环。
6. 其他　发热、烧伤、酸中毒、休克、药物中毒等均可诱发或加重 DIC,主要通过损伤内皮细胞及释放炎症因子、组织因子引起。

慢性 DIC 主要见于血管瘤、进展期肝病等,其他如溺水、脂肪栓塞等也可诱发 DIC。

知识延展

感染是 DIC 第一位的原因,文献报道 DIC 患者中 40%~50% 有 G^- 或 G^+ 全身感染,而此种 DIC 中,约 70% 伴明显出血,这与全身感染易并发肝肾功能障碍有关,大肠杆菌、铜绿假单胞菌、金黄色葡萄球菌等均可引发严重 DIC。在发生机制中,人们对内毒素的作用已有了更多了解。首先内毒素(LPS)释放可直接损伤内皮细胞,并激活单核/巨噬细胞释放 TNF 和 IL-1,形成复杂的瀑布反应,活化凝血途径;其次,LPS 可直接/间接激活 FⅫ,随之激肽生成,引发后期血压改变;此外,LPS 还可使蛋白 C、蛋白 S 和抗凝血酶Ⅲ下降——简言之感染可致促凝活性增强(内外源途径均活化),抗凝活性减弱(PC、PS、ATⅢ水平降低),以及 PC 下降引发纤溶酶原激活物抑制物(PAI-1)增多,从而纤溶削弱,血栓易于形成。有些免疫缺陷性疾病如红斑狼疮,可因一次普通感染快速发展至 DIC。故感染患者,尤其免疫缺陷伴感染的患者必须高度关注,迅速处理。

值得注意的是,感染本身可引起血小板减少,PT、APTT 延长,FDP-fdp(FDP 产自纤维蛋白原,fdp 产自纤维蛋白)增多,后者系感染时 FIB 合成增多所致,如感染不伴纤维蛋白原下降,则这些患者并非 DIC。

三、病理生理学

(一) 病理学

常见的病理变化包括多数器官内的大量出血及出血性坏死。除大、中血管外,小血管内也可见到微血栓。微血栓的最常见部位为肺及肾脏,其次是脑、心、肝、脾、肾上腺、胰腺及胃肠道等。其中肾脏的急性肾小管坏死比肾皮质坏死更常见。慢性 DIC 病例中,尸解可见心瓣膜的非细菌性心内膜炎,可能是脑、肾、心动脉栓子的来源,少数病例可有肺透明样病变。不过,并非所有 DIC 患者均有以上发现,这可能与机体代偿及患者死后发生纤溶有关。

(二) 病理生理变化

1. **血管内凝血** 炎症、损伤及肿瘤均可使过量的组织因子(TF)入血,激活凝血过程,其中的关键是凝血酶过量生成,从而形成广泛、散在的微血栓,引起血流缓慢、低氧/酸中毒以及微血管溶血,最终致器官功能衰竭。

2. **血管内继发纤溶**

(1) 凝血酶生成的同时即可促使血管内皮细胞释放纤溶酶原激活物,形成纤溶酶,FXa、FXIIa 等碎片也可激活纤溶酶,即凝血发生的同时,纤溶系统也受到刺激,进入活化状态。

(2) 其他致纤溶因素 DIC 时血管内皮或单核细胞受血栓刺激可释放组织型纤溶酶原激活物(tPA),内毒素通过激肽释放酶可增加纤溶酶活性,因此 DIC 发生时有多种因素促发纤溶。

3. **出血增加** DIC 时血小板和凝血因子因消耗而减少,同时纤溶产物 FDPs 及 D-二聚体增加,它们除了强力的抗凝作用,还可阻止纤维蛋白单体在 FXIII 作用下的交联聚合,影响有效止血,因此患者会有广泛出血。另外 TNF-α、IL-1、内皮素-1 等炎性介质也参与了 DIC 的发生发展,炎症状态和凝血的相互作用、相互促进会致多脏器功能障碍综合征(MODS)。图 14-1 为 DIC 发生的简要病理生理示意图。

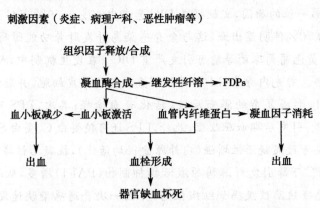

图 14-1 DIC 出血、血栓形成和缺血表现的病理生理机制

四、临床表现

主要有原发病表现及 DIC 本身表现。

(一) 原发病表现

视其性质、强度、持续时间而定,可以为发热、呼吸困难等。

(二) DIC 本身表现

1. 出血 常广泛而严重,可表现为皮肤瘀斑,部分可呈地图状青紫,此外口腔、鼻腔、消化道、泌尿道、阴道等均可自发出血,颅内出血死亡率高。

2. 血栓栓塞及微循环障碍 因全身或局部微血栓而出现器官功能不全,如肾、肺、肾上腺、肝、脑、皮肤等部位的血栓可表现为肾功能不全,呼吸窘迫或肢端坏疽,此外常有与出血量不符的组织低灌注,可呈血压减低至休克表现。

3. 血管内溶血 DIC 患者中 10%~20% 可出现血管内溶血,主要表现为黄疸、贫血、血红蛋白尿、少尿,血涂片可见红细胞碎片。

五、实验室检查

(一) 血液学检查

血常规的血小板进行性减少可提示 DIC 进程,如伴白细胞或红细胞异常则有助于某些原发病(如白血病)的诊断,联合血涂片时可因细胞形态异常发现溶血或其他疾病诊断依据,生化指标异常如 Bil 或 LDH 升高可提示溶血。

(二) 凝血及相关检查

基本凝血项目有 PT、APTT、TT 延长,FDPs 及 D-二聚体浓度增高,FIB 降低;其中 FDPs 特异性小于 D-二聚体,二者均升高尤其后者升高时,诊断意义大。根据以上初筛试验及血小板进行性减低,结合临床动态观察可基本诊断 DIC,必要时需添加血浆鱼精蛋白副凝试验(3P),抗凝血酶Ⅲ(AT-Ⅲ),纤溶酶原等综合分析。需注意纤维蛋白原在炎症性疾病时会有升高,因此合并 DIC 时不一定明显降低,动态观察很重要。

 知识延展

3P 试验是用于检测可溶性纤维蛋白单体的试验,当 FDP 入血后,易与纤维蛋白单体结合,形成可溶性复合物,并被乙醇或鱼精蛋白等析出,由于未经过凝血酶作用而发生凝聚,故称副凝固。3P 实验阳性仅出现于 DIC 早期。

AT-Ⅲ是体内重要的生理抗凝物,主要由肝、肺、脾、肠细胞及血管内皮细胞合成,可结合 FⅡa 及 FⅨa~FⅫa 并灭活它们,复合物清除后呈现血浆 AT-Ⅲ下降。肝素通过与 AT-Ⅲ结合并大大加强后者灭活速度而起效,因此一定浓度的 AT-Ⅲ是肝素起效的前提。

六、临床思辨

DIC 是预后不良的内科急重症,需识别后迅速反应并处理。

(一) 诊断

1. 首先分析患者有无高危因素

(1) 基础感染未有效控制,尤其存在免疫缺陷状态者。

(2) 外伤/手术或伴大量失液的状态如失血、烧伤等。

(3) 拟诊肿瘤的患者出现 DIC 不典型表现。

(4) 胎盘早剥、流产、妊娠毒血症及死胎滞留者。

2. 详细的病史询问及查体,有≥2 项的以下临床表现:①严重或多发出血;②原发病无法解释的休克;③不明原因的器官功能障碍;④抗凝治疗有效。

3. 有≥3 项的以下实验室检查异常:①PLT<$100×10^9$/L 或进行性下降(肝病、白血病的<$50×10^9$/L);②纤维蛋白原水平<1.5g/L 或进行性下降(肝病<1.0g/L,白血病及其他恶性肿瘤<1.8g/L);③3P 试验阳性或 FDP>20mg/L(肝病>60mg/L),或血浆 D-二聚体水平较正常增高 4 倍以上(阳性);④PT 延长 3 秒以上,APTT 延长 10 秒以上;⑤抗凝血酶Ⅲ(AT-Ⅲ)量减少或活性<60%;⑥血浆纤溶酶原<200mg/L;⑦血浆 FⅧ:C<50%(肝病必备);⑧血浆内皮素-1>8ng/L 或凝血酶调节蛋白(TM)高于正常 2 倍以上。

国际血栓止血学会 DIC 分会 2001 年提出了一种积分系统,可作为诊断流程,前提是存在诱发 DIC 的基础疾病,内容见图 14-2。

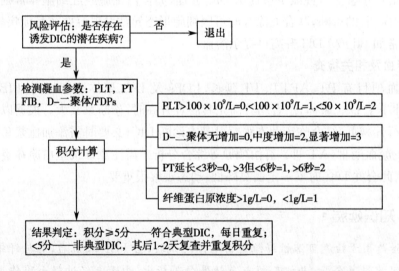

图 14-2 国际血栓止血学会 DIC 分会 2001 年提出的积分系统

  如何取舍

以上两个标准各有侧重,前者偏临床表现,需观察评估;后者重实验室检查,涉及的参数简单易行,可操作性强,但标准略松。

(二) 鉴别诊断

1. 肝病 严重肝病会影响凝血因子合成及 FDP 的清除,呈现与 DIC 相似的凝血相结果,但肝病患者多有病史,肝损伤更突出,1∶1混合纠正试验可纠正延长的APTT,而DIC则否。

2. **血栓性血小板减少性紫癜**　以血小板减少和微血管病性溶血为突出表现,血浆AD-AMTs13活性降低,凝血和纤溶异常少见。

3. **HELLP综合征**　即溶血-肝酶增高-血小板减低综合征,见于孕妇、亚急性过程,凝血参数多正常,出血及血栓形成表现亦不明显,需注意HELLP转向DIC的可能。

4. **原发性纤溶**　有出血表现,常有纤维蛋白原减低,FDP升高,PT、APTT延长等,但血小板数目多正常。

七、治疗原则

DIC公认的治疗

(1) DIC一旦诊断,治疗原发病至关重要,而是否对DIC本身采取措施将根据临床情况而定,DIC决不能单纯以实验室指标为依据,羊水栓塞并发DIC时应立即对肺、心血管进行有效支持以挽救生命。

(2) 血栓栓塞为主要症状者有使用肝素的指征,若出血为主,则应替代输注血小板和新鲜血浆,如治疗失败可考虑加用肝素,若再次失败则可考虑合并应用纤溶抑制剂。

(3) 每8~12小时评估临床及实验室指标。

DIC死亡率50%~80%,病因多,临床表现复杂多样,缺乏可比性研究资料,在抗凝和抗纤溶药物使用上学界意见并不统一。总原则是以原发病治疗为主,具体参照以下措施:

1. **祛除诱因**　是终止DIC的关键措施,如积极抗感染,纠正缺氧、酸中毒,处理创伤或治疗肿瘤等,只有原发病情得到有效治疗,DIC才可能逐步缓解。

2. **支持止血**　积极的输注可有效减少出血,包括血小板及血浆制品,当患者血小板<$(10\sim20)\times10^9$/L,或虽<50×10^9/L但有明显出血时,应输注支持;PT>正常1.5倍时应予血浆制品支持,并需监测凝血相。新鲜冰冻血浆含多数凝血因子,而冷沉淀则富含纤维蛋白原及Ⅷ因子,治疗目标是纤维蛋白原不低于1.0g/L,一般10~15ml/kg。若DIC病因尚未祛除,输注血浆可能会使病情恶化,故需合用肝素抗凝,可按每毫升血中加入5~10U肝素处理,避免DIC复发或加重。

注意事项

每8小时根据PLT及凝血相调整输注剂量一次。

3. **肝素的应用**　肝素通过激活AT-Ⅲ发挥作用,早期应用可防止纤维蛋白形成和凝血因子的消耗,但在DIC的失代偿期,肝素将增加出血的机会。因此在DIC中使用此药一直有不同意见,并缺乏对照。目前认为DIC时肝素的使用指征是:①持续出血,经替代治疗血小板和凝血因子不上升。②证实有纤维蛋白沉积，如皮肤坏死，肢端缺血或静脉血栓栓塞。③下列情况一致认为肝素有效：死胎滞留伴低纤维蛋白原血症诱导分娩前，流产，急性早幼粒细胞白血病化疗前，主动脉瘤或转移癌术前，血型不合输血诱发 DIC、羊水栓塞。

肝素治疗量：现认为小剂量肝素已有足够的抗凝活性，理论根据为：人体纤维蛋白浓度原(FIB)为 2~3g/L，以血容量 5000ml 计，则人体共有 FIB10~15g，而 1 单位凝血酶可使 1mg 纤维蛋白原转变为纤维蛋白，故需对抗 10 000~15 000U 的凝血酶才能阻止纤维蛋白的形成。1mg 肝素可中和 32 单位 Xa 及 1000U 凝血酶，因此每日只需微剂量肝素就足以有效。现主张在 Pre-DIC 时即予小剂量肝素治疗，5~10U/(kg·h)静脉滴注可改善出血症状，但在暴发性紫癜、急性早幼粒细胞白血病、输血错误和羊水栓塞等情况时可首剂给予 10 000U，继之 1000U/h 维持。肾功能不全者不需减量，因为低剂量肝素由内皮粘附、网状内皮摄取所清除，大剂量时才通过肾脏清除。低分子肝素用于肾功能不全时应减量。肝功能不全时凝血因子生成减少，肝素应慎用。出血倾向明显的患者可采用低分子肝素 30~50 IU/kg 抗 Xa，每 12 小时 1 次，皮下注射(成人)，暴发紫癜者剂量加倍。而在严重创伤或某些病理产科(如胎盘早剥)等情况时肝素易加剧出血。因此，肝素的应用需依具体情况，并且遵循"个体化"原则。

约 80% 的急性 DIC 患者 AT-Ⅲ 水平下降，当其活性低于 50% 时，肝素治疗效果不满意；低于 30% 时，肝素治疗无效。AT-Ⅲ 不仅具有抗凝作用，还能通过使内皮细胞释放前列腺素-Ⅰ 起抗炎作用，减低血管通透性和血栓的形成。故目前强调在肝素治疗的同时须补充 AT-Ⅲ，使其在体内的活性接近 100%。AT-Ⅲ 的用量是 30 U/(kg·d)持续静脉滴注，或 1U/(kg·h)，AT-Ⅲ 存在于血浆中，也可以输新鲜冰冻血浆进行补充。

肝素使用原则

早期，小剂量，个体化，需足够的 AT-Ⅲ 水平。禁用于活动出血及蛇咬伤。

4. 针对纤溶系统的治疗 纤溶作为一种血栓后保证组织灌注的代偿机制，在多数 DIC 患者的过程中是活性降低的，因此抗纤溶制剂在阻止血块溶解时可能带来不可逆性肾损害，故多不主张使用。只有急性早有粒细胞白血病、中暑、羊水栓塞、前列腺癌等明确伴有纤溶亢进、优球蛋白溶解时间缩短的情况下，才有指征在肝素抗凝及替代治疗的基础上，给予抗纤溶药，常用 6-氨基己酸(或氨甲环酸)及抑肽酶。推荐氨甲环酸 100~200mg/次，每日 2~3 次静脉输注。6-氨基己酸、氨甲环酸尿路浓度高，易因血块形成梗阻，故 DIC 伴血尿者慎用。抑肽酶不经尿路排泄，可以 10000KIU(激肽释放酶灭活单位)10 分钟内缓慢静脉注射，观察过敏反应，再议 50~100 万 KIU 静脉泵入，最大速度 5 万 KIU/分钟。

八、诊治新进展

1. Pre-DIC 的提出 DIC 是动态病理过程，当出血症状明显，凝血相示 PT、APTT 延长时，往往 DIC 已发展至中晚期，失去了最好的治疗时机。2001 年国际血栓止血学会提出了

Pre-DIC 的概念,它是指在 DIC 基础疾病存在的前提下,体内凝血及纤溶过程有关的各系统或血液流变学发生一系列病理变化,但尚未出现典型症状或尚未达到 DIC 确诊标准的一种亚临床状态,也被称为非显性 DIC(non overt disseminated intravascular coagulation)。在这一阶段,凝血因子的消耗仍可由肝脏合成补充,因此又称代偿期 DIC,其病理特点是血液呈高凝状态,凝血因子及血小板并不降低。前 DIC 的及时诊治对于阻止 DIC 的病程进展、改善预后、降低病死率极为重要。在 Pre-DIC 时,多数常规的实验室检查(APTT、PT、TT 及FIB、PLT)无明显改变,但 D-二聚体、抗凝血酶(AT)、可溶性纤维蛋白单体(SFM)、凝血酶-抗凝血酶复合物(TAT)、纤溶酶抗纤溶酶复合物(PAP)可明显升高,因此 Pre-DIC 的诊断主要依靠这些敏感的实验室指标。其中 AT 是反映凝血系统激活和凝血酶生成的敏感标志物。DIC 时,AT 敏感性可达 91%,其在 DIC 的早、中、后期均降低,但以前期和早期最为明显,故对 Pre-DIC 诊断更具意义。

2. 新的诊断分子 对 DIC 的基础研究显示很多标志物更具敏感性,并有一定预后意义,比如:①反映内皮损伤的如凝血酶调节蛋白(TM)、内皮素-1(ET-1);②反映血小板激活的 β-血小板球蛋白(β-TG)、血小板第 4 因子(PF4)、血小板颗粒膜糖蛋白 140(GMP-140)、血小板凝血酶致敏蛋白(TSP)、血栓烷 B2;③反应凝血因子激活的标志,如 TF、凝血酶原片段$_{1+2}$(F_{1+2})、纤维蛋白单体(FM)、纤维蛋白肽 A(FPA)、可溶性纤维蛋白单体复合物(SFMC)等;④反应抗凝系统激活的标志物,如组织因子途径抑制物(TFPI)、凝血酶-抗凝血酶 III 复合物(TAT);⑤反应纤溶系统活化的标志物,如 FDP、D-二聚体、组织型纤溶酶原激活物(t-PA)、纤溶酶原激活物抑制物-1(PAI-1)、纤溶酶-抗纤溶酶复合物(PIC 或 PAP)。这些标志物中,SFMC、TAT、PIC、F_{1+2}、D-二聚体对诊断 Pre-DIC 最具价值。

3. 抗凝药选择性越来越强 肝素和华法林是使用多年的非选择性抗凝药,均需监测凝血相,且有出血及血小板减少等并发症。低分子肝素主要作用于 X 因子,出血风险明显降低,加上半衰期长,不需监测等优势,正逐渐取代部分肝素的作用。在此基础上人们又开发了更多针对 X 因子的抗凝药,如间接抑制的磺达肝奎钠和直接结合于 X 因子的利伐沙班、阿派沙班,以及特异作用于凝血酶的水蛭素、阿加曲班、达比加群酯等,目前还只有部分上述药物用于临床,但由于选择性的提高和副作用的降低,新药的使用将进一步改善 DIC 的疗效和预后。

(范 芸)

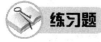

1. 提示 DIC 的是(   )
   A. 球形红细胞   B. 点彩红细胞   C. 靶形红细胞
   D. 锯齿状红细胞   E. 红细胞碎片
   答案:E
2. DIC 的描述,**错误的**是(   )
   A. 出血时间延长   B. 凝血时间延长   C. 凝血酶原时间延长

D. 部分凝血活酶时间延长　　E. 外周血小板增多

答案：E

3. 在DIC时较少使用的是（　　）
   A. 新鲜全血　　　　　　B. 新鲜血浆　　　　　　C. 纤维蛋白原
   D. 凝血酶原复合物　　　E. 血小板

答案：A

4. 肝素在体内起作用主要是通过（　　）
   A. vWF　　　　　　　　B. 血小板　　　　　　　C. 抗凝血酶
   D. 维生素K　　　　　　E. 纤维蛋白单体

答案：C

5. DIC时监测肝素用量的试验是（　　）
   A. 血小板计数　　　　　B. 3P试验　　　　　　　C. 凝血酶原时间
   D. 部分凝血活酶时间　　E. 凝血酶时间

答案：D